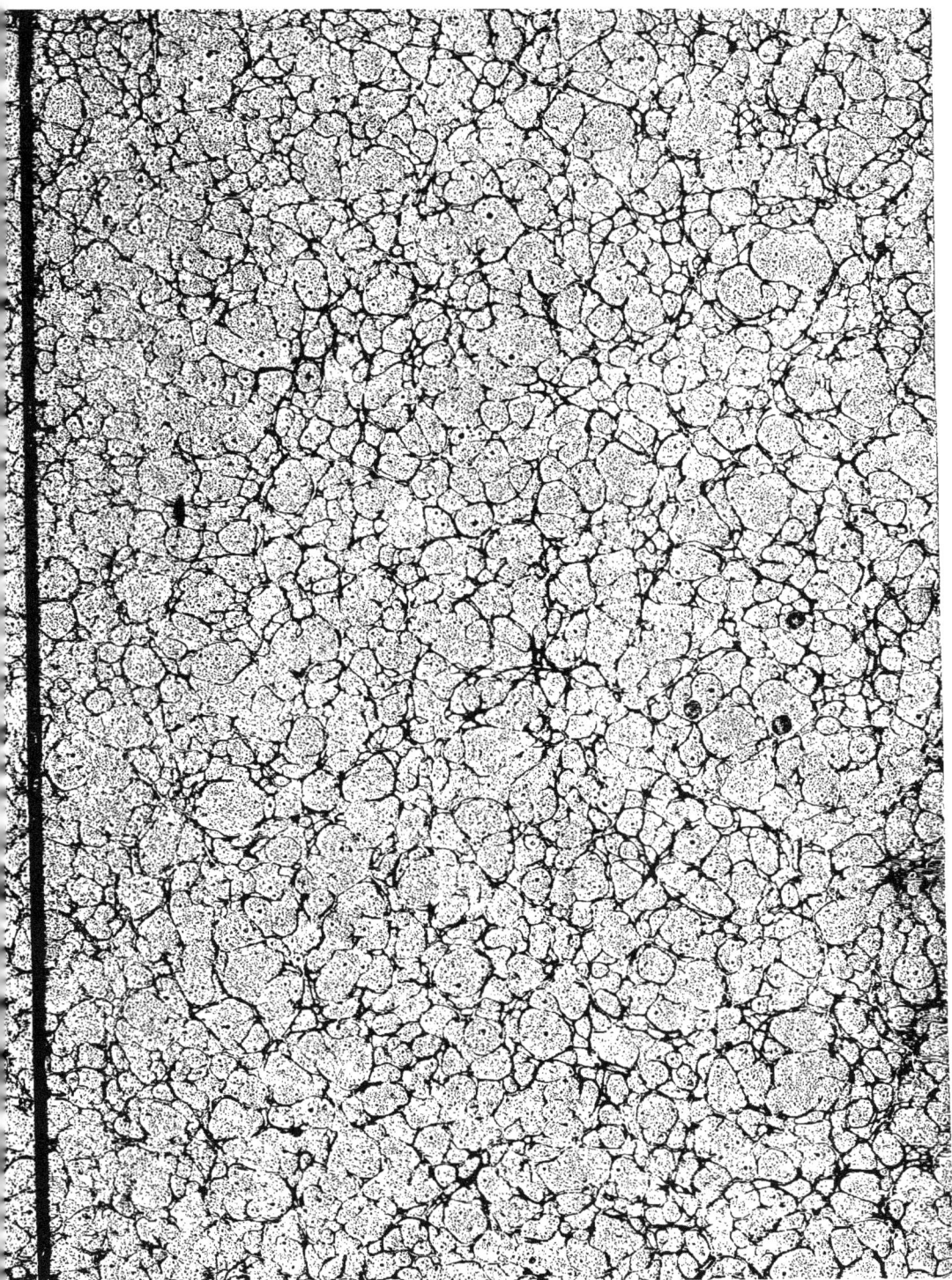

LEÇONS

SUR

LA PHYSIOLOGIE

ET

L'ANATOMIE COMPARÉE

DE L'HOMME ET DES ANIMAUX.

Paris. — Imprimerie de L. MARTINET, rue Mignon, 2.

LEÇONS

SUR

LA PHYSIOLOGIE

ET

L'ANATOMIE COMPARÉE

DE L'HOMME ET DES ANIMAUX

FAITES A LA FACULTÉ DES SCIENCES DE PARIS

PAR

H. MILNE EDWARDS

O. L. H., C. L. N.

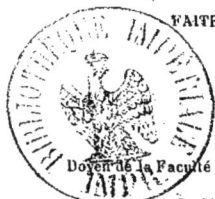

Doyen de la Faculté des sciences de Paris, Professeur au Muséum d'Histoire naturelle;
Membre de l'Institut (Académie des sciences) ;
des Sociétés royales de Londres et d'Édimbourg ; des Académies
de Stockholm, de Saint-Pétersbourg, de Berlin, de Königsberg, de Copenhague, de Bruxelles,
de Vienne, de Hongrie, de Turin et de Naples ; de la Société Hollandaise des sciences ;
de l'Académie Américaine ;
De la Société des Naturalistes de Moscou ;
des Sociétés Linnéenne et Zoologique de Londres ; de l'Académie
des Sciences naturelles de Philadelphie ; du Lycéum de New-York ; des Sociétés des Sciences
et d'Histoire naturelle de Munich, de Göthembourg, Somerset, Montréal, l'île Maurice ;
des Sociétés Entomologiques de France et de Londres ; des Sociétés Ethnologiques
d'Angleterre et d'Amérique, de l'Institut historique du Brésil ;
De l'Académie impériale de Médecine de Paris ;
des Sociétés médicales d'Édimbourg, de Suède et de Bruges ; de la Société des Pharmaciens
de l'Allemagne septentrionale ;
Des Sociétés d'Agriculture de Paris, de New-York, d'Albany, etc.

TOME CINQUIÈME

PARIS

LIBRAIRIE DE VICTOR MASSON

PLACE DE L'ÉCOLE-DE-MÉDECINE

M DCCC LIX

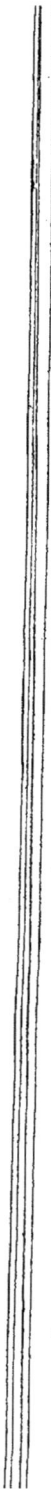

LEÇONS

LA PHYSIOLOGIE

ET

L'ANATOMIE COMPARÉE

DE L'HOMME ET DES ANIMAUX.

Paris. — Imprimerie de L. MARTINET, rue Mignon, 2.

LEÇONS

SUR

LA PHYSIOLOGIE

ET

L'ANATOMIE COMPARÉE

DE L'HOMME ET DES ANIMAUX

FAITES A LA FACULTÉ DES SCIENCES DE PARIS

PAR

H. MILNE EDWARDS

O. L. H., C. L. N.

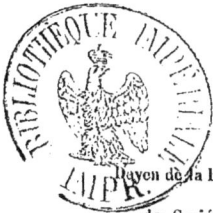

Doyen de la Faculté des sciences de Paris, Professeur au Muséum d'Histoire naturelle;

Membre de l'Institut (Académie des sciences) ;
des Sociétés royales de Londres et d'Édimbourg ; des Académies de Stockholm,
de Saint-Pétersbourg, de Berlin, de Königsberg, de Copenhague, de Bruxelles, de Vienne,
de Hongrie, de Bavière, de Turin et de Naples ; de la Société Hollandaise des sciences ;
de l'Académie Américaine ;

De la Société des Naturalistes de Moscou ;
des Sociétés Linnéenne et Zoologique de Londres ; de l'Académie
des Sciences naturelles de Philadelphie ; du Lycéum de New-York ; des Sociétés des Sciences
et d'Histoire naturelle de Munich, Göthembourg, Somerset, Montréal, l'île Maurice ;
des Sociétés Entomologiques de France et de Londres ; des Sociétés Ethnologiques
d'Angleterre et d'Amérique ; de l'Institut historique du Brésil ;

De l'Académie impériale de Médecine de Paris ;
des Sociétés médicales d'Édimbourg, de Suède et de Bruges ; de la Société des Pharmaciens
de l'Allemagne septentrionale ;

Des Sociétés d'Agriculture de Paris, de New-York, d'Albany, etc.

TOME CINQUIÈME

DEUXIÈME PARTIE

·PARIS

LIBRAIRIE DE VICTOR MASSON

PLACE DE L'ÉCOLE-DE-MÉDECINE

M DCCC LIX

1860

LEÇONS

SUR

LA PHYSIOLOGIE

ET

L'ANATOMIE COMPARÉE

DE L'HOMME ET DES ANIMAUX.

QUARANTE-TROISIÈME LEÇON.

DE L'ABSORPTION. — Preuves de la pénétration des matières étrangères jusque dans le torrent de la circulation. — Du rôle des veines et des vaisseaux lymphatiques dans l'absorption. — Notions préliminaires sur le mécanisme de cette fonction ; imbibition des tissus. — Insuffisance des anciennes théories pour l'explication du mécanisme de l'absorption. — Découverte des phénomènes d'endosmose.

§ 1. — L'absorption, c'est-à-dire l'introduction des matières étrangères jusque dans la profondeur de l'organisme et leur mélange avec les fluides nourriciers, est un phénomène qui s'observe chez tous les êtres vivants, et qui est rendu manifeste par une multitude de faits dont la connaissance est banale. Je ne m'arrêterai donc pas longtemps à donner ici des preuves de l'existence de cette faculté, soit chez l'Homme, soit chez les Animaux inférieurs; mais afin de ne pas laisser sans démonstration un fait de cette importance, je citerai quelques expériences qui le rendent évident.

Preuves de l'absorption chez tous les Animaux.

V.   1

Si nous plongeons dans de l'eau le corps d'un Colimaçon, en maintenant la tête de l'Animal au-dessus de la surface du liquide, ou en lui fermant la bouche de façon à rendre toute déglutition impossible, nous le verrons se gonfler peu à peu et souvent doubler de volume dans l'espace de quelques heures. En pratiquant la même expérience sur une Grenouille réduite à un état d'émaciation par une abstinence prolongée, il nous sera également facile de constater dans le poids du corps une grande augmentation déterminée par le seul fait du contact de l'eau avec la surface extérieure de la peau (1). Il en faut conclure que la Grenouille, de même que le Colimaçon, a absorbé, c'est-à-dire fait pénétrer une certaine quantité de ce liquide dans l'intérieur de son organisme, et que cette introduction s'est effectuée par la surface générale du corps (2).

Si nous injectons de l'eau dans l'estomac d'un Chien, et si

(1) Des faits de ce genre ont été constatés par Treviranus et plusieurs autres physiologistes (a). Ainsi, dans les expériences de William Edwards, nous voyons des Grenouilles dont le corps ne pesait qu'environ 33 grammes, augmenter en poids de plus de 10 grammes, par suite de l'immersion de leur corps dans l'eau et sans que ce liquide ait pu pénétrer dans les voies digestives (b). Nous aurons à revenir sur ces expériences lorsque nous étudierons d'une manière spéciale l'absorption cutanée.

(2) Des expériences de ce genre ont été faites sur les Colimaçons et les Limaces par Spallanzani et par Nasse (c). J'ai souvent eu l'occasion d'observer ce gonflement lorsque je déterminais l'asphyxie, soit des Gastéropodes dont je viens de parler, soit des Doris, des Pleurobranches et de beaucoup de Mollusques acéphales que je destinais à des recherches anatomiques. J'ajouterai que des faits analogues ont été constatés chez différents Vers intestinaux, tels que les Ascarides (d), les Distomes (e) et les Échinorhynques (f), mais sont surtout remarquables chez les Rotifères et les Tardigrades qui

(a) Voyez : Treviranus, *Biologie*, t. IV, p. 289.
— Bluff, *Dissert. de absorptione cutis*, p. 22 (d'après Burdach, *Traité de physiologie*, t. IX, p. 15).
(b) W. Edwards, *De l'influence des agents physiques sur la vie*, 1824, p. 596.
(c) Spallanzani, *Mémoires sur la respiration*, p. 137.
— Nasse, *Untersuchungen zur Physiologie und Pathologie*, t. I, p. 482.
(d) Cloquet, *Anatomie des Vers intestinaux*, p. 33.
(e) Mehlis, *Observationes anatomicæ de Distomate*, p. 11
(f) Rudolphi, *Physiologie*, t. II, 2ᵉ partie, p. 266.

nous lions les deux orifices de cette poche membraneuse de façon à empêcher le liquide de remonter dans la bouche ou de passer dans l'intestin, et si au bout de quelques heures nous tuons l'Animal pour en faire l'autopsie, nous trouverons que l'eau n'est pas restée emprisonnée dans son estomac, mais a été absorbée en grande partie, ou même en totalité (1). Des expé-

ont été mis dans un état de mort apparente par la dessiccation, et qui se trouvent ensuite en contact avec de l'eau (a).

(1) MM. Tiedemann et Gmelin ont fait une série intéressante d'expériences sur l'absorption d'un grand nombre de matières différentes par la surface des voies digestives. Ils ont vu que chez le Chien et le Cheval diverses substances odorantes, telles que le camphre, le musc, l'alcool, l'essence de térébenthine, l'ail et l'asa fœtida, introduites dans l'estomac, peuvent être reconnues jusque dans la moitié inférieure de l'intestin grêle, ou même jusque dans le cæcum, mais disparaissent peu à peu à mesure qu'elles avancent dans cette portion du tube digestif. Les matières colorantes dont ils firent usage de la même manière traversèrent en partie l'intestin dans toute sa longueur, de façon à être évacuées au dehors en quantité plus ou moins considérable, mais furent aussi

en partie absorbées. Il en fut de même pour diverses matières salines, telles que le prussiate de potasse (ou cyanoferrure de potassium), le sulfate de potasse, l'hydrochlorate de fer, etc. (b).

Goodwyn, Schlüpfer, Mayer et Gohier, avaient vu précédemment que de l'eau peut être injectée en quantité considérable dans les voies respiratoires, et disparaît des poumons avec une grande promptitude (c). On cite aussi, comme preuve de l'absorption des liquides par la surface des cellules pulmonaires chez l'Homme, un accident qui s'est présenté dans le service chirurgical de Desault, à l'Hôtel-Dieu de Paris. Une sonde œsophagienne ayant été introduite par erreur dans la trachée, on injecta dans les voies aériennes un bouillon que le chirurgien croyait pousser dans l'estomac du malade, et il n'en résulta aucun accident grave ; fait qui ne peut s'expliquer qu'en admettant que le liquide avait été promptement absorbé (d).

(a) Spallanzani, *Observ. et expér. sur quelques Animaux surprenants que l'observateur peut à son gré faire passer de la mort à la vie* (Opuscules de physique animale et végétale, t. II, p. 299).
— Doyère, *Mém. sur les Tardigrades* (Ann. des sciences nat., 2ᵉ série, 1842, t. XVIII, p. 5).
(b) Tiedemann et Gmelin, *Recherches sur la route que prennent diverses substances pour passer de l'estomac et du canal intestinal dans le sang*, etc., trad. par Heller, p. 51 et suiv.
(c) Goodwyn, *The Connexion of Life with Respiration*, 1789 (trad. franç. par Hallé, p. 16).
— Schlüpfer, *Dissert. sistens experimenta de effectu liquidorum quorumdam medicamentosorum ad vias aeriferas applicatorum in corpus animale.* Tubingen, 1816.
— Gohier, *Mémoires et observations sur la chirurgie et la médecine vétérinaire*, t. II, p. 419).
— Mayer, *Ueber das Einsaugungsvermögen der Venen des grossen und kleinen Kreislaufsystems* (Meckel's Deutsches Archiv für die Physiologie, 1817, t. III, p. 403 et suiv.).
(d) Desault, *Œuvres chirurgicales*, par Bichat, t. II, p. 266.

riences analogues faites sur les autres cavités naturelles de l'organisme, l'intérieur du sac péritonéal ou de la plèvre, par exemple, donneront des résultats semblables : l'eau disparaîtra plus ou moins rapidement(1) ; et si, au lieu d'employer de l'eau, nous faisons usage de certaines matières qui peuvent être identifiées avec le milieu des substances constitutives de l'organisme, il nous sera également facile de constater que l'absorption a pour effet de porter ces matières étrangères jusque dans l'intérieur de l'appareil irrigatoire.

Ainsi, nous savons, par l'observation journalière, que certaines substances qui ont été introduites dans notre estomac avec nos aliments sont promptement expulsées au dehors par les voies urinaires. D'autre part, des expériences dont je rendrai compte ailleurs prouvent que les produits ordinaires de la sécrétion rénale sont fournis par le sang, et l'anatomie nous apprend qu'il n'existe ni dans le corps humain, ni dans celui des Animaux, aucune communication directe entre la cavité digestive et l'appareil urinaire. Par conséquent, les matières dont je viens de parler, pour passer du canal alimentaire dans l'appareil rénal, ont dû être absorbées dans le premier de ces organes, et transportées dans le second par le torrent de la circulation.

Une autre expérience très intéressante, sur laquelle j'aurai à revenir dans une des prochaines Leçons, rend saisissables par la vue les effets de cette absorption. Quand on mêle aux aliments certaines substances colorantes, telles que la garance, ces matières sont absorbées, et leur présence dans les parties les plus profondes de l'organisme est décelée par un phéno-

---

(1) La rapidité avec laquelle les épanchements pleurétiques disparaissent dans quelques cas, suffirait pour établir que chez l'Homme la plèvre peut être le siége d'un travail d'absorption très puissant. La même remarque est applicable aux accumulations de sérosité dans le tissu aréolaire sous-cutané et dans beaucoup d'autres parties du corps.

mène fort remarquable : la teinture des os, dont le tissu se colore en rouge (1).

Les effets toxiques qui dépendent de l'action toute locale d'un grand nombre de poisons sur le cerveau ou sur d'autres parties du système nerveux, et qui se manifestent à la suite de l'application de ces substances sur la surface de la membrane buccale, sur la conjonctive ou sur la peau dépouillée de son épiderme, ainsi que de leur introduction dans l'estomac, dans la cavité thoracique ou dans les aréoles du tissu conjonctif sous-cutané, peuvent être invoqués également comme des preuves de l'absorption de ces matières vénéneuses, et leur transport rapide d'une partie quelconque de l'organisme jusque dans le

(1) En parlant de la circulation lacunaire chez les Insectes, j'ai déjà eu l'occasion de citer des expériences dans lesquelles des matières tinctoriales introduites dans l'estomac ont manifesté leur présence dans le sang par la coloration, soit de ce liquide lui-même, soit de certains organes qui y baignent (a). La coloration des os en rouge par suite du mélange de la garance avec les aliments est aussi un phénomène de teinture dû à la présence de cette matière colorante dans le sang et à sa fixation par les sels calcaires. Je reviendrai ailleurs sur ce sujet, et je me bornerai à indiquer ici les principales sources où il faudrait puiser pour obtenir plus de renseignements sur ce phénomène intéressant (b).

(a) Voyez tome III, page 231.
(b) Mizaldi (ou Mizaud), *Memorabilium, sive arcanorum omnis generis centuriæ*, 1572, p. 161.
— Belchier, *An Account of Bones of Animals being changed to a red Colour by Aliment alone* (*Philos. Trans.*, 1736, t. XXXIX, p. 287 et 299).
— Duhamel, *Sur une racine qui a la faculté de teindre en rouge les os des Animaux vivants* (*Mém. de l'Acad. des sciences*, 1739, p. 4).
— Bazanus, *De coloratis animalium quorumdam vivorum ossibus* (*Commentarii Instit. Bolognensis*, 1745, t. II, pars I, p. 129, et *De ossium colorandorum artificio per radicem rubiæ* (*Ibid.*, t. II, pars II, p. 124).
— J. Hunter, *Expériences et observations sur le développement des os* (*Œuvres*, t. IV, p. 409).
— Rutherford, cité par Blake (*Dissert. inaugur. de dentium formatione*, 1798), d'après Gibson (*Op. cit.*, p. 154).
— Gibson, *Observations on the Effects of Madder on the Bones of Animals* (*Memoirs of the Liter. and Philosoph. Soc. of Manchester*, 1805, 2ᵉ série, t. I, p. 146).
— Flourens, *Recherches sur le développement des os* (*Archives du Muséum d'hist. nat.*, t. II, p. 315 et suiv.).
— Pagot, *De l'influence de la garance dans l'étude du développement des os* (*Gazette médicale de Paris*, 1840, p. 204).
— Serres et Doyère, *Exposé de quelques faits relatifs à la coloration des os chez les Animaux soumis au régime de la garance* (*Ann. des sciences nat.*, 2ᵉ série, 1842, t. XVII, p. 153 et suiv.).
— Brullic et Hugueny, *Expériences sur le développement des os dans les Mammifères et les Oiseaux, faites au moyen de l'alimentation de la garance* (*Ann. des sciences nat.*, 3ᵉ série, 1845, t. IV, p. 283).

point où leur présence détermine les symptômes caractéristiques de leur action ne peut s'expliquer qu'en admettant qu'elles ont pénétré dans le torrent de la circulation. Mais, pour mieux établir cette conclusion, je citerai d'autres faits qui sont plus probants.

Lorsqu'on introduit dans l'estomac d'un Chien de l'eau tenant en dissolution certains sels métalliques qui normalement n'existent pas dans l'organisme, et qu'au bout d'un temps convenable on examine chimiquement le sang de l'Animal, on y retrouve ces matières étrangères (1). Ainsi le prussiate de potasse (ou le ferrocyanure de potassium, pour employer ici le nom adopté aujourd'hui), ingéré dans la cavité digestive ou dans les voies respiratoires, ne tarde pas à pénétrer dans le sang et à être ensuite expulsé de ce liquide par la sécrétion rénale; de sorte qu'en versant un sel de fer soit dans le sérum, soit dans l'urine, on obtient un précipité de bleu de Prusse (2).

Il me serait facile de multiplier beaucoup ici les faits du

(1) Ce fait paraît avoir été constaté expérimentalement, vers le milieu du siècle dernier, par Kaau-Boerhaave, neveu du célèbre médecin de ce dernier nom (a).

On peut constater aussi l'introduction de l'eau dans le sang à la suite de l'absorption de ce liquide par la surface gastrique. Ainsi, dans une expérience citée par Bérard, un Bœuf qui avait été privé de boissons pendant vingt-quatre heures, fut saigné avant et après qu'on l'eut fait boire, et l'on trouva que la proportion d'eau contenue dans le sang, qui était de 0,775 avant l'injection du liquide dans l'estomac, s'était élevée bientôt après à 0,840 (b). Il est vrai que la saignée est en elle-même une cause d'appauvrissement du sang (c); mais la grande augmentation dans la quantité d'eau observée dans ce cas ne pouvait s'expliquer de la sorte seulement, et devait dépendre en grande partie de l'absorption des boissons.

(2) En 1817, Mayer a constaté que du cyanoferrure de potassium dissous dans l'eau, de même que divers autres sels, injecté dans les cellules aérifères du poumon, se retrouve très promptement dans le sang, et se montre dans l'oreillette gauche du cœur avant que d'être arrivé dans l'oreillette droite. Il a reconnu aussi la présence de ce

(a) Kaau-Boerhaave, *Perspiratio dicta Hippocrati per universum corpus anatomice illustrata*, 1738, § 469, p. 202.
(b) Bérard, *Cours de physiologie*, t. II, p. 595.
(c) Voyez ci-dessus, tome I, page 249.

même ordre, mais ceux que je viens de citer prouvent suffisamment que les Animaux possèdent la faculté d'absorber les liquides en contact avec les organes et de verser ces matières étrangères dans le torrent sanguin en circulation dans leur corps (1).

sel dans le sérum du sang, quand il en avait introduit une certaine quantité dans l'estomac (a).

Quelques années après, MM. Tiedemann et Gmelin ont reconnu dans le sang des Animaux soumis à leurs expériences l'odeur du camphre et du musc qui avaient été introduits dans les voies digestives. Ils y ont constaté aussi la présence du cyanoferrure de potassium, du sulfate de potasse, d'un sel de plomb, etc., qui avaient été absorbés de la même manière (b).

Une multitude de faits du même ordre ont été constatés par plusieurs autres expérimentateurs, tels que Lebküchner, Westrumb, Lawrence et Coates, les membres de la Société médicale de Philadelphie, Orfila, MM. Panizza et Kramér, Chatin, etc. (c).

Le passage du cyanoferrure de potassium de l'extérieur jusque dans le sang par la voie de l'absorption cutanée a été constaté aussi chez les Animaux inférieurs, par les expériences de Jacobson sur les Colimaçons (d).

(1) Il arrive souvent que les matières étrangères dont l'absorption n'est pas très rapide ne se reconnaissent pas dans le sang, bien qu'on les retrouve dans les urines, dans le foie ou dans d'autres parties de l'économie, et quelques auteurs ont été conduits de la sorte à supposer qu'il existe des voies de transport pour les substances absorbées, indépendantes de l'appareil circulatoire (e) ; mais cela tient en général à ce que les

(a) Mayer, *Op. cit.* (Meckel's *Deutsches Archiv*, t. III, p. 496).

(b) Tiedemann et Gmelin, *Op. cit.*, p. 65.

(c) Lebküchner, *Dissertation inaugurale sur la perméabilité des tissus vivants*. Tubingen, 1819 (*Arch. gén. de méd.*, 1re série, 1825, t. VII, p. 424).

— Cantu, *Sur la présence de l'iode dans le sang* (*Journ. de chim. méd.*, 1826, t. II, p. 291).

— Westrumb, *Physiol. Untersuch. über die Einsaugungskraft. der Venen*; — et *Expériences sur l'absorption cutanée* (*Arch. gén. de méd.*, 1829, t. XXI, p. 113).

— *Experiments on Absorption by the Committee of the Acad. of Philadelphia* (*London Med. and Phys. Journ.*, 1832, t. XLVII, p. 275).

— Lawrence et Coates, *Account of some further Experiments to determine the absorbing Power of the Veins and Lymphatics* (*Philadelphia Journal*, 1823, n° 10).

— Panizza, *Dell'assorbimento venoso* (*Mem. dell'Istit. Lombardo*, t. I, p. 169).

— A. de Kramer, *Ricerche per discoprire nel sangue, nell'urina ed in varie altre secrezioni animali le combinazioni minerali amministrate per bocce* (*Memorie dell'Istituto Lombardo*, Milano, 1843, t. I, p. 115).

— Franchini, *Ricerche fisiologiche intorno all'assorbimento*. Bologna, 1823, p. 2 et suiv.

— Orfila, *Mém. sur l'empoisonnement* (*Mém. de l'Acad. de médecine*, t. VIII, p. 375).

— Chatin, *Sur les fonctions des vaisseaux chylifères et des veines* (*Comptes rendus de l'Acad. des sciences*, 1844, t. XVIII, p. 379).

(d) Voyez Oersted, *Oversigt over Selskabets Forhandlinger og dets Medlemmers Arbeider fra 1824 til 1827* (*Mém. de l'Acad. danoise*, 1828, t. III, p. xix).

(e) Danger et Flandin, *De la localisation des poisons* (*Revue scientifique et industrielle*, 1841).

— Orfila, *Mém. sur l'empoisonnement* (*Mém. de l'Acad. de médecine*, t. VIII, p. 521, 540, etc.).

Opinions
des anciens
physiologistes
relatives
aux vaisseaux
absorbants.

§ 2. — L'existence de cette propriété physiologique était connue longtemps avant que l'on eût fait aucune des expériences dont je viens d'arguer ; et lorsque les découvertes d'Aselli, de Pecquet et de leurs émules nous eurent appris que des produits de la digestion passent de l'intestin dans les vaisseaux lymphatiques du mésentère, puis dans le canal thoracique, pour être ensuite versés dans les veines, et que des vaisseaux du même ordre naissent dans toutes les parties du corps pour aller se terminer de la même manière (1), on fut conduit à penser que tout ce système de canaux centripètes devait être affecté à des usages analogues, et constituer les voies par lesquelles les matières étrangères à l'organisme, quelle qu'en fût la nature, avaient à passer pour aller gagner le torrent circulatoire et s'y mêler au sang.

Les recherches des frères Hunter et de Monro contribuèrent plus que toutes les autres à faire prévaloir cette opinion (2), et vers la fin du siècle dernier elle paraissait si bien établie, que la plupart des physiologistes ne désignèrent plus l'ensemble des vaisseaux lymphatiques et chylifères que sous le nom de *système absorbant.*

matières absorbées sont éliminées du sang à mesure qu'elles arrivent dans ce liquide, et par conséquent ne s'y accumulent pas en quantité suffisante pour être reconnaissables par l'emploi des réactifs mis en usage.

(1) Voyez tome IV, page 447 et suiv.

(2) Les vues de Hunter à ce sujet furent d'abord rendues publiques par les leçons orales de ce professeur, et, peu de temps après, Monro fit paraître à Berlin une dissertation sur le même sujet. La question de priorité relative à cette prétendue découverte donna lieu à des discussions fort vives, et dont le ton était peu digne d'hommes aussi honorables (a). Du reste, le premier auteur qui ait soutenu l'opinion d'après laquelle l'absorption aurait lieu exclusivement par les vaisseaux lymphatiques paraît être le célèbre Frédéric Hoffmann, qui vivait près d'un siècle avant (b).

(a) Al. Monro, jun., *De venis lymphaticis valvulosis, et de carum in primis origine.* Berlin, 1761. — *Observ. anat. and physiol.*, etc.
— W. Hunter, *Medical Commentaries, part 1, containing a plain and direct answer to Prof. Monro jun.*, 1762.
— Voyez aussi à ce sujet : Bostock, *An Elementary System of Physiology*, t. II, p. 558.
(b) Hoffmann, *Medicina rationalis systematica*, lib. I, sect. II, cap. 3, 1730.

Il est en effet bien démontré que les lymphatiques sont des vaisseaux qui absorbent et qui versent dans l'appareil circulatoire les matières dont ils se sont chargés; mais le nom de vaisseaux absorbants ne leur convient pas, car les expériences de Magendie sont venues montrer qu'ils ne jouissent pas seuls de la faculté de pomper en quelque sorte les fluides qui baignent la surface des organes vivants, ou qui sont déposés dans la profondeur de ceux-ci; que ces conduits ne sont pas des organes absorbants par excellence, et que les veines peuvent, sans leur aide, s'emparer des mêmes substances et les mêler au sang en mouvement dans l'économie (1).

Magendie obtint ce résultat important en faisant des recherches sur une de ces substances vénéneuses dont diverses peuplades sauvages se servent pour empoisonner la pointe de leurs flèches, l'*upas tieuté*, qui doit sa puissance à la strychnine. Lorsqu'un peu de ce poison est déposé sous la peau de la patte d'un Animal vivant ou dans toute autre partie du corps, il est promptement absorbé; après avoir été mêlé de la sorte au sang et avoir été transporté par le torrent circulatoire dans toutes

---

(1) Ces recherches expérimentales datent de 1809. Elles furent d'abord publiées à part, puis reproduites dans le journal de physiologie expérimentale de Magendie (*a*).

Peu d'années après (en 1811), Everard Home, sans connaître les résultats déjà obtenus par Magendie, a cherché aussi à établir que les fluides absorbés par l'estomac arrivent dans le sang sans avoir passé dans les vaisseaux lymphatiques. Il lia le canal thoraci-que, et introduisit dans l'estomac des Animaux soumis à ses expériences une infusion de rhubarbe; bientôt après, la présence de cette substance pouvait être constatée dans l'urine au moyen de la réaction déterminée par la potasse (*b*). Dans un premier travail, Home avait supposé que le passage entre l'estomac et l'appareil urinaire était direct; mais, dans le mémoire que je viens de citer, il abandonna cette opinion erronée.

(*a*) Magendie, *Mémoire sur les organes de l'absorption chez les Mammifères*, 1809 (*Journal de physiologie*, 1821, t. I, p. 18).
(*b*) Home, *Experiments to prove that Fluids pass directly from the Stomach to the Circulation of the Blood, and from thence into the Cells of the Spleen, the Gall Bladder and urinary Bladder, without going through the thoracic Duct* (*Philos. Trans.*, 1811, p. 163).

les parties de l'organisme, il exerce sur la moelle épinière une action puissante, et il détermine ainsi dans tous les muscles des contractions spasmodiques d'une grande violence. Dans l'hypothèse de l'absorption par les vaisseaux lymphatiques seulement, qui régnait sans partage dans les écoles à l'époque où Magendie commença ses expériences, on expliquait ce transport de l'upas tieuté en supposant qu'il avait été pompé par les lymphatiques de la patte ou de toute autre partie où le dépôt en avait été effectué, puis charrié par la lymphe de ces vaisseaux jusque dans le canal thoracique, qui l'aurait versé dans la veine sous-clavière, laquelle à son tour l'aurait conduit au cœur, dont les contractions devaient le pousser ensuite à travers le reste du système circulatoire jusque dans les vaisseaux capillaires du système nerveux. Mais Magendie trouva que le poison suit une route plus directe, et arrive dans les veines sans l'intermédiaire des lymphatiques. Ainsi, dans une des expériences de ce physiologiste éminent, l'abdomen d'un Chien ayant été ouvert et une anse de l'intestin comprise entre deux ligatures, on lia également tous les vaisseaux lymphatiques de la portion du tube digestif ainsi isolée, et l'on en fit la résection, de façon à ne la laisser en communication avec le reste de l'organisme que par une artère et une veine, à l'aide desquelles la circulation du sang s'y maintint ; puis on introduisit dans ce tronçon d'intestin une certaine quantité d'upas tieuté, et on le replaça dans l'abdomen. Six minutes après, les effets généraux du poison se manifestèrent avec leur intensité ordinaire, et Magendie en conclut avec raison que l'absorption de cette substance s'était effectuée à l'aide de la veine mésentérique restée intacte.

D'autres expériences dans lesquelles la cuisse de l'Animal fut divisée de façon à ne tenir au reste du corps que par le tronc de l'artère crurale et sa veine satellite, donnèrent les mêmes résultats. Mais nous savons qu'il existe des lymphatiques dans l'épaisseur des parois des vaisseaux sanguins, et par conséquent on aurait pu arguer de cette circonstance pour soutenir qu'ici encore l'absorption du poison avait été effectuée par des conduits de ce genre. Magendie prévit cette objection, et y répondit en répétant l'expérience dont je viens de rendre compte, et en maintenant la circulation dans le membre, non à l'aide de l'artère et de la veine laissées intactes, mais au moyen de deux ajutages métalliques par l'intermédiaire desquels la continuité fut établie entre le bout supérieur et le bout inférieur des vaisseaux divisés. Or l'upas tieuté, déposé dans une plaie faite à la patte ainsi isolée, n'en fut pas moins absorbé comme dans le cas précédent, et lorsque, dans les expériences de ce genre, on interrompait temporairement le passage du sang veineux de la patte amputée vers le corps, on suspendait d'une manière correspondante l'apparition des symptômes de l'empoisonnement.

Nous avons vu, dans une des dernières Leçons, que les lymphatiques des membres ne débouchent jamais directement dans les veines de ces parties du corps (1), et par conséquent nous devons conclure de toutes ces expériences, comme l'a fait Magendie lui-même, que les veines sont en réalité des vaisseaux absorbants, c'est-à-dire des vaisseaux dans lesquels les matières étrangères peuvent pénétrer directement, et être charriées depuis leur point d'application jusque dans le cœur qui les distribue ensuite avec le sang dans toutes les parties de l'économie (2).

---

(1) Voyez tome IV, page 526.

(2) Dans le beau travail dont je viens de donner l'analyse, Magendie, tout en établissant que les veines sont des vaisseaux absorbants, ne contesta pas l'existence de propriétés analogues dans les lymphatiques (a); mais dans des publications ultérieures il crut pouvoir aller plus loin, et révoquer en doute leur aptitude à pomper au dehors de l'organisme d'autres matières que le chyle.

Il est à noter que plusieurs physiologistes du XVIIIe siècle avaient sou-

(a) Boerhaave, *Prœlectiones academicœ*, edidit Haller, t. I, p. 402 et suiv.

§ 3. — Ce résultat, obtenu il y a cinquante ans, fut confirmé par un grand nombre d'autres faits, et aujourd'hui tous les physiologistes l'admettent sans contestation. Mais le changement dans les opinions régnantes qui s'opéra sous l'influence des travaux de Magendie, détermina bientôt une exagération dans les conclusions que l'on en tira, et beaucoup d'expérimentateurs crurent devoir soutenir que les lymphatiques n'interviennent jamais dans le travail d'absorption dont l'organisme est le siége, si ce n'est pour introduire dans le sang les produits de la digestion (1). Quelques auteurs crurent même que la présence du chyle dans les lymphatiques de l'intestin n'était pas la conséquence d'un phénomène d'absorption, mais devait être attribuée à une action sécrétoire analogue à celle qui donne naissance au lait, à la bile ou à l'urine. Nous

tenu que les veines sont les organes par lesquels l'absorption s'effectue : Boerhaave, par exemple ; mais cette opinion manquait de preuves, et était généralement abandonnée depuis le commencement du siècle actuel.

(1) M. Ségalas a été conduit, par diverses expériences, à penser que les substances autres que le chyle, déposées dans le canal intestinal, ne pouvaient être absorbées que par les veines. Il isola une anse d'intestin et fit la ligature des vaisseaux sanguins qui en dépendent, mais laissa intacts les lymphatiques ; puis, ayant introduit de la noix vomique dans le tronçon ainsi circonscrit, il le remit en place, et ne vit se manifester aucun des symptômes d'empoisonnement qui résultent toujours de l'absorption de cette substance. Dans une autre expérience, il

procéda de la même manière ; seulement, au lieu d'interrompre la circulation dans l'anse intestinale où était emprisonnée la matière toxique, il ouvrit la veine de cette partie et disposa les choses de façon à faire couler au dehors le sang qui y avait passé : or, dans ce cas, de même que dans l'expérience précédente, il ne se déclara pas d'empoisonnement. On en pouvait conclure que, dans les conditions où M. Ségalas avait opéré, les vaisseaux lymphatiques de l'intestin n'avaient exercé aucune action absorbante appréciable (a).

Je citerai également ici quelques-unes des expériences faites plus récemment sur le même sujet, par M. Panizza. Ce physiologiste opéra sur un Cheval, et ayant, à l'aide d'une incision pratiquée aux parois de l'ab-

(a) Ségalas, *Note sur l'absorption intestinale* (Journal de physiologie de Magendie, 1822, t. II, p. 117).

reviendrons sur cette dernière manière de voir, lorsque nous étudierons le cas particulier de l'absorption des matières alimentaires élaborées dans le tube digestif, et ici je me bornerai à examiner le rôle du système lymphatique dans l'absorption générale, c'est-à-dire dans l'introduction des matières non digérées du dehors dans l'intérieur de l'organisme ; question qui a beaucoup occupé l'attention des physiologistes, il y a un quart de siècle, et qui a donné lieu à un grand nombre de travaux.

Les principaux faits dont on a argué pour établir que les vaisseaux lymphatiques sont susceptibles d'absorber les matières étrangères autres que le chyle, sont fournis en partie par les observations pathologiques, en partie par les expériences dans lesquelles diverses substances, plus ou moins faciles à recon-

domen, fait sortir au dehors une anse d'intestin, il l'isola à l'aide de deux ligatures placées de façon que le sang de la partie ainsi délimitée ne retournait au corps que par un seul tronc veineux. Il lia ensuite ce vaisseau et y fit une ouverture, afin que la circulation ne fût pas interrompue dans l'anse intestinale, mais que le sang de cette partie ne pût pas rentrer dans le torrent circulatoire général ; les lymphatiques furent laissés libres, et, à l'aide d'une ponction, une certaine quantité d'acide cyanhydrique fut introduite dans l'anse intestinal ainsi disposé. Aucun symptôme d'empoisonnement ne se manifesta, et le sang qui s'échappait de la veine ouverte présenta bientôt l'odeur et les autres signes indicatifs de la présence de l'acide cyanhydrique. Dans une autre

expérience, les choses étant disposées de même, le tronc veineux venant de l'anse intestinale isolée ne fut ni lié ni ouvert, mais simplement comprimé entre les doigts de l'opérateur, de façon à empêcher le sang d'y passer. Aucun symptôme d'empoisonnement ne se manifesta à la suite de l'introduction de l'acide cyanhydrique dans l'anse intestinale ; mais lorsqu'on cessa de comprimer la veine, l'action toxique de ce corps devint évidente en moins d'une minute (a).

Les recherches de M. Fenwick portèrent même ce physiologiste à penser que l'absorption du chyle dépend uniquement de l'action de l'appareil circulatoire, et que les lymphatiques ne font que transporter une partie des matières que les vaisseaux sanguins ont reçues et leur transmettent (b).

(a) Panizza, Dello assorbimento venoso (Memorie dell'Istituto Lombardo, 1843, t. I, p. 176).
(b) Fenwick, An Experimental Inquiry into the Functions of the Lacteals and Lymphatic (Lancet, 1845, t. I, p 29 et suiv.).

naître, ont été déposées dans différentes parties de l'organisme et ont paru avoir passé dans la lymphe.

Je ne m'arrêterai guère sur les arguments en faveur de l'absorption par les lymphatiques, qui ont été fournis par la pathologie, parce qu'ils n'ont à mes yeux que fort peu de valeur. Les médecins ont eu l'occasion de remarquer qu'à la suite d'une blessure faite par un instrument chargé de matières putrides, ou d'un virus quelconque, les vaisseaux lymphatiques provenant de la partie lésée sont très aptes à s'enflammer, et que les ganglions placés sur le trajet de ces mêmes vaisseaux s'engorgent souvent. Ils ont vu des phénomènes analogues se manifester dans le voisinage de certaines ulcérations dont le pus est doué de propriétés contagieuses, et ils ont pensé que cet état morbide des vaisseaux lymphatiques dépendait de l'irritation produite sur leurs parois par le passage des virus qui, dans ces circonstances, ont dû être introduits dans l'organisme par voie d'absorption. La route mise ainsi hors d'état de service semble en effet devoir être celle que ces matières toxiques ont dû suivre, et l'on a cru voir là une preuve de l'action absorbante des lymphatiques; mais il est fort possible que l'altération des liquides en mouvement dans ces vaisseaux soit la conséquence non de leur mélange avec les matières étrangères ou morbides déposées à la surface externe de la plaie, mais bien du développement d'un travail sécrétoire dans leur intérieur; travail qui serait provoqué par l'action du virus, et qui aurait le même caractère que celui dont dépend la formation du pus excrété au dehors (1). J'en dirai autant des cas

---

(1) Les accidents de ce genre sont malheureusement très fréquents parmi les personnes qui se livrent à des travaux anatomiques, et l'expérience a prouvé que le meilleur moyen pour empêcher les piqûres envenimées d'y donner lieu, est de cautériser immédiatement la plaie, afin de détruire le virus, ou ferment pathologique, qui peut y avoir été déposé. Cruikshank attribue l'inflammation développée ainsi dans les lymphati-

dans lesquels quelques chirurgiens ont trouvé les lymphatiques gorgés d'un liquide purulent ; rien ne prouve que ce liquide ait été puisé dans les dépôts de pus adjacents, et qu'il ne soit pas le résultat de l'état inflammatoire de la surface interne de ces vaisseaux eux-mêmes (1).

ques au passage des matières irritantes absorbées par ces vaisseaux, et ne voyant pas de phénomènes morbides du même genre se manifester dans les veines, il en conclut que celles-ci n'absorbent pas (a). Cette manière de voir a été adoptée par beaucoup d'autres physiologistes : mais, ainsi que Bérard le fait remarquer avec raison, rien ne prouve que la matière étrangère dont la présence dans la plaie détermine tous ces désordres ait passé par les lymphatiques, et que l'inflammation de ces vaisseaux soit due à son action directe sur la surface interne de leurs parois (b). J'ajouterai que, dans beaucoup de cas de ce genre, l'intoxication générale me semble dépendre non de l'absorption directe de la petite quantité de virus déposée dans un point très circonscrit de l'organisme, mais de la dispersion consécutive des produits morbides dont la formation a été déterminée dans ce point par le contact du virus ; et si cela est, on comprendrait facilement que la sécrétion pathologique ainsi provoquée pût s'établir à la surface interne des cavités lymphatiques situées dans la substance des tissus malades, aussi bien qu'à la surface externe des lamelles ou des fibrilles constitutives de

ces mêmes tissus. Or, s'il en était ainsi, la présence des matières irritantes ou toxiques dans les vaisseaux lymphatiques serait une conséquence non de leur absorption du dehors, mais de leur formation sur place dans l'intérieur des radicules de ces conduits.

(1) « La preuve la plus forte qu'on puisse donner que les lymphatiques absorbent, dit Cruikshank, est que toutes les fois que les fluides sont extravasés sur des surfaces ou dans des cavités, ou toutes les fois que de pareils fluides distendent outre mesure leur réservoir, on trouve les vaisseaux lymphatiques appartenant à ces surfaces et à ces cavités entièrement remplis du même fluide. La démonstration est encore plus évidente quand les fluides dont nous parlons sont fortement colorés. Nous avons ainsi fréquemment vu, chez les Animaux qui meurent d'hémoptysie, et chez l'Homme même, les lymphatiques, qui, dans les autres circonstances, contiennent un fluide transparent, être gorgés du sang qu'ils avaient absorbé des cellules aériennes (o). »

La présence d'une quantité plus ou moins considérable de globules rouges du sang dans les lymphatiques d'une partie dont le tissu a été lacéré, ne

(a) Cruikshank, *Anatomie des vaisseaux absorbants*, p. 58.
(b) Bérard, *Cours de physiologie*, t. II, p. 643.
(c) Cruikshank, *Op. cit.*, p. 88.

Dans un grand nombre d'expériences faites par divers physiologistes, on a cherché vainement à découvrir dans les liquides contenus dans le canal thoracique, ou dans ses afférents, des traces de l'existence de matières colorantes ou salines déposées à la surface des membranes où ces vaisseaux prenaient naissance (1). Aussi paraît-il bien démontré aujourd'hui que les lymphatiques ne jouent d'ordinaire qu'un rôle très secondaire dans le travail de transport des matières absorbées du

prouverait pas que ces derniers vaisseaux absorbent dans les conditions normales; car, ainsi que je l'ai déjà dit, les communications accidentelles s'établissent très facilement entre les capillaires sanguins et les cavités radiculaires adjacentes du système lymphatique (a), et il y a tout lieu de croire que dans les cas dont Cruikshank parle, c'est de la sorte, plutôt que par un véritable travail d'absorption, que les vaisseaux blancs se sont remplis de sang.

La présence de pus dans les lymphatiques, provenant d'une partie où existait un dépôt purulent, a été signalée par plusieurs pathologistes, tels que Dupuytren (b); mais, sauf dans les cas de métrite, cela se voit très rarement, et, dans plus de deux cents autopsies faites à ce point de vue par M. Andral, le liquide renfermé dans ces vaisseaux n'a jamais offert de rapport avec les humeurs contenues dans les parties adjacentes (c). Bérard a fixé aussi son attention sur ce point, et n'a jamais rien trouvé qui fût de nature à faire supposer que les lymphatiques eussent absorbé du sang ou du pus (d).

Parfois on trouve aussi du pus dans les veines, et quelques auteurs ont considéré ce fait comme une preuve de la faculté absorbante de ces vaisseaux (e); mais rien ne prouve que la suppuration ne se soit pas établie à leur surface interne aussi bien que dans les parties adjacentes.

(1) Plusieurs anciens physiologistes ont cru avoir constaté le passage des matières colorantes (notamment de l'indigo) de l'intestin dans les vais-

(a) Voyez tome IV, page 548 et suivantes.
(b) Voyez Cruveilhier, *Essai sur l'anatomie pathologique*, 1816, t. I, p. 200.
— Danyau, *Essai sur la métrite gangréneuse*. Thèse, Paris, 1829.
— Tonnellé, *Des fièvres puerpérales observées à la Maternité en 1829* (*Arch. gén. de méd.*, 1re série, t. XXII, p. 345 et suiv.).
— Nonat, *De la métro-péritonite puerpérale compliquée de l'inflammation des vaisseaux lymphatiques de l'utérus*. Thèse, Paris, 1832.
— Duplay, *De la suppuration des vaisseaux lymphatiques de l'utérus à la suite de l'accouchement* (*Arch. gén. de méd.*, 1835, 2e série, t. VII,,p. 293). — *De la présence du pus dans les vaisseaux lymphatiques de l'utérus* (*Arch.*, 2e série, t. X, p. 308).
(c) Andral, *Recherches pour servir à l'histoire des maladies du système lymphatique* (*Arch. gén. de méd.*, 1824, 1re série, t. VI, p. 502).
(d) Bérard, *Cours de physiologie*, t. II, p. 644.
(e) Gendrin, *Histoire anatomique des inflammations*, t. I, p. 707.
— Kay, *On the ulcerative Process in Joints* (*Med. Chir. Trans.*, 1818, t. XVIII, p. 211).

lieu de dépôt de ces substances vers le centre de l'appareil irrigatoire. Mais il faut bien se garder de les croire inaptes à absorber ; car il existe dans la science d'autres faits qui ne

seaux chylifères (a) ; et les expériences de J. Hunter ont été considérées par W. Hunter comme démonstratives de ce genre d'absorption. En effet, J. Hunter, après avoir injecté de l'indigo dans le péritoine d'un Animal vivant, crut apercevoir cette substance fort peu de temps après dans les lymphatiques du mésentère (b); mais il s'était probablement laissé induire en erreur par quelque circonstance accidentelle : car cette expérience a été répétée par beaucoup d'autres physiologistes et a toujours donné des résultats négatifs, ou du moins fort douteux; et M. H. Mayo, qui crut d'abord avoir vérifié l'assertion de Hunter, ne tarda pas à reconnaître qu'il s'était lui-même trompé, et que la teinte qu'il attribuait à la présence de l'indigo était le résultat d'une altération cadavérique ordinaire (c).

D'autres matières colorantes, telles que la garance et le curcuma, ont été retrouvées dans les vaisseaux chyli-

fères, mais c'était après que ces substances eurent été administrées fort longtemps avant l'examen des humeurs, et quand par conséquent elles pouvaient être arrivées dans les lymphatiques par la voie des vaisseaux sanguins (d).

Magendie s'est élevé très fortement contre l'opinion de Hunter (e), et, d'après l'ensemble des résultats négatifs obtenus par ce physiologiste et un grand nombre d'autres expérimentateurs, il paraît bien démontré aujourd'hui que les matières colorantes en question ne passent pas en quantité appréciable dans les vaisseaux chylifères (f). Ainsi, dans une série nombreuse d'expériences sur l'absorption, faites par une commission de l'Académie médicale de Philadelphie, le chyle fut toujours trouvé incolore, malgré l'ingestion de l'indigo, de la rhubarbe, de l'orcanette ou de la cochenille dans les voies digestives (g).

L'absorption de quelques autres

(a) Martin Lister, *Experiment made for altering the Colour of the Chyle* (*Philos. Trans.*, 1683, t. XIII, p. 7).
— Musgrave, *Letter concerning some Experiments made for transmitting a blue Colour Liquor into the Lacteals* (*Philos. Trans.*, 1701, t. XXIII, p. 996).
— Haller, *Elementa physiologiæ*, t. VII, p. 62.
— Ontyd, *Dissert. acad. de causa absorptionis per vasa lymphatica*. Leyde, 1795, p. 26.
(b) Voyez W. Hunter, *Medical Commentaries*, 1762, part. I, p. 44.
(c) Mayo, *Anatomical and Physiological Commentaries*, t. II, p. 42.
(d) Seiler et Ficinus, *Versuch über das Einsaugungsvermögen der Venen* (*Zeitschr. für natur- und Heilkunde*, 1821, t. II, p. 317).
— Buisson, *Coloration du chyle avec la garance* (*Gazette médicale*, 1844, p. 295).
(e) Magendie, *Précis élémentaire de physiologie*, t. II, p. 204.
(f) Flandrin, *Expériences sur l'absorption des vaisseaux lymphatiques des Animaux* (*Journal de médecine*, 1798, t. LXXXV, p. 372).
— Lebküchner, *Dissert. inaug. sur la perméabilité des tissus*, Tubingen, 1819 (*Archives générales de médecine*, 1825, t. VII, p. 432.
— Blondlot, *Traité analytique de la digestion*, p. 426.
(g) *Experiments on Absorption by a Committee of the Acad. of Med. of Philadelphia* (*London Medical and Physical Journal*, 1832, t. XLVII, p. 47).

V. 2

peuvent laisser aucun doute, quant à la possibilité de leur intervention dans cette portion du travail physiologique. Ainsi, dans plus d'une circonstance, les expérimentateurs qui se sont occupés d'une manière spéciale de l'étude de cette question, ont

matières colorantes par les vaisseaux lymphatiques paraît se faire plus facilement. Ainsi, dans le voisinage du foie, on les a souvent trouvés colorés en jaune par la présence de la bile dans leur intérieur; et MM. Tiedemann et Gmelin, dans des expériences sur les effets produits par la ligature du canal cholédoque, ont constaté la présence des principes constituants de cette humeur, non-seulement dans les lymphatiques du foie et dans les ganglions que ces vaisseaux traversent, mais jusque dans le canal thoracique (a). Quelques auteurs ont supposé que la pénétration de la bile dans les tissus absorbants était un phénomène cadavérique seulement, et ne dépendait pas de l'absorption physiologique. Mais Lebküchner a constaté expérimentalement que les principes caractéristiques de ce liquide traversent promptement le péritoine pendant la vie aussi bien qu'après la mort. Effectivement, ayant injecté de la bile dans la cavité péritonéale d'un Chat, et ayant tué l'animal douze minutes après l'opération, il trouva que la matière jaune et la matière amère de ce liquide avaient déjà pénétré dans

le tissu conjonctif sous-péritonéal (b).

Je dois ajouter que, dans un grand nombre de cas, des réactifs chimiques, tels que du cyanoferrure de potassium et du sucre, ont été ingérés dans l'appareil digestif et absorbés sans qu'on ait pu en découvrir de traces dans les vaisseaux chylifères ou dans les autres parties du système lymphatique. Un résultat négatif de ce genre fut obtenu par Haller en employant un sel de fer (c). MM. Tiedemann et Gmelin cherchèrent en vain dans les liquides du canal thoracique des traces de divers sels de fer, de plomb, de mercure et de baryte dont ils avaient déterminé l'absorption par les voies digestives (d). MM. Bouchardat et Sandras n'ont pu y retrouver ni le cyanoferrure de potassium, ni le sucre qu'ils avaient administrés de la même manière et qui se reconnaissent dans le sang (e). Dans quelques expériences faites par MM. Panizza et de Kramer, la présence des réactifs absorbés ne put être démontrée nettement dans le chyle (f). Je citerai également à cette occasion des recherches infructueuses faites par Magendie, Mayer, Westrumb, etc. (g). Enfin il est aussi

(a) Tiedemann et Gmelin, *Recherches sur la digestion*, t. II, p. 50.
(b) Lebküchner, *Op. cit. (Arch. gén. de médecine*, 1825, t. VII, p. 439).
(c) Haller, *Elementa physiologiæ*, t. VII, p. 63.
(d) Tiedemann et Gmelin, *Recherches sur la route que prennent diverses substances pour passer de l'estomac et du canal intestinal dans le sang*, p. 60.
(e) Bouchardat et Sandras, *De la digestion des matières féculentes et sucrées (Annuaire de thérapeutique*, 1846, supplément, p. 89 et suiv.).
(f) Panizza, *Dell' assorbimento venoso (Mem. dell' Istituto Lombardo*, 1841, t. I, p. 173).
(g) Magendie, *Précis élémentaire de physiologie*, t. II, p. 202.
— Mayer, *Op. cit. (Meckel's Deutsches Archiv für die Physiologie*, 1817, t. III).
— Westrumb, *Op. cit. (Arch. gén. de méd.*, 1829, 1re série, t. XXI, p. 115).

Vu le cyanoferrure de potassium qu'ils avaient injecté soit dans les cavités séreuses, soit dans le tube digestif, ou qu'ils avaient mis en contact avec le derme dénudé, apparaître plus ou moins promptement dans l'intérieur du système lymphatique (1). Il est

à noter que M. Chatin a trouvé des traces d'arsenic dans le sang d'un Chien auquel il avait administré ce poison, mais il n'a pu en découvrir dans la lymphe du canal thoracique. D'autres expériences, faites sur l'émétique, lui donnèrent des résultats analogues (a).

Les résultats obtenus par l'emploi de diverses matières odorantes sont moins nets, et parfois les expérimentateurs ont cru reconnaître la présence de ces substances dans les liquides du système chylifère.

(1) Par exemple, dans les expériences de Foderà, faites sur de jeunes Lapins, une infusion de noix de galle ayant été injectée dans la plèvre ou dans la vessie, et une solution de sulfate de fer dans la cavité péritonéale, on trouva bientôt après un précipité noir dans le canal thoracique, aussi bien que dans d'autres parties du corps (b). En introduisant de la même manière une dissolution de cyanoferrure de potassium dans l'abdomen ou une dissolution de sulfate de fer dans la plèvre, on a trouvé du bleu de Prusse dans les ganglions mésentériques et dans le canal thoracique, aussi bien que dans les veinules sous-péritonéales (c). Un résultat analogue fut obtenu en emprisonnant une solution de cyanoferrure de potassium dans une anse intestinale dont la surface extérieure fut ensuite mise en contact avec une solution de sulfate de fer (d). Enfin, le cyanoferrure ayant été introduit dans le tissu conjonctif sous-cutané de la cuisse de plusieurs jeunes Lapins, on constata la présence d'une certaine quantité de ce sel dans le canal thoracique, au bout d'une demi-heure ou même de quelques minutes (e).

Il est, du reste, bon de noter que dans ces expériences Foderà faisait usage d'un peu d'acide chlorhydrique pour aviver la couleur bleue du précipité résultant de la rencontre du cyanoferrure de potassium avec le sel de fer ; procédé à l'aide duquel il pouvait rendre visibles des traces de cette substance, qui parfois auraient pu échapper à l'œil, s'il n'avait employé cet artifice.

Des résultats analogues avaient été obtenus précédemment par d'autres physiologistes. Ainsi, dans quelques-unes des expériences de Lawrence et Coates sur l'absorption, faites sur de jeunes Chats, le cyanoferrure de potassium s'est montré dans le canal tho-

(a) Chatin, *Sur les fonctions des vaisseaux chylifères et des veines* (*Comptes rendus de l'Acad. des sciences*, t. XVIII, p. 379).

(b) Foderà, *Recherches expérimentales sur l'absorption et l'exhalation*, 1824, p. 22.

(c) Idem, *ibid.*, p. 24.

(d) Idem, *ibid.*, p. 27.

(e) Idem, *ibid.*, p. 48.

vrai que quelques physiologistes ont supposé que ces matières avaient été absorbées par les veines et avaient été transmises des capillaires sanguins aux radicules lymphatiques, comme cela a lieu pour le plasma du sang (1) ; mais dans plusieurs cas cette

racique de deux à huit minutes après son injection dans le tube digestif (*a*).

Mayer a trouvé aussi le cyanoferrure de potassium dans la lymphe du canal thoracique, quand il introduisait cette substance dans les voies respiratoires, mais elle se montrait plus promptement dans le sang (*b*). Dans une des expériences faites par Westrumb, le même sel, introduit dans l'organisme par une portion dénudée de la peau, se retrouva dans les ganglions de l'aine et dans le canal thoracique ; mais, dans d'autres expériences analogues, ce physiologiste n'obtint que des résultats négatifs (*c*).

Enfin des faits du même ordre ont été constatés par Seiler et Ficinus, Lebküchner, Kay, Mac-Neven, M. Cl. Bernard, Horner et plusieurs autres physiologistes (*d*).

Les expériences relatives à l'absorption des substances-odorantes par les lymphatiques n'ont pas donné des résultats aussi nets ; cependant, dans quelques cas, divers physiologistes ont cru reconnaître ces matières dans les liquides tirés de ces vaisseaux. Ainsi, Schreger, ayant eu l'occasion d'observer une femme chez laquelle un des troncs lymphatiques du pied avait été ouvert, et chez laquelle on pratiquait une saignée, fit des frictions sur le dos du pied avec du musc, et bientôt après il crut reconnaître l'odeur de cette substance dans la lymphe recueillie sous une ventouse (*e*). Les membres de la commission médicale de Philadelphie pensent aussi avoir vu l'asa fœtida passer de l'intestin dans le chyle aussi bien que dans le sang (*f*).

(1) Cette opinion a été professée par MM. Bouisson, Fenwick et quelques physiologistes (*g*).

(*a*) Lawrence et Coates, *Account of some further Experiments to determine the absorbing Power of the Veins and Lymphatics* (*Philadelphia Journal*, 1823, n° 10).

(*b*) Mayer, *Op. cit.* (Meckel's *Deutsches Archiv für die Physiologie*, 1817, t. III, p. 485).

(*c*) Westrumb, *Physiol. Untersuch. über die Einsaug. der Venen.* — *Expériences sur l'absorption cutanée* (*Archives générales de médecine*, 1829, t. XXI, p. 113).

(*d*) Mac-Neven, *Expériences pour s'assurer de la non-décomposition des composés chimiques à travers les fluides de l'économie animale* (*Archives générales de médecine*, 1823, t. III, p. 269, et *New-York Med. and Phys. Journ.*, 1822).

— H. Seiler und D. Ficinus, *Versuche über das Einsaugungsvermögen der Venen und Untersuchung über die Saugadern der Milz* (*Zeitschr. für Natur und Heilkunde von den Professoren der Chir.-Med. Akad. in Dresden*, 1821, t. II, p. 317).

— Kay, *On the Ulcerative Process in Joints* (*Trans. of the Med.-Chir. Soc. of London*, t. XVIII, p. 213).

— Claude Bernard, *Sur l'absorption* (*Union médicale*, 1849, t. III, p. 445).

(*e*) Schreger, *De functione placentæ uterinæ*. Erlangen, 1799.

(*f*) *Experiments on Absorption by the Committee of the Acad. of Philad.* (*London Med. and Physiol. Journal*, 1822, t. XLVII, p. 275).

(*g*) Buisson, *De la coloration du chyle par la garance* (*Gazette médicale*, 1844, p. 295), et *Études sur le chyle* (loc. cit., p. 523).

— Fenwick, *Experimental Inquiry* (*Lancet*, 1845, t. I, p. 29).

— Bouchardat et Sandras, *Remarques nouvelles sur la digestion* (*Annuaire de thérapeutique*, 1845, p. 271).

hypothèse n'est pas admissible. Ainsi, M. Bischoff a retrouvé dans la lymphe du cyanoferrure de potassium qu'il avait introduit dans la patte d'un Animal après avoir suspendu la circulation dans ce membre (1), et, dans des expériences faites sous mes yeux par M. Colin, de l'iodure de potassium introduit dans le canal digestif d'un Mouton s'est bientôt retrouvé dans le liquide obtenu à l'aide d'une fistule du canal thoracique ; enfin du cyanoferrure de potassium logé dans le tissu conjonctif sous-cutané de la tête d'un Cheval s'est montré en quelques minutes dans la lymphe qui s'écoulait par un orifice pratiqué au tronc lymphatique cervical du côté droit.

Dans l'état actuel de nos connaissances , il est donc impossible de refuser aux vaisseaux lymphatiques en général l'aptitude à se laisser pénétrer par des matières étrangères et à transporter ces matières de la périphérie vers le centre de l'appareil irrigatoire, par conséquent à fonctionner, ainsi que les veines, comme des instruments d'absorption.

Résumé.

Nous aurons à examiner quelle peut être la part de l'un et de l'autre de ces systèmes de vaisseaux absorbants dans le travail à l'aide duquel les substances qui se trouvent à l'extérieur de l'organisme ou dans le corps vivant, bien qu'en dehors du système irrigatoire, sont introduites dans le torrent de la circulation. Mais, avant d'aborder cette question, il nous faut étudier le mécanisme par lequel cette introduction s'effectue dans un vaisseau quelconque, dans une veine comme dans un lymphatique.

(1) Dans ces expériences, M. Bischoff lia l'artère aorte abdominale , puis il introduisit, dans l'une des pattes postérieures où la circulation du sang se trouvait ainsi suspendue, des poisons végétaux et du cyanure de potassium. L'absorption de ces substances ne s'effectua que fort lentement , mais n'était pas douteuse , et il a même constaté leur présence dans la lymphe (*a*).

(*a*) Bischoff, *Ueber die Resorption der narkotischen Gifte durch die Lymphgefässe* (*Zeitschrift für rationelle Medicin*, 1846, t. IV, p. 62).

§ 4. — Lorsqu'une idée fausse a disparu de la science et n'y a laissé aucune trace durable, je me garde bien d'en parler ici ; car dans ces Leçons je ne fais pas l'histoire des opinions émises par les physiologistes, et je ne dois m'attacher qu'aux résultats positifs obtenus par leurs recherches. Mais quand une théorie erronée émane d'un homme de génie dont l'autorité est journellement invoquée dans nos écoles ; quand elle trouve encore des défenseurs, et qu'elle a exercé jusque dans notre temps une grande influence sur les doctrines régnantes, je ne crois pas pouvoir me dispenser d'en faire mention, ne fût-ce que pour prémunir les étudiants de notre Faculté contre ce qu'elle peut avoir de séduisant. Il me paraît donc nécessaire de dire que pour expliquer l'introduction des matières absorbées de l'extérieur de l'organisme jusque dans l'intérieur des vaisseaux, l'illustre Bichat supposait que ceux-ci s'ouvraient au dehors par des espèces de bouches invisibles pour nos yeux, mais douées de la faculté de choisir les substances qui se présentent à elles, de se resserrer pour exclure les unes, et de se dilater pour attirer les autres et les faire pénétrer dans leur intérieur (1). Mais l'hypothèse de ces racines béantes d'un système de vaisseaux absorbants n'a pas plus de fondement que l'opinion relative aux vaisseaux exhalants dont j'ai rendu compte dans une Leçon précédente. En effet, il est bien démontré aujourd'hui que l'entrée des matières étrangères dans la profondeur de l'organisme, ainsi que leur mélange avec les liquides nourriciers en circulation dans les vaisseaux est, de même que l'exhalation, c'est-à-dire le passage en sens inverse, un phénomène qui s'effectue sans l'intervention d'instruments

(1) L'hypothèse de l'absorption par des bouches douées d'une sensibilité élective a été développée par Bichat dans son célèbre *Traité d'anatomie générale*, et a été professée dans nos écoles médicales jusque dans ces dernières années (a).

(a) Bichat, *Anatomie générale*, t. II, p. 125 et suiv. (édit. de 1818).

spéciaux et à l'aide de la perméabilité des tissus vivants qui se trouvent interposés entre ces fluides en mouvement et l'extérieur.

En traitant de la transsudation, j'ai fait voir que les parois des vaisseaux, de même que toutes les autres parties de l'organisme, sont plus ou moins perméables aux fluides, et sont susceptibles de s'imbiber d'eau tenant en dissolution des matières étrangères (1). Il nous est donc facile de comprendre que des tissus qui se laissent traverser par les liquides de dedans en dehors, puissent livrer passage à des substances également fluides qui tendraient à les pénétrer en sens inverse, et qui seraient poussées par une force quelconque de l'extérieur des vaisseaux dans l'intérieur de ces conduits. Mais en physiologie, comme dans les autres sciences expérimentales, il ne faut pas se contenter de lumières fournies par le raisonnement seul, et il faut chercher les preuves matérielles de ce que l'esprit nous fait apercevoir. Avant d'avancer davantage dans l'étude du mécanisme de l'absorption, il me semble donc nécessaire de montrer qu'effectivement les vaisseaux absorbants, c'est-à-dire les veines et les lymphatiques, sont susceptibles de se laisser pénétrer directement par les liquides qui les baignent extérieurement; que ces liquides, en passant à travers leurs parois et les autres tissus qui séparent le sang et la lymphe du milieu ambiant, peuvent se mêler à ces humeurs, et que leur absorption est un phénomène dépendant du jeu des forces générales dont l'étude est du domaine de la physique.

§ 5. — Dans une des premières Leçons de ce cours, lorsque j'exposais la série de découvertes à l'aide desquelles nous sommes arrivés à connaître la nature du travail respiratoire, j'ai dit que Priestley avait constaté que l'interposition d'une membrane organique entre l'oxygène et le sang n'empêche

Imbibition des tissus privés de vie.

(1) Voyez tome IV, page 392 et suivantes.

pas le gaz de pénétrer dans ce liquide et d'en aviver la couleur (1). Or le même résultat est obtenu quand le sang, au lieu d'être placé dans un vase de verre recouvert d'un morceau de vessie, se trouve renfermé dans les vaisseaux qui lui sont propres. Ainsi, prenons sur une Grenouille vivante le poumon gorgé de sang, et après avoir placé une ligature autour de la base de cet organe pour y emprisonner ce liquide, séparons-le du reste du corps et suspendons-le alternativement dans de l'oxygène et dans du gaz acide carbonique : dans le premier cas, nous verrons le sang prendre une teinte vermeille, et dans le second il ne tardera pas à présenter un ton rouge rabattu de noir; changements qui dépendent, comme nous le savons, de l'action différente de ces deux fluides sur les globules hématiques. Les gaz, en contact avec la surface extérieure de ce poumon privé de vie, ont par conséquent traversé le tissu des membranes dans l'épaisseur duquel serpentent les vaisseaux où le sang est renfermé, et ont été se mêler à ce liquide, comme dans les phénomènes d'absorption dont les êtres vivants sont le siége.

Un résultat tout semblable s'obtient quand, au lieu d'employer des gaz, on se sert d'eau tenant en dissolution des matières salines dont la présence est facile à constater au moyen de quelques réactifs chimiques. Ainsi, prenons le poumon d'un Lapin et laissons-le tremper dans une dissolution de chromate de plomb, ou bien introduisons cette dissolution saline dans les voies aériennes; puis, après avoir attendu un certain temps pour permettre à l'imbibition de s'effectuer, injectons dans l'artère pulmonaire une dissolution d'acétate de plomb : nous verrons aussitôt se former dans l'intérieur des vaisseaux sanguins un précipité jaune de chromate de plomb, indice certain du passage du chromate de potasse de l'extérieur dans l'intérieur de ces mêmes vaisseaux.

(1) Voyez tome I, page 400.

Les expériences de ce genre peuvent être variées de mille manières, et elles montrent toujours que sur le cadavre les fluides peuvent pénétrer de l'extérieur jusque dans l'intérieur de l'appareil de la circulation ; que, par conséquent, le premier acte de l'absorption peut s'effectuer sans l'intervention de la puissance vitale, et que ce résultat est une conséquence de la perméabilité des tissus organiques (1). Pour établir ce fait, on pourrait même se contenter des observations cadavériques qui sont fournies journellement par les autopsies ; et d'ailleurs tous les physiologistes admettent depuis fort longtemps, qu'après la mort les tissus organiques sont perméables aux liquides : mais on devait se demander si pendant la vie les choses se passent de la même manière.

Au premier abord, la réponse à cette question semblait devoir être négative. Effectivement, sur le cadavre, la bile transsude de la vésicule du fiel dans les parties voisines et teint

Perméabilité
des
tissus vivants.

---

(1) Magendie, qui fut le premier à bien mettre en lumière le rôle de l'imbibition dans le mécanisme de l'absorption, employa souvent une expérience peu différente de celle décrite ci-dessus. Il prenait le cœur d'un Chien mort depuis la veille, et poussait dans les artères de l'eau tiède ; un courant s'établissait ainsi dans les vaisseaux sanguins de ce viscère et s'en échappait par l'oreillette droite. On injectait alors dans le péricarde une certaine quantité d'eau légèrement acidulée, et, au bout de quelques minutes, il devenait facile de constater des signes d'acidité dans l'eau qui s'échappait des veines du cœur (a).

On peut constater aussi la pénétration des liquides acides de l'extérieur dans l'intérieur d'une veine, en disposant en forme d'anse un de ces vaisseaux préalablement isolé, en plongeant sa partie inférieure dans un bain acidulé et en y faisant passer un courant d'eau fournie par un flacon - fontaine en communication avec une de ses extrémités : l'eau qui sort du conduit ainsi disposé ne tarde pas à donner des signes d'acidité, comme il est facile de s'en assurer à l'aide de la teinture de tournesol. Cette expérience, faite d'abord par Magendie, a été répétée par un grand nombre d'autres physiologistes (b).

(a) Magendie, *Mémoire sur le mécanisme de l'absorption chez les Animaux à sang rouge et chaud* (*Journal de physiologie*, 1821, t. I, p. 12).
(b) Idem, *ibid.*, p. 8.
— Foderà, *Recherches expérimentales sur l'absorption et l'exhalation*, 1824, p. 9.

en jaune toutes ces parties, tandis que chez le vivant on n'aperçoit en général rien de semblable; et dans diverses expériences où des matières colorantes, telles que de l'encre, ont été introduites dans la cavité abdominale d'un Animal vivant, on a vu que les tissus situés à une petite distance de la surface en contact avec ce liquide avaient conservé leur aspect normal (1). Cependant on pourrait expliquer ces faits d'une autre manière, et croire que si les liquides en question ne s'infiltraient pas au loin dans les organes vivants comme dans les tissus morts, cela dépendait non pas d'un défaut de perméabilité dans les premiers, mais de ce que les matières qui y pénètrent, rencontrant sur leur passage une foule de courants rapides formés par le sang en circulation, avaient été entraînées au loin, avant de pouvoir gagner la rive opposée de ces torrents et d'y être imbibées par les tissus sous-jacents. C'est de la sorte que Magendie se rendait compte des différences dans les effets produits par le contact des matières tinctoriales avec les tissus perméables de l'économie après la mort et durant la vie, et une multitude de faits tendent à prouver qu'il avait raison.

Perméabilité des parois des veines.

Ainsi, ce physiologiste ayant mis à découvert la veine jugulaire externe d'un jeune Chien, et s'étant assuré que dans la partie observée ce vaisseau ne recevait aucune branche, le sépara des tissus adjacents, et l'isola en plaçant entre ceux-ci et sa face externe une carte (ou mieux encore une lame de plomb); puis il appliqua sur la veine dénudée de la sorte une certaine quantité d'extrait de noix vomique. Il avait détruit toutes les

(1) Dans quelques cas, Magendie a vu que, même chez les Animaux vivants, les membranes se pénétraient des matières colorantes avec lesquelles elles se trouvaient en contact. Ainsi, en injectant de l'encre dans la plèvre d'un jeune Chien (ou mieux encore d'un Lapin ou d'un Cochon d'Inde), il a trouvé qu'en moins d'une heure, la plèvre, le cœur, et même les muscles intercostaux, peuvent se colorer en noir (a).

(a) Magendie, *Mém. sur le mécanisme de l'absorption (Journal de physiologie*, 1821, t. I, p. 18).

connexions qui existaient entre la portion du vaisseau dont les parois étaient en contact avec ce poison et les parties voisines; mais le sang coulait, comme d'ordinaire, dans l'intérieur de la veine, et par conséquent si la noix vomique pouvait pénétrer à travers le tissu des parois de ce vaisseau, cette substance devait être absorbée, et donner lieu aux symptômes caractéristiques de l'empoisonnement par la strychnine. Or, c'est là effectivement ce qui eut lieu, et il fallait nécessairement en conclure que les parois de la veine s'étaient laissé pénétrer par le poison (1).

Dans une expérience faite, il y a plus de trente ans, par Foderà, une solution de cyanoferrure de potassium fut introduite dans la cavité de la plèvre, et une solution de sultate de fer dans l'abdomen d'un Lapin. Au bout de trois quarts d'heure, l'Animal fut tué, et l'on trouva le diaphragme qui sépare ces deux cavités coloré en bleu, ainsi que toutes les parties voisines, et à l'aide de la loupe on pouvait se convaincre de l'existence du précipité de bleu de Prusse jusque dans l'intérieur de beaucoup de veinules qui se trouvaient au milieu des parties teintes de la sorte (2).

Dans d'autres expériences, toutes les communications entre

(1) En répétant cette expérience sur un Chien adulte, l'absorption de la noix vomique par les parois de la veine était encore bien manifeste; mais les effets produits étaient moins intenses, ce qui s'explique par l'épaisseur plus considérable des tuniques du vaisseau sanguin.

Magendie obtint des résultats semblables en appliquant la noix vomique sur la surface externe de l'artère carotide chez un Lapin, et, après la mort de l'Animal, il reconnut au goût amer du sang que le poison se retrouvait dans l'intérieur de ce vaisseau. Il est d'ailleurs bien entendu qu'il avait pris toutes les précautions nécessaires pour s'assurer que ni les veines, ni l'artère sur lesquelles il expérimentait n'offraient, ni solution de continuité, ni vaisseaux lymphatiques accolés à leurs parois (a).

(2) Nous reviendrons ailleurs sur les conditions dans lesquelles Foderà a vu cette imbibition s'effectuer avec le plus de rapidité (b).

(a) Magendie, Op. cit. (Journal de physiologie, 1821, t. I, p. 10).
(b) Foderà, Recherches expérimentales sur l'absorption et l'exhalation, p. 24.

une anse d'intestin et le reste de l'organisme ont été interrompues à l'aide de ligatures, et cependant les poisons ou les réactifs chimiques introduits dans cette portion du canal digestif ont été absorbés et se sont mêlés au sang en circulation dans les parties voisines (1); par conséquent, ces substances étrangères ont dû traverser les tissus vivants des tuniques intestinales, et c'est par un phénomène d'imbibition seulement qu'on peut expliquer ce passage.

Perméabilité des parois des lymphatiques.

§ 6. — Les recherches dont je viens de rendre compte, et d'autres expériences qu'il serait trop long de décrire ici, nous montrent que tous les tissus constitutifs de l'organisme sont plus ou moins perméables et s'imbibent des liquides qui se trouvent en contact avec leur surface. Sous ce rapport, les parois des vaisseaux lymphatiques ne diffèrent pas des tuniques des veines, et par conséquent tout ce que je viens de dire relativement au mécanisme de l'introduction des fluides dans ces derniers vaisseaux est applicable aux premiers. Mais nous avons vu que le sang circule dans les uns avec une grande rapidité, tandis que la

---

(1) Je pourrais citer également ici une expérience que je fis il y a fort longtemps, pour montrer à la fois la possibilité de la transmission d'un poison par imbibition seulement d'une extrémité de l'organisme à l'autre, et la grande influence que le torrent circulatoire exerce d'ordinaire sur le temps nécessaire pour effectuer la répartition des matières absorbées dans l'ensemble de l'économie. Le thorax d'une Grenouille vivante ayant été ouvert, une ligature fut passée autour du faisceau des gros vaisseaux sanguins auxquels le cœur est suspendu, puis de la strychnine fut introduite dans le tissu conjonctif sous-cutané de l'une des pattes postérieures. Les symptômes nerveux indicatifs de l'ac-tion de cette substance sur la moelle épinière ne se déclarèrent pas au bout de quelques minutes, comme cela aurait été le cas si l'animal fût resté dans son état normal, mais se manifestèrent au bout d'une heure environ. Or, la ligature placée autour du cœur avait complétement interrompu la circulation, et avait rendu impossible l'envoi des liquides contenus soit dans le système veineux, soit dans le système lymphatique, des membres inférieurs vers le rachis, et par conséquent la progression lente de la strychnine depuis l'extrémité de la patte jusque dans la moelle épinière devait s'être effectuée de proche en proche et par imbibition seulement.

progression des liquides est lente dans les autres ; nous pouvons donc comprendre que la part de ces deux ordres de conduits doit être très inégale dans l'accomplissement du travail de l'absorption considéré dans son ensemble, et que, dans les circonstances ordinaires, l'absorption veineuse doit avoir le plus d'importance. Ce sera donc de ce dernier phénomène que je m'occuperai principalement en ce moment, me réservant de reprendre l'étude de l'action des lymphatiques dans une autre occasion.

§ 7. — J'ai fait voir au commencement de cette Leçon, que sur le vivant comme dans le cadavre, tous les tissus organiques sont plus ou moins perméables, et qu'à raison de cette propriété physique, ils n'opposent aucun obstacle invincible au passage des fluides de l'extérieur jusque dans l'intérieur des vaisseaux sanguins. Mais, pour que ce mouvement s'accomplisse, il ne suffit pas qu'un chemin praticable soit ouvert pour le passage de ces substances étrangères : il faut aussi qu'une force motrice intervienne pour faire avancer les molécules qui se présentent à l'entrée de ces voies et pour les faire pénétrer jusque dans le torrent circulatoire, qui ensuite les entraîne au loin et les distribue dans toutes les parties de l'économie. Or jusqu'ici nous n'avons étudié que la route suivie par les matières étrangères qui s'introduisent ainsi dans l'organisme, et nous ne connaissons pas encore les forces qui déterminent leur mouvement de dehors en dedans. Il nous faut donc chercher maintenant quelles peuvent être les causes de cette translation.

En étudiant les phénomènes de transsudation que les êtres vivants nous offrent, nous avons vu les conditions hydrostatiques influer beaucoup sur la rapidité avec laquelle les humeurs filtrent à travers les membranes animales (1), et il est facile de montrer que toute pression exercée par un fluide sur une des

Causes déterminantes de l'absorption.

(1) Voyez tome IV, page 402 et suivantes.

surfaces de celles-ci tend à accélérer le passage de ce corps à travers la substance poreuse de ces tissus perméables. Des expériences faites, il y a quelques années, par M. Liebig, et d'autres recherches analogues dues à M. Cima, mettent très bien en évidence, non-seulement la possibilité de cette filtration forcée sous l'influence de pressions médiocres, mais aussi la facilité variable que les divers tissus organiques offrent pour le passage des liquides en général, et les différences qui existent dans la grandeur des forces nécessaires pour déterminer ce passage à travers une même membrane, suivant la nature de la substance dont celle-ci s'imbibe (1). Les physio-

(1) Dans ces expériences, M. Liebig fait usage d'un siphon dont la petite branche se termine par une portion élargie qu'il ferme à l'aide de la membrane dont il veut mesurer la perméabilité. Il introduit ensuite dans le tube le liquide qui doit filtrer à travers cette cloison, et après l'avoir fait monter dans la petite branche du siphon de manière à l'amener en contact avec la membrane, il verse du mercure dans la grande branche de l'instrument, de façon à exercer de bas en haut sur le liquide contenu dans la petite branche une pression plus ou moins considérable. Or, sous l'influence de cette pression, le liquide emprisonné sous la membrane traverse celle-ci, et s'écoule au dehors avec une rapidité variable.

Ainsi, en employant pour filtre un morceau de vessie de Bœuf d'un dixième de ligne d'épaisseur, M. Liebig a vu l'eau transsuder sous une pression de 12 pouces de mercure; une solution concentrée de sel marin, pour passer de même, nécessitait une pression de 18 à 20 pouces. L'huile ne suintait que sous une pression de

34 pouces, et sous une pression de 48 pouces de mercure l'alcool ne passait pas encore.

En employant de la même manière un morceau de péritoine d'un Bœuf, M. Liebig a trouvé que des effets analogues étaient obtenus beaucoup plus facilement. Ainsi le suintement du liquide se produisait sous l'influence d'une pression de :

8 à 10 pouces de mercure avec l'eau,		
12 à 16 —	—	avec la solution saline,
22 à 24 —	—	avec l'huile,
36 à 40 —	—	avec l'alcool.

En employant une lame extrêmement mince du péritoine qui recouvre le foie, chez le Veau, ce chimiste a obtenu non-seulement des résultats semblables sous l'influence de pressions plus faibles, mais il vu que l'huile passait plus facilement que l'eau; particularité dont je donnerai l'explication dans la Leçon prochaine.

Enfin M. Liebig a vu que cette filtration forcée devient plus facile à mesure que l'expérience a duré plus longtemps; circonstance qui est im-

logistes pouvaient donc prévoir que toute la pression exercée de dehors en dedans devait tendre à déterminer l'introduction des fluides en contact avec la surface des tissus perméables de l'économie ; et d'ailleurs les médecins avaient remarqué depuis longtemps que l'absorption de diverses substances médicamenteuses est beaucoup accélérée par des actions mécaniques de ce genre. Pour en donner la preuve, il suffit de rappeler le mode d'administration de certaines préparations mercurielles qui, appliquées simplement sur la peau, ne pénètrent pas en quantités sensibles, mais qui, employées en frictions sur la même surface, s'introduisent rapidement dans l'organisme. Or chacun sait que l'atmosphère exerce sur la surface extérieure des êtres vivants, comme sur tous les autres corps répandus sur la terre, une pression énorme ; et la pratique nous apprend qu'en soustrayant à cette pression la portion de cette surface sur laquelle une substance vénéneuse a été déposée, on parvient souvent à empêcher celle-ci d'être absorbée. C'est pour cette raison qu'il est utile de sucer les plaies empoisonnées, et qu'on obtient des effets encore meilleurs

portante à noter pour la théorie de certains phénomènes d'endosmose, et qui s'explique d'ailleurs très bien par l'agrandissement des canaux capillaires du tissu, qui a dû être déterminé par l'action dissolvante du liquide sur la substance de celui-ci (a).

Les expériences de M. Cima ont montré aussi que la pression nécessaire pour faire filtrer les liquides au travers de diverses membranes était très différente. Elle était généralement d'environ un tiers moins grande quand il faisait usage d'un morceau de péritoine de Bœuf de 1/20e de ligne d'épaisseur que lorsqu'il employait de la vessie de Bœuf épaisse de 1/10e de ligne. Avec le péritoine de Veau épais de 1/166e de ligne, la pression nécessaire pour déterminer la transsudation de l'eau était près de 1/180e de fois moindre que celle employée pour produire le même effet avec la vessie de Bœuf. Avec l'huile, la différence n'était que dans la proportion de 1 à 16 avec les mêmes membranes (b).

(a) Liebig, *Recherches sur quelques-unes des causes du mouvement des liquides dans l'organisme animal* (*Annales de chimie et de physique*, 1849, 3e série, t. XXV, p. 372 et suiv.).
(b) Cima, *Sull' evaporazione e la transudazione dei liquidi attraverso le membrane animali* (*Mem. dell' Accad. di Torino*, 1853, 2e série, t. XIII, p. 279).

par l'application d'une ventouse sur la partie lésée (1). Il est vrai que dans les circonstances ordinaires, la pression atmosphérique est balancée par l'élasticité de l'air contenu dans les cavités de l'organisme, ou par celle des parties constitutives de l'économie ; mais en étudiant le mécanisme de la respiration chez l'Homme et beaucoup d'Animaux, nous avons vu que le jeu de la pompe thoracique détermine à chaque mouvement d'inspiration une diminution très notable dans la pression à laquelle sont soumises les parois des grosses veines contenues dans cette cavité, et par conséquent aussi dans la pression supportée par le sang inclus dans ces vaisseaux. Il est donc évident que, dans la sphère d'action de la force aspirante développée de la

Influence de l'aspiration thoracique.

(1) Cette pratique date de l'antiquité la plus reculée. Les jongleurs de l'Égypte, appelés psylles, avaient l'habitude de sucer les plaies produites par la morsure des Serpents venimeux, et Plutarque raconte qu'à raison de la fréquence des accidents de ce genre parmi les soldats de l'armée d'Afrique, commandée par Caton d'Utique, ce chef attacha au service de son camp un certain nombre de ces empyriques (*a*). Celse, qui exerçait la médecine à Rome du temps de Tibère, recommande de la manière la plus formelle l'emploi de ventouses pour le traitement des plaies empoisonnées (*b*) ; Redi suivit son exemple, et Boerhaave parla aussi de ce procédé curatif (*c*). Mais lorsque les doctrines de l'école iatro - mathématicienne tombèrent en discrédit, on cessa de préconiser l'emploi de ce moyen mécanique, et l'on n'y revint que de nos jours. Orfila conseilla l'application d'une ventouse sur la plaie produite par la morsure d'un Chien enragé. Enfin, D. Barry montra, par un grand nombre d'expériences, qu'à l'aide de ce moyen, on pouvait retarder beaucoup, ou même empêcher pendant très longtemps l'absorption des substances vénéneuses en contact avec la surface sur laquelle cet instrument était placé (*d*). L'exactitude des faits annoncés par ce physiologiste fut reconnue par une commission chargée d'examiner son travail et par plusieurs autres expérimentateurs (*e*) ; mais il exagéra beaucoup les conséquences à tirer de ces faits.

(*a*) Plutarque, *Vies des hommes illustres*, trad. de Ricard, t. II, p. 262.
(*b*) Aurelius Cornelius Celsus, *De re medica*, lib. V, cap. 25.
(*c*) Redi, *Observationes de viperis* (*Opuscula*, t. II, p. 155 et suiv.).
(*d*) Orfila, *Traité des poisons*, t. II, p. 598.
— D. Barry, *Experimental Researches on the Influence of Atmospheric Pressure upon the Progression of the Blood on the Veins, upon that Function called Absorption, and upon the pre vention of the Symptomes caused by the Bites of Rabid or venemous Animals*, 1826.
(*e*) Adelon, Orfila, Ségalas, Andral et Parisot, *Rapport fait à l'Académie de médecine* (*Examen de rapport*, par Gondret, in-8, Paris, 1826, p. 3 et suiv.).

sorte par les mouvements respiratoires, l'équilibre doit se trouver rompu entre la pression extérieure et la résistance intérieure, et que les liquides adjacents doivent être attirés vers le cœur, comme l'air du dehors est attiré dans les poumons. Un physiologiste distingué, dont j'ai déjà eu l'occasion de citer le nom, David Barry, a cru pouvoir attribuer à cette force mécanique la faculté absorbante dont l'économie animale est douée (1). Mais tout en reconnaissant que la pression négative développée de la sorte peut avoir quelque influence sur la marche de ce phénomène, il est facile de voir que l'action aspirante du thorax ne saurait être la cause qui détermine l'entrée des matières absorbées du dehors dans le torrent de la circulation : d'abord parce que chez tous les Animaux l'absorption s'effectue, et que chez la plupart il n'existe aucune pompe aspirante comparable à la chambre thoracique de l'Homme et des Mammifères ; et en second lieu parce que chez l'Homme lui-même, ainsi que chez les autres Mammifères, l'action aspirante de cette cavité dilatable ne fait sentir son influence qu'à peu de

(1) Pour arriver à cette conclusion, Barry se fonda principalement : 1° sur les expériences dont j'ai déjà parlé en traitant de l'action aspirante des mouvements du thorax sur le sang veineux (a) ; 2° sur les expériences lesquelles il empêchait ou retardait l'absorption de matières toxiques déposées sur une surface absorbante, lorsqu'il appliquait sur celle-ci une ventouse de façon à y établir une succion énergique (b). Mais pour admettre que la pression négative développée dans la portion centrale de l'économie par la dilatation du thorax, se fasse sentir sur la partie périphérique du système circulatoire et y appelle les liquides du dehors, il faudrait que les parois des veines, au lieu d'être flasques, fussent assez rigides pour résister à la pression atmosphérique. Or nous avons vu que cela n'est pas.

Quant à la cause de l'influence de la ventouse sur l'absorption des poisons ou autres substances en contact avec une surface saignante, il est facile de s'en rendre compte, puisque la succion exercée de la sorte détermine l'écoulement d'une quantité considérable de sang, et que ce sang entraîne au dehors la matière étrangère qui se trouve sur son passage.

(a) Voyez tome IV, page 342 et suiv.
(b) D. Barry, *Mémoire sur l'absorption* (*Ann. des sciences nat.*, 1ʳᵉ série, 1826, t. VIII, p. 315), et *Experimental Researches on the Influence of Atmospheric Pressure*, p. 94 et suiv.

distance, ainsi que nous l'avons vu en étudiant les accidents produits par l'introduction de l'air dans les veines pendant les opérations chirurgicales (1). Du reste, il est facile de prouver expérimentalement que l'absorption n'est pas subordonnée au jeu de la pompe respiratoire. En effet, j'ai souvent eu l'occasion d'entretenir la vie, à l'aide de la respiration artificielle, chez des chiens dont le thorax avait été largement ouvert ; et bien que j'eusse soin de refouler l'air dans les poumons pour effectuer l'inspiration, et de comprimer ensuite ces organes pour en chasser ce fluide, j'ai plus d'une fois constaté que l'absorption d'un poison déposé dans des parties éloignées du corps ne s'en effectuait pas moins. Or, dans ces circonstances, l'action aspirante du thorax était abolie.

Influence du courant circulatoire.

§ 8. — Plus récemment, un autre physiologiste anglais, M. Robinson, a cru pouvoir expliquer le mécanisme de l'absorption physiologique en invoquant un principe bien connu d'hydrodynamique. Nous savons que les liquides en mouvement qui mouillent les parois des canaux dans lesquels ils coulent adhèrent plus ou moins fortement à la surface de ces parois, et sont retardés dans leur marche par cette adhérence, mais que ces attractions sont réciproques, et que par conséquent la couche externe de la veine fluide tend à déplacer et à entraîner avec elle les molécules de la gaîne solide adjacente. Il en résulte que si ces molécules étaient suffisamment mobiles, elles pourraient être entraînées par le courant, et, dans certains cas, il s'établit de la sorte un appel qui fait pénétrer dans l'intérieur du tube contenant le liquide en mouvement les fluides adjacents qui peuvent y avoir accès. Ainsi, quand de l'eau s'échappe d'un réservoir avec une certaine vitesse en traversant un ajutage cylindrique d'un diamètre voulu, on voit que le courant développe une pression négative sur les parois de ce tuyau au

(1) Voyez tome IV, page 315.

moment où il y pénètre; et, pour le prouver, il suffit de faire communiquer dans ce point la surface de la veine fluide avec un tube recourbé dont l'extrémité inférieure plonge dans un liquide coloré, car on voit alors celui-ci monter dans le tube, et, si le courant est suffisamment rapide, être attiré jusque dans le canal occupé par celui-ci et entraîné au dehors par le jet qui s'échappe (1). M. Robinson a pensé que les choses devaient se passer de la même manière dans toute l'étendue du système de tubes formé par les vaisseaux sanguins, et que par conséquent l'appel résultant du mouvement circulatoire du sang devait être une force capable d'attirer dans l'intérieur de ces canaux les liquides qui occupent les passages capillaires creusés dans leurs parois. Il considère donc cet appel comme étant la force motrice dont dépend le phénomène de l'absorption (2).

(1) L'influence du courant sur l'état des liquides adjacents est mise aussi en évidence par une expérience de M. Kürschner relative à la transsudation. Ayant plongé la partie inférieure d'une anse d'intestin dans un bain de sulfocyanure de potassium, et ayant fait arriver dans l'intérieur du tube en U ainsi constitué une dissolution de perchlorure de fer, ce physiologiste remarqua que ce dernier sel traversait les parois de l'intestin, et se répandait dans le bain extérieur en beaucoup plus grande quantité quand le liquide intérieur était en repos que lorsqu'il était en mouvement, et qu'en imprimant à ce courant intérieur une certaine vitesse, on empêchait presque complétement la transsudation (a). Or, cela ne pouvait dépendre que de l'appel produit du

dehors en dedans par le courant qui occupait l'intérieur de l'intestin.

(2) M. Robinson argue aussi d'expériences dans lesquelles un poison déposé dans une plaie faite à la patte d'un animal vivant, où la circulation était suspendue, a pu y rester pendant fort longtemps sans donner lieu aux symptômes qui suivent toujours l'absorption de la substance vénéneuse employée et son arrivée dans certaines parties de l'organisme (b). Mais ce fait prouve seulement que le transport des matières étrangères par imbibition seulement ne s'opère que très lentement, et que les molécules absorbées dans une partie circonscrite du corps ont besoin d'être charriées par le torrent circulatoire pour parvenir promptement dans un lieu éloigné de leur point de départ. Le même

(a) Kürschner, art. Aufsaugung (Wagner's Handwörterbuch der Physiologie, t. I, p. 64).
(b) G. Robinson, On the Mechanism of Absorption (London Med. Gazette, 1843, t. XXXII, p. 318, et Contributions to the Physiology and Pathology of the Blood, 1857, p. 53 et suiv.).

Mais l'expérience nous a déjà appris que dans le système circulatoire, le courant sanguin, loin de produire à la surface
interne des vaisseaux une pression négative, y exerce toujours une poussée considérable : l'élévation du sang dans
les piézomètres adaptés à ces conduits le démontre ; et
d'ailleurs il aurait suffi d'un examen attentif des conditions
dans lesquelles la circulation du sang s'opère, pour voir que
partout, excepté à l'entrée de l'aorte et de l'artère pulmonaire,
la veine fluide ne doit pas se contracter de façon à produire les effets constatés dans l'expérience hydraulique dont
je viens de parler. Nous ne pouvons donc nous contenter de
l'hypothèse de M. Robinson, et j'ajouterai même que si l'on
prend en considération, d'une part la grande rapidité avec
laquelle l'absorption fait souvent pénétrer les matières étrangères jusque dans le sein du torrent circulatoire, d'autre part
les fortes résistances que les attractions moléculaires exercées
par les parois des passages capillaires des tissus organiques
sur les liquides inclus dans ces cavités étroites doivent opposer
à tout mouvement de translation de ces matières, qui serait
provoqué seulement par quelque inégalité de pression hydrostatique, on doit être peu disposé à croire que ce phénomène
physiologique puisse dépendre d'une cause de ce genre, et
l'on doit être porté à en chercher plutôt la raison d'être dans le
jeu de forces moléculaires.

Quoi qu'il en soit, nous voyons donc que toutes ces hypothèses sont insuffisantes, et que, pour expliquer le mécanisme
de l'absorption, il nous faut découvrir d'autres agents ou mon-

résultat aurait été obtenu, si le poison avait été injecté directement dans une veine, pourvu que le sang fût stagnant dans ce vaisseau. Par conséquent, cette expérience ne prouve en aucune façon qu'en l'absence du courant circula- toire, l'absorption locale ne puisse avoir lieu, et la matière étrangère ar- river jusque dans l'intérieur des vais- seaux sanguins voisins de la surface avec laquelle cette matière est en contact.

trer comment l'intervention de forces physiques dont jusqu'ici nous n'avons pas tenu compte peuvent déterminer l'introduction des matières étrangères jusque dans la profondeur de l'organisme, et leur mélange avec la masse des liquides en mouvement dans l'appareil circulatoire.

§ 9. — Ce sujet d'étude n'avait fixé que peu l'attention des expérimentateurs, lorsque Dutrochet, homme d'un esprit fin et ingénieux, découvrit toute une série de phénomènes d'un haut intérêt, dont la connaissance est également précieuse pour l'explication des phénomènes de la vie chez les Végétaux et pour l'intelligence du mécanisme de l'absorption chez les Animaux (1). En observant les effets de l'action de l'eau sur les filaments de quelques moisissures, il fut conduit à penser que le passage des liquides à travers les membranes organiques devait dépendre surtout de la nature des substances qui se trouvent du côté opposé de ces espèces de filtres, et en renfermant

Découverte du phénomène de l'endosmose.

(1) Henri DUTROCHET naquit en 1776, et commença sa carrière comme médecin militaire ; il exerça ensuite la profession médicale à Château-Renaud, et ne se fixa à Paris que dans les dernières années de sa vie. On lui doit des travaux importants sur la constitution de l'œuf des divers Vertébrés, sur la structure intime des végétaux, sur leur accroissement, sur leurs mouvements, et sur beaucoup d'autres questions physiologiques ; mais ses travaux les plus importants sont ceux relatifs à l'endosmose, dont la publication commença en 1826 (a). La plupart de ses mémoires se trouvent réunis dans un recueil spécial (b). Il s'occupa aussi beaucoup de l'étude des mouvements de certains corps légers sur la surface de l'eau (c), et il porta dans toutes ses recherches une intelligence vive, un grand talent d'observation et une activité infatigable. Il mourut à Paris en 1847 (d).

(a) Dutrochet, *L'agent immédiat du mouvement vital dévoilé dans sa nature et dans son mode d'action chez les Végétaux et chez les Animaux.* In-8, Paris, 1826.
— *Nouvelles recherches sur l'endosmose et l'exosmose.* In-8, Paris, 1828.
— *De l'endosmose* (*Mémoires*, t. I, 1837).
— Article ENDOSMOSIS (Todd's *Cyclopædia of Anat. and Physiol.*, 1839, t. II, p. 98).
(b) Dutrochet, *Mémoires pour servir à l'histoire anatomique et physiologique des Végétaux et des Animaux.* 2 vol. in-8, Paris, 1837.
(c) Dutrochet, *Recherches physiques sur la force épipolique.* In-8, 1842. — *Nouvelles recherches sur la force épipolique.* In-8, Paris, 1843.
(d) Voyez A. Brongniart, *Notice sur Dutrochet* (*Mém. de la Société centrale d'agriculture*, 1852, 2° partie, p. 421 et suiv.).

diverses substances, telles que de la gomme, du sucre ou de l'albumine, dans des poches dont les parois étaient formées de tissus de ce genre, il a vu l'eau, mise en contact avec la surface extérieure de ces réceptacles, pénétrer avec rapidité dans leur intérieur et les distendre. En adaptant à une des poches ainsi disposées et plongées dans un bain un tube vertical, il a vu l'absorption du liquide extérieur s'opérer avec assez de force pour faire monter le liquide intérieur à une hauteur considérable ; et en variant ses expériences, il a reconnu que dans les circonstances dont je viens de parler, la membrane organique était traversée en sens contraire par deux courants d'inégale intensité : l'un dirigé de dehors en dedans, l'autre de dedans en dehors, et que les résultats observés dépendaient de la prédominance du premier de ces mouvements sur le second (1). De là les noms d'*endosmose* et d'*exosmose* dont Dutrochet fit

(1) Longtemps avant que Dutrochet eût fait la découverte à laquelle son nom doit rester attaché, certains résultats dus à l'endosmose avaient été remarqués par divers physiciens ; mais les faits constatés de la sorte demeurèrent stériles entre les mains de ces expérimentateurs, et passèrent inaperçus jusqu'au moment où ce naturaliste, frappé de la vue de phénomènes nouveaux, quoique du même ordre, en eut saisi la portée et fait comprendre l'importance. C'est donc bien réellement à Dutrochet que la physiologie est redevable de ce service signalé ; cependant il ne faut pas oublier les observateurs qui l'ont devancé sur quelques points, et parmi ceux-ci il faut placer en première ligne l'un des membres de notre ancienne Académie des sciences, l'abbé Nollet.

Ayant rempli d'alcool un flacon cylindrique et ayant bouché ce vase avec un morceau de vessie, Nollet le plaça dans un bain d'eau, et il vit avec surprise qu'après cinq ou six heures d'immersion, le liquide ainsi emprisonné avait augmenté notablement de volume ; la vessie qui bouchait le vase était devenue convexe et tellement distendue, que, lorsqu'il y fit une petite ouverture, le liquide s'échappa en formant un jet de plus d'un pied de hauteur. Puis, en renfermant de l'eau dans le flacon bouché par une vessie et en le plongeant dans de l'alcool, Nollet obtint un résultat inverse. Enfin, il s'assura que ces déplacements de l'eau ne dépendaient pas de quelque variation de température, et qu'ils ne se produisent pas quand les deux surfaces de la membrane ne sont pas en contact direct avec les liquides réagissants. Le phénomène observé par Nollet était donc un phénomène

usage pour désigner les courants produits à travers les cloisons poreuses par l'action de liquides dissemblables. Il donna
ensuite une acception plus large au mot *endosmose*, et l'appliqua
à tout transport de liquides qui, dans des circonstances de ce

d'endosmose parfaitement caractérisé. Or, les expériences de ce physicien datent de 1748 (a).

Dans une dissertation publiée en 1802, Parrot fit mention de la turgescence produite par l'entrée spontanée de l'eau dans un œuf sans coquille, et renfermé seulement dans sa tunique membraneuse, à travers laquelle ce liquide avait pénétré (b) ; mais il n'étudia pas les circonstances de ce phénomène avec autant de soin que l'avait fait Nollet un demi-siècle avant.

On peut considérer comme se rattachant également aux phénomènes osmotiques les faits relatifs à la condensation des liqueurs spiritueuses par l'évaporation de l'eau à travers les membranes animales, observés en 1812 par Sœmmering, le fils du célèbre anatomiste. Il a trouvé que les mélanges d'eau et d'alcool n'éprouvent aucun changement sensible par suite de ce phénomène, quand le liquide est séparé de l'atmosphère par une cloison ligneuse, mais se concentre quand cette cloison est une membrane animale, telle qu'une

peau ou une vessie. Cela dépend de ce que ces divers tissus laissent passer l'eau beaucoup plus facilement que l'alcool (c) ; et, ainsi que l'a fait remarquer Van Mons, cela explique la préférence que l'on accorde assez généralement aux outres pour la conservation des liqueurs spiritueuses dans les pays chauds. Mais ni ce dernier chimiste, ni Sœmmering, ne firent aucune application de ces faits à l'interprétation des phénomènes de l'absorption (d).

Ainsi que nous le verrons ailleurs, un physicien anglais, Porret, découvrit, en 1816, qu'un courant galvanique peut entraîner de l'eau à travers une cloison membraneuse, et déterminer l'accumulation de ce liquide autour du pôle négatif (e).

Un exemple plus net des phénomènes d'endosmose fut constaté en 1822 par le professeur Fischer, de Breslau.

Ayant plongé dans une dissolution d'un sel de cuivre le bout inférieur d'un tube fermé en dessous par une vessie, et contenant de l'eau distillée ainsi qu'un fil de fer, ce physicien vit

(a) Nollet, *Recherches sur les causes du bouillonnement des liquides* (*Mém. de l'Acad. des sciences*, 1748, p. 101).

(b) Parrot, *Ueber den Einfluss der Physik und Chemie auf die Arzneikunde* (cité par ce physicien dans une note intitulée : *Phénomène frappant d'endosmose dans l'organisation animale*, et publié dans le *Bulletin scientifique de l'Académie de Pétersbourg*, 1840, t. VII, p. 346).

(c) Sœmmering, *Ueber das Verdünsten des Weingeists durch thierische Häute und durch Kautschuck* (Gilbert's *Annalen der Physik*, 1819, t. LXI, p. 104).

(d) Van Mons, *Sur la perméabilité à l'eau des vessies et autres membranes animales, et applications de cette propriété à la rectification à froid de l'alcool* (*Annales générales des sciences physiques*, Bruxelles, 1819, t. I, p. 76).

(e) Porret, *Curious Galvanic Experiments* (*Annals of Philosophy*, 1816, t. VIII, p. 74, et *Ann. de chimie et de physique*, 1816, t. II, p. 137).

genre, produit une augmentation dans la quantité d'eau située du côté vers lequel le courant se dirige ; et dans ces derniers temps, afin d'éviter la confusion d'idées qui parfois peut résulter de ces expressions, quelques physiciens ont proposé d'appeler *osmose* tout transport d'eau qui s'effectue de la sorte, quelle qu'en soit la direction ou la puissance, comparée à celle du mouvement inverse dont peut être animée une portion du liquide opposé (1).

Les physiologistes accueillirent avec un vif intérêt les découvertes de Dutrochet, et se livrèrent à une multitude d'expériences variées sur cette espèce d'absorption qui ressemblait tant à celle dont les Animaux et les plantes sont le siége, mais qui s'effectuait dans un appareil inerte et sans le concours de la puissance vitale. Des recherches entreprises par des physiciens habiles vinrent aussi jeter de nouvelles lumières sur ces phénomènes remarquables ; un grand nombre de faits importants furent de

le sel de cuivre pénétrer dans l'appareil, se décomposer sous l'influence du fer, et le liquide intérieur s'élever dans le tube à une hauteur considérable au-dessus du niveau du bain.

Mais ni Fischer, ni les autres expérimentateurs qui l'avaient précédé dans cette voie, ne semblent avoir saisi la portée des faits dont ils avaient été témoins (a), et c'est à DUTROCHET qu'appartient le mérite d'avoir le premier mis en lumière le phénomène de *l'endosmose*, et d'en avoir fait comprendre l'importance. Il en a poursuivi l'étude avec ardeur, et il est arrivé ainsi à un grand nombre de résultats pleins d'intérêt pour la physiologie.

(1) Dans ses premiers écrits, Du-

trochet désigna, sous le nom de *courant endosmotique*, le flux d'eau qui pénètre du dehors dans l'intérieur d'un réservoir à parois membraneuses, où se trouve du sucre ou toute autre substance analogue, et *courant exosmotique*, celui qui se dirige en sens contraire, c'est-à-dire de dedans en dehors (b) ; mais, dans les derniers temps de sa vie, il généralisa davantage le sens des mots *endosmose* et *exosmose*, et, sans avoir égard à la forme de la cloison à travers laquelle le phénomène se produit, il appliqua le premier ces mots au courant fort, quelle qu'en soit la direction, et le second au courant faible, de sorte que *endosmose* devint synonyme d'aug-

(a) N. W. Fischer, *Ueber die Wiederherstellung eines Metalls durch ein anderes und über die Eigenschaft der thierischen Blase, Flüssigkeiten durch sich hindurch zu lassen und sie in einigen Fällen anzuheben* (Gilbert's *Annalen der Physik*, 1822, t. LXXII, p. 301).
(b) Dutrochet, *L'agent immédiat du mouvement vital*, 1826, p. 115.

la sorte acquis à la science, et plusieurs auteurs crurent même pouvoir en donner la théorie. Jusqu'ici cependant l'osmose ne me semble pas avoir été expliquée d'une manière satisfaisante; et pour bien comprendre ce qui se passe dans les expériences dont je viens de dire quelques mots, aussi bien que dans le travail physiologique de l'absorption, il me paraît nécessaire de remonter plus haut qu'on ne le fait d'ordinaire, et de chercher d'abord à se former une idée nette des forces qui interviennent dans des phénomènes moins complexes, mais du même ordre.

Pour exposer clairement ma pensée à cet égard, il me faut revenir sur un sujet dont j'ai déjà eu l'occasion de dire quelques mots dans la Leçon sur la transsudation, et examiner de plus près les phénomènes de capillarité. Du reste, je me livre à cette digression d'autant plus volontiers, que dans la plupart des traités de physique dont les étudiants de nos universités

mentation du volume dans l'un des liquides réagissants, et *exosmose* signifia le transport d'une portion de ce même liquide en sens inverse. Ainsi, quand il dit qu'une dissolution sucrée en présence de l'eau détermine l'endosmose, cela signifie que le courant d'eau qui se dirige vers cette substance et y pénètre, est plus rapide que le courant formé par la matière sucrée qui se rend dans l'eau, et cela, soit que le sucre se trouve à l'intérieur ou à l'extérieur du réservoir membraneux à travers les parois duquel l'échange s'établit (a).

M. Graham, à qui l'on doit une série d'expériences très importantes sur les phénomènes de cet ordre, a été frappé des inconvénients que cette nomenclature peut présenter, et il a proposé d'appeler simplement *osmose* (ὠσμὸς, impulsion), le mouvement qui détermine une accumulation d'eau de l'un des côtés d'une cloison membraneuse. La *force osmotique* est donc la force qui détermine cette accumulation, et quant au mouvement en sens inverse d'une portion des particules du sel ou de la substance quelconque dont l'action détermine l'osmose, il le considère comme un phénomène de diffusion. Dans ce langage, les effets de l'osmose deviennent donc positifs ou négatifs, suivant que le volume de l'eau attirée est supérieur ou inférieur au volume de l'autre liquide qui passe en sens opposé (b).

(a) Dutrochet, *De l'endosmose* (*Mémoires pour servir à l'histoire anatomique et physiologique des Végétaux et des Animaux*, 1837, t. I, p. 10).
(b) T. Graham, *On Osmotic Force* (*Philos. Trans.*, 1854, p. 177).

font usage, les questions relatives aux attractions moléculaires ne me semblent pas démontrées de manière à être facilement saisies par beaucoup de naturalistes, et que la connaissance de ces actions est d'une haute importance pour l'appréciation et l'explication d'un grand nombre de faits qui sont du domaine de la physiologie.

QUARANTE - QUATRIÈME LEÇON.

Suite de l'histoire de l'absorption. — Étude des forces qui interviennent dans la production de ce phénomène. — Actions capillaires ; théorie physique du déplacement des liquides dans leur point de contact avec des corps solides ; circonstances qui font varier ces effets. — Étude physique des phénomènes d'imbibition. — Insuffisance de ces actions pour l'explication des phénomènes d'absorption. — De la diffusion des liquides et de son rôle dans le mécanisme de l'absorption. — Des phénomènes d'osmose : endosmose et exosmose ; leur nature. — Influence des membranes perméables sur les produits du travail endosmotique et de la diffusion ; influence des agents physiques sur le développement des forces dont dépend l'osmose ; actions chimiques qui l'accompagnent.

§ 1. — Ainsi que je l'ai dit en terminant la dernière Leçon, lorsqu'on veut se rendre compte, soit de la nature du phénomène appelé *endosmose*, soit du mécanisme de la fonction que les physiologistes désignent sous le nom d'*absorption*, il faut examiner attentivement l'influence que les forces physiques peuvent exercer sur l'introduction des substances étrangères dans l'organisme, et chercher en premier lieu à se former une idée nette des actions dites de *capillarité*, en vertu desquelles on voit l'eau et beaucoup d'autres liquides s'élever dans les tubes étroits, malgré l'influence de la gravitation qui tend toujours à les faire tomber vers la terre (1).

De
la capillarité.

(1) Le fait de l'élévation de l'eau au-dessus du niveau de la surface générale de ce liquide dans l'intérieur d'un tube fin, qui est ouvert aux deux bouts et qui y baigne par son extrémité inférieure, paraît avoir été observé au commencement du xviie siècle par un des membres de l'Académie florentine *del Cimento*, nommé Nicolas Aggiunti (a), mais ne commença à occuper l'attention des physiciens que postérieurement à l'époque

(a) Voyez Nelli, *Saggio di storia letteraria Fiorentina*, 1759, p. 92.

§ 2. — Chacun sait que pour expliquer les mouvements des planètes, et pour se rendre compte d'un grand nombre d'autres phénomènes physiques, tels que la chute des corps, il faut admettre que les molécules de la matière pondérable sont douées d'une propriété ou force particulière en vertu de laquelle ces molécules tendent à se rapprocher entre elles. Cette force, inconnue quant à sa nature, mais manifeste par les déplacements ou les résistances qu'elle détermine, est désignée d'une manière générale sous le nom d'*attraction*. On l'appelle *gravitation* lorsqu'elle s'exerce entre des corps séparés par un espace perceptible, et Newton, couronnant l'œuvre commencée par Galilée et par Kepler, découvrit

où Pascal composa son traité sur l'équilibre des liquides (*a*), c'est-à-dire vers 1646. Boyle en parla comme d'un phénomène nouvellement découvert en France (*b*), et, en 1667, Montanari en traita avec plus de détail (*c*).

On attribua d'abord l'ascension des liquides dans les tubes capillaires à l'action de l'air, et l'on chercha à s'en rendre compte en supposant que les molécules de ce fluide ne pouvaient pénétrer dans les canaux étroits où l'eau aurait été poussée par la pression de l'atmosphère. Mais, vers le commencement du siècle dernier, Hauksbee et Bülffinger firent voir que l'air n'est pas exclu des tubes

capillaires, et que la hauteur à laquelle les divers liquides s'élèvent dans ceux-ci n'est pas, comme dans le tube barométrique, en raison inverse de leur pesanteur, car l'eau y monte plus haut que l'alcool, dont la densité est moindre (*d*). Voscius et quelques autres physiciens de la même époque furent moins éloignés de la vérité, en attribuant l'ascension de l'eau dans les tubes capillaires à l'adhésion de ce liquide contre les parois de ces conduits ; mais on ne tarda pas à reconnaître que cette hypothèse ne suffirait pas pour expliquer ce qui se passe dans les phénomènes de cet ordre. Déjà, vers 1717, Newton et son ami Hauksbee (ou

(*a*) Voyez Desmarest, *Histoire critique des systèmes que l'on a imaginés pour expliquer les phénomènes des tubes capillaires* (dans la traduction française de l'ouvrage de Hauksbee, t. II, p. 168).

(*b*) Boyle, *New Experiments Physico-Mathematical touching the Spring of the Air* (*Works*, t. I, p. 80).

(*c*) G. Montanari, *Pensieri fisico-mathematico*. Bologna, 1667.

(*d*) Hauksbee, *An Exper. made at Gresham College showing that the seemingly Spontaneous Ascension of Water in Small Tubes open at both Ends is the same in vacuo as in the Open Air* (*Philos. Trans.*, 1705, t. XXV, p. 2223).

— Bülffinger, *De tubulis capillaribus dissertatio experimentalis* (*Commentarii Acad. scient. Petropolitanæ*, 1727, t. II, p. 251 et suiv.).

les lois qui, dans ce cas, en règlent l'action ; car il prouva que les effets dus à cette puissance universellement répandue sont alors en raison directe de la masse des corps réagissants et en raison inverse du carré de la distance qui sépare ceux-ci entre eux. Mais lorsque cette distance diminue au point d'être insensible pour nos moyens d'observation, l'attraction cesse d'être soumise à des lois si simples, et elle donne naissance à des résultats qui varient suivant des circonstances dont nous

Hawksby) avaient eu recours à l'attraction pour s'en rendre compte, et ce dernier physicien appuya son opinion sur un grand nombre de faits constatés expérimentalement (a). La théorie qu'il donna des effets capillaires pèche à certains égards ; mais le principe qui en forme la base est aussi le point de départ de l'explication adoptée de nos jours (b). Les recherches expérimentales faites par Jurin, par Weitbrecht et quelques autres physiciens du siècle dernier, contribuèrent aussi beaucoup à l'avancement de nos connaissances sur cette matière (c). Enfin, Clairault chercha à donner, des effets capillaires, une théorie mathématique fondée sur les

principes de l'équilibre des fluides (d). Ce sujet délicat fut traité de nouveau par l'illustre géomètre Laplace, par Poisson et par Gauss (e) ; enfin, les recherches expérimentales de Gay-Lussac et d'un grand nombre de savants de l'époque actuelle ont fait faire de nouveaux progrès à cette partie intéressante de la physique moléculaire. Cependant, en y regardant de près, on y aperçoit bien des questions qui sont encore très obscures, et dont l'étude jetterait probablement d'utiles lumières sur les rapports des forces dites *physiques* avec celles qu'on en distingue sous le nom d'*affinités chimiques*.

(a) Newton, *Traité d'optique*, livre III, quest. 31, trad. franç., p. 573 et suiv.

(b) Hauksbee, *Expériences physico-mécaniques sur différents sujets*, trad. par de Brémond, 1754, t. II, p. 1 et suiv.).

(c) Weitbrecht, *Tentamen theoriæ qua ascensus aquæ in tubis capillaribus explicatur* (*Commentarii Acad. scient. Petropolitanæ*, 1736, t. VIII, p. 261). — *Explicatio difficiliorum experimentorum circa ascensum aquæ in tubos capillares* (*Op. cit.*, 1737, t. IX, p. 275).

(d) Jurin, *An Account of some Experiments shown before the Royal Society, with an Inquiry into the Cause of the Ascent and Suspension of Water in Capillary Tubes* (*Philos. Trans.*, 1718, t. XXX, p. 739).

(e) Clairault, *Théorie de la figure de la terre, tirée des principes de l'hydrostatique*, chap. x ; *De l'élévation ou de l'abaissement des liquides dans les tuyaux capillaires*, 1743, p. 105 et suiv.

— Laplace, *Mécanique céleste*, supplément au livre X (*Œuvres*, t. IV, p. 389).

— Gauss, *Principia generalia theoriæ fluidorum in statu æquilibrii* (*Commentationes Soc. scient. Gottingensis*, 1829-1832, t. VII, cl. Math., p. 39).

— Poisson, *Nouvelle théorie de l'action capillaire*, 1831.

— Voyez aussi à ce sujet : Desains, *Recherches sur les phénomènes capillaires* (*Annales de chimie et de physique*, 1857, 3ᵉ série, t. LI, p. 385).

ignorons la nature, et au nombre desquelles il faudra ranger
probablement la forme des molécules ou le mode de groupement des atomes dont celles-ci se composent. On la désigne
alors sous le nom d'*attraction moléculaire*, quand son action
paraît agir seulement sur l'ensemble de ces agrégats primaires,
de façon à les rapprocher ou à résister aux forces qui tendent à
les éloigner entre eux ; et on l'appelle *affinité chimique*, quand
elle paraît exercer sur ces groupes d'atomes une influence plus
grande, et déterminer un nouveau mode d'arrangement des
particules constitutives de ces molécules. Enfin, pour bien préciser ce dont j'ai à parler ici, il est bon de rappeler une autre
distinction qui est moins importante que les précédentes, mais
dont nous aurons besoin dans nos études actuelles : quand on
parle de la force physique qui tient unies, ou du moins rapprochées, les molécules d'un même corps, on appelle cette attraction *cohésion*, et quand l'attraction moléculaire s'exerce entre
des corps différents qui sont simplement en contact apparent,
on l'appelle *adhésion* (1).

Cohésion
des liquides.

    Les effets dus à la force de cohésion des molécules des corps
solides sont trop bien connus, même du vulgaire, pour que
nous ayons à nous y arrêter ici ; mais, au premier abord, il est
moins facile de concevoir l'action de cette puissance entre les
molécules des corps à l'état liquide, car on sait que ces
molécules se déplacent avec une si grande facilité, que la

(1) Afin d'introduire plus de précision dans le langage employé dans
l'étude de ces phénomènes, quelques
physiciens désignent sous le nom de
synaphie, l'attraction réciproque exercée par les molécules d'un même corps
les unes sur les autres, c'est-à-dire
la force de *cohésion* de ce corps, et
appellent *prosaphie*, l'attraction exercée par les molécules du corps solide
sur les molécules liquides adjacentes,
et *vice versá*, c'est-à-dire la force
d'adhérence dont jouissent ces molécules hétérogènes. Mais ici je crois
préférable de ne faire usage que de
mots vulgaires (*a*).

(*a*) M. L. Frankenheim, *Die Lehre von der Cohesion*. Breslau, 1835, p. 64.

masse constituée par leur réunion affecte d'ordinaire une forme qui est déterminée, d'un côté par la pesanteur, d'un autre côté par les résistances extérieures qui balancent l'influence de l'attraction terrestre. Pour mettre en évidence l'action de la force cohésive des liquides, il suffit cependant de quelques expériences d'une grande simplicité. Ainsi, chacun sait que lorsqu'une petite masse d'eau tombe librement dans l'espace, elle affecte une forme constante, et le calcul montre que cette forme est précisément celle qui résulte du plus grand rapprochement possible de ses molécules entre elles, savoir, la forme sphérique. Il est donc légitime de supposer que cette forme particulière est déterminée par l'attraction mutuelle des molécules de l'eau, c'est-à-dire la force de cohésion de ce liquide. Mais cela devient encore plus visible quand on place deux de ces globules d'eau sur la surface horizontale d'une lame de verre enduite de graisse : les gouttes conservent à peu de chose près leur forme propre tant qu'elles restent à une distance sensible l'une de l'autre ; mais, dès qu'elles viennent à se toucher par un point de leur circonférence, on les voit se confondre, et constituer par le rapprochement de leurs molécules une seule masse de forme sphéroïdale (1).

Si, au lieu de déposer la goutte d'eau sur un corps gras, on la place sur une lame de verre dont la surface est horizontale et parfaitement nette, les choses ne se passeront

Attraction adhésive.

(1) Cette expérience est également facile à faire avec des globules de mercure sur une lame de verre un peu humide. On avait d'abord supposé que la forme sphérique des liquides divisés en gouttelettes dépendait de la pression extérieure exercée par l'atmosphère ; mais les membres de l'Académie del Cimento firent voir que cette forme se conserve dans le vide aussi bien qu'à l'air, et ne peut dépendre que d'une force intérieure (a).

(a) *Saggi di naturali esperienze fatte nell'Accademia del Cimento*, p. 78 (édit. de 1616).

plus de la même manière : le globule liquide ne conservera pas sa forme sphérique, mais s'aplatira rapidement, et s'étalera comme une lame mince sur la surface sous-jacente (1). Il faut donc qu'une force étrangère ait balancé l'action de la cohésion de l'eau, et il est facile de montrer que cette force réside dans le verre. Pour s'en convaincre, il suffit d'incliner le plateau qui supporte le globule : quand la surface de ce corps a été graissée, et que la goutte d'eau y a conservé sa sphéricité, celle-ci, obéissant à l'action de la pesanteur, roule vers la partie la plus déclive du plateau, et, s'en détachant sans peine, tombe vers la terre ; tandis que la petite masse d'eau étalée à la surface du verre non graissé se rassemble en partie sous forme de goutte au bord inférieur de celui-ci, mais y reste suspendue (2).

Il y a donc entre les molécules de l'eau et les molécules du verre une certaine action attractive ou force d'adhésion, et cette force n'existe pas au même degré entre l'eau et les corps gras. On ne peut apercevoir aucune différence sensible dans les distances qui existent entre l'eau et les deux solides avec la surface desquels nous venons de supposer ce liquide en con-

---

(1) Pour que cet effet se produise d'une manière complète, il faut que la surface du verre ne soit souillée par aucune matière étrangère, et il est si difficile de la nettoyer parfaitement, que pour faire l'expérience en question, il est bon d'employer la surface d'une cassure faite au moment même.

(2) On trouve dans les mémoires de Weitbrecht et de quelques autres physiciens du siècle dernier, beaucoup d'expériences curieuses relatives à l'attraction du verre pour l'eau, et *vice*

versâ. Ainsi quand une goutte d'eau est déposée sur la surface d'un corps sur lequel elle ne s'étale que peu, elle conserve en dessus une forme bombée ; mais si l'on approche une baguette de verre du sommet de la surface courbe par laquelle elle se termine, on verra celle-ci changer de forme dès que le contact se sera établi. L'eau s'élancera, pour ainsi dire, contre la baguette de verre, s'y étalera, et les parties latérales de la goutte, au lieu d'être convexes, deviendront concaves (a).

(a) Weitbrecht, *Tentamen theoriæ qua ascensus aquæ in tubis capillaribus explicatur (Commentarii Acad. scient. Petropolitanæ,* 1736, t. VIII, p. 265, pl. 22, fig. 2 et 3).

tact; et par conséquent nous pouvons conclure de cette expérience, non-seulement que l'attraction s'exerce entre les molécules du verre et celles de l'eau, comme elle s'exerce entre ces dernières, mais que l'intensité de cette force adhésive varie suivant la nature des corps réagissants (1).

Une autre expérience très simple, et également propre à mettre en évidence la force d'attraction mutuelle développée à des distances insensibles entre le verre et divers liquides, peut servir à montrer que la force de cohésion qui tend à rapprocher entre elles les molécules de ces derniers corps varie en

Rapports entre la cohésion des liquides et leur adhérence aux solides.

(1) Sous ce rapport, il existe donc une différence très grande entre les effets de la gravitation universelle, suivant que cette force agit à des distances sensibles ou à des distances insensibles. Dans le premier cas, ainsi que je viens de le montrer, la nature chimique des corps réagissants influe beaucoup sur leur attraction mutuelle; dans le second, elle n'exerce aucune action appréciable. Ainsi, on sait que dans le vide tous les corps tombent avec la même vitesse, et les observations astronomiques montrent que l'action attractive des planètes les unes sur les autres n'est réglée que par la distance qui sépare ces corps et par la quantité de matière dont ils se composent. Or, on sait également que la densité de cette matière planétaire varie considérablement d'une de ces étoiles à une autre; que la densité moyenne de la terre, par exemple, étant de 5,44, celle de Mercure est 15,99; celle de Jupiter, 1,29, et celle de Saturne seulement 0,75. Des différences de cet ordre ne peuvent être attribuées à des inégalités dans la température de ces planètes, et par conséquent il est très probable que la

nature chimique de leur substance constitutive n'est pas la même. L'uniformité de leur mode de gravitation serait donc encore une preuve de la non-intervention de la nature intime des corps dans le jeu de l'attraction entre les corps situés à une distance sensible les uns des autres. Mais si j'insiste sur les différences qui existent à cet égard entre les effets de l'attraction planétaire et ceux de l'attraction capillaire, ce n'est pas que je suppose ces forces distinctes dans leur essence; tous ces effets semblent devoir être rapportés à une seule et même cause; mais la force de répulsion intermoléculaire que l'on attribue à la chaleur, et que l'on doit considérer comme balançant plus ou moins l'attraction, décroît si rapidement avec la distance, qu'elle ne produit aucun effet appréciable quand cette distance est sensible, tandis qu'elle joue un rôle important quand la distance cesse d'être visible, et, comme nous le verrons bientôt, les résultats qu'elle produit varient en grandeur suivant la nature intime des corps qui la développent.

intensité suivant la nature de ceux-ci. Suspendons au fléau d'une balance, d'un côté un disque de verre bien horizontal, et de l'autre côté des poids qui le mettent en équilibre ; puis, plaçons sous le plateau de verre un vase contenant de l'eau, et faisons monter celui-ci graduellement jusqu'à ce que la surface du liquide arrive en contact avec la face inférieure du disque. Le fléau restera immobile ; mais si nous ajoutons alors des poids dans le plateau opposé, nous verrons que, au lieu de faire trébucher immédiatement la balance, comme cela avait lieu avant l'établissement du contact entre le plateau de verre et l'eau sous-jacente, il faudra exercer de la sorte un effort considérable pour enlever ce disque et le détacher du liquide auquel il adhère. Or, la surface du verre, en se séparant du bain, reste mouillée ; elle emporte donc avec elle une lame mince d'eau, et la force employée pour faire trébucher la balance n'est pas celle qui aurait été nécessaire pour rompre l'adhérence établie entre ce corps solide et l'eau, mais seulement celle employée pour vaincre la résistance opposée par la force de cohésion du liquide. Or, si l'on répète cette expérience en substituant à l'eau de l'alcool, de l'essence de térébenthine ou tout autre liquide susceptible de mouiller le verre, on obtient des résultats analogues ; mais, pour détacher le disque, il faut des poids variables suivant la nature de ces corps. Par conséquent, la force de cohésion de ces liquides varie quant à sa puissance (1).

---

(1) Gay-Lussac a fait quelques expériences de ce genre pour vérifier les résultats théoriques obtenus par Laplace (a). Il est, du reste, essentiel de noter que, dans les circonstances indiquées ci-dessus, les choses ne se passent pas comme dans celles où l'on emploie une certaine force de traction pour vaincre la cohésion d'un corps solide ; car, à mesure que la distance entre la surface inférieure du disque et le niveau général du bain augmente, les côtés de la colonne d'eau soulevée se rapprochent de plus en plus, de sorte que le diamètre de cette colonne vers la moitié de sa hauteur diminue de

(a) Voyez Laplace, *Op. cit.* (*Œuvres*, t. IV, p. 527).

J'appellerai aussi l'attention sur une autre conséquence qui peut se déduire de ces faits. Nous avons vu que le plateau soulevé par un certain poids entraînait avec lui une lame mince de liquide. La résistance opposée par la cohésion de celui-ci est donc moins grande que celle développée par l'attraction adhésive du verre sur le liquide sous-jacent; et j'insiste sur cette circonstance, parce que nous verrons bientôt cette inégalité dans ces deux forces dont la direction est contraire, jouer un grand rôle dans les phénomènes dont l'étude doit nous occuper maintenant.

Pour avancer davantage dans l'examen de ces questions, il est bon de considérer de plus près ce qui se passe dans une goutte d'eau qui repose sur un corps que ce liquide ne mouille pas, et qui augmente de volume par l'adjonction de nouvelles quantités de matière. Nous avons vu que si le globule ainsi constitué est très petit, il conserve une forme sensiblement sphérique, et cela suppose que l'attraction cohésive des molécules de liquide suffit pour faire équilibre à la pression exercée par une colonne verticale du liquide ayant pour hauteur le diamètre de cette sphère. Mais si le volume du globule vient à augmenter, il arrive un moment où la force d'attraction réciproque des molécules de l'eau ne suffit plus pour balancer la pression développée par les particules élevées ainsi au-dessus de leur base de sustentation, et où l'inégalité de ces deux forces contraires déterminera la déformation du sphéroïde. Alors, par

plus en plus, et que la rupture s'effectue quand cette portion étranglée est devenue très grêle (a). Le phénomène est donc beaucoup plus complexe qu'on ne serait porté à le supposer au premier abord, et, pour l'analyser, il faudrait tenir compte de l'influence de la forme des surfaces libres, c'est-à-dire latérales, de la colonne liquide soulevée sur l'équilibre de ses molécules constitutives.

(a) Donny, *Mémoire sur la cohésion des liquides et sur leur adhérence aux corps solides* (*Annales de chimie et de physique*, 3e série, 1846, t. XVI, p. 167).

l'addition de nouvelles quantités de matière, le globule ne
s'élèvera plus, mais s'élargira seulement, et prendra peu à peu
la forme d'un disque dont la surface supérieure tendra à devenir
plane et horizontale, tandis que les bords resteront arrondis
et leur section méridienne sera sensiblement égale à la demi-
circonférence d'un cercle qui aurait pour diamètre l'épaisseur
du disque. Supposons maintenant que la masse de liquide ayant
cette forme vienne à rencontrer un obstacle qui s'oppose à son
élargissement ultérieur, et que cet obstacle soit un plan solide
vertical dont la substance n'exerce sur les molécules de l'eau
aucune influence attractive appréciable. Il est visible que par
l'accroissement de sa masse le disque liquide augmentera
d'épaisseur, et que la poussée déterminée par son poids contre
l'enceinte constituée de la sorte modifiera la forme de la portion
du bord du disque liquide qui se trouve au-dessous du premier
point de contact de ce bord avec l'obstacle, c'est-à-dire au-
dessous d'un plan horizontal passant par le centre de courbure
de la section méridienne représentée par ce même bord ; mais
cette poussée n'aura point d'influence sur l'équilibre des molécules situées au-dessus du plan horizontal que nous venons
d'imaginer, et par conséquent, quelle que soit la profondeur du
bain ainsi délimitée, sa partie supérieure se trouvera terminée
latéralement par une surface convexe dont le rayon de courbure
sera déterminé par la grandeur de la force de cohésion du
liquide.

Action des parois des vases sur les liquides qui y sont contenus.

Cet état d'équilibre se trouve réalisé, à peu de chose près, quand
de l'eau est déposée dans un vase dont les parois sont imprégnées
de graisse, mais est plus facile à constater dans une cuve à mercure ou dans le tube d'un baromètre ordinaire dont le calibre
est très grand. La surface supérieure de ce métal liquide est
horizontale à une certaine distance des parois du vase; mais,
dans leur voisinage immédiat, elle s'incline et ne rencontre la
surface de ces parois qu'à une certaine distance au-dessous du

niveau général du bain. Or, le liquide est alors en repos, et par conséquent toutes les séries verticales de ses molécules se font équilibre mutuellement : près du bord, ces filets verticaux sont moins hauts que dans la portion du bain où la surface libre est horizontale. Nous savons que les liquides ne sont pas sensiblement compressibles ; la densité de ces filets ne peut donc différer d'une manière appréciable, et le poids de la tranche supérieure du filet central qui dépasse le niveau de l'extrémité supérieure du filet marginal ne peut être soutenu que par l'action d'une force déprimante agissant sur ce dernier. Cette force n'est autre que l'attraction réciproque des molécules du liquide, c'est-à-dire la cohésion de celui-ci ; et puisqu'elle tient en équilibre la couche fluide comprise entre la surface générale du bain et le plan horizontal suivant lequel cette surface rencontre les parois du vase, elle doit être égale en puissance à la pression verticale exercée par chaque filet vertical constituant cette même couche, ou, en d'autres mots, d'une colonne de ce liquide dont la hauteur serait égale au sinus de l'arc décrit par la section méridienne de la surface convexe.

Mais si la masse aqueuse, qui, en grossissant, a cessé d'être sphérique et s'est étalée en forme de disque à bords convexes, rencontre un obstacle constitué par un solide dont la substance, au lieu d'être sans influence appréciable sur ses molécules, exerce sur celles-ci une action attractive comme celle que nous avons vue se manifester quand une goutte d'eau est mise en contact avec une lame de verre, les choses ne se passeront plus de la même manière, car l'attraction exercée par ce corps a balancé, dans une certaine mesure, la force de cohésion qui tend à maintenir les molécules liquides le plus rapprochées possible, et par conséquent les effets de cette force cohésive seront diminués d'autant. Il en résulte que la forme de la surface du liquide sera modifiée dans le voisinage immédiat des parois de l'enceinte constituée par ce solide, et que l'état d'équilibre sera déterminé, non pas uniquement par la résultante des deux forces inhérentes aux molécules du liquide, savoir, leur cohésion et leur poids, mais par la résultante de trois forces : dont une, celle de la cohésion, tend à abaisser la ligne de contact du liquide avec le solide ; dont la deuxième, la poussée ou pression développée par les parties voisines du liquide, tend à élever cette même ligne au niveau de la surface générale du bain ; et dont la troisième, dépendante du solide adjacent, tend à soulever les molécules de l'eau qui se trouvent dans sa sphère d'attraction. Il est donc facile de concevoir que si la force attractive du solide est moins grande que l'excédant de l'effet de la cohésion sur la pression dont je viens de parler, la portion adjacente de la surface du bain conservera une forme convexe dont le rayon de courbure variera suivant la grandeur de la résultante de ces trois forces ; mais que si cette force attractive devient égale à l'excédant de la cohésion sur la poussée du liquide, la surface du bain deviendra horizontale au point de contact avec le solide comme ailleurs ; enfin que dans le cas où la puissance d'attraction développée par ce solide s'accroît encore, et devient, par conséquent, plus grande que la résultante dont je viens de parler, elle diminue d'autant les effets de la pesanteur sur les filets marginaux du liquide, et ceux-ci, pour faire équilibre aux filets adjacents, doivent avoir plus de hauteur, de sorte que la ligne de jonction du liquide avec le solide se trouve élevée au-dessus du niveau général du bain et se relie à celui-ci par une surface concave (1).

(1) Il ne sera peut-être pas inutile de faire remarquer ici que l'attraction dont résulte le déplacement du liquide n'est pas exercée par les molécules du solide qui sont en contact apparent avec celui-ci, mais par celles qui se trouvent immédiatement au-dessus de la ligne de jonction de la surface libre du liquide avec la surface adjacente du solide. En effet, la force attractive qui agit latéralement et qui tend à rapprocher deux molécules situées sur un même plan horizontal, et qui fait équilibre à une force ré-

Or, les inégalités dans la pression déterminée par les divers filets d'eau que nous venons de considérer sont la conséquence de l'action des deux forces attractives antagonistes que nous

pulsive d'une intensité donnée, ne peut ni abaisser ni élever l'un ou l'autre de ces corps; les molécules liquides qui se trouvent au-dessous de la ligne de jonction dont je viens de parler sont également sollicitées à s'élever et à s'abaisser par l'action attractive des molécules du verre situées immédiatement au-dessus et au-dessous du plan horizontal passant par le centre de chacune d'elles, et par conséquent le voisinage du solide ne peut déterminer leur déplacement; mais les molécules immobiles qui se trouvent immédiatement au-dessus de la ligne de jonction précédemment indiquée, c'est-à-dire au-dessus de la surface libre du liquide, en attirant obliquement les molécules adjacentes de ce dernier corps, doivent tendre à les élever et diminuer proportionnellement la pression qu'elles exercent sur les portions voisines du fluide. Ainsi le raisonnement nous conduit à trouver que l'ascension ou la dépression des liquides dans les tubes capillaires dépend de l'action de la portion de la surface intérieure de ceux-ci qui surmonte immédiatement la ligne de rencontre de cette surface avec celle du liquide inclus.

Du reste, ce fait peut être démontré matériellement par une expérience très simple due à Jurin.

Ainsi que nous le verrons bientôt, la hauteur à laquelle l'eau monte dans un tube étroit est en raison inverse

du diamètre de la cavité cylindrique de ce tuyau. Or, si l'on soude à l'extrémité d'un tube capillaire dont le diamètre est égal à 10 un second tube dont le diamètre intérieur n'est égal qu'à 1, et qu'on plonge l'extrémité libre du gros tube dans l'eau, on verra le liquide s'y élever jusqu'à une certaine hauteur que je suppose inférieure à l'extrémité supérieure de cette première portion de l'appareil; mais si l'on enfonce davantage le tube dans l'eau, de façon que l'extrémité supérieure de la colonne liquide ainsi élevée, arrive en contact avec l'extrémité inférieure du tube étroit qui forme en quelque sorte l'étage supérieur de l'appareil, on verra aussitôt la hauteur de la colonne augmenter et devenir proportionnelle au diamètre de ce second tube, de manière que le tout se maintiendra au-dessus du niveau général du bain, comme si le tube avait dans toute sa longueur les dimensions qu'il offre dans le point où ses parois se joignent à la surface libre du liquide inclus (a). L'étendue de la surface du tube située au-dessous de cette ligne de jonction, et le diamètre de la portion sous-jacente de la colonne liquide soulevée, n'exercent donc aucune influence appréciable sur la hauteur de la colonne, et l'élévation est déterminée seulement par l'anneau du tube qui surmonte immédiatement la surface supérieure de cette colonne.

(a) Jurin, An Account of some Experiments, etc.; with an Inquiry into the Cause of the Ascent and Suspension of Water in Capillary Tubes (Philos. Trans., 1718, t. XXX, p. 743).

avons appelées *cohésion* et *attraction adhésive;* par conséquent, la forme de la surface libre du liquide dépendra en dernier ressort de l'intensité relative de ces deux puissances : quand la cohésion l'emporte sur l'attraction adhésive, la portion de cette surface qui est adjacente au solide sera convexe; et quand c'est au contraire l'attraction adhésive qui devient plus puissante que la cohésion, cette surface se relèvera sur les bords et deviendra concave.

C'est de la sorte que de l'eau dont on remplit incomplétement un verre se relève contre les parois du vase, et que la surface de ce liquide devient au contraire convexe lorsqu'on remplit le vase à pleins bords, car dans ce dernier cas la puissance attractive du verre agit de bas en haut sur la couche d'eau qui dépasse son niveau supérieur, et vient en aide à la cohésion pour le retenir et le mettre en équilibre avec les parties centrales de la colonne fluide qui s'élèvent davantage (1).

Du reste, les phénomènes de ce genre ne se manifestent pas seulement sur les bords des vases, et se produisent de la même

(1) Pour mettre mieux en évidence l'obstacle que l'attraction du verre sur l'eau oppose au déversement de ce liquide, il suffit de répéter une expérience très simple que l'on attribue généralement à l'un des membres de notre ancienne Académie des sciences, C.-F. du Fay (*a*), mais qui appartient en réalité à Agginuti (*b*). Si l'on verse de l'eau dans une des branches d'un tube de grand diamètre et recourbé en forme d'U, le poids du liquide dans cette branche fera monter l'eau dans la branche opposée, jusqu'à ce que, conformément aux lois de l'équilibre dans les vases communicants, le même niveau se soit établi de part et d'autre ; mais si l'une des branches de ce siphon renversé est formée par un tube capillaire, le plan horizontal passant par la surface du liquide dans l'autre branche sera inférieure à celui qui correspondra à cette surface dans la branche capillaire, et la différence des niveaux sera proportionnée aux effets produits par l'attraction de la surface intérieure des parois de ce dernier tube sur l'eau

(*a*) C.-F. du Fay, *De l'ascension des liqueurs dans les tuyaux capillaires* (*Hist. de l'Acad. des sciences,* 1724).
(*b*) Voyez Nelli, *Op. cit.,* p. 92, fig. 19.

manière lorsqu'on plonge dans un bain liquide, sur un point quelconque de sa surface, la partie inférieure d'un corps solide : la ligne de contact des deux substances s'élève ou s'abaisse suivant l'intensité relative de la cohésion du liquide et de l'attraction adhésive exercée sur les molécules de celui-ci par le solide incomplétement immergé. En effet, les molécules du liquide qui baignent l'une quelconque des surfaces latérales du solide se trouvent alors soustraites à l'influence de la force attractive des molécules liquides situées du côté opposé de l'espèce d'écran que ce solide constitue, et sont placées dans les mêmes conditions que celles situées au bord externe de la surface libre du bain. Ainsi, quand on plonge verticalement le bord inférieur d'une lame de verre dans de l'eau en repos, on voit le liquide prendre une forme concave et s'élever à une certaine hauteur contre sa surface ; puis, en répétant la même expérience sur un bain de mercure, on observe un résultat inverse : la surface du métal s'abaisse et devient convexe dans ses points de jonction avec le verre.

Ces effets sont produits avec le même degré d'intensité, quelle que soit la minceur de la lame de verre immergée de la sorte. Dans tous les cas, les molécules du liquide situées de l'un des

adjacente dont la surface deviendra concave. Cet état de choses persistera tant que la colonne de liquide, dans cette dernière branche de l'instrument, n'aura pas monté jusqu'au bord libre du tube capillaire ; mais lorsque ce terme sera atteint, l'attraction exercée par ces mêmes parois sur l'eau tendra à l'empêcher de sortir, et si l'on continue à verser doucement du liquide dans la grande branche du siphon renversé, on remarquera, d'une part, que le niveau pourra s'y élever notablement au-dessus de la surface supérieure de la colonne fluide

qui y fait équilibre dans la branche capillaire, et d'autre part, que cette dernière surface deviendra convexe. L'attraction exercée par les parois du tube capillaire sur l'eau qui, dans le premier cas, faisait équilibre à une force agissant de haut en bas et contre-balançait en partie l'action de la pesanteur, agira alors en sens inverse, et fera équilibre à la charge constituée par la couche du liquide qui, dans la grande branche, dépasse le niveau de l'extrémité supérieure de la petite branche et tend à y élever l'eau.

côtés de cet écran sont complétement soustraites à l'influence attractive des molécules de même nature qui se trouvent du côté opposé, et qui sont séparées des premières par la lame solide : la grandeur de la distance à laquelle ces molécules sont éloignées les unes des autres ne fait pas varier la grandeur de la résultante de leur force de cohésion combinée avec la force attractive du verre, et ce fait jette de nouvelles lumières sur le mode d'action de ces forces.

Effectivement, si les effets de l'attraction cohésive de deux molécules liquides A et B se trouvent annulés par l'interposition d'un troisième corps C, quelle que soit la faible épaisseur de ce dernier, et si la force d'attraction adhésive que C exerce sur A et B reste la même, quelle que soit l'épaisseur de ce corps, il en faut conclure que l'une et l'autre de ces forces ne produisent des effets sensibles qu'à des distances imperceptibles (1).

Les physiciens ne connaissent pas la loi suivant laquelle l'action de ces forces diminue à mesure que la distance entre les molécules réagissantes augmente ; mais, d'après les expériences dont je viens de parler, et beaucoup d'autres faits du même ordre, il est visible que l'influence, soit de la cohésion , soit de

(1) Hauksbee constata que l'eau monte sensiblement à la même hauteur dans des tubes capillaires dont l'épaisseur est variable (a), et Weitbrecht vit que cette hauteur restait la même, soit que le tuyau dépassât de peu ou de beaucoup le sommet de la colonne liquide déplacée (b). Enfin, Laplace tira des expériences de Hauksbee cette conclusion , que la sphère d'attraction des molécules du verre sur les molécules de l'eau ne peut s'étendre qu'à des distances imperceptibles, et il en fit la base de sa théorie mathématique des effets de la capillarité (c).

Des recherches plus récentes, faites par M. Bède, montrent que les résultats fournis par les expériences de Hauksbee ne sont pas d'une exactitude complète, et que l'élévation de l'eau, ou l'abaissement du mercure

(a) Hauksbee, *Expériences physico-chimiques*, trad. par Desmarest, t. II, p. 27 et 127.
(b) Weitbrecht, *Op. cit.* (*Comment. Acad. scient. Petropol.*, 1736, t. VIII).
(c) Laplace, *Mécanique céleste*, supplément du livre X (*Œuvres*, t. IV, p. 301).

l'attraction adhésive, cesse d'être appréciable à des distances extrêmement petites.

Mais, s'il est démontré que la puissance attractive du verre, ou de tout autre corps jouant un rôle analogue, ne puisse produire des effets sensibles qu'à des distances imperceptibles, ou tout au moins extrêmement petites, comment expliquer ce qui a lieu quand une lame de verre est partiellement immergée dans de l'eau, car dans ce cas ce n'est pas seulement une couche d'eau excessivement mince qui est soulevée par le verre, mais une masse assez considérable de ce liquide, masse dont la surface libre devient concave et dont la base s'étend assez loin de la surface attirante.

Ici la force cohésive du liquide intervient de nouveau, et, pour bien saisir le mécanisme de ce phénomène, il est utile d'avoir recours à un artifice de raisonnement dont nous avons déjà eu l'occasion de faire usage.

Isolons par la pensée une lame verticale d'eau qui viendrait rencontrer à angle droit la surface du verre, et imaginons cette tranche divisée en une série de filets verticaux dont l'épaisseur ne serait pas sensible ; enfin, admettons encore que chacun de ces filets marginaux, que j'appellerai m, m', m'', etc., soit

est un peu plus considérable dans les tubes capillaires à parois épaisses que dans ceux dont les parois sont minces (a) : mais ces perturbations s'expliquent par l'action attractive de la surface horizontale du bout immergé du tube, et n'infirme en rien les déductions tirées par Laplace touchant la distance à laquelle la substance du verre cesse d'exercer une action sensible sur l'eau.

Du reste, bien que tous les physi-

ciens reconnaissent aujourd'hui que les effets sensibles des attractions cohésives et adhésives ne sont appréciables qu'à des distances très petites, plusieurs expérimentateurs pensent que la sphère d'activité de ces forces s'étend un peu plus loin que ne l'admettait Laplace, et sont susceptibles de produire des effets sensibles à des distances perceptibles, quoique très courtes ; question sur laquelle nous aurons l'occasion de revenir bientôt.

(a) Bède, *Mém. sur l'ascension de l'eau et la dépression du mercure dans les tubes capillaires* (*Mémoires couronnés par l'Académie de Bruxelles*, t. XXV).

relié à un filet vertical semblable, c, c', etc., situé vers le
milieu du bain, au moyen d'un filet horizontal placé à quelque
distance de la surface du liquide, soit h, h', etc. Chacun des
systèmes formés par m, h, c, ou par m', h', c', etc., se trouvera au sein du milieu ambiant dans les mêmes conditions
que les deux colonnes fluides qui se balancent dans les branches
montantes d'un tube en U, ou siphon renversé. Le filet marginal m, par exemple, pressera par sa base sur le filet c, et
tendra à le faire monter; mais c pressera également sur la base
de m, et tendra à produire sur celui-ci le même effet : de sorte
que si le poids de ces deux filets est le même, ils resteront
stationnaires, conformément au principe de l'équilibre des
liquides dans les vases communicants. Si m n'était soumis à
l'influence d'aucune force étrangère, ces conditions d'équilibre
seraient réalisées quand sa surface serait au même niveau que
celle de c, car le liquide ayant partout la même densité, la
pression p exercée par m serait égale à la pression p' de c quand
ces colonnes auraient la même hauteur. Mais le filet m, étant en
contact avec le verre, se trouve soumis à l'action attractive de
ce corps, et cette force tendant à le faire monter, que j'appellerai a, doit balancer une partie de celle qui tend à faire descendre ce même filet, c'est-à-dire p. Ce sera donc $p - a$ qui se
trouvera opposé à p', et par conséquent m s'élèvera au-dessus
du niveau de c jusqu'à ce que la différence dans la hauteur
relative de ces deux colonnes liquides suffise pour compenser
l'action attractive du verre. Si cette puissance attractive était
considérable, la différence des niveaux serait très grande, pourvu
qu'aucune autre force n'intervînt dans ce phénomène, car nous
avons supposé le filet m extrêmement mince, et par conséquent
très léger ; mais m n'est pas libre, et, à raison de la force de
cohésion de l'eau, se trouve comme enchaîné à m', c'est-à-dire
au filet liquide suivant. En s'élevant le long de la surface du
verre, il agira donc sur m' de la même manière que le verre a

agi sur lui, et, en appliquant au système de filets m', c', le raisonnement que je viens de faire pour le système m, c, nous voyons que m' s'élèvera d'une certaine quantité au-dessus du niveau de c', c'est-à-dire au-dessus du niveau général du bain. Or, la puissance attractive de m' sur m est égale à celle de m sur m', et par conséquent ce second filet liquide, en s'élevant sous l'influence du premier, réagira aussi sur celui-ci, et l'empêchera de monter aussi haut qu'il l'aurait fait s'il avait été libre. Des relations semblables existent entre les filets verticaux suivants, c'est-à-dire entre m' et m'', entre m'' et m''', etc. ; de façon que les effets de l'action attractive du verre portent en réalité sur un nombre plus ou moins considérable de ces petites colonnes liquides, et s'étendent à une certaine distance du bord vers le milieu du bain. Mais, ainsi que nous l'avons déjà vu, la force de cohésion de l'eau est inférieure à la puissance attractive du verre ; l'attraction exercée par m sur m' sera donc moindre que a ; et m' ne s'élèvera pas aussi haut que m pour faire équilibre à c. Ainsi la ligne passant par le sommet de ces deux filets rencontrera la surface du verre sous un certain angle, et la hauteur à laquelle m'' sera élevée, par suite de la cohésion qui l'unit à m', sera encore plus faible, car les molécules des liquides, tout en étant maintenues à une certaine distance les unes des autres par l'attraction cohésive, sont parfaitement libres de se mouvoir autour les unes des autres, et par conséquent la position dans laquelle la molécule terminale du filet m'' se placera par rapport à la molécule supérieure du filet m sera déterminée par la résultante de deux forces contraires, l'attraction de m, qui agit obliquement, et la pesanteur qui agit suivant la verticale ; m'' restera donc comme suspendu à m' sans atteindre son sommet. Il en sera de même pour m''' par rapport à m'', et ainsi de suite. Or, l'observation, de même que le calcul, montre que la ligne passant par le sommet de ces verticales s'abaisse de plus en plus, et décrit une certaine courbe qui, par ses deux extrémités, se confond, d'une part avec la surface verticale du verre, et d'autre part avec la surface horizontale du bain.

Ainsi, l'attraction adhésive exercée par le verre, d'une part, et l'attraction cohésive exercée par les molécules d'eau, d'autre part, déterminent dans le voisinage du contact du premier de ces corps avec le second l'élévation d'un certain volume de liquide qui se termine par une surface concave, et qui se compose d'une lame verticale très mince adhérant au verre et d'une masse d'eau qui est comme suspendue à la face opposée de cette lame fluide, et qui, à raison de sa pesanteur, diminue d'autant la hauteur à laquelle celle-ci peut monter.

Il est donc visible que si, par une cause quelconque, la résistance opposée à l'ascension des lames aqueuses les plus rapprochées du verre par celles qui sont plus éloignées de ce corps pouvait être diminuée ou annulée, l'élévation de la portion marginale du bain au-dessus du niveau général de celui-ci augmenterait, la force attractive du verre restant la même. Or, il est facile de réaliser ces conditions.

Effectivement, si au lieu d'employer dans ces expériences une seule lame verticale de verre, on immerge incomplétement dans l'eau deux de ces lames placées parallèlement, et si l'on rapproche graduellement ces deux plans, qui d'abord étaient très éloignés entre eux, il arrivera un moment où les deux portions concaves de la surface du liquide intermédiaire viendront à se rencontrer. Ce résultat sera obtenu quand la moitié de la distance comprise entre les deux verres sera égale à la largeur de l'espace dans lequel l'action de chaque verre exerce sur la surface de l'eau une influence sensible ; et si l'on continue à rapprocher de plus en plus les deux verres, on annulera les résistances dues à la portion de chacune des masses liquides soulevées qui se trouvait entre cette première ligne de jonction et le point actuel de rencontre des deux moitiés de la courbe décrite par la surface de la masse liquide soulevée. Les deux lames d'eau qui adhèrent aux verres, et qui peuvent être considérées comme les agents moteurs de tout ce système de molécules liquides, se trouveront donc allégées d'autant, et par conséquent, pour faire équilibre aux pressions exercées par les portions circonvoisines du bain, devront s'élever davantage. Plus la distance comprise entre les deux plans du verre décroîtra, plus l'effet produit de la sorte devra être considérable, et l'expérience, de même que le calcul, montre qu'effectivement il en est ainsi, et que, toutes choses étant égales d'ailleurs, les hauteurs auxquelles les liquides s'élèvent ou s'abaissent entre deux plans solides parallèles et verticaux sont en raison inverse de la distance qui sépare ces plans (1).

A l'aide de quelques données fournies par la géométrie élémentaire, il est facile de déduire de cette loi le mode d'ac-

(1) Poisson attribue l'établissement de cette loi fondamentale à Jurin (a), qui effectivement l'exposa en 1718 (b); mais dans une note jointe à son mémoire, ce physicien reconnaît que Newton l'avait devancé. Voici en quels termes ce dernier philosophe en parle :

« Si deux plaques de verre, planes et polies (supposez deux pièces d'un miroir bien poli), sont jointes ensemble, leurs côtés parallèles et à une distance très petite l'une de l'autre, et que par leur extrémité d'en bas on les enfonce un peu dans un vase plein d'eau, cette eau montera entre les deux verres; et à mesure que les plaques seront moins éloignées, l'eau s'élèvera à une plus grande hauteur.

Si leur distance est environ la centième partie d'un pouce, l'eau montera à la hauteur d'environ un pouce, et si la distance est plus grande ou plus petite en quelque proportion que ce soit, la hauteur sera à peu près en proportion réciproque à la distance ; car la force attractive des verres est la même, soit que la distance qu'il y a entre eux soit plus grande ou plus petite ; et le poids de l'eau attirée en haut est le même, si la hauteur de l'eau est réciproquement proportionnelle à la distance des verres. C'est encore ainsi que l'eau monte entre deux plaques de marbre poli, lorsque leurs côtés sont parallèles et à une fort petite distance l'un de l'autre (c). »

(a) Poisson, *Nouvelle théorie de l'action capillaire*, p. 2.
(b) Jurin, *An Account of some Experiments, etc.; with an Inquiry into the Cause of the Ascent and Suspension of Water in Capillary Tubes* (*Philos. Trans.*, 1718, t. XXX, p. 739).
(c) Newton, *Traité d'optique*, p. 573.

tion des tubes capillaires qui sont ouverts à leurs deux bouts,
et qui plongent dans un liquide par leur extrémité inférieure.
Effectivement, nous venons de voir qu'entre deux plans de
verre verticaux parallèles et fort rapprochés, l'eau s'élève de
façon à y constituer une lame dont la hauteur est en raison
inverse de la distance des deux verres, c'est-à-dire de son
épaisseur, et dont la longueur peut être quelconque. Or, considérons en particulier une lame semblable d'une longueur
seulement égale à son épaisseur, et achevons de la circonscrire
complétement en ajoutant à ces deux plans de verre deux nouveaux plans parallèles perpendiculaires aux premiers, et situés
à la même distance, de manière, en un mot, à limiter ainsi un
tube prismatique à base carrée ; il est clair que la force qui
agit sur le liquide intérieur étant ainsi doublée, le volume du
liquide soulevé sera lui-même doublé. D'ailleurs, la force attractive étant également répartie entre les quatre faces du prisme,
elles pourront être considérées comme soulevant quatre masses
prismatiques de liquide dont les bases seraient les triangles
isocèles déterminés par les deux diagonales du carré. Chacun
de ces triangles a lui-même pour base un côté du carré et une
hauteur égale à la moitié de la distance de deux faces parallèles ;
en sorte que pour les tubes prismatiques à base carrée on est
autorisé à dire que les colonnes de liquide soulevées sont inversement proportionnelles au rapport de la surface qui leur sert de
base et au périmètre de cette même base. Au moyen d'un artifice semblable, c'est-à-dire par une décomposition en triangles
isocèles, il est aisé de voir géométriquement, et j'admets ici
comme acquis, que ce principe subsiste quand on remplace le
carré qui sert de base au prisme par un polygone régulier
quelconque ; et l'aire d'un polygone régulier quelconque étant
égale au produit de son périmètre multiplié par la moitié du
rayon du cercle inscrit, il s'ensuivra que les hauteurs dans les
tubes prismatiques réguliers seront en raison inverse du rayon

du cercle inscrit. Enfin en passant, comme on le fait en géométrie, des polygones réguliers au cercle, qui peut être assimilé à un polygone régulier d'un nombre infini de côtés, on en conclut rigoureusement que, dans les tubes cylindriques, les hauteurs sont en raison inverse des rayons de la base, et, pour chacune d'elles, sont deux fois plus grandes qu'entre deux surfaces planes parallèles ayant pour distance le diamètre du tube cylindrique.

Les mouvements dus à l'attraction moléculaire des solides sur les liquides sont par conséquent plus faciles à observer dans les tubes étroits qu'entre des surfaces planes, et c'est principalement à l'aide d'instruments de ce genre que l'étude en a été faite. De là les noms d'*attraction capillaire* et de *phénomènes de capillarité* que l'on donne généralement aux forces et aux effets dont nous nous occupons en ce moment.

D'après ce que j'ai déjà dit relativement à la courbure de la surface des liquides dans le voisinage immédiat de leur point de contact avec un plan solide, nous pouvons prévoir que, dans un tube capillaire, ils se termineront par une surface de révolution qui sera convexe quand la force attractive de la substance dont se composent les parois du tuyau n'est pas égale en puissance à la moitié de la force cohésive du liquide, et concave quand l'attraction adhésive sera supérieure à la moitié de cette force de cohésion. Quant à la nature de cette courbe, on peut déduire aussi des faits exposés précédemment que, pour des tubes d'un certain diamètre, la surface de révolution doit être sensiblement un segment de sphère, et que le rayon de cette sphère doit diminuer dans un certain rapport avec le diamètre du tube ainsi qu'avec la hauteur de la colonne liquide déplacée.

L'étude attentive des propriétés hydrostatiques de ces surfaces concaves ou convexes permet aux physiciens de calculer les conditions de l'équilibre des divers liquides dans l'intérieur

v.

des tubes capillaires, et c'est de la sorte que Laplace est arrivé
à une théorie mathématique de la plupart de ces phénomènes (1). Il ne conviendrait pas de nous arrêter ici sur le
détail de ces considérations, dont les conclusions seules impor-
tent à la physiologie, et, pour le but que je me propose d'atteindre à l'aide de cette digression, il me suffira d'ajouter

(1) Laplace a fait voir que la pression qu'une masse fluide terminée par
une surface sphérique concave ou
convexe exerce par sa base sur la colonne fluide verticale sous-jacente, et
par conséquent sur la poussée de
celle-ci sur les parties circonvoisines
du fluide, est plus grande ou plus petite que si sa surface était plane. Il
existe donc une dépendance nécessaire entre la forme de la surface libre
de la colonne liquide intérieure à
l'espace capillaire, et son état d'ex-
haussement ou de dépression. Laplace
a démontré que cette dépendance
pouvait être établie directement sans
considérer l'action des parois sur
le liquide, et, dans sa théorie mathématique des actions capillaires, l'ensemble des phénomènes observés se
déduit de la forme des surfaces des
fluides (a).

Un médecin anglais, Th. Young, dont
j'ai eu déjà l'occasion de citer le nom,
et dont l'attention avait été fixée sur ce
sujet (b), présenta quelques objections
graves à la théorie de Laplace (c), et
Poisson remarqua que ce grand géomètre avait omis dans ses calculs une
circonstance physique dont la considération paraissait être essentielle,
savoir : la variation rapide de la densité que le liquide éprouve près de sa
surface libre et près de la paroi du
tube. En tenant compte des variations
que ces changements dans la densité
de la couche très mince qui termine
la masse liquide doivent exercer sur
les pressions dont dépend la position
d'équilibre des diverses parties de
cette masse, Poisson a fondé une autre
théorie mathématique des actions capillaires (d) ; mais le grand travail auquel
il se livra à cette occasion ne paraît
pas avoir beaucoup avancé la question
fondamentale, et aujourd'hui la plupart
des physiciens considèrent les vues de
Gauss comme étant préférables. Ce
dernier géomètre établit ses calculs
sur la considération de l'action de la
pesanteur, des attractions mutuelles
des molécules mobiles du liquide et
des attractions exercées sur ceux-ci
par les molécules fixes de la surface
des tubes ; puis il a recours au principe des vitesses virtuelles pour établir les équations de l'équilibre (e).

(a) Laplace, *Mécanique céleste*, supplément au livre X (*Œuvres*, t. IV, p. 389 et suiv.).
(b) Young, *An Essay on the Cohesion of Fluids* (*Philos. Trans.*, 1805, p. 65 et suiv.).
(c) Young, art. *Cohesion of Fluids* (*Supplement to the Encyclopædia Britannica*, 1824, t. III,
p. 211 et suiv.).
(d) Poisson, *Nouvelle théorie de l'action capillaire*. Paris, 1831.
(e) C.-F. Gauss, *Principia generalia theoriæ figuræ fluidorum in statu æquilibrii* (*Commentationes Soc. scient. Gottingensis*, cl. math., 1832, t. VII, p. 39 et suiv.).

qu'il existe une relation constante entre la forme du ménisque terminal de la colonne liquide soulevée ou déprimée de la sorte et la grandeur des effets produits, c'est-à-dire la distance à laquelle la surface du liquide déplacé se trouve portée au-dessus ou au-dessous du niveau général du bain.

Il me semble cependant nécessaire d'entrer plus avant dans l'examen de certaines questions que soulève l'étude des phénomènes de capillarité, et de chercher à nous éclairer davantage sur les circonstances qui, indépendamment des dimensions des espaces étroits occupés par les liquides, peuvent influer sur la grandeur des effets produits.

Nous savons déjà que dans les tubes de verre à très petit calibre l'eau s'élève à une certaine hauteur, qui est en raison inverse du diamètre de ces tuyaux, et que le mercure y descend au-dessous du niveau général du bain circonvoisin. Il existe entre ces deux résultats si différents une multitude de degrés intermédiaires. Ainsi, l'alcool s'élève dans les tubes de verre comme le fait l'eau, mais à une hauteur moindre; il en est à peu près de même pour diverses dissolutions salines; l'éther sulfurique monte aussi, mais reste à un niveau inférieur à celui des liquides dont je viens de parler, et pour l'eau chargée de certaines matières minérales le contraire s'observe, et la colonne liquide dépasse en hauteur celle formée par de l'eau pure (1).

(1) Carré, un des membres de notre ancienne Académie des sciences, fut l'un des premiers à étudier comparativement l'influence des tubes capillaires sur l'ascension de divers liquides, et il trouva que, toutes choses étant égales d'ailleurs, l'esprit-de-vin et l'essence de térébenthine montent beaucoup moins haut que ne le fait l'eau distillée (a).

Plus récemment, Emmett et un grand nombre d'autres physiciens ont fait des expériences analogues (b), et, pour bien fixer les idées à ce suje', je rappellerai ici quelques résultats numériques tirés d'un travail publié

(a) Carré, *Expériences sur les tuyaux capillaires* (*Mém. de l'Acad. des sciences*, 1725, p. 241).
(b) Emmett, *On Capillary Attraction* (*The Philosophical Magazine*, 2ᵉ série, 1827, t. I, p. 334).

Nous avons vu que ces différences dépendaient essentiellement des rapports de grandeur de deux forces contraires : l'attraction adhésive du solide pour le liquide et la cohésion de celui-ci. Mais ne pourrions-nous pas avancer davantage la question qui

dernièrement par Simon (de Metz). Cet expérimentateur a pris pour unité la hauteur à laquelle l'eau distillée s'élève dans des tubes capillaires d'un certain diamètre, et en opérant dans les mêmes conditions, sur diverses dissolutions saturées, il a observé les élévations suivantes :

Chlorhydrate d'ammoniaque. .	1,077
Sulfhydrate de potasse	1,020
Nitrate de cuivre.	1,012
Sulfate de potasse	1,007
Sulfate de fer	0,989
Acide sulfurique	0,824
Sulfure de carbone	0,476
Hydrate de méthylène.	0,359
Éther sulfurique	0,280 (a)

Ainsi la présence de certains sels augmente l'action de la capillarité, tandis que d'autres substances du même ordre produisent des effets contraires.

On voit aussi, par des expériences faites comparativement sur des dissolutions salines à divers degrés de concentration, que dans certaines limites au moins la modification déterminée dans l'ascension de l'eau par son mélange avec des substances solubles croît proportionnellement à la quantité relative de ces dernières. Ainsi, dans des expériences faites par Dutrochet sur de l'eau chargée de chlo-

rure de sodium, la hauteur de la colonne était :

Pour l'eau pure.	12
Pour la dissolution saline faible (densité : 1,06)	9 $\frac{1}{8}$
Pour la dissolution concentrée (densité : 1,12)	6 $\frac{1}{4}$

Mais, à densités égales, les solutions salines de nature différente ne donnent pas des résultats semblables. Ainsi Dutrochet a vu que de l'eau chargée de sulfate de soude ne s'élevait qu'à 8 lignes dans les conditions où celle chargée de chlorure de sodium, de façon à avoir la même densité (savoir 1,085), montait à 10 lignes (b).

Emmett a trouvé aussi qu'il n'existe aucune relation entre la densité de l'eau alcoolisée et la hauteur à laquelle ce mélange s'élève dans les tubes de verre ; ainsi il a obtenu :

Pour l'alcool.	6,5
Pour un mélange de 83 parties d'alcool et 100 parties d'eau.	6,7
Pour le même mélange étendu de $\frac{1}{2}$ d'eau	10,5
Pour le premier mélange étendu de 7 $\frac{7}{8}$ d'eau	13
Pour l'eau pure	16

Par conséquent, l'addition d'une très petite quantité d'alcool diminue beaucoup le pouvoir ascensionnel de l'eau,

(a) Simon, *Recherches sur la capillarité* (*Annales de chimie et de physique*, 3e série, 1851, t. XXXII, p. 15).

(b) Dutrochet, *De l'endosmose* (*Mém. pour servir à l'histoire anatomique et physiologique des Végétaux et des Animaux*, t. 1, p. 83 et suiv.).

nous occupe, et nous former une idée de la cause de ces différences dans la puissance de ces agents physiques ?

Les attractions moléculaires dont les effets de capillarité

et l'addition d'une quantité assez considérable d'eau n'augmente que fort peu la hauteur atteinte par l'alcool (a). On voit, par les expériences de M. Valson, que la présence de $\frac{1}{10000}$ d'alcool produit sur une colonne capillaire d'eau de $41^{mm},48$ de hauteur une variation de $0^{mm},2$ (b).

On avait supposé d'abord que la densité relative du liquide et du solide réagissants pouvait être la cause de la prédominance de l'attraction cohésive sur l'attraction adhésive, ou vice versá; mais, ainsi que je l'ai fait remarquer, il n'existe aucun rapport constant entre la hauteur à laquelle divers liquides s'élèvent dans un tube de verre dont la densité ne varie pas et la pesanteur spécifique de ces substances.

Il y a lieu de croire que la force de cohésion des liquides peut être considérablement altérée, et par conséquent les actions capillaires modifiées par la présence de petites proportions de certains corps étrangers.

J'ai déjà parlé de la diminution considérable que la présence d'une très petite proportion d'alcool détermine dans la hauteur à laquelle l'eau s'élève dans les tubes de verre, et j'ajouterai que, par les expériences de Dulong, on sait que le mercure mêlé à une petite quantité d'oxyde de ce métal, au lieu de se terminer par un

ménisque convexe dans l'intérieur des tubes barométriques, devient adhérent à leurs parois (c).

Il est aussi à noter que les effets de la capillarité se compliquent par suite de l'attraction adhésive plus ou moins puissante qui peut se développer entre la surface du solide ou celle du liquide et l'air atmosphérique. C'est pour écarter l'obstacle créé de la sorte que les physiciens chauffent préalablement les tubes en présence des liquides sur lesquels ils veulent faire leurs expériences, et les différences dans la grandeur des résultats sont parfois très considérables, lors même que le gaz interposé ne serait pas visible. Comme exemple de l'influence que cette circonstance peut exercer sur les effets de l'attraction adhésive entre le verre et certains liquides, je citerai les faits observés par M. Donny dans ses expériences sur l'acide sulfurique. En plaçant sous le récipient de la machine pneumatique un manomètre rempli de ce liquide, et en faisant le vide, il a vu l'acide rester en suspension dans le tube, formant cloche à une hauteur de $1^{m},25$ au-dessus du niveau du bain, lorsque l'appareil était complétement purgé d'air ; tandis que dans le cas contraire, le niveau devenait le même dans les deux branches de l'instrument (d).

(a) Emmett, *On Capillary Attraction* (*Philos. Magazine*, 1827, t. I, p. 335).
(b) Valson, *Sur la théorie de l'action capillaire* (*Comptes rendus de l'Académie des sciences*, 1857, t. XLV, p. 103).
(c) Voyez Poisson, *Nouvelle théorie de l'action capillaire*, p. 291.
(d) Donny, *Mém. sur la cohésion des liquides et sur leur adhérence aux corps solides* (*Annales de chimie et de physique*, 3ᵉ série, 1846, t. XVI, p. 171).

dépendent ne produisent des effets sensibles qu'à des distances
très petites, nous en avons eu des preuves multipliées ; mais ces
distances ne sont pas nulles, et, d'après l'analogie, nous devons
être porté à croire que la grandeur de ces effets doit varier avec
la grandeur de l'espace compris entre les particules de matière
réagissantes. Or, la physique nous enseigne que les molécules de
tous les corps, des solides aussi bien que des fluides, bien que
se touchant en apparence, sont en réalité placées à distance, et
que cette distance est susceptible de varier beaucoup, soit
d'un corps à un autre, soit dans le même corps à des températures différentes. Il est donc à présumer que l'intensité des effets
dus à la capillarité doit varier suivant trois conditions : 1° le
degré d'écartement des molécules du liquide, circonstance
qui, toutes choses étant égales d'ailleurs, détermine le degré
de cohésion de ce corps ; 2° la distance qui sépare les molécules
du liquide des molécules occupant la surface adjacente du solide,
distance dont l'augmentation déterminerait, suivant une certaine
loi, l'affaiblissement de l'action attractive exercée par ces molécules hétérogènes les unes sur les autres ; 3° enfin, l'écartement plus ou moins grand des molécules du solide entre elles,
circonstance qui ferait varier le nombre des molécules solides
dans la sphère d'attraction desquelles chaque molécule adjacente du liquide se trouverait placée, pour peu que le rayon
de cette sphère fût notablement plus grand que la distance
intermoléculaire, condition qui, dans la plupart des cas au
moins, paraît être réalisée (1).

(1) Ainsi que je l'ai déjà dit, Laplace et la plupart des physiciens de
l'époque actuelle admettent que l'attraction adhésive ne produit des effets
sensibles qu'à des distances imperceptibles ; mais divers faits semblent
montrer que la sphère d'activité des
corps solides est un peu plus étendue,

et que dans certaines circonstances on
pourrait l'évaluer numériquement.
Un des arguments que ces auteurs
emploient pour établir leur opinion est
tiré des expériences dans lesquelles on
mesure l'ascension de l'eau dans des
tubes formés de substances différentes
et dont la surface interne a été préa-

Les résultats fournis par les expériences relatives à l'influence de la chaleur sur les effets de la capillarité viennent à l'appui de ces vues. On sait depuis longtemps que ces effets diminuent généralement avec l'élévation de la température ; mais c'est dans ces derniers temps seulement que les variations déterminées de la sorte ont été l'objet de recherches attentives, et les faits constatés ainsi par un des jeunes docteurs de notre Faculté, M. Wolf, offrent beaucoup d'intérêt. Ce physicien a

lablement mouillée. La couche mince du liquide qui y reste adhérente forme un cylindre creux dans l'intérieur duquel l'eau du bain monte lorsqu'on plonge l'extrémité inférieure du tube dans ce dernier liquide. Or, on n'avait aperçu dans ces cas aucune différence dans la hauteur de la colonne d'eau soulevée par des tubes de nature différente, et par conséquent on admettait que l'élévation du liquide était due uniquement à l'action de la gaîne aqueuse dont le tube solide était revêtu, et que l'écartement déterminé par la présence de cette lame liquide extrêmement mince, entre la colonne aqueuse soulevée et les parois du tube, suffisait pour soustraire complètement la première à l'influence de celui-ci ; influence qui, en variant avec la nature de la substance constitutive de l'appareil, aurait amené des différences dans les hauteurs observées. Mais si les choses se passent ainsi dans quelques cas, il n'en est pas toujours de même, et dans d'autres circonstances on a vu l'action attractive du solide sur le liquide se manifester à travers la couche mince en question, et s'exercer par conséquent à une

distance appréciable. Ainsi, dans les expériences de M. Linck, faites sur des lames parallèles de diverses natures et préalablement mouillées, l'ascension du liquide est restée à peu près la même quand c'était de l'eau qui se trouvait en contact soit avec du verre, du zinc ou du cuivre ; mais la hauteur à laquelle l'alcool, l'éther sulfurique, la potasse en dissolution, l'acide sulfurique, etc., s'élevaient entre les lames également écartées, varia très notablement, suivant qu'on employait l'une ou l'autre de ces substances. Par exemple, elle était pour l'alcool, 8 avec le verre, 9,5 avec le zinc, et 10 avec le cuivre. Pour l'acide sulfurique, elle était de 11,0 pour le verre ou le cuivre, et de 15,0 avec le zinc (a).

Les recherches de M. Bède conduisent à un résultat analogue. Ce physicien a trouvé que les hauteurs observées dans les expériences comparatives sur l'ascension de l'eau, dans les tubes capillaires de différents calibres, ne s'accordent pas exactement avec celles indiquées par le calcul ; et M. Plateau a fait remarquer que, pour se rendre compte de ces ano-

(a) Linck, *Fortgesetzte Versuche über die Capillarität* (Poggendorff's *Annalen der Physik und Chemie*, 1834, t. XXXI, p. 595 et suiv.).

constaté que l'élévation de la température produit des changements si considérables dans la résultante des diverses forces dont dépend l'ascension des liquides dans les tubes de verre à cavité capillaire, que la surface terminale du fluide placé dans l'intérieur de ceux-ci peut, sous l'influence de cet agent, cesser

malies, il fallait déduire du diamètre du tuyau l'épaisseur de la couche de liquide qui adhère directement au verre, et qui constitue pour ainsi dire un tube aqueux dans l'intérieur duquel le cylindre fluide s'élève en vertu de l'attraction de l'eau sur elle-même. Or, pour faire coïncider de la sorte les résultats de l'observation et du calcul, il faut attribuer à cette couche adhérente une épaisseur constante d'environ 0^{mm},001. Par conséquent, les effets sensibles de l'attraction du verre sur les molécules de l'eau s'étendraient dans ces circonstances à une distance de $\frac{1}{1000}$ de millimètre (a).

Si les expériences de Simon sur l'ascension comparative des liquides à la surface de lames planes et dans l'intérieur de tubes capillaires sont exactes, on serait porté à croire que cette sphère d'activité sensible est encore plus étendue. Ainsi que je l'ai dit ci-dessus, dans l'hypothèse adoptée par Laplace et la plupart des autres physiciens, les rapports de hauteur du liquide déplacé entre deux plans parallèles et dans l'intérieur d'un tube cylindrique seraient à peu près dans la proportion de 1 à 2. Mais Simon a trouvé la hauteur relative beaucoup plus grande dans ces derniers, et, suivant lui, les ascensions entre les

glaces et dans les tubes seraient dans les rapports du diamètre à la circonférence, c'est-à-dire à peu près comme 3 est à 1 (b). Or cela semblerait indiquer que l'action attractive du verre s'étend à une certaine distance sensible ; de sorte que cette attraction exercée par chaque molécule de ces corps produirait des effets appréciables non-seulement sur le filet linéaire du liquide normal à la surface de celui-ci, mais sur les filets circonvoisins. La molécule du liquide située à une certaine distance de la surface attractive serait donc sollicitée par l'action combinée d'un nombre plus ou moins considérable de molécules du solide ; circonstance qui permettrait à la forme de cette surface d'influer sur la grandeur de la résultante, et qui amènerait la production d'effets plus considérables dans l'intérieur d'un cercle qu'entre deux surfaces planes et parallèles. Mais je ne signale ici ces résultats qu'avec beaucoup de réserve, à cause des objections qui peuvent être faites au procédé expérimental dont Simon faisait usage. Il est aussi à noter que, d'après la théorie de Gauss, la différence entre les altitudes déterminées par un tube capillaire ou par deux plans parallèles dont la distance égale le diamètre du tube serait

(a) Bède, Mémoire sur l'ascension de l'eau et la dépression du mercure dans les tubes capillaires, p. 21 (Mémoires couronnés par l'Académie de Bruxelles, 1853, t. XXV).
(b) Simon, Recherches sur la capillarité (Annales de chimie et de physique, 3ᵉ série, 1851, t. XXXII, p. 19).

d'être concave et devenir plane, ou même se transformer en un ménisque convexe, et que par conséquent le niveau de la colonne terminé de la sorte, au lieu de se trouver à une hauteur plus ou moins considérable au-dessus du niveau de la surface générale du bain circonvoisin, pourra descendre au-dessous de ce même niveau (1).

précisément la moitié du rapport trouvé par Simon, savoir : 1,57 : 1 au lieu de 3,14 : 1 (a).

(1) Le fait de la diminution des effets de capillarité par l'élévation de la température a été indiqué sommairement, il y a près d'un siècle, par de la Lande (b), et a été mieux observé par Emmett (c). Plus récemment, de nouvelles recherches à ce sujet ont été faites par plusieurs physiciens de l'Allemagne (d); mais ce sont les expériences de M. Wolf qui, dans ces derniers temps, ont conduit aux résultats les plus intéressants. D'après les théories mathématiques de Laplace et de Poisson, on avait été assez généralement conduit à penser que, pour chaque liquide susceptible de mouiller les tubes, l'ascension de-

vait être en raison inverse de la densité de cette substance ; mais cette loi n'est pas en accord avec l'expérience. Effectivement, M. Wolf a constaté que non-seulement le décroissement des hauteurs avec l'élévation de la température est beaucoup plus rapide que la diminution de la densité, mais qu'il n'existe même entre ces deux phénomènes aucun rapport constant. En effet, la hauteur de la colonne déplacée peut diminuer quand la densité augmente, et inversement. Ainsi, au-dessous de 4 degrés, l'élévation de la colonne capillaire d'eau croît rapidement avec l'abaissement de la température, et cependant la densité du liquide diminue.

A une certaine température, l'élévation des liquides qui mouillent les

(a) Gilbert, Note sur la théorie des phénomènes capillaires (Comptes rendus de l'Académie des sciences, 1857, t. XLV, p. 771).
(b) De la Lande, Lettre sur les tubes capillaires (Journal des savants, 1768, p. 741).
(c) J.-B. Emmett, On Capillary Attraction (The Philosophical Magazine, 2ᵉ série, 1827, t. I, p. 416).
(d) Frankenheim, Die Lehre von der Cohäsion, 1835, p. 122 et suiv.
— Sondhauss, De vi quam calor habet in fluidorum capillaritate. Dissert. inaug., 1841 (Erdm. et March., t. XXIII, p. 401).
— Hildebrand, De cohæsionis et ponderis specifici commutationibus quæ in nonnullis fluidis vi caloris efficiuntur. Dissert. inaug., 1844.
— A. Moritz, Einige Bemerkungen über Coulomb's Verfahren, die Cohäsion der Flüssigkeiten zu bestimmen (Poggendorff's Annalen der Physik und Chemie, 1847, t. LXX, p. 74, et Archives des sciences physiques et naturelles de Genève, 1847, t. IV, p. 391).
— Brunner, Untersuchungen über die Cohäsion der Flüssigkeiten (Poggendorff's Annalen der Physik und Chemie, 1847, t. LXX, p. 481).
— Holtzmann, Ueber die Cohäsion des Wassers (Poggendorff's Annalen, 1849, t. LXXI, p. 463).
— Buys-Ballot, Ueber den Einfluss der Temperatur auf die Synaphie (Poggendorff's Annalen, t. LXXI, p. 177).
— Frankenheim, Ueber die Abhängigkeit einiger Cohäsionserscheinungen flüssiger Körper von der Temperatur (Poggendorff's, Annalen, t. LXXII, p. 177).

Au premier abord, on pourrait être porté à attribuer cette décroissance dans les effets de l'attraction adhésive du verre sur l'eau, ou sur tout autre liquide qui dans les circonstances ordinaires est susceptible de mouiller la surface de ce corps solide, à la diminution de la densité que l'élévation de la température détermine dans le liquide, c'est-à-dire à l'écartement plus considérable des molécules de celui-ci et à aucune autre cause. Les théories mathématiques de l'action capillaire inventées par Laplace et par Poisson le supposaient, et conduisaient à admettre que les liquides susceptibles de mouiller les tubes capillaires s'y élevaient à des hauteurs proportionnellement inverses à leurs densités; mais l'expérience a montré que les choses ne se passent pas de la sorte. La diminution dans la hauteur de la colonne soulevée n'est pas en raison de la diminution que l'élévation de la température amène dans la densité du liquide, et dans certaines circonstances ces deux phénomènes peuvent suivre une marche inverse. Il faut donc chercher une autre explication du mode d'action de la chaleur, et, pour en trouver la clef, il suffit, ce me semble, de faire entrer dans la question un autre élément du même

parois du tube capillaire devient nulle, et la colonne contenue dans l'intérieur de ces tuyaux, au lieu de se terminer par une surface concave, présente une surface plane, ou peut même affecter la forme d'un ménisque convexe, et descendre alors au-dessous du niveau général du bain. M. Wolf a constaté ces faits en observant la marche de l'éther sulfurique, du sulfure de carbone, de l'alcool, etc., à des températures élevées et dans des conditions de pression qui empêchaient la transformation de ces liquides en vapeur (a).

Il est également à noter que l'élévation plus ou moins grande de la colonne liquide, suivant la température, dépend essentiellement de la température de la portion voisine de la surface, et n'est influencée que peu par celle des parties inférieures du cylindre fluide contenu dans le tube (b).

(a) Wolf, *De l'influence de la température sur les phénomènes qui se passent dans les tubes capillaires.* Thèses, Faculté des sciences de Paris, 1856, n° 199. (Reproduite dans les *Annales de chimie et de physique*, 3ᵉ série, 1857, t. XLIX, p. 230.)

(b) Emmett, *Op. cit.* (*Philosophical Magazine*, 1827, t. I, p. 332).

ordre dont les physiciens ne me paraissent pas avoir tenu compte, savoir, l'écartement que l'élévation de la température doit déterminer entre les molécules du solide et du liquide qui se trouvent en contact apparent. Effectivement, l'augmentation produite de la sorte dans la distance comprise entre la molécule du verre et la molécule de l'eau qui réagissent l'une sur l'autre doit entraîner une décroissance plus ou moins rapide dans les actions attractives réciproques exercées par ces molécules, et suivant la valeur relative du coefficient de la dilatation produite par la chaleur dans le système hétérogène formé de ces deux molécules comparé à celui de la dilatation du liquide considéré en lui-même, les conditions dont nous avons vu dépendre le caractère des effets capillaires pourrait changer.

Ceci nous permet de concevoir comment, à la température ordinaire, les différences que nous avons rencontrées dans l'action attractive d'un même solide sur divers liquides, ou de divers solides sur un même liquide, peuvent exister, sans que pour expliquer ces phénomènes il faille supposer que cette force moléculaire varie avec la nature des corps réagissants, hypothèse qui cadrerait mal avec la simplicité ordinaire des agents physiques. En effet, nous savons que le coefficient de la dilatation peut varier suivant la nature soit des solides, soit des liquides; il est donc légitime de supposer que le coefficient de l'écartement, c'est-à-dire l'augmentation de la distance imperceptible qui existe entre deux corps en contact apparent, un solide et un liquide, par exemple, correspondant à un accroissement donné de température, puisse varier aussi avec la nature de ces corps.

Admettons donc que le coefficient de la dilatation de l'eau soit beaucoup plus petit que celui de l'écartement ou de l'accroissement de l'espace compris entre les surfaces de jonction apparente de l'eau et du verre; il arrivera un moment où, par l'élévation de la température sous une pression extérieure suffisante

pour empêcher la volatilisation du liquide, l'attraction adhésive
du verre, diminuant avec l'augmentation de la distance comprise
entre les molécules du verre et les molécules adjacentes du
liquide, deviendra trop faible pour balancer l'attraction cohésive
des molécules de l'eau, et alors celles-ci, obéissant aux lois
d'équilibre indiquées précédemment, se grouperont de façon à
présenter en dessus une surface convexe, conditions dans lesquelles la colonne fluide logée dans le tube capillaire devra
s'abaisser au-dessous du niveau général du bain, au lieu de
s'élever à un niveau supérieur. Or, les expériences de M. Wolf
prouvent que ces conditions sont réalisées pour l'éther sulfurique et le verre à une température de 191 degrés; et pour l'eau
le même résultat paraît être produit à une température inférieure au rouge, car on sait que des gouttes de ce liquide
projetées sur une plaque de fer fortement chauffée ne s'y
étalent pas, mais conservent leur forme sphérique jusqu'à ce
qu'elles se soient réduites en vapeur, phénomène qui me paraît
être du même ordre que ceux dont l'étude nous occupe en ce
moment (1).

Ainsi la différence qui se remarque entre l'action capillaire
du verre sur l'eau ou sur le mercure semble devoir dépendre
seulement de ce que la distance à laquelle la puissance attractive
du verre devient inférieure à la moitié de la puissance cohésive
du liquide adjacent est atteinte par l'influence dilatante de la
chaleur à la température ordinaire dans un cas, et seulement
à une température voisine de la chaleur rouge dans l'autre.

Quant à la nature des puissances qui entrent en jeu pour
produire les phénomènes dont l'étude vient de nous occuper,
je ne pourrais rien préciser; mais il est à noter que ces attrac-

(1) C'est de la sorte que les phéno-   nom d'*état sphéroïdal* me paraissent
mènes désignés par Boutigny sous le   devoir être expliqués (*a*).

(*a*) Boutigny, *Nouvelle branche de physique, ou Études sur les corps à l'état sphéroïdal*, 1847.

tions physiques diffèrent moins de l'affinité chimique qu'on ne serait porté à le supposer au premier abord, et beaucoup de faits tendent même à faire penser que toutes ces actions moléculaires ne dépendent que d'une force unique. Ainsi M. Pouillet a constaté que toutes les fois qu'un corps solide quelconque vient à être mouillé par un liquide, l'union qui s'établit ainsi entre les molécules hétérogènes est accompagnée d'un dégagement de chaleur, comme le sont les combinaisons chimiques (1). Et, plus récemment, d'autres expérimentateurs, en étudiant l'action que divers liquides non miscibles exercent les uns sur les autres, ont découvert des faits qui semblent indiquer l'existence de certaines relations entre l'affinité chimique et l'attraction adhésive (2).

(1) Ce physicien a fait des expériences sur un nombre considérable de corps, et il a trouvé que l'élévation de température est à peu près la même pour les différents solides avec le même liquide, et pour le même solide avec les liquides différents (a).

(2) On doit à M. Wilson, professeur de chimie à Édimbourg, une série d'observations très intéressantes sur les actions capillaires produites par divers liquides les uns sur les autres. Elles tendent à établir l'existence d'une liaison intime entre l'attraction adhésive et l'affinité chimique, ou plutôt à faire penser que les effets mécaniques et chimiques dus aux actions moléculaires ne dépendent que d'une seule et même force. Quand on laisse tomber dans de l'eau une goutte de chloroforme, celle-ci ne se mouille que difficilement, et à raison de sa densité supérieure à celle du liquide ambiant, descend vers le fond du vase en y conservant une surface convexe et une grande mobilité; mais si l'on ajoute à l'eau du bain un peu de potasse, de soude ou d'ammoniaque, on voit aussitôt le globule de chloroforme s'aplatir et s'étaler en forme de disque mince; puis, si l'on neutralise l'alcali par un acide, le chloroforme reprend sa forme arrondie. Des phénomènes analogues se produisent dans les tubes capillaires : le chloroforme s'élève dans ceux-ci à une certaine hauteur, et s'y termine par un ménisque concave; mais si l'on verse soit de l'eau, soit de l'acide sulfurique étendu ou une autre dissolution analogue sur la surface du liquide ainsi suspendu dans le tube, cette surface change immédiatement de forme et devient convexe; enfin si au lieu d'acide on verse une dissolution alcaline sur la colonne capillaire, on voit la surface de celle-ci

(a) Pouillet, Sur de nouveaux phénomènes de production de chaleur (Annales de chimie et de physique, 1822, t. XX, p. 141).

J'ajouterai que l'état électrique des corps réagissants exerce, de même que la chaleur, une grande influence sur la puissance de leur attraction adhésive (1). Ainsi, quand un courant galvanique d'une certaine intensité passe de l'électrode positive dans une goutte d'eau, et de là dans un bain de mercure, pour se rendre au pôle négatif de la pile, l'eau, au lieu de conserver sa forme sphérique, s'étale en lame plus ou moins mince, et

devenir presque plane. La liqueur des Hollandais et le sulfure de carbone se comportent de même, et l'on observe des phénomènes analogues quand on met dans un bain tantôt alcalinisé, tantôt acidulé, diverses essences, telles que l'essence de girofle, de sassafras, etc., et même le brome (a).

M. Swan a vérifié les résultats obtenus par M. Wilson, et a constaté des faits du même ordre en étudiant les rapports qui s'établissent entre l'huile d'olive et de l'eau, des dissolutions alcalines ou acides, de l'alcool ou de l'éther. Enfin, ce physicien a montré que les changements observés dans la forme du ménisque dans les tubes capillaires, sous l'influence de tel ou tel réactif, ne dépendent ni de l'attraction adhésive existant entre ces derniers liquides et les parois du tube, ni de la densité relative des liquides en présence, et ne peuvent être attribués qu'aux propriétés chimiques de ceux-ci (b).

Je rappellerai aussi, à cette occasion, les différences qui se remarquent dans les relations qui existent souvent entre l'aptitude d'un liquide à mouiller un solide et à le dissoudre. Chacun sait que le mercure ne mouille ni le verre, ni le fer, et ne peut dissoudre ni l'un ni l'autre de ces corps; mais il mouille l'argent, l'or, le plomb, l'étain, etc., avec lesquels il forme des amalgames liquides. Il paraîtrait aussi, d'après les expériences de Guyton-Morveau, que la force nécessaire pour séparer de la surface d'un bain de mercure des disques métalliques de nature différente croît proportionnellement à l'aptitude des métaux à former des amalgames (c).

(1) Vers le milieu du siècle dernier, Boze et Nollet virent que la vitesse avec laquelle l'eau s'écoule d'un tube capillaire sous une charge constante, augmente beaucoup quand on électrise le vaisseau, et que le changement produit de la sorte est d'autant plus marqué, que le conduit est plus étroit (d). Or, ce qui retarde l'écoulement dans ces tubes, c'est l'adhé-

(a) C. Wilson, *On some Phenomena of Capillary Attraction observed with Chloroform, Bisulphuret of Carbon and other Liquids* (Quarterly Journal of Chemical Science, 1849, t. 1, p. 174).

(b) W. Swan, *On certain Phenomena of Capillary Attraction exhibited by Chloroform, the fixed Oils and other Liquids, with an Inquiry into some of the Causes which modify the Form of the mutual surface of two immiscible Liquids in contact with the walls of the vessel in which they are contained* (Philos. Magazine, 1848, t. XXXIII, p. 36).

(c) Guyton-Morveau, art. ADHÉRENCE et ADHÉSION de l'*Encyclopédie par ordre de matières* (Chimie, t. 1, p. 466).

(d) Nollet, *Des effets de l'électricité sur les corps organisés* (Hist. de l'Acad. des sciences, 1748, p. 2 et suiv.).

mouille la surface adjacente du métal. Il y a même des raisons pour croire que les corps qui adhèrent entre eux sont dans un état électrique différent, et quelques physiciens pensent même que l'attraction qui est alors en jeu n'est autre chose que la force électrique, de sorte que les phénomènes de capillarité dépendraient de cet agent (1); mais ce sont là des vues de l'esprit dont nous n'avons pas à nous occuper ici.

rence du liquide aux parois du canal.

Plus récemment, Fischer (de Bres-au) a constaté que lorsqu'il existe dans les parois d'un vase de verre des fêlures d'une si grande finesse, que dans les circonstances ordinaires les liquides ne peuvent traverser ces fentes, ni pour se mettre en équilibre hydrostatique avec le milieu ambiant, ni pour obéir à des attractions chimi-ques, le passage de ces substances peut être déterminé par l'action du galvanisme. Ainsi, une dissolution d'azotate d'argent renfermée dans un vase étoilé de la sorte et plongé dans un bain d'eau peut y rester pendant plusieurs jours sans que la moindre parcelle du sel d'argent passe dans l'eau du bain extérieur; mais dès qu'on vient à y établir un courant galvanique, la transsudation du sel d'argent dans le liquide extérieur s'effectue (a).

(1) M. Draper, professeur de chi-mie à New-York, a proposé une nou-velle théorie des attractions capillaires qui ne changerait rien aux conditions d'équilibre dont il a été question ci-dessus, mais qui attribuerait à l'état électrique des corps en contact la force attractive en vertu de laquelle ils adhèrent ou n'adhèrent pas entre eux. Il cite, à l'appui de son opinion, diverses expériences dans lesquelles on peut constater que les corps qui ont contracté entre eux une cer-taine adhérence donnent des signes d'électricité différente; ou bien encore qui montrent qu'en troublant l'état électrique normal des corps juxta-posés, on peut modifier les effets de capillarité produits par ce contact. Ainsi, quand on place du mercure dans un verre de montre, et qu'on dépose sur ce métal une petite goutte d'eau, celle-ci conserve une forme à peu près sphérique; mais si l'on met le mercure en communication avec l'électrode négative, et la goutte d'eau en communication avec le pôle posi-tif d'une pile d'une certaine puis-sance, on voit l'eau s'aplatir en forme de disque et mouiller le mercure. Si l'on place du mercure dans un tube en U, dont l'une des branches est capil-laire, le métal, comme on le sait, s'élève moins haut dans cette branche que dans l'autre; mais si, après avoir versé un peu d'eau sur la surface du mercure ainsi déprimée dans la bran-che capillaire, et avoir plongé dans cette eau l'extrémité d'un fil conduc-teur en connexion avec le pôle positif d'une pile, on fait communiquer

(a) Fischer, *Ueber das Verhalten der Risse in Gläsern zu den darin enthaltenen Flüssigkeiten* (Poggendorff's *Annalen*, 1827, t. X, p. 480).

En résumé, nous voyons donc que les effets capillaires dépendent des rapports qui existent entre la cohésion, c'est-à-dire la force d'attraction des liquides pour eux-mêmes, l'attraction adhésive exercée sur ceux-ci par les solides adjacents, enfin la pesanteur du liquide déplacé; que les forces attractives qui réagissent ainsi ne produisent des effets sensibles qu'à des distances insensibles, et que la grandeur de chacune d'elles paraît être liée à la distance qui sépare entre elles les molécules réagissantes.

Imbibition par capillarité.

§ 3. — Nous avons vu aussi que la forme des cavités circonscrites par les corps solides, et ouvertes aux liquides, pouvait influer beaucoup sur la grandeur apparente des effets produits de la sorte, mais ne changeait rien au caractère essentiel du phénomène. Nous pouvons donc prévoir que si nous substituons aux tubes capillaires dont nous avons fait usage dans les expériences précédentes des corps criblés de petites cavités en communication les unes avec les autres et ouvertes au dehors, par exemple une certaine masse formée de grains de sable amoncelés ou de fragments de verre réduits en poudre fine, on obtiendra des effets analogues, car ces corpuscules ne se toucheront que très incomplétement, et laisseront entre eux des passages étroits et irréguliers dont les surfaces pourront agir

l'électrode négative avec le mercure contenu dans la grande branche de l'appareil, on voit aussitôt le métal s'élever dans la branche opposée, puis redescendre à son niveau primitif, quand on interrompt le circuit (a).

Ces faits sont intéressants, mais ils me paraissent indiquer seulement que le développement de la puissance répulsive qui balance plus ou moins l'attraction moléculaire est soumis à l'influence de l'électricité aussi bien qu'à celle de la chaleur, et contribue ainsi à faire varier le degré d'écartement des molécules hétérogènes, qui, en s'attirant, produisent des effets de capillarité.

(a) J. W. Draper, *Is Capillary Attraction an Electric Phenomenon?* (*Philos. Magazine*, 3ᵉ série, 1845, t. XXVI, p. 185 et suiv.).

à la manière de celles des tuyaux fins dont je viens de
parler (1).

Or, tous les tissus organiques de l'économie animale ressemblent plus ou moins à ces substances poreuses; leurs parties

(1) Comme exemples de l'élévation
des liquides à diverses hauteurs dans
des masses poreuses de ce genre, je
citerai les résultats obtenus récemment par M. Matteucci, en immer-
geant dans des bains de nature différente, mais de même densité, des
tubes remplis de sable fin. Les températures étant les mêmes, l'imbibition, au bout d'un temps donné, s'est
étendue aux hauteurs suivantes :

	Millimètres.
Solution de carbonate de soude. .	85
Solution de sulfate de cuivre . .	75
Sérum.	70
Solution de carbonate d'ammo-	
niaque.	62
Eau distillée	60
Solution de sel marin.	58
Blanc d'œuf étendu de son vo-	
lume d'eau.	35
Lait	55

On remarquera que dans le sable
les effets relatifs de la capillarité sur
ces diverses substances ne sont pas les
mêmes que dans les tubes capillaires
de verre. En remplaçant le sable tantôt par du verre pilé, d'autres fois par
de la sciure de bois, et en employant
comparativement de l'eau distillée et
de l'alcool, M. Matteucci a observé des
différences encore plus grandes. Dans
le verre pilé, l'eau s'est élevée à
182 millimètres et n'a dépassé l'alcool
que de 7 millimètres; dans le sable,
l'eau n'est montée qu'à 175 millimètres et a dépassé l'alcool de 90 mil-

limètres; enfin dans la sciure de bois,
l'eau n'est montée qu'à 60 millimètres, tandis que l'alcool s'est élevé à
125 millimètres.

Un autre fait constaté par le même
physicien est moins facile à comprendre, car il est en opposition avec
ce que nous avons vu précédemment
touchant l'influence de la température
sur les effets de capillarité. En com-
parant l'ascension de l'eau dans des
tubes remplis de sable, M. Matteucci a
vu que l'élévation du liquide était
beaucoup plus rapide à la température
de 55° qu'à 15° : au bout de soixante-
dix secondes les deux hauteurs étaient
de 10 et de 6 millimètres, et au bout
de onze minutes l'eau chaude était
montée à 175 millimètres, tandis que
l'eau froide n'était encore qu'à 12 millimètres (a).

Magendie avait déjà remarqué des
différences analogues dans la rapidité
avec laquelle des substances d'origine
organique (du linge, par exemple)
s'imbibent d'eau à la température
de 15° ou à celle de 60° (b).

Il est à présumer que l'élévation de
la température, en diminuant l'adhésion des grains de sable entre eux,
avait augmenté le nombre des voies
capillaires aptes à pomper l'eau. Ce
serait probablement un phénomène
analogue à celui qui paraît se manifester dans les métaux, quand ceux-ci,
étant dilatés par l'action d'une très
forte chaleur, paraissent devenir per-

(a) Matteucci, *Leçons sur les phénomènes physiques de la vie.*
(b) Magendie, *Leçons sur les phénomènes physiques de la vie*, 1836, t. I, p. 27.

constitutives laissent toujours entre elles des espaces qui tantôt
sont visibles pour l'œil, mais qui d'autres fois sont si étroits,
que nous ne pouvons les apercevoir, même avec le secours du
microscope, et qui forment par leur réunion un système de cavités capillaires dont les parois agissent sur les liquides adjacents
à la manière des tubes et des lames dont nous venons d'étudier
la puissance attractive.

C'est à raison de ce mode d'action que l'huile d'une lampe
monte dans la mèche de coton dont on garnit cet appareil ; et,
pour mettre ce phénomène encore mieux en évidence, il suffit
de disposer en manière de siphon un gros écheveau de filaments
de la même matière, car on parvient ainsi à faire monter l'eau
par-dessus le bord du vase qui la contient, et à vider celui-ci
plus ou moins rapidement (1).

C'est aussi en majeure partie de l'action capillaire que dépend
le gonflement qui s'opère dans la plupart des tissus animaux,
lorsque, après avoir été desséchés, ils se trouvent en contact
avec l'eau. Le liquide s'introduit alors dans les interstices de
leur substance, comme il monterait dans un système de tubes
de verre de très petit calibre ; mais le fluide qui pénètre dans
chacune de ces cavités et s'y accumule, exerce, à raison de sa
cohésion, une certaine pression sur les parois de celles-ci ; ces
parois sont extensibles, et par conséquent, au lieu de conserver
son diamètre initial, chacun de ces filets liquides s'élargit et dis-
tend l'espèce de réservoir où il s'est logé. Le tissu augmente

Pouvoir
absorbant
des tissus
organiques.

méables pour certains corps étrangers
et s'en imbibent (a).

(1) Cette expérience est bonne pour
démontrer, dans un cours public,
l'action des attractions moléculaires ;
mais le résultat obtenu ne dépend pas

seulement des forces de cet ordre, et
se trouve compliqué par la pression
atmosphérique : ainsi, dans le vide, la
mèche s'imbiberait sans donner lieu
à un courant allant du vase à l'extérieur.

(a) Henry, *Observations on Capillarity* (*Proceedings of the American physiological Society*, et
Philos. Magaz., 1846, t. XXVIII, p. 343).
— Horsford, *On the Permeability of Metals to Mercury* (Silliman's *American Journ. of Scienc.*
1852, t. XIII, p. 305).
— Niclès, *Sur la perméabilité des métaux par le mercure* (*Comptes rendus de l'Académie des
sciences*, 1853, t. XXXVI, p. 154).

donc de volume, et oppose d'autant plus de résistance à l'introduction de nouvelles quantités d'eau, que son élasticité a été
plus fortement mise en jeu.

Pour constater que la turgescence des tissus organiques ainsi
gorgés d'eau est due principalement à l'action des forces physiques dont l'étude vient de nous occuper, il suffit de prendre
en considération les résultats fournis par une série d'expériences dues à M. Chevreul. Effectivement, ce chimiste a fait
voir que, par l'emploi de forces mécaniques, on pouvait enlever
à la chair musculaire, aux tendons, au tissu jaune élastique,
aux membranes et à la plupart des autres parties de l'économie
animale, une quantité considérable de l'eau interposée dans
leur substance; que, desséchés de la sorte, ces tissus se res-
serraient, devenaient transparents, et perdaient la plupart de
leurs propriétés physiques les plus importantes; mais que, mis
en contact avec l'eau, ils s'en imbibaient de nouveau, se gon-
flaient et reprenaient leur aspect accoutumé (1).

Si l'on chasse l'eau des tissus organiques par l'emploi de
forces plus grandes, mais qui ne sont cependant pas de nature
à détruire les combinaisons chimiques que cette substance
pourrait avoir contractées avec la matière constitutive de ces
corps, on fait subir à ceux-ci des pertes encore plus considé-

---

(1) M. Chevreul a vu que les tendons, en se desséchant, diminuent
beaucoup de volume, surtout dans le
sens de leur épaisseur; ils perdent
leur blancheur, leur éclat satiné, leur
extrême souplesse et deviennent jaunâtres, demi-transparents et beaucoup
moins élastiques que dans l'état frais;
mais que si on les plonge dans l'eau,
ils reprennent peu à peu leurs propriétés premières, et ces changements
alternatifs peuvent être effectués plusieurs fois de suite sans qu'il en résulte aucune altération appréciable
dans leur substance. La quantité d'eau
qu'un tendon frais perd par l'exposition à l'air ou dans le vide sec est, en
général, d'environ 50 p. 100 de son
poids; quelquefois plus de 60 p. 100.
Après avoir été desséché, il peut absorber beaucoup plus d'eau qu'il n'en
renferme naturellement. Par la dessiccation, la fibre musculaire se réduit
à environ 1/5e de son poids initial (a).

(a) Chevreul, *De l'influence que l'eau exerce sur plusieurs substances azotées solides* (Annales
de chimie et de physique, 1821, t. XIX, p. 33).

rables. Ainsi, par la dessiccation à l'air libre, ou mieux encore dans le vide sec, on parvient souvent à enlever à ces tissus moitié plus d'eau qu'on ne l'avait fait au moyen de la pression mécanique (1) : et cela se comprend facilement ; car le liquide qui a pénétré entre les molécules du solide ou qui adhère directement à la surface des aréoles plus grandes dont la substance de celui-ci est creusée, y est retenu avec bien plus de force que celui qui, à raison de sa cohésion seulement, a été entraîné par son enveloppe fluide dans l'intérieur de ces cavités. Ce que l'on chasse d'abord, c'est donc l'eau qui occupe le centre ou l'axe des filets liquides logés dans les interstices du tissu, et ce qui reste le plus obstinément, c'est la couche périphérique de ces mêmes filets.

On verra bientôt pourquoi j'insiste sur cette circonstance (2).

Les attractions moléculaires qui déterminent cette union entre l'eau et les tissus organiques, tant animaux que végétaux, sont très puissantes. Ainsi, chacun sait qu'un coin de bois enfoncé dans une fissure de rocher se gonfle avec tant de force en s'imbibant d'eau, qu'il fait souvent éclater la pierre, et qu'une corde, en se mouillant, se tend de façon à développer une force énorme. Il est aussi à remarquer que ces actions moléculaires sont accompagnées d'un dégagement de chaleur qui est souvent assez considérable, et qui semble indiquer l'existence d'une certaine condensation de la matière sur laquelle ces forces s'exercent (3). Enfin la puissance des effets produits de la sorte res-

(1) En soumettant à l'action mécanique d'une presse à papier des tendons frais, ces tissus ont perdu 37 pour 100 de leur poids ; tandis que par la dessiccation à l'air ils auraient perdu 53 pour 100 (a).

(2) Voyez page 88.

(3) Ainsi, dans les expériences de M. Pouillet, dont j'ai déjà eu l'occasion de parler, la soie, la laine, les peaux, les membranes de l'estomac, etc., après avoir été desséchées, ont produit, lorsqu'on venait à les mouiller, une élévation de température de 2 degrés ou davantage, quelquefois jusqu'à 10 degrés (b).

(a) Chevreul, Op. cit. (Annales de chimie et de physique, 1821, t. XIX, p. 50).
(b) Pouillet, Op. cit. (Ibid., 1822, t. XX, p. 151).

sort également du phénomène de la fixation de la vapeur aqueuse par un grand nombre de ces tissus avides d'eau, car les propriétés hygrométriques dont les cheveux et beaucoup d'autres substances animales sont doués dépendent du jeu des mêmes forces (1).

Quant à la proportion d'eau dont un tissu organique peut s'emparer par voie d'imbibition, elle varie beaucoup, toutes choses étant égales d'ailleurs, suivant la quantité de liquide déjà existante dans la substance de ce corps solide. A mesure que cette quantité augmente, la résistance que l'élasticité du tissu oppose à l'introduction de quantités additionnelles s'accroît d'une manière plus ou moins rapide (2); mais la distension croissante des cavités capillaires occupées par l'eau permet à celles-ci d'utiliser d'une manière plus complète le pouvoir attractif dont leurs parois sont douées. Du reste,

Influence de l'élasticité des tissus sur leur pouvoir absorbant.

(1) La condensation de la vapeur aqueuse par les matières organiques hygrométriques est considérée, par la plupart des physiciens, comme dépendant du jeu de forces chimiques, et par conséquent comme ne pouvant être assimilée aux actions capillaires(a). Mais M. Pouillet a constaté des effets du même ordre produits sur la vapeur aqueuse par des corps dont la nature chimique ne paraît pas susceptible de modifications dans des circonstances de ce genre. Ainsi il a vu que l'argent et le platine se couvrent d'une couche d'eau dans l'air très humide, mais non saturé, et ses expériences l'ont conduit à cette conclusion, que tous les corps qui se mouillent sont plus ou moins hygrométriques (b). Par conséquent, il faut ranger l'attraction moléculaire dont dépend cette condensation dans la catégorie des agents que l'on désigne généralement sous le nom de *forces physiques*. Je ferai remarquer cependant que dans la classification adoptée aujourd'hui par M. Chevreul, l'attraction capillaire prend place parmi les forces chimiques, et se trouve désignée sous le nom d'*affinité capillaire* (c).

(2) Au sujet des rapports qui existent entre l'allongement et les charges, on peut consulter le travail de M. Wertheim sur l'élasticité des tissus organiques (d).

(a) Chevreul, *Op. cit.* (*Annales de chimie et de physique*, t. XIX, p. 50).
(b) Pouillet, *Op. cit.* (*loc. cit.*, p. 156).
(c) Voyez l'article de ce savant sur la *Mécanique chimique*, dans le *Cours de chimie générale* de MM. Pelouze et Fremy, 1850, t. III, p. 890.
(d) G. Wertheim, *Mémoire sur l'élasticité et la cohésion des principaux tissus du corps humain* (*Annales de chimie et de physique*, 1847, t. XXI, p. 385).

l'augmentation dans la puissance d'imbibition due à cette dernière cause est très petite, comparativement à la progression
négative déterminée par la réaction du tissu élastique, et il
arrive toujours un moment où celle-ci fait équilibre à l'attraction capillaire. L'imbibition est alors parvenue à son terme, et
c'est pour désigner cet état que les physiologistes, empruntant leurs expressions au langage de la chimie, disent que
les tissus sont arrivés à leur point de saturation. Ainsi, plus
un tissu organique est éloigné de cet état de saturation,
plus il aura de tendance à s'emparer de l'eau avec laquelle
il se trouve en contact. Or, nous verrons bientôt que l'absorption suit cette loi chez l'animal vivant aussi bien que sur
le cadavre.

Influence
de la nature
chimique
des liquides
sur
l'intensité
de l'imbibition.
Les différences que nous avons déjà eu l'occasion de remarquer dans le mouvement ascensionnel de divers liquides dans
les petits tubes de verre s'observent aussi dans le degré d'activité avec lequel les tissus organiques s'imbibent de substances
dont la nature chimique varie. Ainsi un morceau de tendon
préalablement desséché et plongé dans l'huile n'éprouvera
presque aucun changement, et son poids n'augmentera que
très peu; dans l'alcool, il se chargera d'une quantité un peu
plus considérable de liquide, mais il ne reprendra ni son
volume ni son aspect naturels, tandis que dans l'eau son poids
doublera bientôt, et pourra même tripler ou quadrupler; et en
se gonflant de la sorte il retrouvera ses propriétés physiques
ordinaires. Des différences analogues s'observent quand on
compare l'action absorbante des tissus organiques sur l'eau et
sur les dissolutions salines. Ainsi, dans les expériences intéressantes faites sur ce sujet, il y a près de quarante ans, par
M. Chevreul, le tissu jaune élastique, préalablement desséché, ne s'est emparé que d'environ 37 centièmes d'eau quand
on le plongeait dans une dissolution saturée de chlorure de
sodium, tandis qu'il se chargeait de 240 centièmes de liquide

quand c'était de l'eau pure avec laquelle il se trouvait en contact (1).

On pouvait donc prévoir qu'en faisant varier le degré de concentration des dissolutions salines dans lesquelles on plongerait un corps analogue, on déterminerait des différences correspondantes dans les quantités de liquide dont celui-ci s'imbiberait; et, en effet, les recherches plus récentes de M. Liebig et de M. Cloetta montrent que les choses se passent de la sorte (2).

(1) L'augmentation de poids observée par M. Chevreul n'était que de 3 à 8 pour 100, lorsqu'il plaçait du tissu élastique jaune, des tendons, des ligaments, etc., dans de l'huile pendant onze heures, terme au delà duquel le poids de ces substances resta stationnaire.

Dans ces mêmes expériences, la quantité d'eau dont les tissus organiques s'imbibaient était toujours plus petite quand ils étaient immergés dans de l'eau salée que lorsqu'ils étaient en rapport avec de l'eau pure; mais, en général, la différence n'était pas aussi considérable que dans l'exemple cité ci-dessus. Ainsi 100 parties de tendon d'Éléphant desséchées ont pris en vingt-quatre heures 178 parties d'eau, tandis que le même tissu également desséché, mais plongé dans de l'eau saturée de chlorure de sodium, a gagné en poids 138 pour 100; et, pour arriver à ce degré de saturation, il a fallu prolonger l'immersion pendant vingt et un jours (a).

(2) Ainsi M. Liebig a trouvé que 100 parties du tissu desséché de la vessie du Bœuf prenaient par imbibition, en vingt-quatre heures:

268 volumes d'eau pure,
133 volumes d'une dissolution concentrée de chlorure de sodium (densité, 1,204).

En quarante-huit heures la quantité de liquide absorbé était de:

310 volumes d'eau pure;
288 volumes de dissolution saline contenant $\frac{2}{3}$ d'eau et $\frac{1}{3}$ de la dissolution précédente;
235 volumes du même mélange dans les proportions de $\frac{1}{2}$ d'eau et $\frac{1}{2}$ de la dissolution concentrée;
219 volumes du mélange contenant $\frac{1}{3}$ d'eau et $\frac{2}{3}$ de la dissolution concentrée de sel marin.

Avec la vessie de Porc desséchée, les différences furent encore plus grandes. En vingt-quatre heures 100 parties absorbèrent:

356 volumes d'eau distillée,
159 volumes d'eau saturée de chlorure de sodium (b).

Dans une expérience analogue,

(a) Chevreul, Op. cit. (Annales de chimie et de physique, 1821, t. XIX, p. 52).
(b) Liebig, Recherches sur quelques-unes des causes du mouvement des liquides dans l'organisme animal (Annales de chimie et de physique, 1849, 3ᵉ série, t. XXV, p. 374).

Influence
de la capillarité
sur
la composition
chimique
des liquides.

§ 4. — L'étude attentive des phénomènes qui accompagnent l'imbibition des dissolutions salines par les tissus organiques a permis aux physiologistes de découvrir certains effets de capillarité dont les physiciens ne pouvaient soupçonner l'existence tant qu'ils ne se servaient que de tubes de verre de petit calibre pour leurs expériences sur les attractions moléculaires, et dont la connaissance est d'une grande valeur pour la philosophie chimique ainsi que pour l'explication des actes physiologiques.

Je viens de montrer que l'attraction adhésive exercée par les tissus organiques sur l'eau et sur le sel commun n'est pas également énergique. Nous en pouvons conclure qu'en présence d'un mélange de molécules de ces deux substances, ces tissus attireront dans leurs interstices les unes avec plus de force que les autres, et s'en chargeront en plus grande proportion. Ainsi, quand un tissu perméable est plongé dans une dissolution saline, le liquide qu'il accumule dans son intérieur est moins riche en sel que ne l'est le bain circonvoisin, et la différence est d'autant plus marquée, que l'imbibition s'est effectuée par l'action attractive de cavités plus petites.

En étudiant les phénomènes de transsudation dont l'organisme est le siége, j'ai déjà eu l'occasion de mentionner des faits du même ordre, et de les attribuer à ce que j'ai appelé une *filtration élective* (1). Nous aurons bientôt l'occasion d'y revenir

M. Cloetta a constaté une absorption de :

5,4 pour 100 d'une dissolution de sel commun dont la densité était 1,35 ;
24,3 pour 100 d'une dissolution semblable, mais n'ayant que 1,01 de densité.

Avec le sulfate de soude la quantité de liquide absorbé était de :

1,15 quand la dissolution était chargée de 5,5 pour 100 de sel ;
0,80 quand elle contenait 11,7 pour 100 de sel (a).

(1) Voy. ci-dessus, tome IV, p. 423.

(a) Cloetta, *Diffusionsversuche durch Membranen mit zwei Salzen*. Zurich, 1851.

encore une fois, et je me bornerai à ajouter ici que cette influence remarquable des effets de la capillarité sur la composition chimique des liquides s'explique facilement par l'indépendance des actions attractives exercées par le corps solide sur les molécules de l'eau et sur les molécules du sel qui se trouvent mélangées avec les premières. Le tissu perméable attire plus fortement l'eau ; cette substance doit donc tendre à s'accumuler contre la surface des cavités capillaires du tissu organique, et à constituer dans celles-ci une sorte d'enveloppe à l'intérieur de laquelle se trouvera la dissolution saline non modifiée (1).

(1) M. Brücke fut le premier à appeler l'attention des physiologistes sur la faculté que les tissus perméables ont de séparer l'eau d'une dissolution saline, et par conséquent de modifier le degré de concentration de celle-ci (a). Je reviendrai sur ses expériences quand je parlerai plus particulièrement de l'endosmose. M. Ludwig alla plus loin, et fit voir que le mécanisme du phénomène devait être celui indiqué ci-dessus. Ce physiologiste compara d'abord avec beaucoup de soin les proportions d'eau et de matières salines contenues dans le liquide que le tissu organique enlevait à une dissolution dont la composition était connue. Il opéra tantôt avec du chlorure de sodium, tantôt avec du sulfate de soude, et toujours il trouva que la proportion d'eau devenait plus forte dans la dissolution dont le tissu organique préalablement desséché s'était imbibé que dans le bain dont ce liquide provenait. Ainsi, en employant comme bain de l'eau chargée de

7,220 pour 100 de sulfate de soude, il trouva que le liquide imbibé par le tissu de la vessie de Cochon desséchée ne renfermait que 4,43 pour 100 de sel, et en plongeant un morceau des parois de l'aorte du Bœuf dans de l'eau chargée de 19,79 centièmes de chlorure de sodium, il reconnut que la dissolution perdait environ 3 pour 100 de sel en pénétrant dans ce tissu spongieux.

Pour vérifier ou infirmer les vues théoriques de M. Brücke, relativement à la cause de cette différence et au mode de distribution de l'eau et de la matière saline dans les capillaires des tissus animaux, M. Ludwig fit une autre série d'expériences. Il est évident que si cette théorie est l'expression des faits, la dissolution saline dont le tissu s'est chargé ne doit pas être homogène dans toutes ses parties ; que dans le voisinage immédiat des surfaces dont l'attraction adhésive détermine la séparation de l'eau et du sel, il doit y avoir une couche

(a) E. Brücke, De diffusione humorum per septa mortua et viva. Berlin, 1841. — Beiträge zur Lehre von der Diffusion tropfbarflüssiger Körper durch poröse Scheidewände (Poggendorff's Annalen, 1843, t. LVIII, p. 77).

Cette couche périphérique, composée d'eau pure ou d'eau
avec très peu de matières étrangères, adhère nécessairement
avec plus de force aux parois des cavités interstitielles, et ne
peut être que très difficilement chassée de celles-ci par une
pression mécanique ; aussi quand on examine comparativement
le degré de concentration d'une dissolution saline qui va se
trouver en contact avec un tissu organique apte à s'en imbiber,
la densité moyenne de cette même dissolution après son entrée
dans ce corps poreux, et la composition du liquide qui s'écoule
ensuite de celui-ci sous l'influence de la pression, trouve-t-on
que les proportions relatives d'eau et de sel varient d'une
manière conforme à ce que la théorie indique.

Pour rendre les effets de ces actions moléculaires saisissables

mince de la première de ces substances, sinon à l'état de pureté, au
moins très peu chargée de particules
salines, et que la densité de la dissolution doit augmenter de la circonférence vers l'axe de chacun des petits
conduits occupés par le liquide absorbé. Il est évident aussi que la couche fluide qui adhère directement aux
parois de ces cavités capillaires doit
y être retenue beaucoup plus fortement que les couches centrales de ces
petits filets liquides, et que par conséquent ce sera d'abord cette dernière
portion qui sera chassée au dehors
par l'action d'une pression mécanique
exercée sur le tissu ainsi chargé de
liquide. Si la théorie de M. Brücke
est vraie, il faut donc que l'eau qui
s'échappera d'un tissu spongieux imbibé d'une dissolution saline soit plus
riche en sel que ne l'est en moyenne
le liquide qui occupe la totalité des

cavités interstitielles de ce tissu.
M. Ludwig compara donc la composition de la dissolution saline existant
dans la substance spongieuse de divers tissus animaux et celle du liquide
qui s'échappait de ceux-ci sous l'influence d'une pression mécanique, et
il trouva qu'effectivement ce dernier
était notablement plus chargé de sel,
mais ne différait pas beaucoup en
densité de la dissolution dans laquelle
le tissu avait puisé le liquide dont il
s'était imbibé ; de sorte que la différence entre la composition de ce dernier et celle du liquide absorbé devait
être attribuée à l'introduction d'une
couche d'eau pure ou presque pure,
puisée dans le bain salin et appliquée
immédiatement contre les parois des
cavités capillaires, en manière de
gaîne autour des filets de dissolution
entraînés dans ces mêmes cavités par
suite des actions de capillarité (a).

(a) C. Ludwig, *Ueber die endosmotischen Æquivalente und die endosmotische Theorie* (*Zeitschrift für rationelle Medicin*, 1849, t. VIII, p. 15 et suiv.). — *Lehrbuch der Physiologie des
Menschen*, 1852, t. 1, p. 62.

à la vue, j'aurai recours à une expérience faite par M. Ludwig. Plaçons dans deux flacons munis de bouchons de cristal bien rodés, de façon à empêcher l'évaporation du liquide inclus, une solution saturée à froid de chlorure de sodium, et, avant de les fermer, introduisons dans l'un des vases un morceau de vessie préalablement desséchée. Dans le flacon où il n'y a que la dissolution saline, celle-ci ne donne lieu à aucun dépôt de cristaux ; mais dans celui où se trouve le tissu organique, les choses ne se passent pas de même : le tissu ne tarde pas à s'imbiber du liquide dans lequel il baigne ; mais, comme il enlève à celui-ci plus d'eau que de sel, et que la dissolution dont le bain se compose est saturée, il ne peut effectuer cette soustraction qu'en déterminant la solidification d'une certaine quantité de la matière saline, et effectivement on le voit se couvrir de cristaux abondants.

§ 5. — En résumé, nous voyons donc qu'à raison même des propriétés physiques des parties solides de l'organisme, il existe, chez les animaux comme chez les plantes, une force qui tend à faire pénétrer dans la profondeur des tissus perméables de ces êtres l'eau et beaucoup d'autres liquides avec lesquels la surface de leurs organes se trouve en contact. Nous voyons aussi que les effets dus à ces actions capillaires doivent varier d'intensité et même de signe, suivant la nature des substances en contact avec les tissus organiques, suivant les propriétés de ceux-ci, et suivant les dimensions des espaces confluents dont ils sont creusés. Nous aurons à revenir bientôt sur ces conditions, dont dépend le degré d'activité avec lequel l'imbibition s'opère ; mais, en ce moment, une autre question doit nous préoccuper, et nous devons nous demander si l'attraction capillaire exercée par les solides de l'économie animale peut suffire à l'établissement de courants, soit de l'extérieur du corps vivant jusque dans les cavités dont se compose l'appareil circulatoire, soit du bain où Dutrochet a découvert

Insuffisance des actions capillaires pour l'établissement des courants observés.

les phénomènes osmotiques jusque dans l'intérieur des poches membraneuses employées dans les expériences de ce physiologiste ingénieux?

Quelques auteurs ont supposé qu'il en était ainsi (1); mais il suffit de considérer attentivement le jeu des forces dont dépend l'élévation d'un liquide dans un tube capillaire, pour reconnaître que cette hypothèse est inadmissible. Effectivement, la puissance attractive qui fait monter le liquide de la sorte pourrait bien faire arriver celui-ci jusqu'au bord supérieur du canal, si son intensité était suffisante ; mais elle ne pourrait jamais le déterminer à se déverser au dehors, et établir de la sorte un courant comme on en observe souvent dans les expériences sur l'osmose, car, dès que le liquide en mouvement dans l'endosmomètre dépasserait le niveau de l'extrémité supérieure du tube capillaire, elle agirait en sens inverse et tendrait à retenir ce même liquide. Les anciennes expériences de du Fay, dont j'ai déjà eu l'occasion de parler (2), montrent que l'attraction adhésive exercée par les parois d'un tube capillaire sur le liquide inclus peut balancer les effets d'une pression hydrostatique très notable, et devient un obstacle à l'écoulement de celui-ci au dehors.

Ainsi l'action capillaire dépendante de la surface des cavités invisibles dont les membranes organiques sont creusées pourra suffire pour amener des liquides de l'une des surfaces de ces corps solides jusque dans le voisinage immédiat de la surface opposée, et pour produire l'imbibition des tissus de l'organisme, mais sera toujours insuffisante pour faire avancer ce liquide plus loin et pour établir à travers la substance de ces corps

(1) Magendie, par exemple, supposait que les phénomènes d'endosmose et d'exosmose ne consistaient qu'en une imbibition à double courant (a).

(2) Voyez ci-dessus, page 56.

(a) Magendie, *Leçons sur les phénomènes physiques de la vie*, t. I, p. 83.

un courant quelconque. Tout en attribuant beaucoup d'importance aux effets de la capillarité dans la production des phénomènes complexes dont l'étude nous occupe ici, nous ne pouvons donc expliquer par le jeu des forces attractives que possèdent les tissus organiques, ni les phénomènes osmotiques, ni l'absorption qui fait pénétrer les matières étrangères de l'extérieur des vaisseaux jusque dans le torrent de la circulation. Ce mouvement ne peut être déterminé que par l'intervention de quelque autre force, et, pour en découvrir la cause, cherchons d'abord à nous rendre compte de l'action que le milieu en rapport avec la surface vers laquelle le courant se dirige peut exercer sur les liquides dont les cavités capillaires de la cloison se sont remplies.

§ 6. — Si la cloison qui sépare entre eux deux liquides est également perméable dans tous les sens, et si ces deux liquides sont doués des mêmes propriétés, l'influence de ceux-ci ne produira aucun effet sensible sur l'état d'équilibre du fluide logé dans les canaux capillaires dont cette cloison est creusée (1). Mais si ces liquides sont hétérogènes, il pourra en être autrement, car l'attraction exercée par les molécules du liquide intérieur sur celles du liquide extérieur pourra l'emporter sur la force qui fait adhérer ces dernières aux parois des conduits capillaires intermé-

Action
des liquides
hétérogènes
les uns
sur les autres.

---

(1) Si le fluide que j'appellerai *interstitiel* était compressible comme le sont les gaz, son volume diminuerait par l'effet de la pression exercée en sens opposé par les deux filets liquides attirés dans le canal capillaire par les extrémités opposées de celui-ci ; mais cette pression étant égale de part et d'autre, il resterait stationnaire au milieu de la cloison et continuerait à former écran. Si le canal capillaire était vide, les deux filets liquides s'y rencontreraient et formeraient une masse continue, mais le liquide A ne pourrait repousser le liquide B ni être repoussé par lui, puisque nous avons supposé l'action capillaire égale de part et d'autre; par conséquent il n'y aurait établissement d'aucun courant. Enfin, si le canal capillaire est déjà occupé par un liquide identique avec A et B, ceux-ci ne pourront pénétrer ni l'un ni l'autre, parce que l'attraction exercée par les parois de ce conduit sur le liquide cavitaire sera égale à celle que ces mêmes parois exercent sur A et sur B, et il n'y aura là aucune cause de déplacement.

diaires, ainsi que sur la force qui tendrait à faire pénétrer le liquide intérieur dans ces mêmes canaux et à s'opposer au passage du liquide extérieur. Celui-ci serait alors sollicité à avancer davantage et à se réunir au liquide intérieur ; enfin, si l'attraction exercée de la sorte par l'un des liquides sur l'autre était suffisamment grande, il en résulterait un mouvement d'afflux de l'extérieur à l'intérieur, c'est-à-dire un courant endosmotique, et un phénomène analogue à celui qui constitue l'absorption..

Pour avancer dans l'étude du mécanisme du transport des matières étrangères de l'extérieur de l'organisme ou des cavités circumvasculaires jusque dans le torrent de la circulation, nous avons donc besoin de connaître le mode d'action des liquides sur les liquides, et je me vois conduit de la sorte à faire une nouvelle excursion sur le domaine des sciences physico-chimiques.

Cause de la miscibilité des liquides.

§ 7. — Chacun sait que les liquides, quand ils sont en contact, se comportent d'une manière très variable : les uns sont miscibles, les autres ne se mêlent pas ; et lorsqu'on veut se rendre bien compte de la cause de ces différences, il est bon de revenir au point de départ que j'ai choisi pour l'étude des actions capillaires, et de considérer ce qui se passe quand de très petites masses ayant la forme de gouttes sont en présence.

Nous avons déjà vu qu'il existe de très grandes variations dans l'intensité relative de la force de cohésion qui tient unies les molécules des divers liquides et de l'attraction adhésive que les corps solides exercent sur ces substances. Il en est de même pour les réactions des différents liquides les uns sur les autres. Ainsi, quand une goutte d'eau roule sur une surface où elle conserve sa forme sphérique et qu'elle vient à rencontrer un globule de mercure, elle ne se confond pas avec celui-ci et reste arrondie, parce que la force d'attraction des molécules de l'eau pour elles-mêmes est supérieure à la force d'attraction agissant entre ces molécules et celles du mercure, qui, de leur côté, sont maintenues le plus rapprochées possible, c'est-à-dire en boule, par une force de cohésion supérieure à l'attraction dont je viens de parler. Il en est encore de même quand des globules d'eau et d'huile viennent à se rencontrer ; mais, quand une goutte d'eau arrive en contact avec une goutte d'alcool, les choses se passent tout autrement ; les deux globules se confondent rapidement, et ne forment plus qu'une masse unique. En effet, l'attraction des molécules de l'eau pour celles de l'alcool, et réciproquement, est plus énergique que l'attraction cohésive des molécules de l'un ou de l'autre de ces liquides pour elles-mêmes, et cette attraction détermine leur rapprochement.

Il y a donc des différences très considérables dans le degré de puissance avec lequel les liquides hétérogènes s'attirent mutuellement.

Pour mieux apprécier l'influence de cette inégalité dans la force adhésive, examinons de plus près ce qui se passe quand l'eau est en présence de l'huile ou de l'alcool.

Chacun a pu remarquer que l'huile versée sur l'eau surnage à raison de sa moindre densité, et que si la quantité d'huile déposée ainsi est très petite, ce liquide conservera en dessous une surface convexe, tout en s'étalant en lame mince, et ne se mêlera pas à l'eau ; bien plus, si l'on agite le vase de façon à diviser l'huile en parcelles très minimes et à éparpiller celles-ci dans tous les sens au milieu de l'eau, on la voit, par le repos, se réunir plus ou moins rapidement à la surface de ce liquide, et reprendre la position que l'équilibre hydrostatique lui assigne. Ainsi le mélange opéré artificiellement n'est pas permanent.

Si, au lieu d'employer de l'huile, on verse doucement à la surface de l'eau une certaine quantité d'alcool, ou mieux encore du vin coloré, afin de rendre les phénomènes plus visibles, on remarque aussi que ce dernier liquide forme au-dessus de la première une couche distincte ; mais la ligne de démarcation cesse bientôt d'être nette, et l'on voit le vin, malgré sa légèreté, descendre peu à peu dans l'eau et la teinter de plus en plus ; au bout d'un certain temps, le mélange se sera complété spontanément, et, lorsque ce résultat sera obtenu, ou lorsqu'on aura mêlé les deux liquides en les agitant, la différence de leur pesanteur spécifique ne suffira plus pour les séparer : les molécules du vin se seront distribuées d'une manière uniforme dans toutes les parties de la masse d'eau sous-jacente. Ces deux liquides sont donc miscibles, et la force qui tient les molécules du vin unies aux molécules de l'eau balance non-seulement l'attraction cohésive de ces deux substances, mais aussi la force hydrostatique due à leur densité inégale, qui tend à faire monter les premières et descendre les secondes.

Action dissolvante des liquides. Des phénomènes analogues s'observent quand on met en présence un corps solide et un liquide qui est susceptible, non-seulement de mouiller le premier, mais aussi de le dissoudre. Les mêmes forces déterminent les dissolutions aussi bien que les mélanges permanents dont je viens de parler, et, pour arriver à des idées nettes touchant l'action réciproque des liquides, il me paraît indispensable de considérer d'abord ce qui se passe dans le travail de la dissolution.

Prenons pour exemple un morceau de glace, et plaçons-le en rapport avec de l'acide sulfurique concentré : la glace se dissoudra, c'est-à-dire fondra et se dispersera dans l'acide, jusqu'à ce que celui-ci se soit chargé d'une certaine proportion d'eau. L'attraction exercée par l'acide sulfurique sur les molécules de la glace aura donc vaincu la force de cohésion qui retenait celles-ci comme enchaînées entre elles et leur donnait l'état solide ; elle aura produit sur ces particules un effet analogue à celui qui résulte de leur combinaison avec une quantité considérable de chaleur, et l'eau ainsi liquéfiée aura été introduite dans la masse de l'acide et distribuée d'une manière uniforme dans toutes les parties de celle-ci, car la combinaison ou mélange ainsi produit sera identique sur tous les points. Pour arriver au but que je me propose d'atteindre, nous n'avons pas besoin d'examiner ici quel est le caractère de la force attractive déployée par l'acide sulfurique, et de chercher si elle modifie ou non le mode de groupement atomique des corps réagissants; que cette force soit l'affinité chimique ou l'agent que nous avons vu intervenir dans la production des phénomènes de capillarité, et que nous avons appelé *attraction adhésive*, les effets dynamiques pourraient différer quant à leur intensité, mais resteraient les mêmes en ce qui touche au changement d'état du corps dissous et à son mode de répartition au sein du menstrue, c'est-à-dire du fluide dissolvant; et toujours l'action dissolvante de celui-ci se prolongera tant qu'il n'y aura pas équilibre entre la puissance attractive dont ce menstrue est doué et la somme des forces contraires qui tendent à maintenir les molécules de l'eau à l'état de glace séparées de celles-ci et réunies entre elles sous la forme solide. Le degré de solubilité de la glace dans l'acide sera donc déterminé par la résultante de ces forces contraires; et quand cette résultante deviendra égale à zéro, la dissolution de l'eau dans l'acide sera dans l'état d'équilibre que les chimistes appellent *saturation*. Mais les molécules de l'acide et celles de l'eau à l'état solide n'en persisteront pas moins à s'attirer réciproquement avec un certain degré de force; et il est visible que si l'on supprimait l'influence de la cohésion de la glace qui balance cette attraction, celle-ci continuerait à déterminer le rapprochement entre les particules de ces deux corps hétérogènes, et une nouvelle quantité d'eau pénétrerait entre les molécules de l'acide. Or, cette désagrégation des particules de l'eau solide s'effectue par l'action de la chaleur, quand la glace vient à fondre sous l'influence de cet agent physique, et par conséquent l'acide sulfu-

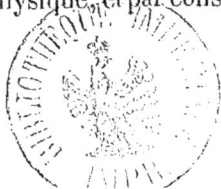

rique, en vertu des forces attractives dont nous venons d'examiner le jeu, pourra se pénétrer d'une quantité d'eau liquide
supérieure à celle dont il s'emparerait si ce dernier corps était à
l'état solide. Il en résulte que des phénomènes du même ordre
que ceux qui caractérisent l'action dissolvante peuvent se produire quand deux liquides sont en contact, et déterminer la
répartition uniforme des molécules de l'un dans la masse constituée par l'autre.

Nous verrons bientôt que l'attraction développée de la sorte
est une cause de mouvement pour les dissolutions salines et les
autres liquides qui se trouvent en rapport avec les humeurs de
l'organisme, et joue un rôle considérable soit dans l'endosmose,
soit dans l'absorption physiologique; mais, avant d'examiner
ce point, cherchons à compléter l'idée que nous devons nous
former de la réaction des liquides miscibles qui viennent à se
rencontrer.

Mode de distribution des molécules des corps en dissolution. Si la force qui détermine le rapprochement des molécules
de l'acide sulfurique et de l'eau était seulement l'affinité chi-
mique, le mélange spontané de ces deux liquides ne se produirait plus du moment que cette affinité serait satisfaite, et, en
admettant même qu'à raison de cette force chaque molécule
d'acide pût agglomérer autour d'elle un très grand nombre
de molécules d'eau, les effets ainsi produits auraient un terme,
et, passé ce terme, rien ne solliciterait les particules d'acide
hydraté à se répandre dans un volume d'eau plus considérable. Il en serait encore de même si le mélange des deux
liquides n'était provoqué que par l'attraction adhésive agissant
seule ou conjointement avec l'affinité; car, d'une part, la sphère
d'activité sensible de cette force aurait aussi des limites, et,
d'autre part, dès que la molécule d'acide serait en équilibre
au milieu d'un groupe de molécules occupant la totalité de
l'espace correspondant à cette sphère, elle y resterait stationnaire tant qu'une autre cause ne viendrait pas troubler cet

équilibre. Or, le voisinage d'une masse plus ou moins considérable d'eau située au delà de ces limites ne saurait produire cet effet. Cependant l'expérience nous apprend que si l'on met en contact de l'acide sulfurique et de l'eau, le premier de ces corps se répartira uniformément dans le second et y restera distribué de la sorte, quel que soit le volume de ce dernier liquide. Ainsi, dix molécules d'acide qui se placeront à égale distance dans un volume d'eau constitué par mille molécules de ce corps, se répartiront de la même manière dans un volume composé d'un million ou de cent millions de ces mêmes molécules; de sorte que des portions du mélange prises dans des parties quelconques de la masse formée par celui-ci offrent les mêmes proportions d'eau et d'acide.

L'explication de ce phénomène a été donnée par un des physiciens que la Faculté des sciences de Paris est heureuse de pouvoir compter au nombre de ses membres : Gay-Lussac (1).

Chacun sait que les corps, tant solides que liquides, changent d'état sous l'influence d'une température suffisamment élevée, pourvu qu'ils ne soient pas décomposés préalablement par cette force, et que lorsque leurs molécules constitutives ont été de la sorte écartées entre elles, celles-ci cessent d'exercer sur elles-mêmes une attraction réciproque appréciable, mais obéissent à la force répulsive que la chaleur leur communique, et tendent en conséquence à se répartir uniformément dans l'espace; quand des obstacles s'opposent à leur dispersion, elles pressent

L'état des corps en dissolution est analogue celui des gaz.

(1) Gay-Lussac était à la fois un grand chimiste et un des physiciens les plus illustres de son époque. On lui doit la découverte de la *loi* dite *des volumes*, qui régit les combinaisons des gaz ; un travail capital sur l'iode, la découverte du cyanogène, qui a été l'origine de nos connaissances sur les radicaux composés, et un grand nombre de travaux d'une grande importance. Il naquit en 1778 et mourut en 1850. Arago et M. Biot ont publié l'un et l'autre des notices sur ses ouvrages (a).

(a) Arago, *Notices biographiques*, t. III (*Œuvres*).
— Biot, *Notice sur Gay-Lussac* (*Journal des savants*, 1850).

contre ceux-ci, et, quand elles cessent d'être confinées, elles se répandent au loin. Nous avons déjà eu l'occasion de voir qu'en vertu de ce pouvoir expansif, les gaz occupent tous les espaces vides où ils ont accès, et se logent aussi dans les interstices que les molécules des fluides laissent entre elles (1). Or, les molécules d'un solide ou d'un liquide qui, par l'action dissolvante d'un menstrue, se trouvent écartées entre elles de la même façon, doivent se comporter d'une manière analogue; et par conséquent si les forces attractives qui déterminent le groupement d'un certain nombre de molécules du corps dissolvant autour de chaque molécule du corps soluble conservent une action sensible à des distances où déjà la force de répulsion l'emporte sur la force de cohésion, ces molécules doivent se comporter comme le font les particules d'un gaz ou d'une vapeur, c'est-à-dire se repousser mutuellement et tendre à se répartir uniformément dans la totalité de l'espace que le menstrue leur offre. C'est précisément de la sorte qu'on les voit se répandre au loin, et par conséquent le phénomène de la diffusion des liquides dans les liquides, de même que l'expansion des gaz dans l'espace, s'explique par l'inégalité dans la loi de décroissance des forces attractives et répulsives avec les distances, décroissance qui amène la cessation des effets sensibles de l'attraction quand les molécules réagissantes sont arrivées à un certain degré d'écartement, mais qui ne modifie pas de la même manière la puissance répulsive, dont l'intensité ne diminuerait pas aussi rapidement avec l'augmentation de la distance et produirait seule des effets appréciables au delà des limites que je viens d'indiquer.

Diffusion des liquides dans d'autres liquides.

Le mélange spontané des liquides miscibles qui se trouvent en contact est donc un phénomène complexe et peut être déterminé par deux causes : par les forces attractives chimiques ou

(1) Voyez tome 1er, page 456 et suivantes.

physiques qui sollicitent les molécules hétérogènes à se rapprocher, et par la force répulsive qui, due à la chaleur ou à tout
autre agent, tend à écarter entre elles les molécules homogènes,
et n'est plus balancée par l'attraction réciproque de celles-ci dès
que ces mêmes molécules sont situées à une certaine distance
les unes des autres. Ce sont les effets dus à cette action répulsive qui constituent essentiellement le phénomène que les physiciens désignent sous le nom de *diffusion des fluides*, et il est
facile de concevoir qu'une puissance tendant à faire pénétrer
les molécules d'un corps du sein d'un liquide dans la substance
d'un liquide adjacent, doive jouer un rôle considérable dans
l'absorption physiologique, phénomène par suite duquel les
fluides en contact avec la surface humide de nos organes
pénètrent jusque dans la masse des liquides nourriciers en circulation dans l'organisme.

Tout ce que je viens de dire au sujet du mécanisme de la
dissolution de la glace dans l'acide sulfurique, et de la diffusion
subséquente des molécules de l'acide hydraté au sein d'un
volume quelconque d'eau liquide, est applicable au phénomène
de la dissolution en général, quel que soit le corps solide dont
le liquide s'empare, et quel que soit le menstrue qui produit cet
effet (1). Pour arriver au but que je me propose, il n'est pas

---

(1) Ainsi quand l'eau dissout du sel,
ce dernier corps est liquéfié par l'action
attractive de ce menstrue, tout comme
nous avons vu la glace fondre au contact de l'acide sulfurique. Or nous
savons que les corps, en changeant
d'état, rendent latente une quantité
plus ou moins considérable de chaleur,
et que l'eau, par exemple, pour passer de l'état solide à l'état liquide,
sans changer de température, absorbe
79 calories par kilogramme. Quand
la glace se dissout dans l'acide sulfurique, elle s'empare donc d'une quantité correspondante de chaleur, et en
soustrayant celle-ci aux corps envi-
ronnants, produit du froid. Aussi
malgré le dégagement de chaleur
qui résulte en même temps de l'union
de l'acide sulfurique avec un certain
nombre de molécules du liquide, et
qui balance en partie cet effet frigo-
rifique, peut-on obtenir ainsi un grand
abaissement de température : par
exemple, en mêlant 8 parties de neige
et 10 parties d'acide sulfurique étendu,

nécessaire de chercher à démêler la part que l'affinité chimique peut avoir dans l'action attractive exercée par le dissolvant sur les particules du corps soluble; la distinction serait d'ailleurs bien difficile à établir (1), et nous pouvons également nous dispenser de l'examen des lois de la dissolution. Mais, d'après ce que nous savons déjà concernant la diffusion des liquides, les physiologistes conviendront avec moi qu'il peut nous être

on parvient à faire descendre le thermomètre jusqu'à 68 degrés au-dessous de zéro.

La même absorption de chaleur se fait quand un sel se dissout dans l'eau. Ainsi en mettant en présence des parties égales d'azotate d'ammoniaque et d'eau, on détermine dans le mélange un abaissement de température de près de 30 degrés.

Mais les effets frigorifiques dépendants des phénomènes de la dissolution ne tiennent pas seulement à la fusion du solide dissous, et continuent de se produire après que ce résultat a été obtenu. Ils sont alors dus à la diffusion des molécules du corps en dissolution dans l'espace que lui offre le menstrue. Cette diffusion, ai-je dit, est un phénomène analogue à l'expansion d'un gaz dans le vide. Cette expansion est toujours accompagnée d'une production de froid, et par conséquent la diffusion d'un liquide dans un autre doit être accompagnée aussi d'une absorption de chaleur. L'abaissement de température produit de la sorte peut souvent être reconnu au thermomètre; mais dans d'autres cas il est masqué par le dégagement de chaleur déterminé par le rapprochement des molécules du corps dissous

et des molécules du menstrue qui viennent se grouper autour de chacune des premières.

Comme exemple des effets calorifiques complexes qui peuvent se produire dans l'acte de la dissolution, je rappellerai qu'un équivalent de sulfate de magnésie anhydre, en se dissolvant dans une quantité déterminée d'eau, produit une élévation de température de $4°,33$; tandis que la dissolution du même sulfate cristallisé, et contenant 7 équivalents d'eau, détermine un abaissement de température de $0°,92$. La quantité totale de chaleur dégagée par l'action de MgO,SO^3 sur HO a donc été de $4°,33 + 0°,92 = 5°,23$ (a).

(1) Ainsi, quand on mêle de l'eau et de l'acide sulfurique, on observe une diminution dans le volume des liquides, un grand dégagement de chaleur et tous les signes d'une combinaison chimique; mais une certaine élévation de température se produit encore lorsque l'acide a déjà reçu une quantité d'eau si grande, qu'il est difficile de croire que l'hydrate formé puisse s'unir chimiquement à un nombre plus considérable d'atomes de cette substance basique. Par exemple, dans les expériences de M. Graham, un dégagement de cha-

(a) Graham, Op. cit. (Annales de chimie, 3e série, t. VIII, p. 159).

utile d'approfondir davantage l'étude de ce dernier phénomène (1).

§ 8. — Si l'on met en contact de l'eau pure et une dissolution
de sel commun, on voit que les molécules de cette dernière substance s'échappent en partie du menstrue qui les contient, et
que cette diffusion se poursuit jusqu'à ce que la proportion des
molécules salines et aqueuses soit devenue égale de part et

*Lois
de la diffusion.*

leur très sensible s'observa lorsqu'on
ajoutait de l'eau à l'acide sulfurique
précédemment dilué au point de contenir 48 équivalents de base pour
un équivalent d'acide (a). Or, dans
les cas de ce genre, faut-il attribuer
le dégagement de chaleur à des actions moléculaires de l'ordre de celles
qui déterminent l'adhésion de l'eau
sur tout corps solide que ce liquide
est susceptible de mouiller, et qui,
en s'exerçant, produisent, comme
M. Pouillet l'a constaté, une certaine
élévation de température (b)? Ou bien,
faut-il supposer que l'affinité chimique
de l'acide pour l'eau puisse s'étendre
sur un groupe extrêmement considérable de molécules de ce liquide
basique? et alors, de même que dans
le premier cas, où sera la limite de
cette influence? Dans l'état actuel de
la science, ces questions ne me paraissent pas solubles, et d'ailleurs je
ne crois pas que la distinction entre
les forces attractives dites *chimiques*
et *physiques* soit aussi fondée qu'on
l'enseigne généralement dans nos
écoles.

(1) Le phénomène de la diffusion
des liquides dans les milieux liquides
a été étudié avec beaucoup d'attention
par l'un des chimistes les plus habiles
de l'Angleterre, M. Th. Graham (c).
Pour mesurer le pouvoir diffusif
d'une dissolution saline ou de toute
autre substance dans un milieu quelconque, ce savant a fait usage d'une
méthode expérimentale très simple.
Un flacon à large goulot est rempli
de la dissolution saline et placé dans
un grand vase que l'on remplit ensuite
avec de l'eau pure, de façon que
ce dernier liquide dépasse de beaucoup le bord supérieur du flacon, et
que pendant l'opération la dissolution saline n'ait pas été notablement
agitée par des courants produits dans
le bain où elle plonge. Au bout d'un
certain temps, on recueille une certaine quantité de l'eau du bain, et l'on
détermine, par évaporation ou par
l'emploi de réactifs titrés, la proportion de matière saline qui s'y trouve
répandue et qui lui a été fournie par
la dissolution contenue dans le flacon
ouvert et immergé (d).

(a) Graham, *Expériences sur la chaleur dégagée par les combinaisons chimiques (Annales de chimie et de physique*, 3ᵉ série, 1843, t. VIII, p. 175).
(b) Voyez ci-dessus, pages 77 et 84.
(c) Graham, *On the Diffusion of Liquids (Philos. Trans.*, 1849, p. 1). — *Supplement. Observ. on the Diffusion of Liquids (Philos. Trans.*, 1850, p. 805). — *Additional Observ. on the Diffu-sion of Liquids (Philos. Trans.*, 1857, p. 483).
(d) T. Graham, *Op. cit. (Philos. Trans.*, 1849, p. 4, fig. 2).

d'autre ; mais que ce mouvement expansif diminue d'intensité à mesure que l'expérience avance et que l'équilibre parfait ne s'établit que très lentement. En effet, la diffusion est d'autant plus rapide, que la différence est plus grande entre la proportion du sel dans les deux liquides ; et pour mieux constater cette proportionnalité entre la quantité de la matière saline qui existe dans une dissolution et celle qui se répand dans un liquide adjacent, il suffit de placer dans autant de bains de même volume quatre vases contenant de l'eau chargée de chlorure de sodium dans les proportions de 1, 2, 3 et 4 centièmes, puis, au bout d'un temps voulu, une semaine, par exemple, de déterminer la quantité de sel qui se sera répandue dans l'eau de chacun de ces bains : on verra que ces quantités seront entre elles dans les mêmes rapports que dans les dissolutions, c'est-à-dire comme 1, 2, 3, 4 (1).

Il résulte aussi des expériences de M. Graham que la rapidité de la diffusion croît, dans certaines limites, avec l'élévation de la température (2).

La rapidité avec laquelle la diffusion s'effectue varie beaucoup, suivant la nature des substances qui se répandent dans

(1) Ces expériences ont été faites par M. Graham (a) ; mais je dois ajouter que plus récemment M. Beilstein, sous la direction de M. Jolly, a examiné la proposition de ce chimiste, relative aux rapports existant entre la rapidité de la diffusion et la proportion de sel, et qu'il n'a pas trouvé un accord si parfait ; il pense donc que cette loi n'a qu'une exactitude approximative (b).

(2) Ainsi, dans des temps égaux, des dissolutions également chargées de chlorure de sodium ont répandu dans le bain circonvoisin 10 parties de sel quand la température était d'environ 4 degrés, et 13,6 quand la température était d'environ 19 degrés (c).

L'influence accélératrice de l'élévation de la température sur le pouvoir diffusif de diverses dissolutions salines est également mise en évidence par les expériences suivantes, faites, les unes à 15 degrés, les autres à 3 degrés, avec des liquides contenant un dixième de matière saline. La quantité de sel

(a) Graham, Op. cit. (Philos. Trans., 1850, p. 6).
(b) Beilstein, Ueber die Diffusion von Flüssigkeiten (Liebig's Annalen, 1856, t. XCIX, p. 105).
(c) Graham, Op. cit., p. 6.

un menstrue et aussi suivant la nature de celui-ci. Par exemple, dans une série d'expériences comparatives faites par M. Graham dans des conditions semblables, le temps employé pour la diffusion de 3 parties d'albumine dans un bain d'eau pure a suffi pour la dispersion de 13 de gomme, de 26 de sucre, de 51 de nitrate de soude, de 58 de chlorure de sodium, et de 69 d'acide sulfurique monohydraté. L'alcool ne possède qu'environ la moitié du pouvoir diffusible de ce dernier corps ; mais l'ammoniaque, la potasse, et surtout l'acide chlorhydrique, se répandent dans l'eau avec une rapidité beaucoup plus grande (1).

Ces différences ne coïncident pas avec le degré d'affinité plus ou moins considérable des substances solubles dans le menstrue. Ainsi le chlorure de sodium a plus d'affinité pour l'eau que le

Diffusibilité inégale des différents corps.

supposé anhydre, qui s'est répandue dans le bain pendant des temps égaux, était dans la proportion suivante :

	T.=15°.	T.=3°.
Chlorure de sodium.	32,2	22,5
Nitrate de soude . .	30,7	22,8
Chlorure d'ammonium	40,2	31,1
Amylate de potasse.	35,5	28,7
— d'ammoniaque. .	35,3	29,2
Chlorure de baryum.	27,0	21,1
Sulfate d'eau	30,8	29,8
Sulfate de magnésie.	15,4	13,1
Sulfate de zinc . . .	15,8	12,6

On voit qu'en général l'accroissement de la diffusibilité qui accompagne l'élévation de la température est d'autant plus grand que le pouvoir diffusif est lui-même plus considérable (a).

(1) Ainsi, dans des solutions d'égale densité, lorsque les produits de la dif-

fusion du chlorure de sodium étaient 12 et ceux de l'acide sulfurique 18, la quantité d'acide nitrique dispersée était de 28, et celle de l'acide chlorhydrique de 34 (b).

Les expériences de M. Beilstein ont conduit ce physicien à évaluer de la manière suivante le pouvoir diffusif des divers sels qu'il a étudiés, la diffusion de chlorure de potassium étant prise pour unité :

Chlorure de potassium. . . .	1
Salpêtre.	0,9487
Chlorure de sodium.	0,8337
Bichromate de potasse. . . .	0,7453
Carbonate de potasse	0,7371
Sulfate de potasse.	0,6987
Carbonate de soude	0,5436
Sulfate de soude.	0,5369
Sulfate de magnésie.	0,3857
Sulfate de cuivre.	0,3440 (c)

(a) Graham, *Op. cit. (Philos. Trans.*, 1850, p. 12).
(b) Idem, *ibid. (Philos. Trans.*, 1850, p. 10).
(c) Beilstein, *Op. cit. (Ann. für Chemie und Pharm.*, 1856, t. XCIX, p. 165).

chlorure de potassium ; mais ce dernier sel, étant dissous, se répand plus rapidement dans ce liquide (1).

Influence
de la diffusion
sur
la composition
chimique
des liquides.

Lorsque deux sels qui sont susceptibles de se mêler sans se combiner ni se décomposer, coexistent dans une dissolution, ils se répandent dans l'eau adjacente d'une manière presque indépendante et avec un degré de vitesse qui est réglé principale-

(1) On peut, jusqu'à un certain point, estimer l'affinité d'un sel pour l'eau par la force de résistance que ce corps oppose à la transformation de ce liquide en vapeur, ou, en d'autres termes, par l'élévation du point d'ébullition de la dissolution saturée. Or la comparaison des données fournies de la sorte avec la quantité des produits de la diffusion ne laisse apercevoir aucune relation constante entre ces deux phénomènes. On en pourra juger par les exemples suivants :

	Point d'ébullition.	Produit de la diffusion.
Chlorure de sodium . .	107,7	100,0
Chlorure de potassium.	105,0	118,7
Nitrate de soude. . . .	104,4	96,4
Bisulfate de potasse . .	103,9	118,2
Sulfate de magnésie. .	101,1	95,5
Sulfate de cuivre. . . .	100,8	28,7

Je dois ajouter cependant que M. Graham considère l'ensemble de ses recherches comme étant favorable à l'hypothèse d'une relation entre la diffusibilité et l'affinité (a).

Pour apprécier le degré relatif de la puissance attractive exercée par diverses substances chimiques sur la vapeur aqueuse répandue dans l'at-

mosphère, question qui avait été déjà étudiée par M. Blücher et quelques autres physiciens (b), M. Harzer a déterminé avec beaucoup de soin l'augmentation de poids qu'elles offrent par suite de leur exposition à l'air, dans des conditions identiques, et a obtenu ainsi les résultats numériques suivants :

	Augmentation du poids pour 100 part.
Acide sulfurique monohydraté.	165,1
Sulfate de soude	50,7
Acide acétique.	40,7
Chlorure de sodium.	39,3
Chlorure d'ammonium	28,3
Chlorure de potassium	22,8
Sulfate de magnésie.	8,6
Phosphate de soude.	4,2 (c)

Or nous venons de voir que le pouvoir diffusif du chlorure de sodium est presque aussi élevé que celui de l'acide sulfurique, et les expériences de M. Graham montrent que la diffusion du chlorure de potassium se fait plus rapidement que celle du chlorure de sodium, tandis que, sous le rapport du pouvoir hygroscopique, la première de ces substances est inférieure à la seconde.

(a) Graham, On the Diffusion of Liquids (Philos. Trans., 1849, p. 5).
(b) H. von Blücher, Ueber das Vermögen verschiedener Salze Wasser aus der Atmosphäre auszuziehen (Poggendorff's Annalen, 1840, t. L, p. 541).
— Schwede, De hygroscopicitate, dissert. inaug. Dorpat, 1851.
— Buckheim, Beiträge zur Lehre von der Endosmose (Arch. für physiol. Heilk., 1853, t. XII, p. 217).
(c) Harzer, Beiträge zur Lehre von der Endosmose (Archiv für physiologische Heilkunde, 1856, t. XV, p. 232 et 235).

ment par la diffusibilité propre de chacune de ces substances ; souvent même l'inégalité qui existe à cet égard se prononce davantage, et il résulte de ces différences dans le mouvement expansif que la diffusion peut devenir une cause de séparation entre les matières diverses mélangées dans un même menstrue. Ainsi les sels à base de potasse sont plus diffusibles que ceux à base de soude, et par conséquent, si une dissolution contenant une proportion déterminée de deux de ces sels se trouve en contact avec de l'eau pure, elle perdra, dans les premiers temps de l'expérience, plus du sel potassique que du sel sodique, et les proportions relatives de ces deux sels changeront tant dans la dissolution primitive que dans le bain (1) ; circonstance dont il faut tenir grand compte lorsqu'on veut analyser les phénomènes qui accompagnent le transport des liquides de l'extérieur dans l'intérieur de l'économie animale.

Enfin il est également important de noter que la diffusion d'un sel n'est pas notablement ralentie par la préexistence d'un autre sel dans le liquide où il se répand, particularité qui con-

(1) Dans une des expériences faites par M. Graham, une dissolution de poids égaux de carbonate de soude anhydre et de chlorure de sodium dans 100 parties d'eau fut placée dans un vase ouvert au fond d'un bain d'eau distillée. Après sept jours de contact, le bain contenait un mélange des deux sels dans la proportion de 31,3 de carbonate de soude pour 68,7 de chlorure de sodium. Dans le réservoir intérieur, contenant la dissolution primitive, la proportion de carbonate, au lieu d'être de 50 pour 100, comme au commencement de l'expérience, s'était donc élevée à près de 69 pour 100, et cette dissolution s'était surtout appauvrie en sel commun. Dans une expérience analogue faite sur un mélange de carbonate de potasse et de carbonate de soude en poids égaux, les produits de la diffusion furent dans la proportion d'environ 36 p. 100 de ce dernier sel pour 64 du premier. Quelquefois même la diffusibilité inégale de deux sels susceptibles de naître par double décomposition peut devenir la cause déterminante de cette décomposition. Ainsi du bisulfate de potasse peut être transformé de la sorte en sulfate neutre de potasse et en sulfate d'eau ou acide sulfurique hydraté. L'alun potassique se modifie également sous l'influence de cette force moléculaire (a).

(a) Graham, Op. cit. (Philos. Trans., 1849, p. 15, 17 et 19).

stitue un nouveau trait de ressemblance entre ce phénomène et l'expansion des gaz.

Déplacement réciproque des liquides. Dans les cas de mélanges de liquides dont je viens de parler, je n'ai tenu compte que de la manière dont la substance logée dans le réservoir intérieur se répand dans le menstrue extérieur, et je ne me suis pas occupé de ce qui pourrait s'introduire de ce dernier milieu dans le liquide dont le réservoir est rempli. Effectivement, dans certaines circonstances ce déplacement est nul ou tout au moins insignifiant. Ainsi, quand le degré de dilution de la liqueur saline est tel que la distance entre les molécules du corps dissous est supérieure au double du rayon de la sphère d'attraction sensible de chacune de ces molécules sur la substance du menstrue, il est évident que cette attraction ne saurait exercer aucune influence appréciable sur les molécules du bain extérieur qui se trouvent à une distance plus grande, et que par conséquent aucune force ne sollicitera celles-ci à pénétrer dans le sein de la dissolution saline qui occupe l'intérieur du réservoir. Le mélange ne sera déterminé que par la répulsion mutuelle des molécules du corps en dissolution, et la distribution uniforme de celles-ci dans les diverses parties des deux liquides ne sera produite que par le passage d'un certain nombre de ces particules de l'un des menstrues dans l'autre.

Mais si la dissolution saline ou autre dont le réservoir diffusant se trouve chargé est dans un état de concentration tel que les effets de l'attraction mutuelle des molécules du corps en dissolution et du menstrue se fassent sentir au delà des limites du groupe de particules du liquide dissolvant dont chaque particule du corps dissous est entouré, le phénomène deviendra plus complexe. Les molécules du corps dissous, en même temps qu'elles tendent à s'écarter entre elles et à se répandre au loin dans le nouveau milieu qui leur est ouvert, attireront aussi à elles un nombre plus considérable de particules du menstrue, et, pour obéir à cette attraction, une portion du liquide extérieur pourra pénétrer dans le réservoir et s'y mêler à la substance constitutive de la dissolution. Il y aura donc entre les deux masses fluides deux mouvements en sens opposé, un courant de diffusion qui se portera de la dissolution dans le liquide adjacent, et un courant déterminé par l'attraction moléculaire qui ira de ce dernier milieu dans la dissolution.

§ 9. — Faisons maintenant un pas de plus : supposons que deux liquides miscibles et de nature différente, que j'appellerai A et B, soient placés dans un vase cylindrique et séparés entre eux par un troisième liquide C, d'un poids spécifique intermédiaire, qui ne serait miscible qu'à l'un des premiers, par exemple à B, et appliquons à l'examen des phénomènes qui doivent se produire les principes fournis par l'étude de la diffusion.

Influence d'un liquide intermédiaire sur la formation des mélanges.

Il est évident que B et C se mêleront d'abord, et que par conséquent un certain nombre des molécules de B se répartiront d'une manière uniforme dans l'espace occupé par C. Une partie de ces molécules, en parvenant ainsi à la surface opposée de C, se trouveront par conséquent en contact avec A. Or, A et B sont miscibles, et par conséquent les molécules de B doivent pénétrer aussi dans l'espace occupé par A, soit pour s'y répandre en obéissant seulement à la force diffusive qui les anime, soit pour satisfaire à la force d'attraction adhésive ou à l'affinité chimique qui peut exister entre elles et les molécules de A. Le liquide A, n'étant pas miscible à C, ne pourra se déplacer de la même manière pour aller vers B, et par conséquent le mouvement de translation ne se fera que dans une seule direction ; C sera traversé par un courant du liquide B qui passera peu à peu dans A, et ce déplacement ne devra s'arrêter que lorsque la totalité de B aura pénétré dans C, et que celles de ses molécules qui y seront demeurées s'y trouveront à des distances compatibles avec la nouvelle constitution du liquide A.

M. Lhermite a réalisé ces conditions en plaçant dans un tube

une colonne de chloroforme, puis une couche d'eau, et au-
dessus de l'eau une couche d'éther. Le chloroforme ne pénètre
pas dans l'eau, mais l'éther se répand peu à peu dans ce liquide,
et arrive ainsi en rapport avec le chloroforme pour lequel il a
de l'affinité ; il passe donc graduellement dans ce dernier
liquide, et ce mouvement persiste jusqu'à ce que la totalité de
la couche d'éther superposée à l'eau ait disparu en s'enfonçant
dans les liquides sous-jacents ; enfin, on remarque en même
temps que le chloroforme augmente de volume, tandis que la
couche d'eau conserve, à peu de chose près, son épaisseur
primitive (1).

Influence des diaphragmes solides sur la formation des mélanges.

§ 10. — Substituons maintenant à la couche d'eau qui, dans
l'expérience précédente, séparait entre eux le chloroforme et
l'éther, une cloison poreuse. Si ce diaphragme est également
perméable aux deux liquides, il est visible que sa présence ne
pourra que ralentir leur mélange et n'introduira aucun changement important dans le caractère de ce phénomène (2). Une

(1) M. Lhermite a varié ces expériences sur les phénomènes osmotiques déterminés par l'interposition
d'une cloison fluide entre deux liquides miscibles, et il a vu que toujours
les résultats étaient conformes à ce que
la théorie indique eu égard à la solubilité connue des liquides réagissants (a).

(2) Il est probable que c'est à raison d'une disposition de ce genre
que les effets osmotiques sont toujours très faibles ou même nuls,
quand on sépare entre eux les liquides réagissants à l'aide de cloisons faites avec diverses substances
inorganiques très perméables, telles
que des lames minces de grès tendre,
de calcaire grossier ou de porcelaine

dégourdie. En employant ces corps,
Dutrochet n'a pu obtenir aucune action
endosmotique sensible à l'aide du sucre, de la gomme ou de l'alcool : les
liquides prenaient le même niveau
dans le bain extérieur et dans l'endosmomètre. Mais en employant dans les
mêmes conditions des lames d'argile
blanche (ou terre de pipe), ce physiologiste a obtenu une ascension assez
grande du liquide dans l'intérieur de
l'instrument (b). Des résultats semblables ont été obtenus par M. Graham à l'aide d'un endosmomètre dont
le réservoir était formé par un de ces
vases poreux de terre cuite dont on
fait usage dans la construction de la
pile galvanique de Grove (c).

(a) Lhermite, *Recherches sur l'endosmose* (*Comptes rendus de l'Académie des sciences*, 1854,
t. XXXIX, p. 1179, et *Ann. des sciences nat.*, partie botanique, 4ᵉ série, t. III, p. 78).
(b) Dutrochet, *Op. cit.* (*Mémoires*, t. I, p. 24 et suiv.).
(c) Graham, *On Osmotic Force* (*Philos. Trans.*, 1854, p. 180).

partie de l'éther se répandra dans le chloroforme, et une partie du chloroforme se distribuera dans l'espace occupé par l'éther. Mais si la substance de la cloison perméable ressemblait à celle de l'eau, en ce sens qu'elle se laisserait traverser par l'éther sans livrer passage au chloroforme, il est évident que les effets produits par la juxtaposition de ces deux liquides seraient très différents et ressembleraient en tout à ce que nous avons vu dans l'expérience précédente. L'éther, appelé dans les lacunes interstitielles du diaphragme par l'attraction capillaire, arriverait en contact avec le chloroforme, et là serait sollicité à pénétrer dans ce liquide par l'attraction chimique ou physique exercée sur ses molécules par celles de ce dernier liquide. Le chloroforme enlèverait donc sans cesse à la cloison une portion de l'éther dont elle serait imbibée, et la cloison à son tour en absorberait une quantité correspondante puisée dans le liquide en contact avec sa surface opposée. Un courant se dirigeant de l'éther vers le chloroforme serait donc établi à travers le diaphragme, et le premier de ces liquides se trouverait transporté dans le sein du second, dont le volume augmenterait proportionnément à la quantité d'éther qui aurait été de la sorte ajoutée à sa propre substance. Il y aurait donc là production d'un phénomène d'*osmose*, et ce phénomène serait la conséquence des effets combinés de trois forces : la résistance opposée par le diaphragme à tout passage du chloroforme vers l'éther; l'action capillaire de cette cloison sur l'éther, action qui amènerait ce liquide de l'une de ses surfaces à l'autre et le mettrait à la portée du chloroforme ; enfin, l'attraction mutuelle de ces deux liquides.

Osmose.

Des résultats analogues s'obtiennent dans d'autres expériences. Ainsi Dutrochet a vu que si l'on place entre un certain volume d'eau et une quantité quelconque d'alcool une cloison mince de caoutchouc, le volume de l'eau ne tarde pas à augmenter aux dépens de celui de ce dernier liquide. Tant que la cloison conserve ses qualités normales, elle ne se laisse pas traverser par l'eau, mais elle livre passage à l'alcool, qui se trouve alors attiré par l'eau adjacente et s'y mêle en quantité considérable (1).

Mécanisme de l'endosmose. Pour que la cloison poreuse placée entre deux liquides hétérogènes et miscibles détermine l'accumulation d'une de ces substances dans l'espace occupé par l'autre, et l'augmentation du volume de cette dernière, il n'est pas nécessaire que ce diaphragme soit imperméable pour l'une et admette l'autre : il suffit que l'action capillaire qu'elle exerce sur les deux liquides soit inégale en intensité, condition qui est presque toujours réalisée quand les cavités confluentes creusées dans son épaisseur et ouvertes à ses deux surfaces opposées sont de très petites dimensions, ainsi que cela a lieu dans les membranes organiques : par exemple, dans les tuniques de la vessie ou de l'intestin d'un Animal quelconque. Effectivement, le géomètre Poisson a montré que dans ce cas les deux liquides peuvent de prime abord s'engager dans les deux extrémités de ces canaux capillaires, mais que celui de ces corps qui y est appelé avec le plus de force doit repousser l'autre, et s'avancer dans toute l'étendue de ces passages jusqu'à la surface opposée, pourvu que ceux-ci n'aient pas une longueur trop considérable. Afin de simplifier l'examen de ce phénomène, supposons que la cloison perméable soit représentée par un seul canal de très petit diamètre, un tube capillaire de verre, par exemple, et que les deux liquides mis en relation par ce conduit étroit soient de l'eau et de l'alcool. Nous

(1) L'étoffe dont Dutrochet a fait usage dans cette expérience était du *taffetas gommé*, c'est-à-dire enduit de gomme élastique ou caoutchouc. Nous verrons bientôt qu'après un certain temps, cette étoffe, employée de la sorte, cesse d'être imperméable à l'eau (a).

(a) Dutrochet, *De l'endosmose* (Mém. pour servir à l'histoire anatomique et physique des Végétaux et des Animaux, t. 1, p. 19).

avons vu au commencement de cette Leçon que chacune de ces substances est susceptible de mouiller le verre, et que par conséquent elle s'élève dans des tubes de ce genre en y formant un ménisque concave et en faisant équilibre à une certaine traction hydrostatique s'exerçant en sens contraire. Nous avons vu aussi que, toutes choses étant égales d'ailleurs, l'eau monte de la sorte beaucoup plus haut que ne le fait l'alcool. L'action capillaire exercée sur l'eau est donc beaucoup plus énergique que celle dont dépend l'ascension de l'alcool, et par conséquent, si ces liquides rencontraient des obstacles, ils tendraient à les vaincre avec des puissances inégales. Or, la colonne d'eau qui pénètre dans le canal capillaire y rencontre la colonne d'alcool qui s'oppose à sa marche, tout comme elle met de son côté obstacle à la progression de l'alcool. Ces deux colonnes, pour obéir à l'attraction capillaire, se repousseront donc mutuellement ; mais, comme la force qui tend à faire avancer l'eau est beaucoup plus grande que celle qui sollicite l'alcool à marcher en sens inverse, ce sera l'alcool qui cédera, et l'eau continuera à se diriger vers l'extrémité opposée du conduit, et ce liquide en envahira peu à peu toute la longueur, pourvu que la différence entre les deux forces contraires dont je viens d'expliquer le jeu soit assez grande pour effectuer ce mouvement. L'eau sera donc transportée à la surface de la cloison où se trouve l'alcool, et là elle sera sollicitée à se répandre dans la substance de ce liquide, soit par l'attraction adhésive et par l'affinité chimique qui tendent à les unir, soit par la force de répulsion que les molécules de l'eau exercent les unes sur les autres, quand, par suite de leur dispersion dans l'alcool, elles se trouvent à une certaine distance et doivent obéir aux lois de la diffusion (1).

(1) Les remarques faites par Poisson montrent que les actions capillaires doivent s'exercer de la sorte (a), et, pour rendre le phénomène visible à

(a) Poisson. *Note sur des effets qui peuvent être produits par la capillarité et l'affinité des substances hétérogènes* (*Journal de physiologie* de Magendie, 1826, t. VI, p. 301, et *Annales de chimie et de physique*, 1827, t. XXXV, p. 98).

V.

Il y aura donc établissement d'un courant d'eau qui traversera
le tube capillaire pour aller se répandre dans l'alcool et grossir
le volume du liquide situé du côté de la cloison où se trouve
cette dernière substance. Enfin celle-ci devra être considérée
comme la cause de ce transport, et appelée en conséquence
l'*agent osmogène*.

Le phénomène que je viens de décrire est donc en tout semblable à celui que nous avons vu se produire en sens inverse,
quand l'alcool était séparé de l'eau par une lame de caoutchouc
qui ne livrait point passage à ce dernier liquide, et la théorie
que j'ai donnée de l'une de ces expériences est applicable à
l'autre. Mais, dans le cas dont il est ici question, de même que
dans la plupart des phénomènes osmotiques, il y a quelque
chose de plus : les effets se compliquent davantage, et pendant
que le courant du liquide le plus facile à transporter traverse la

Établissement
d'un
contre-courant.

l'œil nu aussi bien qu'à l'esprit, il
suffit de répéter une expérience faite
par le professeur Brücke de (Vienne).

Si l'on dépose sur la surface d'une
lame de verre bien nette une petite
goutte d'huile d'olive, celle-ci conservera une forme convexe et ne mouillera
pas le verre ; mais il n'en sera pas de
même si l'on dépose sur le verre un peu
d'essence de térébenthine : ce liquide
s'y étalera aussitôt en couche mince
et mouillera la surface sous-jacente.
L'attraction capillaire exercée par le
verre sur ces deux liquides est donc
d'inégale intensité ; elle est plus grande
entre l'essence et le verre qu'entre le
verre et l'huile. Cela établi, amenons
la nappe d'essence en contact avec la
gouttelette d'huile. D'après ce qui précède, on voit que l'essence, en tendant

à s'étaler sur le verre pour obéir à l'attraction adhésive dont je viens de parler devra repousser l'huile, et effectivement c'est ce qui a lieu. Dans un
tube capillaire le résultat du jeu de
ces forces moléculaires sera encore
plus manifeste, et l'huile, tout en se
mêlant à une certaine quantité d'essence, sera repoussée par ce dernier
liquide, qui s'insinuera entre elle et la
surface du verre (*a*).

C'est à raison d'actions attractives
analogues que l'huile dont un tissu
organique se trouve imprégné est peu
à peu expulsée de celui-ci, quand on
place le tissu ainsi chargé dans de
l'eau ou dans une dissolution saline
liquide, qui ont sur la substance de ce
corps poreux une attraction plus énergique que l'huile.

(*a*) Brücke, *Beiträge zur Lehre von der Diffusion tropfbarflüssiger Körper durch poröse Scheide-*
wände (Poggendorff's *Annalen*, 1843, t. LVIII, p. 77).

cloison perméable pour aller s'unir à la substance osmogène, un courant inverse s'établit dans cette même cloison, et verse une certaine quantité de ce dernier corps dans le liquide situé du côté opposé. Ainsi, pendant que l'eau traverse la membrane perméable pour se rendre dans l'alcool, et que le mélange formé par ces deux liquides augmente de volume aux dépens de l'eau située de l'autre côté du diaphragme, de l'alcool passe en sens inverse et va se mêler à l'eau. Il y a donc en réalité échange entre les deux liquides, et les différences de volume qui résultent de ces mouvements dépendent de la valeur inégale des deux courants qui se croisent dans l'intérieur de la cloison. Pour s'en convaincre, il suffit d'analyser les deux liquides; on trouvera que la proportion d'eau unie à l'alcool augmente à mesure que l'expérience avance, et qu'en même temps l'eau située du côté opposé de la cloison se charge d'une quantité croissante d'alcool jusqu'à ce qu'enfin le mélange soit devenu uniforme de part et d'autre.

Au premier abord, on pourrait croire que l'établissement de ces courants contraires dépend de l'existence de passages différents qui existeraient dans la substance de la cloison, et qui seraient aptes à attirer avec plus de force dans leur intérieur les uns de l'alcool, les autres de l'eau; mais cette hypothèse ne résisterait pas à la discussion, et d'ailleurs il est facile à montrer que les choses pourraient se passer de la même manière s'il n'existait qu'une seule voie de communication entre les deux liquides. En effet, nous venons de voir que l'eau appelée dans l'intérieur du canal pratiqué à travers le diaphragme arrive en contact avec l'alcool qui baigne l'une des surfaces de cette cloison. Conformément aux lois de la dissolution des corps et de la diffusion des liquides miscibles les uns dans les autres, les molécules d'alcool qui se trouvent ainsi en rapport avec une colonne capillaire d'eau doivent s'y répandre et s'y disperser; si la rapidité avec laquelle elles y progressent est supérieure à

L'exosmose est un phénomène de diffusion.

celle du courant formé par cette même colonne aqueuse, elles parviendront ainsi, par l'intermédiaire de celle-ci, jusque dans la masse d'eau située du côté opposé de la membrane et s'y répandront. Il pourra donc y avoir dans le même canal un courant d'eau qui, mis en mouvement par l'action capillaire de la membrane et par la puissance attractive de la substance osmogène, ira vers cette dernière, et un courant opposé formé par les molécules de celle-ci qui se répandent dans l'eau par diffusion (1).

Dutrochet, à qui l'on doit la connaissance de la plupart des faits fondamentaux relatifs aux phénomènes osmotiques, a parfaitement démontré l'existence de ces courants inverses, et les a désignés sous des noms différents. Ainsi que nous l'avons

(1) Dutrochet supposait que l'endosmose était produite soit par l'électricité (a), soit par quelque force inconnue liée à l'action vitale (b); mais cette hypothèse ne pouvait soutenir un examen sérieux.

Poisson a très bien rendu compte du rôle que les actions capillaires jouent dans le transport de l'un des liquides vers l'autre à travers la substance de la cloison perméable, mais il n'a pris en considération qu'une portion des phénomènes osmotiques, et, par conséquent, la théorie qu'il cherche à en donner ne peut satisfaire ni les physiologistes ni les physiciens (c).

M. Magnus s'occupa aussi du même sujet, et pensa pouvoir expliquer tous les faits observés en tenant compte : 1° de l'inégalité de la force d'attraction entre les molécules des liquides différents ; 2° de la facilité inégale avec laquelle les divers liquides traversent la même ouverture capillaire (d). Effectivement cela rendrait compte de l'inégalité de niveau entre les deux liquides séparés par une membrane perméable, mais n'expliquerait pas le double transport en sens inverse qui s'opère à travers cette cloison. Quelques années plus tard, M. Rainey invoqua la force de diffusion des molécules en dissolution, pour expliquer ce qui se passe dans les actions osmotiques (e) ; mais cet auteur ne s'ap-

(a) Dutrochet, *L'agent immédiat du mouvement vital dévoilé*, p. 133 et suiv.
— Becquerel, *Traité de l'électricité*, t. IV, p. 197 et suiv. — *Traité de physique considéré dans ses rapports avec la chimie et les sciences naturelles*, 1844, t. II, p. 274 et suiv.
(b) Dutrochet, art. ENDOSMOSIS (Todd's *Cyclop. of Anat. and Physiol.*, 1839, t. II, p. 110).
(c) Poisson, *Op. cit.* (*Journal de physiologie* de Magendie, 1826, t. VI, p. 361).
(d) Magnus, *Ueber einige Erscheinungen der Capillarität* (Poggendorff's *Annalen*, 1827, t. X, p. 81), et *Sur quelques phénomènes de capillarité* (*Annales de chimie et de physique*, 1832, t. LI, p. 173 et suiv.).
(e) G. Rainey, *On the Cause of Endosmose and Exosmose* (*Philosophical Magazine*, 1846, t. XXIX, p. 179).

déjà vu, le courant fort, c'est-à-dire celui qui se rend au liquide dont le volume augmente, est appelé par ce physiologiste le *courant endosmotique;* l'autre, qui répand une certaine quantité de la substance osmogène dans le liquide aux dépens duquel l'endosmose s'effectue, est dit communément le *courant exosmotique;* mais quelques auteurs préfèrent l'appeler le *courant de diffusion.*

Afin de rendre l'exposé des faits et les raisonnements qui s'y rattachent plus faciles à suivre, je n'ai parlé jusqu'ici que des phénomènes produits par la réaction de liquides dont la nature fondamentale est différente, telle que l'eau et l'alcool; mais la théorie que j'en ai donnée est également applicable aux effets osmotiques qui peuvent être déterminés par l'interposition d'une

Effets
osmotiques
produits
par des liquides
analogues,
mais d'inégale
densité.

puya pas sur des faits assez probants pour faire prévaloir son opinion. La question du mécanisme de ces échanges inégaux fut discutée aussi par plusieurs physiologistes de l'Allemagne, et les faits introduits dans la science par quelques-uns de ces savants sont d'une grande importance (*a*); mais ce sont surtout les recherches plus récentes de MM. Brücke, Ludwig et Graham qui m'ont fourni les principales vues exposées dans la suite de cette Leçon, touchant le jeu des forces qui concourent avec l'attraction capillaire, et l'adhésion ou l'affinité des liquides hétérogènes, à produire les effets dont l'osmose est accompagnée (*b*). Je dois ajouter cependant que ce dernier expérimentateur ne me semble pas tenir assez compte du rôle de la capillarité dans la production de ces phénomènes, et que je ne saurais adopter ses vues théoriques relatives à l'origine toute chimique des forces osmotiques.

(*a*) Jerichau, *Ueber das Zusammenströmen flüssiger Körper, welche durch poröse Lamellen getrennt sind* (Poggendorff's *Annalen der Physik und Chemie*, 1835, t. XXXIV, p. 613).
— Kürschner, art. AUFSAUGUNG (Wagner's *Handwörterbuch der Physiologie*, 1842, t. I, p. 54).
— Vierordt, art. *Bericht über die bisherigen die Endosmose betreffenden Untersuchungen* (*Archiv für physiologische Heilkunde*, 1846, t. V, p. 479). — *Physik des organischen Stoffwechsels* (*Op. cit.*, 1847, t. VI, p. 654).
— Ph. Jolly, *Experimentaluntersuchungen über Endosmose* (*Zeitschr. für rationelle Medicin*, 1849, t. VII, p. 138 et suiv.).
(*b*) Brücke, *De diffusione humorum per septa mortua et viva* (Dissert. inaug.). Berlin, 1843.
— *Beiträge zur Lehre von der Diffusion tropfbarflüssiger Körper durch Scheidewände* (Poggendorff's *Annalen*, 1843, t. LVIII, p. 77).
— Ludwig, *Ueber die endosmotischen Æquivalente und die endosmotische Theorie* (*Zeitschr. für rationelle Medicin*, 1849, t. VIII, p. 15 et suiv., et *Lehrbuch der Physiologie des Menschen*, 1852, t. I, p. 64).
— Th. Graham, *On Osmotic Force* (*Philos. Trans.*, 1854, p. 179).
Et comme préliminaires des recherches de cet auteur sur la diffusion des liquides, voyez ci-dessus, p. 103 et suiv.).

cloison perméable entre deux portions d'un même liquide qui
se trouvent inégalement chargées d'une substance étrangère
en dissolution dans leur intérieur ou entre deux liquides de
même nature dont l'un serait pur et l'autre servirait de
menstrue à une certaine quantité de matière étrangère, par
exemple de l'eau distillée, et une solution aqueuse de chlorure
de sodium. Nous savons que le sel commun est un corps qui
attire l'eau avec une certaine force ; l'étude des phénomènes
d'imbibition nous a appris que les tissus organiques exercent
une action capillaire plus intense sur l'eau que sur la dissolution
saline. Nous pouvons donc prévoir que si de l'eau pure est
séparée d'une dissolution concentrée de chlorure de sodium
dans de l'eau par une cloison membraneuse, le sel déterminera
un courant endosmotique et appellera ainsi dans son sein l'eau
du dehors. Mais nous avons vu aussi que les molécules de
chlorure de sodium en dissolution dans un liquide tendent à se
répandre uniformément dans la totalité de l'espace qui leur est
offert par ce menstrue ; elles doivent donc faire effort pour
s'avancer dans l'eau qui arrive dans la dissolution où elles se
trouvent, et pour occuper ensuite l'espace que leur présente le
volume du même liquide qui se trouve au delà du diaphragme.
Ces molécules, en obéissant aux lois de la diffusion, formeront
donc dans le liquide en mouvement dans les canaux de la cloison un contre-courant dirigé de la dissolution vers l'eau, et
arriveront avec une certaine vitesse dans ce dernier liquide
pendant qu'une portion de celui-ci se déplacera en sens inverse
pour aller s'accumuler du côté du diaphragme où se trouve la
dissolution saline, et se confondre avec celle-ci.

Ces échanges devront s'effectuer aussi entre les deux liquides
lorsque ceux-ci seront des dissolutions de la même substance
dans un menstrue identique, mais d'inégale densité, c'est-à-dire
dont l'un contiendra une proportion plus grande de la matière
dissoute, et les deux courants contraires ne devront cesser

complétement que lorsque la distance entre les molécules de cette matière sera égale des deux côtés de la cloison, ou, en d'autres mots, le degré de concentration de la dissolution identique dans les deux volumes du liquide séparés par la cloison perméable.

Nous voyons donc que pour se former une idée nette de ces phénomènes, il ne faut pas considérer les passages capillaires de la cloison osmotique comme étant traversés à la fois par un courant du menstrue qui se dirigera vers la dissolution, et un courant de la dissolution qui se rendrait dans le menstrue, mais comme logeant un seul courant du liquide dissolvant dans l'intérieur duquel des molécules de la substance en dissolution se meuvent en sens inverse (1) ; et cette indépendance des mou-

Résumé relatif à la nature des phénomènes d'endosmose et d'exosmose.

(1) Dutrochet, et la plupart des autres physiologistes ou chimistes qui ont écrit sur l'endosmose, n'envisagent pas ce phénomène d'une manière aussi simple, et pensent que l'échange entre les deux liquides ne consiste pas seulement dans le transport de l'un à travers la cloison et la diffusion des molécules en dissolution dans la totalité de la masse du menstrue, mais résulte de l'établissement de deux courants plus considérables. Ainsi, quand de l'eau salée est dans l'endosmomètre et de l'eau distillée dans le bain extérieur, ils supposaient que l'exosmose consiste non pas dans la sortie d'un certain nombre de molécules de sel seulement, mais dans le passage du dedans au dehors d'un courant d'eau salée, c'est-à-dire de ces mêmes molécules escortées des molécules d'eau dont elles étaient entourées dans la dissolution ; mouvement qui serait accompagné d'un transport en sens inverse d'un volume d'eau égal à celui de la dissolution qui s'échappe et à la différence qui se manifeste entre la quantité initiale et la quantité finale du liquide emprisonné dans l'endosmomètre. Dutrochet dit positivement que ces deux courants doivent se trouver réunis dans chacun des canaux capillaires formés par les cavités interstitielles de la cloison endosmique (a) ; et M. Liebig semble avoir voulu donner une démonstration matérielle de ce mode d'échange, lorsque, au lieu de charger son endosmomètre d'une dissolution saline ordinaire, il y place du sel dissous dans de l'eau colorée en bleu. Effectivement, dans cette expérience, on voit la teinte bleue se répandre de proche en proche dans le bain pendant que l'eau de celui-ci traverse la membrane en sens inverse pour entrer dans l'appareil et s'y mêler à la dissolution saline (b) ;

(a) Dutrochet, De l'endosmose (Mémoires, t. I, p. 97).
(b) Liebig, Op. cit. (Annales de chimie et de physique, 3ᵉ série, 1849, t. XXV, p. 382).

vements des molécules de ce dernier corps, lors même que celui-ci serait uni à la substance du menstrue par des attractions puissantes, est facile à comprendre, car elle serait assurée au moyen d'une série de décompositions et de recompositions successives des groupes d'atomes constitués par les deux corps en présence. Supposons, par exemple, que la dissolution soit for-

mais ce phénomène ne prouve en aucune façon que de l'eau soit sortie de l'endosmomètre en même temps que de l'eau y entrait ; car du moment que la dissolution de matière tinctoriale se trouvait en contact avec de l'eau pure, les molécules de cette matière, en vertu des lois de la diffusion, devaient tendre à se distribuer uniformément dans cette eau et à se répandre dans le bain circonvoisin, absolument comme le font les molécules salines dans les expériences de diffusion ordinaire. Je ne comprendrais pas comment un courant d'eau chargée de sel ou de matière colorante pourrait avancer dans un canal étroit qui est parcouru en sens inverse par un courant dont la direction est contraire et dont la puissance est plus grande ; mais il est facile de concevoir le mouvement progressif des molécules de sel ou d'indigo dans le sens de chacun des filets capillaires d'eau qui s'avancent en sens inverse : et lors même que ces molécules seraient unies à un groupe plus ou moins considérable de particules d'eau, soit par le jeu d'affinités chimiques, soit par simple attraction adhésive, leur transport indépendant n'en serait pas plus difficile à comprendre, car il s'effectuerait, à l'aide d'une série de

décompositions et de recompositions successives de ces groupes moléculaires, de la même manière que l'hydrogène séparé de l'oxygène par la décomposition de l'eau, au pôle positif de la pile, se trouve transposé au pôle négatif à travers le bain intermédiaire, phénomène qui a été donné, il y a plus d'un demi-siècle, par Grotthuss.

Ce sont principalement les recherches importantes de M. Brücke et de M. Graham qui ont fait connaître le rôle de la diffusion dans la production des phénomènes osmotiques (a).

En effet, l'indépendance des mouvements de l'eau dans les cas d'endosmose, et par conséquent la possibilité d'une indépendance égale pour les molécules d'un sel ou de tout autre corps en dissolution, a été mise en lumière par une expérience de M. Brücke. Ce physiologiste a constaté que si l'on plonge dans une dissolution d'acétate de plomb la cloison membraneuse formée par un morceau de vessie et fixée à l'extrémité inférieure d'un tube, et si, après l'avoir laissée s'imbiber de ce réactif, on verse dans le tube une dissolution de bichromate de potasse, ce dernier sel pénètre promptement dans la membrane et y donne lieu à un pré-

(a) Brücke, *Beiträge zur Lehre von der Diffusion tropfbarflüssiger Körper durch poröse Scheidewände* (Poggendorff's Annalen der Physik und Chimie, 1843, t. LVIII).
— Graham, *On Osmotic Force* (Philos. Trans., 1854, p. 178).

mée par du chlorure de sodium dans de l'eau, et que ce soit aussi dans de l'eau que la diffusion s'opère : les molécules d'eau qui, dans le premier de ces liquides, entourent chaque molécule de sel, resteront en place et n'accompagneront pas cette dernière dans son voyage ; chaque groupe de molécules déjà formé d'après les lois de la dissolution abandonnera des molé-

cipité de chromate de plomb ; mais, de même que l'acétate de plomb, il ne pénètre pas au delà, et il ne se forme de précipité ni dans l'un ni dans l'autre des deux liquides. Cependant, si l'on sature alors avec du sucre la solution d'acétate de plomb, on voit le volume de celui-ci augmenter pendant plusieurs jours aux dépens de l'eau de la dissolution de chromate de potasse, sans que la transparence des liquides soit troublée ni d'un côté de la cloison membraneuse ni de l'autre. Il est donc visible que c'est de l'eau pure qui a passé à travers celle-ci pour se rendre de la solution plombique dans la dissolution du chromate, et que l'action osmotique ou capillaire de la membrane a déterminé la séparation des molécules d'eau et de chromate potassique qui se trouvaient mêlées ou combinées dans la dissolution située du côté électro-positif de l'appareil (a).

M. Buckheim (de Dorpat) a donné plus récemment une nouvelle théorie des phénomènes osmotiques, qui, au premier abord, peut sembler très différente de celle adoptée dans ces leçons, mais qui, en réalité, y ressemble beaucoup, excepté par les mots employés pour désigner les forces moléculaires réagissantes. M. Buckheim distingue dans le tissu de la membrane osmotique

les parties solides et les parties poreuses ou lacunaires, et, en ce qui concerne les premières, il pense que l'imbibition n'est pas un phénomène de capillarité, mais le résultat d'une combinaison chimique entre l'eau et la substance constitutive du tissu. Les molécules d'hydrate ainsi formées, qui occupent la surface en contact avec la matière osmogène, laquelle est avide d'eau, seraient décomposées par celle-ci et lui céderaient en totalité ou en partie leur eau constitutive, mais se reconstitueraient aussitôt en enlevant aux molécules d'hydrate de la couche suivante une partie de l'eau constituée de celles-ci qui, à leur tour, en prendraient aux molécules d'hydrate adjacentes, et ainsi de suite, depuis la surface de la membrane qui est en contact avec l'agent osmogène jusqu'à celle qui est en contact avec l'eau pure et qui se réhydraterait aux dépens de ce dernier liquide. Il y aurait donc de la sorte un courant établi à travers la substance de la membrane du bain jusque dans le liquide osmogène, tout comme dans le cas où l'eau imbibée par la membrane y serait appelée et retenue par l'attraction adhésive au lieu de l'affinité chimique. Quant au courant inverse formé par les molécules du sel ou de tout autre agent osmogène, M. Buckheim en rend

(a) Brücke, Op. cit. (Poggendorff's Annalen, t. LVIII, p. 89).

cules salines aux molécules aqueuses voisines pour leur fournir les éléments d'un groupe semblable; il se reconstituera ensuite aux dépens du groupe qui le suit, et ainsi de proche en proche. L'espèce d'atmosphère aqueuse dont chaque particule de sel est entourée conserve sa forme et sa grandeur; mais sa matière constitutive change à mesure que sa translation s'effectue, et ce renouvellement s'opère sans difficulté, les forces attractives étant égales de part et d'autre, tout comme l'hydrogène dégagé de l'eau par la décomposition de ce liquide au pôle positif de la pile galvanique se transporte en apparence à travers le bain jusque dans le voisinage du pôle négatif par la décomposition et la recomposition de la série des atomes d'eau intermédiaires aux deux électrodes : phénomène dont la théorie, donnée par

compte par la diffusion à travers les pores ou cavités interstitielles de la membrane; il admet que la substance de celle-ci n'est pas apte à former avec ces matières des combinaisons chimiques comme elle en constitue avec l'eau, et que par conséquent le transport de ces molécules vers le bain ne peut se faire par les parties compactes de la cloison membraneuse, et a lieu seulement par les pores ou passages capillaires (a).

En réalité, la valeur proportionnelle des deux courants endosmotique et exosmotique serait donc réglée par le rapport existant entre la somme des espaces capillaires d'un certain calibre où les molécules de l'agent osmogène peuvent passer, et celle des parties d'une structure plus serrée où le liquide dont cet agent est avide peut seul pénétrer; et la différence entre la théorie de M. Buckheim et celle de

MM. Brücke et Ludwig se réduit à considérer la pénétration de ce liquide dans la portion compacte de la membrane osmotique comme étant déterminée par le jeu d'affinités chimiques faibles, au lieu d'être due à l'attraction adhésive ou effet de capillarité. Nous avons déjà vu que la ligne de démarcation entre ces forces moléculaires est très difficile à établir, en supposant même que, d'après la nature des choses, il soit possible de la tracer autrement que d'une manière arbitraire; et l'on rendrait la conception des phénomènes chimiques ordinaires moins facile et moins nette, si l'on attribuait à l'affinité tous les effets du même ordre que ceux dont il est ici question, car on se trouverait conduit de la sorte à considérer comme une combinaison chimique toute union qui s'établit entre un liquide et un solide, quand le premier mouille le second.

(a) Buchheim, *Beiträge zur Lehre von der Endosmose* (*Archiv für physiologische Heilkunde,* 1853, t. XII, p. 217).

Grothus, il y a plus d'un demi–siècle, est admise aujourd'hui par tous les physiciens.

En résumé, nous devons donc considérer les phénomènes osmotiques comme consistant essentiellement en un échange entre deux liquides miscibles qui est déterminé à la fois par les attractions physiques ou chimiques exercées par les molécules hétérogènes de ces corps les unes sur les autres, et par le pouvoir diffusif des molécules des substances en dissolution ; échange qui est réglé, quant aux proportions dans lesquelles il s'effectue, par l'action capillaire inégale que la cloison perméable exerce sur les matières que cette cloison sépare.

On désigne généralement sous le nom d'*équivalents endos-motiques* les quantités des diverses substances réagissantes qui, par suite de ces échanges, se substituent à une unité de volume de l'une d'elles dans l'espace occupé par celle-ci, et il est évident que les changements qui s'observent dans le volume de chaque liquide à mesure que l'action osmotique se poursuit, doivent dépendre de la valeur de cet équivalent. Enfin il est également aisé de comprendre que pour évaluer la puissance osmogène d'un corps, il faut tenir compte, non-seulement de l'accroissement déterminé de la sorte dans son volume, mais aussi des pertes de substance qu'il subit pendant que ce phéno-mène se produit, et qui sont masquées par l'effet de cette substitution (1).

---

(1) M. Ph. Jolly fut le premier à faire une étude spéciale des substitu-tions osmotiques, et à désigner, sous le nom d'*équivalents endosmotiques*, les quantités d'une substance qui rem-place une autre dans les échanges ainsi effectués ; mais cet expérimentateur pensait que ces quantités sont con-stantes, opinion qui a dû être aban-donnée.

Pour déterminer l'*équivalent en-dosmotique* d'un corps, M. Jolly place un poids connu de cette substance soit à l'état solide, soit en dissolu-tion, dans un vase dont le fond est formé par une membrane perméable (de la vessie de cochon), et plonge de quelques millimètres seulement dans un bain d'eau distillée, dont le volume est très considérable et que l'on re-nouvelle souvent, ou mieux encore qui se renouvelle sans cesse à l'aide

Je ne prétends pas que les forces moléculaires dont je viens d'expliquer le jeu soient les seules qui puissent contribuer à la production des effets osmotiques, mais elles peuvent suffire pour déterminer les déplacements de matière qui constituent le phénomène dont l'étude nous occupe ici, et, dans la plupart

d'un courant, de manière à rester toujours à peu près pure, malgré la diffusion de la matière osmogène. L'appareil est disposé de façon à maintenir à peu près l'équilibre hydrostatique entre les deux liquides, malgré l'augmentation de volume de celui qui occupe l'intérieur de l'endosmomètre, et l'expérience se prolonge jusqu'au moment où la totalité de la substance osmogène déposée dans cet instrument s'est répandue au dehors et a été remplacée par de l'eau que l'on peut considérer comme pure. On détermine alors le poids du liquide qui s'est substitué ainsi au corps osmogène, et l'on compare ce poids à celui de ce dernier corps au commencement de l'expérience, en ramenant ce dernier poids à une valeur constante choisie comme unité de mesure : un gramme, par exemple. En expérimentant de la sorte, M. Jolly a trouvé que, dans les conditions où il se plaçait, les quantités d'eau accumulées dans l'endosmomètre en remplacement d'une même substance osmogène ne variaient que peu, mais que ces quantités différaient beaucoup suivant la nature de ces substances (a). Le tableau suivant résume les résultats ainsi obtenus, en supposant que le poids de chaque substance osmogène était d'un gramme :

NOM DE LA SUBSTANCE OSMOGÈNE.	ÉQUIVALENTS ENDOSMOTIQUES.		
	MAXIMUM.	MINIMUM.	TERME MOYEN.
Chlorure de sodium	4,316	3,820	4,223
Sulfate de soude.	12,440	11,066	11,628
Sulfate de potasse	12,760	11,420	12,277
Sulfate de magnésie	11,802	11,503	11,652
Sulfate de cuivre.	9,564		
Bisulfate de potasse	2,345		
Sulfate d'eau (SO³HO).	0,391	0,308	0,349
Potasse hydratée	231,400	200,090	215,745
Alcool	4,336	4,132	4,169
Sucre.	7,250	7,064	7,157
Gomme.	11,790		

Plus récemment, un des jeunes physiologistes de l'école de Dorpat, M. Harzer, a fait de nouvelles recherches sur ce sujet, en évitant quelques causes d'erreur dont M. Jolly ne s'était pas préservé, et en variant la nature des membranes à travers lesquelles les échanges osmotiques s'effectuaient.

(a) Ph. Jolly, *Experimentaluntersuchungen über Endosmose* (*Zeitschrift für rationelle Medicin*, 1849, t. VII, p. 83).

des cas, les circonstances qui font varier les résultats obtenus n'interviennent qu'en influant sur le degré d'intensité avec lequel l'une ou l'autre de ces puissances exerce son action. Pour le moment, je laisserai donc de côté la recherche des forces accessoires qui, dans certains cas, peuvent provoquer des mouvements analogues, et je m'attacherai d'abord à l'étude des conditions qui d'ordinaire déterminent ou règlent les échanges dont il vient d'être question.

Pour évaluer ces échanges, on peut se contenter de calculer les profits et les pertes de l'un des liquides réagissants, et, pour faire cette estimation, on emploie communément un appareil très simple que Dutrochet a désigné sous le nom d'*endosmomètre*. C'est un réservoir dont la paroi inférieure est formée par une lame perméable, le plus souvent une membrane ani-

Or il a trouvé ainsi que la quantité d'eau attirée dans l'intérieur de l'endosmomètre, pendant la période de temps employé par la substance osmogène pour se répandre au dehors dans le bain adjacent, pouvait varier dans la proportion de 1 à 6, suivant que la membrane à travers laquelle ces mouvements de translation s'effectuaient était préparée de manière à être plus ou moins perméable à la substance employée (a).

M. Ludwig a publié aussi des recherches sur la valeur des équivalents endosmotiques d'une même substance. Il a fait varier soit la durée de l'expérience, soit le degré relatif de concentration des deux liquides, et il a obtenu de la sorte des différences très considérables. Ainsi, en plaçant du chlorure de sodium cristallisé dans un endosmomètre et en mettant cet instrument en rapport avec l'eau pure, il a vu que l'équivalent était, dans une expérience, de 3,4 au bout de soixante-huit heures, et de 5,7 au bout de deux cent trente-quatre heures; dans une autre expérience, à la première de ces périodes, de 4,0, et après la seconde, de 6,2. Cela indique que la dissolution très concentrée du sel laisse échapper par diffusion une plus grande proportion de molécules salines que la dissolution étendue. Du reste, on remarque beaucoup d'irrégularité dans la marche de ces expériences (b).

On doit également à M. Cloetta des recherches sur les équivalents endosmotiques (c).

(a) Harzer, *Beiträge zur Lehre vom Endosmose (Archiv für physiologische Heilkunde*, 1856, t. XV, p. 194).

(b) Ludwig, *Ueber die endosmotischen Æquivalente und die endosmotische Theorie (Zeitschr. für rationelle Medicin*, 1849, t. VIII, p. 8).

(c) Cloetta, *Diffusionsversuche durch Membranen mit 2 Salzen*. Zurich, 1851.

male, un morceau de vessie, par exemple, et dont la partie supérieure est fermée, sauf dans le point où se trouve insérée l'extrémité d'un tube vertical ouvert par le haut. On renferme dans cet instrument le liquide dont on veut étudier l'action osmogène, et l'on met la surface extérieure de la paroi perméable du réservoir en contact avec le second liquide en la faisant plonger plus ou moins dans le bain constitué par celui-ci ; puis on note le point correspondant au niveau du liquide intérieur dans le tube vertical de l'endosmomètre, et l'on évalue les changements de volume que ce liquide éprouve en conséquence des actions osmotiques, par le déplacement de ce niveau qui monte ou qui descend dans le tube proportionnellement à ces changements (1).

(1) Dans les premières expériences faites par Dutrochet, le réservoir de l'endosmomètre était formé par un sac membraneux, tel que le cæcum de l'intestin d'un Poulet ou la vessie natatoire d'un Poisson (a) ; mais il ne tarda pas à faire usage de l'instrument décrit ci-dessus (b).

Afin d'éviter les erreurs d'observation qui pourraient résulter de la courbure de la cloison membraneuse sous la pression exercée par le liquide superposé, M. Graham place ce genre d'endosmomètre sur une lame rigide criblée de trous et supportée par un trépied (c). Enfin, pour diminuer les complications dues à la transsudation que pourrait déterminer la même pression hydrostatique, il a soin d'élever le niveau du bain extérieur à mesure que l'endosmose augmente, de façon à maintenir ce niveau à une petite dis-

tance seulement au-dessous du niveau du liquide intérieur. Pour se mettre plus sûrement à l'abri de cette dernière cause d'erreur, M. Ludwig a fait usage d'un flacon qui avait pour fond la cloison perméable et qui était suspendu à l'aide d'une poulie, de façon à descendre dans le bain à mesure que la quantité de liquide qui s'accumulait dans son intérieur augmentait. Les effets endosmotiques étaient évalués non par l'élévation du liquide dans un tube, mais par les différences de poids avant et après l'expérience (d).

MM. Matteucci et Cima ont substitué à l'appareil de Dutrochet une espèce d'endosmomètre différentiel, composé d'un réservoir divisé en deux compartiments par une cloison membraneuse verticale, et se continuant, par chacune des cellules ainsi établies, avec

(a) Dutrochet, *L'agent immédiat du mouvement vital dévoilé*, p. 130 et suiv.
(b) Dutrochet, *Nouvelles recherches expérimentales sur l'endosmose et l'exosmose*, 1828, p. 4, pl. 1, fig. 1.
(c) Graham, *Op. cit.* (*Philos. Trans.*, 1854, p. 185, fig. 2, 3 et 4).
(d) Ludwig, *Lehrbuch der Physiologie*, t. 1, p. 64, fig. 7.

Les expériences pratiquées de la sorte, ou faites d'après des méthodes analogues, rendent visible à l'œil la résultante des échanges osmotiques, mais ne suffisent pas lorsqu'on veut approfondir l'étude de ces mouvements, et déterminer, soit le *pouvoir osmogène* d'un corps, c'est-à-dire la quantité d'une autre substance qu'une quantité donnée de ce corps est susceptible d'attirer dans son sein en l'enlevant à la cloison perméable adjacente, soit l'*équivalent endosmotique* de cette substance, c'est-à-dire le volume du liquide extérieur qui se substitue à chaque unité de volume de celle-ci, ou, en d'autres mots, la balance entre les gains déterminés par le jeu des forces attractives dont dépend l'endosmose, et les pertes occasionnées par la diffusion des molécules de la matière osmogène dans le second liquide. Dans ce cas, l'observation des volumes ne nous éclairerait en rien, et il faut constater les changements opérés dans la composition des deux masses liquides qui sont séparées par le diaphragme perméable, et déterminer les proportions dans lesquelles l'une des substances réagissantes entre dans la constitution de ces volumes avant et après la réalisation de l'échange osmotique (1).

un tube vertical ouvert par le haut et muni d'une échelle. Les deux liquides sont déposés dans les deux compartiments de l'instrument, et chacun d'eux s'élève à une certaine hauteur dans le tube correspondant. On établit d'abord le même niveau dans les deux branches de ces vases communicants, et, par l'inégalité de niveau due à l'action osmotique, on juge des résultats obtenus (a). M. Vierordt a employé un appareil analogue (b).

Dans d'autres expériences, M. Gra-ham a fait usage d'un endosmomètre dont le réservoir était constitué par un des vases poreux que les physiciens emploient pour la construction des piles de Grove, et il y adaptait un tube vertical à l'aide d'un ajutage de gutta-percha (c). Il s'est servi aussi de ces pots sans ajutage, en évaluant les produits des échanges par des pesées ou des dosages chimiques.

(1) Ainsi, dans toutes les expériences dont je viens de parler, l'effet apparent, c'est-à-dire le changement dans

(a) Matteucci et Cima, *Mém. sur l'endosmose* (Annales de chimie et de physique, 3ᵉ série, 1845, t. XIII, p. 63, pl. 1).
(b) Vierordt, *Physik des organischen Stoffwechsels* (Archiv für physiologische Heilkunde, 1847, t. VI, p. 655, pl.).
(c) Graham, loc. cit., p. 180, fig. 1.

Influence
de l'étendue
de la surface
perméable.

§ 11. — Un premier résultat qui a été donné par les expériences pratiquées de la sorte, et qui était facile à prévoir par la théorie, est que, *toutes choses étant égales d'ailleurs, la quantité de liquide introduit dans une cavité de l'endosmomètre est proportionnelle à l'étendue de la cloison perméable à travers*

le volume ou dans le poids du liquide que j'ai appelé *osmogène*, parce qu'il est la cause principale du phénomène, n'est que le produit de la différence entre les quantités de matières déplacées dans un sens par le courant endosmotique qui pénètre dans ce liquide, et en sens contraire par l'expansion diffusive des molécules en dissolution dans ce dernier milieu ou courant exosmotique, pour employer ici les expressions adoptées par Dutrochet. Pour évaluer la puissance osmotique déployée dans ces circonstances, il faudrait donc ajouter aux effets apparents la valeur des pertes subies par l'agent osmogène. Par exemple, quand l'endosmomètre est amorcé avec une dissolution de sucre et plongé dans un bain d'eau distillée, la quantité de ce dernier liquide qui pénètre dans l'intérieur de l'instrument pour obéir à l'action attractive du sucre est en réalité beaucoup plus grande qu'on ne le croirait au premier abord, car elle correspond en même temps à l'excédant de volume final du liquide intérieur comparé au volume initial de celui-ci, et à la quantité de sucre qui s'est échappée au dehors et qui a été remplacée par de l'eau dans la cavité de l'endosmomètre. Or, les expériences de M. Graham montrent que le poids du sucre qui s'échappe de l'instrument par l'effet de la diffusion est d'ordinaire égal à environ 1/5e du gain réalisé par la dissolution

sucrée, par suite de ces échanges. Il en résulte que la quantité d'eau qui, sous l'influence attractive du sucre, a traversé la cloison membraneuse, est aussi d'environ 1/5e plus considérable que celle indiquée par la comparaison des volumes du liquide intérieur au commencement et à la fin de l'expérience.

Ainsi, dans une série de huit expériences faites avec des dissolutions de sucre à divers degrés de concentration (depuis 1 jusqu'à 10 pour 100 de sucre), la proportion entre les produits de la diffusion, c'est-à-dire la quantité de sucre répandue au dehors, et les produits apparents de l'osmose, c'est-à-dire l'augmentation de poids déterminé dans la dissolution sucrée par l'endosmose, n'a varié que peu. Elle était en moyenne de 3^{gr},824 de sucre épanché au dehors, et de 17^{gr},639 de gain réalisé par la dissolution. Mais la quantité d'eau reçue par ce dernier liquide se composait à la fois du volume correspondant à ce dernier poids, et de ce qui avait remplacé les 3^{gr},824 de sucre perdu, volume qui peut être estimé à 2^{gr},25. Par conséquent, pour 3^{gr},824 de sucre déplacé par la diffusion, il était entré 19^{gr},82 d'eau, ce qui correspond à 5,2 parties d'eau pour remplacer 1 partie de sucre. Dans d'autres expériences analogues faites avec des dissolutions à divers degrés de concentration, M. Graham a obtenu à peu près les mêmes rapports : ainsi, pour

laquelle ce passage s'effectue (1). Nous verrons bientôt qu'il en est de même pour l'absorption, et que par conséquent un des moyens employés par la Nature pour accroître la puissance absorbante d'un organe, c'est d'augmenter la surface par laquelle celui-ci se met en rapport, d'une part avec la matière qui doit pénétrer dans l'économie, et d'autre part avec le fluide destiné à la recevoir, c'est-à-dire le sang.

§ 12. — Lorsqu'on varie les substances dont l'endosmo- mètre est chargé, et qu'on opère d'ailleurs dans des condi- tions identiques, on ne tarde pas à reconnaître que les effets obtenus diffèrent beaucoup suivant la nature chimique de ces corps.

Différences dans la puissance osmogénique des corps.

Ainsi, prenons une série d'instruments de ce genre d'égale capacité et garnis tous avec la membrane muqueuse de la vessie du Bœuf; plaçons dans chaque endosmomètre une quantité de liquide suffisante pour que la surface de celui-ci arrive au niveau du *zéro* dans le tube gradué, et choisissons pour les charger ainsi des dissolutions aqueuses de divers chlorures dans la proportion de 1 en poids pour 100 parties d'eau ; enfin, plongeons la partie inférieure de chacun des instruments ainsi

1 partie de sucre déplacée par diffusion ou exosmose, l'eau absorbée était de :

5,21	par la dissolution à	1 p. 100 de sucre.
5,85	—	à 2 p. 100 —
5,22	—	à 5 p. 100 —
4,43	—	à 10 p. 100 —
4,66	—	à 20 p. 100 —

La moyenne était de 5,07 parties d'eau se substituant à 1 partie de sucre (*a*).

(1) Ainsi, dans une expérience com- parative faite par Dutrochet, les réser- voirs des deux endosmomètres con- struits avec les mêmes matériaux et amorcés avec les mêmes substances, mais dont les cloisons perméables avaient des diamètres dans le rapport de 1 à 2, furent pesés avant leur im- mersion dans l'eau et après un séjour de deux heures dans ce liquide. Le grand présenta une augmentation de poids quatre fois plus considérable que le petit; rapport qui était préci- sément proportionnel aux différences des surfaces absorbantes (*b*).

(a) Graham, *On Osmotic Force* (*Philos. Trans.*, 1854, p. 197).
(b) Dutrochet, *Op. cit.* (*Mémoires*, t. I, p. 28).

V.

9

préparés dans un bain d'eau distillée : au bout d'un certain
temps le liquide contenant le chlorure de sodium sera monté
de 12 millimètres ; celui contenant du chlorure de potassium
sera monté à 18 ; la dissolution de chlorure de strontium se
trouvera à 26 millimètres ; la dissolution de chlorure de man-
ganèse à 36 millimètres ; celle de chlorure de nickel à 88 millimètres ; celle de bichlorure de mercure à 124 millimètres ; celle
de chlorure de cuivre à 351 millimètres ; enfin celle de chlorure
d'aluminium à 540 millimètres (1).

Nous verrons bientôt qu'il existe une certaine proportionnalité entre le degré de densité d'une dissolution saline ou sucrée
et la grandeur des effets osmotiques déterminés par cette substance. Par conséquent, on pourrait croire au premier abord
qu'il doit y avoir des relations analogues entre la pesanteur spécifique de corps de nature différente , et l'intensité de la force
motrice qu'elles sont susceptibles de déployer dans les circonstances dont l'étude nous occupe en ce moment. Mais il suffit
d'un petit nombre d'observations pour prouver que les choses
ne se passent pas ainsi. Par exemple, le chlorure de potassium,
qui donne des effets endosmotiques plus considérables que
le chlorure de sodium, est moins dense que ce corps, et les
chlorures de baryum et de calcium en diffèrent à peine sous
le rapport osmotique, quoique la densité du premier soit 3,9
et celle du second seulement 2,2. Du reste, pour mettre bien
en évidence ce défaut de relation entre la pesanteur spécifique
des corps et leur pouvoir osmogène, il suffit de comparer les
résultats fournis par l'emploi de dissolutions d'égale densité de
certaines substances, telles que du carbonate de potasse, du carbonate de soude, de l'acide oxalique ou de l'acide chlorhydrique :

(1) Les résultats indiqués ici sont   trouve dans le mémoire de ce chi-
ceux obtenus dans les expériences   miste beaucoup d'autres faits analo-
comparatives de M. Graham. On   gues (a).

. (a) Graham, *On Osmotic Force* (*Philos. Trans.*, 1854, p. 225.

avec ces sels basiques, la colonne endosmométrique s'élèvera rapidement; avec les acides convenablement dilués, elle s'abaissera d'une manière non moins remarquable, et descendra beaucoup au-dessous du niveau du bain extérieur (1).

Ces faits, et beaucoup d'autres du même ordre que je pourrais invoquer si je ne craignais de m'arrêter trop longtemps sur l'examen de cette question, prouvent aussi d'une manière surabondante que la valeur des effets endosmotiques n'est pas liée uniquement à la grandeur des forces attractives développées entre les deux liquides réagissants; et d'ailleurs le raisonnement suffirait pour établir qu'il ne saurait y avoir de connexité nécessaire entre l'avidité plus ou moins grande d'une substance pour une autre et l'accumulation des molécules de ces corps dans l'espace occupé par l'un plutôt que dans celui occupé par l'autre. Effectivement, si le corps A attire le corps B, celui-ci doit agir de la même manière sur A, et par conséquent le

---

(1) Les effets négatifs de l'acide oxalique n'ont pas échappé à l'attention de Dutrochet, et contribuèrent beaucoup à rectifier les opinions de ce physiologiste, relatives à l'ensemble des phénomènes osmotiques. Il vit aussi que des effets analogues pouvaient être produits par l'acide chlorhydrique, l'acide sulfhydrique et plusieurs autres substances acides, mais que cela était subordonné au degré de dilution de ces corps dans l'eau (a). M. Graham a repris plus récemment l'étude de l'action osmotique de ces substances, et a trouvé que le courant dirigé de l'acide vers l'eau était le plus puissant quand on chargeait l'endosmomètre avec une dissolution d'acide oxalique au titre de 1 p. 100.

L'acide sulfurique produit des effets tantôt négatifs, tantôt positifs, lorsqu'il est étendu dans 1000 parties d'eau.

M. Graham a observé des variations plus considérables dans ses expériences sur d'autres acides, et il a constaté que, sous ce rapport, quelques-uns de ces corps changent de caractère par le seul fait de leur fusion ignée. Ainsi une dissolution faite avec de l'acide citrique ou de l'acide tartrique, au titre de 1 p. 100, donne des produits osmotiques positifs, tandis que, préparées avec ces mêmes acides préalablement fondus par la chaleur, ces dissolutions donnent des effets négatifs (b).

(a) Dutrochet, Sur l'endosmose (Mémoires, t. 1, p. 46 et suiv.).
(b) Graham, Op. cit. (Philos. Trans., 1854, p. 191).

déplacement de l'un ou de l'autre sera déterminé, non par le degré d'intensité de cette attraction mutuelle, mais par la résistance différente que cette force rencontrera pour mouvoir de la sorte A et B. Or, la résistance inégale à vaincre dans cette circonstance est due essentiellement à l'obstacle que le diaphragme situé entre les deux liquides oppose à leur passage.

La direction du courant endosmotique est déterminée par l'action capillaire de la membrane.

Nous avons déjà vu que la direction du courant principal, ou courant endosmotique, c'est-à-dire celui qui baigne directement les parois des passages interstitiels de la cloison placée entre les deux liquides, est déterminée par la prédominance de l'action capillaire exercée par cette cloison sur l'un de ces liquides, lequel vient occuper ces passages, et traverse ainsi le diaphragme pour se mêler ensuite à l'autre liquide. La théorie nous conduit donc à poser en principe que, *toutes choses étant égales d'ailleurs, celui des deux liquides miscibles réagissants qui sera attiré avec le plus de force par la substance de la cloison perméable sera versé dans l'autre et en augmentera la masse.*

Connaissant la force de pénétration relative avec laquelle deux liquides s'accumulent dans un tissu organique, nous pourrons donc déterminer *à priori* celui vers lequel le courant endosmotique se dirigera quand celui-ci sera séparé de l'autre liquide par une cloison mince composée de ce même tissu. Ce sera toujours le liquide le moins apte à s'insinuer dans la substance du diaphragme qui augmentera de volume aux dépens de l'autre.

Voyons si l'expérience confirme ce raisonnement.

Nous savons, par l'étude des phénomènes d'imbibition, que la force avec laquelle les divers liquides sont attirés dans les espaces interstitiels d'un même tissu organique varie beaucoup suivant la nature chimique de ces corps et suivant les conditions dans lesquelles la réaction s'opère. Le volume du liquide dont le tissu s'imprègne est réglé par le rapport entre cette force qui tend à accumuler de la matière dans ses cavités à parois extensibles et la résistance que la substance élastique de ces mêmes parois oppose à la distension ; en sorte que si la nature de cette substance reste la même, on peut juger de la puissance d'imbibition par le degré de gonflement du tissu, ou, ce qui revient au même, par le poids du liquide qu'il est susceptible d'accumuler dans son intérieur. Or, nous avons vu que les tissus animaux, après avoir été privés d'eau par la dessiccation, se gorgent d'eau quand on les plonge dans ce liquide, et que si, au lieu de les placer dans l'eau, on les immerge dans une dissolution aqueuse de sel commun, ils absorbent aussi une certaine quantité de liquide, mais beaucoup moins que s'ils étaient en présence d'eau pure (1). Nous savons également que ces mêmes tissus se laissent pénétrer par l'alcool, mais n'admettent que fort peu de ce liquide.

D'après les principes établis ci-dessus, nous pouvons donc prévoir que lorsque de l'eau se trouvera en contact avec une des surfaces de la cloison osmotique formée par une membrane organique de ce genre et de l'alcool en contact avec la surface opposée, le courant endosmotique se portera de l'eau vers l'alcool, bien que ce dernier liquide soit moins dense que le premier ; et, effectivement, c'est ce que l'expérience nous montre. Ainsi, quand on place de l'alcool dans le réservoir de l'endosmomètre garni d'un diaphragme fait avec de la vessie et qu'on met de l'eau en contact avec l'extérieur de l'instrument, le liquide intérieur augmente de volume et monte dans le tube qui termine supérieurement cet instrument ; tandis que si le même endosmomètre est chargé d'eau et plongé dans un bain d'alcool, le liquide intérieur, au lieu de s'élever, descend plus ou moins rapidement, et sa surface peut être portée ainsi beaucoup au-dessous du niveau du bain circonvoisin (2).

(1) Voyez ci-dessus, page 81 et suivantes.

(2) Les premières expériences de Dutrochet avaient porté ce physiologiste à penser que l'endosmose s'établissait toujours du liquide le moins

Nous avons déjà eu l'occasion de voir qu'il en est de même quand une dissolution de chlorure de sodium, substance qui ne pénètre que faiblement dans un tissu animal, est séparée d'un bain d'eau pure par une cloison formée d'une membrane de ce genre. C'est l'eau qui traverse le diaphragme osmotique pour aller grossir le volume de la dissolution saline.

Je viens de dire qu'un endosmomètre chargé d'acide chlorhydrique dilué, et plongé dans de l'eau pure, donne lieu à une osmose négative, c'est-à-dire que le courant dominant se porte de l'intérieur à l'extérieur, et que c'est le volume de l'eau qui augmente. Nous en pouvons conclure que la substance animale dont la cloison se compose se gonflera davantage dans une dissolution semblable d'acide chlorhydrique que dans un bain d'eau distillée ; et, effectivement, des expériences faites dans une tout autre vue, et dont j'aurai à rendre compte en traitant de la théorie de la digestion, montrent que les choses se passent de la sorte (1).

Les faits nous manqueraient bientôt, si nous voulions vérifier l'exactitude de cette application des lois de la capillarité à tous les cas particuliers où le courant endosmotique s'établit dans une direction déterminée. Je ne pousserai donc pas cet examen plus loin, mais il me semble nécessaire de dire que dans un

dense vers le liquide le plus dense (a) ; mais ses recherches ultérieures lui ont fait voir que cela n'est pas, et que, dans un grand nombre de circonstances, le contraire s'observe (b).

(1) Dans les expériences faites par MM. Bouchardat et Sandras sur les digestions artificielles de la chair

musculaire, des membranes et autres matières animales immergées pendant quelques heures dans de l'eau aiguisée d'acide chlorhydrique se sont gorgées d'une quantité si considérable de ce liquide, qu'elles se sont gonflées énormément et sont devenues transparentes comme de la gelée (c).

(a) Dutrochet, *L'agent immédiat du mouvement vital*, p. 126 et suiv.
(b) Idem, *De l'endosmose* (*Mémoires*, t I, p. 40).
(c) Dumas, *Rapport sur un Mémoire de MM. Sandras et Bouchardat, relatif à la digestion* (*Comptes rendus de l'Académie des sciences*, 1843, t. XVI, p. 254).

grand nombre de cas on voit cette direction varier avec la nature de la cloison osmotique. Ainsi, Dutrochet a remarqué que si l'on substitue à la cloison perméable faite avec un morceau de la membrane muqueuse de la vessie un diaphragme analogue composé de la membrane interne du gésier d'un Poulet, le courant endosmotique déterminé par la réaction de l'eau et de l'alcool ne se dirige plus, comme dans le premier cas, de l'eau vers l'alcool, mais en sens contraire : c'est l'alcool qui forme le courant dominant et qui se verse dans l'eau (1).

Il en résulte que cette direction ne saurait dépendre des rapports existant entre les propriétés physiques des deux liquides, comme l'ont supposé quelques physiologistes, car ces propriétés ne sont pas changées par le fait de la substitution de tel diaphragme à tel autre ; et cependant nous venons de voir qu'une substitution de ce genre peut déterminer le renversement du mouvement endosmotique (2).

---

(1) Cette observation de Dutrochet a été vérifiée par M. Matteucci (a).

Le premier de ces expérimentateurs a vu aussi qu'en chargeant l'endosmomètre d'une dissolution d'acide sulfhydrique d'une densité de 1,106, le courant endosmotique s'établissait toujours vers l'eau quand la cloison perméable était une membrane animale, et au contraire de l'eau vers l'acide, quand cette cloison était un tissu végétal (b).

(2) M. Béclard a remarqué que dans les expériences endosmométriques faites avec les membranes communément employées comme cloison perméable, le courant endosmotique s'é-

tablit du liquide dont la capacité calorifique est la plus grande vers celui qui possède à un moindre degré cette capacité, et même que l'intensité du courant est proportionnée à la différence des chaleurs spécifiques pour les liquides qui se mêlent en toutes proportions (c). Ainsi, quand on fait usage d'éther et d'alcool, le courant principal se porte de ce dernier liquide vers le premier, et l'on sait que les chaleurs spécifiques sont : 0,503 pour l'éther et 0,644 pour l'alcool ; mais, si l'on emploie de la même manière de l'éther chargé d'une certaine quantité d'eau, la chaleur spécifique du mélange peut être rendue supérieure à celle de l'alcool, et alors le courant

(a) Matteucci, *Leçons sur les phénomènes physiques de la vie*, p. 57.
(b) Dutrochet, art. ENDOSMOSIS (Todd's *Cyclop. of Anat. and Physiol.*, t. II, p. 108).
(c) J. Béclard, *Mémoire sur la théorie de l'endosmose* (*Gazette des hôpitaux*, 1851, p. 323).

Influence
du degré
de
concentration
des liquides
sur
l'endosmose.

§ 13. — La direction du courant endosmotique étant déterminée par le jeu des actions capillaires dont la cloison perméable est le siége, le second acte du phénomène commence : le liquide amené à l'extrémité des passages interstitiels est appelé au delà, et se disperse plus ou moins rapidement dans le liquide adjacent dont il augmente le volume. Ce mouvement de progression dépend, comme nous l'avons déjà vu, des attractions adhésives ou chimiques exercées par les molécules de l'une des substances réagissantes sur celles de l'autre. Il est donc évident que si toutes les autres conditions restaient identiques, le déplacement devrait être d'autant plus rapide que la molécule qui arrive dans l'espace occupé par le liquide

endosmotique se dirige de l'éther vers l'alcool.

M. Béclard s'appuie aussi sur les faits suivants :

1° Alcool (chal. spécif. 0,644) et eau (chal. spécif. 1,0), courant principal vers l'alcool.

2° Alcool (0,644) et esprit de bois (chal. spécif. 0,671), courant principal faible vers l'alcool.

3° Alcool (0,644) et essence de térébenthine (chal. spécif. 0,467), courant principal vers l'essence.

4° Alcool (0,644) et huile d'olive (chal. spécif. 0,309), courant principal vers l'huile.

5° Éther acétique (0,484) et essence de térébenthine (0,467), courant principal vers l'essence.

6° Éther acétique (0,484) et éther sulfurique (0,503), courant principal vers l'éther acétique.

7° Essence de térébenthine (0,467) et esprit de bois (0,671), courant principal vers l'essence.

8° Essence de térébenthine (0,467) et éther sulfurique (0,503), courant principal vers l'essence.

9° Essence de térébenthine (0,467) et huile d'olive (0,309), courant principal vers l'huile.

Cette concordance entre la direction du courant osmotique du liquide dont la chaleur spécifique est la plus élevée vers celui qui a une chaleur spécifique moindre, est très remarquable, et semble indiquer l'existence d'un certain rapport entre la grandeur de la capacité calorifique de ces substances et le degré de puissance de l'attraction adhésive qui se développe entre chacune d'elles et la membrane animale. Mais, ainsi que je l'ai déjà fait remarquer, le phénomène de l'osmose ne peut dépendre de cette circonstance, car, en faisant varier la nature des diaphragmes, on ne change en rien les rapports entre la chaleur spécifique des liquides en présence, et, par conséquent, si l'hypothèse de M. Béclard était fondée, la direction de l'endosmose ou du courant principal devrait rester invariable, tandis que dans beaucoup de circonstances cette direction est renversée.

en repos se trouverait dans les limites de la sphère d'attraction d'un plus grand nombre de molécules de ce dernier corps, et, toutes choses étant égales d'ailleurs, ce nombre est réglé par le degré de concentration du liquide contenant ces mêmes molécules. Or, dans une dissolution saline ou sucrée, ce sont les particules de sel ou de sucre qui déterminent le déplacement des molécules d'eau situées à l'embouchure des passages interstitiels de la cloison; les particules d'eau qui s'y trouvent associées ne peuvent produire aucun effet de ce genre, et par conséquent si les résistances à vaincre ne changent pas, et si les autres conditions de l'expérience restent invariables, les effets endosmotiques devront croître avec le nombre de molécules de sel ou de sucre qui se trouvent comprises dans un espace déterminé, ou, en d'autres mots, être proportionnels au titre de la dissolution comparée à celui du liquide affluent.

Mais, pour que le liquide contenu dans les canaux capillaires du diaphragme soit tiré de ces passages, il y a des résistances à vaincre, car les molécules constitutives de la couche périphérique de chaque petit courant adhèrent aux parois de ces canaux. Nous savons aussi que les résistances dues aux frottements de ce genre augmentent très rapidement avec la vitesse du mouvement. Il en résulte que les obstacles à surmonter pour que le courant endosmotique satisfasse à la puissance attractive croissante développée par l'intervention d'une quantité du corps osmogénique qui elle-même croîtrait, grandiront rapidement avec la vitesse des courants, et détermineront dans les effets du travail de translation une diminution d'autant plus marquée que cette vitesse deviendra plus considérable.

Ainsi la théorie physique des phénomènes osmotiques nous fait prévoir que les changements de volume effectués dans des temps égaux doivent être liés d'une manière intime à la proportion de la substance osmogénique qui se trouve dans le liquide vers lequel le courant se dirige ; mais que la raison suivant laquelle les produits du travail de translation augmenteront ne sera pas la même que la progression des quantités de la matière agissante, et que, toutes choses restant égales d'ailleurs, le volume de liquide déplacé en une certaine unité de temps par chaque unité de la matière osmogénique diminuera, suivant une certaine loi, avec l'augmentation de la quantité de cette matière.

L'expérience est en accord avec ces vues théoriques. Quand on place dans des endosmomètres à diaphragme membraneux diverses dissolutions aqueuses d'une même substance, on voit que la hauteur à laquelle le liquide intérieur s'élève en un temps donné augmente avec le degré de concentration de la dissolution, et que dans certaines limites la progression dans la quantité d'eau dont l'instrument se charge est, à peu de chose près, proportionnelle à l'accroissement de la densité du liquide intérieur comparée à celle du bain extérieur. Ces relations ont été mises en lumière par les expériences de Dutrochet et ressortent également des résultats obtenus par MM. Vierordt, Ludwig et Graham (1). Mais quand la concentration du liquide osmo-

---

(1) Dans une première série de recherches faites par Dutrochet, le sirop, dont la densité moyenne pendant là durée de l'expérience était 1,080, donna en une heure et demie une ascension de 19 1/2 degrés. Avec une dissolution, dont la densité moyenne était 1,141, la colonne s'éleva, dans le même espace de temps, à 34 degrés. Enfin, avec une dissolution, dont la densité moyenne était 1,222, l'ascension était de 53 degrés. Les quantités de sucre employé étaient comme 1, 2, 4. Or, en prenant pour base d'une pareille progression 19 1/2, on aurait pour les vitesses proportionnelles de l'endosmose 19 1/2, 39,78 ; nombres qui s'éloignent beaucoup de ceux donnés par l'expérience. Il n'y a aussi aucune relation entre les nombres observés et ceux correspondant aux densités respectives des trois sirops. Mais il y a un accord très grand entre ces quantités et celles que donne la progression des excédants de la densité du sirop sur la densité de l'eau. Effectivement, la progression, dont le premier terme serait 19 1/2, et qui serait comme les nombres 0,80, 0,141, 0,222, donnerait 19 1/2, 34, 54. Or les nombres trouvés par l'expérience étaient, comme je

gène dépasse un certain degré, la valeur des produits cesse d'être sensiblement proportionnelle à la quantité de la matière attractive; on y remarque un déficit de plus en plus considérable, et l'on voit que l'effet utile de la force motrice développée par chaque molécule osmogénique diminue avec l'accroissement du nombre de ces molécules dans un espace donné (1).

J'ai déjà dit, 19 1/2, 34 et 53. Deux autres séries d'expériences, discutées de la même manière, donnèrent:

	Résultats observés.	Résultats calculés.
N° 1...	10,25	10,25
	17	16,30
	32,52	32,30
N° 2...	9	9
	14,50	15,60
	30	28

On voit que les résultats du calcul ne s'éloignent que très peu de ceux fournis par l'expérience, et Dutrochet pensait que les écarts pouvaient s'expliquer par certains changements dans le degré d'imbibition de la cloison osmotique (a).

De nouvelles recherches faites avec plus de précision par M. Vierordt sont venues confirmer, dans certaines limites, la loi établie par Dutrochet (b).

Enfin, M. Graham a fait également diverses séries d'expériences analogues, d'où il résulte qu'entre 1 p. 100 et 10 p. 100 de sucre, la progression des effets endosmotiques était à peu près proportionnelle aux quantités relatives de cette substance. Ainsi, dans une de ces expériences, la hauteur de la colonne endosmométrique était de 10 ou 12 avec la dissolution contenant 1/100 de sucre, de 24 avec 2/100 de sucre, de 64 avec 5/100, et d'environ 100 avec 1/10 de sucre. Mais avec des dissolutions contenant 1/5, les effets ne s'accrurent pas dans la même proportion, et la colonne ne s'éleva en moyenne qu'à environ 129 millimètres. Or cette diminution dans la valeur des effets produits par des quantités égales de matière n'était pas due à une augmentation dans les pertes par diffusion, car celles-ci diminuèrent dans une proportion encore plus forte (c).

(1) Dutrochet et quelques autres expérimentateurs, en n'opérant que sur des dissolutions dont la densité ne variait que peu, ou en n'examinant pas d'assez près l'ensemble du phénomène, avaient été conduits à penser que la proportionnalité entre la richesse de la dissolution et la grandeur des effets endosmotiques existait pour les matières salines aussi bien que pour les substances peu actives, telles que le sucre; mais M. Ludwig, en étudiant avec plus de soin ce qui se passe quand on fait usage de chlorure de sodium, ou de sulfate de soude à divers degrés de concentration, a vu que les valeurs des produits n'augmentent pas suivant la même loi que le titre des dissolutions, et devaient

(a) Dutrochet, Op. cit. (Mémoires, p. 30 et suiv.).
(b) Vierordt, Physik des organischen Stoffwechsels (Archiv für physiol. Heilk., t. VI, p. 668 et suiv.).
(c) Graham, On Osmotic Force (Philos. Trans., 1854, p. 196).

Influence
des
modifications
de la cloison
osmotique
déterminées
par les liquides
employés.

§ 14. — Dans la discussion de ces questions délicates, il faut avoir aussi égard aux modifications que les matières réagissantes peuvent déterminer dans la constitution physique ou chimique de la cloison osmotique, et aux changements qui peuvent en résulter dans le degré de perméabilité de ce diaphragme. En effet, quand celui-ci est formé par un tissu très extensible et fort élastique, comme le sont la plupart des membranes animales, le contact d'une dissolution saline concentrée peut y déterminer une rétraction considérable, et diminuer beaucoup la capacité de ses cavités interstitielles. Ainsi, un morceau de vessie qui, en s'imbibant d'eau pure, serait susceptible de se charger de 5 volumes de liquide, ne pourra en contenir que 2 volumes si l'eau est saturée de chlorure de sodium, et l'on conçoit que le resserrement des voies de communication dépendant de causes de ce genre puisse amener une telle diminution dans le débit de ces conduits, que l'afflux du liquide vers la substance osmogène devient insuffisant pour alimenter le travail osmotique que celle-ci tend à effectuer, ou même pour rendre les produits de ce travail inférieurs à ceux que donnerait l'action d'une dissolution faible.

Les modifications que l'action des substances différentes peut déterminer dans l'extensibilité des tissus organiques, et par être représentées non par une droite, mais par une ligne courbe (a).

M. Graham a étendu plus loin ses observations, et a soumis à ce genre d'examen un grand nombre de substances salines et autres. On pourra juger des effets de la concentration par les résultats suivants obtenus en chargeant l'endosmomètre de dissolutions de sulfate de magnésie à divers degrés de concentration :

PROPORTION DU SEL pour 100 parties d'eau.	ÉLÉVATION de la COLONNE ENDOSMOMÉTRIQUE.	
	Maximum.	Minimum.
2	33	30
5	76	73
10	152	134
20	283	238 (b)

(a) Ludwig, Op. cit. (Zeitschr. für rationelle Medicin, 1849, t. VIII, p. 9).
(b) Graham, Op. cit. (Philos. Trans., 1854, p. 199).

conséquent sur la dilatation des passages osmotiques sous l'influence d'une force constante qui tend à accumuler des volumes croissants de liquide dans ces cavités, sont mises également en évidence par les expériences dans lesquelles on mesure les produits de la filtration sous l'influence d'une pression donnée. Plus une membrane perméable sera extensible, plus, sous l'action d'une force d'impulsion de même intensité, ses pores se laissent distendre, et plus aussi ces orifices débiteront de liquide. Or, une membrane qui, en présence d'un réactif donné, résistera à la poussée du liquide de façon à ne laisser passer qu'un volume de celui-ci pendant chaque unité de temps, pourra être traversée pendant le même espace de temps par près de 200 volumes d'une autre substance. Un physicien de Pise, M. Cima, a fait des expériences de ce genre, et dans l'une d'elles on voit que, pour faire filtrer à travers la membrane muqueuse du jabot d'une Poule, sous une pression de 40 centimètres de mercure, un certain volume d'eau, il a suffi de 18 secondes, tandis que pour faire passer un même volume d'eau contenant un peu d'ammoniaque, il fallait 92 minutes 30 secondes. La valeur des courants qu'un même degré de force osmotique est apte à établir dans l'épaisseur d'une membrane animale doit par conséquent être susceptible de varier beaucoup avec la nature des substances qui constituent, d'une part cette cloison, d'autre part le liquide qui en occupe les cavités interstitielles. Or, l'action exercée de la sorte sur l'état physique d'un tissu organique par un réactif donné varie beaucoup en intensité, suivant la nature des membranes, et il en résulte que, toutes choses étant égales d'ailleurs, il y aura là une cause de différences dans les produits du travail endosmique.

Supposons, par exemple, l'endosmomètre chargé d'une substance qui serait également avide d'eau et d'alcool : si la cloison de l'instrument est faite avec un morceau de vessie de Bœuf,

le volume de liquide qui pénétrera de l'extérieur dans l'intérieur de l'instrument en un temps donné pourra être de 1 pour
l'alcool et de 2 pour l'eau; mais, en employant une cloison
faite avec le jabot d'une Poule, la différence pourrait être dans
le rapport de 1 à 8, ou même beaucoup plus (1).

Je m'explique de la sorte, au moins en partie, les changements
que la présence de certaines substances détermine parfois dans
la valeur des effets osmotiques produits par les agents auxquels on
les associe. Ainsi, la présence d'une très petite proportion d'acide
chlorhydrique dans la dissolution de chlorure de sodium dont on
charge un endosmomètre, loin de produire une osmose négative,

(1) Dans les expériences de M. Cima
sur la filtration forcée de divers liquides au travers de membranes différentes, on voit que le temps employé
par le passage d'un volume constant,
sous l'influence d'une pression de
10 centimètres de mercure, a varié de
la manière suivante :

LIQUIDE EMPLOYÉ.	JABOT.	VESSIE.
Dissolution aqueuse d'ammoniaque ($\frac{1}{24}$).	14′ 10″	20′ 0″
Eau pure.	19 35	29 0
Dissolution saturée de sel commun.	129 9	33 22
Alcool.	170 0	37 16

Sous une pression de 30 centimètres
de mercure, les résultats ont été :

	Jabot.	Vessie.
Dissolution ammoniacale.	0′33″	4′53″
Eau	2 9	5 48
Dissolution saline. . . .	16 45	6 2
Alcool	112 3	10 11

Enfin, sous une pression de 40 centimètres, la durée de la filtration a
été de :

0′18″ avec la dissolution ammoniacale;
1 19 avec l'eau ;
10 52 avec la dissolution saline ;
92 30 avec l'alcool.

Ainsi l'accroissement du débit déterminé par une augmentation de la
pression comme 1 à 4, a été, avec la
membrane du jabot, dans le rapport
d'environ 1 à 17 pour l'eau, de 1 à 12
pour la dissolution de sel commun, et
de 1 à 10 pour l'alcool (a).

(a) Cima, Sull'evaporazione e la transudazione dei liquidi attraverso le membrane animali
(Memor. dell' Accadem. delle scienze di Torino, 2ᵉ série, 1853, t. XIII, p. 281).

comme si elle était seule, augmente considérablement les effets déterminés par cette substance saline : et cela se conçoit facilement. Le chlorure de sodium provoque le resserrement des tissus organiques ; l'acide chlorhydrique paraît diminuer la force de résistance de la substance constitutive des membranes animales, et par conséquent son action sur celles-ci doit balancer plus ou moins l'influence du sel et rendre les passages interstitiels plus extensibles ; circonstance qui aura pour effet de rendre l'afflux de l'eau vers l'agent osmogénique plus facile, et par conséquent aussi d'augmenter les produits du travail endosmotique.

L'addition d'une petite quantité de chlorure de sodium suffit d'ordinaire pour produire un effet contraire et pour diminuer notablement les produits endosmotiques dus à l'action des matières auxquelles on l'associe ; or, ce résultat est également en parfait accord avec ce que je viens de dire touchant l'action constrictive de cette substance et l'influence que cette constriction doit avoir sur le débit des passages capillaires traversés par les courants endosmotiques (1).

Je suis porté à croire aussi que certaines différences dans l'extensibilité des tissus d'une même membrane vers les deux surfaces opposées de celle-ci, et les modifications qui peuvent

_____

(1) Ainsi, dans une série d'expériences faites à l'aide d'un endosmomètre à cloison de toile albuminée, M. Graham a vu que le liquide intérieur s'élevait, dans l'espace de cinq heures, à environ 25 millimètres quand il employait une dissolution chargée de 1 centième de chlorure de sodium, et à 140 ou à 150 millimètres quand il faisait usage d'une dissolution de carbonate de soude, soit dans les mêmes proportions, soit contenant 2 pour 100 de ce sel ; mais lorsqu'il employait une dissolution contenant 1 pour 100 de carbonate et 1 pour 100 de chlorure, la colonne endosmométrique ne montait que d'environ 60 ou 70 millimètres. Le mélange de ces deux substances avait donc diminué de plus de moitié la somme des effets osmotiques qu'elles auraient produit si elles avaient agi isolément (a).

(a) Graham, On Osmotic Force (Philos. Trans., 1854, p. 209).

Différences
dans
le mode d'action
des
deux surfaces
d'une
membrane.
en résulter dans la forme aussi bien que dans le calibre des passages interstitiels, sont en partie la cause de l'inégalité qui s'observe parfois dans les produits du travail osmotique quand on varie les rapports de la cloison perméable avec les liquides réagissants.

MM. Matteucci et Cima ont vu qu'en prenant pour diaphragme osmotique un morceau de la peau d'une Torpille, en chargeant l'instrument avec une dissolution de gomme et en le plongeant dans un bain d'eau pure, le courant endosmotique faisait monter le liquide intérieur à une hauteur de 30 millimètres quand la gomme était en rapport avec la surface externe de la peau, et de 6 à 13 millimètres seulement quand cette membrane était tournée en sens inverse. L'eau a donc passé beaucoup plus facilement de la surface interne de la peau au dehors que de la surface épidermique de celle-ci en dedans. Des résultats analogues ont été obtenus avec la peau de la Grenouille (1); et

---

(1) Voici les résultats numériques obtenus par MM. Matteucci et Cima, en mettant alternativement les surfaces opposées des membranes en rapport avec l'eau et en chargeant l'instrument avec diverses matières.

Le liquide intérieur s'est élevé aux hauteurs suivantes, l'eau du bain étant en contact avec les surfaces indiquées ci-dessous.

	Externe.	Interne.
Peau d'Anguille et dissolution de sucre.	20mm30 à 40mm	
Même membrane et dissolution de gomme.	13	26
Peau de Grenouille et dissolution de sucre.	24	36
Même membrane et dissolution d'albumine.	12	32

Quelquefois l'endosmomètre garni de peau de Grenouille et chargé de sucre donnait une élévation de 50 ou même 80 millimètres lorsque la face intérieure de la membrane était en contact avec l'eau extérieure, et seulement de 2 millimètres quand c'était la surface épidermique qui était en rapport avec ce dernier liquide. Quand la peau d'Anguille a été détachée du corps de l'Animal depuis plusieurs jours, la différence devient nulle; pour la peau de Grenouille, au contraire, elle augmente pendant un certain temps après le commencement de l'expérience (a).

M. Graham pense que ces différences dépendent seulement de la putrescibilité plus grande des fibres musculaires adhérentes à la face in-

(a) Matteucci et Cima, Op. cit. (Annales de chimie et de physique, 3e série, 1845, p. 66 et suiv.).

d'autres expériences faites sur la résistance hydrostatique des membranes animales montrent que la transsudation se fait aussi beaucoup plus facilement dans le même sens que dans la direction opposée (1). Or, nous avons vu que les effets de l'action capillaire sont en raison inverse des diamètres des tubes dans l'intérieur desquels les liquides sont contenus, élevés à la quatrième puissance (2) ; et par conséquent on conçoit que l'effort nécessaire pour déterminer l'écoulement varie considérablement, suivant que les orifices de sortie offrent des dimensions plus grandes ou plus petites, genre de différence dont l'existence est présumable dans les orifices par lesquels les cavités interstitielles débouchent aux surfaces opposées des membranes.

Ainsi que je viens de le dire, la rapidité avec laquelle l'endosmose s'effectue est nécessairement subordonnée à deux circonstances : d'une part, à la grandeur des puissances attractives qui déterminent le mélange des liquides réagissants ;

terne de la peau ; car, en faisant des expériences sur des morceaux de vessie, il a vu que les variations déterminées par les changements de position de la membrane disparaissaient presque totalement lorsqu'on avait soin de dépouiller celle-ci aussi complétement que possible du tissu charnu adjacent (a) ; mais cette opinion ne me paraît pas admissible.

(1) Ainsi, dans les expériences de M. Cima, le temps employé pour effectuer l'écoulement d'un volume d'eau à travers la peau de la Grenouille, sous une pression de 10 centimètres de mercure, était d'environ 5 minutes quand le liquide était en contact avec la face interne de cette membrane, et d'environ 37 minutes

quand la position de celle-ci était renversée. La différence devenait même beaucoup plus considérable sous une pression de 50 centimètres de mercure. Il est aussi à noter que l'inégalité déterminée ainsi dans les produits de la transsudation était beaucoup plus grande avec une dissolution saturée de chlorure de sodium, et au contraire plus petite avec une dissolution ammoniacale. Dans le premier cas, les produits obtenus dans des temps égaux, sous une pression de 10 centimètres, ont été dans le rapport de 1 à 10, ou même de 1 à 17, tandis qu'avec l'ammoniaque la différence n'était que dans le rapport de 1 à 2 ou 3 (b).

(2) Voyez tome IV, page 273.

(a) Graham, *On Osmotic Force* (*Philos. Trans.*, p. 187).
(b) Cima, *Op. cit.* (*Mémoires de l'Académie de Turin*, 2e série, 1853, t. XIII, p. 284).

d'autre part, le degré de résistance que ces forces ont à vaincre pour déplacer l'un de ces corps et pour l'introduire dans l'espace occupé par celui qui se trouve du côté opposé de la cloison. Or, l'attraction adhésive qui fait pénétrer le liquide absorbé dans les cavités interstitielles de la membrane, et qui le met, pour ainsi parler, à la portée de la substance osmogène, tend à le retenir dans ces mêmes cavités et s'oppose par conséquent à son écoulement dans ce dernier liquide. Il en résulte que, toutes choses étant égales d'ailleurs, plus cette attraction capillaire sera grande, moins le courant endosmotique sera intense.

Nous savons déjà, par la différence des hauteurs auxquelles les divers liquides s'élèvent dans les tubes capillaires, que cette attraction adhésive peut varier en puissance suivant la nature chimique, soit de la substance qui constitue le tube, soit de la matière qui y pénètre, et, en étudiant les mouvements des fluides dans les tuyaux de petit calibre, nous avons vu aussi que parfois ces circonstances influent beaucoup sur le débit d'un canal quand la force motrice reste constante. Nous pouvons donc prévoir que, toutes choses étant égales d'ailleurs, le temps nécessaire pour la réalisation du phénomène endosmotique sera d'autant plus long que le liquide absorbé sera plus fortement attiré par la substance de la membrane perméable, et que la route qu'il aura à y parcourir sera plus longue (1). Plus cette

(1) Les expériences de M. Poiseuille, dont j'ai déjà eu l'occasion de parler (a), montrent que le mouvement de l'eau dans les tuyaux capillaires peut, la force motrice étant constante, devenir plus rapide ou plus lent, suivant que ce liquide se trouve chargé de telle ou de telle autre matière saline. Par exemple, que l'écoulement de l'eau est ralenti par la présence d'une certaine quantité de sulfate de potasse ou de magnésie en dissolution dans ce liquide, mais s'accélère quand on substitue à ces sels du nitrate de potasse ou de l'iodure de potassium (b). On conçoit donc que, toutes choses étant égales d'ailleurs, l'eau qui pénètre dans l'endos-

(a) Voyez ci-dessus, tome IV, page 248 et suiv.
(b) Poiseuille, *Recherches expérimentales sur le mouvement des liquides de nature différente dans les tubes de très petits diamètres (Annales de chimie et de physique*, 3e série, 1847, t. XXI, p. 70).

cloison sera mince, poreuse et indifférente pour le liquide qui la traverse, plus le courant endosmotique sera rapide sous l'influence d'une force osmogène donnée. Pour qu'il y ait endosmose, il faut que l'attraction adhésive exercée par la membrane sur l'un des deux liquides réagissants soit assez puissante pour l'emporter sur l'action capillaire que celle-ci exerce sur l'autre liquide; mais, pourvu que cette condition se trouve remplie, l'accomplissement du phénomène sera d'autant plus facile, et par conséquent plus rapide, que ces attractions seront plus faibles.

Il est une autre circonstance dont il faut également tenir compte dans l'étude des phénomènes osmotiques, c'est la nature du liquide dont la substance de la cloison perméable peut se trouver imprégnée avant le commencement de l'expérience. Nous avons déjà vu que les liquides adhèrent souvent d'une manière si forte aux corps solides mouillés par eux, qu'il est extrêmement difficile de les en détacher complétement, et que la présence d'une couche de matière étrangère, tellement mince qu'elle échappe à l'observation, peut suffire pour empêcher la surface ainsi souillée d'exercer sur un autre liquide son action attractive ordinaire. Les effets de capillarité jouant un grand rôle dans le passage des liquides au travers des cloisons perméables, passage qui constitue la base des phénomènes osmotiques, nous devons donc nous attendre à voir ceux-ci être subordonnés, dans certaines limites, non-seulement à la nature chimique de la substance constitutive du diaphragme, mais aussi aux qualités des liquides dont cette substance peut se

Influence des liquides préexistants dans la membrane.

momètre peut y arriver tantôt plus vite et d'autres fois plus lentement, suivant que ce liquide est exempt de tout mélange, ou bien qu'il se trouve chargé de matières qui augmentent ou qui diminuent le degré de son adhérence aux parois des canaux capillaires dont la membrane osmotique est creusée. Au sujet de l'influence de l'épaisseur de la membrane sur la rapidité des courants osmotiques, je renverrai à ce que j'ai déjà dit sur les mouvements des liquides dans les tubes capillaires (tome IV, page 272).

trouver imprégnée. L'expérience prouve qu'effectivement il en est ainsi, et, en variant les liquides dont la paroi perméable d'un endosmomètre est imbibé, on peut même changer la direction du courant qui la traverse. Par exemple, si l'on place de l'eau dans un vase de terre, et qu'on immerge celui-ci dans un bain d'alcool, ce dernier liquide mouillera le vase moins rapidement que ne le fera l'eau, et bientôt un courant s'établira de dedans en dehors de la même manière que dans une des expériences dont j'ai déjà rendu compte en traitant de l'action osmotique des membranes animales (1); mais si le vase poreux a été préalablement imprégné d'une matière grasse qui y adhère beaucoup, un phénomène inverse se produira ; ce sera l'alcool qui traversera la cloison pour aller se mêler à l'eau extérieure, tout comme dans le cas où nous avions choisi pour diaphragme entre ces deux liquides une lame mince de caoutchouc (2).

L'activité du courant endosmotique que détermine une substance donnée peut être accrue ou diminuée par la présence d'une très petite quantité de certaines matières qui semblent rendre le tissu de la cloison osmotique tantôt plus, tantôt moins apte à se laisser imbiber (3). Ainsi, M. Graham a remarqué

(1) Voyez ci-dessus, page 113.

(2) M. Lhermite a fait cette expérience en imprégnant le vase poreux avec de l'huile de ricin (a); mais il est à noter que l'effet ainsi obtenu n'est pas permanent, et qu'au bout d'un temps plus ou moins long, l'huile est déplacée.

(3) Dutrochet a constaté que la présence d'une très petite proportion d'acide sulfhydrique dans une dissolution de gomme ou de sucre suffit pour diminuer beaucoup les effets endosmotiques produits d'ordinaire par ces substances, et qu'en augmentant la dose de cet acide il déterminait un abaissement dans le niveau du liquide intérieur. Il avait d'abord supposé que l'acide sulfhydrique possédait la faculté de s'opposer à l'action endosmotique (b), et cette opinion a été l'objet de critiques trop vives (c); mais il ne tarda pas à reconnaître que le phénomène en question dépendait de l'inten-

(a) Lhermite, *Recherches sur l'endosmose* (*Comptes rendus de l'Académie des sciences*, 1854, t. XXXIX, p. 1179).

(b) Dutrochet, *L'agent immédiat du mouvement vital dévoilé*.

(c) Magendie, *Leçons sur les phénomènes physiques de la vie*, t. 1, p. 96, etc.

que les tissus enduits d'albumine coagulée donnaient, avec le sulfate de soude, des produits beaucoup plus considérables que d'ordinaire quand ils avaient subi préalablement l'action d'une dissolution même extrêmement faible de carbonate de potasse, et que la modification effectuée de la sorte persistait pendant fort longtemps, malgré le lavage de la membrane, mais n'était pas permanente (1).

On voit donc que les propriétés osmotiques des membranes animales peuvent être grandement modifiées par le seul fait de l'introduction dans leur épaisseur d'un liquide déterminé ou de la présence de celui-ci à leur surface, et j'insiste sur ce point, parce que certains phénomènes d'absorption dont nous

sité relative des deux courants contraires, l'acide donnant lieu à un courant vers l'eau dont les effets masquent plus ou moins ou dépassent ceux dépendants du courant de l'eau vers le sucre (a).

Des faits du même ordre, et non moins remarquables, ont été constatés par M. Poiseuille en mêlant de très petites quantités de chlorhydrate de morphine à certaines dissolutions salines. Ainsi, en chargeant l'endosmomètre avec une dissolution de chlorure de potassium et en plongeant l'instrument dans un bain de sérum, ce physiologiste vit le liquide intérieur s'élever assez rapidement à une hauteur de 9 millimètres; mais, en substituant à la dissolution du sel potassique pur une dissolution du même sel mêlé à du chlorhydrate de morphine en très petite proportion, le mouvement endosmotique n'a été que de 6 millimètres et a été bientôt suivi

d'un phénomène d'exosmose très prononcé (b).

(1) En employant pour cloison osmotique une double membrane, la dissolution de sulfate de soude parfaitement neutre et au titre de 1/100, M. Graham obtint une ascension de 20 ou de 21 millimètres; mais, en ajoutant à cette dissolution saline un dix-millième de carbonate de potasse, il faisait monter la colonne endosmotique à 101 et même à 167 millimètres. Or, le carbonate alcalin employé seul dans les mêmes proportions n'aurait donné que de 17 à 23 millimètres, et, après avoir fait macérer la cloison ainsi imprégnée dans de l'eau pendant toute une nuit, M. Graham trouva qu'elle produisait avec la dissolution de sulfate de potasse pure une ascension de 65 millimètres au lieu de 20, comme avant son imprégnation de carbonate alcalin (c).

(a) Dutrochet, De l'endosmose (Mémoires, t. 1, p. 65).
(b) Poiseuille, Recherches expérimentales sur les médicaments (Comptes rendus de l'Académie des sciences, 1844, t. XIX, p. 1004).
(c) Graham, On Osmotic Force (Philos. Trans., p. 241).

aurons bientôt à nous occuper trouveront ainsi leur explication.

Je suis porté à croire aussi que l'inégalité dans l'intensité de l'action osmotique qui, dans certains cas, s'observe entre les deux surfaces d'une même membrane animale, dépend souvent de quelque circonstance de ce genre, c'est-à-dire d'une différence dans la nature chimique, soit du tissu, soit des liquides dont ce tissu est imprégné, dans le voisinage immédiat de ses surfaces (1). Peut-être faudra-t-il attribuer également à des modifications du même ordre les phénomènes qui se mani-

---

(1) MM. Matteucci et Cima ont vu qu'en employant comme cloison perméable la peau de divers Animaux, et en chargeant l'endosmomètre avec de l'alcool, le courant s'établit toujours de l'eau vers ce liquide, mais que l'intensité du courant endosmotique varie beaucoup suivant que l'eau entre dans la substance de ce tissu organique par la face interne ou par la face épidermique de la membrane. L'eau qui se rendait à l'alcool, en passant de la face épidermique vers la face interne de la peau de la Grenouille, faisait monter la colonne endosmométrique jusqu'à une hauteur de 40 millimètres, tandis que dans les cas où la surface épidermique était en contact avec l'alcool et la face interne de la membrane en rapport avec l'eau, l'ascension ne dépassait pas 20 millimètres.

Avec la peau d'Anguille, ces différences sont en sens inverse ; le courant endosmotique formé par l'eau qui se rend à l'alcool est le plus puissant quand le premier de ces liquides arrive par la surface interne du derme (a).

Il me paraît probable que ces différences dépendent du mode de distribution de la matière grasse dans la substance de la peau de ces Animaux. Les histologistes savent qu'elle n'est pas répandue d'une manière uniforme, mais logée dans des utricules spéciaux. Effectivement, il suffirait de l'existence d'un nombre plus considérable de ces points imperméables à l'eau vers la surface interne du derme ou à sa surface externe pour rendre l'imbibition de ce liquide plus facile par l'une ou par l'autre de ces voies, et pour changer par conséquent la puissance du courant osmotique, suivant que l'eau se trouve en contact avec l'une ou avec l'autre de ces surfaces. Or, il ne serait pas impossible que la distribution de la graisse ne fût pas la même dans la peau de l'Anguille et dans celle de la Grenouille. Avant de rien conclure de ces faits, il faudrait donc en faire une étude plus approfondie.

(a) Matteucci et Cima, Op. cit. (Ann. de chimie et de physique, 1845, 3e série, t. XIII, p. 68).

festent quand l'osmose s'effectue sous l'influence de forces électriques ; mais, pour le moment, je n'aborderai pas cette question, voulant, au préalable, compléter l'exposé des faits fondamentaux de l'histoire des actions osmotiques.

§ 15. — Si nous cherchons maintenant à nous rendre compte des circonstances qui peuvent influer sur le courant exosmo-tique, c'est-à-dire sur la diffusion des molécules de la matière active en sens inverse du mouvement d'afflux déterminé par celle-ci, nous aurons à considérer en premier lieu les relations qui peuvent exister entre la rapidité avec laquelle ce phénomène se produit et la valeur des résultats fournis par le jeu des mêmes forces dans un milieu où ces molécules se meuvent librement. Nous avons déjà vu que la rapidité avec laquelle diverses sub-stances se répandent au loin dans le sein d'un même liquide varie beaucoup, et il ne me paraît pas douteux que la facilité plus ou moins grande de ce transport contribue à régler le mouvement des courants exosmotiques : ainsi les deux substances que j'ai citées comme étant remarquables par la fai-blesse de leur pouvoir diffusif dans l'eau, l'albumine et la gomme, sont aussi, de tous les agents osmogènes connus, ceux qui fournissent le moins de matière au bain situé du côté opposé d'une cloison membraneuse. D'autre part, nous voyons que les acides, dont la diffusion se fait toujours avec un grande rapidité, sortent de l'endosmomètre en volume presque égal ou même supérieur à celui de l'eau qu'ils y attirent du dehors.

Mais les relations entre la diffusibilité des corps dans un liquide libre et leur pouvoir exosmotique sont loin d'être con-stants, et souvent on voit deux substances qui, sous le premier rapport, diffèrent à peine l'une de l'autre, remonter les courants endosmotiques et traverser les cloisons perméables pour se répandre dans le liquide adjacent avec des vitesses très diffé-rentes ; enfin, dans certains cas, les résultats de la diffusion libre et de la diffusion à travers les passages capillaires sont

Causes
des variations
dans
le courant
exosmotique.

dans un désaccord plus grand encore, car c'est la matière la moins diffusible dans les circonstances ordinaires qui alors se déplace avec le plus de rapidité.

Pour faire un pas de plus dans l'étude de cette question, il nous faut donc examiner l'action que la cloison au travers de laquelle la diffusion exosmotique s'opère, peut avoir sur le déplacement de matière que cette force répulsive tend à opérer, et, pour comprendre comment cette action s'exerce, il est nécessaire de se rappeler la manière dont les molécules d'une dissolution saline se distribuent dans l'intérieur d'une cavité capillaire. En étudiant les phénomènes d'imbibition (1), nous avons vu que les particules des corps en dissolution ne sont pas réparties uniformément dans toutes les couches du menstrue ainsi placées, quand celui-ci exerce sur la substance des parois de la cavité une action attractive plus grande que celle de ces mêmes particules; qu'il se fait alors, sous l'influence de la paroi à laquelle le liquide adhère, une séparation entre les molécules qui sont associées dans la dissolution, et que, par suite de ce départ, la couche extérieure du liquide ne se trouve contenir que peu ou point de la matière dissoute, mais que la proportion de celle-ci augmente progressivement de la circonférence vers le centre de la masse fluide ainsi entourée (2).

Or, ce qui a lieu pour un mélange qui était uniforme dans sa constitution doit avoir lieu, à plus forte raison, pour un mélange

(1) Voyez ci-dessus, page 88 et suivantes.
(2) M. Fink a fait voir que cette conséquence découle des vues théoriques de M. Brücke, relatives au mode de diffusion des liquides au travers des membranes, et il a fait une série de recherches pour soumettre cette théorie à l'épreuve de l'expérience. Les résultats qu'il a obtenus ne sont pas tous concluants, mais paraissent être généralement favorables à cette manière d'expliquer les phénomènes osmotiques (a).

(a) Fink, Ueber Diffusion (Poggendorff's Annalen der Physik und Chemie, 1855, t. XCIV, p. 59).

qui tend à s'établir, et par conséquent chacun des petits filets d'eau qui occupent les passages capillaires de la cloison osmotique, et qui constituent les voies par lesquelles la diffusion de la substance osmogénique s'opère, doit opposer moins d'obstacle à la pénétration près de son axe que près de sa surface. Nous savons aussi, par l'examen que nous avons fait des actions capillaires, que l'influence attractive des parois d'un canal de ce genre décroît très rapidement avec la distance, et par conséquent la couche liquide où l'équilibre entre les molécules du menstrue et de la matière dissoute se trouve ainsi troublé ne peut avoir qu'une faible épaisseur. Il en résultera donc que l'obstacle né de la plus grande intensité de l'action attractive des parois sur les molécules du menstrue aura d'autant moins d'influence sur le courant exosmotique que l'épaisseur de cette couche peu ou point accessible à ces molécules sera une fraction plus petite du rayon du cylindre liquide dans lequel la diffusion s'effectue.

Ainsi, supposons que, dans un conduit de ce genre, une dissolution chargée d'une quantité donnée de chlorure de sodium se modifie de façon que la couche liquide en contact avec les parois ne contienne en moyenne que $\frac{1}{1000}$ de sel et qu'elle ait $\frac{1}{400}$ de millimètre d'épaisseur, tandis que la portion centrale du cylindre liquide contienne $\frac{1}{10}$ de sel : il est visible que l'existence de la couche formée de la dissolution faible n'aura aucune influence notable sur le degré de concentration de la quantité totale du liquide, si le canal a un millimètre de diamètre, mais en exercerait une très grande si ce même canal n'avait que $\frac{1}{100}$ de millimètre, et diminuerait encore davantage le titre de la dissolution à laquelle le conduit livrerait passage, si le calibre de celui-ci était réduit à $\frac{1}{200}$ de millimètre, car alors il ne se laisserait traverser que par la couche chargée de $\frac{1}{1000}$ de sel.

Nous pouvons donc prévoir que dans les canaux capillaires

de grande section la diffusion s'effectuera à peu près comme dans un liquide libre, et que sa rapidité ne sera guère diminuée que par celle du courant en sens inverse que les molécules mises en mouvement par leur force répulsive auront à remonter pour gagner le liquide situé de l'autre côté de la cloison perméable ; mais que dans les voies capillaires très étroites il en sera autrement, et que les produits de la diffusion pendant un temps donné décroîtront à mesure que le calibre des passages interstitiels deviendra plus petit.

Il en résulte que l'équivalent endosmotique d'un corps, c'est-à-dire la quantité d'un autre corps qui se substituera à une quantité déterminée du premier par l'effet des échanges osmotiques, ne saurait être une valeur constante, et doit varier avec les dimensions des passages interstitiels à travers lesquels ces échanges s'effectuent. Toutes choses étant égales d'ailleurs, cet équivalent devra s'élever, suivant une certaine loi, avec l'abaissement du diamètre des conduits capillaires dont la cloison osmotique est creusée (1).

(1) M. Graham n'a pas pris en considération les relations qui peuvent exister entre le degré de perméabilité des cloisons osmotiques et les quantités de la matière qui s'échappe par voie de diffusion comparées à celle de l'eau qui vient en occuper la place ; mais on trouve dans les détails de ses expériences plusieurs faits qui viennent à l'appui des vues exposées ci-dessus. Ainsi, ce savant a souvent évalué la résistance hydrostatique du diaphragme de l'osmomètre par le temps écoulé entre la chute de deux gouttes d'eau distillée filtrant à raison de son poids au travers de cette cloison membraneuse quand l'instrument était suspendu dans l'air ; et, dans deux expériences faites avec un tissu albu- miné comme diaphragme et une dissolution de carbonate de soude au même titre (10 pour 100), la résistance hydrostatique était de 12 dans un cas et de 6 seulement dans l'autre. Or, dans la première expérience, l'ascension du liquide intérieur était de 204 et la diffusion de 1gr,56 ; dans la seconde, l'ascension était de 163 degrés et la diffusion de 1gr,43. Par conséquent, une même quantité de sel a été remplacée par environ 14 volumes quand la résistance hydrostatique était considérable, et par 8 volumes d'eau quand cette résistance était moitié moindre. Je trouve aussi dans cette série d'observations faites avec des dissolutions du même sel au titre de 1/100, des cas dans lesquels les résistances

Ces considérations théoriques nous donneront la clef de
divers phénomènes osmotiques qui ont été enrégistrés par les
expérimentateurs, et qui semblaient de prime abord inexpli-
cables.

Ainsi un jeune physiologiste de l'école de Dorpat, M. Harzer,
a fait dernièrement une série d'expériences comparatives sur
les équivalents endosmotiques du chlorure de sodium séparé
de l'eau pure par des membranes animales dont le tissu était
tantôt dans son état naturel, et dans d'autres cas avait été
rendu plus dense ou plus lâche par l'action de divers réactifs
chimiques. Il a trouvé qu'en garnissant son endosmomètre avec
un morceau de péricarde de Bœuf à l'état frais, un volume de
sel commun était remplacé dans l'instrument par près de
5 volumes d'eau; mais que si la même membrane avait été
préalablement attaquée par de l'acide sulfurique faible, l'équivalent de chlorure de sodium descendait au-dessous de 4.
L'action de l'acide tannique sur la même cloison osmotique
déterminait une augmentation de l'équivalent qui, dans une
expérience, s'est trouvé être alors 7,6; enfin, en soumettant la

hydrostatiques étaient de 3 et de 6 :
dans la première, 1 centigramme de sel
a été remplacé par 11 volumes d'eau,
et dans le second par 10 volumes du
même liquide. Enfin, en opérant avec
une dissolution au litre de 1/1000,
et une cloison dont la résistance hydrostatique était représentée par 10,
l'unité en poids du carbonate potassique était remplacée par plus de
87 volumes d'eau; tandis qu'avec une
dissolution plus concentrée (1 p. 100)
et une résistance hydrostatique de 6,
la diffusion s'est accrue de façon à
amener l'échange d'un même poids
de sel pour moins de 1 volume
d'eau (a).

Dans une autre série d'expériences,
portant sur un mélange de nitrate
d'urane et d'acide nitrique, pour un
même volume d'eau absorbée, les
pertes par diffusion ont été de 46 avec
une résistance hydrostatique représentée par 1, et de 19 avec une résistance hydrostatique de 3 (b).

Ainsi, dans tous ces cas, l'équivalent endosmotique s'est élevé lorsque
la cloison était moins perméable.

(a) Graham, On Osmotic Force (Philos. Trans., p. 209).
(b) Idem, ibid., p. 222.

membrane à l'action de l'acide chromique avant de l'employer à la construction de l'endosmomètre, il a obtenu pour équivalent de sel commun jusqu'à 25,4. Dans ce dernier cas, chaque molécule de chlorure avait été remplacée par environ six fois plus d'eau que dans l'expérience où l'absorption de l'eau s'était effectuée à travers une membrane attaquée par l'acide sulfurique (1). Or, nous savons, par d'autres observations dont les anatomistes ont tiré grand profit, que l'immersion des tissus animaux dans une dissolution d'acide chromique les rend plus consistants, plus denses ; nous savons aussi que le tannage produit sur les membranes animales un effet analogue, tandis que l'immersion dans l'acide sulfurique dilué en augmente la perméabilité. Les résultats obtenus par M. Harzer sont donc en parfaite harmonie avec les données fournies par la théorie physique des phénomènes osmotiques.

Une autre conséquence de ce mode de distribution des particules du corps dissous dans les diverses couches de chacun des petits filets liquides renfermés dans les canaux capillaires de la cloison, c'est que le rapport entre la quantité du liquide extérieur qui pénètre dans l'endosmomètre et la quantité de matière osmogène qui s'échappe au dehors par diffusion doit varier avec le degré de concentration de la dissolution, et que l'équivalent doit croître avec la densité de celle-ci.

Cette diminution relative dans les produits de la diffusion

_____

(1) Ces expériences se trouvent dans le mémoire que j'ai déjà eu l'occasion de citer (a). M. Langeau a étudié aussi l'influence que le tannin, le sublimé corrosif et quelques autres substances exercent sur l'aptitude des membranes à déterminer l'endosmose ; mais il n'a pas examiné les changements que la modification du tissu produit de la sorte peut exercer sur la valeur des équivalents endosmotiques (b).

(a) Harzer, *Beiträge zur Lehre von der Endosmose* (Arch. für physiol. Heilkunde, 1856, t. XV).

(b) Langeau, *Note sur certaines substances auxquelles on attribue la propriété de prévenir l'absorption en déterminant l'obstruction des vaisseaux capillaires superficiels* (*Comptes rendus de la Société de biologie*, 2ᵉ série, 1855, t. II, p. 38).

comparés à la recette endosmotique, à mesure que la quantité de matière à la fois diffusible et osmogène augmente, est facile à constater expérimentalement, et je m'étonne que M. Graham n'en ait pas été frappé, car elle est manifeste dans plusieurs des séries de résultats consignés dans le travail de ce chimiste habile. Je me bornerai à en citer ici un exemple. En employant une dissolution de sulfate de magnésie à divers degrés de concentration, une partie de ce sel s'est répandue au dehors pendant que l'instrument se chargeait de :

5,16 volumes d'eau avec la dissolution chargée de 2 pour 100 de sel ;
5,76 volumes d'eau avec la dissolution à 5 pour 100 ;
6,01 volumes d'eau avec la dissolution à 10 pour 100 ;
6,57 volumes d'eau avec la dissolution à 20 pour 100 (1).

Mais lorsque la substance de la cloison perméable est en partie dissoute par l'action du réactif employé, circonstance qui doit amener l'agrandissement des passages capillaires, la proportion de la matière osmogénique qui s'échappe par diffusion, comparée à la quantité d'eau qui pénètre dans l'en-

(1) Dans une autre série d'expériences faites également avec du sulfate de magnésie, M. Graham a obtenu comme équivalent endosmotique de ce sel :

5,3 avec la dissolution à 2 pour 100 ;
5,9 avec la dissolution à 5 pour 100 ;
6,3 avec la dissolution à 10 pour 100 (a).

Je vois aussi que, dans une série d'expériences faites avec un endosmomètre à membrane simple qui offrait une résistance hydrostatique uniforme, l'équivalent endosmotique du chlorure de sodium s'est élevé en poids à 1,1 ou 1,2, avec des dissolutions à 2 pour 100, et à 2,2 avec une dissolution chargée de 10 pour 100 de sel (b) ; mais je dois ajouter que, dans des expériences faites avec une double cloison, les résultats ont beaucoup varié. Voici un autre exemple fourni par le chlorure de calcium : l'équivalent endosmotique était de 0,3 avec la dissolution de 2 pour 100 ; de 0,8 avec la dissolution à 5 pour 100 ; et de 2,3 avec la dissolution à 10 pour 100, la résistance hydrostatique restant constante (c).

(a) Graham, On Osmotic Force (Philos. Trans., 1854, p. 201).
(b) Idem, ibid., p. 202, tab. 8.
(c) Idem, ibid., p. 204.

dosmomètre, augmente avec la concentration de la dissolution employée (1).

La persistance de la distension du tissu perméable déterminée par l'infiltration capillaire paraît susceptible de diminuer l'élasticité de ces corps, et d'amener ainsi un élargissement dans le calibre des passages interstitiels à travers lesquels la diffusion exosmotique s'effectue. Cela explique comment des cloisons qui, au commencement d'une expérience, donnent lieu à l'établissement d'un certain équivalent endosmotique, fournissent souvent un équivalent plus faible quand l'épreuve a duré longtemps (2).

Il me semble probable que les différences observées dans le volume des équivalents endosmotiques d'une même substance, quand on emploie diverses membranes animales comme cloison osmotique, dépendent en partie de l'inégalité dans le

(1) Ainsi, en employant une dissolution de carbonate de potasse au titre de 2/100, M. Graham a vu que la résistance hydrostatique était de 20, et l'équivalent a été en moyenne de 5,6 ; tandis qu'avec une dissolution au titre de 10/100, la résistance hydrostatique est descendue à 16, et l'équivalent endosmotique est tombé à 13 (a).

(2) Un exemple très remarquable de variations dans les produits du travail osmotique dont l'explication semble être donnée de la sorte, nous est offert par une expérience de Dutrochet, dont j'ai déjà eu l'occasion de dire quelques mots. Ce physiologiste a vu qu'en employant comme diaphragme osmotique un morceau de taffetas gommé, c'est-à-dire un tissu revêtu d'une couche mince de caoutchouc, et le plaçant entre de l'eau et de l'alcool, le courant endosmotique s'établissait de ce dernier liquide vers le premier. Il a vu aussi que, pendant les premiers temps de l'expérience, il ne passait pas d'eau en sens inverse, mais qu'après une certaine durée de l'action endosmotique, une petite quantité de ce liquide traversait la cloison de caoutchouc pour se répandre dans l'alcool (b). Ce phénomène de diffusion ne s'est donc produit que lorsque l'alcool dont la cloison de caoutchouc s'était pénétré avait eu le temps nécessaire pour élargir à un certain degré les interstices capillaires de cette substance en balançant sa force élastique.

(a) Graham, loc. cit., p. 206, tab. 13.
(b) Dutrochet, De l'endosmose (Mémoire pour servir à l'histoire anatomique et physiologique des végétaux et des animaux, t. 1, p. 19).

calibre des passages que ces tissus organiques offrent pour l'accomplissement des échanges entre les liquides hétérogènes. Comme exemple de ces différences, je citerai encore une expérience de M. Harzer. En employant comme cloison osmotique le péricarde du Bœuf, l'équivalent de sel commun était 4, et, en substituant à cette membrane un morceau de la vessie du même Animal, cet équivalent a dépassé 6 (1).

D'après ce que nous savons de la grande inégalité des actions capillaires exercées par un même tissu perméable sur des liquides de nature différente, ou par des tissus différents sur un même liquide, nous devons penser aussi que les obstacles opposés à la diffusion des molécules en dissolution par les parois des canaux capillaires varieront également en force suivant la constitution chimique des substances qui forment ces parois, et qu'il y aura là une nouvelle cause de variations dans la valeur des équivalents endosmotiques.

Comme exemple de l'influence que la cloison perméable peut exercer sur les produits de la diffusion de diverses substances, je citerai en premier lieu les résultats obtenus par M. Mialhe en étudiant les courants exosmotiques qui s'établissent au travers de la membrane interne de la coquille de l'œuf de la Poule, quand on la dénude et qu'on la met en contact avec l'eau. Des phénomènes endosmotiques se manifestent bientôt;

---

(1) Voici quelques-uns des résultats numériques obtenus dans des expériences comparatives faites avec des membranes dont le tissu était plus ou moins serré. L'équivalent du chlorure de sodium s'est trouvé de :

2,9 avec la vessie natatoire d'un Poisson ;
4,0 avec le péricarde de Bœuf ;
4,3 avec la vessie de Cochon ;
6,4 avec la vessie de Bœuf (a).

Dans des expériences analogues faites par M. Olechnowicz, en employant comme cloison osmotique une lame mince de collodium, l'équivalent du sel commun s'est élevé à 10,2 (b).

(a) Harzer, Beiträge zur Lehre von der Endosmose (Archiv für physiologische Heilkunde, 1856, t. XV, p. 202 et suiv.).
(b) F. Olechnowicz, Experimenta quædam de endosmosi (dissert. inaug.). Dorpat, 1851.

l'eau du dehors pénètre dans l'intérieur de l'œuf, et une partie des matières salines qui se trouvent dans ce corps s'en échappent pour se répandre dans le bain extérieur ; mais M. Mialhe assure que l'albumine de l'œuf ne passe pas. Quand on emploie la membrane externe de l'œuf de la même manière, en y plaçant du sucre ou du sel commun pour exciter l'action osmotique, l'eau du dehors y pénètre et s'y accumule également ; mais il y a en même temps exosmose, et le sucre, ainsi que le sel, se répand dans le bain extérieur. Par conséquent, la diffusion de l'albumine est empêchée ou rendue extrêmement faible par une cloison perméable qui non-seulement se laisse traverser par l'eau, mais qui permet la diffusion du sucre et du sel (1).

Nous avons déjà vu que dans certains cas les deux surfaces opposées d'une membrane animale n'exercent pas la même action capillaire sur les liquides qui les baignent, et qu'il en résulte des variations dans l'intensité du courant endosmotique, quand les rapports entre la cloison perméable et la substance osmogénique viennent à changer. Il paraît en être de même pour le passage de ces dernières matières par voie de diffusion dans l'intérieur des courants affluents jusque dans le bain adjacent, et il en résulte que le produit de l'échange osmotique peut être augmenté ou diminué par l'influence exercée de la sorte

(1) Pour pratiquer cette expérience, M. Mialhe enlève une petite portion de la coquille à l'une des extrémités de l'œuf, et soutient la membrane dénudée à l'aide de bandelettes de liége entrecroisées ; puis il fait un trou à l'extrémité opposée de l'œuf, et y adapte un tube qu'il lute avec de la cire. Il assure que l'albumine reste emprisonnée dans le réservoir ainsi constitué, soit qu'on laisse cette substance dans son état naturel, soit qu'on la batte préalablement avec de l'eau et qu'on la filtre avant d'en charger l'endosmomètre. M. Mialhe a obtenu les mêmes résultats en substituant au blanc d'œuf du sérum du sang (a). Mais je dois ajouter que, dans des expériences analogues faites par M. Béclard, les mêmes résultats n'ont pas été obtenus, et le passage de l'albumine a pu être constaté (b).

(a) Mialhe, Chimie appliquée à la physiologie, p. 139 et suiv.
(b) Béclard, Mémoire sur la théorie de l'endosmose (Gazette des hôpitaux, 1851, p. 324).

sur l'exosmose aussi bien que sur l'endosmose. Ainsi, quand on fait usage de la muqueuse gastrique de l'Agneau, et qu'on charge l'instrument avec une dissolution d'albumine, l'eau extérieure pénètre en plus grande quantité à travers la membrane lorsque celle-ci est en contact avec ce dernier liquide par sa surface péritonéale; mais si l'on substitue à l'albumine un dissolution de sucre, l'ascension du liquide intérieur est la plus considérable quand l'eau arrive par la surface épithélique. Or, dans le premier cas, quelle que soit la direction du courant endosmotique, les produits du courant contraire, c'est-à-dire la quantité d'albumine répandue au dehors est très faible; et nous pouvons conclure de ce fait que les différences dans les résultats de l'expérience, quand on change les rapports de la membrane avec les liquides réagissants, dépendent principalement de la pénétration plus facile de l'eau par la surface musculaire ou péritonéale de la muqueuse que par sa surface épithélique. Mais les résultats, ai-je dit, sont autres quand on substitue à l'albumine une dissolution de sucre. Cela ne semble pas devoir dépendre d'une influence inégale que le sucre exercerait sur le courant endosmotique, quand cette substance est en contact avec telle ou telle surface de la membrane, mais plutôt à la facilité plus grande que le courant contraire formé par les molécules de sucre qui s'échappent par diffusion trouve à traverser la muqueuse gastrique quand ces molécules y pénètrent par la surface épithélique, au lieu d'y arriver par la surface détachée des autres tuniques de l'estomac (1)

(1) Il est aussi à noter qu'en faisant usage de la muqueuse gastrique de divers Carnivores, MM. Matteucci et Cima ont obtenu des résultats inverses. Ainsi, avec la tunique interne de l'estomac du Chien, ils ont vu la colonne endosmométrique s'élever à 60 millimètres quand la dissolution sucrée était en contact avec la surface épithélique, et l'eau en rapport avec la surface péritonéale ; mais lorsque l'eau baignait la surface épithélique de la muqueuse, le liquide n'est monté dans l'endosmomètre qu'à 8 millimètres.

Dans les expériences citées ci-des-

L'influence que la nature chimique du liquide logé dans les cavités capillaires d'un tissu organique peut exercer sur la diffusion de la matière osmogène à travers ces passages, ou, en d'autres mots, sur l'intensité du courant exosmotique, et par conséquent aussi sur la valeur du produit de l'échange, est mise en évidence par l'expérience suivante. Si l'on emploie comme cloison osmotique la membrane interne de la coquille de l'œuf, et qu'on charge l'instrument ainsi préparé avec de l'albumine, cette matière ne s'échappera pas en quantité notable si le liquide réagissant est de l'eau pure ; mais si l'on substitue à ce bain une dissolution de chlorure de sodium, une quantité considérable d'albumine se répandra au dehors, bien que le courant endosmotique continue à se diriger vers l'intérieur du réservoir et à augmenter le volume de la dissolution albumineuse qui s'y trouve logée (1).

sus, les hauteurs observées furent, avec la membrane gastrique de l'A-gneau et le sucre :

66 à 72 millimètres, quand l'eau était en contact avec la surface épithé-lique de la membrane.

54 à 56 millimètres, quand l'eau était en contact avec l'autre surface de la membrane, et le sucre en rapport avec sa surface épithé-lique.

Avec le blanc d'œuf :

11 à 22 millimètres, quand l'eau baignait la surface épithélique, et l'albu-mine la surface péritonéale.

23 à 35 millimètres, quand l'eau était en contact avec la surface périto-néale, et l'albumine en contact avec la surface épithélique.

Avec la tunique muqueuse de l'es-tomac du Chat, une dissolution gom-meuse a donné une ascension de :

38 millimètres, quand l'eau était en contact avec la surface viscérale, et la gomme en rapport avec la surface épithélique.

14 millimètres, quand l'eau était en contact avec la surface épithélique (a).

(1) En opérant de la sorte avec une cloison osmotique formée par la mem-brane interne de la coquille de l'œuf, M. Wittich a vu qu'en présence de l'eau pure, 2 centimètres cubes d'une dissolution albumineuse augmentaient en volume de 3cc,5 et ne laissaient échapper que 0gr,015 de substance organique.

Mais, en substituant au bain d'eau distillée un bain d'eau salée contenant 3,7 pour 100 de chlorure de sodium, la même quantité de dissolution albu-

(a) Matteucci et Cima, Op. cit. (Annales de chimie et de physique, 3e série, 1845, t. XIII, p. 73 et suiv.).

Il est aussi à noter que le degré d'intensité des courants exosmotiques peut être augmenté ou diminué par le fait de l'association de certaines matières osmogènes.

§ 16. — En résumé, nous voyons donc que tous les faits fondamentaux de l'histoire des phénomènes osmotiques trouvent leur explication dans les lois connues de la capillarité, de l'attraction adhésive ou de l'affinité chimique des liquides hétérogènes, et de la diffusion des corps en dissolution ; mais il ne faudrait pas en conclure que des effets analogues ne puissent être dus à d'autres causes, ni que des forces dont je n'ai pas tenu compte jusqu'ici n'exercent aucune influence sur la valeur, ou même sur le caractère des résultats obtenus de la sorte. Ce serait tomber dans une erreur grave, et le physiologiste a particulièrement besoin de connaître le rôle de ces agents accessoires. *Résumé.*

§ 17. — Ainsi, la chaleur peut déterminer de grandes modifications dans le jeu des forces dont dépendent les mouvements de translation et les échanges qui constituent le phénomène complexe dont l'étude nous occupe ici. Nous avons vu précédemment que l'élévation de la température tend à diminuer les effets dus aux actions capillaires, mais active le travail par lequel l'imbibition des substances poreuses s'accomplit. La *Influence de la température sur les phénomènes osmotiques.*

---

mineuse a gagné seulement 2^{cc},1 en volume, et a perdu, par diffusion, 0^{gr},431 de matière organique (a).

Dans des expériences faites récemment par M. Heynsius, en vue d'éclairer l'histoire de la sécrétion urinaire, des faits analogues ont été observés. Deux endosmomètres fermés par un morceau de la membrane amniotique, et chargés de sérum du sang de Bœuf, furent plongés, l'un dans un bain d'eau, l'autre dans de l'urine acide ; au bout de vingt-quatre heures, le premier avait laissé échapper beaucoup d'albumine, le second pas ; mais lorsque l'urine était alcaline, l'albumine passait au travers de la cloison osmotique (b).

(a) Wittich, *Ueber Eiweiss-Diffusion* (Müller's *Archiv für Anat. und Physiol.*, 1856, p. 304).
(b) Heynsius, *Zur Theorie der Harnsecretion* (*Archiv für die Holländischen Beiträge zur Natur- und Heilkunde* von Donders und W., Berlin, 1858, t. I, p. 265).

chaleur accélère aussi les mouvements osmotiques, et cela semble pouvoir dépendre principalement de deux circonstances différentes : 1.° de la diminution dans les résistances opposées au passage des liquides dans les cavités capillaires de la membrane, résultat qui est produit tant par l'affaiblissement que la chaleur détermine dans l'attraction adhésive développée entre les deux corps en contact, que par la dilatation du tissu perméable ; 2° du développement de la puissance attractive réciproque, ou affinité, exercée par les liquides miscibles réagissants, qui est aussi, dans certaines limites, une conséquence ordinaire de l'élévation de la température.

Cette influence accélératrice de la chaleur sur le travail endosmotique a été mise en évidence par les expériences de Dutrochet. Ce physiologiste a vu un même endosmomètre, chargé avec des dissolutions identiques de gomme, n'absorber en un temps donné qu'un volume d'eau à la température de 0 degré, et prendre 3 volumes d'eau à la température d'environ 34 degrés (1). En employant de l'acide chlorhydrique, il obtint des résultats encore plus remarquables, car une dissolution de ce réactif dans une proportion voulue d'eau lui donna des effets négatifs à la température d'environ 20 degrés, tandis qu'à 10 degrés cette même liqueur déterminait un courant en sens contraire et faisait monter le liquide dans l'intérieur de l'endosmomètre (2). Ainsi, par le seul fait d'un léger chan-

---

(1) Ces expériences furent faites avec un cæcum de Poulet chargé d'une dissolution de gomme, adapté à un tube de verre, et plongé dans un bain d'eau distillée. L'augmentation de poids fut, dans une expérience, de 13 grains à 5 degrés, et de 23 grains à environ 32 degrés. Dans une autre expérience, l'appareil se charge de 10 1/2 grains à 0 degré, et de 37 grains à environ 34 degrés (a).

(2) Dutrochet a trouvé qu'en plaçant dans un endosmomètre garni d'un morceau de vessie de l'acide chlorhydrique étendu d'eau, et en opérant à la température de 10 degrés, le courant principal s'établissait de l'acide vers le bain extérieur lorsque la densité de la

---

(a) Dutrochet, De l'endosmose (Mémoires, t. 1, p. 27).

gement de température, l'attraction capillaire exercée par une membrane sur l'eau acidulée peut devenir supérieure ou inférieure à celle que cette même membrane exerce sur l'eau pure, et la direction du courant endosmotique peut être de la sorte intervertie (1).

§ 18. — En étudiant les effets de capillarité, nous avons vu que l'état électrique des corps réagissants exerce parfois une grande influence sur le jeu des attractions moléculaires dont ces phénomènes dépendent. Il en est de même pour les actions osmotiques.

Ainsi, on sait depuis longtemps qu'un courant galvanique, en traversant l'eau pour se rendre du pôle positif au pôle négatif, détermine un certain déplacement des molécules de ce liquide, de façon que si, à l'aide d'un diaphragme perméable,

Influence de l'électricité.

dissolution acide était inférieure à 1,02, et que le courant se portait de l'eau vers l'acide quand la densité était plus grande ; mais qu'à la température de 22 degrés, le courant s'intervertissait quand la densité de l'acide dépassait 1,003. Ainsi l'acide chlorhydrique au même titre peut donner lieu à des effets de signe opposé, suivant que la température dépasse 20 ou s'abaisse à 10 degrés, et Dutrochet est arrivé à cette conclusion : Pour que les résultats endosmotiques soient semblables à des températures qui ne varient que de 12 degrés, il faut que les densités de la dissolution d'acide chlorhydrique changent dans le rapport d'environ 1,003 à 1,027, c'est-à-dire que la liqueur doit contenir à peu près six fois plus d'acide quand la température est basse que lorsqu'elle est élevée (a).

(1) Si l'élévation de la température diminuait dans le même rapport la puissance de l'attraction adhésive exercée par les parois des conduits capillaires sur les deux liquides réagissants, la chaleur ne changerait pas la direction du courant endosmotique, et tendrait seulement à en accélérer le mouvement ; mais, en étudiant les phénomènes de capillarité, nous avons vu que le coefficient de l'écartement moléculaire entre les solides et les liquides en contact apparent, déterminé par l'élévation de la température, semble varier avec la nature chimique des corps en présence (b), et par conséquent on conçoit facilement que dans certains cas les changements de température puissent rendre l'action capillaire de A sur B plus grande ou plus petite que celle de B sur C.

(a) Dutrochet, art. ENDOSMOSIS (Todd's *Cyclopædia of Anat. and Physiol.*, t. II, p. 108).
(b) Voyez ci-dessus, page 74 et suivantes.

on sépare en deux portions la masse formée par celui-ci,
le volume de la portion située entre la cloison et le pôle
positif diminuera, et le volume de celle comprise entre le côté
opposé de la cloison et l'électrode négatif augmentera. Ce fait,
constaté pour la première fois il y a plus de quarante ans par
un physicien anglais nommé Porrett, a été depuis lors observé
par plusieurs expérimentateurs, et montre que des effets semblables à ceux de l'endosmose peuvent être produits par le
jeu des forces électriques. On a trouvé aussi que lorsque dans
ces circonstances l'eau est décomposée par l'action de la pile, un
volume de ce liquide proportionnel à la grandeur de cette action
accompagne pour ainsi dire l'hydrogène qui s'accumule autour
du pôle négatif (1), et ce déplacement paraît être dû à la résistance que l'eau oppose au passage de l'électricité positive (2);

(1) Plusieurs années avant la publication des travaux de Dutrochet
sur l'endosmose, Porrett avait remarqué que si l'on plonge les deux con-
ducteurs d'une pile galvanique dans
les deux compartiments d'un vase
contenant de l'eau et divisé par une
cloison membraneuse, le niveau du
liquide s'abaisse dans le compartiment
en rapport avec le pôle positif et s'é-
lève dans l'autre (a). Cet effet singulier semblait indiquer que le courant
électrique, en passant du pôle positif
au pôle négatif, entraîne avec lui une
certaine quantité d'eau à travers les
pores de la cloison membraneuse, et
M. Wiedemann, en approfondissant
l'étude de ce phénomène, a constaté
que le volume de l'eau qui accompagne
l'hydrogène pour s'accumuler autour

du pôle négatif est toujours proportionnel à la quantité d'eau décomposée, et est indépendant de l'étendue
et de l'épaisseur du diaphragme perméable. Il est aussi à noter que cette
quantité est d'autant plus grande que
le liquide employé conduit moins bien
l'électricité (b).

(2) La physique nous apprend que
l'électricité positive, quand elle est en
mouvement, possède la faculté de renverser les obstacles qui se présentent
sur sa route. On sait également que
l'eau est un mauvais conducteur de
l'électricité, et par conséquent l'eau
qui se trouve dans les canaux de la
membrane doit être un obstacle au
passage du courant électrique qui se
rend au pôle négatif. Ce courant devra
donc tendre à déplacer ce liquide, et,

(a) Porrett, Curious Galvanic Experiments (Ann. of Philosophy, 1816, t. VIII, p. 74, et Annales
de chimie et de physique, 1816, t. II, p. 137).
(b) Wiedemann, Ueber die Bewegung von Flüssigkeiten im Kreise der geschlossenen galvanischen
Säule (Poggendorff's Annalen, 1852, t. LXXXVII, p. 321; — 1856, t. XCIX, p. 177).

mais, quoi qu'il en soit de l'explication du phénomène, on peut conclure légitimement de ces faits que dans d'autres circon-

en le déplaçant, tendre à le pousser dans la cellule en rapport avec l'électrode négatif. M. Becquerel explique de la sorte le phénomène constaté par Porrett, et, à l'appui de cette théorie, il fait remarquer que l'accumulation du liquide vers le pôle négatif ne se produit que lorsque l'eau conserve le faible pouvoir conducteur qui est naturel à cette substance, et que l'expérience ne réussit pas si ce liquide se trouve mêlé à un acide ou à un sel dont la présence rend le passage de l'électricité facile (a).

Il serait possible cependant que l'inégalité de niveau du liquide dans les deux compartiments du bain tînt à quelque différence dans le mode de groupement moléculaire des atomes d'eau ou de leurs éléments constituants qui, sous l'influence du courant électrique, constitueraient des particules de composés différents douées, les unes de propriétés électro-positives, les autres de propriétés électro-négatives et ayant des volumes inégaux; mais ce sont là des questions théoriques qui ne peuvent être discutées ici (b).

Quant aux phénomènes osmotiques que l'électricité détermine dans les dissolutions salines ou autres, les expériences de M. Raoult tendent à établir qu'ils sont dus à des décompositions et au volume relatif des substances qui se rendent à l'un ou à l'autre pôle. Ce physicien considère toute dissolution comme étant une véritable combinaison chimique dans laquelle l'eau joue tantôt le rôle d'élément électro-positif, tantôt celui d'élément électro-négatif, suivant la nature acide ou basique du corps dissous; que sous l'influence d'un courant électrique, cette combinaison se sépare en deux parties, l'une formée d'eau pure, l'autre renfermant toute la substance dissoute; enfin, que les matières ainsi dissociées se transportent aux pôles opposés, de façon que si le liquide compris entre ces pôles est divisé en deux portions par une cloison perméable, le volume de l'une de ces portions augmente ou diminue suivant que la substance qui s'y trouve ainsi transportée est plus ou moins volumineuse que la substance attirée par l'autre pôle. Or, dans ces liquides, chaque équivalent de l'acide, de la base, du sel ou de toute autre substance en dissolution, se trouve associé à plusieurs équivalents d'eau, et par conséquent c'est du côté où se rend l'eau que l'endosmose se manifeste. M. Raoult a constaté aussi que dans les réactions de ce genre, quand deux liquides différents sont séparés par une cloison perméable et sont traversés par un courant électrique, le niveau baisse toujours dans celui qui abandonne son eau avec le plus de facilité (c).

(a) Becquerel, *Traité expérimental de l'électricité*, 1836, t. IV, p. 200.
(b) Voyez à ce sujet le mémoire de M. Graham *Sur la force osmotique* (*Philos. Trans.*, 1854, p. 184).
(c) Raoult, *Causes des phénomènes d'endosmose électrique* (*Comptes rendus de l'Académie des sciences*, 1853, t. XXXVI, p. 826).

stances où des forces analogues se développent, celles-ci devront tendre à produire des mouvements du même genre.

Diverses expériences prouvent d'ailleurs que l'électricité est apte à exercer une influence considérable sur les phénomènes osmotiques (1). Ainsi, un chimiste de Genève, M. Morin, a constaté que des membranes organiques qui, dans les circonstances ordinaires, ne se laissent pas traverser par certaines substances, leur livrent parfois passage quand les forces électriques interviennent, et que des phénomènes du même ordre se manifestent dans les expériences osmotiques, lors même qu'on emploie comme cloisons perméables des matières minérales. Ainsi, en opérant à la température d'environ 30 degrés sur des endosmomètres garnis de la tunique muqueuse du duodénum, M. Morin a vu que le sucre passait, tandis que ni le caséum, ni la gomme, ni les graisses, ne traversaient la mem-

(1) Lorsque Dutrochet commença à étudier les effets osmotiques, il était porté à les considérer comme dépendant essentiellement du jeu des forces électriques (a); mais il ne chercha pas à expliquer comment ces forces pouvaient produire les résultats observés. M. Becquerel a cru pouvoir aller plus loin, et donner la théorie de ces phénomènes.

« Une solution saline concentrée, dans sa réaction sur l'eau, dit ce physicien, prend l'électricité positive et donne à l'eau l'électricité contraire. L'effet ayant lieu entre les pores de la membrane ou de la cloison séparatrice, la recomposition des deux électricités s'effectue par l'intermédiaire de ses parois, quand bien même la membrane ou corps intermédiaire n'est pas conductrice de l'électricité. Il doit donc y avoir probablement autant de courants électriques partiels qu'il y a de pores; ces courants sont tous dirigés de l'eau vers la solution saline. L'eau pure étant un mauvais conducteur, le courant positif fera passer facilement l'eau au travers de la membrane dans le compartiment où se trouve la solution ».

Mais M. Becquerel, tout en considérant l'électricité comme étant au nombre des causes productrices de l'endosmose, a soin de faire remarquer qu'elle ne saurait être celle qui a le plus d'influence, car il arrive souvent que les effets produits sont dans une direction inverse de ceux que l'on aurait obtenus si elle eût agi seule (b).

(a) Dutrochet, *L'agent immédiat du mouvement vital dévoilé*, p. 133 et suiv.
(b) Becquerel, *Traité de l'électricité*, t. IV, p. 200 et 201.

brane; mais qu'en faisant intervenir l'action d'un courant galvanique modéré, les matières grasses du lait passaient tout comme le sucre, puis s'arrêtaient dès que l'action électrique était interrompue (1).

(1) Une partie des expériences de M. Morin portent sur la membrane placentaire des Ruminants. Il a vu que la portion munie de cotylédons laissait passer l'émulsion de jaune d'œuf (corps gras et matières albumineuses), ainsi que le sucre et le sérum du lait, mais excluait les matières grasses et le caséum de ce dernier liquide.

Les parties de la même membrane qui étaient dépourvues de cotylédons se laissaient traverser par l'albumine du jaune d'œuf, mais ne livraient pas passage à la matière grasse du vitellus.

Le courant électrique fit passer les matières grasses du lait même au travers de la partie de cette membrane qui est dépourvue de cotylédons, et cela quel que fût le sens du courant galvanique, mais plus rapidement quand le lait était en rapport avec l'électrode négatif.

Quand, en opérant sur la muqueuse intestinale sans le concours du galvanisme, les corps gras, le caséum et la gomme ne passaient pas, le sucre passait et la membrane admettait ou cédait de la gélatine. En faisant intervenir la chaleur et l'électricité, on déterminait le passage du corps gras et de la gélatine; mais cette dernière substance ne traversait que pour se rendre du pôle positif au pôle négatif. Le caséum et la gomme ne passaient pas.

Lorsque la muqueuse intestinale avait été imbibée de potasse, puis lavée jusqu'à ce que la neutralité y

fût revenue, tous les principes du lait passaient sous l'influence de la pile et d'une température de 30 degrés. Ce transport s'effectuait alors le plus facilement de — en + ; mais lorsque le liquide était légèrement alcalinisé, le mouvement s'établissait le plus facilement en sens contraire.

En employant de la baudruche (c'est-à-dire une double membrane péritonéale aluminée, puis desséchée et vernie à l'albumine), une dissolution d'albumine n'a déterminé que très peu d'afflux osmotique et ne s'est pas répandue au dehors. En ajoutant du sucre à l'albumine, on a rendu l'endosmose beaucoup plus active, et il y a eu passage en sens inverse de sucre, d'albumine, etc. Mais ni sans ni avec le concours de la chaleur et de l'électricité, le passage de l'albumine n'est devenu abondant, et la matière albuminoïde abandonnée par la membrane n'était pas coagulable par la chaleur.

Enfin, en employant des godets poreux de grès d'une structure grenue, M. Morin a vu que divers liquides, tels que du lait, une émulsion de jaune d'œuf et une dissolution d'albumine, filtraient au dehors quand les vases étaient à l'air, mais ne passaient pas dans l'eau du bain, où l'on plongeait ceux-ci de façon à empêcher toute pression hydrostatique. Le sucre passait très lentement. Or, en faisant agir à la température ordinaire un faible courant galvanique, de petites

Relations
entre l'osmose
et les réactions
chimiques.

Il est donc bien démontré que les forces électriques peuvent exercer une influence considérable sur la production des effets osmotiques, et l'on sait d'autre part qu'il y a manifestation de ces forces toutes les fois que des corps hétérogènes arrivent en contact, mais surtout quand ce contact est suivi de quelque combinaison ou décomposition chimique. Or, des réactions chimiques accompagnent presque toujours, sinon constamment, les phénomènes osmotiques ; en général, elles s'établissent non-seulement entre les liquides hétérogènes qui s'unissent, mais aussi entre ceux-ci et la substance des cloisons perméables que ces liquides traversent. M. Graham, l'un des chimistes les plus distingués de l'Angleterre, après avoir fait une étude approfondie de ces questions, a été même conduit à penser que le jeu des affinités était une condition essentielle du développement de toute puissance osmotique. Cette opinion ne me paraît pas fondée ; mais il semble y avoir quelque liaison entre tout grand déploiement de cette force et la réalisation de quelque travail chimique.

Ainsi, en opérant avec des endosmomètres à parois inorganiques, M. Graham a constaté une certaine coïncidence entre la manifestation des courants osmotiques et l'altération des parois du vase par les agents employés (1). Il a vu que les mem-

quantités d'albumine passèrent dans le bain extérieur. L'exosmose de l'albumine n'augmenta que peu lorsque la température s'est élevée de 35 à 50 degrés, et se fit à peu près de même, quelle que fût la direction du courant galvanique. Le caséum du lait passait pour se rendre vers le pôle négatif ; mais les corps gras du lait et du jaune d'œuf ne passèrent pas (a).

(1) En employant des godets formés de gypse, de charbon comprimé ou de cuir tanné, substances qui n'étaient pas attaquées par les sels dont il faisait usage, M. Graham n'a obtenu aucun effet osmotique, et, en examinant les matières qui provenaient des vases

(a) A. Morin, *Nouvelles expériences sur la perméabilité des vases poreux et des membranes desséchées par les substances nutritives* (*Mémoires de la Société de physique et d'histoire naturelle de Genève*, 1854, t. XIII, p. 251 et suiv.).

branes organiques qui fonctionnent de la sorte sont d'ordinaire plus ou moins fortement attaquées par les matières
salines qui les traversent. Enfin il a remarqué que les substances qui possèdent un pouvoir osmotique très considérable sont toutes des matières qui se décomposent le plus
facilement en présence, soit des menstrues, soit des tissus
dont on fait usage, ou qui attaquent le plus énergiquement
ceux-ci.

Afin de mettre en évidence ces rapports, M. Graham a
classé par ordre de puissance osmotique les diverses substances minérales dont il a mesuré l'action, et, si l'on jette les
yeux sur cette liste (1), on ne peut qu'être frappé de la coïncidence signalée par cet expérimentateur. On remarque, en effet,
que ce sont les acides, les sels alcalins et les composés les
moins stables qui donnent lieu aux courants, soit positifs, soit
négatifs, les plus puissants, et que les sels les plus stables
occupent la région moyenne de la série, c'est-à-dire produisent
le moins de changements dans les volumes des liquides réa-

de terre cuite où il avait réalisé des
effets osmotiques considérables, il y a
toujours reconnu des composés à base
de chaux et d'alumine. Il lui fut impossible d'épuiser les parois des godets en les lavant, soit avec de l'eau,
soit avec des acides étendus, et le travail de décomposition dont leur substance était le siége lui paraissait
indéfini. Dans d'autres cas, des quantités considérables de matières salines
étaient arrêtées au passage et fixées
dans l'épaisseur des parois de ces vases
poreux (a).

(1) Dans ce tableau, M. Graham
a représenté par des valeurs positives ou négatives les différences de
poids déterminées dans leur masse
par les échanges opérés de la sorte
en un temps donné (b). Ces résultats ont été fournis par des expériences faites à l'aide de membranes
animales identiques, et avec des dissolutions contenant un centième du
poids de la substance osmogène.
Les effets sont représentés par l'é-
lévation ou la dépression du niveau du liquide dans le tube de

(a) Graham, *On Osmotic Force* (*Philos. Trans.*, 1854, p. 183).
(b) Idem, *Op. cit.* (*Philos. Trans.*, 1854, p. 225).

gissants (1). Il est aussi à noter que la plupart de ces matières salines attaquent les tissus organiques. L'eau elle-même agit chimiquement sur les substances albuminoïdes, et les mouvements osmotiques sont souvent accompagnés d'altérations profondes dans le mode de constitution de ces corps, dues à la séparation du chlorure de sodium ou d'autres sub-

l'osmomètre, évaluée en millimètres.

Acide oxalique	— 148
Acide chlorhydrique (0,1 p. 100).	— 92
Tritochlorure d'or	— 54
Bichlorure d'étain	— 46
Nitrate de magnésie	— 22
Chlorure de magnésium	— 2
Chlorure de sodium	+ 12
Chlorure de potassium	+ 18
Nitrate de soude	+ 14
Nitrate d'argent	+ 34
Sulfate de fer	+ 20 à 25
Sulfate de potasse	+ 21 à 60
Sulfate de magnésie	+ 14
Chlorure de calcium	+ 20
Chlorure de baryum	+ 21
Chlorure de strontium	+ 26
Chlorure de cobalt	+ 26
Chlorure de manganèse	+ 34
Chlorure de zinc	+ 45
Chlorure de nickel	+ 88
Nitrate de plomb	+ 204
Nitrate de cadmium	+ 137
Nitrate d'uranium	+ 158
Nitrate de cuivre	+ 204
Chlorure de cuivre	+ 351
Protochlorure d'étain	+ 289
Protochlorure de fer	+ 435
Chlorure de mercure	+ 121
Protonitrate de mercure	+ 350
Pernitrate de mercure	+ 476
Acétate de sesquioxyde de fer	+ 194
Chlorure d'aluminium	+ 540
Phosphate de soude	+ 311
Carbonate de potasse	+ 139

M. Graham a beaucoup insisté sur la coïncidence des actions chimiques et osmotiques. Il ne s'explique pas sur les relations qui doivent exister entre ces actions chimiques et le jeu de forces électriques ; mais il pense que la condition essentielle pour la production de l'osmose, c'est le développement d'actions chimiques différentes des deux côtés de la cloison perméable (a).

(1) Ainsi nous savons que les carbonates alcalins attaquent fortement les matières albuminoïdes, et les expériences de M. Graham montrent que le carbonate de potasse qui traverse la membrane organique de l'endosmomètre contracte des combinaisons nouvelles en passant dans la substance de cette cloison. Le pouvoir osmogène de la potasse hydratée est également très grand ; mais ce réactif détruit si promptement les membranes organiques, que celles-ci perdent très vite la faculté de fonctionner de la sorte.

Le sulfate de fer, qui est très stable, n'a qu'un très faible pouvoir osmogénique ; le sesquiazotate de fer produit au contraire des effets très considérables ; mais aussi, en s'échappant par diffusion à travers la membrane, il se décompose et laisse un sel basique du côté interne de la cloison, tandis que

(a) Graham, Op. cit. (Philos. Trans., 1854, p. 225).

stances minérales qui y étaient combinées (1). En un mot, des phénomènes résultant du jeu des affinités chimiques accompagnent presque toujours, peut-être même toujours, la production des effets osmotiques; mais, dans l'état actuel de la science, il ne me semble y avoir aucun motif pour considérer ces derniers comme dépendants des premiers, et l'on ne voit pas comment dans ces cas la puissance chimique se transformerait en une puissance motrice. Nous avons vu, d'ailleurs, que tout ce qui est essentiel dans le travail osmotique trouve son explication dans les lois de la physique générale, et si les influences chimiques, de même que les forces électriques, interviennent dans l'accomplissement de ces actes, il est probable que c'est à la manière de la chaleur, en modifiant les conditions dont dépend le développement plus ou moins énergique de l'une ou de plusieurs des forces moléculaires dont nous avons étudié le rôle au commencement de cette Leçon.

§ 19. — En résumé, nous voyons donc que les phénomènes osmotiques sont beaucoup plus complexes qu'on ne

Résumé général.

c'est un nitrate acide qui se répand dans le bain adjacent.

L'acétate d'alumine se décompose très facilement de la sorte par le seul fait de sa diffusion dans l'eau, et de même que les autres sels d'alumine dont le pouvoir osmogénique est généralement grand, il se combine fortement avec les matières albuminoïdes. Chacun sait que sous ce dernier rapport le chlorure de mercure est également remarquable, et c'est aussi une des substances dont le pouvoir

osmogénique est le plus considérable.

(1) Dutrochet a remarqué que le blanc d'œuf mis en contact avec l'eau se coagule à sa surface de façon à y former une pellicule blanchâtre (a). Cette action a été étudiée avec plus de soin par M. Virchow et par M. Wittich, qui ont fait voir que dans ce cas l'eau enlève à la matière protéique une portion de chlorure de sodium qui lui était associée et qui lui donnait de la fluidité (b).

(a) Dutrochet, De l'endosmose (Mémoires, t. 1, p. 42).
(b) Virchow, Ueber ein eigenthümliches Verhalten albuminöser Flüssigkeiten bei Zusatz von Salzen (Arch., t. VI, p. 572).
— Wittich, Ueber Eiweiss-Diffusion (Müller's Archiv, 1856, p. 286).

serait porté à le supposer au premier abord ; que les échanges qui s'établissent entre les liquides séparés par une membrane animale ou toute autre cloison analogue peuvent être déterminés par deux causes : l'attraction physique ou chimique de ces corps l'un pour l'autre, et la force répulsive, qui tend à effectuer la diffusion uniforme des particules à l'état de dissolution dans la totalité du menstrue où elles peuvent avoir accès ; que l'inégalité des résultats de cet échange dépend de la facilité relative du passage des deux substances réagissantes à travers les cavités interstitielles de la cloison, et que cette perméabilité pour un liquide déterminé varie suivant la nature de celui-ci, la nature de la cloison elle-même, le diamètre des passages capillaires dont cette cloison est creusée, et les circonstances dans lesquelles la réaction s'opère ; enfin que la chaleur, l'état électrique, le jeu des forces chimiques, et d'autres influences dont il n'est pas possible de déterminer avec précision le rôle, modifient les effets produits de la sorte. Dans l'état actuel de la science, nous ne possédons pas une théorie assez parfaite de ces phénomènes pour pouvoir calculer ce qui doit arriver dans tous les cas particuliers ; mais nous pouvons au moins prévoir ce qui se passera dans un grand nombre de circonstances, et nous rendre nettement compte du mécanisme à l'aide duquel le déplacement des liquides et leur accumulation de l'un ou de l'autre côté d'une membrane animale s'effectuent d'ordinaire. Cette étude, qui vient de nous occuper un peu longuement, nous permettra donc de faire à la physiologie d'utiles applications de la physique moléculaire, et un examen approfondi des questions que nous avons passées en revue dans cette Leçon était nécessaire aussi pour nous mettre en garde contre l'explication erronée d'un grand nombre de faits dont les naturalistes croient souvent pouvoir se rendre compte en les attribuant à l'endosmose, bien que ces phénomènes n'aient en réalité rien de commun avec les effets osmotiques.

Le transport des liquides qui s'effectue de la sorte, je le répète, ne dépend pas d'un agent spécial, et s'effectue sous l'influence de la résultante de plusieurs forces physiques ou chimiques ; mais, pour la commodité du discours, il est bon de personnifier en quelque sorte cette cause de mouvement. Je continuerai donc à la désigner sous le nom de *puissance osmogénique*, et à appeler *endosmose* l'accumulation de liquide qui est produite par son action.

QUARANTE - CINQUIÈME LEÇON.

Suite de l'HISTOIRE DE L'ABSORPTION. — Application des lois des phénomènes osmotiques à la connaissance de l'action absorbante des corps vivants. — Circonstances qui influent sur la rapidité avec laquelle cette fonction s'exerce.

Du rôle de l'endosmose dans l'absorption physiologique.

§ 1. — La connaissance des phénomènes osmotiques que nous avons acquise dans la dernière Leçon nous permettra d'expliquer en grande partie ce qui se passe dans l'organisme de l'Homme et des autres Animaux, quand de l'eau ou un liquide quelconque arrive en contact avec la surface extérieure du corps ou pénètre dans une des cavités qui communiquent librement au dehors. Effectivement, nous trouvons réunies dans ces points toutes les conditions physiques dont nous avons vu dépendre l'absorption des liquides dans un endosmomètre : car les membranes qui constituent ces surfaces sont perméables ; d'un côté elles sont en contact avec de l'eau ; du côté opposé se rencontrent le sang et la lymphe qui circulent dans les vaisseaux qui leur sont propres, et ces liquides, plus ou moins chargés de matières organiques et salines, sont aptes à jouer le rôle d'agents osmogènes. A moins de supposer que l'organisme vivant soit soumis à des forces qui balanceraient les actions dont résulte l'osmose, il faut donc admettre que dans ces points des courants semblables à ceux que nous avons vus traverser la paroi poreuse de l'endosmomètre s'établiront, et que par l'effet de ces mouvements l'eau pénétrera du dehors dans l'intérieur du système vasculaire pour s'unir aux humeurs de l'économie, ou, en d'autres mots, que l'absorption de ce liquide sera réalisée. Or, nous avons déjà vu que, dans ces dernières circonstances, l'eau est en réalité absorbée, et par conséquent il est légitime d'attribuer cette absorption, au moins en partie, au jeu des forces osmotiques.

Tous les faits dont je vais avoir à rendre compte dans cette Leçon viennent à l'appui de cette conclusion. Je ne dis pas que l'endosmose et la diffusion soient les seules causes qui déterminent le passage des matières circonvoisines jusque dans le torrent circulatoire, mais elles jouent évidemment un grand rôle dans l'accomplissement de ce transport, et par conséquent, avant de chercher quelles peuvent être les autres forces qui interviennent pour déterminer l'absorption physiologique, il nous faut examiner attentivement la part qui revient à ces actions physiques.

§ 2. — Pour procéder méthodiquement dans cette étude du mécanisme de l'absorption en général, il me semble convenable d'examiner d'abord ce qui doit se passer entre le sang ou la lymphe qui se trouvent dans l'intérieur des vaisseaux irrigatoires et les liquides qui baignent la surface extérieure de ces mêmes vaisseaux, et qui occupent les aréoles du tissu conjonctif.

Résorption de la sérosité épanchée.

Dans une précédente Leçon, nous avons vu que ces liquides cavitaires, connus sous le nom général de *sérosité*, se composent d'eau et de diverses matières organiques et minérales qui se rencontrent également dans le plasma, soit du sang, soit de la lymphe, mais qui s'y trouvent en moins grande proportion que dans ces fluides nourriciers (1). Nous savons également que les parois de ces vaisseaux sont perméables (2), et par conséquent, d'après les lois connues de l'osmose, la sérosité doit céder au sang et à la lymphe une partie de son eau, ou, en d'autres mots, un courant endosmotique doit s'établir de la sérosité des espaces interorganiques vers les liquides contenus dans le système vasculaire, courant qui diminue le volume des humeurs épanchées dans les aréoles du tissu conjonctif et qui augmente celui des liquides en circulation dans l'organisme.

(1) Voyez tome IV, page 417 et suivantes.

(2) Voyez tome IV, page 392 et suiv. ; tome V, page 23 et suiv.

Ce courant endosmotique doit être d'autant plus puissant que la différence dans le titre, ou ce qui, dans ce cas, revient au même, dans la densité des liquides réagissants, est plus considérable, pourvu que toutes les autres conditions du phénomène restent invariables. Or, nous savons que les matières osmogènes, c'est-à-dire les principes organiques, tels que l'albumine et les substances salines qui se trouvent associées à l'eau dans ces divers liquides, sont en proportion plus grande dans le sang que dans la lymphe. Par conséquent aussi, conformément aux lois de l'osmose, l'action absorbante exercée sur le sérum doit être plus puissante que celle de la lymphe sur ce dernier liquide. Nous verrons bientôt qu'effectivement les choses se passent de la sorte dans l'organisme vivant, et, comme tout ce que j'ai à dire de l'absorption par les vaisseaux lymphatiques est applicable aux vaisseaux sanguins, que les effets produits par ces derniers sont plus grands et que l'étude en est beaucoup plus facile, il me paraît inutile de compliquer nos études actuelles par la considération simultanée des fonctions de ces deux ordres de vaisseaux, et, laissant de côté pour le moment ce qui est relatif au système lymphatique, je concentrerai mon attention sur les phénomènes d'absorption dont le système circulatoire est le siége.

§ 3. — Au premier abord, il pourrait sembler étrange d'admettre que là où nous avons constaté l'existence d'une transsudation, c'est-à-dire d'un mouvement des liquides du dedans au dehors des vaisseaux sanguins, il puisse y avoir en même temps, ainsi que je viens de l'avancer, absorption ou transport de matières de l'extérieur à l'intérieur des mêmes parois. Mais le fait est facile à constater, et il est non moins facile à expliquer, lors même que les courants en sens inverse seraient formés les uns et les autres par des liquides identiques.

Effectivement, les tissus constitutifs des parois vasculaires,

Mode d'établissement simultané de l'absorption et de l'exhalation dans le même point.

de même que les autres membranes organiques de l'économie animale, sont creusés de cavités interstitielles très irrégulières par leur calibre aussi bien que par leur forme et leur direction; et parmi les passages ainsi établis, les uns sont assez larges pour agir à la manière de filtres, et pour laisser passer, sous l'influence de la pression hydrostatique exercée par le sang, une certaine quantité de sérum dépouillé d'une partie des matières solubles dont ce liquide est chargé : de là transsudation plus ou moins rapide d'une portion des matériaux les plus fluides du sang de l'appareil circulatoire dans les aréoles adjacentes du tissu conjonctif. Mais d'autres pores ou lacunes interstitielles de la même membrane sont de plus petit calibre, et leur action capillaire ne permet pas à la poussée latérale exercée par le sang de déplacer les liquides logés dans leur intérieur; là, par conséquent, il n'y a point de courant sortant, point de transsudation; mais, par le jeu des forces dépendantes des actions moléculaires entre ces liquides et ceux qui baignent les deux surfaces de l'espèce de cloison formée par la paroi du vaisseau, un courant osmotique s'établit de l'extérieur vers l'intérieur, car l'eau se trouve en moins grande proportion dans le liquide qui occupe l'intérieur de cet organe que dans la sérosité qui en baigne la surface externe. Ainsi la théorie nous conduit à prévoir que les parois des veines doivent être le siége de deux courants de direction contraire dus à des forces différentes, d'un courant de transsudation déterminé par la pression hydrostatique, et d'un courant centripète dépendant des actions moléculaires dont l'ensemble détermine l'endosmose. Les effets apparents de ces deux courants d'extravasation et d'absorption doivent se balancer plus ou moins, et si leur puissance est égale, ils pourront facilement échapper aux investigations du physiologiste, car ils n'auront alors aucune influence sur le volume des liquides situés de l'un ou de l'autre côté de la membrane perméable, et tout paraîtra en repos; mais, pour peu que l'un d'eux acquière une puissance relative plus grande, son existence se manifestera par une augmentation dans la quantité de liquide vers lequel celui-ci se dirige, et, au premier abord, on pourrait croire que dans ce cas il y a seulement absorption ou seulement transsudation. Nous verrons cependant que toujours, ou presque toujours, ces deux mouvements coexistent partout dans l'organisme, de façon qu'il y a dans l'économie animale circulation des fluides nourriciers, non-seulement dans le système des vaisseaux irrigatoires, mais dans la profondeur des tissus intermédiaires, entre ces canaux et les cavités interstitielles circonvoisines, et cela sur tous les points où ces vaisseaux existent : circonstance dont nous verrons plus tard l'utilité quand nous étudierons les phénomènes de nutrition.

Dans ce que je viens de dire des échanges effectués entre l'appareil vasculaire et le système aréolaire circonvoisin, il n'a été question que de l'eau qui s'échappe du plasma pour concourir à former la sérosité, ou qui est enlevée à ce dernier liquide pour être portée dans le sang. Mais cette eau, de part et d'autre, tient en dissolution diverses matières organiques et minérales ; d'autres substances peuvent y être ajoutées accidentellement, et par conséquent, pour compléter cette investigation préliminaire des phénomènes de l'absorption, il faut chercher comment se comportent les molécules hétérogènes qui se trouvent disséminées dans ce menstrue.

Nous avons eu déjà plusieurs fois l'occasion de reconnaître que l'attraction adhésive exercée par les surfaces des tissus organisés sur les molécules de l'eau est plus puissante que celle que ces mêmes surfaces exercent sur les molécules de la plupart des matières salines ou organiques en dissolution dans ce liquide. Nous savons aussi que, par suite de cette inégalité, les passages étroits dont ces tissus sont creusés effectuent une sorte de triage dans les molécules qu'ils admettent, et qu'ils laissent passer l'eau en plus grande proportion ; que cette action moléculaire ne s'exerce qu'à de très petites distances, et que par conséquent ses effets ne sont sensibles que quand les canaux sont très étroits ; enfin que les différences déterminées ainsi dans le degré de concentration des liquides qui traversent les membranes sont d'autant plus marquées, que les cavités interstitielles par lesquelles ils passent sont plus petites (1). En étudiant le phénomène de la transsudation, nous avons vu que le plasma du sang est de la sorte très appauvri par le fait de sa filtration au travers des parois des vaisseaux, et que, par suite de cette action, la sérosité déposée soit dans les aréoles du tissu conjonctif, soit dans les poches séreuses, contient de l'eau en plus grande abondance. Or, tout ce que je viens de dire des modifications que la filtration détermine dans la composition du courant efférent est à plus forte raison applicable au courant afférent qui ramène dans les vaisseaux sanguins une portion de la sérosité des cavités d'alentour ; car nous avons vu que ce transport, dû à l'endosmose, se fait par des passages plus étroits que ceux à l'aide desquels la pression hydrostatique détermine la transsudation, et par conséquent le liquide absorbé doit être aussi moins riche en matières solubles que la sérosité dont il provient. La résorption d'une portion des liquides épanchés dans les cavités closes de l'organisme doit donc tendre à produire une certaine concentration dans la portion qui reste en place, et si d'autres causes ne balancent les effets produits de la sorte, l'espèce de circulation locale et interstitielle qui s'établit ainsi entre les cavités vasculaires et les cavités séreuses en général amènerait une accumulation de matières solubles dans ces dernières. Du reste, cette accumulation a souvent lieu, et nous en avons déjà eu des exemples en étudiant les changements qui se manifestent à la longue dans la composition des produits de la transsudation (2).

(1) Voyez ci-dessus, page 88 et suivantes.

(2) Voyez tome IV, page 435 et suivantes.

Mécanisme
de l'absorption
des matières
étrangères
à l'organisme.
La quantité des matières albuminoïdes et minérales qui se
trouvent à la fois dans le sang et dans la sérosité sera donc augmentée dans ce dernier liquide plutôt que diminuée, par l'effet
des courants et contre-courants dont résultent l'absorption et
la transsudation dont une même surface organique est le siége;
mais si la sérosité vient à se charger de quelque substance qui
n'existe pas dans le sang ou qui n'y existe qu'en moindre proportion, le résultat, en ce qui concerne cette substance, sera très
différent, et l'ensemble du phénomène pourra même changer
de caractère.

Supposons d'abord que la substance étrangère en dissolution
dans la sérosité soit apte à agir comme agent osmogène, et
soit en proportion suffisante pour que ses effets l'emportent
sur ceux du sang. Le courant osmotique qui traverse la paroi
vasculaire changera alors de direction, et le sang, au lieu
de prendre de l'eau à la sérosité circonvoisine, en fournira
à ce dernier liquide; il y aura endosmose centrifuge du
vaisseau sanguin dans les aréoles du tissu conjonctif adjacent,
et les produits de ce courant efférent viendront grossir ceux
de la transsudation ordinaire. Dans ce cas, l'endosmose ne
contribuera donc en rien au transport de cette matière étrangère de l'extérieur du vaisseau jusque dans le torrent circulatoire, c'est-à-dire à son absorption. Mais nous avons vu
qu'à raison du pouvoir diffusif dont les molécules des corps
en dissolution sont douées, ces molécules tendent à se répartir
uniformément dans la totalité de l'espace occupé par le menstrue, et par conséquent à se répandre dans les courants
afférents qui, en traversant les membranes, donnent lieu à
l'endosmose; ces mêmes molécules tendent aussi à se répandre
d'une manière semblable dans le liquide situé au delà de la
cloison constituée par ces membranes, et elles forment de la
sorte un contre-courant ou courant exosmotique qui est dirigé
de la sérosité vers le sang. Dans ce cas, en vertu des actions

moléculaires que nous avons vues intervenir dans la production des phénomènes osmotiques, il y aura donc encore absorption de la matière étrangère, c'est-à-dire transport des molécules de cette matière de l'extérieur des vaisseaux sanguins dans l'intérieur de ces conduits, où elle se mêlera au liquide nourricier en circulation ; seulement cette absorption, effectuée par la diffusion seulement, sera très lente. Du reste, il est évident que par l'effet même des courants centrifuges ainsi établis, l'agent osmotique s'affaiblira de plus en plus, car, en même temps qu'une portion de sa substance pénétrera dans le vaisseau sanguin par diffusion, ce qui en restera se trouvera mêlé à une proportion toujours croissante de sérosité, et il arrivera ainsi un moment où son action deviendra insuffisante pour balancer celle du sang, dont la direction est inverse ; le sens du mouvement endosmotique sera alors interverti, et le courant s'établira de la sérosité encore chargée d'une certaine quantité de la substance étrangère vers le sang en circulation.

Ces conditions sont faciles à réaliser dans des expériences osmotiques, et il est également aisé de constater que sous ce rapport les choses se passent dans l'organisme vivant comme dans un endosmomètre inanimé. Pour le prouver, il me suffira de répéter une des expériences faites par M. Poiseuille dans le but de s'éclairer sur le mode d'action des médicaments purgatifs. Plaçons dans un réservoir endosmométrique une dissolution un peu concentrée d'un de ces sels neutres à base alcaline que l'on administre souvent aux malades pour provoquer les évacuations alvines, et qui ne se trouvent pas normalement dans le sang ou n'y existent qu'en proportions extrêmement faibles, du sel de Glauber ou sulfate de soude, par exemple, ou bien encore de l'eau de Sedlitz, qui est riche en sulfate de magnésie, et plongeons l'instrument dans un bain formé de sérum. Un courant osmotique ne tardera pas à s'établir au travers de la membrane, et se dirigera du sérum vers l'eau de

Phénomènes osmotiques déterminés par les purgatifs.

Sedlitz : celle-ci augmentera de volume, et cet accroissement
sera marqué par l'ascension de la colonne endosmométrique;
l'eau du sérum, en passant dans la dissolution purgative,
aura emporté avec elle une certaine quantité d'albumine qui
se retrouvera dans l'eau de Sedlitz ; enfin le courant endosmotique dont dépendent ces transports de matières aura été
accompagné d'un mouvement de diffusion en sens contraire,
ou phénomène d'exosmose, ayant pour résultat le passage
d'une certaine quantité de sulfate de magnésie de l'intérieur de
l'endosmomètre dans le bain adjacent formé par le sérum.
Supposons maintenant que le réservoir endosmotique dont je
viens de faire usage, au lieu d'être formé par une membrane
muqueuse prise sur le cadavre, soit l'intestin d'un Animal
vivant. Si les actions physiques qui ont déterminé les échanges
dans l'expérience précédente s'exercent de la même manière,
nous devons être témoin de résultats analogues, car la substance
purgative sera séparée du sérum qui circule avec les globules
hématiques dans les vaisseaux sanguins de la muqueuse par
une couche mince de tissu perméable réunissant toutes les conditions voulues pour fonctionner à la manière d'un diaphragme
osmotique. Il devra donc y avoir, comme conséquence de l'endosmose provoquée par l'eau de Sedlitz, transport d'une certaine quantité de sérum, c'est-à-dire d'eau chargée d'albumine,
des vaisseaux sanguins dans l'intérieur du tube intestinal, mouvement qui amènera une augmentation du volume des liquides
renfermés dans cette cavité, et il y aura en même temps, comme
conséquence du courant de diffusion ou courant exosmotique,
absorption d'une certaine quantité de sulfate de magnésie et des
autres matières salines contenues dans l'eau de Sedlitz, et ver-
sement de ces matières dans le torrent de la circulation. Or, ce
sont précisément là les principaux phénomènes qui sont déterminés par l'administration de cette eau médicamenteuse :
l'excrétion d'un liquide chargé d'albumine est provoquée à la

surface libre de la muqueuse intestinale, et en même temps les matières salines de l'eau de Sedlitz passent dans le sang, puis dans les urines, ainsi qu'on s'en est assuré par l'analyse chimique de ces humeurs (1).

(1) On sait généralement que les sels dont il est ici question, de même que beaucoup d'autres médicaments dits *purgatifs*, déterminent par leur présence dans le tube intestinal l'évacuation d'une quantité considérable d'eau plus ou moins chargée de matières organiques, et que ce liquide est fourni par les parois de la cavité digestive. Or, en examinant chimiquement ce produit dont l'abondance est en général très grande, on y trouve des quantités assez considérables d'albumine, substance dont on ne découvre que des traces dans les déjections alvines ordinaires, mais dont la présence dans ces circonstances s'explique parfaitement par l'afflux de sérum du sang que l'action osmogène du purgatif a provoqué. D'un autre côté, en examinant la composition de l'urine chez les personnes soumises à ce genre de médication, on reconnaît dans ce liquide une quantité considérable du sel qui a été administré par les voies digestives, et qui n'a pu arriver dans l'appareil rénal qu'après avoir été absorbé dans l'intestin.

En faisant des expériences endosmotiques avec le sérum du sang et d'autres eaux minérales purgatives (telles que l'eau de Püllna), ou bien encore des dissolutions de sulfate de soude, de sulfate de magnésie, de sel commun, de nitrate de potasse, de phosphate de soude, etc., à des degrés voulus de concentration, M. Poiseuille a obtenu des résultats semblables à ceux fournis par les expériences décrites ci-dessus. A un certain degré de concentration, ces dissolutions salines déterminaient toujours l'établissement d'un courant endosmotique alimenté par le sérum, et à un certain degré de dilution, au contraire, elles étaient attirées par le sérum et formaient un courant dirigé vers ce dernier liquide ; enfin, dans toutes ces expériences, il y avait en même temps passage en sens inverse, soit d'une certaine quantité d'albumine dans la dissolution saline, soit d'une portion de sel dans le sérum (a).

Ces expériences donnent la théorie d'une partie du mode d'action de ces médicaments purgatifs ; mais les effets que ces substances produisent ne consistent pas seulement dans ces courants osmotiques, et les phénomènes provoqués par leur présence dans les voies digestives sont en général beaucoup plus complexes, comme nous le verrons ailleurs. Je dois ajouter que M. Liebig était arrivé précédemment à des résultats analogues, et attribuait aussi l'action des purgatifs au jeu des forces osmotiques (b) ; mais, dans ces

(a) Poiseuille, *Recherches expérimentales sur les médicaments* (*Comptes rendus de l'Académie des sciences*, 1844, t. XIX, p. 194 et suiv.).
(b) Liebig, *Untersuchung der Mineralquelle zu Soden und Bemerkungen über die Wirkung der Salze auf den Organismus.* Wiesbaden, 1839.

Nous verrons dans une autre occasion que ces mouvements osmotiques ne sont pas les seuls résultats fournis par l'action des purgatifs sur la muqueuse intestinale, mais ce sont les phénomènes fondamentaux, essentiels, que cette action détermine ; et ce qui a lieu de la sorte dans le tube intestinal d'un Animal vivant se produirait d'une manière analogue dans toutes les autres parties de l'organisme où les mêmes conditions physiques se trouveront réunies, c'est-à-dire où un agent osmogène plus puissant que le sang sera séparé de ce liquide par les parois perméables des vaisseaux ou par des tissus analogues.

Absorption des matières salines, etc. Voyons maintenant ce qui doit avoir lieu dans le cas où la substance dont la sérosité du tissu aréolaire est chargée ne serait pas douée d'une force suffisante pour balancer l'action osmogène du sang, soit à raison de sa nature chimique, soit parce qu'elle se trouverait unie à une trop grande proportion d'eau.

dernières années, ce sujet a été étudié de nouveau par M. Aubert, et paraît être plus compliqué qu'on n'aurait été porté à le supposer. En effet, ce médecin a vu que des sels neutres pouvaient déterminer des phénomènes ordinaires de purgation sans avoir été ingérés dans le tube digestif, mais étant injectés directement dans les veines. Il n'a pas trouvé que la quantité de l'évacuation fût en rapport avec le degré de concentration de la dissolution saline introduite dans l'intestin, et il n'a pas reconnu la présence de l'albumine dans ces produits, circonstance qui est défavorable à l'explication adoptée par MM. Liebig et Poiseuille. Il a été conduit de la sorte à penser que ce n'est pas en provoquant un courant endosmotique des vaisseaux de la muqueuse intestinale dans l'intérieur de ce tube que les médicaments en question déterminent la purgation (a). Mais le fait de la diffusion de l'albumine du sérum dans les liquides contenus dans l'intestin me semble avoir été mis hors de doute, non-seulement par les expériences de M. Poiseuille, mais aussi par les recherches plus récentes de M. Knapp sur les phénomènes que la présence de l'eau détermine dans l'intestin grêle du Lapin (b).

(a) Aubert, *Experimental-Untersuchungen über die Frage ob die Mittelsalze auf endosmotischem Wege abführen* (Zeitschrift für rationelle Medicin, 2e série, 1852, t. II, p. 225).
(b) Knapp, *De l'absorption de l'albumine dans l'intestin grêle* (Gazette hebdomadaire de médecine, 1858, t. IV, p. 308).

Prenons pour exemple une dissolution étendue de cyano-ferrure de potassium. Étant séparée du sérum du sang par une membrane perméable, l'eau de la dissolution sera attirée par ce dernier liquide et constituera un courant endosmotique dirigé vers celui-ci. Mais l'eau, en pénétrant dans les passages inter-stitiels de la membrane, ne se séparera pas de toutes les molé-cules du cyanure dont elle était chargée, et par conséquent le courant endosmotique ainsi établi transportera une certaine quantité de cette substance de l'extérieur jusque dans la cavité où se trouve le sérum. Un mouvement analogue, dû à la diffu-sion, se produira dans les conduits plus larges par lesquels le sérum transsude au dehors, et par conséquent le passage du cyanoferrure de la dissolution dans le sérum sera déterminé à la fois par le jeu des forces moléculaires dont dépendent l'en-dosmose et l'exosmose, et s'effectuera d'autant plus rapide-ment, que les circonstances seront plus favorables à leur déve-loppement.

Nous avons vu, dans une précédente Leçon, que le cyano-ferrure de potassium déposé dans les lacunes aréolaires du tissu conjonctif, ou introduit dans l'une quelconque des grandes cavités du corps, ne tarde pas à être absorbé et à se montrer dans le sang. Pour nous rendre compte des causes de ce phénomène, il nous suffit donc d'invoquer les actions osmo-tiques dont nous venons d'être témoin, et tout ce que je viens de dire au sujet de cette matière saline est applicable aux autres substances étrangères à l'organisation qui sont miscibles au sérum ou solubles dans ce liquide, et qui se trouvent en contact avec une surface absorbante, le sucre, par exemple (1).

_____

(1) Le mode d'absorption du sucre par la membrane muqueuse du tube alimentaire a été étudié récemment avec beaucoup de soin par le docteur F. von Becker, de Helsingfors, et s'est montré en tout conforme aux lois connues des phénomènes osmotiques. Ainsi, quand une dissolution concen-trée de sucre est emprisonnée dans une portion de l'intestin d'un Animal

La connaissance que nous avons acquise de ces phénomènes physiques, dont le développement est indépendant de toute influence vitale, nous permet aussi de concevoir comment dans l'organisme vivant une surface absorbante, tout en laissant pénétrer dans l'économie certaines matières étrangères, pourra refuser le passage à d'autres substances. A raison du jeu des attractions moléculaires dont dépendent les phénomènes de capillarité, un tissu donné pourra s'imbiber de tel liquide et être imperméable à tel autre, par conséquent être apte à absorber le premier et incapable de conduire le second de l'extérieur jusque dans le torrent de la circulation. Ainsi, on a remarqué depuis longtemps que certains poisons déposés à la surface d'une plaie saignante sont absorbés avec rapidité

vivant à l'aide de deux ligatures qui ne gênent pas la circulation du sang dans les parois de l'organe, on voit que l'endosmose provoquée par ce corps étranger détermine la transsudation d'une certaine quantité de liquide provenant du sang, et qu'en même temps une certaine quantité de sucre passe en sens inverse de l'intestin dans le torrent de la circulation ; que ce courant exosmotique ou de diffusion dont résulte l'absorption du sucre est d'autant plus intense, que le liquide logé dans l'intestin est plus chargé de cette substance, et que l'activité de l'endosmose est en même temps proportionnelle à la richesse de cette même dissolution sucrée. Le liquide intestinal devient donc de moins en moins chargé de sucre, parce qu'il y arrive de l'eau fournie par le sang et parce qu'il en sort du sucre qui se répand dans les liquides adja-

cents. Arrivée à un certain degré de dilution, la dissolution de sucre cesse de provoquer un courant endosmotique aux dépens du sang ou des autres liquides contenus dans les parois de l'intestin, et la diffusion du sucre dans ces derniers liquides devient aussi très faible, mais ne s'arrête pas, puisque ceux-ci sont encore plus pauvres en molécules de matière sucrée ; et il arrive ainsi un moment où le liquide intestinal, devenu inférieur au sérum quant à la force osmogène, est à son tour déplacé par endosmose et porté en totalité ou en partie dans le sang. M. von Becker a constaté aussi que la diffusion (ou absorption du sucre), de même que l'endosmose, qui porte les liquides de l'organisme dans la cavité de l'intestin, est d'autant plus active que la dissolution sucrée est plus riche (a).

(a) F. J. von Becker, Ueber das Verhalten des Zuckers beim thierischen Stoffwechsel (Zeitschrift für wissenschaftliche Zoologie, 1854, t. V, p. 137 et suiv.).

et déterminent ainsi une mort prompte, mais peuvent être impunément introduits dans le canal digestif, où cependant les substances étrangères sont d'ordinaire absorbées avec une grande force. Le venin de la Vipère, et le curare, dont les Indiens des bords de l'Orénoque se servent pour empoisonner leurs flèches, présentent cette singularité (1), et au premier abord on pourrait être disposé à attribuer l'innocuité de la sub-

(1) Les anciens savaient que le venin des Serpents peut être mis en contact avec nos lèvres sans qu'il en résulte aucun accident, et Redi, dans ses expériences sur le venin de la Vipère, a constaté l'innocuité de cette matière quand on l'introduit dans l'estomac (a). Il a vu aussi que la substance toxique dont les Javanais enduisent la pointe de leurs flèches, et dont les effets sont foudroyants quand elle est introduite dans une plaie, n'exerce en général aucune action nuisible sur l'économie animale, quand elle est ingérée dans les voies digestives (b). Gumilla, la Condamine, de Humboldt et plusieurs autres voyageurs, ont eu l'occasion de reconnaître que le poison dont les Indiens de l'Amérique méridionale se servent dans leurs chasses, c'est-à-dire le *ourari*, *woorara* ou *curare* (c), se comporte de la même manière (d). Enfin MM. Pelouze et Cl. Bernard ont reconnu que l'innocuité du curare, quand on l'introduit dans l'estomac, ne tient pas à l'altération de cette substance végé-

tale par l'action des organes digestifs, mais dépend de ce qu'elle n'est pas absorbée. Or, cette non-absorption est à son tour une conséquence de l'inaptitude des membranes muqueuses à se laisser pénétrer par le curare. En effet, MM. Bernard et Pelouze ont constaté que si l'on garnit un endosmomètre avec un fragment frais de la muqueuse gastrique d'un Chien ou d'un Lapin, et qu'après avoir chargé l'instrument d'un sirop de sucre, on le plonge dans un bain formé par une dissolution aqueuse de curare, il y aura endosmose, mais que de l'eau seulement traversera la membrane, et que le curare n'accompagnera pas le courant endosmotique formé par ce liquide (e).

La membrane muqueuse de la vessie, la conjonctive, etc., sont également imperméables au curare chez les Mammifères; mais chez les Oiseaux cette substance est absorbée facilement par la muqueuse du jabot (f).

Chez les Mammifères et les Oiseaux,

(a) Redi, *Observationes de viperis* (*Opusculorum pars secunda*, p. 163 et suiv.).
(b) Cette substance, que Redi appelle le *poison des flèches de Bantam*, était probablement l'*upas antiar.*
(c) Voyez tome IV, page 142.
(d) Voyez Reynoso, *Recherches sur le curare*, 1855, p. 18 et suiv.
(e) Pelouze et Cl. Bernard, *Recherches sur le curare* (*Comptes rendus de l'Acad. des sciences*, 1850, t. XXXI, p. 536).
(f) Cl. Bernard, *Cours de médecine : leçons sur les effets des substances toxiques, etc.*, 1857, p. 287.

stance toxique introduite dans l'estomac à une puissance vitale dont cet organe serait doué, à une sorte de sensibilité particulière qui le porterait à repousser ce qui est nuisible, tandis qu'il laisse passer ce qui est utile à l'organisme. Mais on a constaté expérimentalement qu'il n'en est pas ainsi, et que l'exclusion du curare est la conséquence des propriétés physiques de la membrane stomacale, qui, sur le cadavre aussi bien que chez l'Animal vivant, est perméable à l'eau, aux dissolutions salines, au sucre et à une multitude d'autres substances, tout en étant imperméable pour la matière particulière dont il est ici question. L'explication du phénomène nous est donc donnée par la théorie physique de l'absorption.

Il en sera de même dans une foule d'autres circonstances. Je ne prétends pas que les forces osmotiques soient les seules qui puissent intervenir dans l'accomplissement de la fonction physiologique de l'absorption, et je chercherai bientôt à mettre en lumière l'influence d'autres agents; mais, dans la plupart des cas, il me paraît évident que l'osmose est la cause prin-

le curare n'est pas absorbé par la peau (a), mais chez les Grenouilles il l'est, quoique lentement (b).

Il est probable que c'est aussi de l'inaptitude de la membrane muqueuse des voies alimentaires à se laisser traverser par les virus organiques que dépend l'innocuité de certaines substances d'origine animale, quand elles sont introduites dans l'estomac, bien que leur contact avec une plaie soit suivi d'accidents des plus graves. M. Renault, directeur de l'École vétérinaire à Alfort, a

constaté beaucoup de faits de ce genre. Ainsi il a vu que la chair des Animaux morts du charbon, la matière virulente de la morve, et d'autres poisons analogues dont l'inoculation est généralement mortelle, peuvent être mêlés aux aliments et introduits dans les voies digestives du Chien, du Porc et de la Poule, sans déterminer aucun trouble dans l'organisme de ces Animaux. Chez le Mouton, la Chèvre et le Cheval, l'absorption peut au contraire en être effectuée par les parois de l'estomac (c).

(a) Virchow et Munter (voyez Reynoso, Op. cit., p. 22).
(b) Cl. Bernard, Op. cit., p. 292.
(c) Renault, Études expérimentales et pratiques sur les effets de l'ingestion des matières virulentes dans les voies digestives de l'Homme et des Animaux domestiques (Recueil de médecine vétérinaire, 1851, t. XXVIII, p. 873).

cipale du passage des matières étrangères de l'extérieur dans l'intérieur de l'appareil circulatoire, et la légitimité de cette opinion deviendra de plus en plus manifeste à mesure que nous avancerons dans l'étude des circonstances qui sont ou favorables ou défavorables, soit à la rapidité de l'absorption physiologique, soit à la production d'effets osmotiques considérables (1).

(1) M. Longet, tout en admettant que beaucoup de substances puissent pénétrer dans le corps vivant en vertu de la force d'endosmose, pense que souvent les phénomènes d'absorption physiologique sont en contradiction avec ce qui s'observe dans les expériences faites avec des tissus privés de vie, et que dans l'accomplissement de cet acte les forces mécaniques, physiques et chimiques sont dominées par la force vitale (a). J'examinerai ailleurs l'influence que la puissance propre aux êtres vivants semble susceptible d'exercer sur la marche de l'absorption ; mais, pour justifier l'opinion que j'ai émise ici, il me paraît nécessaire d'examiner les faits que M. Longet considère comme étant en opposition avec la théorie physique de cette fonction. « Et d'abord l'expérimentation, dit ce physiologiste, établit que, chez l'Animal vivant, en injectant dans plusieurs anses intestinales des dissolutions de sucre de densités variables, les dissolutions très concentrées, et notablement plus denses que le sérum, disparaissent tout aussi vite que les plus étendues. Elles démontrent aussi que des solutions de nitrate de potasse ou de sulfate de soude, qui, douées d'un pouvoir endosmotique considérable, et offrant plus de densité que le sérum du sang, l'attirent dans le tube de l'endosmomètre, font précisément le contraire quand on les injecte dans le tissu cellulaire sous-cutané d'un Animal vivant, c'est-à-dire qu'après peu d'instants on ne retrouve plus aucun vestige de ces solutions, qui, vite absorbées, ont été entraînées dans le torrent circulatoire (b) ». Effectivement, les choses peuvent se passer de la sorte dans l'économie animale, et, dans les expériences de M. von Becker, dont il a déjà été question (c), nous en avons vu des exemples ; mais il suffit d'analyser ces faits pour voir qu'ils ne sont pas en désaccord avec la théorie physique de l'absorption exposée ci-dessus. Quand du sucre, du nitrate de potasse ou du sulfate de soude en dissolution se trouve en présence du sérum, dont une membrane perméable le sépare, la puissance osmogène du sucre ou du sel peut déterminer la sortie d'une certaine quantité de l'eau du sérum, et produire ainsi un phénomène d'endosmose dont la direction sera opposée à celle que les

(a) Longet, *Traité de physiologie*, t. 1, 2ᵉ partie, p. 291, 401 et suiv.
(b) Idem, *ibid.*, p. 402.
(c) Von Becker, *Op. cit.* (*Zeitschr. für wissenschaftl. Zoologie*, 1854, t. V, p. 137 et suiv.).

Examinons donc de plus près quelles sont ces circonstances et quel degré d'influence elles peuvent avoir.

Circonstances qui influent sur l'activité de l'absorption. § 4. — Il est évident que, toutes choses étant égales d'ailleurs, le courant endosmotique déterminé par le sérum du sang devra être d'autant plus puissant, que la force osmogène propre à ce liquide est plus grande comparativement à celle de l'autre liquide réagissant, c'est-à-dire la sérosité du tissu conjonctif, ou le liquide en rapport avec la surface libre des

molécules de sucre devront suivre pour pénétrer dans ce dernier liquide; mais cela ne les empêchera pas d'obéir aux lois de la diffusion, et de se répandre par conséquent dans le sérum par voie d'exosmose. Or, le courant exosmotique ou de diffusion devra être d'autant plus rapide que la dissolution sucrée ou saline sera plus concentrée; et il en résulte que si l'absorption physiologique était déterminée seulement par le jeu des forces physiques ou chimiques dont dépendent les phénomènes osmotiques, il y aurait, comme dans les expériences citées par M. Longet, passage du sucre ou de la matière saline de l'extérieur à l'intérieur des vaisseaux sanguins, c'est-à-dire absorption de ces substances; et quant à la sérosité, dont la transsudation aurait été provoquée par la présence de la substance osmogène dans l'intestin ou dans les aréoles du tissu conjonctif sous-cutané, elle devrait être résorbée à son tour par endosmose, quand les molécules de sucre ou du sel, obéissant à la force de diffusion, auraient pénétré dans le sang en quantité suffisante pour y être en équilibre

avec celles restées dans le liquide extérieur. Je ne vois donc là rien qui soit incompatible avec l'explication physique des phénomènes physiologiques de l'absorption, et la dissidence de nos opinions me semble dépendre de ce que mon savant confrère et ami M. Longet ne tient pas compte du pouvoir diffusif des matières en dissolution. Ce physiologiste éminent se fonde aussi sur la faculté que possèdent les Animaux d'absorber les matières grasses, sujet sur lequel je reviendrai bientôt; enfin, il argue également de l'espèce de triage des matières absorbées dans diverses parties de l'organisme, phénomène qui se lie trop intimement au travail chimique des sécrétions pour que je puisse l'examiner utilement ici. Mais je crois devoir rappeler que les forces physiques dont le jeu détermine les mouvements osmotiques ne sont pas sans influence sur la composition des liquides qui traversent les membranes; nous en avons eu des preuves en étudiant les phénomènes de filtration élective et certains résultats fournis par les expériences sur l'endosmose (a).

(a) Voyez ci-dessus, page 88.

membranes tégumentaires, soit externes, soit internes, de l'organisme.

Nous savons, par les expériences de M. Graham, que le pouvoir endosmotique du sérum n'est pas très considérable ; qu'il est de beaucoup inférieur à celui d'une dissolution saline contenant seulement un centième de phosphate ou de carbonate de soude ; mais que, d'autre part, il est beaucoup plus grand que celui de plusieurs autres dissolutions salines, et qu'il est même très grand comparativement à celui des acides dilués (1). Par conséquent, l'action osmogène du sérum doit suffire pour déterminer l'absorption, non-seulement de l'eau, mais aussi de diverses dissolutions, et en s'exerçant sur un acide dilué, elle doit faire naître des courants endosmotiques très puissants, ou, en d'autres mots, déterminer l'entrée rapide de ces substances dans le torrent de la circulation. Nous avons vu aussi que la présence d'une petite quantité d'acide, surtout d'acide chlorhydrique ou d'un acide organique, diminue beaucoup le pouvoir osmotique d'une substance (2), et par conséquent nous devons prévoir que le mouvement endosmotique déterminé par le sérum produira des effets beaucoup plus considérables sur un liquide légèrement acidulé que sur un liquide neutre ou basique. Si dans l'estomac d'un Animal on introduisait une dissolution aqueuse d'acide oxalique ou d'acide citrique au titre d'un centième, et si les vaisseaux sanguins de ce viscère ne contenaient que de l'eau pure, il y aurait une absorption rapide du liquide acidulé qui serait transporté en grande partie

(1) Dans une série d'expériences comparatives, l'élévation de la colonne endosmométrique n'a pas dépassé 39 millimètres avec le sérum de Bœuf, et a atteint environ 200 avec une dissolution de phosphate de soude à 1 pour 100. M. Graham attribue la faible action endosmotique du sérum à la présence du chlorure de sodium, qui fort souvent diminue la puissance osmogène des sels basiques, tels que le phosphate de soude (a).

(2) Voyez ci-dessus, page 148.

(a) Graham, On Osmotic Force (Philos. Trans., 1854, p. 209).

de la cavité gastrique dans l'intérieur des veines; à plus forte raison, quand ces derniers vaisseaux sont occupés par du sang, le même phénomène devra-t-il se produire. L'acide chlorhydrique détermine aussi avec beaucoup d'énergie l'osmose négative, c'est-à-dire le passage du liquide à travers la membrane perméable vers l'autre liquide réagissant, et nous verrons bientôt que cette circonstance a une grande influence sur l'activité de l'absorption dans certaines parties du corps comparées à d'autres, et notamment sur le rôle de l'estomac dans cette fonction; mais en ce moment je ne cherche qu'à établir les principes qui doivent nous guider dans l'appréciation des phénomènes de ce genre, et par conséquent je ne m'arrêterai pas sur les faits de détail.

Influence de la richesse du sang.

§ 5. — La connaissance des lois qui régissent le développement des phénomènes osmotiques nous permet également de prévoir comment les variations dans la composition du sang doivent influer sur la rapidité avec laquelle l'absorption en général, ou l'absorption de certaines substances en particulier sera effectuée.

Ainsi le pouvoir osmogène du sang est dû en grande partie aux matières albuminoïdes dont ce liquide est chargé. Il en résulte donc que, toutes choses étant égales d'ailleurs, l'absorption déterminée par cette force sera d'autant plus rapide que le sang contiendra une moindre proportion d'eau. Cet abaissement dans la quantité relative d'eau peut être déterminé de différentes manières. Ainsi, il peut être l'effet d'une évaporation abondante qui, en enlevant de l'eau aux tissus superficiels de l'organisme, rend ceux-ci plus aptes à en soustraire aux fluides en circulation dans leur intérieur. Il peut être amené aussi par l'établissement d'une excrétion osmotique ou autre dans un point déterminé de l'économie ou par une production surabondante de fibrine, ainsi qu'on en voit dans les états inflammatoires, et par conséquent, dans tous ces cas, nous devons nous attendre à trouver que l'activité fonctionnelle de l'absorption augmente. En un temps donné, une même surface fera donc pénétrer dans l'appareil circulatoire un volume d'eau et de matières étrangères d'autant plus considérable, que ce liquide tiendra en dissolution une plus grande proportion de matières solides.

La composition chimique du sang devra exercer une influence analogue sur les produits de l'absorption, quand celle-ci est la conséquence du pouvoir diffusif des substances en dissolution dans le liquide en contact avec la surface externe des vaisseaux ou avec les tissus situés entre ces organes et l'extérieur du corps. Or la diffusion, comme nous l'avons vu, joue un rôle important dans le mécanisme de cette fonction ; et moins le sang contiendra de molécules de la nature de celles dont est formé le corps qui tend à y pénétrer de la sorte, plus les particules de celui-ci trouveront de facilité pour y pénétrer. Par conséquent, toutes choses étant égales d'ailleurs, l'entrée d'une substance diffusible dans l'appareil circulatoire sera d'autant plus facile, qu'il y aura moins de cette même substance préexistante dans le sang en contact avec la surface opposée de la membrane absorbante. Ainsi, quand toutes les autres conditions du phénomène restent invariables, les substances qui ne se trouvent pas dans le sang doivent y arriver plus vite que celles dont ce liquide est déjà chargé, et doivent en général y pénétrer d'autant plus rapidement, qu'elles se trouvent en plus forte proportion dans le liquide qui les fournit à l'organisme (1).

§ 6. — Les principes fournis par l'étude des phénomènes osmotiques nous permettent également de comprendre quel

Influence du courant circulatoire.

(1) Ainsi, dans les expériences sur l'absorption du sucre dans le canal digestif dont il a déjà été question, M. von Becker a trouvé que la rapidité avec laquelle cette substance passait de l'intestin dans le sang était proportionnelle à la richesse de la dissolution employée (a).

(a) Von Becker, Op. cit. (Zeitschrift für wissenschaftl. Zoologie, 1854, t. V, p. 156).

genre d'influence le mouvement circulatoire du sang doit avoir sur les actions moléculaires dont dépend en grande partie le travail de l'absorption. Le renouvellement continuel de la portion du sang qui est en contact direct avec la face interne de la membrane absorbante a pour effet de maintenir constant le pouvoir osmogène de ce fluide, ainsi que son degré d'aptitude à recevoir dans sa masse les molécules qui tendent à y pénétrer pour obéir à la force diffusive dont elles sont douées. Si le sang était en repos, comme l'est le liquide osmogène dans le réservoir d'un endosmomètre ordinaire, la couche en contact direct avec la membrane absorbante perdrait de son activité comme agent endosmotique, à mesure que le liquide extérieur y arriverait, et bientôt ne continuerait à attirer celui-ci que parce qu'elle céderait aux couches de sang situées plus loin une portion des matières dont elle s'était chargée. La rapidité du courant endosmotique se trouverait donc subordonnée à la facilité avec laquelle ce transport s'effectuerait dans le sein du fluide nourricier, et tout ce que je viens de dire relativement à l'affaiblissement progressif des effets de l'endosmose est également applicable à l'arrivée des molécules du dehors, par suite de leur répulsion mutuelle dans le sein du liquide où elles sont en dissolution. Mais le mouvement circulatoire détermine à chaque instant le renouvellement de la portion du sang qui sert à la fois comme agent osmogène et comme menstrue pour les molécules en voie de diffusion, et par conséquent ce mouvement maintient toujours intacte la puissance de réception, ainsi que la puissance attractive de cette humeur, tant que sa masse tout entière n'a pas été modifiée dans sa constitution chimique par les effets de cette absorption locale.

Si ces conclusions avaient besoin de nouvelles preuves pour être admises par les physiologistes, je citerais ici l'influence que l'agitation du bain extérieur exerce sur la valeur des produits de l'endosmose, lorsqu'on emploie le sérum du sang pour déterminer le déplacement d'une dissolution saline dans des vases inertes. Il arrive souvent dans ces expériences, lorsque l'appareil est en repos, que le courant endosmotique, après avoir duré quelque temps, s'arrête, mais reprend dès que l'on agite le liquide osmogène de façon à disperser dans la masse tout entière de celui-ci la quantité de l'autre liquide qui avait déjà pénétré dans les couches en rapport immédiat avec la membrane osmotique, et qui avait dilué ces couches au point de les rendre inactives (1).

Ainsi, la rapidité du torrent circulatoire est une circonstance

(1) Comme exemple de la recrudescence de l'endosmose déterminée par le renouvellement des portions du bain en contact avec la membrane osmotique, je citerai l'expérience suivante, faite par M. Poiseuille. Ce physiologiste a reconnu qu'en plaçant dans son endosmomètre une dissolution de phosphate de soude au titre de 1 pour 100 et en plongeant l'instrument dans un bain de sérum, il y avait osmose de la dissolution saline vers ce dernier liquide, et par conséquent abaissement du niveau de la colonne fluide intérieure ; tandis qu'avec une dissolution au titre de 4 pour 100, l'endosmose s'établissait en sens inverse, c'est-à-dire au profit de la dissolution saline, et faisait monter celle-ci dans l'endosmomètre. Dans ce dernier cas, il vit le liquide monter jusqu'à une hauteur de 34 millimètres; mais, au bout de quelques heures, l'appareil étant dans un repos complet, la colonne commença à redescendre et ne se trouva bientôt qu'à 3 millimètres au-dessus du bain extérieur. Alors il lui suffit d'agiter celui-ci pour faire renaître le mouvement ascensionnel à raison d'abord de 4 millimètres par heure. Ces variations ne dépendaient donc pas de changements survenus dans la résistance hydrostatique de la membrane, mais de changements dans la direction du courant osmotique qui se portait d'abord du sérum vers la dissolution concentrée de phosphate de soude, et qui se ralentissait à mesure que les couches adjacentes de cette dissolution s'affaiblissaient par suite de l'arrivée du sérum, et qui changeait de direction quand, par suite des échanges effectués de la sorte et du transport d'une certaine quantité de phosphate dans la portion voisine du bain formé par le sérum, l'action osmogénique de ce dernier liquide était devenue apte à balancer celui de la dissolution affaiblie. Mais ces changements de densité étaient locaux, et les effets qui en résultaient ont cessé lorsqu'en agitant le bain, on a disséminé les portions modifiées de l'un et de l'autre liquide dans la masse entière de chacun d'eux, ce qui a rétabli les rapports de pouvoir osmotique dont résultait au commencement

qui favorise le jeu des forces osmotiques et qui tend à activer l'absorption, indépendamment de l'influence mécanique que ce mouvement de translation peut avoir sur l'arrivée plus ou moins facile des courants endosmotiques dans la colonne sanguine et sur le mode de répartition des matières absorbées dans les parties éloignées de l'organisme, circonstances sur lesquelles nous aurons bientôt à revenir.

Influence
de la disposition
de
la membrane
absorbante.

§ 7. — D'après ce que nous savons des effets osmotiques, nous pouvons comprendre aussi comment les propriétés anatomiques et chimiques des membranes par lesquelles l'absorption physiologique s'effectue peuvent exercer une grande influence sur le degré de puissance avec lequel cette fonction s'accomplit.

Le raisonnement, aussi bien que l'expérience, montre que l'absorption, de même que l'endosmose, doit, toutes choses étant égales d'ailleurs, donner un produit d'autant plus grand, qu'elle se fera par l'intermédiaire d'un diaphragme dont la surface de contact avec les liquides réagissants sera plus étendue (1).

Influence
du degré
de vascularité
du tissu
absorbant.

L'une de ces surfaces de contact est constituée par la paroi des vaisseaux dans lesquels le sang circule, et par conséquent, en cas de parité des autres conditions, l'absorption sera

de l'expérience l'afflux du sérum dans le réservoir occupé par le phosphate de soude (a).

M. Liebig a montré également que si de l'eau est renfermée dans une anse d'intestin dont la surface extérieure baigne dans une dissolution saline, le passage du premier de ces liquides

dans le second devra se faire plus rapidement si celui-ci est en mouvement que s'il était en repos, car cela est une conséquence du rapport qui existe entre le degré de richesse de la solution osmogène et la grandeur des effets osmotiques qu'elle détermine (b).

(1) Voyez ci-dessus, page 128.

(a) Poiseuille, *Recherches expérimentales sur les médicaments* (*Comptes rendus de l'Académie des sciences*, 1844, t. XIX, p. 997).
(b) Liebig, *Recherches sur quelques-unes des causes du mouvement des liquides dans l'organisme animal* (*Ann. de chimie et de physique*, 3e série, 1840, t. XXV, p. 413).

d'autant plus rapide, que l'organe qui l'effectue est plus vas-culaire.

L'autre surface, c'est-à-dire la surface libre du tissu dans l'épaisseur duquel sont creusés les vaisseaux sanguins dont je viens de parler, est celle en rapport avec la substance absor-bable. Par conséquent, toute disposition qui tend à agrandir cette surface sera favorable au développement de sa puissance absorbante, et nous devons nous attendre à voir la Nature adopter dans la structure des organes des dispositions anato-miques conformes à ce principe (1). J'ai déjà eu l'occasion de montrer qu'effectivement c'est là un des procédés mis en usage pour perfectionner l'appareil respiratoire, qui est un instrument d'absorption, et, lorsque nous étudierons d'une manière spé-ciale le mode d'introduction des produits de la digestion dans la profondeur de l'économie animale, nous verrons aussi que les surfaces en contact avec ces matières, deviennent d'autant plus étendues, que la fonction dont elles sont chargées doit être plus active.

Influence de l'étendue de la surface libre.

Il est également aisé de comprendre que la puissance absor-bante d'une surface doit être en rapport avec le degré de per-méabilité du tissu qui la constitue et l'épaisseur des couches poreuses que les liquides ont à traverser pour passer de l'exté-rieur jusque dans les vaisseaux sanguins adjacents.

Influence de la densité des tissus.

(1) Les expériences de M. von Bec-ker, citées ci-dessus, paraissent ne pas s'accorder avec cette proposition, car il a trouvé que la quantité de sucre absorbée était, dans certaines limites, à peu près la même quand cette substance était en contact avec une étendue considérable de la mem-brane muqueuse intestinale ou circon-scrite dans un tronçon assez court du tube digestif (a); mais il me paraît probable que cela devait tenir à ce que, dans tous les cas, la surface ab-sorbante était suffisante pour fournir à la masse du sang en circulation la quantité de molécules de sucre né-cessaire pour établir l'équilibre entre ce liquide et la dissolution sucrée contenue dans l'intestin.

(a) Von Becker, *Op. cit.* (*Zeitschrift. für wissenschaftl. Zool.*, 1854, t. V, p. 148).

Obstacle
créé
par l'épiderme.
Ainsi que je l'ai déjà dit et que je le montrerai plus en détail dans une autre partie de ce cours, le tissu épithélique qui revêt extérieurement la peau aussi bien que les muqueuses, et qui tapisse de la même manière les vaisseaux irrigatoires, ne renferme pas de vaisseaux sanguins dans son épaisseur, et n'offre que peu de lacunes confluentes qui puissent remplir le rôle de canaux capillaires pour le passage des liquides, tandis que le derme et les autres tissus sous-jacents sont à la fois très vasculaires et d'une structure lacunaire, car ils se composent de fibrilles ou de lamelles qui se rencontrent sous divers angles et laissent entre elles des espaces vides en communication les unes avec les autres. La présence du tissu épithélique entre les matières qui doivent être absorbées et les vaisseaux où ces substances ont à pénétrer, est donc un obstacle à l'absorption de celles-ci, et cet obstacle doit être d'autant plus grand, que la couche ainsi constituée est plus épaisse et plus dense.

Or, il existe à cet égard des différences très grandes dans les diverses parties qui sont aptes à recevoir le contact des matières dont l'absorption est voulue, et par conséquent il y a là encore une source d'inégalité dans la puissance absorbante de ces surfaces.

Influence
des humeurs
qui lubrifient
les surfaces
absorbantes.
En étudiant, dans la dernière Leçon, les phénomènes de capillarité et les mouvements osmotiques, nous avons vu que la présence de quantités très petites de certaines substances sur les parois des cavités étroites destinées à recevoir un liquide peut avoir une influence très considérable sur les effets de l'action attractive exercée sur celui-ci par ces mêmes parois. Nous pouvons donc prévoir que si les choses se passent dans l'organisme vivant comme dans nos appareils osmométriques, la puissance absorbante d'une membrane pourra varier suivant que celle-ci se trouvera lubrifiée par une humeur de telle ou telle nature, et que la matière dont elle sera imbibée pourra être un obstacle à l'introduction de certains liquides, tout en

favorisant l'entrée d'autres substances (1). Ainsi, une membrane déterminée, si elle vient à être mouillée par une humeur alcaline, n'agira pas toujours de la même manière que si elle était imprégnée d'un acide, et la présence d'une quantité plus ou moins considérable de graisse dans son tissu modifiera aussi son mode d'action comme organe d'absorption. Par conséquent, dans l'examen des phénomènes dont l'étude nous occupe ici, il faut avoir égard, non-seulement à la texture des parties, mais aussi à la nature des sécrétions dont les surfaces absorbantes peuvent être le siége (2).

En tenant compte des circonstances anatomiques et chimiques dont je viens de parler, on peut en général juger assez exactement de la puissance absorbante d'une partie déterminée de l'organisme.

Comparaison de la puissance absorbante des divers organes.

§ 8. — Ainsi chez l'Homme, de même que chez les Animaux plus ou moins inférieurs, l'appareil respiratoire est de toutes les parties de l'économie celle qui réunit au plus haut degré les conditions de perfection comme instrument absorbant, et celle aussi où l'introduction des matières étrangères jusque dans le torrent de la circulation est le plus facile et le plus rapide.

Absorption pulmonaire.

C'est pour cette raison que des substances gazeuses et des vapeurs délétères qui ne peuvent exercer leur influence nuisible qu'à la suite de leur absorption et de leur transport par le torrent circulatoire dans les profondeurs de l'organisme, déterminent souvent avec une grande promptitude des accidents graves, et même la mort, quand elles arrivent en contact avec la surface respiratoire.

J'ai déjà eu l'occasion de dire quelques mots des empoison-

(1) Voyez ci-dessus, page 148.
(2) Les variations qui se produisent dans les qualités des liquides sécrétés par les surfaces absorbantes me paraissent être une des principales causes des différences qui se manifestent souvent dans le pouvoir absorbant d'une même membrane, quand les autres conditions physiques et physiologiques semblent être restées identiques.

nements qui peuvent être produits de la sorte par la présence d'une petite quantité de quelque gaz toxique dans l'air que nous respirons (1); mais pour mettre mieux en évidence la rapidité avec laquelle des vapeurs et des gaz sont absorbés par la surface des cellules pulmonaires, je citerai ici quelques autres exemples d'une mort foudroyante due à cette cause.

L'acide cyanhydrique est un poison violent qui, introduit dans le torrent de la circulation, exerce principalement son influence délétère sur le système nerveux, et qui détruit l'irritabilité des muscles. Il n'agit donc qu'après avoir été absorbé, et ses effets sont d'autant plus terribles, que son absorption s'effectue plus rapidement. Or, il suffit d'approcher des narines d'un Chien ou d'un Lapin un flacon ouvert où se trouvent quelques gouttes de cette substance à l'état de pureté, pour que la vapeur qu'elle dégage tue l'Animal en quelques secondes (2).

(1) Voyez tome 1, page 451.

(2) Dans une expérience dont je me souviens d'avoir été témoin, Magendie ayant mouillé le bout d'une baguette de verre avec de l'acide cyanhydrique anhydre étendu d'un peu d'alcool, et l'ayant introduit brusquement dans la gueule d'un Chien vigoureux, vit l'animal faire aussitôt quelques grandes inspirations, et au bout de quelques secondes tomber mort. Le même poison, appliqué sur la conjonctive, produit des effets semblables, mais moins rapidement, et, introduit dans la cavité péritonéale ou déposé dans le tissu conjonctif sous-cutané, il tue plus lentement. Enfin, mis en contact avec la peau, il se dissipe souvent en vapeur avant que d'avoir été absorbé en quantité suffisante pour déterminer des accidents graves (a). Magendie cite une autre expérience dans laquelle l'Animal tomba comme foudroyé, parce qu'on avait passé rapidement sous ses narines un flacon débouché contenant de l'acide cyanhydrique anhydre (b).

Il est aussi à noter que le curare, dont l'absorption par la peau ou par la muqueuse digestive n'est pas assez rapide pour donner lieu à des symptômes d'empoisonnement, détermine promptement la mort quand il arrive en contact avec la surface pulmonaire (c).

(a) Magendie, *Recherches physiologiques et cliniques sur l'emploi de l'acide prussique ou hydrocyanique*, in-8, Paris, 1819, p. 4.
(b) Magendie, *Leçons sur les phénomènes physiques de la vie*, t. 1, p. 132.
(c) Cl. Bernard, *Cours de médecine : Leçons sur les substances toxiques*, p. 287.

Plus d'un accident funeste a été causé par l'absorption pulmonaire, et je ne saurais mettre les élèves de nos laboratoires trop en garde contre les dangers invisibles qu'ils affrontent souvent sans les connaître, quand ils respirent un air chargé de vapeurs toxiques. C'est de la sorte que la science a été privée d'un des chimistes les plus distingués de Munich, Gehlen (1). Ce savant s'occupait de l'étude d'un gaz récemment découvert, et composé d'hydrogène uni à l'arsenic ; voyant que le dégagement ne s'en faisait pas bien, et pensant que son appareil perdait, il flaira les bouchons pour reconnaître les fuites à l'odeur qui se répandrait. La quantité d'hydrogène arséniqué attiré de la sorte dans ses poumons devait être bien faible, et cependant en moins d'une heure il commença à en ressentir l'atteinte mortelle, et, après avoir langui quelques jours en proie à de vives souffrances, il périt victime de son imprudence. Il ne faut pas croire que les gaz délétères ne soient redoutables que lorsqu'on les respire en proportion suffisante pour en être asphyxié ; l'hydrogène arséniqué n'est pas le seul fluide aériforme qui, absorbé par les poumons, même en quantité peu considérable, puisse être un poison mortel (2), et toutes les vapeurs qui se trouvent

(1) Ce savant s'était fait connaître par des recherches sur l'éther et sur diverses questions de chimie minérale. Il publia pendant plusieurs années, à Berlin, un journal de chimie intitulé d'abord *Neues allgemeines Journal der Chemie* (1803 à 1806), puis *Journal für der Chemie und Physik* (1806 à 1810). Il mourut empoisonné par l'hydrogène arséniqué, en 1815 (a).

(2) Il est d'observation vulgaire que l'ivresse peut être causée par l'action de vapeurs alcooliques répandues dans l'air que l'on respire. Ce fait a été constaté expérimentalement par M. Piollet (b), et s'explique par l'absorption pulmonaire, car l'alcool ne détermine cet état qu'après avoir été introduit dans le torrent de la circulation et porté jusqu'au cerveau.

L'absorption de la vapeur d'iode par les voies repiratoires a été constatée expérimentalement par M. Panizza (c).

(a) Schweigger, *Zu Gehlens beiliegendem Bildnisse* (*Journ. für Chemie und Physik*, 1815, t. XV, p. 1, et *Annals of Philosophy*, 1816, t. VIII, p. 401).
(b) Piollet, *De l'absorption pulmonaire* (*Archives générales de médecine*, 1re série, 1825, t. IX, p. 611).
(c) Panizza, *Dell'assorbemento venoso* (*Mem. dell'Istit. Lomb.*, 1843, t. I, p. 181).

mêlées à l'air peuvent arriver avec une grande rapidité jusque dans notre sang, quand nous les respirons (1). C'est par suite de cette absorption que beaucoup de matières odorantes déterminent souvent dans notre organisme un trouble caractérisé par de la céphalalgie ou d'autres accidents nerveux, et, dans certains cas, il est facile de constater que la matière volatile a pénétré dans la substance de notre corps, car, après y avoir séjourné quelque temps, elle est rejetée au dehors avec l'urine et donne à ce liquide une odeur particulière (2). Du reste, cette

(1) Ainsi, on connaît plusieurs cas où la mort a été déterminée par l'absorption du gaz nitreux par les voies respiratoires sans qu'il y ait eu asphyxie (a).

(2) On sait que la vapeur odorante de l'essence de térébenthine pénètre facilement dans l'économie par les voies respiratoires, et manifeste sa présence dans l'urine par l'odeur de violette qu'elle communique à ce liquide. C'est en majeure partie de l'absorption de cette substance par les voies respiratoires que dépendent les accidents déterminés souvent par le séjour dans un appartement nouvellement peint à l'huile ou au vernis ordinaire.

Il faut attribuer aussi à l'absorption des matières odorantes des fleurs par les voies pulmonaires les accidents plus ou moins graves, tels que céphalalgie, nausées et même syncope, que le voisinage de certaines plantes détermine chez quelques personnes. Les essences extraites des mêmes fleurs produisent ces effets avec beaucoup plus d'intensité, parce qu'elles dégagent des vapeurs semblables en plus grande abondance. Orfila a réuni plusieurs exemples curieux d'accidents de ce genre produits par l'odeur des roses ou d'autres fleurs (b), et, d'après mon expérience personnelle, je puis ajouter que parfois l'existence d'une très petite quantité d'essence de citron dans l'air confiné suffit pour déterminer des symptômes nerveux bien caractérisés.

Depuis longtemps j'emploie avec beaucoup de succès, pour détruire les larves rongeuses dans les collections entomologiques, un procédé qui repose sur l'absorption de vapeurs par les organes respiratoires. La benzine introduite de la sorte dans l'économie est un poison pour les Mammifères et les Oiseaux, mais agit avec bien plus de force sur les Insectes et les fait périr promptement (c). D'après mes conseils, M. Doyère a mis en usage des moyens analogues pour détruire les Charançons dans les blés attaqués par ces Insectes, et ses expériences montrent que la vapeur de

(a) Voyez Orfila, *Traité des poisons*, t. 1, p. 152 et suiv. (édit. de 1827).
(b) Orfila, *Traité des poisons*, 1827, t. II, p. 467.
(c) Milne Edwards, *Sur l'emploi de la benzine pour la destruction des Insectes* (*Bulletin de la Société centrale d'agriculture*, 1852, t. VIII, p. 406).

grande puissance absorbante est bien plus utile qu'elle n'est
nuisible ; c'est elle qui rend nos poumons aptes à satisfaire aux
besoins de la respiration, travail dont l'activité est dans un
rapport nécessaire avec celui de tous les autres instruments
physiologiques qui constituent notre organisme, et, indépendamment de ce service normal, c'est encore elle qui rend
possible une des plus grandes merveilles de l'art médical :
la production de l'état d'anesthésie à l'aide duquel l'opérateur préserve de toute souffrance physique et morale le malade dont il entaille les chairs. En effet, si le chloroforme ou
l'éther introduit sous la forme de vapeur dans nos poumons
nous plonge dans une sorte de sommeil durant lequel la faculté
de sentir est suspendue, c'est que la matière diffusible ainsi
répandue dans l'appareil respiratoire passe rapidement dans
le sang en circulation, et arrive ainsi en contact avec certaines
parties du système nerveux dont elle interrompt l'action. L'é-
tude de ce beau phénomène serait prématurée en ce moment ;
mais nous aurons à y revenir, car nous y puiserons d'utiles
lumières, et même, en fût-il autrement, nous ne pourrions passer
avec indifférence à côté d'une question physiologique qui touche
de si près aux intérêts de l'humanité (1).

sulfure de carbone remplit toutes les
conditions voulues pour assurer la
conservation des céréales contre les
attaques des Insectes (a).

(1) On sait que la découverte de
la production d'un état d'anesthésie
par l'inhalation de la vapeur d'é-
ther fut faite en 1846, à Boston, par
M. M. Jackson, professeur de chimie,
et Morton, chirurgien – dentiste (b).
L'emploi du chloroforme fut substitué
avec avantage à celui de l'éther, en
1847, par M. Simpson, professeur
d'accouchements à Édimbourg (c). Au

(a) Doyère, Mémoire sur l'emploi des anesthésiques pour la destruction des Insectes qui dévorent
les grains (Comptes rendus de l'Académie des sciences, 1857, t. XLIV, p. 993).
(b) Jackson, De l'inhalation de l'éther pour suspendre la sensibilité chez des personnes soumises à une opération chirurgicale (Comptes rendus de l'Académie des sciences, 1847, t. XXIV,
p. 74).
— Voyez aussi Roux, Rapport sur les prix de médecine et de chirurgie (Comptes rendus de
l'Académie des sciences, 1850, t. XXX, p. 241).
(c) Simpson, Historical Researches regarding the Superinduction of Insensibility to Pain in
Surgical Operations, and Announcement of a New Anæsthetic Agent, Edinburgh, 1847 (voy.
Monthly, Journ. of Med. science, 1847, t. VIII, p. 451).

Quant à l'absorption rapide des liquides par la surface pulmonaire, j'en ai déjà donné des preuves (1), et je me bornerai à ajouter ici que, sous cette forme, les matières étrangères arrivent ainsi plus rapidement dans le torrent circulatoire que par toute autre partie de l'organisme (2).

§ 9. — La peau est aussi une des voies par lesquelles l'absorption peut s'effectuer; mais cette membrane tégumentaire est spécialement destinée à protéger les parties sous-jacentes de l'organisme, et, pour bien remplir cette fonction, elle doit offrir une épaisseur et une densité qui sont peu favorables à la

Absorption par la peau chez les Animaux.

---

sujet du mode d'action de ces substances sur le système nerveux, je renverrai aux publications de MM. Flourens, Longet, etc. (a).

(1) Voyez ci-dessus, page 3.

(2) Ainsi, dans une des expériences faites par Lebküchner, une dissolution de cyanoferrure de potassium fut injectée dans les voies aériennes d'un Chat, et, au bout de deux minutes, le sang tiré de la carotide de l'animal donna, avec un sel de fer, un précipité de bleu de Prusse (b). Mayer avait obtenu précédemment un résultat fort semblable (c).

Magendie a constaté aussi que la teinture alcoolique de noix vomique, injectée dans le poumon d'un Chien, est absorbée avec une grande rapidité (d).

Enfin M. Ségalas a reconnu que 3 centigrammes d'extrait de noix vomique, dissous dans 60 gram. d'eau, produisaient la mort en deux minutes quand il injectait ce poison dans les voies respiratoires d'un Chien; 10 centigrammes du même extrait ne produisaient aucun effet, étant portés dans l'estomac d'un autre Animal de même espèce, et 2 gros (c'est-à-dire plus de 7 grammes et demi) de ce poison, ayant été injectés dans la vessie, ne déterminèrent des symptômes d'empoisonnement qu'au bout de vingt minutes (e).

De l'indigo, du safran, de la rhubarbe et d'autres matières colorantes injectées dans les poumons par Lebküchner n'ont pas été reconnues dans le sang (f).

(a) Flourens, *Notes touchant les effets de l'inhalation éthérée sur la moelle épinière, etc.* (Comptes rendus de l'Académie des sciences, 1847, t. XXIV, p. 161, 253, 340).
— Longet, *Expériences relatives aux effets de l'inhalation de l'éther sulfurique sur le système nerveux.* In-8, Paris, 1847.
(b) Lebküchner, *Sur la perméabilité des tissus vivants (Arch. gén. de méd., 1re série, 1825, t. VII, p. 432).
(c) Mayer, Op. cit. (Meckel's Deutsches Archiv für die Physiologie, 1817, t. III, p. 496).
(d) Magendie, Leçons sur les phénomènes physiques de la vie, t. I, p. 32.
(e) Ségalas, *Note sur quelques points de physiologie (Journal de physiologie de Magendie, 1824, t. IV, p. 285).
(f) Lebküchner, Op. cit., p. 434.

réalisation des échanges osmotiques. Sous ce rapport, on y remarque cependant de grandes différences chez les divers Animaux. Tantôt elle est en totalité ou en majeure partie revêtue d'une couche épidermique qui acquiert un haut degré de développement, et qui se consolide par le dépôt de matières calcaires ou d'apparence cornée dans son épaisseur, de façon à constituer une armure presque imperméable, telle que la coquille des Mollusques et le squelette extérieur des Crustacés ou des Insectes. D'autres fois cette membrane se recouvre de plaques osseuses, d'écailles ou d'appendices cornés qui affectent la forme de plumes ou de poils, et qui la préservent du contact direct des corps étrangers ; dans tous les cas, les surfaces ainsi revêtues ne se laissent que très difficilement traverser par les fluides adjacents (1). Mais, chez d'autres Animaux, dans certaines régions du corps, la peau n'est garnie que d'une couche mince de tissu épithélique, et les zoologistes disent qu'elle est *nue*, bien que sa partie

(1) L'existence d'écailles ne rend pas la peau impénétrable à l'eau ; mais il est probable que l'absorption de ce liquide a lieu principalement par les espaces situés entre ces plaques solides.

L'absorption de l'eau par la peau écailleuse des Lézards a été prouvée par les expériences de W. Edwards. Un de ces Reptiles, qui avait éprouvé des pertes considérables par évaporation, fut assujetti dans un tube ouvert aux deux bouts ; on plongea alors dans un bain la moitié postérieure de son corps, et au bout d'un certain temps on reconnut que son poids avait nota-

blement augmenté (a). Le même physiologiste a constaté des phénomènes analogues chez les Poissons (b).

M. Longet cite aussi des expériences dans lesquelles il a déterminé des accidents tétaniques chez des Couleuvres, des Orvets et des Lézards en appliquant une dissolution de chlorhydrate de strychnine sur la surface écailleuse de la peau du ventre de ces Animaux ; mais l'absorption du poison ne se faisait que très lentement, et les symptômes de l'intoxication ne se manifestèrent qu'au bout de quelques heures (c).

(a) W. Edwards, *De l'influence des agents physiques de la vie*, p. 346.
(b) Idem, *Op. cit.*, p. 123.
(c) Longet, *Traité de physiologie*, 1859, t. 1, p. 295.

fondamentale et vasculaire, c'est-à-dire le derme, ne se trouve
pas à découvert. Dans les parties disposées de la sorte, l'absorption est moins difficile que dans les parties mieux cuiras-
sées ; mais, sous ce rapport, il y a une distinction importante
à établir, suivant que les parties ainsi constituées sont habituel-
lement en contact avec l'air atmosphérique ou baignées par
l'eau. Chez les Animaux aquatiques à peau nue, le tissu épidermique ne se consolide que peu, se détache à mesure qu'il
s'accroît, et ne forme que rarement autour du corps une
gaîne épaisse et dense, tandis que chez les Animaux terrestres
il se dessèche et se consolide davantage, au point de constituer
une tunique externe résistante et fort peu perméable. Dans le
premier cas, la surface tégumentaire est généralement douée
d'une puissance absorbante assez grande : ainsi chez une Limace
ou une Grenouille, par exemple, la peau livre facilement passage
aux liquides que les forces osmotiques tendent à faire pénétrer
dans l'intérieur de l'organisme (1). Mais, dans le second cas, il
en est tout autrement, et l'épiderme oppose de très grands obstacles à toute introduction de ce genre (2). Chez l'Homme, par

(1) Au sujet de l'absorption de l'eau par la surface de la peau chez les Gre-nouilles, je renverrai aux expériences de Townson (a) et de W. Edwards. Dans certaines circonstances, ces Ba-traciens ont gagné ainsi en une heure environ 1/18ᵉ de leur poids (b).

Des faits du même ordre ont été constatés par Bluff (c).

Spallanzani a vu que chez les Lima-çons l'absorption cutanée est remar-quablement active ; dans une de ses expériences, l'augmentation de poids déterminée de la sorte fut égale à environ les deux tiers du poids initial de l'Animal (d). Burdach cite aussi des expériences de Nasse, dans les-quelles des Limaces placées dans du papier buvard humide augmentèrent en poids d'environ un tiers dans l'es-pace d'une demi-heure (e).

(2) Il est à noter que le passage de l'eau à travers l'épiderme est encore plus difficile de dedans en dehors que

(a) Townson, Observationes physiologicæ de Amphibiis, 1795, p. 25 et suiv.
(b) W. Edwards, Influence des agents physiques sur la vie, p. 98 et suiv., tab. XI, p. 596, etc.
(c) Bluff, Dissert. de absorptione cutis (cité par Burdach, Traité de physiologie, t. IX, p. 45).
(d) Spallanzani, Mémoires sur la respiration, p. 137.
(e) Nasse, Untersuchungen zur Physiologie, t. I, p. 482 (d'après Burdach, Traité de physiologie, t. IX, p. 45).

exemple, la peau, dans son état normal, n'absorbe que très lentement ; mais, pour peu que sa tunique épidermique vienne à être enlevée, et le derme, c'est-à-dire la portion vasculaire du système tégumentaire, mis à nu, les fluides en contact avec sa surface externe pénètrent facilement dans sa substance caverneuse, et passent avec rapidité jusque dans les courants sanguins dont ses vaisseaux sont le siége (1).

de dehors en dedans, et c'est pour cette raison que la sérosité accumulée sous cette membrane par l'effet de la vésication ou de la brûlure ne s'en échappe qu'avec une lenteur extrême. Cette différence entre les propriétés absorbantes des deux surfaces de l'épiderme a été bien démontrée par Magendie. Ce physiologiste a vu que si l'on renferme une certaine quantité d'eau dans un morceau de peau disposée en manière de bourse, le liquide s'échappe au dehors, et s'évapore assez rapidement quand celui-ci est en contact avec la surface externe de l'épiderme ; tandis que dans le cas où la face interne du derme était tournée en dedans, l'eau, après avoir imbibé cette membrane, s'accumulait sous l'épiderme et le détachait, mais ne la traversait que fort difficilement, et restait emprisonnée pendant plusieurs jours (a).

(1) Les physiologistes, et surtout les médecins, se sont beaucoup occupés de la question du pouvoir absorbant de la peau de l'Homme dans son état normal. Je reviendrai bientôt sur ce qui est relatif à l'introduction des matières étrangères sous l'influence de la pression (des frictions, par exemple) ;

mais, au sujet de l'absorption spontanée des liquides par cette voie, les opinions ont été fort partagées. Pour montrer que l'eau peut arriver ainsi dans l'intérieur de l'organisme, on s'est appuyé d'abord sur des preuves indirectes seulement : par exemple, l'apaisement de la soif par le fait de l'immersion du corps dans un bain, fait que beaucoup de personnes ont pu remarquer, et dont la médecine a pu tirer parti (b); mais quelques auteurs pensaient que les effets produits par l'immersion du corps dans l'eau dépendaient seulement de la diminution, ou de l'interruption de la déperdition due à la transpiration cutanée et pulmonaire (c). Cette opinion fut fortement appuyée par les expériences de Séguin (d). Ce chimiste pesa avec beaucoup de soin le corps de différentes personnes avant leur entrée dans un bain d'eau tiède et après un séjour plus ou moins long dans cette eau. Or, dans aucun cas, il ne constata une augmentation de poids ; toujours il y avait au contraire perte ; seulement cette perte était beaucoup moins considérable qu'elle ne l'aurait été pendant le même espace de temps dans l'air : la

(a) Magendie. Leçons sur les phénomènes physiques de la vie, t. I, p. 90.
(b) Cruikshanks, Anatomie des vaisseaux lymphatiques, p. 218.
(c) Pouteau, Œuvres posthumes, t. I, p. 185 et suiv.
(d) Fourcroy, La médecine éclairée par les sciences physiques, 1792, t. III, p. 232.

C'est pour cette raison que lorsque l'épiderme a été enlevé sur quelques points même assez circonscrits, il est souvent fort dangereux de toucher certains poisons qui d'ordinaire

différence était généralement dans la proportion de 13 à 23 (a). Séguin chercha ensuite si des matières salines, telles que du sublimé corrosif, dissoutes dans l'eau du bain, étaient absorbées par la peau, et, dans les cas où l'épiderme n'était pas altéré, il n'obtint le plus souvent que des résultats négatifs, ou ne constata qu'une faible absorption de la substance saline, qui ne paraissait pas avoir été accompagnée par de l'eau. Enfin, pour rendre compte des résultats obtenus, il crut devoir admettre que les vaisseaux absorbants de la peau ne fonctionnent pas quand l'épiderme est intact, et que dans ces conditions c'est seulement par pénétration dans les canaux exhalants de cette membrane qu'une petite quantité de matière étrangère en dissolution dans le bain peut entrer dans l'organisme (b). Plusieurs autres physiologistes ont nié aussi le pouvoir absorbant de la peau de l'Homme (c). Mais W. Edwards a fait

voir que les faits constatés par Séguin avaient été mal interprétés, et que lors même que le poids du corps se trouve diminué à la suite d'un séjour plus ou moins prolongé dans l'eau, cette diminution est loin de représenter la totalité des pertes que l'organisme a dû éprouver pendant le même espace de temps, et que la différence correspond à la quantité d'eau absorbée par la surface cutanée (d). Plus récemment, de nouvelles recherches, faites par MM. Dill, Madden et plusieurs autres physiologistes, sont venues donner une démonstration complète de la faculté absorbante de la peau (e). Ainsi, M. Berthold, en expérimentant sur lui-même, a constaté, dans certaines circonstances, une augmentation du poids du corps par le fait de l'immersion prolongée dans un bain tiède, et, en tenant compte des pertes que l'organisme a dû éprouver pendant ce temps, il évalue à 1 once 7 gros 30 grains, c'est-à-dire

(a) A. Séguin, *Premier Mémoire sur les vaisseaux absorbants, sur les vaisseaux exhalants, et sur les maladies qui proviennent ou d'un dérangement quelconque dans ces vaisseaux, ou des altérations quelconques que peuvent éprouver nos humeurs, ou enfin de la relation de ces deux causes* (Annales de chimie, 1814, t. XC, p. 185).

(b) Séguin, *Suite du Mémoire sur les vaisseaux absorbants* (Annales de chimie, 1814, t. XCII, p. 35).

(c) Currie, *Med. Reports on the Effects of Cold and Warm Water*, 1805, t. I, p. 320 et suiv.
— Bérard cite comme ayant soutenu cette opinion les auteurs suivants, dont je n'ai pas eu l'occasion de consulter les ouvrages :
— R. C. Rousseau, *An Inaugural Dissertation on Absorption*. Philadelphia, 1800.
— Chapman, *On Absorption* (London Med. Repository, t. IX, p. 440).
— Dangerfield, *An Inaug. Dissert. on cutaneous Absorption*. Philadelphia, 1805.
— Gordon, *Outlines of Lectures on Human Physiology*. Edinburgh, 1817.

(d) W. Edwards, *Influence des agents physiques sur la vie*, p. 348 et suiv.

(e) Dill, *Observations on cutaneous Absorption with Experiments* (Trans. of the medico-chirurg. Soc. of Edinburgh, 1826, t. II, p. 350 et suiv.).
— Madden, *An Experimental Inquiry into the Physiology of cutaneous Absorption* (Medical-chirurg. Review, nouvelle série, 1838, t. XXIX, p. 187).

peuvent être maniés sans inconvénients, et la médecine a tiré profit de la connaissance de ce fait pour déterminer parfois l'absorption de médicaments que l'estomac se refuserait à

environ 59 grammes, la quantité d'eau absorbée de la sorte en une heure (a). M. Collard (de Martigny) a fait aussi beaucoup d'expériences pour démontrer l'existence de la faculté absorbante dans la peau de l'Homme. Celles dans lesquelles ce physiologiste, à l'imitation de quelques-uns de ses prédécesseurs (b), a cherché à apprécier la diminution déterminée de la sorte dans le volume du bain où une partie du corps était plongée, sont peu satisfaisantes (c); mais dans d'autres, ayant déposé une petite quantité d'eau, de vin ou de bouillon à la surface de la peau sous un verre de montre bien assujetti, il vit ces liquides disparaître plus ou moins rapidement. Il rapporte des faits analogues observés par M. Bonfils et par M. Margault, en opérant avec du lait ou avec une décoction de ciguë (d). Westrumb a constaté cette absorption d'une manière encore plus positive. Ainsi, dans une expérience, il respirait l'air puisé dans une pièce voisine à l'aide d'un tube, et il tint un de ses bras plongé dans un bain chargé de

musc; bientôt l'odeur de cette substance était reconnaissable dans son haleine. Dans un autre cas, une partie du corps fut plongée dans un bain chargé, soit de cyanoferrure de potassium, soit de rhubarbe, et ces substances se retrouvaient dans l'urine, dans la sérosité d'un vésicatoire, et dans le sang obtenu par l'application d'une ventouse scarifiée (e).

Des faits analogues ont été constatés par M. Homolle, en expérimentant sur l'iodure de potassium et d'autres substances minérales (f).

En parlant de la respiration cutanée, j'ai déjà eu l'occasion de citer divers faits qui prouvent que les gaz peuvent être absorbés par la surface de la peau (g). J'ajouterai que l'empoisonnement par l'acide sulfhydrique a été déterminé par le contact de ce gaz avec la peau chez des Animaux dont les voies respiratoires étaient en communication avec de l'air pur (h).

Il est aussi à noter que, d'après les expériences de M. Collard (de Martigny), l'absorption par la surface de la peau serait beaucoup plus lente dans

(a) Berthold, *Einige Versuche über die Aufsaugungsthätigkeit* (inhalation) *der Haut.* (Müller's *Archiv für Anat. und Physiol.*, 1838, p. 177).
(b) Simpson, voy. Darwin, *Zoonomia*, t. I, p. 466.
(c) Collard (de Martigny), *Observ. et expér. sur l'absorption cutanée de l'eau, etc.* (*Arch. gén. de méd.*, 1re série, 1826, t. XI, p. 73).
(d) Collard (de Martigny), *Recherches expérimentales et critiques pour servir à l'histoire de l'absorption* (*Nouvelle Bibliothèque médicale*, 1827, t. III, p. 7 et suiv.).
(e) Westrumb, *Untersuchungen über die Einsaugungskraft der Haut* (Meckel's *Archiv für Anat. und Physiol.*, 1827, p. 469).
(f) Homolle, *Expér. sur l'absorption par le tégument externe* (*Union médicale*, 1853, t. VII, p. 462).
(g) Voyez tome II, page 639.
(h) Chaussier, *Précis d'expériences faites sur les Animaux avec le gaz hydrogène sulfuré* (*Bibliothèque médicale*, t. I, p. 108).
— Lehküchner, *Op. cit.* (*Arch. gén. de méd.*, t. VII, p. 428).

garder (1). On donne le nom de *méthode endermique* à ce mode d'administration des substances absorbables (2).

certaines parties du corps que dans d'autres. Ainsi il vit un même nombre de gouttes d'eau disparaître de la sorte en quatre heures sur la paume de la main, à l'aine et au front ; en cinq heures, à la partie interne des cuisses ; en huit ou neuf heures, sur la poitrine, l'abdomen ou la face dorsale de la main ; et en onze heures, sur la face externe de la cuisse (*a*).

Dans ses expériences sur les Batraciens, Townson a remarqué aussi que chez les Rainettes l'absorption est plus rapide par la peau du ventre que par les autres parties de la surface du corps (*b*).

(1) Ainsi, Magendie s'est souvent exposé impunément au contact de la salive des Chiens enragés, parce que les parties de sa peau qui étaient baignées par ce liquide étaient revêtues de leur épiderme, tandis que ce poison aurait probablement déterminé l'hydrophobie s'il avait touché le derme dénudé (*c*).

La facilité avec laquelle l'absorption s'effectue par la surface d'une plaie récente est démontrée par la rapidité effrayante avec laquelle les symptômes de l'empoisonnement se manifestent parfois à la suite de la morsure des Serpents venimeux. On sait que le venin de ces Reptiles n'est pas absorbé en quantité notable par l'épiderme, mais que, déposé au fond d'une piqûre, il peut déterminer la mort en quelques minutes.

Les chirurgiens emploient souvent comme corrosifs des topiques dont l'absorption peut donner lieu à des accidents graves, la pâte arsenicale, par exemple, et par conséquent ils ont intérêt à savoir si l'introduction des matières étrangères par cette voie est moins facile à une période des plaies qu'à une autre. Bonnet, de Lyon, a fait une série d'expériences à ce sujet avec de la strychnine, pendant vingt-quatre jours après l'établissement de la solution de continuité, et il n'a pu reconnaître aucune différence dans le degré d'activité de l'absorption (*d*) ; mais la pratique médicale prouve que lorsque la surface du derme vient d'être enlevée, l'absorption par la partie dénudée est beaucoup plus active qu'elle ne l'est quelques jours plus tard. Il est aussi à noter que sur les cicatrices récentes où l'épiderme est très mince et le derme très vasculaire, l'absorption est également plus facile que dans les points où la peau est dans son état normal. Le développement d'un certain degré d'inflammation à la surface du derme peut accroître aussi le pouvoir absorbant de la partie ainsi modifiée. Ainsi, les applications de tartre stibié sur la peau déterminent le développement de phlyctènes, et occasionnent quelquefois des vomissements sans que le derme ait été mis à nu.

(2) Ce n'est pas seulement dans les

(*a*) Collard, *Rech. expér. et crit. pour servir à l'histoire de l'absorption* (*Nouv. Biblioth. méd.*, 1827, t. III, p. 14).

(*b*) Townson, *Observ. physiol. de Amphibiis*, p. 36.

(*c*) Bonnet, *Mém. sur la cautérisation considérée surtout comme moyen de guérir la phlébite et l'infection purulente* (Gazette médicale, 1843, p. 281).

(*d*) Magendie, *Leçons sur les phénomènes physiques de la vie*, t. I, p. 34.

D'après ce que nous avons vu relativement à la filtration élective et à l'influence des passages très étroits sur la composition chimique des mélanges liquides (1), nous pouvons prévoir que les membranes dont le tissu est très dense pourront se laisser traverser par de l'eau plus facilement que par les matières en dissolution dans ce liquide, et opérer de la sorte un certain triage dans les matières dont elles s'imbibent. La peau humaine paraît remplir ces conditions et être apte à absorber de l'eau plutôt que des substances salines. Ainsi, dans une série d'expériences sur l'action des bains, faite il y a quelques années par M. Homolle, l'introduction d'une quantité considérable d'eau dans l'organisme par la surface cutanée a été manifeste, mais il n'a pas été possible de constater l'absorption du cyanoferrure de potassium, ni de plusieurs autres substances minérales, par la même voie (2).

cas où l'administration de certains médicaments, tels que l'acétate de morphine ou le sulfate de quinine, par les voies digestives, présenterait des inconvénients, qu'il a été utile d'avoir recours à la méthode endermique ; on s'en est servi avec avantage aussi dans quelques circonstances où il importait d'agir d'une manière locale sur des parties situées à peu de distance de la peau ; car en appliquant la substance absorbable sur le derme dénudé, on détermine l'imbibition de l'agent thérapeutique par les tissus sous-jacents, et son action s'exerce de la sorte directement sur ces tissus aussi bien que par

l'intermédiaire du sang et de la circulation générale. L'attention des médecins fut appelée sur ce mode d'administration des médicaments absorbables par MM. A. Lambert et J. Lesueur (a).

(1) Voyez ci-dessus, page 88.

(2) M. Homolle, qui ne connaissait pas les faits constatés précédemment par MM. Brücke, Ludwig et plusieurs autres physiologistes, relativement à l'imbibition élective, a obtenu des résultats qui s'accordent parfaitement avec les vues théoriques fondées sur les recherches expérimentales de ces auteurs. Effectivement, il est arrivé à cette conclusion que, dans un bain

(a) Lambert et Lesueur, *Exposé sommaire d'une médication nouvelle par la voie de la peau privée de son épiderme, ou par celle des autres tissus accidentellement dénudés* (Arch. gén. de méd., 1824, t. V, p. 158).
— Lesueur, *De la méthode endermique*, thèse. Paris, 1825.
— Adelon, *Rapport sur la médication endermique* (Arch. gén. de méd., 1826, t. XI, p. 298).
— Lambert, *Essai sur la méthode endermique*. In-8, 1828.
— Prieur, *Méthode endermique en général*, thèse. Paris, 1834.
— Voyez aussi à ce sujet les thèses de MM. Gogal (Paris, 1831), Porte (1834) et Protin (1835).

Les membranes muqueuses externes, la conjonctive qui revêt antérieurement le globe de l'œil, par exemple, ont une texture beaucoup plus délicate que la peau, et ne sont garnies que d'une couche très mince de tissu épithélique ; aussi sont-elles douées d'un pouvoir absorbant beaucoup plus considérable (1).

l'eau pure est évidemment absorbée par la peau, et que dans un bain chargé de substances minérales ou organiques, cette introduction d'eau dans l'économie a lieu également, mais n'est pas toujours accompagnée d'une absorption des substances en dissolution dans ce liquide, de façon qu'il se produit un départ entre les matières unies dans le bain, et que la peau exerce une absorption élective sur l'un des composants du mélange, à l'exclusion de l'autre.

M. Homolle a vu aussi que, dans des expériences endosmotiques, la peau ne laisse passer ni le ferrocyanure de potassium ni plusieurs autres substances en dissolution dans l'eau, tandis que ces matières traversaient la membrane muqueuse intestinale (a).

On connaît aussi des substances qui sont absorbées très facilement par les voies digestives et respiratoires, mais ne paraissent pas traverser la peau en quantités appréciables. Ainsi, dans des expériences faites récemment sous la direction de M. Funke par M. Braune, la vapeur d'iode qui se dégageait d'un pédiluve contenant une certaine quantité de teinture alcoolique de cette substance a suffi pour modifier la sé-

crétion salivaire, par suite de son absorption par les poumons ; mais lorsqu'on empêcha ce dégagement à l'aide d'une couche d'huile répandue sur le bain, aucun symptôme analogue ne se manifesta, et l'iode ne parut pénétrer dans l'organisme, ni à la suite d'applications de ce genre sur la peau, ni à l'aide de frictions (b).

(1) Ainsi Magendie, dans ses expériences sur l'acide cyanhydrique anhydre, trouva que quelques gouttes de ce poison, déposées sur la conjonctive, produisaient la mort presque aussi promptement que si elles avaient été introduites dans les voies respiratoires (c).

Bérard a pensé que, pour expliquer la grande rapidité avec laquelle ce poison agit sur le système nerveux encéphalique lorsqu'on l'applique sur l'œil, il ne suffit pas de supposer que la matière absorbée a été transportée dans le torrent général de la circulation et envoyé par le cœur dans toutes les parties du système artériel ; mais qu'il faut admettre que le sang de la conjonctive, qui passe en majeure partie par la veine ophthalmique dans le sinus caverneux, a pu refluer de là directement dans les veines capillaires

(a) Homolle, *Expériences sur l'absorption par le tégument externe chez l'Homme dans le bain* (*Union médicale*, 1853, t. VII, p. 462 et suiv.).
(b) Braune, *De cutis facultate jodum resorbendi dissert.* Lipsiæ, 1856 (voyez *Archiv für pathol. Anat. und Physiol.*, t. IX, p. 295).
(c) Magendie, *Recherches physiologiques et cliniques sur l'emploi de l'acide prussique*, p. 5.

La muqueuse de la face interne des lèvres est plus dense que la conjonctive, mais est pourvue d'un réseau de vaisseaux sanguins plus riche ; elle présente donc des conditions anato- miques très favorables à l'exercice de la faculté absorbante dont toutes ces membranes sont douées. Il en est à peu près de même des tuniques muqueuses qui se trouvent dans le voisi- nage des orifices externes des autres cavités de l'organisme, et, dans les parties profondes de celles-ci, le tissu épithélique change généralement de caractère pour devenir mou et facile à imbiber. Dans l'estomac et dans l'intestin, par exemple, les membranes tégumentaires offrent en général ce mode d'or- ganisation, et par conséquent la faculté absorbante s'accroît sans égaler toutefois ce que nous avons vu dans l'appareil res- piratoire (1) ; mais ce sont là des particularités sur lesquelles

Absorption
par la tunique
muqueuse
du
canal digestif.

du cerveau (a). Ce reflux me semble peu probable ; mais, du moment que l'acide cyanhydrique serait arrivé dans le sang des sinus de la dure-mère, on conçoit la possibilité de sa prompte dispersion dans tous les liquides adja- cents, non par le fait du transport du sang, mais par diffusion, et, comme la distance à parcourir est très faible, il serait fort possible que le poison arrivât ainsi au cerveau plus vite par les veines ophthalmiques et les sinus de la base du crâne que par la circu- lation générale, dont la rapidité est du reste extrêmement grande chez les petits Mammifères, ainsi que nous l'avons déjà constaté (b).

(1) Nous verrons, dans une pro- chaine Leçon, qu'il existe de grandes variations dans le degré d'épaisseur et de densité de la couche épithéliale de la membrane muqueuse de l'esto-

mac chez divers Animaux, et c'est à raison du peu de perméabilité de cette tunique que parfois l'absorption est beaucoup moins rapide dans cette portion du canal alimentaire que dans l'intestin. Un exemple de cette dispo- sition nous est fourni par le Cheval. Ainsi M. Bouley et Colin ont con- staté que si l'on injecte dans les voies digestives d'un de ces Animaux 30 grammes d'extrait alcoolique de noix vomique, ou 3 ou 4 grammes de sulfate de strychnine, la mort arrive d'ordinaire au bout d'un quart d'heure par suite de l'absorption du poison ; mais si préalablement on fait la liga- ture du pylore, de façon à empêcher le liquide injecté par l'œsophage de pénétrer dans l'intestin, l'empoison- nement n'a pas lieu, et l'on peut re- trouver la matière toxique dans l'esto- mac au bout de vingt-quatre heures.

(a) Bérard, *Cours de physiologie*, t. II, p. 660.
(b) Tome IV, page 364.

je ne m'arrêterai pas en ce moment, car j'aurai à y revenir lorsque je traiterai de la structure et des fonctions de l'appareil digestif.

Absorption par les membranes séreuses.

§ 10. — Les grandes cavités du corps qui sont tapissées par les tuniques séreuses sont disposées aussi d'une manière favorable à la rapidité de l'absorption, car ces membranes sont très minces, leur tissu est fort perméable et de nombreux vaisseaux capillaires serpentent près de leur surface adhérente. Ces conditions sont remplies de la manière la plus parfaite par la plèvre pulmonaire ; aussi l'absorption est-elle très active dans l'intérieur de la cavité tapissée par cette membrane, et, pour se convaincre de ce fait, il suffit des observations pathologiques relatives à la disparition des épanchements pleurétiques (1).

Absorption par le tissu cellulaire.

Enfin, le tissu conjonctif qui occupe les interstices que les divers organes de l'économie laissent entre eux, et qui se compose, ainsi que nous l'avons déjà vu, de fibres et de lamelles réunies comme dans un feutre, de façon à circonscrire incomplétement une multitude de petites lacunes ou cellules confluentes, est aussi très apte à servir de voie pour l'introduction des fluides jusque dans le torrent de la circulation, car il se laisse imbiber très facilement ; mais là où il forme des masses considérables, il ne loge généralement que peu de vaisseaux

L'absorption du cyanoferrure de potassium par les parois de l'estomac paraît être aussi à peu près nulle chez le Cheval. Chez le Chien, le Chat, le Porc et le Lapin, l'absorption paraît au contraire se faire à peu près aussi activement dans l'estomac que dans l'intestin (a).

(1) Je citerai également à ce sujet les expériences de Magendie sur la rapidité comparative de l'empoisonnement par la noix vomique, quand cette substance est introduite tantôt dans la plèvre, tantôt dans la cavité du péritoine. En opérant de la sorte sur des Lapins, il a vu que la mort arrivait beaucoup plus vite dans le premier cas que dans le second (b).

(a) H. Bouley, *Recherches sur l'influence que la section des nerfs pneumogastriques exerce sur l'absorption stomacale* (Bulletin de l'Académie impériale de médecine, 1852, t. XVII, p. 647, 774, etc.).
— Colin, *Physiologie des Animaux domestiques*, t. II, p. 29 et suiv.
(a) Magendie, *Leçons sur les phénomènes physiques de la vie*, t. I, p. 29.

sanguins, et par conséquent, sous ce dernier rapport, il n'est pas favorablement disposé pour l'absorption. Cependant l'expérience prouve que cette fonction peut s'y exercer d'une manière active.

D'autres tissus n'absorbent, au contraire, que fort lentement les liquides qui sont en contact avec leur surface ; les tendons, les aponévroses et les nerfs sont dans ce cas, et cela s'explique par le petit nombre de vaisseaux sanguins qu'ils renferment et par la compacité de leur substance (1).

§ 11. — La rapidité avec laquelle l'absorption s'effectue ne dépend pas seulement des conditions anatomiques que nous venons de passer en revue, et parmi les autres circonstances qui influent sur la marche de ce phénomène, je citerai en premier lieu l'état de réplétion plus ou moins grande du système vasculaire en général, et la vitesse du courant sanguin dans les vaisseaux de la partie par laquelle l'introduction de la matière étrangère s'effectue.

Les expériences de Magendie et celles de mon frère William Edwards prouvent que, toutes choses étant égales d'ailleurs, l'absorption est activée par la diminution de la proportion des liquides dont l'organisme est chargé, et ralentie par l'état de plénitude du système vasculaire (2).

(1) Ainsi Fontana a trouvé que le venin de la Vipère et d'autres poisons ne déterminent que peu ou même point d'effets toxiques lorsqu'on les applique à la surface dénudée de diverses parties du système nerveux (a). Des faits analogues ont été constatés par Emmert, Macartney, Müller et d'autres expérimentateurs (b).

(2) Magendie a vu qu'après une saignée copieuse l'absorption était tellement activée, que dans quelques-unes de ses expériences les symptômes de l'empoisonnement par l'introduction de certaines substances vénéneuses, qui d'ordinaire ne se déclaraient qu'après la deuxième minute, se manifestaient avant la trentième seconde. Dans d'autres expériences, ce physiologiste détermina un état de pléthore

(a) Fontana, *Traité sur le venin de la Vipère*, t. I, p. 273 et suiv. ; t. II, p. 115 et suiv.
(b) Emmert, *Einige Bemerkungen über die Wirkungsart der Gifte* (Meckel's *Deutsches Archiv für die Physiologie*, 1815, t. I, p. 176).
— Voyez Orfila, *Traité des poisons*, t. II, p. 518.
— Müller, *Manuel de physiologie*, t. I, p. 234.

Nous avons déjà vu comment le degré de rapidité du courant circulatoire influe sur les effets de l'absorption (1), et,
d'après ce que je viens de dire au sujet des conditions physiologiques qui favorisent l'exercice de cette fonction, il est aisé
de concevoir comment l'action de certaines substances dites
corrosives, sur une membrane vivante, peut opposer de grands
obstacles à l'introduction rapide de ces matières dans l'économie. En effet, si le contact de la substance irritante provoque une exsudation abondante, et surtout si ce contact détermine la stase du sang dans les capillaires adjacents, ou même la
coagulation de ce liquide et des autres humeurs albumineuses
dans la partie ainsi altérée, le passage, soit d'un courant endosmotique, soit d'un courant de diffusion dans ce point, doit être
rendu presque impossible, et, lors même que l'imbibition s'effectuerait, le transport au loin de la matière imbibée ne s'opérerait
pas (2). Cela nous explique en partie l'utilité des caustiques pour
empêcher l'absorption des virus déposés dans les plaies (3), et

en injectant de l'eau dans les veines
d'un Chien, et il vit que les symptômes
de l'empoisonnement dus à l'absorption de la matière toxique introduite
dans la plèvre se montraient beaucoup plus tard que d'ordinaire (a).

Dans les expériences de William
Edwards, la quantité d'eau absorbée
en un temps donné a été d'autant
plus grande, que l'Animal était plus
éloigné de son état de saturation.
Ainsi, l'absorption se ralentissait à mesure que l'expérience se prolongeait
davantage (b).

(1) Voyez ci-dessus, page 195.

(2) M. Ségalas a constaté expérimentalement que les substances qui

désorganisent instantanément les tissus sur lesquels on les applique ne
sont pas absorbées, même à l'état
liquide : par exemple, les acides sulfurique et azotique concentrés (c).

(3) Il est bien entendu qu'en tenant
compte de l'utilité de l'eschare comme
barrière contre l'absorption des matières vénéneuses, il ne faut pas oublier que dans un grand nombre de
cas le caustique agit aussi sur le poison lui-même, et le détruit ou le modifie de façon à le rendre innocent.
C'est à ce double titre que la cautérisation, soit par le fer rouge, soit par
l'application du beurre d'antimoine
ou toute autre substance analogue, est

(a) Magendie, *Mém. sur le mécanisme de l'absorption* (*Journal de physiologie*, 1821, t. I, p. 4).
(b) W. Edwards, *De l'influence des agents physiques sur la vie*, p. 99.
(c) Ségalas, *Note sur quelques points de physiologie* (*Journal de physiologie* de Magendie, 1824,
t. IV, p. 287).

le mode d'action de certains poisons qui produisent la mort plus promptement quand ils sont délayés dans une grande quantité d'eau que lorsqu'ils sont concentrés, circonstance qui se remarque quand l'acide oxalique est introduit dans l'estomac (1).

§ 12. — Il me paraît évident que la puissance absorbante des diverses parties de l'économie animale est soumise aussi à l'influence d'une force physiologique dont le mode d'action n'est pas connu, mais dont les effets sont souvent bien manifestes : savoir, la force nerveuse.

Influence
de l'action
nerveuse.

Ainsi, dans beaucoup de cas, on a remarqué que les matières étrangères en contact avec les parois de l'estomac arrivaient moins promptement dans le torrent de la circulation quand les principaux nerfs de ce viscère avaient été coupés que lorsque ces derniers organes remplissaient leurs fonctions d'une manière normale (2). Il est possible que ce retard soit dû seule-

---

si utile dans les cas de morsure par un Chien enragé ou par un Serpent venimeux.

(1) Cette particularité remarquable dans les effets toxiques de l'acide oxalique a été parfaitement établie par les observations et les expériences de MM. Christison et Coindet. Administré en dissolution très concentrée, cette substance détermine la mort en corrodant les tuniques de l'estomac, et n'est absorbée que lentement, tandis que, étendue de beaucoup d'eau, elle n'agit pas notablement sur les parois de ce viscère, mais, étant absorbée rapidement, elle exerce sur le système nerveux une influence toxique

qui produit promptement la mort (a).

M. Mialhe a montré qu'il faut bien se garder de négliger l'action coagulante ou fluidifiante des agents toxiques sur les tissus ou les liquides de l'économie animale, quand on veut se rendre compte des symptômes et de la marche de l'empoisonnement produit par l'absorption de ces matières (b).

(2) MM. Christison et Coindet, en faisant des expériences sur les effets toxiques de l'acide oxalique, ont remarqué que les symptômes dus à l'absorption de ce poison par l'estomac se déclaraient moins promptement quand les nerfs pneumogastri-

---

(a) Christison et Coindet, *An Experimental Inquiry on Poisoning by Oxalic Acid (Edinburgh Med. and surg. Review*, 1823, t. XIX, p. 165), ou *Mémoire sur l'empoisonnement par l'acide oxalique (Arch. gén. de méd.*, 1823, t. I, p. 574 et suiv.).
(b) Mialhe, *Chimie appliquée à la physiologie et à la thérapeutique*, p. 201.

ment au trouble que la section des nerfs détermine dans la circulation capillaire; mais, en présence d'un résultat pareil, l'esprit se reporte nécessairement aux phénomènes dont nous avons déjà été témoins lorsque nous avons vu l'influence que le galvanisme exerce sur les courants endosmotiques. Nous avons vu alors ces courants devenir plus rapides ou plus lents, suivant qu'on faisait intervenir ou non l'électricité, et nous avons pu constater que cet agent rend parfois les membranes perméables à des substances que d'ordinaire elles se refusent à admettre dans leur intérieur (1). Il est aussi à noter que l'influence d'un courant galvanique paraît favoriser la production

ques avaient été coupés que dans les cas ordinaires (a). M. Longet a obtenu un résultat analogue en administrant comparativement, soit de l'azotate de strychnine, soit de l'émétique, à des Chiens dont les pneumogastriques étaient intacts chez les uns et coupés chez les autres (b). M. Collard (de Martigny) a vu que l'empoisonnement par imbibition, déterminé par l'introduction d'une certaine quantité de noix vomique dans la patte, chez des Chiens où la circulation était interrompue dans ce membre par la ligature des vaisseaux sanguins, était retardée par la section des nerfs (c).

Mais les effets dont je viens de parler ne se manifestèrent pas toujours, et quelques physiologistes n'en ont observé aucune trace (d). Il est presque

superflu d'ajouter que Dupuy et M. Brachet se sont évidemment trompés quand ils ont cru constater que la section des pneumogastriques empêchait l'absorption de la noix vomique par l'estomac (e). Le fait de l'empoisonnement après cette section a été constaté bien des fois, non-seulement par des expériences faites avec cette substance (f), mais à la suite de l'administration de l'opium et de plusieurs autres matières toxiques. M. Brodie a constaté aussi que la section de tous les nerfs de la patte chez le Lapin n'empêche pas l'animal d'être empoisonné par suite de l'absorption du woorara (ou curare) déposé dans le tissu sous-cutané, à l'extrémité du membre ainsi paralysé (g).

(1) Voyez ci-dessus, page 168.

(a) Christison et Coindet, *Op. cit.* (*Edinb. med. and surg. Journal*, 1823, t. XIX, p. 163).
(b) Longet, *Anatomie et physiologie du système nerveux*, t. II, p. 347.
(c) Collard (de Martigny), *Rech. expérim. et critiques pour servir à l'histoire de l'absorption* (*Nouv. Biblioth. médicale*, t. III, p. 25 et 26).
(d) Müller, *Manuel de physiologie*, t. I, p. 407.
— Panizza, *Dell'assorbimento venoso* (*Mem. dell' Istituto Lombardo*, 1843, t. I, p. 178).
— Bouley, *Op. cit.* (*Bulletin de l'Acad. de méd.*, 1852, t. XVII, p. 647).
(e) Brachet, *Recherches expérimentales sur le système nerveux*, p. 226.
(f) Longet, *Traité de physiologie*, t. 1, 2ᵉ partie, p. 379.
(g) Brodie, *Exper. and Observ. on the different Modes in Which Death is produced by certain Vegetable Poisons* (*Philos. Trans.*, 1811, et *Physiological Experiments*, p. 65).

des phénomènes d'imbibition chez les Animaux vivants aussi bien que dans les vases inertes (1). Ces actions sont trop mal connues pour que je puisse en tirer des lumières utiles à l'étude de la question dont nous nous occupons en ce moment; mais il y a souvent tant de ressemblance entre les effets produits par la force nerveuse et par l'électricité, qu'il y aurait intérêt à examiner plus attentivement qu'on ne le fait encore le rôle de ce dernier agent comme modificateur des phénomènes d'absorption (2).

(1) Foderà a vu que s'il injectait une dissolution de cyanoferrure de potassium dans la vessie d'un Chien vivant, et une dissolution de sulfate de fer dans la cavité péritonéale du même animal, les tissus intermédiaires s'imbibaient de ces liquides et se coloraient par suite du précipité de bleu de Prusse résultant de la réaction de ceux-ci; mais que dans les circonstances ordinaires ce résultat ne s'obtenait qu'au bout d'une demi-heure ou davantage, tandis qu'il se produisait en quelques secondes quand il faisait passer un courant galvanique de l'un de ces liquides à l'autre (a).

(2) Quelques physiologistes ont pensé que la paralysie des parois des vaisseaux lymphatiques par l'action de certains poisons narcotico-âcres et autres était la cause de la lenteur avec laquelle l'absorption s'effectue parfois. Dans des expériences faites il y a environ quarante ans par Emmert, l'interruption de la circulation sanguine déterminée dans le train de derrière d'un Animal par la ligature de l'aorte ventrale a paru empêcher l'absorption des poisons végétaux dans les membres postérieurs, et ne pas influer de la même manière sur le passage de matières salines telles que le cyanoferrure de potassium jusque dans le torrent de la circulation, dans les parties situées au-dessus de la ligature (b). La non-absorption de divers poisons qui agissent sur le système nerveux avait été observée aussi dans des circonstances analogues par Schnell et par Schabell, ainsi que par M. Kürschner (c), et M. Henle a cru pouvoir expliquer ce phénomène en attribuant à ces substances une action paralysante sur les parois des lymphatiques qui constituaient les seules voies demeurées libres pour le passage des matières étrangères (d). Cette opinion fut corroborée par les expériences de M. Behr. Celui-ci, après avoir pratiqué la ligature de l'aorte abdominale,

(a) Foderà, Recherches expérimentales sur l'absorption et l'exhalation, 1824, p. 22.
(b) Emmert, Einige Bemerkungen über die Wirkungsart und chemische Zusammensetzung der Gifte (Meckel's Deutsches Archiv für die Physiologie, 1815, t. I, p. 176).
(c) Schnell, Dissert. inaug. sistens historiam veneni upas antiar. Tubingen, 1815.
— Schabel, De effectibus veneni radicis Veratri albi et Hellebori nigri. Tubingen, 1815.
— Kürschner, art. Aufsaugung (Wagner's Handwörterbuch der Physiologie, t. I, p. 46),
(d) Henle, Traité d'anatomie générale, t. II, p. 101.

Influence
des propriétés
physiques
des fluides
sur
leur absorption.

§ 13. — D'après ce que nous savons déjà touchant la nature et le jeu des forces dont dépend l'osmose, et d'après l'importance du rôle que nous voyons jouer par ce phénomène dans le mécanisme de l'absorption physiologique, nous pouvons prévoir que les premières conditions requises pour qu'une substance étrangère arrive rapidement de l'extérieur de l'organisme dans le torrent de la circulation, sont que cette substance soit à l'état fluide, et soit apte, sous cette forme, à mouiller les tissus qu'elle doit traverser, ou miscible aux humeurs dont ces tissus sont imprégnés. Ainsi de l'eau injectée dans la cavité du péri-

introduisit sous la peau de la patte postérieure, d'un côté du corps le poison, et de l'autre côté le cyanoferrure; cette dernière substance se montra bientôt dans l'urine, et par conséquent elle avait été absorbée, tandis qu'il ne se manifesta aucun symptôme d'empoisonnement; d'où l'on pouvait conclure que le poison n'avait pas été absorbé ou avait été altéré dans les vaisseaux lymphatiques. Puis, dans une autre expérience comparative, la circulation étant interrompue de la même manière, les deux substances furent déposées dans la même plaie, et il n'y eut alors absorption appréciable ni de l'une ni de l'autre (a); mais M. Bischoff, ayant repris cette question, constata que si l'absorption est extrêmement lente dans ces conditions, elle n'est pas complétement arrêtée, et, au bout d'un certain temps, il a presque toujours vu les symptômes d'empoisonnement se ma-

nifester aussi bien que le transport du cyanoferrure s'effectuer jusque dans l'appareil urinaire (b). M. Dusch a fait diverses expériences dont les résultats étaient favorables à l'hypothèse de M. Henle (c). Cependant d'autres recherches, dues à M. Bischoff et à M. Ludwig, ne purent laisser aucune incertitude sur la possibilité de l'absorption des poisons végétaux, tels que la strychnine, dans des parties où la circulation était arrêtée (d); et il paraît résulter seulement des faits constatés par M. Henle et les autres physiologistes cités ci-dessus, que l'introduction des matières étrangères dans les tissus vivants, ou leur transport au loin dans l'économie est ralenti par l'action locale des substances toxiques en question; mais rien ne me semble prouver que ce ralentissement soit dû à une paralysie des vaisseaux lymphatiques, et je l'attribuerai plutôt à l'immobilité du membre.

(a) Behr, Ueber das Ausschliessungsvermögen der Lymphgefässe bei Resorption (Zeitschrift für rationelle Medicin, 1844, t. I, p. 35).
(b) Bischoff, Ueber die Resorption der narkotischen Gifte durch die Lymphgefässe (Zeitschrift für rationelle Medicin, 1846, t. IV, p. 62).
(c) Dusch, Versuche über das Verhalten der Lymphgefässe gegen die narkotischen Gifte (Zeitschrift für rationelle Medicin, 1846, t. IV, p. 308).
(d) Bischoff, Noch ein Wort über die Aufnahme der narkotischen Gifte durch die Lymphgefässe (Zeitschrift für rationelle Medicin, 1846, t. V, p. 293).
— Henle, Anmerkung zur vorstehenden Abhandlung (Zeitschrift für rationelle Medicin, t. V, p. 306).

toine d'un Animal vivant est promptement absorbée, tandis que de l'huile, liquide qui ne contracte pas d'adhérence avec la surface de cette membrane séreuse, peut y séjourner fort long-temps sans diminuer notablement de volume (1).

Il est aussi à noter que la pénétration des matières grasses dans les passages capillaires des membranes animales peut être beaucoup aidée par la présence de certaines humeurs dont le tissu de ces membranes serait préalablement imbibé. Nous avons déjà vu que l'attraction adhésive exercée par l'eau sur l'huile est considérablement augmentée quand le premier de ces liquides est chargé d'une petite quantité de soude ou de potasse (2); et par conséquent lorsqu'une substance perméable, au lieu d'être mouillée par de l'eau, est imbibée d'un liquide alcalin, l'action capillaire, au lieu d'être un obstacle à l'entrée de la matière grasse, peut appeler celle-ci dans les cavités interstitielles de ce corps. Ainsi la force nécessaire pour faire filtrer de l'huile à travers une membrane animale diminue beaucoup quand celle-ci est imprégnée de bile (3), et j'insiste sur cette circonstance parce que nous verrons bientôt que la nature emploie ce procédé pour faciliter l'absorption des ma-tières grasses dans l'appareil digestif.

Du reste, les matières qui ne sont susceptibles d'adhérer

Absorption des matières grasses.

(1) M. Ségalas a vu que de l'huile in-jectée dans la cavité abdominale d'un Chien s'y retrouve huit ou dix jours après sans avoir subi de diminution appréciable, mais que la présence de ce liquide détermine une inflamma-tion vive du péritoine (a). Emmert et Höring avaient fait précédemment des expériences analogues, et avaient vu aussi que l'huile n'est absorbée qu'en très petite quantité par la sur-face péritonéale ; ils ont trouvé ce-pendant des traces du passage de ce liquide par les vaisseaux lympha-tiques adjacents (b).

(2) Voyez ci-dessus, page 77.

(3) Ce fait a été constaté expéri-mentalement par M. Wistingshausen et par M. Hoffmann, en opérant sur des morceaux de muqueuse intesti-

(a) Ségalas, *Note sur quelques points de physiologie* (Journal de physiologie de Magendie, 1824, t. IV, p. 286).
(b) Emmert und Höring, *Ueber die Veränderungen, welche einige Stoffe in dem Körper sowohl hervorbringen als erleiden, wenn sie in die Bauchhöhle lebender Thiere gebracht werden* (Meckel's *Deutsches Archiv für die Physiol.*, 1818, t. IV, p. 522).

ni à la substance des tissus organiques, ni aux liquides dont ces
tissus sont enduits, ne sont pas nécessairement exclues de l'économie animale ; elles n'y ont que difficilement accès, mais
leur absorption peut avoir lieu dans certaines circonstances, et
paraît pouvoir être déterminée de deux manières : tantôt par
l'action mécanique d'un courant endosmotique, quand ce courant est rapide, que les matières solides ou non miscibles sont
tenues en suspension dans le liquide par lequel ce courant est
constitué, s'y trouvent dans un état de grande division, enfin
que les voies capillaires à parcourir sont larges ; d'autres fois,

nale ou de vessie de divers Mammifères, et en employant tantôt des
alcalis purs, tantôt de la bile (a). L'al-
calinité des sucs intestinaux exerce
aussi beaucoup d'influence sur l'absorption des matières albuminoïdes(b),
ainsi que nous le verrons quand nous
nous occuperons de la digestion.

M. Matteucci a fait aussi quelques
expériences sur l'influence que les
alcalis exercent sur la perméabilité
des membranes animales pour les
corps gras. Ayant préparé une solution de 1gr,30 de potasse caustique
dans 300 grammes d'eau, il employa
une partie de cette liqueur à former
avec de l'huile d'olive une émulsion
d'aspect lactescent qu'il renferma dans
un morceau d'intestin ; puis il plongea celui-ci dans un bain formé par
la même eau légèrement alcalinisée
de la sorte, et il reconnut bientôt, par
le trouble produit dans ce dernier
liquide, qu'une portion de la matière

grasse s'y était répandue. Dans une
autre expérience, l'endosmomètre fut
chargé d'eau légèrement alcalinisée
et plongé dans l'émulsion dont il vient
d'être question ; bientôt il y eut endosmose, et l'émulsion pénétra dans
la solution alcaline. Enfin, dans une
troisième expérience, deux enton-
noirs furent remplis avec du sable
également tassé : sur l'un on versa
de l'eau, et sur l'autre une dissolution alcaline ; puis, lorsque ces liquides s'étaient écoulés, on déposa
sur chacun des deux filtres ainsi
constitués une même quantité d'huile,
et l'on vit que sur le sable mouillé
par la dissolution alcaline ce corps
gras disparaissait promptement par
suite de son imbibition, tandis que
dans l'autre entonnoir il resta plusieurs heures sans pénétrer dans la
substance poreuse sur laquelle il reposait (c).

(a) Wistingshausen, *Endosmotische Versuche über die Wirkung. der Galle bei der Absorption
der Fette.* (Dissert. inaug.). Dorpat, 1851.
— C.-E. Hoffmann, *Ueber die Aufnahme von Quecksilber und die Fette in den Kreislauf.*
Würtzburg, 1854 (Canstatt's *Jahresber.*, 1855, p. 80).
(b) Funke, *Ueber das endosmotische Verhalten* (Virchow's *Archiv für Anat. und Physiol.*, 1855,
t. XIII, p. 449).
(c) Matteucci, *Leçons sur les phénomènes physiques de la vie*, p. 105.

lorsque, étant également sous la forme de particules très menues, ces matières sont poussées dans les cavités interstitielles des tissus absorbants par une pression extérieure.

Ainsi, les liquides qui ne sont pas aptes à mouiller une membrane organique, c'est-à-dire à adhérer à sa substance, peuvent cependant la traverser sous l'influence d'une pression plus ou moins considérable. Par exemple, le mercure comprimé dans une pochette de peau de chamois traverse cette membrane et se répand au dehors sous la forme de très petites gouttelettes. L'huile filtre aussi à travers un morceau de vessie, mais la force nécessaire pour déterminer ce mouvement est beaucoup plus considérable que celle employée pour effectuer le passage de l'eau ou d'une dissolution saline (1). Du reste, cela se conçoit facilement ; car pour séparer de la masse d'un de ces liquides les filets capillaires d'une ténuité extrême qui doivent s'engager dans les cavités interstitielles du tissu et traverser ces passages, il faut vaincre, non-seulement les frottements développés par ce mouvement, mais aussi la force de cohésion en vertu de laquelle ces liquides résistent à l'attraction exercée par la substance de ce tissu et ne le mouillent pas. On voit donc que les obstacles à surmonter diminueraient beaucoup si les particules de ces liquides, au lieu d'adhérer entre elles, étaient isolées préalablement de façon à ne constituer que des petites masses d'un volume approprié au diamètre des passages à tra-

Influence
de l'état
de division
de ces liquides
sur
leur absorption.

(1) Ainsi, dans les expériences de M. Cima sur la filtration forcée des liquides à travers les membranes animales, nous voyons que dans les circonstances où une pression de 12 pouces de mercure déterminait la transsudation de l'eau au travers d'un morceau de vessie, et où il fallait une pression de 18 à 20 pouces de mer- cure pour obtenir le même effet avec une dissolution concentrée de sel commun, l'huile extraite des os ne passait que sous une pression de 34 pouces de mercure. En opérant sur le péritoine du Bœuf, les différences étaient encore plus considérables (a).

(a) Cima, Sull'evaporazione e la transudazione dei liquidi attraverso le membrane animali (Mémoires de l'Académie de Turin, 2ᵉ série, 1853, t. XIII, p. 279).

V.

15

verser. Or, cette condition est toujours plus ou moins facile à réaliser au moyen de l'émulsionnement.

Nous avons vu que lorsque deux globules liquides homogènes viennent à se rencontrer, ils tendent à se confondre et à ne former qu'une seule masse arrondie (1); mais quand la surface de ces globules est revêtue d'une couche mince d'une autre matière, l'attraction moléculaire, qui ne produit des effets appréciables qu'à des distances insensibles, ne peut plus déterminer ce rapprochement, et les petites masses de liquides tenues ainsi à distance par une substance intermédiaire conservent leur individualité. Cet effet se produit d'autant plus facilement que les liquides hétérogènes en présence, sans être miscibles, sont plus aptes à adhérer entre eux, et c'est de la sorte qu'en agitant de l'huile dans un liquide albumineux, on divise peu à peu la matière grasse en une multitude de globules qui restent distincts, et qui deviennent de plus en plus petits à mesure que l'opération est poussée plus loin. Ce sont ces mélanges intimes de liquides non miscibles que l'on désigne sous le nom d'*émulsions*, et l'on conçoit que si le fractionnement de l'huile a été porté assez loin pour que le diamètre de chacun des globules microscopiques formé par cette substance soit inférieur au calibre du conduit où le liquide circonvoisin est appelé par le jeu des forces osmotiques, ces corpuscules pourront être charriés par le courant, tout comme le sont les particules de matières hétérogènes tenues en dissolution dans le même véhicule.

Ainsi, en définitive, la condition essentielle pour qu'une substance étrangère à l'organisme soit absorbable, c'est un état de division ou de mobilité moléculaire suffisante, et cet état peut être le résultat d'un fractionnement mécanique aussi bien que de l'état de fluidité.

Pour montrer l'influence que l'état de division d'un corps

(1) Voyez ci-dessus, page 94.

non miscible, soit aux liquides qui baignent une membrane, soit à ceux dont le tissu de celle-ci est imprégné, peut avoir sur les produits de l'endosmose, je citerai les expériences suivantes, dues à M. Morin (de Genève). Si l'on prend pour cloison osmotique la portion du placenta d'un Ruminant où se trouvent les cotylédons, et si l'on charge successivement l'endosmomètre avec divers liquides tenant en suspension des matières grasses, on voit que tantôt ces matières ne passent pas avec les autres substances en dissolution dans les liquides qui leur servent de menstrue, mais que d'autres fois elles traversent la membrane, et que cela a lieu quand elles sont émulsionnées d'une manière très parfaite. Ainsi, dans ces expériences, les globules de beurre en suspension dans le lait étaient retenus par la membrane, tandis que les matières grasses émulsionnées dans le jaune d'œuf, bien divisées dans l'eau, traversaient la cloison osmotique (1).

Des différences analogues s'observent dans l'économie animale. Ainsi, quand de l'huile, dans son état ordinaire, est emprisonnée dans une anse intestinale, le volume de ce liquide ne change que très lentement, tandis qu'il disparaît promptement s'il a été préalablement émulsionné (2).

La connaissance des voies par lesquelles ce transport s'effectue a été beaucoup avancée par les observations microscopiques faites depuis quelques années sur certaines parties de la

Mode d'introduction des matières grasses.

(1) Ainsi que nous le verrons bientôt, M. Morin a trouvé aussi que le transport des particules de matières grasses tenues en suspension dans un liquide était d'autant plus facile, que le courant qui les charriait devenait plus rapide (a).

(2) Cette expérience a été faite d'une manière comparative par M. Donders (b) et par M. Jeannel (c).

(a) Morin, Nouvelles expériences sur la perméabilité des vases poreux et des membranes desséchées par les substances nutritives (Mém. de la Société de physique et d'histoire naturelle de Genève, 1854, t. XIII, p. 255 et 258).
(b) Donders, Ueber die Aufsaugung von Fett in dem Darmkanal (Moleschott's Untersuchungen zur Naturlehre des Menschens und der Thiere, t. II, p. 103).
(c) Jeannel, Recherches sur l'absorption et l'assimilation des huiles grasses émulsionnées (Comptes rendus de l'Acad. des sciences, 1859, t. XLVIII, p. 581).

tunique muqueuse de l'intestin pendant que l'absorption des produits de la digestion est très active. En étudiant ainsi les villosités qui garnissent cette membrane, MM. Delafond et Gruby ont pu constater que les globulins de graisse pénètrent d'abord dans l'intérieur des cellules cylindriques dont se compose le revêtement épithélique de ces filaments perméables, et que ces corpuscules traversent ensuite la substance amorphe située entre l'épithélium et les cavités adjacentes qui constituent, soit les racines des lymphatiques, soit le réseau capillaire sanguin (1). L'entrée des particules graisseuses dans la cavité de ces cellules épithéliales a été observée plus récemment par un grand nombre de micrographes, et ne peut être révoquée en doute; mais nous ne savons pas encore d'une manière bien précise com-

---

(1) Le fait de la pénétration de particules graisseuses de la cavité de l'intestin dans l'intérieur des cellules épithéliques des villosités fut aperçu en 1842 par M. Goodsir (d'Édimbourg); mais ce physiologiste distingué croyait que, dans l'acte de l'absorption, ces appendices spongieux se dépouillaient de leur tunique épithéliale, et que les matières étrangères n'avaient qu'à traverser les tissus sous-jacents pour arriver dans le canal lymphatique creusé au centre de chaque villosité (a).

En 1843, MM. Gruby et Delafond décrivirent ce phénomène d'une manière plus exacte, et en comprirent mieux la signification. Ils regardèrent chaque cellule de l'épithélium des villosités comme étant un organe chargé de recevoir dans son intérieur les molécules graisseuses qui constituent le chyle, et de les transmettre, par son extrémité effilée au tissu spongieux dans lequel est creusée la cavité radiculaire du vaisseau lymphatique correspondant. Les particules de graisse logées de la sorte dans les cellules épithéliales avaient de $\frac{1}{100}$ à $\frac{1}{1000}$ de millimètre de diamètre, et se voyaient chez les Herbivores aussi bien que chez les Carnassiers (b). Plus récemment, l'entrée de petites gouttelettes de graisse dans ces cellules a été constatée par M. Kölliker, M. Brücke et plusieurs autres.

(a) Goodsir, Structure and Functions of the Intestinal villi (Edinburgh Philosoph. Journal, 1842, et Anat. and Pathol. Observ., in-8, 1847, p. 6).
(b) Gruby et Delafond, Résultats de recherches faites sur l'anatomie et les fonctions des villosités intestinales, l'absorption, etc. (Comptes rendus de l'Académie des sciences, 1843, t. XVI, p. 1194).
— Brücke, Ueber die Chylusgefässe und die Resorption des Chylus (Mém. de l'Acad. de Vienne, 1854, t. VI, p. 99).
— Kölliker, Einige Bemerkungen über die Resorption des Fettes in Darm (Verhandl. der Phys.-Med. Gesellschaft in Würzburg, 1856, t. VII, p. 174).

ment cette introduction s'opère. Il existe, à la surface libre des cylindres épithéliaux des villosités, une couche assez épaisse de substance albuminoïde qui en ferme l'entrée, et qui constitue ce que les anatomistes appellent quelquefois le *bourrelet* de ces cellules. M. Kölliker et quelques autres micrographes pensent qu'elle est formée par la paroi solide de l'utricule, et que cette lame membraneuse est percée de pores ou lacunes d'une ténuité extrême, qui livrent passage aux graisses, et qui se laissent même apercevoir sous l'apparence de stries perpendiculaires. M. Brücke la considère comme étant constituée par une matière molle, élastique et glutineuse, qui serait comparable à la substance sarcodique des Animalcules les plus simples, et qui se laisserait traverser par les particules étrangères sans offrir, pour les recevoir, aucun passage préétabli (1). Je suis très disposé à

---

(1) Ainsi que nous le verrons plus en détail par la suite, la tunique épithéliale qui revêt la membrane muqueuse de l'intestin se compose d'une couche unique d'organites de forme cylindrique ou conique, disposés parallèlement entre eux et soudés côte à côte, de façon à être libres par une de leurs extrémités et à adhérer aux tissus sous-jacents par le bout opposé, qui est toujours plus ou moins aminci (a). L'intérieur de chaque cylindre ou cellule est occupé par un noyau clair entouré d'une substance albuminoïde, et son extrémité libre est constituée par une sorte de couvercle assez épais qui est garni de cils vibratiles. MM. Delafond et Gruby ont considéré ce couvercle comme étant pourvu d'une ouverture centrale, dilatable et contractile, qui livrerait passage aux particules de matières grasses dont l'absorption est en voie de s'accomplir (b).

Cet orifice ne paraît pas exister, et M. Kölliker a remarqué, dans l'épaisseur du bourrelet ou couvercle de ces cellules, un grand nombre de stries parallèles d'une finesse extrême et perpendiculaires à la surface libre de la lame membraniforme ainsi constituée. Il pense que ces lignes correspondent à autant de pores linéaires ou de passages conduisant de l'extérieur dans l'intérieur de l'utricule (c); mais il résulte des recherches plus

(a) Henle, *Symbolæ ad anatomiam villorum intestinalium*, 1837, et *Traité d'anatomie générale*, t. I, p. 244, pl. 1, fig. 8.
(b) Delafond et Gruby, *Résultats de recherches faites sur l'anatomie et les fonctions des villosités intestinales, l'absorption*, etc. (*Comptes rendus de l'Académie des sciences*, 1843, t. XVI, p. 1195).
(c) Kölliker, *Nachweis eines besonderen Baues der Cylinderzellen des Dünndarmes der zur Fettresorption in Bezug zu stehenscheint* (*Verhandl. der Physikalisch-Med. Gesellschaft in Würzburg*, 1855, t. VI, p. 253), et *Éléments d'histologie*, p. 459.

croire que cette dernière opinion est l'expression de la vérité; mais, dans l'état actuel de la science, la question ne me semble pas pouvoir être tranchée, et par conséquent je ne la discuterai pas en ce moment; j'aurai d'ailleurs à y revenir quand je traiterai d'une manière spéciale des actes complémentaires de la fonction digestive.

La pénétration des matières grasses dans l'intérieur des cellules épithéliales ne se voit pas seulement à la surface des villosités intestinales; elle a été reconnue dans d'autres parties du corps, et il est probable que c'est en passant par cette voie, plutôt qu'en s'insinuant entre les utricules constitutives des tissus épithéliques, que les liquides traversent en général la couche

récentes de MM. Brettauer et Steinach. que ces stries sont dues à une autre disposition; que le couvercle se compose principalement d'un agrégat de petits corpuscules filiformes ou bâtonnets, qui ne sont probablement autre chose que les cils vibratiles aperçus il y a quinze ans par MM. Gruby et Delafond, et observés plus récemment par M. Funke; que les lignes parallèles décrites par M. Kölliker seraient dues, non à des pores, mais à ces cils ou bâtonnets accolés les uns aux autres, et que l'ensemble formé par ceux-ci adhérerait au contenu de la cellule sous-jacente bien plus qu'aux parois latérales de cette utricule (a).

Les observations de ces derniers physiologistes sont par conséquent favorables à l'opinion de M. Brücke (b), et me portent à concevoir le phénomène de l'absorption de la graisse comme s'effectuant de la manière suivante. Les particules graisseuses dans un état de division extrême s'engageraient entre les filaments constitutifs de l'espèce de pinceau qui forme la majeure partie du bourrelet ou couvercle de la cellule, et rencontreraient au-dessous une couche membraniforme de matière sarcodique qui serait en continuité latéralement avec la portion solide des parois de l'organite cylindrique, mais qui, n'étant pas consolidée au même degré, céderait sous la pression de ces particules et les laisseraient passer jusque dans l'intérieur de la masse albuminoïde logée dans la cavité de cette cellule, puis reviendrait sur elle-même et reprendrait sa forme primitive, ainsi que cela se voit à la surface du corps chez les Amibes et autres animalcules du groupe des Sarcodaires, dont il sera question dans la 47e Leçon.

(a) Brettauer et Steinach, *Untersuchungen über das Cylinderepithelium der Darmzotten und seine Beziehung zur Fettresorption* (*Sitzungsber. der Wiener Acad.*, 1857, t. XXIII, p. 303, fig. 1-3).

(b) Brücke, *Op. cit.* (*Denkschriften der Wiener Akad. der Wissenschaft.*, 1854, t. VI, p. 90).

formée par ceux-ci à la surface libre des membranes et arrivent dans les aréoles des tissus sous-jacents (1). Mais on voi que pour expliquer le mécanisme de cette transmission de l'utricule épithélique aux parties voisines, il existe les mêmes difficultés qu'au sujet du mode d'entrée des matières étrangères dans ces cellules, et qu'à moins de supposer que celles-ci soient percées de pores à leur paroi interne aussi bien qu'à leur surface libre, on ne se rend bien compte du phénomène qu'en adoptant l'hypothèse de M. Brücke et en admettant que la substance constitutive de ces parois est une matière sarcodique qui ne se serait consolidée en forme de lame solide que latéralement dans ses points de jonction avec ses semblables, et serait restée à l'état semi-fluide aux deux pôles de l'utricule, tandis que dans d'autres régions du corps, à la surface de la peau, par exemple, cette consolidation se serait effectuée dans toute l'étendue des parois des cellules épithéliales (2).

---

(1) M. Virchow a constaté la pénétration des matières grasses dans les cellules épithéliales qui tapissent la vésicule biliaire (a), et M. Kölliker a observé le même fait dans l'estomac chez divers petits Mammifères à la mamelle (b).

(2) M. Donders, qui partage l'opinion de M. Kölliker, relativement à la structure des cellules épithéliales des villosités, oppose à l'hypothèse de M. Brücke le fait du gonflement de ces utricules en présence de l'eau ou d'une dissolution saline faible. Par l'effet de cette turgescence, ces utricules peuvent acquérir même la forme

d'un sphéroïde, et il en conclut qu'elles doivent être limitées de tous les côtés par une paroi membraneuse (c); mais ces modifications ne me semblent pas incompatibles avec le mode de structure indiqué ci-dessus, car le gonflement peut être déterminé par la turgescence de la matière albuminoïde logée dans l'intérieur de la cellule, tout aussi bien que par la distension directe des parois de celle-ci.

Je dois ajouter que ce physiologiste, de même que M. Kölliker, a vu des traces de la présence de particules graisseuses dans l'épaisseur même de la couche superficielle de matière qui

---

(a) Virchow, *Ueber das Epithel. der Gallenblase, und über einen intermediären Stoffwechsel des Fettes* (*Archiv für pathol. Anat. und Physiol.*, 1857, t. XI, p. 574).
(b) Kölliker, *Einige Bemerkungen über die Resorption des Fettes im Darm* (*Verhandl. der phys.-med. Gesellschaft in Würzburg*, 1856, t. VII, p. 174).
(c) Donders, *Op. cit.* (Moleschott's *Untersuch. zur Naturlehre des Menschen und der Thiere*, 1857, t. II, p. 116).

§ 14. — Les graisses liquides ne sont pas les seules substances non miscibles aux humeurs de l'organisme qui sont susceptibles de pénétrer à travers les tissus vivants, et d'arriver jusque dans le torrent de la circulation. Ainsi la pratique médicale nous a appris depuis longtemps que certaines matières qui ne sont pas susceptibles de former une émulsion avec de l'eau peuvent se diviser d'une manière analogue dans un corps gras, et que sous cette forme leur absorption devient plus facile que si on les appliquait sur la surface absorbante sans leur avoir fait subir cette préparation. Le mercure nous en offre un exemple remarquable; mis en contact avec la peau quand il est à l'état liquide, ce métal ne pénètre dans l'organisme qu'avec une lenteur extrême et en quantité fort minime, tandis que, incorporé à de la graisse de façon à y être comme à l'état d'émulsion, il est absorbé avec assez de rapidité pour déterminer promptement certaines modifications dans les fonctions des glandes (1).

recouvre l'épithélium des villosités; mais ce fait s'explique également bien dans les deux hypothèses de l'existence préalable de pores dans une lame membraneuse solide ou de l'état semi-fluide de la matière constitutive de cette couche membraniforme.

(1) Lorsque le mercure arrive en contact avec les surfaces absorbantes de l'économie animale à l'état de vapeur, c'est-à-dire à l'état de division extrême, ce métal pénètre facilement dans l'organisme, et, transporté par le torrent de la circulation dans le système nerveux, l'appareil salivaire et d'autres organes, il exerce une influence considérable sur le mode d'ac-

tion de ces parties, et peut déterminer la salivation, la chute des dents, la paralysie, et même la mort. Comme exemple de ce mode d'action, je citerai les accidents survenus à bord d'un navire chargé de mercure, et sur lequel l'équipage tout entier fut atteint par l'action toxique de la vapeur formée par cette substance (a).

Quand le mercure est sous la forme liquide et ne se trouve pas dans un état de grande division, il peut rester pendant fort longtemps en contact avec une membrane absorbante sans y pénétrer en quantité appréciable. Ainsi on cite beaucoup de cas dans lesquels ce métal a été introduit en doses

(a) Burnett, An Account of the Effects of Mercurial Vapours on the Crew of H. M's ship Triumph (Philos. Trans., 1823, p. 402).

Les voies par lesquelles l'absorption s'effectue sont en général trop étroites et trop difficiles à parcourir pour que les liquides non miscibles aux humeurs dont les tissus sont imbibés puissent les traverser sous l'influence des courants endosmotiques seule-

considérables dans le tube digestif, sans déterminer aucun accident (a). On sait aussi que ce liquide injecté dans les veines obstrue les vaisseaux capillaires sanguins, et y arrête le passage du sang (b). On aurait donc pu croire que dans cet état il ne pourrait être absorbé, et que dans les préparations mercurielles au moyen desquelles on le fait pénétrer dans l'organisme, il devait être toujours dans un état de combinaison chimique qui le rendrait soluble. Mais cela n'est pas. Incorporé à de la graisse, il est simplement divisé en globulins d'une très grande ténuité, et sous cette forme il est susceptible de passer dans les vaisseaux sanguins. Ce fait a été constaté expérimentalement par Autenrieth et Zeller (c), ainsi que par plusieurs autres physiologistes. Par exemple, Oesterlen, ayant rasé une partie du corps d'un Lapin, y pratiqua des frictions avec de l'onguent gris. Quelques heures après, il détacha un lambeau de peau à environ un centimètre au-dessus de l'endroit frictionné, puis il ouvrit quelques-

unes des veines sous-cutanées, et en examinant au microscope le sang obtenu de la sorte, il y reconnut des particules de mercure, tandis qu'il ne put découvrir aucune trace de ce métal dans le sang fourni par les veines du côté opposé du corps (d).

Précédemment, l'absorption du mercure à l'état métallique avait été constatée dans plusieurs cas, soit parce que ce métal s'était retrouvé dans le sang ou dans quelques autres parties du corps, telles que les os ou le cerveau, les articulations, dans l'intérieur de l'œil ou dans le pus d'un abcès, soit parce qu'après avoir traversé l'organisme il s'était échappé au dehors par les voies urinaires (e); mais, ainsi que je l'ai déjà dit, on n'était pas d'accord sur le mode d'introduction de cette substance dans l'économie, et quelques physiologistes pensaient qu'avant son absorption, le métal avait dû être transformé en bichlorure de mercure ou en quelque autre composé soluble. Ainsi M. Miahle, ayant reconnu qu'en présence de l'oxygène et d'un chlorure alcalin (surtout du chlorure

(a) Voyez Orfila, *Traité des poisons*, t. I, p. 352.
(b) Gaspard, *Mémoire physiologique sur le mercure* (*Journal de physiologie* de Magendie, 1821, t. I, p. 165).
(c) Autenrieth und Zeller, *Ueber das Dasein von Quecksilber das äusserlich angewendet worden in der Blutmasse der Thiere* (Reil's *Archiv für die Physiol.*, 1808, t. VIII, p. 228).
(d) Oesterlen, *Uebergang des regulinischen Quecksilbers in die Blutmasse und die Organe* (*Archiv für physiologische Heilkunde*, 1843, t. II, p. 536).
(e) Cantu, *Presenza del mercurio nelle orino dei sifilitici doppo i remedii mercuriali adminis-trati* (*Annali di med. di med. di Omodei*, 1824, t. XXXII, p. 53), et *Specimen chemico-medicum de mercurii praesentia in urinis syphiliticorum mercurialem curationem patientium* (*Mem. della Soc. delle scienz. di Torino*, 1824, t. XXIX).
— Voyez aussi : A. van Hasselt, *Over het Vergiftig vermogen van metallisch kwik vooral in des vloeibarten toestand* (*Nederlandsch Lancet*, 2ᵉ série, t. V, p. 81).

ment, et le concours d'une certaine pression paraît être toujours
nécessaire pour en déterminer l'entrée dans le torrent irrigatoire. A plus forte raison, les membranes organiques opposent-
elles de grands obstacles à l'introduction de matières solides,
et lorsque celles-ci se trouvent à l'état massif ou même réduites
en poudre assez fine pour être apte à rester en suspension dans
un liquide, elles sont d'ordinaire inabsorbables. Ainsi, dans la
plupart des cas, les corps solides qui ne sont pas solubles dans
les humeurs de l'organisme ne peuvent y pénétrer, et lorsqu'une force mécanique les pousse jusque dans la profondeur
d'un tissu vivant, ils y restent inaltérés. C'est de la sorte que
les particules de substances colorantes qui sont logées dans
l'épaisseur de la peau à l'aide du tatouage y forment des taches
indélébiles, et jusqu'en ces derniers temps tous les physiologistes s'accordaient à penser que l'état de fluidité était une condition pour que l'absorption d'un corps quelconque fût possible.

Absorption
présumée
des matières
solides.

Mais, en examinant le cadavre de personnes dont la peau avait
été comme incrustée par des dépôts de substances minérales
insolubles employées pour y tracer des dessins, on a vu parfois
que des particules très ténues de ces matières colorantes en
avaient été détachées, suivant toute apparence, par l'effet du
frottement, et avaient été transportées dans des parties plus
ou moins éloignées de l'organisme (1). Or, ce transport ne

d'ammonium), ce métal entre dans
une combinaison de ce genre, a cru
pouvoir établir que c'est seulement à
l'état de composé soluble qu'il est absorbé (a). On a argué aussi des expériences de Gaspard sur l'obstruction
des vaisseaux capillaires par le mercure liquide injecté dans les veines (b),
pour soutenir que ce corps ne pouvait
être absorbé à l'état métallique ; mais

quand le mercure est divisé en particules extrêmement fines et dans un
état comparable à celui des graisses
dans une émulsion, sa présence dans
les vaisseaux sanguins ne doit pas produire les mêmes effets que lorsqu'il
se trouve réuni en gouttelettes d'un
diamètre supérieur au calibre des capillaires.

(1) Ainsi M. Cl. Bernard a trouvé

(a) Mialhe, Chimie appliquée à la physiologie, p. 451.
(b) Gaspard, Mémoire sur le mercure (Journal de physiologie de Magendie, 1821, t. I, p. 165).

semblait pouvoir être expliqué qu'en supposant que ces corpuscules avaient été absorbés et charriés par les fluides nourriciers. On devait donc penser que les substances insolubles, aussi bien que les liquides non miscibles aux humeurs, sont absorbables à la condition d'être réduites en particules suffisamment ténues, et effectivement cela paraît être; seulement, pour déterminer leur passage à travers les tissus vivants et leur arrivée dans le torrent irrigatoire, il faut l'intervention de forces mécaniques qui ne sont pas nécessaires pour effectuer l'absorption des fluides miscibles aux humeurs de l'économie.

Depuis quelques années, un grand nombre d'expériences intéressantes ont été faites sur l'introduction de corpuscules solides de l'extérieur de l'organisme jusque dans le sang, et si elles n'établissent pas d'une manière satisfaisante la possibilité de ce passage par suite du travail normal de l'absorption, elles prouvent au moins que sous l'influence d'une pression peu considérable, ces particules, quand elles sont très ténues, peuvent se frayer un chemin jusque dans l'intérieur du système vasculaire, et circuler dans l'organisme avec les fluides nourriciers sans qu'il en résulte aucune lésion appréciable dans les parties qu'elles ont traversées.

Ce fait a été aperçu, mais incomplétement démontré, il y a environ quinze ans, par M. Herbst, dont j'ai déjà eu l'occasion de citer les travaux sur le système lymphatique (1). Ayant ingéré

des granules de cinabre dans les ganglions de l'aisselle chez un sujet qui portait sur le bras du même côté des tatouages colorés par cette substance minérale (a).

(1) M. Herbst fit d'abord une série d'expériences en vue de la constatation du passage des globules du lait de l'intestin dans le chyle et dans le sang. Il opéra sur des petits Chiens qui venaient de teter; et, après avoir lié le canal thoracique, il examina au microscope le contenu de ce vaisseau. Parmi les corpuscules de différentes

(a) Cl. Bernard, *Sur l'absorption* (Union médicale, 1849, t. III, p. 457).

dans le tube digestif de plusieurs Chiens des liquides tenant en suspension des corpuscules insolubles fort petits et plus ou moins faciles à reconnaître par le secours du microscope, des globules de lait ou des granules de fécule, par exemple, ce physiologiste trouva, tantôt dans le chyle, tantôt dans la lymphe, ou dans le sang de ces Animaux, des particules solides qui avaient la même apparence, et qui lui parurent appartenir à la matière étrangère employée dans l'expérience. Peu de temps après, M. Œsterlen, sans avoir eu connaissance des recherches de M. Herbst, arriva à un résultat analogue en administrant à divers Animaux du charbon réduit en poudre très fine, et plusieurs autres physiologistes annoncèrent avoir constaté des faits du même ordre (1);

grandeurs qui nageaient dans le chyle, il s'en trouvait beaucoup qui lui parurent être des globules du lait, et il vit aussi des globules semblables dans le sang (a); mais la distinction entre les globules graisseux du chyle et ceux du lait n'est pas toujours assez nette pour que ce résultat ait pu être considéré comme décisif. Dans d'autres expériences, M. Herbst ingéra de la fécule dans l'estomac, et, en ajoutant de l'iode, soit au chyle, soit au sang, il vit une légère coloration bleue qui semblait indiquer la présence d'un peu de fécule dans ces liquides ; mais ici encore la réaction n'était pas assez bien caractérisée pour décider la question de l'absorption des granules amylacés (b).

(1) Dans une première série d'expériences, M. Oesterlen étudia l'absorption du mercure (c), puis il chercha à constater la possibilité du passage de corpuscules solides de la cavité digestive jusque dans le chyle et le sang, sans lésion apparente ni de la muqueuse intestinale, ni des parois vasculaires. Dans cette vue, il fit avaler pendant plusieurs jours consécutifs à un certain nombre de Lapins, de Chiens et d'Oiseaux, du charbon réduit en poudre impalpable et délayé dans de l'eau. Puis il tua ces Animaux et examina au microscope du sang extrait de leurs vaisseaux en prenant toutes les précautions nécessaires pour empêcher le mélange de ce liquide avec des matières étrangères quelconques. Toujours il y trouva en plus ou moins grande abondance des corpuscules noirs anguleux et de diverses formes, qu'il n'hésita pas à considérer comme étant du charbon ; la plupart n'avaient que de $\frac{1}{500}$ à $\frac{1}{400}$ de ligne de diamètre ; mais beaucoup avaient environ $\frac{1}{150}$ de long sur $\frac{1}{400}$ de ligne en

(a) G. Herbst, *Das Lymphgefässsystem und seine Verrichtung*, p. 105 et suiv.
(b) Herbst, *Op. cit.*, p. 323 et suiv.
(c) Oesterlen, *Uebergang des regulinischen Quecksilbers in die Blutmasse und die Organe* (*Archiv für Physiol. Heilkunde*, 1843, t. II, p. 536).

mais, dans toutes ces expériences, on pouvait concevoir des doutes sur l'identité des corpuscules observés dans le sang ou dans la lymphe et ceux déposés dans le tube digestif, et, pour

longueur, et l'on en voyait qui avaient jusqu'à $\frac{2}{10}$ de ligne. Ces corpuscules abondaient principalement dans le sang de la veine porte, et se voyaient aussi en nombre considérable dans la rate, les cavités droites du cœur et les poumons; mais on n'en aperçut pas dans le canal thoracique. M. Oesterlen administra de la même manière à des Lapins et à un Coq du bleu de Prusse, et il trouva dans le sang de ces Animaux des corpuscules qui lui semblèrent être formés de cette substance. Enfin il ne put constater ni à l'œil nu ni au microscope aucune lésion, ni dans les vaisseaux sanguins de l'intestin, ni dans la muqueuse par laquelle les corpuscules solides auraient dû passer pour aller du tube digestif dans le torrent de la circulation (a).

En 1847, M. Eberhard répéta ces expériences en se servant non-seulement de mercure et de charbon, mais aussi de soufre en poudre très fine, et il arriva aux mêmes résultats. Des particules qui lui parurent être formées, les unes de charbon, les autres de soufre, se rencontrèrent dans la lymphe et dans le sang (b).

Des faits du même ordre ont été constatés par M. Claude Bernard et par M. Bruch (c).

Les recherches de MM. Donders et

Mensonidés diminuèrent la valeur des conclusions qu'on croyait être en droit de tirer des résultats dont je viens de parler, mais fournirent de nouvelles preuves de la possibilité du passage de corpuscules solides de la cavité de l'intestin, ou de la surface de la peau, jusque dans l'intérieur du système vasculaire. Ainsi, après avoir fait avec de l'onguent mercuriel des frictions sur la peau de quelques Lapins préalablement rasée, ils retrouvèrent dans le sang de ces Animaux des corpuscules qui pouvaient bien être de la poussière de ce métal, mais dont la détermination ne présentait rien de précis. Leurs expériences sur le soufre leur parurent encore moins concluantes; chez les Grenouilles, les résultats furent négatifs, et chez des Lapins on trouva quelques corpuscules irrégulières qui semblaient être des grains de soufre, mais on ne put les identifier d'une manière satisfaisante. Dans d'autres expériences faites sur des Lapins avec du charbon de bois réduit en poussière très fine, ils trouvèrent dans le sang et dans le tissu du poumon de ces Animaux des corpuscules noirs et anguleux qui avaient l'apparence des particules de charbon employées; mais ayant examiné le sang d'autres individus qui n'avaient

(a) Oesterlen, Ueber den Eintritt von Kohle und andern unlöslichen Stoffen vom Darmkanal aus in die Blutmasse (Zeitschr. für rationelle Medicin).
(b) Eberhardt, Versuche über den Uebergang fester Stoffe von Darm und Haut aus in die Säftemasse des Körpers, Zurich, 1847 (voyez Canstatt's Jahresbericht, 1847, t. I, p. 120).
(c) Bernard, De quelques particularités sur l'absorption (Union médicale, 1849, t. III, p. 458). — Bruch, Beiträge zur Anatomie und Physiologie der Dünndarmschleimhaut (Zeitschr. für wissenschaftliche Zoologie, 1852, t. IV, p. 290).

bien établir que des matières solides peuvent être absorbées, il fallait expérimenter sur des particules mieux caractérisées et dont la provenance ne pouvait être douteuse. C'est ce que MM. Moleschott et Marfels ont cherché à faire à l'aide du sang d'un Mammifère ingéré dans le tube digestif d'une Grenouille. En effet, les globules hématiques des Mammifères ne peuvent

pas été nourris de la sorte, ils y trouvèrent aussi des corpuscules tellement analogues aux précédents, que ce fait leur ôta toute confiance dans la détermination des précédents comme fragments de charbon. Enfin ils portèrent dans l'estomac de plusieurs Grenouilles des granules d'amidon délayés dans de l'eau, et quelques heures après, en examinant le sang des veines mésentériques, ils y virent quelques particules qui bleuirent par l'action de l'iode, et qui, par conséquent, devaient être considérées comme étant formées par de la fécule. Dans ce cas, il ne pouvait donc y avoir aucun doute quant à la nature des corpuscules en question ni à leur provenance (a).

M. Funke a cherché à résoudre la question de l'absorption de matières solides à l'aide d'expériences faites sur des substances grasses qui ne se liquéfient pas à la température du corps : de la stéarine et de la cire, par exemple. Pour obtenir ces graisses dans un état de grande division, il les faisait fondre à l'aide de la cha-

leur et les émulsionnait alors en les agitant dans une dissolution de gomme où leurs particules restaient en suspension après qu'elles eurent repris l'état solide par le refroidissement. L'émulsion ainsi préparée fut introduite, tantôt par l'œsophage, tantôt directement dans l'intestin ; mais jamais M. Funke ne put reconnaître la présence de ces graisses solides dans les cellules de l'épithélium intestinal, tandis qu'il vit toujours ces cellules se gorger de particules graisseuses, quand, au lieu de stéarine ou de cire, il administrait des corps gras qui sont fusibles à moins de 40 degrés (b).

Je dois ajouter que M. Mialhe, en répétant les expériences de M. Oesterlen, n'a obtenu que des résultats négatifs (c).

M. Hoffmann a fait des expériences analogues, et n'a pu, dans aucun cas, constater l'absorption, soit du mercure métallique, soit de la poussière de charbon (d), et Bérard est arrivé au même résultat en employant du noir de fumée (e).

(a) Ces recherches, faites sous la direction de M. Donders, ont été publiées d'abord sous forme de thèse par M. Mensonides (De absorptione molecularum solidarum nonnulla, 1848), puis par le premier de ces auteurs dans un ouvrage spécial intitulé : Onderzoekingen omtrent den overgang van vaste moleculen in het vaatstelsell (Nederlandsch Lancet, 2e série, 1848, t. IV, p. 141).

(b) Funke, Beiträge zur Physiologie der Verdauung (Zeitschr. für wissenschaftl. Zoologie, t. VII, p. 315).

(c) Mialhe, Chimie appliquée à la physiologie, p. 197.

(d) Hoffmann, Ueber die Aufnahme des Quecksilbers und der Fette in den Kreislauf (dissert. inaug.). Würzburg, 1854 (Canstatt's Jahresbericht, 1855, p. 80).

(e) Bérard, Cours de physiologie, t. II, p. 723.

être confondus ni avec ceux des Batraciens, ni avec aucun autre produit de l'organisme de ces Animaux : par conséquent, si, après en avoir introduit dans le canal alimentaire, on en trouvait dans le sang, il fallait nécessairement admettre que ces corpuscules solides avaient traversé le tissu de la muqueuse intestinale pour arriver jusque dans le torrent circulatoire, et si cette introduction s'était effectuée sans lésion de cette membrane, on devait croire qu'ils avaient été absorbés. Or, dans plusieurs cas, ces deux auteurs reconnurent des globules du sang de Mammifère employés de la sorte, soit dans le sang en circulation dans l'intérieur des vaisseaux de la Grenouille, soit dans des gouttelettes de ce liquide extraites du cœur ou de l'une des grosses veines de ce Batracien (1). Il est vrai que d'autres physiologistes, en répétant cette expérience, n'ont obtenu que

(1) Dans les recherches de M. Marfels, faites à l'instigation et sous la direction de M. Moleschott, on a choisi d'abord le sang de Brebis, parce que les globules de ce liquide sont plus petits que ceux des autres Mammifères que l'on pouvait facilement se procurer, et qu'à raison de la mollesse de ces corpuscules, on ne pouvait supposer que leur présence dans le tube digestif de la Grenouille serait une cause de lésion mécanique pour la surface absorbante. Le sang fut introduit dans l'estomac des Grenouilles à l'aide d'une seringue, et dans plusieurs cas, en examinant, après un certain temps, diverses parties de l'appareil circulatoire, on trouva dans l'intérieur des vaisseaux des globules hématiques qui offraient tous les caractères de ceux de la Brebis ; dans d'autres cas, on ne parvint pas à en distinguer à travers les parois vasculaires, mais on en reconnut dans le sang extrait du cœur. Dans une de

ces expériences, M. Marfels trouva même que les globules du sang de la Brebis qui étaient mêlés de la sorte aux globules hématiques de la Grenouille étaient plus nombreux que ces derniers. En employant de la même manière du sang de Veau et de Bœuf, ce physiologiste obtint des résultats analogues, mais plus difficilement. Enfin, dans une autre série d'expériences, M. Marfels ingéra dans l'estomac de plusieurs Grenouilles du pigment choroïdien des yeux du Bœuf, après s'être assuré que les corpuscules de cette substance étaient reconnaissables dans le sang. Observant ensuite la circulation sous le microscope, il vit plusieurs fois des particules de cette matière colorante en mouvement dans l'intérieur des vaisseaux mésentériques. Dans d'autres expériences analogues, ce physiologiste examina le contenu des vaisseaux chylifères du mésentère, et il y reconnut aussi la présence des

des résultats négatifs; mais le fait annoncé de la manière la plus nette par MM. Moleschott et Marfels ne saurait être révoqué en doute, car il est impossible de supposer que des observateurs aussi habiles aient pu se tromper dans la détermination des petits globules hématiques circulaires et biconcaves qui sont caractéristiques du sang des Mammifères, et qui se trouvaient mêlés aux gros globules elliptiques et biconvexes du sang de la Grenouille.

Reste donc à chercher la valeur qu'il convient d'attribuer à ce fait.

En étudiant au microscope les tuniques intestinales des Grenouilles qui avaient été nourries pendant un certain temps avec des aliments mêlés de particules du pigment de la choroïde de l'œil du Bœuf, M. Marfels a trouvé beaucoup de cellules épithéliales occupées par cette matière noire, et il pense par conséquent que les corpuscules solides de très petites dimensions peuvent, de même que les globules de graisse, pénétrer dans ces utricules d'une manière normale et passer de là dans les vaisseaux sous-jacents. Dans une autre expérience, ce physiologiste employa un tronçon d'intestin séparé du corps et rempli de liquide chargé du même pigment; il opéra à une chaleur douce et soumit le tout à une certaine pression; vingt-quatre heures après, il examina au microscope les parois de ce tube membraneux, et y trouva sur plusieurs points des cellules épithéliales qui lui parurent contenir des particules du pigment [1].

corpuscules du pigment qui avait été mêlé aux aliments ingérés dans l'estomac du Batracien (a).

[1] Dans une première série de ces expériences, M. Marfels fit usage d'un tronçon d'intestin de Bœuf disposé en manière de sac et fixé à l'extrémité inférieure d'un tube de verre. Une dissolution de sel commun tenant en suspension le pigment choroïdien fut introduite dans cet appareil à la hauteur voulue pour déterminer dans l'intestin une poussée égale à une pression de 9 à 10 centimètres de

(a) Marfels, *Recherches sur la voie par laquelle de petits corpuscules solides passent de l'intestin dans l'intérieur des vaisseaux chylifères et sanguins* (Ann. des sciences nat., 4ᵉ série, 1856, t. V, p. 144 et suiv.).

Ce résultat est, comme on le voit, très favorable à l'opinion de M. Brücke, relativement au mode de constitution de ces cellules et à leur rôle dans l'absorption de la graisse. Mais je dois ajouter que M. Donders, ayant répété avec beaucoup de soin les expériences de M. Marfels, est demeuré convaincu de l'impénétrabilité de ces cellules pour les particules solides, et pense que c'est toujours en se frayant un chemin anormal que les corpuscules durs traversent les tissus organiques et arrivent jusque dans les canaux occupés par les fluides nourriciers (1). D'autres recherches dues à M. Hollander n'ont donné aussi que des résultats négatifs (2). Enfin, la plupart des expériences faites sur le

mercure. On opéra d'abord à la température ordinaire, et l'on n'obtint que des résultats négatifs ; mais d'autres essais, faits à une chaleur de 34 degrés, eurent un plein succès, car au bout de vingt-quatre heures on trouva dans les parois de la muqueuse des particules de pigment qui parurent être engagés dans l'intérieur des cellules épithéliques. Dans d'autres expériences, on employa un morceau d'intestin provenant du cadavre d'une femme, et l'on obtint un résultat analogue ; mais la plupart des cellules épithéliales étaient détachées de la muqueuse, et dans ce cas, aussi bien que dans plusieurs autres expériences analogues où la muqueuse s'était dépouillée plus ou moins complétement, on remarqua l'existence d'un grand nombre de corpuscules pigmentaires dans la substance des villosités (a). M. Moleschott a répété ces expériences sur des Animaux vivants, chez

lesquels il excitait de forts mouvements péristaltiques des intestins au moyen du galvanisme, et dans plusieurs circonstances il a constaté de nouveau la présence des particules pigmentaires dans les cellules épithéliales ; mais dans la plupart des cas le résultat était négatif (b).

(1) M. Donders a répété plusieurs fois les expériences de MM. Marfels et Moleschott, relatives au passage des globules du sang de la Brebis, de la cavité digestive des Grenouilles dans le torrent circulatoire de ces Animaux, sans pouvoir, dans un seul cas, constater la présence d'un globule hématique de ce Mammifère dans l'intérieur des vaisseaux sanguins des Batraciens. Il n'a obtenu aussi que des résultats négatifs en employant, soit le pigment choroïdien, soit de l'indigo, et en opérant sur des Lapins aussi bien que sur des Grenouilles (c).

(2) M. Hollander a fait, sous la di-

(a) Marfels, Op. cit. (Ann. des sciences nat., 4ᵉ série, 1856, t. V, p. 159 et suiv.).
(b) Moleschott, Erneuter Beweis für das Eindringen von festen Körperchen in die kegelförmigen Zellen der Darmschleimhaut (Unters. zur Naturlehre des Menschen und der Thiere, 1857, t. II, p. 119).
(c) Donders, Ueber die Aufsaugung von Fett in dem Darmkanal (Moleschott's Untersuchungen zur Naturlehre des Menschen und der Thiere, 1857, t. II, p. 113 et suiv.).

V.

16

cadavre par M. Marfels lui-même me semblent devoir être considérées comme venant à l'appui de cette manière de voir, et, dans l'état actuel de nos connaissances, la question en litige entre ces physiologistes ne me semble pas résolue. Mais, quoi qu'il en soit à cet égard, il me paraît bien démontré que sous l'influence d'une pression peu considérable, et qui ne dépasse pas celle développée parfois par les contractions des fibres charnues du tube intestinal, les particules solides d'une grande ténuité peuvent facilement passer à travers la substance de la membrane muqueuse et arriver jusque dans les courants lymphatiques ou sanguins adjacents. Ce phénomène, il est vrai, n'est probablement pas un résultat normal de l'absorption, et me semble devoir être considéré comme la conséquence d'une solution de continuité produite par l'action du corpuscule solide sur la matière constitutive de la membrane; mais cette matière est si molle, si extensible et si élastique, que la lésion microscopique ainsi effectuée ne laisse aucune trace appréciable et ne détermine aucun trouble dans les fonctions. Ce serait donc un phénomène analogue à celui dont nous avons déjà été témoins en étudiant le mode de passage accidentel des globules sanguins

---

rection du professeur Bidder, de Dorpat, d'autres expériences qui sont également défavorables aux vues de MM. Moleschott et Marfels. Il a montré qu'on ne pouvait attacher que peu d'importance aux essais faits sur l'absorption de l'indigo en suspension dans l'eau, de la fécule ou du charbon en poudre, et, après avoir constaté que les globules du sang de Bœuf que l'on injecte directement dans les veines de la Grenouille sont reconnaissables dans le sang de cet Animal pendant plusieurs heures, il en introduisit dans les voies digestives d'un nombre considérable de ces Batraciens, dont il examina ensuite avec soin le sang à diverses périodes pendant et après la digestion. Or, dans aucun cas, il ne put découvrir dans ce liquide un seul globule de sang de Bœuf ou de Veau, et il en conclut que ces corpuscules solides ne peuvent être absorbés (a).

(a) G. Hollander, *Quæstiones de corpusculorum solidorum e tractu intestinali in vasa sanguifera transitu* (dissert. inaug.), Dorpat, 1856 (*Zeitschr. für rationelle Medicin*, 3ᵉ série, 1857, t. 1, p. 180, *Bericht für 1856*).

des vaisseaux capillaires dans les radicules du système lymphatique (1).

§ 15. — En résumé, nous voyons donc que l'absorption est Résumé. un phénomène physique qui est subordonné aux relations de grandeur entre les particules de matière qui se trouvent en contact avec la surface d'un tissu organique et les cavités interstitielles ou autres par l'intermédiaire desquelles cette surface communique avec l'intérieur des canaux sanguins ou lymphatiques adjacents ; que par conséquent un certain degré de division de la matière est la première condition qui doit être remplie pour que l'absorption de cette substance soit possible ; que, toutes choses étant égales d'ailleurs, l'introduction de celle-ci jusque dans le torrent circulatoire sera d'autant plus facile que ses particules seront plus ténues et plus mobiles ; et que, dans l'immense majorité des cas, sinon toujours, ce degré de division n'est atteint que si le corps sur lequel la puissance absorbante tend à s'exercer se trouve à l'état fluide.

Il résulte également de ce qui précède que, toutes choses étant égales d'ailleurs, la grandeur de la puissance absorbante d'un tissu vivant est proportionnelle à la brièveté et à la largeur des voies interstitielles qui sont creusées dans son épaisseur et qui font communiquer sa surface libre avec les canaux irrigatoires adjacents, ou, en d'autres mots, avec son degré de perméabilité.

Nous avons vu aussi que les puissances motrices qui déterminent l'absorption sont principalement les attractions moléculaires qui entrent en jeu pour produire les phénomènes osmotiques ; que la capillarité, la diffusion des liquides et les courants dus à l'endosmose sont par conséquent les causes principales de ce transport des matières de l'extérieur jusque dans la cavité du système irrigatoire ; mais que d'autres

(1) Voyez tome IV, page 548.

forces mécaniques, et notamment la pression, peuvent intervenir.

Enfin nous avons vu que le degré de plénitude des vaisseaux et la rapidité avec laquelle les fluides nourriciers se renouvellent dans les points par lesquels l'introduction s'effectue, sont aussi des circonstances qui influent sur la quantité de matière absorbée en un temps donné.

Cette quantité est donc nécessairement variable suivant le lieu où l'absorption s'effectue, suivant l'état de l'économie, et suivant la nature des substances qui se trouvent en contact avec le tissu organique.

Ainsi, tout en étant un phénomène essentiellement physique, l'absorption se trouve, jusqu'à un certain point, soumise à l'influence de la puissance vitale. Celle-ci n'est pas la cause de l'introduction des matières étrangères dans le torrent de la circulation ; mais, d'une manière indirecte, elle règle en partie le degré d'activité avec lequel ce transport s'effectue, car elle détermine quelques-unes des conditions dont ce degré d'activité dépend : par exemple, la vitesse avec laquelle le fluide nourricier se renouvelle dans le tissu absorbant, et probablement aussi l'état de contraction tonique ou de relâchement de ce tissu, ainsi que la nature des sécrétions dont sa substance peut être lubrifiée.

En tenant compte des diverses circonstances que nous venons de passer en revue, on peut juger d'une manière approximative des résultats que l'absorption donnera ; mais nous voyons que ce phénomène est en réalité très complexe, et que les propriétés physiques des tissus vivants qui en sont le siége peuvent être modifiées par l'action des forces physiologiques, de sorte qu'il n'est pas toujours possible de calculer avec quelque degré de précision les effets qui se produiront dans un cas déterminé. Nous pouvons néanmoins nous former une idée assez nette de la nature du travail qui s'effectue de la sorte dans l'organisme des êtres vivants, et prévoir ce qui doit arriver dans la plupart des cas où il est appelé à intervenir.

L'absorption, comme je l'ai déjà dit, peut s'exercer de deux manières et déterminer ainsi des résultats très différents. Elle peut effectuer l'introduction de matières qui sont étrangères à l'économie et qui se trouvent en contact seulement avec la surface libre du corps, ou bien opérer l'enlèvement de substances qui sont logées dans la profondeur des tissus au milieu desquels serpentent les courants irrigatoires formés par le fluide nourricier. Le premier de ces actes est destiné à assurer l'alimentation du travail chimique et histogénique dont la machine vivante est le siége; le second est utilisé dans cette même machine pour l'expulsion des matériaux dont le rôle physiologique est terminé. Nous aurons donc à étudier l'absorption d'abord comme prélude, puis comme complément du grand phénomène de la nutrition, et, en examinant tour à tour cette fonction dans ses rapports avec l'assimilation et avec l'excrétion, il nous faudra chercher quelle part les veines et les vaisseaux lymphatiques peuvent prendre dans le transport des matières qui arrivent aux organes ou qui en sortent, sujet dont la discussion serait prématurée aujourd'hui.

Sans nous arrêter davantage sur ces considérations générales, nous passerons donc à l'examen de l'un des cas particuliers que je viens de signaler, et nous chercherons à nous rendre compte de la manière dont l'introduction des matières nutritives s'effectue.

Mais, avant d'aborder cette question, il me faudra traiter d'une autre fonction. En effet, la plupart des substances que les Animaux ont besoin de porter ainsi dans la profondeur de l'économie ne se trouvent pas dans la Nature sous une forme qui les rende absorbables, et, pour devenir aptes à pénétrer de la sorte dans l'organisme, il faut qu'elles subissent une certaine préparation. Au lieu d'achever immédiatement l'étude de l'absorption, nous devrons par conséquent nous occuper maintenant de l'examen des actes physiologiques à l'aide desquels les matières nutritives sont placées dans les conditions voulues pour que leur arrivée dans l'appareil irrigatoire soit possible, actes qui constituent le phénomène de la digestion. Dans la prochaine Leçon, nous commencerons donc l'histoire de cette partie importante des fonctions de nutrition.

QUARANTE-SIXIÈME LEÇON.

DE LA DIGESTION. — Nature de ce phénomène. — Agents qui le produisent. — Caractères anatomiques et physiologiques de l'appareil de la digestion. — Mode de perfectionnement de cette fonction et des organes qui y sont affectés.

§ 1. — Le sang, dont nous avons étudié le mouvement dans l'organisme au commencement de ce cours, doit en partie ses propriétés vivifiantes à la présence de l'oxygène que nous avons vu y pénétrer par les voies respiratoires ; mais ce liquide nourricier, pour remplir son rôle physiologique, a besoin de recevoir aussi du dehors des matières combustibles et organisables. Les Animaux ne possèdent pas la faculté de créer de toutes pièces ces matières, et ne peuvent les trouver que dans la substance constitutive d'autres corps qui sont ou qui ont été doués de la vie. Or, ces substances alimentaires qui doivent être absorbées ne se rencontrent d'ordinaire qu'à l'état solide, et nous avons vu dans la dernière Leçon que les tissus de l'organisme ne se laissent traverser facilement que par des fluides. Pour que l'Animal puisse utiliser de la sorte la plupart des matières étrangères que la Nature lui fournit, il faut donc qu'il les transforme en liquide, ou, en d'autres mots, il faut qu'il les *digère*, et, afin de pouvoir effectuer ce travail, il est pourvu d'instruments particuliers dont le plus important est une cavité appelée *estomac,* et dont la réunion constitue ce que l'on nomme un *appareil digestif.*

Les Plantes ont le pouvoir de former de toutes pièces ces matières organisables à l'aide de fluides qui se trouvent répandus partout à la surface de la terre, et qui réunissent toutes les conditions voulues pour être absorbables. En effet, ces êtres peuvent constituer les aliments dont ils ont besoin en puisant

Considérations préliminaires.

directement dans le milieu ambiant de l'eau, de l'acide carbonique et quelques autres substances qui s'y rencontrent à
l'état de gaz ou qui se trouvent en dissolution dans les liquides
dont leurs racines sont baignées. Elles peuvent donc se nourrir
sans faire subir aux substances qu'elles doivent absorber aucune
élaboration préliminaire, et par conséquent elles n'ont jamais
d'appareil digestif.

Dans une des précédentes Leçons, nous avons vu que l'Animal diffère de la Plante par son mode de respiration ; à ce
premier caractère vient donc s'en ajouter aujourd'hui un second,
tiré de l'existence de la faculté digestive et des instruments
physiologiques à l'aide desquels cette faculté s'exerce. Dans
l'immense majorité des cas, cette particularité anatomique est
bien prononcée et facile à constater. Une cavité qui communique librement avec le dehors, et qui est appelée *estomac*,
reçoit les aliments dans son intérieur, en opère la digestion, et
transmet ensuite au fluide nourricier les produits de son travail
L'existence d'un organe de ce genre suffit pour établir que
l'être chez lequel on l'observe appartient au Règne animal ; les
Végétaux n'en présentent jamais de trace ; mais je dois ajouter
que, sous ce rapport comme sous tous les autres, la ligne de
démarcation entre les deux grandes divisions de la Création
organique est moins nettement tracée qu'on ne pourrait le
croire au premier abord. En effet, chez quelques Animaux à
structure dégradée, l'appareil digestif s'amoindrit et disparaît
plus ou moins complétement. Mais ce sont là des exceptions
dont nous n'avons pas à nous occuper en ce moment, et la
digestion n'en est pas moins une des fonctions générales des
êtres animés qui leur appartiennent en propre.

Des aliments.   § 2. — Si nous étions astreint à suivre rigoureusement ici
l'ordre méthodique dans lequel les idées s'enchaînent, nous ne
devrions aborder l'histoire de la digestion qu'après avoir étudié
les matières sur lesquelles cette fonction s'exerce, et par con-

séquent j'aurais à traiter d'abord des aliments. Mais, ainsi que je l'ai déjà dit plus d'une fois, je n'hésite pas à me départir de cette règle toutes les fois qu'une autre marche me semble plus favorable à l'intelligence des choses dont j'ai à m'occuper. Or, l'examen approfondi de la nature et des propriétés des substances nutritives me semble trouver mieux sa place dans la série de Leçons où j'aurai à parler de l'emploi de ces corps dans le travail de la nutrition. Je ne m'y arrêterai donc pas en ce moment, et je me bornerai à indiquer brièvement le sens que le physiologiste doit attacher au mot *aliment*.

Dans le langage ordinaire, on désigne sous ce nom les substances qui se mangent, se digèrent et servent à l'entretien de la vie ; mais on peut y donner une acception plus large, et l'appliquer à toute matière qui, introduite dans l'organisme, est susceptible de servir, soit à l'entretien de la combustion physiologique, soit à la constitution des tissus ou des humeurs de l'économie animale. Ainsi, la digestibilité de ces matières, c'est-à-dire leur aptitude à être modifiées d'une certaine manière dans leurs propriétés physiques ou chimiques avant leur absorption et leur entrée dans le torrent circulatoire, n'est pas une condition nécessaire à leur admission dans la classe des aliments ; et lors même qu'une substance introduite dans l'estomac serait digérée, c'est-à-dire rendue absorbable, et irait ensuite se mêler au sang, nous ne devrions pas la considérer comme un aliment, si elle n'est pas propre à être employée dans l'organisme et à fournir, soit des matériaux constitutifs des tissus ou des humeurs, soit des combustibles propres à l'entretien de la respiration. Ainsi, pour nous, l'eau est un aliment aussi bien que le sucre ou la fibrine, car c'est une matière indispensable à la nutrition du corps, et quelle que soit la voie par laquelle ce liquide arrive dans l'économie, son rôle est toujours le même. Le physiologiste doit donc classer parmi les substances alimentaires des corps minéraux aussi bien que des matières organiques; mais comme ce sont ces dernières surtout qui se trouvent soumises aux forces digestives, ce sont elles principalement dont nous aurons à nous occuper en ce moment, et j'ajouterai qu'à raison de leur nature chimique et de leurs propriétés, on les divise en deux groupes, savoir : les *aliments plastiques*, qui sont susceptibles d'entrer dans la composition des tissus organiques et de devenir ainsi des parties vivantes, et les *aliments respiratoires*, dont le principal rôle est de fournir du carbone à la combustion physiologique. Les aliments plastiques sont des matières organiques azotées neutres, telles que la fibrine, l'albumine et la caséine. Les aliments respiratoires sont des substances non azotées qui sont riches en carbone et en hydrogène : elles se ressemblent à beaucoup d'égards; mais, pour la facilité de nos études, il est nécessaire de les diviser à leur tour en deux groupes comprenant, l'un les matières amylacées ou sucrées, l'autre les matières grasses.

Phénomènes généraux de la digestion.

§ 3. — Les aliments, comme je l'ai déjà dit, sont en général des corps solides, et si on les examine après qu'ils ont séjourné pendant un certain temps dans l'appareil digestif, on voit qu'ils y ont été ramollis, désagrégés et transformés en une sorte de pâte plus ou moins liquide appelée *chyme*, qui exhale une odeur à la fois âcre et fade. A mesure que le travail digestif s'avance, cette matière pultacée abandonne les sucs dont elle est imprégnée, ainsi que les autres substances qui sont susceptibles d'être absorbées par les parties voisines de l'organisme; enfin, elle se trouve réduite à un magma de débris qui ont résisté à l'action des forces mises en jeu pour les attaquer et qui doivent être rejetés au dehors.

Opinions des anciens physiologistes sur la nature du travail digestif.

Pendant longtemps les physiologistes n'ont pas cherché à se rendre nettement compte de la nature du travail qui s'effectue de la sorte dans l'économie animale, et se sont bornés à énoncer en un langage figuré le fait dont je viens de faire mention.

Ainsi Hippocrate disait que la digestion est une coction ; mais, en exprimant ainsi sa pensée, il ne prétendait ni expliquer le phénomène, ni établir que les changements imprimés aux aliments dans l'estomac fussent du même ordre que ceux déterminés par la cuisson ; il voulait dire seulement que ces matières sont préparées, élaborées, rendues aptes à servir à nos besoins (1).

Quelques autres médecins de l'antiquité ont cru pouvoir pénétrer plus avant dans ce mystère. Ainsi Érasistrate, ayant probablement aperçu certains mouvements qui s'opèrent dans l'estomac pendant la durée de la chymification, fut conduit à penser que la digestion n'est qu'un travail mécanique, une sorte de trituration des aliments. L'un des disciples de Praxagore, Plistonicus, n'adopta pas cette hypothèse, et crut voir dans le phénomène de la digestion une simple putréfaction analogue à celle que la plupart des matières organiques éprouvent spontanément quand elles restent exposées à l'action de la chaleur, de l'humidité et de l'air. Enfin, Asclépiade, l'ami de Cicéron, paraît avoir pensé que la digestion consiste en une sorte de dissolution des aliments (2).

---

(1) Hippocrate n'avait évidemment que des idées très vagues à ce sujet, et, bien qu'il se serve en général du mot πέψις, ou cuisson, quand il parle du travail digestif et qu'il attribue cette coction à la chaleur de l'estomac, il paraît, dans quelques passages, regarder la digestion des aliments comme une sorte de putréfaction.

Galien semble attacher à l'expression de *coction* un sens différent ; il fait jouer à la chaleur un rôle plus important dans l'opération de la chymification ; mais il suppose que les aliments sont transformés ainsi en une substance analogue à celle dont l'organisme se compose, et que cette transformation est la conséquence du mode d'action particulier de l'estomac, qui serait doué d'une faculté coctrice (a) ; selon lui, la digestion serait donc, non une simple cuisson, mais plutôt ce que l'on appelle aujourd'hui une *élaboration*.

(2) Les idées d'Érasistrate, de Plisto-

(a) Galien, *De naturalibus facultatibus*, lib. II, cap. IV.

Ainsi nous trouvons déjà chez les anciens les germes des principales théories qui jusque dans ces derniers temps ont régné tour à tour dans nos écoles. Par exemple, l'expression métaphorique employée par Hippocrate a fait naître la doctrine de l'*élixation* (1), et divers commentateurs de ce grand médecin ont cru pouvoir assimiler la digestion au phénomène de la cuisson ; à leurs yeux, les changements que les aliments subissent dans l'estomac étaient dus à la chaleur de cet organe (2) ; mais, pour accepter une pareille idée, il fallait ignorer ce qui se passe dans plus des neuf dixièmes du Règne animal, car chez tous les Animaux la digestion s'effectue, et cependant chez la plupart de ces êtres la température du corps ne diffère

nicus et d'Asclépiade sur la nature du travail digestif ont été résumées de la manière suivante par Celse :

« Ex quibus, quia maxime pertinere » ad rem concoctio videtur, huic po- » tissimum insistunt ; et duce alii » Erasistrato, teri cibum in ventre con- » tendunt ; alii Plistonico Praxagoræ » discipulo putrescere ; alii credunt » Hippocrati per calorem cibos con- » coqui ; acceduntque Asclepiadis » æmuli qui omnia ista vana et super- » vacua esse proponunt : nihil enim » concoqui , sed crudam materiam, » sicut assumpta est in corpus omne » diduci (*a*). »

Asclépiade , dont il est ici question, n'était pas un des descendants d'Esculape, comme on pourrait le croire par son nom ; il habitait Rome du temps de Pompée, et y jouissait d'une très grande réputation, mais il paraît avoir été très ignorant en anatomie et en physiologie. Galien dit aussi qu'il considérait la digestion comme le résultat d'une simple division des atomes dont se composent les aliments. Mais cette opinion paraît avoir eu peu de partisans, et Cicéron, qui avait des relations intimes avec Asclépiade, avance de la manière la plus positive que la digestion est une cuisson effectuée par la chaleur (*b*).

(1) De *elixare*, cuire.

(2) Parmi les auteurs qui, dans des temps plus modernes, ont cru pouvoir expliquer le travail digestif en le représentant comme une coction opérée par la chaleur animale, je citerai Michel Servet (*c*).

J'ajouterai que, même au commencement du siècle dernier, on se contentait d'hypothèses de ce genre. Ainsi Drake compare l'estomac à la machine de Papin (*d*).

(*a*) C. Celsus, *Medicinæ* liber primus, p. 5 (édit. de Bianconi, 1785).
(*b*) *De natura deorum*, lib. II, § LIV.
(*c*) Voyez Sprengel, *Histoire de la médecine*, t. III, p. 34.
(*d*) *Anthropologia nova*, 1717, p. 86.

pas sensiblement de celle de l'atmosphère (1). La théorie toute mécanique de la digestion par trituration a eu de nombreux partisans, et a conduit même à la découverte de plus d'un fait important, mais elle a donné lieu à un nombre bien plus grand de vaines spéculations déguisées sous le masque de la science positive (2). Enfin, l'hypothèse suivant laquelle la digestion serait une sorte de fermentation, ou serait déterminée par l'effet de dissolvants, a revêtu successivement diverses formes, suivant la nature des idées régnantes parmi les chimistes de chaque époque ; et si l'on s'en tenait aux mots au lieu d'aller au fond des choses, on pourrait trouver dans les écrits de plus d'un auteur des xviie et xviiie siècles l'énoncé succinct de la théorie généralement admise de nos jours. Mais en réalité on ne savait alors rien touchant la nature du travail digestif, et, jusque vers la fin du siècle dernier, presque tous les faits fondamentaux sur lesquels la théorie de ce phénomène repose étaient encore à découvrir (3). L'exposé des opinions et

(1) Voyez Haller, *Elementa physiologiæ*, t. VI, p. 335.

(2) Comme exemple de ces vues toutes spéculatives des physiologistes dits *iatro-mathématiciens*, je citerai les hypothèses de Pitcairn sur la puissance triturante de l'estomac, qu'il a cru pouvoir évaluer à 12 951 livres (a).

(3) L'assimilation de la digestion à la putréfaction ne pourrait résister à une simple discussion sérieuse, mais a été soutenue cependant par quelques médecins de mérite, même dans les temps modernes : Cheselden, par exemple (b).

L'hypothèse d'une fermentation digestive a été imaginée, vers le milieu du xviie siècle, par Van Helmont (c), dont j'ai déjà eu l'occasion de mentionner les travaux (d). Elle a eu beaucoup de partisans, parmi lesquels je citerai Sylvius, Willis, Boyle, Lower, Macbride, etc. (e). Mais il ne faut pas oublier qu'à cette époque, les

(a) Pitcairn, *Dissertatio de motu quo cibi in ventriculo rediguntur ad formam sanguini reficiendo idoneam* (*Dissertationes medicæ*, p. 81, Rotterdam, 1701, et *Elementa medicina physico-mathematica*, 1718, cap. v, p. 25).

(b) Cheselden, *Anatomy of the Human Body*, 1763, p. 155, 8e édit.

(c) Van Helmont, *Sextuplex digestio alimenti humani* (*Ortus medicinæ*, p. 167).

(d) Tome I, page 379.

(e) Sylvius (ou Dubois), *Dissert. med.* I, et *Prax. med.*, lib. VII, cap. vii.

— Willis, *De fermentatione*, cap. I, p. 17 (*Opera omnia*, 1680, t. I).

— Boyle, *Works*, t. II, p. 622.

— Lower, *De corde*, p. 204.

— Macbride, *Experimental Essay on the Fermentation of Alimentary Mixture*, 1761, p. 59.

— Leich, *Discourse concerning Digestion* (*Philos. Trans.*, 1684, t. XIV, p. 694).

des conjectures qui ont précédé la connaissance de ces faits serait une tâche non moins oiseuse que longue. Je ne l'entreprendrai donc pas, et je me bornerai à rendre compte des découvertes successives à l'aide desquelles la question si longtemps en litige a été enfin résolue.

§ 4. — La première série d'expériences méthodiques et instructives entreprises à ce sujet est due au célèbre Réaumur, dont les beaux travaux sur l'histoire naturelle des Insectes constituent une des principales richesses de l'entomologie (1).

connaissances chimiques touchant la nature des phénomènes auxquels on donnait le nom de *fermentation* étaient si vagues et si incomplètes, qu'en réalité l'emploi de cette expression n'avançait guère la question, et signifiait seulement que, dans l'opinion de ces physiologistes, les modifications éprouvées par les aliments dans l'estomac sont le résultat d'un changement qui s'opère dans leur constitution, soit spontanément, soit sous l'influence d'un agent comparable au ferment connu sous le nom de *levûre*, et non le résultat d'une action mécanique ou d'une simple dissolution. Du reste, la ligne de démarcation entre la théorie de la digestion par fermentation ou par dissolution était rarement indiquée d'une manière nette ; dans cette dernière hypothèse, on attribuait la désagrégation et la transformation des aliments en chyme à l'action d'un liquide produit dans l'estomac, et appelé *suc gastrique* ; mais à cette époque l'existence de ce suc n'était nullement

démontrée, et les propriétés qu'on y attribuait ne pouvaient s'expliquer en aucune façon par les propriétés chimiques d'aucun corps connu. C'était donc un être de raison seulement. Ainsi Cureau de Lachambre, un des premiers médecins qui aient soutenu la théorie de la dissolution, admettait que cette transformation était effectuée, non par une humeur aqueuse ou acide, mais par des esprits dissolvants (a), et Lamy, son contemporain, qui attribuait ce rôle à un suc gastrique, assurait que ce suc dissolvait les métaux aussi bien que les aliments (b). Quelques-uns de ces physiologistes, il est vrai, avaient deviné assez juste, et, comme exemple, je citerai Grew (c) ; mais leur opinion ne reposait sur aucune base solide, et il suffit de lire l'exposé de l'état de la question dans le grand ouvrage de Haller, pour reconnaître combien il régnait d'obscurité dans toute cette portion de la physiologie (d).

(1) René FERCHAULT DE RÉAUMUR naquit à la Rochelle en 1683, et entra

(a) De Lachambre, *Nouvelles conjectures sur la digestion.* Paris, 1638.
(b) Lamy, *Discours anatomiques.* Paris, 1675.
(c) Grew, *Comp. Anatomy of the Stomach,* p. 26.
(d) Haller, *Elementa physiologiæ,* lib. XIX, sect. v, t. V, p. 327 et suiv.

On savait déjà, par les expériences faites à Florence par les membres de l'ancienne Académie *del Cimento*, que des corps, même des plus durs, introduits dans l'estomac de certains Oiseaux, tels que l'Autruche, sont usés et souvent même réduits en poudre par l'action de cet organe (1). On avait reconnu aussi que chez ces Animaux les parois de cet organe sont garnies de muscles puissants, et les partisans de la théorie mécanique de la digestion arguaient de ces faits pour soutenir que cet acte physiologique consistait essentiellement en un phénomène de trituration. Mais, d'un autre côté, les anatomistes avaient vu aussi que chez l'Homme, ainsi que chez un grand nombre d'Animaux dont la puissance digestive est assez grande, l'estomac n'a que des parois minces et membraneuses plutôt que char-

à l'Académie des sciences en 1708, comme mathématicien. Il se fit connaître d'abord par plusieurs publications importantes sur la fabrication de l'acier, du fer-blanc, des perles fausses, etc., ainsi que par des travaux relatifs à divers points d'histoire naturelle, et les perfectionnements qu'il introduisit dans la construction des thermomètres rendirent son nom populaire. Mais son ouvrage le plus important est une série de mémoires sur les mœurs des Insectes, formant six volumes in-4 et accompagnés de nombreuses planches. Réaumur mourut en 1757.

(1) L'*Accademia del Cimento*, fondée en 1657 par Léopold, grand-duc de Toscane, et composée principalement de disciples de Galilée, n'exista que pendant un assez court espace de temps, et s'occupa principalement de questions de physique, mais fit aussi diverses expériences sur la digestion. Ainsi elle constata que chez des Poules et des Canards, des boules de cristal, des balles de plomb et d'autres corps très durs introduits dans l'estomac de ces Oiseaux sont bientôt usés, tordus ou même réduits en poudre (a).

Redi, l'un des membres de cette Société savante, fit beaucoup d'expériences analogues sur ces Oiseaux de basse-cour, ainsi que sur une Autruche, et il eut le soin de déterminer la perte de poids que les corps divers subissaient dans l'intérieur de l'estomac de ces Animaux (b).

On cite aussi des expériences du même genre faites vers la même époque par M. Magalotti (c).

(a) *Saggi di naturali esperienze fatte nell'Accademia del Cimento*, 1667, esp. CCLXVIII, 2° édit., 1691.
(b) Fr. Redi, *Opusculorum pars secunda, sive experimenta circa varias res naturales*, p. 102 et suiv. (éd. de Leyde, 1729).
(c) Magalotti, *Sagio di naturali esperienze*.

nues, de façon qu'il était difficile d'attribuer à ce viscère une grande force musculaire. On avait recueilli également divers faits qui tendaient à prouver que la digestion peut s'opérer lors même que les parois de l'estomac restent écartées, et cela chez les Oiseaux, où la puissance triturante de cet organe est le plus développée (1). Réaumur se trouvait donc en présence de deux opinions nettement formulées, touchant la nature du travail digestif : suivant les uns, c'était parce que les aliments sont broyés dans l'estomac qu'ils sont transformés en cette espèce de pâte que l'on nomme *chyme ;* suivant les autres, ce résultat était dû à l'action dissolvante d'un agent chimique, d'un suc digestif. Pour décider de quel côté était la vérité, Réaumur eut l'heureuse idée de soumettre à l'action des forces digestives de l'estomac divers aliments renfermés dans une enveloppe solide, de façon à les protéger contre toute pression, tout frottement, toute action mécanique quelconque, mais à les laisser accessibles au contact des liquides qu'ils pouvaient rencontrer dans la cavité stomacale. Les premières expériences exécutées de la sorte ne donnèrent aucun résultat décisif, car elles furent faites sur des Oiseaux dont le gésier est très puissant, et les tubes de verre ou de métal employés pour garantir les aliments contre l'action triturante de ce viscère ne purent y résister ; ils étaient brisés ou aplatis et tordus en peu de temps par les contractions énergiques de l'estomac, et par conséquent les faits observés n'ajoutaient rien à ceux constatés précédemment par Redi et les autres académiciens de Florence. Réaumur répéta donc ses essais, en faisant usage d'enveloppes plus résistantes,

Expériences
faites
par Réaumur.

(1) Ainsi Vallisneri, en faisant l'anatomie d'une Autruche, a trouvé un gros clou implanté dans les parois charnues du gésier de cet Animal, et faisant saillie dans l'intérieur de l'estomac, circonstance qui semble avoir dû empêcher cet organe de se contracter comme d'ordinaire (*a*).

(*a*) Vallisneri, *Notomia dello Struzzo* (*Opere fisico-mediche,* t. 1, p. 242, pl. 29, fig. 2).

et, au premier abord, il put croire que l'action mécanique de l'estomac était au moins une des conditions nécessaires pour la transformation des aliments en chyme, car l'orge qu'il avait renfermée dans des tubes métalliques d'une solidité convenable et qu'il avait introduits ensuite dans le gésier de divers Oiseaux de basse-cour, s'était retrouvée intacte après avoir séjourné fort longtemps dans cet organe (1). Mais, en variant davantage ses expériences, il ne tarda pas à reconnaître que souvent, sinon toujours, la digestion peut s'opérer sans l'intervention d'aucune force mécanique et par la seule influence des sucs gastriques.

Cette seconde série de recherches porta sur des Oiseaux à estomac membraneux, et, afin de pouvoir multiplier facilement ses observations, Réaumur mit à profit un fait bien connu de toutes les personnes versées dans l'art de la fauconnerie. On avait remarqué que les Oiseaux de proie rejettent facilement par le bec les matières que leur estomac n'a pu digérer, et que d'ordinaire ils se débarrassent de la sorte des plumes ou autres dépouilles des Animaux dont ils se repaissent. Les fauconniers avaient même l'habitude de leur faire avaler de grosses boules de matières indigestes afin de provoquer des vomissements qu'ils considéraient comme salutaires (2). Réaumur, au lieu de sacrifier les Oiseaux soumis à ses expériences, se contenta donc

(1) Cette première série d'expériences fut faite sur des Dindons, des Canards et des Coqs. Réaumur employa d'abord des boules de verre creuses dont on se sert pour fabriquer les perles fausses, puis de courts tubes de verre ou de fer-blanc; mais ces corps ne résistaient pas à l'action triturante du gésier, et furent promptement brisés ou aplatis; enfin

il réussit en faisant usage de tubes de plomb d'une épaisseur considérable. Ceux-ci ne furent ni aplatis ni tordus par les contractions du gésier, mais les grains d'orge qu'il y renfermait se retrouvaient sans altération notable après un séjour fort long dans l'estomac (a).

(2) Ces bols vomitifs, que l'on désignait sous le nom de cures, étaient

(a) Réaumur, Sur la digestion des Oiseaux (premier mémoire). Expériences sur la manière dont se fait la digestion dans les Oiseaux qui vivent principalement de grains et d'herbes et dont l'estomac est un gésier (Mém. de l'Acad. des sciences, 1752, p. 266).

V.

17

de faire descendre dans leur estomac des tubes métalliques renfermant des aliments, et d'en examiner le contenu lorsque l'Animal les rejetait spontanément. Les résultats obtenus de la sorte furent décisifs. Des morceaux de viande convenablement assujettis dans l'intérieur d'un tube à parois inflexibles et soustraits ainsi à toute pression exercée par l'estomac, n'en furent pas moins digérés dans l'espace de quelques heures; tantôt on retrouvait dans l'intérieur du tube métallique des portions simplement ramollies ou transformées en pulpe à la surface, mais encore intactes vers le centre, et d'autres fois le tout avait disparu, bien que les deux extrémités du tube eussent conservé intacts les grillages dont on les avait garnies pour empêcher le passage de tout corps solide. Or, ce résultat ne pouvait être produit par des forces mécaniques et s'expliquait facilement par l'action d'un dissolvant.

Réaumur pratiqua des expériences analogues en substituant à la viande dont il venait de faire usage des os de Poulet, et il vit que ces corps, bien que protégés efficacement contre toute espèce de trituration, pouvaient être digérés par les Oiseaux de proie; mais lorsqu'il remplaçait ces matières animales par de l'orge ou d'autres grains, il n'y observa rien de semblable; ces aliments résistaient à l'action du dissolvant, qui était si puissant pour transformer en chyme les aliments azotés.

Convaincu ainsi de la nature chimique des forces qui, dans un grand nombre de cas, suffisent pour effectuer la digestion, ce physiologiste illustre voulut faire un pas de plus, et reproduire dans un vase inerte, à l'aide du suc gastrique, les phénomènes dont l'estomac des Animaux vivants est le siége. Dans cette vue, il chercha à se procurer une quantité suffisante de

formés en général de filasse ou de plumes pressées et collées ensemble. Les Éperviers, à qui on en adminis- trait, les rendaient en général dans les vingt-quatre heures.

ce suc au moyen d'éponges qu'il faisait avaler à des Oiseaux de proie, et qu'il pressait après qu'elles avaient été rejetées au dehors. Il soumit même à l'action du liquide ainsi obtenu quelques aliments, mais il ne réussit pas à en opérer la digestion artificielle, et il abandonna la tentative (1).

La découverte de la nature du travail digestif resta donc incomplète entre les mains de Réaumur; mais un demi-siècle après, le résultat qu'il avait espéré obtenir fut réalisé par un autre expérimentateur plus persévérant, l'abbé Spallanzani, dont j'ai déjà eu l'occasion de citer les beaux travaux, et dont le nom reviendra souvent dans le cours de ces Leçons (2).

Pendant cet intervalle de temps, un médecin écossais, Stevens, fit sur l'Homme des expériences semblables à celles pratiquées sur les Oiseaux de proie par Réaumur. Ayant rencontré un bateleur qui avait l'habitude d'avaler des pierres, puis de les rejeter par la bouche, il profita de cette circonstance pour soumettre à l'action de l'estomac de cet Homme des substances alimentaires renfermées dans une sphère métallique criblée de trous, et pour examiner les altérations que ces matières éprou-

Expériences de Stevens.

(1) Les expériences décisives dont il est ici question furent faites principalement sur une Buse, et Réaumur trouva que des fragments d'os protégés de la sorte contre toute action mécanique étaient attaqués et digérés par les sucs gastriques de la même manière que cela avait lieu pour la viande. Une expérience relative à la digestion des os dans l'estomac du Chien lui parut également favorable à l'hypothèse de la formation du chyme par voie chimique; mais chez les Moutons, de même que chez les Oiseaux de basse-cour, il vit les ma-tières végétales résister à la seule action des sucs dont elles étaient baignées dans l'estomac de ces Animaux, et il en conclut que la nature du travail digestif n'est pas la même partout.

Les essais infructueux de digestion artificielle tentés par Réaumur furent faits avec du suc gastrique obtenu au moyen de morceaux d'éponge introduits dans l'estomac d'une Buse. Ce liquide avait un goût acide et rougissait le papier bleu de tournesol (a).

(2) Voyez tome I, page 417.

(a) Réaumur, *Sur la digestion des Oiseaux* (second mémoire). *De la manière dont elle se fait dans l'estomac des Oiseaux de proie* (Mém. de l'Acad. des sciences, 1752, p. 461).

vaient par leur séjour dans ce viscère. Il fit aussi des expériences analogues sur des Chiens, et il reconnut, comme l'avait fait Réaumur, que les aliments protégés de la sorte contre toute action mécanique, et exposés seulement à l'influence des liquides contenus dans l'estomac, peuvent être complétement digérés (1).

Expériences de Spallanzani.

Les expériences de Spallanzani portèrent sur un grand nombre d'Animaux différents, et mirent également hors de toute contestation le principal résultat obtenu par Réaumur, car elles démontrèrent la possibilité de la digestion dans des circonstances où les aliments introduits dans l'estomac étaient soustraits à l'action mécanique de cet organe et accessibles à des fluides seulement. Mais, ainsi que je viens de le dire, Spallanzani alla plus loin. Il constata que la digestion peut s'effectuer

Digestions artificielles.

dans l'estomac d'un cadavre aussi bien que dans celui d'un Animal vivant. Enfin il parvint à opérer dans un vase inerte des digestions artificielles, en faisant agir sur de la viande le liquide extrait de l'estomac de divers Animaux. Il reconnut que la désagrégation des matières alimentaires qui amène leur transformation en chyme ne dépend pas de leur putréfaction; que le suc gastrique est au contraire un agent qui s'oppose à cette décomposition spontanée des substances organiques; enfin il fit voir que la digestion n'est pas accompagnée des signes ordinaires de la fermentation, et il établit que les phénomènes physiologiques dont l'estomac est le siége dépendent

---

(1) Les expériences de Stevens datent de 1777 (a); elles confirmèrent et étendirent les résultats obtenus précédemment par Réaumur, mais elles étaient encore insuffisantes pour établir sur des bases inattaquables la théorie chimique de la digestion : car on pouvait supposer encore que la transformation des aliments en chyme était due à une action vitale, une influence nerveuse, hypothèse qui comptait déjà des partisans célèbres et qui a été soutenue, même de nos jours, par quelques physiologistes.

(a) Stevens, *De alimentorum concoctione.* Edinb., 1777.

essentiellement de la propriété dissolvante dont est doué le suc gastrique, c'est-à-dire l'humeur particulière contenue dans ce viscère (1).

Les recherches nombreuses et variées faites sur ce sujet par les physiologistes de nos jours sont venues confirmer le résultat important obtenu par Spallanzani, et donner gain de cause à ceux qui voyaient dans la digestion un phénomène chimique. Nous savons aujourd'hui, à ne plus en douter, que la transformation en chyme est due uniquement à l'action du liquide dont ces matières s'imbibent dans l'estomac, et qu'à l'aide de ce suc la digestion peut se faire dans un vase quelconque. Grâce aux procédés commodes inventés pour obtenir cette humeur gastrique (2), les expériences de digestion artificielle sont devenues

(1) Je reviendrai bientôt sur ce travail important, et je me bornerai à ajouter ici que dans ces expériences de digestion artificielle, la désagrégation des aliments, leur transformation en une pâte semblable au chyme, ne s'effectuaient pas aussi rapidement que dans l'estomac d'un animal vivant, et que le concours d'une certaine chaleur était nécessaire à l'accomplissement du phénomène. Spallanzani remarqua aussi que le renouvellement du suc gastrique accélérait beaucoup la réaction (a).

Les expériences de Spallanzani furent commencées en 1777, mais ne furent publiées que fort longtemps après.

(2) Dans les recherches de Spallanzani, de même que dans celles de

Réaumur, le suc gastrique employé pour les digestions artificielles était en général obtenu par la régurgitation d'éponges introduites dans l'estomac. MM. Tiedemann et Gmelin eurent recours à un procédé différent : ils firent avaler aux Chiens soumis à leurs expériences des cailloux ou d'autres corps inattaquables pour stimuler les parois de l'estomac, puis ils tuèrent ces Animaux pour recueillir la petite quantité de suc gastrique qui pouvait se trouver dans leur estomac (b). Mais à la suite des observations intéressantes faites par un médecin américain, M. W. Beaumont, sur un homme dont l'estomac était resté ouvert à la suite d'une blessure (c), quelques physiologistes eurent l'idée d'établir une communication perma-

(a) Spallanzani, *Expériences sur la digestion de l'homme et de différentes espèces d'animaux*, avec des considérations par Senebier. In-8, Genève, 1783.
(b) Tiedemann et Gmelin, *Recherches expérimentales physiologiques et chimiques sur la digestion*, 1827, t. I, p. 92 et suiv.
(c) W. Beaumont, *Experiments and Observations on the Gastric juice and the Physiology of Digestion*, 1833.

vulgaires, et l'on a pu étudier la nature intime de cet agent ainsi que ses propriétés physiologiques, et les modifications plus ou moins profondes qu'il détermine dans la constitution de certaines matières alimentaires. A l'époque où vivait Spallanzani la chimie organique existait à peine, et ne pouvait nous fournir à ce sujet aucune lumière utile ; mais, aujourd'hui, cette science nous est d'un grand secours, et nous donne la clef de tous les phénomènes fondamentaux de la digestion. Elle nous a fait connaître les principes dont dépend la puissance du suc gastrique, et nous a fourni même les moyens d'en produire artificiellement (1). Bientôt j'exposerai tous les faits intéressants

Action de la pepsine.

nente entre cet organe et l'extérieur, à l'aide d'une incision pratiquée aux parois de l'abdomen chez des Animaux vivants. Un médecin russe, M. Bassow, fut le premier à appeler l'attention du public sur ce procédé expérimental dont il fit usage avec beaucoup de succès (a), et peu de temps après, M. Blondlot, de Nancy, arriva, de son côté, aux mêmes résultats (b). C'est surtout ce dernier expérimentateur qui a vulgarisé l'emploi des fistules gastriques pour l'étude des phénomènes de la digestion, et lorsque je traiterai spécialement de la chymification chez les Animaux supérieurs, je ferai connaître le procédé opératoire dont il fait usage.

(1) En 1839, M. Wasmann, de Berlin, parvint à extraire la pepsine de la membrane muqueuse de l'estomac du Porc, et il reconnut que cette matière, dissoute dans de l'eau aiguisée d'acide chlorhydrique, détermine tous les phénomènes de la digestion artificielle, comme le ferait du suc gastrique naturel (c). Depuis lors la préparation de la pepsine et du suc gastrique artificiel a été l'objet de beaucoup de recherches dont il sera rendu compte dans une des Leçons suivantes. Enfin cette substance est tombée dans le domaine de la thérapeutique (d), et M. L. Corvisart a fait voir que dans certains cas on pouvait employer le suc gastrique artificiel comme médicament, pour suppléer à la sécrétion insuffisante de l'estomac dans le travail physiologique de la digestion (e).

(a) Bassow, Voie artificielle dans l'estomac des Animaux (Bulletin de la Société des naturalistes de Moscou, 1843, t. XVI, p. 315).
(b) Blondlot, Traité analytique de la digestion, 1843, p. 201 et suiv.
(c) Wasmann, De digestione nonnulla (dissert. inaug.). Berolini, 1839.
(d) Boudault, Mémoire sur le principe digestif, etc. (Moniteur des hôpitaux, 1854).
(e) Lucien Corvisart, Recherches ayant pour but d'administrer aux malades qui ne digèrent pas des aliments tout digérés par le suc gastrique des Animaux (Comptes rendus de l'Acad. des sciences, 1852, t. XXXV, p. 244).
— Dyspepsie et consomption. Ressources que la poudre nutrimentive (pepsine acidulée) offre dans ce cas à la médecine pratique, 1854.

dont l'histoire physiologique de la digestion a été enrichie de la sorte ; mais en ce moment je cherche seulement à donner une idée générale de la nature de cette fonction, et par conséquent je ne dois pas m'arrêter sur ces détails ; je me bornerai donc à ajouter que les parties actives du suc gastrique sont un acide et un principe immédiat qui porte le nom de *pepsine* (1). C'est ce dernier agent qui joue le rôle le plus important dans le travail de la chymification ; mais, pour opérer la désagrégation et la dissolution des aliments qu'il est destiné à digérer, la présence d'un acide est nécessaire, et par conséquent l'acidité est un des caractères du suc gastrique.

§ 5. — Du reste, toutes les substances nutritives que les Animaux rencontrent dans la nature, et qu'ils pourraient introduire dans leur estomac, ne sont pas susceptibles d'éprouver des changements de ce genre en présence du suc gastrique ; il en est beaucoup qui résistent à l'action digestive de ce liquide, et par conséquent, pour utiliser d'une manière complète les aliments dont ils sont environnés, ces êtres auraient besoin de les soumettre à l'influence d'autres agents. En effet, nous avons vu, par les expériences de Réaumur, que l'orge et le blé ne sont pas attaqués par le suc gastrique, dans lequel la viande se dissout (2) ; nous savons cependant que ces matières, et beaucoup d'autres substances végétales douées de propriétés chimiques semblables, sont employées à l'alimentation de l'Homme et d'une multitude d'Animaux. Il en résulte que les découvertes

Utilité d'autres agents digestifs.

(1) Le nom de *pepsine*, donné au principe actif du suc gastrique par M. Schwann (*a*) vient du mot grec πέψις (coction ou digestion). D'autres auteurs ont appelé ce principe *gastérase* (*b*) ou *chymosine* (*c*), mais la première dénomination a prévalu.

(2) Voyez ci-dessus, page 258.

(*a*) Schwann, *Ueber das Wesen des Verdauungsprocesses* (Poggendorff's Annalen, 1836, t. XXXVIII, p. 362).
(*b*) Payen, *Note sur le principe actif du suc gastrique* (Comptes rendus de l'Acad. des sciences, 1843, t. XVII, p. 656).
(*c*) Deschamps, *De la présure* (Journal de pharmacie, 1840, t. XXVI, p. 416).

dont je viens de rendre brièvement compte ne nous fournissent pas la clef de tous les phénomènes essentiels de la digestion. Mais d'autres recherches, dont l'exposé serait prématuré en ce moment, sont venues compléter la théorie générale de cette fonction, et montrer que c'est par des procédés analogues que les aliments rebelles à la puissance dissolvante du suc gastrique sont rendus absorbables. C'est toujours par l'action de liquides dont ces substances s'imbibent que leur constitution se trouve modifiée de façon à rendre leur pénétration dans l'organisme possible; seulement les propriétés chimiques de ces humeurs varient suivant le rôle qu'elles ont à remplir dans l'économie, et, de même qu'il y a différentes sortes d'aliments, il y a divers sucs destinés à en effectuer la digestion.

§ 6. — Ces notions élémentaires sur la nature du travail digestif nous permettront de prévoir quelles sont les conditions générales qui devront être satisfaites par tout appareil destiné à en être le siége, et, en appliquant à ces données extrêmement simples les lois physiologiques dont nous avons fait si souvent usage dans le cours de ces Leçons, il nous sera facile de prévoir aussi quels sont les moyens de perfectionnement à l'aide desquels le jeu de cet appareil augmentera de puissance chez les Animaux dont la nutrition a besoin de devenir de plus en plus active.

Puisque la digestion consiste essentiellement en une dissolution des substances solides qui doivent servir à la nutrition de l'Animal, que cette dissolution s'effectue à l'aide de liquides fournis par l'organisme, et que les produits ainsi obtenus doivent pénétrer dans l'intérieur du corps pour se mêler au sang et se répartir ensuite dans toutes les parties de l'économie, il faut évidemment que l'appareil digestif se compose d'un vase propre à contenir ces humeurs; que ce réservoir soit en communication avec l'extérieur, de façon à pouvoir recevoir du dehors les aliments et se débarrasser du résidu qu'ils laisseront;

[marginal note] Caractères généraux de l'appareil digestif.

qu'il soit pourvu d'agents moteurs susceptibles d'y déterminer l'entrée de ces matières, et que des organes aptes à fournir les agents chimiques dont la digestion dépend y versent les liquides dissolvants ; enfin, que ses parois soient propres à absorber les matières élaborées dans son intérieur. Ce travail physiologique, réduit à sa plus simple expression, suppose donc le concours de plusieurs actes : la préhension des aliments et leur ingurgitation ; la sécrétion, ou production du suc digestif ; l'absorption des matières digérées, et l'expulsion du résidu fécal.

Considérons l'appareil digestif au point de vue de chacun de ces usages, et voyons comment, d'après le principe connu du perfectionnement des organismes par la division du travail physiologique, il devra se modifier chez les Animaux de plus en plus élevés.

Cet appareil, ai-je dit, doit être un vase, ou réservoir, disposé de façon à admettre facilement dans son intérieur les substances alimentaires, à conserver le suc digestif qui y est versé par l'organisme, et à rejeter au dehors les matières que ce suc est impuissant à dissoudre. La forme la plus simple que l'on puisse concevoir pour un pareil récipient est celle d'une fosse ou poche dont l'orifice se dilaterait pour laisser entrer ou sortir les substances alimentaires, mais resterait contractée pendant la durée du travail digestif, afin de ne pas perdre le réactif à l'aide duquel ce phénomène doit s'accomplir.

Si, comme je l'ai posé en principe au commencement de ce cours, la Nature se montre toujours économe dans ses créations, et proportionne les moyens mis en œuvre à l'importance du résultat à obtenir, nous devons donc trouver l'appareil digestif constitué de la sorte chez les Animaux les moins perfectionnés. Et, en effet, c'est là précisément le mode d'organisation qui domine dans l'embranchement des Zoophytes.

Chez la plupart des Radiaires, l'appareil digestif consiste

(marginalia :) Réservoir alimentaire.

(marginalia :) Poche stomacale.

en une vaste cavité qui se termine en cul-de-sac, et qui ne communique avec l'extérieur que par un seul orifice destiné à servir tour à tour à l'entrée des aliments et à la sortie des féces.

Tube digestif. Mais cette conformation si simple et si grossière ne se rencontre jamais chez les Animaux plus élevés, et un des premiers indices du perfectionnement des types zoologiques consiste dans l'introduction de la division du travail dans les relations de la cavité digestive avec l'extérieur. Cette cavité s'ouvre alors au dehors par deux orifices opposés, dont les fonctions sont parfaitement distinctes : l'un sert essentiellement à l'entrée des aliments, c'est la bouche ; l'autre livre passage au résidu laissé par la digestion, et constitue l'anus. La cavité digestive, au lieu d'avoir la forme d'une poche, devient alors un tube plus ou moins renflé vers le milieu, mais ouvert aux deux bouts, et c'est toujours d'avant en arrière que les aliments traversent ce conduit.

Spécialisation des fonctions de la cavité digestive. § 7. — Le grand principe du perfectionnement des organismes par la division du travail physiologique régit également l'emploi de la cavité ainsi constituée. Nous avons vu, dans une autre partie de ce cours, que chez beaucoup de Zoophytes, c'est un seul et même appareil qui est chargé de l'élaboration et de la distribution des liquides nourriciers : la cavité digestive tient alors lieu d'un système irrigatoire ; parfois aussi elle paraît être en même temps le siége principal de la respiration, et dans toute une classe de Radiaires, celle des Coralliaires, elle remplit aussi les fonctions d'une chambre génératrice, car elle loge les organes reproducteurs et les jeunes y passent pour s'échapper au dehors ; mais ce cumul physiologique cesse bientôt, et chez les Zoophytes supérieurs, de même que chez les Animaux des trois autres embranchements, on en voit rarement quelques traces.

Mode de constitution de l'estomac. La même tendance à la division du travail, comme moyen de perfectionnement, se révèle dans le choix des matériaux dont la Nature fait usage pour constituer le réservoir alimentaire. Chez les Animaux les plus simples, cette cavité est creusée directement dans la substance générale du corps, et le tissu qui en forme les parois ne diffère pas notablement de celui des parties circonvoisines ; mais chez tous les Animaux un peu plus élevés, elle est tapissée par une membrane délicate et d'une structure particulière, puis cette membrane propre se sépare des tissus d'alentour, et constitue une poche ou un tube suspendu plus ou moins librement au milieu d'une cavité générale ; il y a toujours continuité entre les parois extérieures du corps et les parois de la cavité digestive sur les bords des orifices de celle-ci, mais partout ailleurs il y a indépendance plus ou moins complète.

Comme exemple d'Animaux dont la cavité digestive se présente sous la forme d'une simple excavation creusée dans le tissu commun de l'organisme, je citerai les Hydres ou Polypes à bras, de nos eaux douces. Chez les Méduses et les autres Acalèphes, les parois de ce réservoir sont également en continuité de substance avec les parties adjacentes de l'organisme, et il n'y a point d'espace libre entre ces parois et les téguments communs, mais le revêtement intérieur de la cavité alimentaire est formé par une membrane particulière. Enfin, chez les Coralliaires, une portion de l'appareil digestif acquiert une existence indépendante de celle de la cavité générale du corps, et chez les Échinodermes, ainsi que chez tous les Mollusques, les Annelés et les Vertébrés, cette séparation devient complète et la cavité a partout des parois propres (1).

§ 8. — Le même procédé de perfectionnement se reconnaît dans les modifications apportées à la structure des parois de la cavité digestive. Toujours ces parois sont composées essentielle-

Structure
des parois
de la cavité
digestive.

(1) On donne quelquefois le nom d'*Animaux parenchymateux* à ceux dont la cavité digestive n'a point de parois libres, et semble être creusée directement dans la substance commune du corps. Cuvier appliquait cette dénomination à une des grandes divisions des Vers intestinaux ; mais elle n'y convient pas, car chez tous ces Animaux l'appareil alimentaire est suspendu dans une cavité viscérale distincte.

ment d'une membrane dite muqueuse (1), qui est douée de la faculté de sécréter certains liquides dont les aliments s'imbibent, et est apte à absorber les matières fluides en contact avec sa surface ; mais chez les Animaux les plus simples elle a aussi d'autres fonctions à remplir. Les matières alimentaires introduites dans ce réservoir ne doivent pas y demeurer en repos ; pour en hâter la digestion, elles doivent y être agitées avec le suc gastrique, et le résidu qu'elles laissent doit être expulsé au dehors ; l'intervention de forces mécaniques est donc nécessaire, et chez les Animaux les plus simples, c'est cette tunique muqueuse qui est chargée de remplir aussi le rôle d'un agent moteur. En effet, sa surface est pourvue de cils vibratiles et les courants excités par ces petits appendices produisent le résultat voulu. Mais chez les Animaux plus élevés, où les mouvements de ce genre doivent être plus énergiques, la division du travail s'établit sous ce rapport comme sous beaucoup d'autres, et l'appareil digestif s'enrichit d'instruments moteurs spéciaux. Une nouvelle tunique, composée de fibres musculaires, se développe alors autour de la cavité alimentaire, et, par la contraction de ces fibres, les parois de celle-ci changent de forme et de rapports, suivant les besoins de la fonction, et déplacent les matières étrangères en contact avec leur surface. Enfin, la couche de substances organiques qui recouvre tout l'appareil, et

_____

(1) Par leur structure, les *membranes muqueuses* ressemblent beaucoup à la peau. Leur surface libre est occupée par une couche de tissu utriculaire qu'on désigne sous les noms d'*épithélium* ou d'*épiderme muqueux*. Plus profondément, on y trouve une couche composée essentiellement de tissu conjonctif et de fibres élastiques, mais renfermant d'ordinaire aussi des nerfs et des vaisseaux sanguins, parties qui ne se rencontrent pas dans l'épithélium ; elle correspond au derme ou chorion de la peau, et a été appelée le *feuillet muqueux proprement dit.* Enfin une troisième couche, composée principalement de tissu lâche et nommé *tissu sous-muqueux,* l'unit aux tuniques sous-jacentes. Du reste, les caractères de ces membranes varient beaucoup dans les diverses parties de l'appareil digestif et dans les différentes classes d'Animaux, comme nous le verrons bientôt.

qui s'étend également sur les parois de la chambre viscérale, n'est d'abord que du tissu connectif ordinaire ; mais quand les mouvements dont il vient d'être question deviennent plus étendus et plus fréquents, elle se transforme en une membrane lisse, analogue à celle que nous avons déjà vue se développer autour des poumons et du cœur, et destinée à diminuer les frottements.

Ainsi les parois de la cavité digestive, au lieu d'être formées par une membrane simple, sont composées alors de trois couches distinctes : une membrane muqueuse, une tunique musculaire et une enveloppe séreuse, ayant chacune des fonctions spéciales. J'ajouterai que, chez les Animaux supérieurs, cette dernière gaîne se perfectionne aussi de façon à bien assurer la fixation de l'appareil digestif dans la chambre viscérale sans gêner ses mouvements, et, à cet effet, se prolonge dans une grande partie de la longueur du tube alimentaire, de la surface de celui-ci jusqu'à la paroi adjacente de l'abdomen, et constitue ainsi une sorte de voile suspenseur nommé *mésentère*.

§ 9. — Les modifications qui se remarquent dans la forme de ce réservoir s'expliquent d'après les mêmes principes. Chez les Animaux dont l'organisation est peu perfectionnée sous ce rapport, le tube alimentaire présente la même structure dans toute sa longueur, et les voies par lesquelles les corps étrangers y entrent ou en sortent sont de simples orifices à bords contractiles. Quand ces orifices deviennent béants pour livrer passage aux aliments ou aux fèces, il doit y avoir, par conséquent, tantôt une perte considérable des sucs digestifs qui s'épanchent au dehors, et, d'autres fois, introduction de beaucoup de matières inutiles à l'organisme. Il y aurait donc avantage à substituer à ces orifices des espèces de conduits étroits et assez longs pour qu'ils puissent livrer passage aux matières alimentaires sans se dilater dans toute leur étendue à la fois, et maintenir la séparation toujours bien établie entre la portion de l'appareil où la digestion s'opère et le milieu ambiant. Or, cette disposition se réalise

Division du travail digestif entre les diverses régions du canal alimentaire.

chez tous les Animaux d'une structure perfectionnée, et la cavité digestive, au lieu d'être constituée par un estomac seulement, se compose de trois parties distinctes : une portion étroite et vestibulaire, nommée *œsophage*; une portion principale et élargie en manière de réservoir, l'*estomac*, et une portion terminale, rétrécie et plus ou moins allongée, qu'on appelle *intestin*.

Organes producteurs des liquides digestifs.

§ 10. — La division progressive du travail se reconnaît aussi dans les perfectionnements de cet appareil, considéré sous le rapport de la production des liquides digestifs. Chez les Animaux les plus inférieurs, cette fonction sécrétoire n'est l'apanage d'aucun organe en particulier, et toutes les parties de l'économie sont aptes à produire du suc gastrique quand elles sont stimulées par le contact des aliments. Une preuve de cette diffusion de la faculté sécrétoire nous est fournie par des expériences dues à Tremblay et faites sur les Hydres ou Polypes à bras, qui nous ont déjà offert des phénomènes physiologiques si importants à connaître pour la philosophie de la science (1).

Le corps grêle et cylindrique de ces petits Zoophytes d'eau douce est creusé dans toute sa longueur par une cavité de même forme qui se termine inférieurement en cul-de-sac et est ouverte à son extrémité supérieure ; cette cavité est un estomac, et son orifice, qui tient lieu de bouche et d'anus, est entouré de tentacules longs et préhensiles. L'Hydre est carnassière et se nourrit des Animalcules qui nagent dans l'eau, où elle fait sa demeure ; quand elle introduit un de ces petits êtres dans son estomac, on voit qu'elle le digère promptement, et qu'après en avoir extrait les principes nutritifs, elle en rejette la dépouille ; mais on n'aperçoit dans la structure de sa cavité alimentaire rien qui distingue celle-ci des parties voisines, et ce Zoophyte tout entier ressemble à un simple sac étroit et contractile, dont l'orifice serait frangé. Or, Tremblay s'est assuré qu'on pouvait

(1) Voyez tome 1, page 18.

facilement le retourner comme on le ferait d'un doigt de gant, de façon à rendre intérieure la surface qui, naturellement, était extérieure, et à substituer à celle-ci la surface gastrique. Il a fait souvent cette expérience, et il a trouvé que le Polype disposé de la sorte n'en continuait pas moins à se nourrir de la manière ordinaire. Ce singulier Animal, ainsi retourné, introduit, comme de coutume, sa proie dans l'espèce d'estomac adventif formé par le renversement de la surface extérieure de son corps, et limité par ce que l'on appellerait la peau, si le tissu constituant cette surface était distinct du tissu subjacent ; les aliments ingurgités dans ces circonstances se digèrent de la manière accoutumée. En un mot, rien ne paraît changé dans les fonctions digestives, et ce sont seulement les matériaux constitutifs du réservoir alimentaire qui ne sont plus les mêmes : comme si la forme de cette portion de l'organisme était la seule condition voulue pour la rendre apte à remplir les fonctions d'un estomac (1).

(1) Le renversement de l'estomac des Hydres est une opération délicate et assez difficile, mais, à l'aide des précautions indiquées par Tremblay, on y parvient presque à coup sûr (a), et Laurent, qui a répété les expériences de ce physiologiste avec un plein succès, a vu parfois ce phénomène se produire spontanément (b). Tremblay a remarqué qu'en général l'Animal ainsi retourné cherche à reprendre son état normal, ou, pour me servir de l'expression employée par cet auteur, à se « déretourner » ; mais, lorsqu'on l'en empêche, il recommence bientôt à prendre des aliments comme avant l'opération, et à les digérer au moyen de son estomac de nouvelle formation. Un des Polypes ainsi retournés a continué à vivre pendant deux ans et a beaucoup multiplié.

Tremblay a vu aussi que de très jeunes individus développés par bourgeonnement à la surface du corps d'un Polype qu'on retourne ainsi, et logés par suite de ce renversement dans la cavité intérieure du corps de l'individu souche, se retournent spontanément, de manière à faire de nouveau saillie à l'extérieur, et achèvent leur croissance dans cette

(a) Tremblay, *Mémoires pour servir à l'histoire d'un genre de Polypes d'eau douce à bras en forme de cornes*, t. II, p. 212 et suiv.
(b) Laurent, *Recherches sur l'Hydre et l'Éponge d'eau douce*, p. 83 (extr. du *Voyage de la Bonite*).

Mais cette diffusion de la faculté de sécréter l'agent digestif est extrêmement rare, et chez presque tous les Animaux la production de ce principe est localisée et a son siége dans les parois de l'estomac, dont la structure se modifie pour s'approprier à l'exercice actif de cette fonction. En effet, chez les Animaux supérieurs, cette portion de tube alimentaire s'enrichit d'une foule de petites cavités appelées *follicules*, qui sont creusées dans l'épaisseur de sa membrane muqueuse, et qui servent spécialement à la sécrétion du suc gastrique. Enfin, chez quelques espèces, la division du travail est portée encore plus loin : ce liquide ne se produit pas dans l'organe où il s'emploie, et, au lieu d'un seul réservoir, il y en a deux; un premier estomac est alors chargé de fournir l'agent digestif et d'en imbiber les aliments, tandis qu'un second estomac reçoit ces matières ainsi préparées et les emmagasine pendant que la chymification s'opère. Les Oiseaux nous offriron des exemples de cette disposition. En effet, ils ont un estomac sécréteur appelé le *ventricule succenturié*, et, en général, un autre réservoir gastrique situé plus avant et nommé *gésier*, où les aliments séjournent après avoir été imprégnés du suc gastrique pendant leur passage dans la cavité précédente (1).

Les Animaux les plus simples sont carnassiers. — Il est permis de supposer que les modifications à imprimer aux matières alimentaires pour les rendre assimilables par un Animal doivent être d'autant plus grandes, et par conséquent plus difficiles à effectuer, que ces substances diffèrent davantage de celles dont l'organisme de cet être se compose. Nous pouvons donc penser que, toutes choses étant égales d'ailleurs,

position ; de sorte que chez eux aussi la surface de l'organisme destinée à être extérieure devient la surface gastrique, et *vice versâ*.

(1) Chez les Oiseaux pourvus d'un jabot, le ventricule succenturié devient le second estomac, et le gésier le troisième ; mais ce changement n'influe en rien sur les rapports de position que je viens d'indiquer.

le travail digestif à l'aide duquel ces modifications s'obtiennent sera plus facile à accomplir si l'aliment consiste dans le corps ou une portion du corps d'un Animal que si c'était un tissu végétal. Il s'ensuit que les Animaux dont l'organisme est le moins parfait et la puissance digestive la moins développée doivent être carnassiers plutôt que phytophages. Effectivement, dans les groupes zoologiques inférieurs presque tous les Animaux se dévorent entre eux, et le régime herbivore ne s'observe que fort rarement. Or, nous avons déjà vu que la chair musculaire et les autres substances analogues qui constituent en majeure partie le corps de tous les êtres animés sont susceptibles d'être digérées par le suc gastrique, ou plutôt par la pepsine dont ce suc est chargé. Par conséquent aussi nous devons nous attendre à ne trouver chez les Animaux les plus simples qu'un liquide digestif de ce genre, tandis que chez les êtres mieux organisés qui ont le pouvoir d'utiliser plus complétement les substances diverses contenues dans leur proie, ou qui ont la faculté de se nourrir de végétaux, le suc gastrique devra coexister avec d'autres humeurs du même ordre, mais douées de propriétés différentes et aptes à attaquer les matières organiques que le premier de ces agents ne saurait rendre absorbables.

§ 11. — Lorsque la partie chimique du travail digestif se perfectionne de la sorte, et que les substances nutritives sont soumises successivement à l'action de deux ou de plusieurs dissolvants doués de propriétés différentes, la production de ces nouveaux sucs s'effectue d'abord dans les parois mêmes du tube alimentaire, dont certaines portions sont plus ou moins modi-fiées pour s'adapter au rôle d'organe sécréteur spécial. Mais chez les Animaux d'un mode d'organisation plus élevé, l'éla-boration de ces sucs se fait principalement à l'aide d'instru-ments nouveaux qui se développent autour de ce tube et qui y versent leurs produits. Ce sont des organes nommés *glandes*

Perfectionne-
ment
du travail
chimique
de la digestion.

Division
du travail
entre
les organes
sécréteurs.

v.

18

qui viennent ainsi s'ajouter aux parties fondamentales de l'appareil digestif, et leur position, ainsi que leur structure, varie suivant la nature des humeurs qu'ils sont destinés à fabriquer.

Appareil biliaire.

Il n'y a que quelques Zoophytes et un petit nombre de Vers dont l'appareil digestif ne présente aucune trace de complications de ce genre, et pour peu que l'on s'élève dans l'une quelconque des séries zoologiques, on voit presque toujours un liquide particulier, appelé *bile*, venir se mêler au chyme préalablement élaboré dans l'estomac sous l'influence du suc gastrique. Ce liquide nouveau est en général reconnaissable à sa couleur jaune ou verte et à son amertume ; il est doué de propriétés alcalines et ressemble à une sorte d'eau savonneuse. Nous étudierons plus tard sa nature et ses propriétés, ainsi que la structure des organes à l'aide desquels il se produit, et je me bornerai à ajouter ici que chez quelques Molluscoïdes il est sécrété par les parois même de la portion de l'intestin qui fait suite à l'estomac, et que chez quelques autres Animaux du même embranchement il se forme au fond de divers appendices dépendants soit de cet intestin, soit de l'estomac lui-même ; tandis que chez la plupart des Mollusques, ainsi que chez tous les Animaux supérieurs, il provient d'une grosse glande appelée *foie*.

Appareil salivaire.

Dans un très grand nombre d'espèces, un troisième liquide digestif, doué également de propriétés alcalines, mais qui d'ailleurs diffère beaucoup de la bile, et consiste principalement en eau chargée de quelques sels et de quelques principes organiques, la *salive*, est également versé sur les aliments pendant leur passage dans le canal digestif ; mais c'est dans la première portion de ce tube, en avant de l'estomac, que ce liquide afflue, et c'est aussi dans le voisinage de la bouche que les organes spéciaux chargés de l'élaborer, et appelés *glandes salivaires*, se développent.

Enfin, chez les Animaux les plus élevés en organisation, les aliments rencontrent aussi dans la portion post-stomacale du tube digestif un quatrième dissolvant, qui ressemble un peu à la salive, mais qui jouit de propriétés particulières : on lui a donné le nom de *suc pancréatique*, et il a sa source dans le *pancréas*, organe glandulaire situé près du foie.

Ces divers liquides qui viennent ainsi compléter l'action digestive du suc gastrique sont destinés surtout à attaquer et à rendre absorbables les matières végétales, ou, pour parler d'une manière plus précise, les aliments organiques non azotés.

Pour s'en assurer, il suffit d'un petit nombre d'expériences faciles à répéter.

Ainsi le pain, comme chacun le sait, n'est pas soluble dans l'eau, et serait presque insipide s'il ne contenait du sel ; mais il suffit de le bien imbiber de salive en le mâchant pendant quelque temps dans la bouche pour y développer un goût sucré dû à la transformation d'une certaine quantité de sa matière féculente en dextrine, puis en glycose ; et si l'on filtre le liquide qui s'écoule de la pâte ainsi imprégnée, on peut, à l'aide de réactifs convenables, tels que la solution cupro-potassique, y constater la présence du sucre formé de la sorte aux dépens des principes amylacés. Cette expérience est due à l'un des agrégés de notre Faculté de médecine, M. Miahle ; mais je dois ajouter que la découverte du mode d'action de la salive sur les matières amylacées appartient à un physiologiste allemand, M. Leuchs (1).

Appareil pancréatique.

Usages des liquides digestifs accessoires.

---

(1) Devant, dans une prochaine Leçon, traiter d'une manière plus complète du mode d'action de la salive sur les aliments, je ne rendrai pas compte ici des divers travaux qui ont été faits sur ce sujet, et je ne parlerai pas en ce moment de la composition chimique du suc salivaire, si ce n'est pour dire que l'on trouve dans ce liquide un principe particulier apte à jouer le rôle de ferment, à peu près comme nous l'avons vu pour la pepsine, mais ayant la propriété d'agir de la sorte sur certaines matières amylacées, et ne paraissant pas différer de la *diastase* qui se développe

Des expériences analogues, faites presque en même temps par M. Valentin en Allemagne, et par MM. Bouchardat et Sandras à Paris, montrent que le suc pancréatique agit de la même manière sur les éléments amylacés, et contribue à en effectuer la digestion (1). Il est aussi à noter que le suc formé par les parois mêmes de l'intestin jouit de propriétés analogues (2), et

pendant la germination des graines. La découverte de M. Leuchs date de 1831 (a), et a été confirmée peu de temps après par les expériences de M. Schwann, de M. Mialhe et de plusieurs autres physiologistes (b); mais il est à noter que tous les liquides désignés sous le nom de *salive* ne possèdent pas les propriétés digestives dont il vient d'être question, et que c'est la salive mixte, telle que cette humeur existe dans la cavité buccale, qui détermine la transformation de l'amidon en dextrine, puis en glycose (c).

(1) En 1844, M. Valentin a constaté ce fait en soumettant de l'empois à l'action d'une certaine quantité d'eau dans laquelle il avait fait infuser des fragments du pancréas (d). L'année suivante, MM. Bouchardat et Sandras ont obtenu le même résultat en opérant sur le suc pancréatique de la Poule (e), et plus récemment ces expériences ont été répétées avec succès par beaucoup d'autres physiologistes (f).

(2) Ce fait a été constaté par M. Frerichs, ainsi que par MM. Bidder et Schmidt (g).

(a) Leuchs, *Ueber die Verzuckerung des Stärkmehls durch Speichel* (Kastner's *Arch. für die gesammte Naturlehre*, 1831, t. XXI, p. 106).

(b) Schwann, *Ueber das Wesen des Verdauungsprocesses* (Müller's *Archiv für Anatomie und Physiologie*, 1836, p. 138).

— Sébastian, voyez Burdach, *Traité de physiologie*, t. IX, p. 268.

— Wright, *The Physiology and Pathology of Saliva* (*The Lancet*, 1841-1842, t. II, p. 217). Paris,

— Mialhe, *Mém. sur la digestion et l'assimilation des matières amyloïdes et sucrées.* 1846. — *Chimie appliquée à la physiologie*, p. 44.

— Jacubowitsch, *De saliva* (dissert. inaug.). Dorpat, 1848.

— Bidder und Schmidt, *Die Verdauungssäfte und der Stoffwechsel*, p. 15.

— Longet, *Traité de physiologie*, t. I, 2ᵉ partie, p. 171.

(c) Lassaigne, *Recherches pour déterminer le mode d'action qu'exerce la salive pure sur l'amidon* (*Comptes rendus de l'Académie des sciences*, 1845, t. XX, p. 1347, etc.).

— Magendie, *Étude comparative de la salive parotidienne et de la salive mixte du Cheval* (*Comptes rendus de l'Académie des sciences*, 1845, t. XXI, p. 902).

— Cl. Bernard, *Mém. sur le rôle de la salive dans les phénomènes de la digestion* (*Arch. gén. de médecine*, 4ᵉ série, 1847, t. XIII, p. 1).

(d) Valentin, *Handbuch der Physiologie*, 1847, t. I, p. 356.

(e) Bouchardat et Sandras, *Des fonctions du pancréas et de son influence sur la digestion des féculents* (*Comptes rendus de l'Académie des sciences*, 1845, t. XX, p. 1088, et *Suppléments à l'Annuaire de thérapeutique pour 1846*, p. 147).

(f) Cl. Bernard, *Mém. sur le pancréas* (*Supplément aux Comptes rendus de l'Académie des sciences*, 1856, t. I, p. 410).

(g) Frerichs, *Die Verdauung* (Wagner's *Handwörterbuch der Physiologie*, 1846, t. III, 1ʳᵉ partie, p. 852).

— Bidder und Schmidt, *Die Verdauungssäfte und der Stoffwechsel*, 1852, p. 281.

mon savant collègue, M. Cl. Bernard, a souvent rendu les élèves de cette Faculté témoins de l'action remarquable que le suc pancréatique exerce sur les matières grasses (1). Il suffit, en effet, d'agiter pendant quelques secondes une graisse liquide avec quelques gouttes de cette humeur, pour la transformer en une émulsion d'apparence laiteuse qui ressemble beaucoup à un des produits du travail digestif, le chyle, dont l'étude nous occupera bientôt. Enfin des expériences faites récemment par M. L. Corvisart tendent à établir que le principe actif du suc pancréatique jouit de la propriété d'attaquer et de rendre solubles les matières albuminoïdes comme le fait le suc gastrique, et cela en présence des alcalis aussi bien que des acides, de façon que cette substance serait apte à continuer la digestion commencée, soit par la salive, soit par la pepsine stomacale (2).

Quant au rôle de la bile dans le travail digestif, les résultats sont moins nets ; mais, ainsi que je le ferai voir plus tard, il y a tout lieu de penser que ce liquide attaque aussi les matières grasses contenues dans les aliments, et les expériences endos-

(1) En 1834, M. Eberle reconnut que le suc pancréatique jouit de la propriété de tenir les graisses en suspension sous la forme d'émulsion (a), et plus récemment ce fait a été mis en évidence d'une manière plus complète par les expériences de M. Claude Bernard (b).

(2) Le principe actif du suc pancréatique, que l'on désigne assez généralement aujourd'hui sous le nom de *pancréatine* (c), peut être précipité par l'alcool, puis redissous dans l'eau sans perdre la propriété d'agir comme ferment digestif. M. L. Corvisart a constaté que cette substance, soit à l'état acide ou à l'état alcalin, transforme la fibrine, l'albumine coagulée, la caséine, etc., en peptones, comme le fait le suc gastrique (d); mais elle paraît ne pas exister toujours dans le liquide fourni par le

(a) Eberle, *Physiologie der Verdauung*, 1834, p. 251.
(b) Cl. Bernard, *Du suc pancréatique et de son rôle dans la digestion* (*Arch. gén. de méd.*, 4ᵉ série, 1849, t. XIX). — *Mém. sur le pancréas* (*Supplém. aux Comptes rendus de l'Acad. des sciences*, 1856, t. I, p. 444 et suiv.).
(c) Robin et Verdeil, *Traité de chimie anatomique et physiologique*, t. III, p. 345.
(d) L. Corvisart, *Sur une fonction peu connue du pancréas dans la digestion des aliments azotés*, 1858 (extr. de la *Gazette hebdomadaire de médecine*, 1857, t. IV, p. 250 et suiv.).

motiques dont j'ai déjà rendu compte prouvent qu'il doit contribuer à en faciliter l'absorption (1).

Utilité
de plusieurs
cavités
successives
pour l'action
de ces sucs.
§ 12. — Pour tirer de ces divers agents chimiques tout le parti possible, l'appareil digestif doit être pourvu, non d'un réservoir alimentaire unique, comme chez les Animaux où le suc gastrique intervient seul dans le travail de la digestion, mais de plusieurs estomacs, ou tout au moins de plusieurs cavités où les aliments peuvent séjourner en contact avec ces liquides.

Aussi, chez un assez grand nombre d'Animaux phytophages, dont la digestion est puissante, trouve-t-on, au-devant de l'estomac proprement dit un estomac accessoire qui est désigné tantôt sous le nom de *jabot*, tantôt sous celui de *panse*, et qui sert de magasin pour les aliments déjà imprégnés de salive, mais non encore soumis à l'action du suc gastrique.

Le réceptacle où les matières alimentaires sont mêlées à la bile et au suc pancréatique fait généralement suite à l'estomac, mais n'a pas, comme les cavités précédentes, la forme d'une poche, parce qu'il doit servir aussi à un autre usage, et que cette circonstance nécessite une disposition particulière ; mais cette espèce d'estomac complémentaire n'en est pas moins nettement délimité, et sa capacité est surtout très grande chez les Animaux herbivores. Elle est formée par la première portion du tube intestinal, et on la désigne généralement sous le nom d'*intestin grêle*, par opposition à la portion terminale du

pancréas (*a*), et, d'après les dernières expériences faites par le jeune physiologiste que je viens de citer, elle ne se produirait qu'au moment où la digestion stomacale s'effectue (*b*).

MM. Bidder et Schmidt avaient constaté précédemment que les sucs intestinaux sont aptes à produire des effets analogues (*c*).

(1) Voyez ci-dessus, page 223.

(*a*) MM. Keferstein et Halwachs n'ont obtenu que des résultats négatifs (voyez Schmidt's *Jahrbücher*, 1859).
(*b*) Corvisart, *Contribution à l'étude du pancréas dans la digestion* (Comptes rendus de l'Académie des sciences, 1859, t. XLIX, p. 43).
(*c*) Bidder und Schmidt, *Die Verdauungssäfte und der Stoffwechsel*, 1852, p. 272 et suiv.
— Lehmann, *Lehrbuch der physiologischen Chemie*, t. II, p. 90.

même conduit, qui, à raison de son volume, est appelée le *gros intestin* et qui sert de réservoir pour le résidu excrémentitiel.

J'ajouterai que les physiologistes désignent souvent sous le nom de *chymification* cette digestion complémentaire qui s'effectue dans l'intestin grêle, parce que l'un des produits les plus remarquables de ce travail est un liquide généralement laiteux, appelé *chyle* (1).

(1) La plupart des anciens physiologistes emploient presque indifféremment les mots *chyme* et *chyle* pour désigner les produits utiles de la digestion stomacale. Ainsi Willis, Sylvius, Fabricius, Lower, Pitcairne, Riolan et Bartholin, parlent de la formation du chyle dans l'estomac (a), et Boerhaave ne paraît même avoir reconnu aucune différence essentielle entre les matières alimentaires élaborées dans cet organe et dans l'intestin (b). Haller semble avoir eu des notions plus justes à cet égard, bien qu'il ne s'en explique pas d'une manière précise. Cependant Juncker avait déjà établi une distinction nette entre les fonctions de ces deux portions du canal digestif, car il avait dit positivement que les aliments sont transformés en chyme dans l'estomac, puis poussés dans le duodénum, où ils se changent en chyle par leur mélange avec d'autres substances.

C'est dans cette dernière acception que les mots *chymification* et *chylification* ont été employés par Sœmmering, Chaussier, Magendie et la plupart des physiologistes du siècle actuel (c). Quelques auteurs récents en critiquent l'emploi, parce que ces mots ne peuvent s'appliquer à aucun résultat nettement défini, et qu'en réalité la digestion commencée dans l'estomac est continuée dans l'intestin. Mais ces objections ne me semblent pas avoir beaucoup de valeur, et il est utile de pouvoir désigner par un nom particulier les deux périodes principales du travail digestif. Ainsi j'emploie le mot *chyme* pour désigner la matière pulpeuse obtenue dans l'estomac par l'action du suc gastrique acide et chargé de pepsine sur les aliments, et *chymification* l'acte qui amène ce résultat ; tandis que je me sers de l'expression *chylification* pour indiquer la digestion complémentaire qui s'effectue dans l'intestin à l'aide des sucs alcalins ou neutres et plus ou moins chargés de diastase, phénomène qui détermine la formation du chyle ainsi que des autres liquides nourriciers dont l'absorption a lieu dans l'intestin grêle. Quant au mot *chyle*, on le réserve généralement au fluide nourricier qui pénètre de l'intestin dans la portion

(a) Voyez Castelli, *Lexicon*, art. CHYMUS et CHYLUS, 1712.
(b) Boerhaave, *Prælect.*, §§ 78, 95.
(c) Sœmmering, *Corp. hum. fabr.*, t. VI, p. 306, etc.
— Chaussier, *Digestion (Dictionnaire des sciences médicales*, t. IX, p. 406 et 429).
— Magendie, *Précis élémentaire de physiologie*, t. II, p. 87 et suiv.
— Bérard, *Leçons de physiologie*, t. III, p. 184, etc.

Changements
chimiques
déterminés
par
le suc gastrique.
§ 13. — Le suc gastrique et les autres humeurs que les aliments rencontrent dans les diverses parties de l'appareil digestif ne déterminent pas seulement dans ces substances le changement d'état qui est nécessaire pour les rendre absorbables; souvent la constitution chimique de ces corps est profondément modifiée par l'action de ces agents, et les transformations effectuées de la sorte peuvent se produire dans les liquides aussi bien que dans les solides. Il paraîtrait même que dans certains cas les matières alimentaires, tout en présentant les conditions voulues pour être absorbées, ne sont utilisables dans l'économie qu'après avoir éprouvé des changements de cet ordre.

Ainsi le sucre de canne, et le sucre de raisin, ou glycose, sont l'un et l'autre très solubles dans l'eau et traversent assez facilement les membranes organiques; mais lorsque ces substances se trouvent mêlées au sang et circulent dans l'économie animale, elles ne se comportent pas de même : le sucre de canne est rapidement expulsé par les voies urinaires, tandis que la glycose est d'ordinaire employée comme combustible respiratoire et utilisée de la sorte pour l'entretien du mouvement vital (1). Le sucre de canne, néanmoins, est un aliment dont les Animaux peuvent tirer grand parti, mais c'est à la condition

correspondante du système des vaisseaux lymphatiques ou vaisseaux chylifères, et qui présente d'ordinaire un aspect laiteux. Nous verrons plus loin quelle idée doit y être attachée.

(1) M. Cl. Bernard a obtenu la preuve expérimentale de ce fait en injectant d'une manière comparative dans les veines de divers Animaux vivants les deux espèces de sucre. Le sucre de canne introduit ainsi directement dans le torrent de la circulation s'est montré bientôt dans les urines, et a été expulsé de l'organisme par la sécrétion rénale, sans avoir subi aucun changement, par conséquent sans avoir été utilisé dans le travail chimique dont la machine vivante est le siége. La glycose, au contraire, disparaît rapidement du sang, et, dans la plupart des cas, n'arrive pas dans les urines. Or, M. Cl. Bernard a reconnu que le sucre de canne se transforme en glycose sous l'influence du suc gastrique, et que si on l'injecte dans les veines après l'avoir mis en présence de cet agent, au lieu de traverser simplement l'organisme, il devient

de le transformer préalablement en glycose. Or, le suc gastrique détermine ce changement, et par conséquent le sucre de canne, tout en étant absorbable, a besoin d'être digéré, c'est-à-dire de subir une certaine élaboration déterminée par l'action des agents digestifs.

Les substances albuminoïdes sont également modifiées dans leur constitution chimique par l'action de la pepsine et des autres ferments qui interviennent dans le travail de la digestion ; elles acquièrent ainsi des propriétés particulières, et constituent des matières que l'on désigne généralement sous le nom de *peptones* (1) ; enfin, dans certains cas, les matières

utilisable dans l'économie (a). Or, cette transformation du sucre de canne en sucre de raisin ou en glycose, dans l'intérieur de l'estomac des Animaux vivants, est un des phénomènes ordinaires de la digestion, ainsi que cela a été constaté par MM. Sandras et Bouchardat, Lehmann, von Becker et plusieurs autres physiologistes (b), contrairement à l'opinion de MM. Frerichs et Blondlot (c). Dans certains cas, la modification de cette substance est portée même beaucoup plus loin, et le sucre se trouve changé en acide lactique par l'action soit du

suc gastrique, soit des liquides qui se rencontrent dans l'intestin (d).

(1) M. Mialhe a appelé l'attention des chimistes et des physiologistes sur les modifications que le suc gastrique détermine dans les matières albuminoïdes (e), et ce sujet a été étudié d'une manière plus complète par M. Lehmann, qui donne à ces substances le nom de *peptones* quand elles ont été transformées de la sorte (f). Je reviendrai sur ce phénomène lorsque je traiterai des produits de la digestion.

(a) Cl. Bernard, *Mémoire sur le suc gastrique et son rôle dans la nutrition* (*Gazette médicale*, 1844).

(b) Bouchardat et Sandras, *De la digestion des matières féculentes et sucrées, et du rôle que ces substances jouent dans la nutrition* (*Supplém. à l'Annuaire de thérapeutique pour 1846*, p. 83 et suiv.).
— Lehmann, *Lehrbuch der physiologischen Chemie*, t. II, p. 255.
— Von Becker, *Ueber das Verhalten des Zuckers beim thierischen Stoffwechsel* (Siebold und Kölliker's *Zeitschrift für wissenschaftl. Zoologie*, 1854, t. V, p. 124).
— Longet, *Traité de physiologie*, 1857, t. I, 2ᵉ partie, p. 226.
(c) Frerichs, *Verdauung* (Wagner's *Handwörterbuch der Physiologie*, t. III, p. 802).
— Blondlot, *Traité analytique de la digestion*, p. 299.
(d) Bouchardat et Sandras, *Op. cit.* (*Supplément à l'Annuaire de thérapeutique pour 1846*, p. 102).
— Ch. Schmidt, *De digestionis natura* (dissert. inaug.), Dorpat, 1846, et *Ann. der Chem. und Pharm.*, t. LXI, p. 22.
— Lehmann, *Lehrbuch der physiologischen Chemie*, t. II, p. 249.
(e) Mialhe, *Mémoire sur la digestion et l'assimilation des matières albuminoïdes*, 1847, p. 31 et suiv.
(f) Lehmann, *Lehrbuch der physiologischen Chemie*, t. II, p. 46 et suiv.

grasses subissent aussi des transformations remarquables sous l'influence des mêmes agents (1).

Nous voyons donc que la digestion n'est pas une fonction aussi simple qu'on aurait pu le supposer d'après les résultats obtenus par les recherches de Réaumur et de Spallanzani. Les réactions chimiques qui en dépendent sont même très complexes; mais, pour le moment, nous pouvons laisser de côté l'étude des transformations qui sont effectuées ainsi dans la nature des matières alimentaires, et ne prendre en considération que les phénomènes les plus apparents et les plus généraux de ce travail physiologique, c'est-à-dire le changement d'état qui s'opère dans les aliments solides et qui les rend propres à pénétrer à travers les tissus pour aller se mêler aux fluides nourriciers de l'organisme.

Actions adjuvantes.

§ 14. — Indépendamment des actes essentiels que nous venons de passer rapidement en revue, il en est d'autres qui offrent parfois aussi une grande importance, et qui viennent en aide aux précédents sans produire ce qui est fondamental dans le phénomène de la digestion. Ainsi, quoique l'agent par lequel ce travail s'accomplit soit un dissolvant chimique, il est aisé de comprendre que le concours de puissances mé-

Phénomènes mécaniques.

caniques puisse être très utile, ne fût-ce que pour diviser les matières soumises à l'influence du suc gastrique ou autres, et à multiplier ainsi leurs points de contact avec ces liquides. La pression exercée sur les aliments, dans l'intérieur du tube digestif, par la contraction des fibres charnues dont ses parois sont garnies, peut suffire pour assurer cette division, et lorsqu'elle doit devenir très puissante, une portion particulière de ce conduit se trouve appropriée à l'exercice de cette

(1) Dans certains cas, les matières grasses neutres paraissent pouvoir être décomposées en glycérine et en acides gras ; mais en général les graisses sont absorbées sans avoir subi aucune transformation.

fonction. De là encore une nouvelle complication de l'appareil, et l'apparition d'un réservoir gastrique à parois essentiellement charnues, qu'on nomme *gésier*. Mais cette adaptation d'une partie préexistante à des usages nouveaux ne suffit pas toujours pour obtenir le résultat voulu, et la nature a alors recours à la création d'instruments nouveaux qui viennent s'ajouter aux organes déjà si nombreux, dont se compose le système digestif, et qui constituent un *appareil de mastication*. Ces organes sécateurs ou triturants interviennent aussi d'une manière active dans le phénomène de la préhension des aliments, et chez beaucoup d'animaux cette portion préliminaire du travail digestif s'effectue aussi à l'aide d'autres instruments accessoires empruntés à des parties voisines de l'économie ou obtenus par l'adaptation des bords de l'orifice buccal à ce genre d'usages.

Organes masticateurs.

Il est aussi à noter que l'appareil masticateur est perfectionné progressivement par les mêmes procédés que les autres organes digestifs. La bouche ne tarde pas à s'enrichir de leviers qui augmentent la précision et la force des mouvements déterminés par la contraction des muscles qui l'entourent, et ces parties rigides sont d'abord empruntées à l'appareil de la locomotion, puis obtenus à l'aide d'une création organique spéciale. Ainsi, chez certains Animaux, les pattes, ou des parties analogues à ces appendices, constituent des mâchoires et des mandibules qui agissent à la manière de pinces, soit pour saisir, soit pour couper ou pour broyer les aliments; chez les Animaux supérieurs, non-seulement les leviers buccaux sont le résultat d'une création *ad hoc*, mais encore ils se garnissent d'instruments qui sont destinés à en rendre le jeu plus parfait, et qui constituent l'armature dite *dentaire*. Or, ces organes complémentaires, qui sont d'abord de simples tubercules ou crochets épidermiques, sont bientôt constitués par des tissus spéciaux, et chez les Animaux les plus élevés ils offrent dans les différentes parties de la cavité buccale des formes variées, de façon à être mieux appropriés à des modes d'action divers. La division du travail s'introduit donc dans les phénomènes mécaniques de la digestion, aussi bien que dans les actions chimiques dont il a été déjà question, et en assure aussi le perfectionnement.

Perfectionnement de l'appareil digestif comme instrument d'absorption.

§ 15. — Enfin, les dispositions anatomiques à l'aide desquelles la Nature accroît la puissance de l'appareil digestif, par rapport à l'utilisation des produits du travail physiologique accompli dans son intérieur, c'est-à-dire considéré comme un agent absorbant, sont également faciles à comprendre, et je dirai même à prévoir. En effet, la première condition à remplir pour rendre facile et rapide ce passage des matières liquéfiées de la cavité digestive dans la profondeur de l'organisme, c'est de donner une étendue considérable à la surface perméable baignée par ces matières, et cela peut s'obtenir de diverses manières. Le procédé le plus simple consiste à subdiviser le réservoir alimentaire de façon à rétrécir beaucoup la cavité dont il se compose sans en diminuer la capacité totale. Chez beaucoup de Zoophytes, cette disposition se trouve réalisée et coïncide avec l'adaptation de l'estomac à une autre fonction : celle de l'irrigation physiologique. En étudiant les premières ébauches de l'appareil circulatoire, nous en avons vu divers exemples (1), et je me bornerai à ajouter ici que le développement de certaines portions de la cavité digestive en tubes appendiculaires, tantôt simples, tantôt rameux, se voit aussi chez beaucoup d'Animaux où la division du travail physiologique est parfaitement établie entre les grandes fonctions de la vie végétative, et où l'état imparfait du mouvement circulatoire des fluides nourriciers ne semble commander en aucune façon cette particularité organique, mais où elle paraît être destinée seulement à activer l'absorption des matières nutritives préalablement

_____

(1) Voyez tome III, page 55 et suivantes.

élaborées dans l'estomac. Nous verrons bientôt que chez plu- Phlébentérisme
sieurs Vers, ainsi que chez certains Mollusques, les appendices
gastriques ainsi constitués affectent la forme de vaisseaux, et
composent parfois un système dendroïde des plus remarquables.
C'est ce mode particulier de conformation qui a été désigné
par M. de Quatrefages sous le nom de *phlébentérisme ;* et lorsque
nous étudierons le mode de formation de certaines glandes annexées au tube digestif, le foie, par exemple, nous verrons que
c'est en empruntant les canaux gastro-vasculaires dont je viens
de parler, ou leurs analogues, que la Nature paraît avoir constitué les canaux excréteurs de ces organes.

Ailleurs, les cæcums ainsi développés autour du tube intes- Valvules
conniventes
et villosités
de la muqueuse
intestinale.
tinal disparaissent ou cessent de recevoir dans leur intérieur
les produits de la digestion, et, par conséquent, ne contribuent
plus à faciliter l'absorption des matières nutritives, mais cette
absorption est favorisée par une autre disposition anatomique.
La portion du canal alimentaire qui fait suite à l'estomac, et qui
est le siége du complément du travail digestif effectué à l'aide
de la bile, du suc pancréatique et de quelques autres liquides
analogues, s'allonge beaucoup et se recourbe sur elle-même,
de façon à constituer une multitude de circonvolutions. Les matières élaborées par les sucs digestifs trouvent donc là une surface absorbante très vaste où elles s'étalent en couche mince ; et
chez les Animaux supérieurs l'étendue de cette surface est
encore augmentée par l'existence d'une multitude de replis,
appelés *valvules conniventes*, que la membrane muqueuse intestinale forme dans l'intérieur de ce conduit long, étroit et tortueux. Souvent cette membrane se garnit même d'espèces de
franges molles et perméables, appelées *villosités*, qui en augmentent encore la puissance absorbante.

§ 16. — Ce coup d'œil rapide sur l'ensemble des phéno- Résumé.
mènes de la digestion et sur les instruments qui y sont employés, nous fait voir que ce travail est fort complexe, et

résulte de deux séries d'actes principaux : les uns mécaniques, les autres chimiques.

Les premiers ont pour objet la préhension des aliments, leur division, leur introduction dans l'estomac et les autres cavités où ils peuvent être soumis à l'influence des dissolvants chimiques ; puis l'expulsion des résidus qu'ils auront laissés.

Les seconds sont destinés à donner à ces corps une forme et des propriétés telles qu'ils puissent pénétrer de la cavité digestive dans la profondeur de l'organisme, et y être employés à la nutrition ; résultat qui s'obtient au moyen de certaines transformations apportées dans leur constitution chimique, et qui s'effectuent à l'aide de liquides particuliers tels que le suc gastrique.

Pour compléter l'histoire de cette fonction importante, il nous faudrait donc examiner le mode de production de ces agents chimiques ; mais cette étude ne pourrait, sans inconvénients graves, être séparée de celle du travail sécrétoire considéré d'une manière générale, et par conséquent je ne l'aborderai pas en ce moment. En parlant ici de l'action des sucs digestifs sur les aliments, je ne pourrais me dispenser de faire connaître les organes qui en sont la source, et d'indiquer les relations qui existent entre ces parties et les cavités digestives; mais je ne m'occuperai pas de la manière dont elles remplissent leurs fonctions, et je me bornerai à étudier ceux de leurs produits qui ont un rôle à remplir dans le travail de la digestion.

Le transport des matières ainsi élaborées de l'intérieur de la cavité alimentaire jusque dans le système irrigatoire ne dépend pas du travail digestif lui-même, bien qu'il en soit le complément ; c'est un phénomène d'absorption, et il résulte, par conséquent, du jeu d'autres instruments. Chez les Animaux inférieurs, les liquides nourriciers passent directement de l'estomac ou de l'intestin dans le sang, et les veines de ces organes sont les canaux qui puisent en quelque sorte dans la masse alimentaire la totalité des matières récrémentitielles dont le sang s'enrichit. Mais, ainsi que nous l'avons déjà vu, il existe chez l'Homme et les autres Animaux supérieurs un système vasculaire spécial qui est annexé à l'appareil sanguin et qui est aussi un instrument d'absorption, savoir, le système lymphatique (1). Or, une partie notable des produits de la digestion traverse ces conduits pour se rendre dans le torrent de la circulation, et la portion du système lymphatique qui est employée de la sorte, et qui se compose de vaisseaux dits *chylifères* ou *lactés*, est par conséquent, de même que la portion correspondante du système veineux, un auxiliaire nécessaire de l'appareil digestif : on pourrait même la considérer comme faisant partie de cet appareil.

Pour mettre dans nos études l'ordre désirable, nous n'aurons donc à nous occuper d'abord que de la constitution de l'appareil digestif, des actes mécaniques qui s'y accomplissent, et des phénomènes chimiques dont il est le siége. Les deux premiers points sont tellement connexes, que je ne crois pas devoir les séparer ; mais la partie chimique du travail ne dépend pas de la disposition matérielle des organes où elle s'accomplit, et son examen devient plus facile quand on la sépare de tout ce qui n'y est pas essentiel.

Je diviserai donc l'histoire de la digestion en deux parties. Dans la première, je traiterai des instruments qui sont employés à l'exercice de cette fonction, de leur jeu et des phénomènes mécaniques résultant de leur action. Dans la seconde, j'étudierai les agents chimiques qui interviennent dans l'accomplissement de ce phénomène, et je ferai connaître les changements qu'ils déterminent dans la constitution des matières alimentaires.

(1) Voyez tome IV, page 447 et suivantes.

Enfin, après avoir exposé l'état actuel de la science en ce qui concerne la digestion proprement dite, considérée ainsi au point de vue de l'anatomie et de la physiologie, je passerai à l'étude des actes complémentaires de la fonction, et j'examinerai comment les matières ainsi élaborées sont absorbées, soit par les veines, soit par les lymphatiques, et mêlées au sang.

Dans la prochaine Leçon j'aborderai donc simultanément l'examen de la constitution de l'appareil digestif et des actions mécaniques qui s'y effectuent. Pour point de départ, je choisirai, comme d'ordinaire, les Animaux dont l'organisation est la plus simple, et je passerai successivement à ceux dont la structure est de plus en plus complexe. Mais afin de ne pas trop scinder l'histoire de l'appareil digestif dans chacune des diverses classes dont j'aurai à parler, je subordonnerai quelquefois cette marche à la distribution méthodique des êtres qui se trouvent liés entre eux par la sorte de parenté dont le zoologiste cherche à présenter le tableau dans ses systèmes de classification.

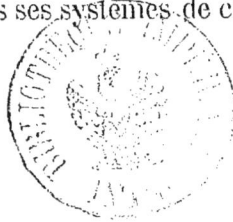

QUARANTE-SEPTIÈME LEÇON.

De l'appareil de la digestion chez les Zoophytes.

§ 1. — Si les expériences curieuses de Tremblay, dont il a été question dans la dernière Leçon, ne nous avaient en quelque sorte préparés à l'étude des faits que je vais exposer, il nous serait difficile de comprendre comment la digestion peut s'opérer chez quelques Animaux d'une simplicité extrême, qui, au premier abord, ne semblent consister qu'en une sorte de gelée vivante, et qui appartiennent au groupe des Sarcodaires : les Amibes, par exemple. Effectivement, chez ces Zoophytes dégradés, on ne trouve dans l'intérieur du corps aucune cavité qui soit disposée pour recevoir des aliments, et là où il n'y a pas d'estomac, comment supposer qu'une digestion puisse s'effectuer? Mais l'observation nous apprend que la faculté existe malgré l'absence de l'instrument, et qu'au moment où elle doit entrer en jeu, l'organisme se modifie de façon à en rendre l'exercice possible.

De même que chez le Polype de Tremblay, toutes les parties du corps de l'Amibe paraissent être aptes à sécréter un liquide digestif, et lorsque l'animalcule rencontre une substance dont il veut se nourrir, on le voit s'y accoler, se prolonger tout autour, et enfin l'envelopper complétement comme dans une bourse. L'aliment reste assez longtemps emprisonné dans cette espèce d'estomac adventif, s'enfonce plus ou moins profondément dans l'organisme de l'Amibe, s'y trouve baigné par un liquide particulier, et, après avoir été en partie digéré, est

Cavité digestive adventive de quelques Sarcodaires.

v.

19

rejeté au dehors ; ensuite la fossette ou vacuole qui le renfermait s'efface et cesse d'exister (1).

§ 2. — Chez les Actinophrys, la digestion s'effectue à peu près de la même manière, mais la préhension des aliments est facilitée par l'action d'expansions filiformes et rétractiles qui rayonnent de la surface du corps. Il n'y a ni bouche, ni estomac, ni anus ; mais les matières nutritives se creusent en quelque sorte une niche dans la substance molle du Sarcodaire, s'y enfouissent complétement et y sont digérées ; puis le résidu qu'ils laissent est évacué sans qu'il y ait rien de constant ou de préétabli, soit pour leur entrée, soit pour leur sortie (2).

(1) Les Amibes, dont une espèce a été décrite vers la fin du siècle dernier par Othon Fréd. Müller (a), sous le nom de *Proteus diffluens*, sont des Animalcules infusoires de consistance gélatineuse, qui changent sans cesse de forme en s'étalant, pour ainsi parler, ou en se rétractant dans divers sens par un mouvement lent. M. Dujardin a très bien observé et décrit les principaux phénomènes mentionnés ci-dessus, et pense que la substance glutineuse de ces petits êtres n'est pas limitée par une membrane, et peut se creuser de vacuoles spontanément aussi bien que sous l'influence de la pression exercée par des corps étrangers (b). Du reste, ce zoologiste ne se prononce pas sur la nature du travail effectué de la sorte, et il paraît même penser que les Amibes ne se nourrissent que par une simple absorption.

M. Carter a observé aussi le singulier procédé d'ingurgitation à l'aide duquel les Amibes introduisent dans leur organisme des corps étrangers, et il n'hésite pas à considérer cet acte comme un phénomène d'alimentation (c).

Enfin, M. Claparède, à qui l'on doit beaucoup de recherches délicates et bien faites sur les Infusoires, vient de décrire cet acte d'une manière plus précise et de l'interpréter, à peu près comme je le fais ici (d).

L'inglutition des aliments paraît se faire chez les Difflugies à peu près de même que chez les Amibes, mais seulement à l'aide de la portion protractile du corps de ces Rhizopodes, qu'on désigne d'ordinaire sous le nom de pied (e).

(2) En 1777, Oth. Fréd. Müller et Wagler virent un Entomostracé microscopique logé dans l'intérieur du

(a) O. F. Müller, *Animalcula infusoria*, 1786, p. 9, pl. 2, fig. 1 à 12.
(b) Dujardin, *Histoire naturelle des Infusoires*, 1841, p. 228.
(c) Schneider, *Beiträge zur Naturgeschichte der Infusorien* (Müller's *Archiv für Anat. und Physiol.*, 1854, p. 204).
(d) E. Claparède, *Ueber Actinophrys Eichhornii* (Müller's *Arch. für Anat. und Physiol.*, 1854, p. 408).
(e) H. J. Carter, *Notes on the Species, Structure and Animality of the Fresh Water Sponges in the Tanks of Bombay* (Ann. and Mag. of Nat. Hist., 2ᵉ série, 1848, t. I, p. 344). — *Notes on the Fresh Water Infusoria of the Island of Bombay* (Op. cit., 1856, t. XVIII, p. 123).

Chez les Spongiaires, des voies permanentes sont disposées pour donner accès aux particules solides dont ces singuliers êtres se sustentent; mais les canaux destinés à cet usage constituent en même temps l'appareil respiratoire, et c'est à l'aide des

Cavités
aquifères
et digestives
des
Spongiaires.

corps d'un Actinophrys, et ils en conclurent que ces Animalcules dévorent la proie dont ils peuvent s'emparer (a). Vers la même époque, Eichhorn fut souvent témoin de phénomènes d'ingurgitation de ce genre (b), et M. Ehrenberg, qui les a également constatés, a été conduit à penser qu'il existe chez les Actinophrys un nombre considérable de cavités digestives ou estomacs (c); mais à une époque plus récente l'organisation de ces Sarcodaires a été étudiée d'une manière plus approfondie, et aujourd'hui presque tous les micrographes sont d'accord pour reconnaître qu'ils sont complétement dépourvus de tout appareil digestif spécial, et que les matières solides dont ils se repaissent peuvent pénétrer dans leur profondeur par un point quelconque de la surface générale du corps. M. Nicolet, qui fut, je crois, le premier à signaler ce fait, remarqua qu'il se forme de temps en temps, à la surface du corps de l'Actinophrys, une sorte de tumeur vésiculaire, et que la proie amenée en contact avec cette espèce d'ampoule par l'action des expansions rayonnantes, y détermine une dépression ou fossette plus ou moins profonde qui se referme pour emprisonner la matière alimentaire et la digérer, puis, après avoir rempli le

rôle d'un estomac adventif, rejette les fèces dont elle était restée chargée, et s'efface (d). M, Kölliker a publié, peu de temps après, des recherches plus étendues sur le même sujet, et comme ce point de l'histoire de la digestion offre beaucoup d'intérêt et n'est encore que peu connu de la plupart des physiologistes, je crois devoir rapporter ici les principaux faits observés par cet habile micrographe (e).

La manière dont s'effectue l'alimentation de l'Actinophrys, dit M. Kölliker, est d'un grand intérêt. Quoique ce petit être ne possède ni bouche ni estomac, il prend des aliments solides et rejette ce qu'il ne peut en digérer. Ce phénomène, qu'on pourrait appeler presque un miracle, s'effectue de la manière suivante. L'Actinophrys se repaît d'Infusoires de toutes sortes, de petits Crustacés et d'algues (par exemple, de Rotifères, de Lyncées et de Diatomacées). Lorsqu'en nageant dans l'eau il rencontre un de ces végétaux, ou lorsqu'un Infusoire s'en approche et que ce corps étranger est touché par un de ses filaments tentaculiformes, il y reste en général accolé et se trouve peu à peu attiré par la contraction de ces appendices. Les filaments radiaires circonvoisins s'y appliquent aussi, et la proie ainsi

(a) O. F. Müller, *Animalcula infusoria*, 1786, p. 304.
(b) Eichhorn, *Beitr. zur Kenntniss der kleinsten Wasserthiere*, 1783, p. 15.
(c) Ehrenberg, *Die Infusionsthierchen*, p. 303.
(d) Nicolet, *Observations sur l'organisation et le développement de l'Actinophrys* (*Comptes rendus de l'Académie des sciences*, 1848, t. XXVI, p. 115).
(e) Kölliker, *Das Sonnenthierchen, Actynophrys sol* (*Zeitschrift für wissenschaftliche Zoologie*, 1849, t. I, p. 201 et suiv., pl. 17, fig. 2 et 3).

courants déterminés par les cils vibratiles dont ces conduits sont garnis que les substances alimentaires tenues en suspension dans l'eau ambiante sont portées dans la profondeur de l'orga-

entourée est amenée lentement jusque sur la surface du corps de l'Animal, qui se déprime dans ce point pour le loger comme dans une fossette. La cavité ainsi formée devient peu à peu de plus en plus profonde, et bientôt se referme sur le corps étranger qui s'y trouve logé, tandis que les filaments tentaculiformes se déploient de nouveau et reprennent leur disposition primitive. L'espèce de bourse ainsi formée, après s'être fermée sur sa proie, s'enfonce graduellement vers la partie centrale de l'Actinophrys, et le corps étranger emprisonné de la sorte est peu à peu digéré et absorbé. S'il est susceptible de se dissoudre complétement, comme cela a lieu pour un Infusoire, la cavité qui le renferme se contracte à mesure que la digestion s'avance et finit par disparaître tout entière ; mais s'il en reste quelques portions indigestes, telles que l'enveloppe cutanée d'une Lyncée, ce résidu est rejeté au dehors en suivant à peu près la même voie que lors de son ingurgitation ; puis le passage se ferme et ne laisse aucune trace de son existence. M. Kölliker ajoute que par des observations multipliées et approfondies, il s'est assuré que ni l'orifice d'entrée servant de bouche, ni celui de sortie qui tient lieu d'anus, ne préexistent ni ne subsistent après que le phénomène qui vient d'être décrit s'est accompli ; que la fossette servant d'estomac adventif peut se former dans un point quelconque de la surface du corps, et que souvent deux ou plusieurs de ces cavités digestives

temporaires se constituent à la fois sous l'influence du contact d'autant de fragments de matières alimentaires sur des points différents de la surface du corps ; il en a compté jusqu'à dix ou douze, et les seize estomacs décrits par M. Ehrenberg étaient certainement des vacuoles produites de la même manière. Enfin, M. Kölliker a remarqué aussi que l'espèce de bol alimentaire ainsi englouti dans le corps de l'Actinophrys baigne dans un liquide diaphane, mais il n'a pu déterminer si ce fluide est de l'eau provenant de l'extérieur ou le produit d'une sécrétion. La digestion s'achève ordinairement dans l'espace de deux à six heures.

Les observations récentes de M. Claparède sont venues confirmer pleinement tous les résultats les plus importants annoncés par M. Kölliker ; seulement ce physiologiste n'est pas tout à fait d'accord avec ses prédécesseurs sur le mécanisme à l'aide duquel l'estomac adventif se produit : il pense que ce réservoir n'est pas primitivement une dépression ou fossette creusée dans la substance du corps de l'Actinophrys, mais le résultat d'une expansion glutineuse, qui entoure la proie et l'enfouit, puis rentre peu à peu avec elle dans la profondeur de l'organisme. Cette interprétation se rapproche, comme on le voit, de celle adoptée par M. Nicolet. Quoi qu'il en soit, la cavité ou vacuole ainsi constituée est occupée aussi par un liquide qui, à raison de son aspect, est considéré par M. Clapa-

nisme. Là elles s'accumulent dans des vacuoles qui sont probablement de même nature que les estomacs adventifs des Amibes,

rède comme étant probablement le résultat d'une sécrétion, et qui paraît jouer le rôle d'un suc gastrique. Les Animalcules engloutis de la sorte continuent quelquefois à se mouvoir pendant un certain temps, mais en général ils meurent assez promptement, et sont bientôt transformés en une petite masse arrondie de matière informe (a).

Plus récemment encore de nouvelles observations sur le mode d'alimentation des Actinophrys ont été publiées par M. Weston, qui a remarqué aussi le développement d'une expansion glutineuse autour de la proie avant l'introduction de celle-ci dans la substance du corps de l'animal (b). Il est également à noter que, suivant ce micrographe, le contact des filaments tentaculaires produirait sur les Infusoires dont l'Actinophrys se repaît une sorte de paralysie, opinion qui avait déjà été émise par quelques naturaliste, et notamment par M. Ehrenberg, mais qui a été contestée par M. Kölliker.

J'ajouterai que M. Stein n'a pas été témoin de ces phénomènes d'ingurgitation, mais il a étudié le mode de production des ampoules qui se développent à la surface du corps de l'Actinophrys, et il rend compte du mécanisme de l'introduction des aliments à peu près comme l'avait fait M. Nicolet (c).

MM. Claparède et Lachmann pensent que les Opalines sont dépourvues d'orifices digestifs (d). Du reste, la nature de ces petits êtres est encore fort obscure.

M. Dujardin range dans la famille des Actinophryens le genre *Acineta* de M. Ehrenberg, qui, effectivement, a quelque ressemblance avec l'Actinophrys, à raison des rayons filiformes dont il est garni (e) ; mais il paraîtrait, d'après les observations récentes de M. Lachmann, que la structure de ces Animalcules serait en réalité fort différente, et que chez les Acinètes les prolongements filiformes seraient des trompes ou suçoirs terminés par une bouche, dont le rebord labial ferait fonction de ventouse. Ces appendices sont susceptibles de s'allonger beaucoup, et se fixent par leur extrémité sur la proie dont l'Acinète veut se repaître ; mais ce n'est pas pour l'attirer seulement à lui qu'il agit de la sorte, c'est pour en sucer la substance, qui pénétrerait dans un canal dont l'axe de chaque filament serait creusé, et arriverait ainsi dans le corps de l'Animalcule (f). Les Acinètes seraient donc pourvus de plusieurs bouches, et probablement d'un ou de plusieurs estomacs. On ne sait rien au sujet de l'anus de ces petits êtres.

(a) Claparède, *Op. cit.* (Müller's *Archiv für Anat. und Physiol.*, 1854, p. 406).
(b) Weston, *On the Actinophrys sol* (*Quarterly Journal of the Microscopical Society*, 1856, t. IV, p. 147).
(c) Stein, *Die Infusionsthiere auf ihre Entwickelungsgeschichte untersucht*, p. 153.
(d) Claparède et Lachmann, *Études sur les Infusoires et les Rhizopodes*, 1858, p. 40.
(e) Ehrenberg, *Die Infusionsthierchen*, p. 240, pl. 20, fig. 8 à 10.
— Dujardin, *Hist. nat. des Infusoires*, p. 267, pl. 1, fig. 12.
(f) Lachmann, *De Infusoriorum, imprimis Vorticellinorum structura* (dissert. inaug.). Berlin, 1855, p. 29, pl. 2, fig. 14. — *Ueber die Organisation der Infusorien* (Müller's *Archiv. für Anat. und Physiol.*, 1856, p. 372, pl. 14, fig. 14).

et le résidu qu'elles y laissent est rejeté au dehors par les canaux expirateurs (1).

Cavité digestive des Coelentérés.

§ 3. — Dans la grande section des ZOOPHYTES COELENTÉRÉS, la division du travail physiologique commence à s'établir, et l'appareil digestif cesse d'être en même temps l'instrument principal de la respiration, mais il continue à remplir les fonc-

(1) Les grands orifices qui existent sur divers points de la surface des Spongiaires n'ont pas échappé à l'attention des premiers observateurs qui se sont occupés de l'étude de ces corps à l'état vivant (a) ; mais Ellis, guidé par une fausse analogie, a supposé que ces trous étaient les ouvertures de cellules ou loges occupées par des Polypes (b), et cette opinion a régné pendant fort longtemps parmi les zoologistes (c), malgré les observations positives de Cavolini, d'Olivi et de Montagu et Schweigger, sur l'absence de toute trace de corps de ce genre (d).

L'existence de courants dans les canaux dont la substance des Éponges est creusée, et dont j'ai déjà indiqué la disposition générale, avait échappé à Cavolini et aux autres naturalistes que je viens de citer, mais fut constatée vers la même époque par M. Th. Bell et par M. Grant (e). Ce dernier a reconnu expérimentalement que l'eau n'est pas attirée et expulsée alternativement par les oscules de l'Éponge, ainsi que le supposaient Ellis, Olivi, etc. , mais constamment rejetée par ceux-ci, et qu'elle entraîne fréquemment au dehors des matières floconneuses. Il ne s'explique pas sur le mode de nutrition des Éponges, mais il est évident qu'il leur suppose quelques fonctions analogues à la digestion, car il appelle les corpuscules qui sont évacués comme je viens de le dire, des fèces, et il désigne toujours sous le nom d'ouvertures fécales les orifices qui leur livrent passage. Enfin, peu de temps après la publication des beaux travaux de M. Grant sur les Éponges, nous avons, Audouin et moi, étudié attentivement ces corps (f), et c'est d'après les observations faites, soit à cette époque, soit plus récemment, que j'ai été conduit à professer depuis fort longtemps à la Faculté l'opinion annoncée ici, touchant l'espèce de

(a) Marsigli, *Histoire physique de la mer*, p. 59.
(b) Ellis, *Essai sur l'histoire naturelle des Corallines et d'autres productions marines du même genre*, trad. de l'anglais, 1765, p. 94.
(c) Lamarck, *Histoire des Animaux sans vertèbres*, 1816, t. II, p. 348.
(d) Cavolini, *Memorie per servire alla storia de'Polipi marini*, 1785, p. 236 et suiv.
— Olivi, *Zoologia adriatica*, 1792, p. 265 et suiv.
— Montagu, *An Essay on Sponges* (*Wernerian Memoirs*, 1818, t. II, p. 71).
— Schweigger, *Beobachtungen auf naturhistorischen Reisen*, 1819, p. 28 et suiv.
(e) Th. Bell, *Remarks on the Animal Nature of Sponges* (*Zoological Journal*, 1825, t. I, p. 203).
— Grant, *Observations and Experiments on the Structure and Functions of Sponges* (*Edinb. Philos. Journ.*, 1825, t. XIII, p. 94, et *Ann. des sciences nat.*, 1827, t. XI, p. 150).
(f) Audouin et Milne Edwards, *Résumé des recherches sur les Animaux sans vertèbres, faites aux îles Chausey* (*Ann. des sciences nat.*, 1828, t. XV, p. 15 et suiv.).

tions d'un système irrigatoire, et à ce titre nous avons déjà eu l'occasion d'en étudier la disposition générale.

Chez les Hydres, ou Polypes à bras, et chez les Sertulariens, qui constituent la forme agame des Zoophytes nageurs, dont les Acalèphes proprement dits sont les représentants complets, la cavité stomacale règne dans toute la longueur du corps et se termine inférieurement en cul-de-sac. L'orifice qui en occupe

Hydres et Sertulariens.

cumul physiologique des fonctions digestives et respiratoires par les canaux aquifères de ces Zoophytes dégradés. Burdach et plusieurs autres zoologistes ont admis aussi que ces canaux tiennent lieu d'une sorte d'estomac (a), mais un de mes confrères de la Faculté de médecine, M. Bérard, déclare que cette manière de voir est inadmissible (b).

Elle vient cependant d'être confirmée de la manière la plus nette par les recherches de M. Carter, sur les Spongilles d'eau douce. Après avoir reconnu que chez ces Zoophytes, de même que chez les Éponges marines, la couche ou membrane tégumentaire est percée d'une multitude de petits pores qui servent à l'entrée de l'eau, tandis que ce liquide est expulsé par les oscules ou grandes ouvertures réparties de loin en loin, M. Carter a mis des particules de carmin en suspension dans l'eau où vivaient les Spongilles soumises à ses expériences, et il n'a pas tardé à constater que cette substance colorante, entraînée par les courants d'eau inspirée, péné-

trait dans la substance du Zoophyte, et allait s'accumuler dans des vacuoles ou cellules qui se creusent dans le tissu sarcodique de celui-ci. Ces particules organiques paraissent s'y enfoncer de la même manière que cela a lieu chez les Amibes, et, après avoir séjourné dans ces espèces d'estomacs adventifs, elles sont poussées dans les canaux efférents et expulsées au dehors, comme le sont les matières fécales ordinaires remarquées par M. Grant. Aussi, d'après l'ensemble de ses observations, M. Carter n'hésite pas à admettre qu'un travail digestif s'effectue dans ces cavités temporaires chez les Spongiaires de même que chez les Actinophrys, etc. (c).

Quant aux mécanismes à l'aide desquels s'établissent les courants qui amènent les matières alimentaires, ainsi que le fluide respirable, dans l'intérieur du corps des Spongiaires, nous avons déjà vu que ce résultat est obtenu par le mouvement flagelliforme de cils vibratiles disposés sur les parois des canaux respirateurs (d).

(a) Burdach, *Traité de physiologie*, t. IX, p. 134.
— Rymer Jones, *General Outline of the Animal Kingdom*, 1844, p. 15.
(b) Bérard, *Cours de physiologie*, t. II, p. 500.
(c) Carter, *On the Ultimate Structure of Spongilla (Ann. and Mag. of Nat. Hist.*, 2ᵉ série, 1857, t. XX, p. 28 et suiv.).
(d) Voyez tome II, page 2.

l'extrémité supérieure, et qui tient lieu de bouche et d'anus, est contractile, et ses bords sont garnis de longs appendices cylindriques disposés en couronne. Chez les Hydres, ces tentacules sont préhensiles et s'enroulent autour des corps étrangers que l'Animal veut introduire dans son estomac (1); mais chez les

(1) Les Hydres se nourrissent d'Entomostracés et de petits Vers qui abondent dans les eaux stagnantes où ces Polypes habitent, mais parfois elles s'emparent aussi d'une proie beaucoup plus volumineuse, et Tremblay les a vues engloutir dans leur estomac, dont les parois sont très extensibles, des Myriopodes et même de jeunes Poissons (a). Elles sont très voraces et semblent tendre des piéges pour leur proie en laissant flotter les longs tentacules filiformes ou bras, qui sont aussi pour eux des organes de locomotion. Effectivement, dès qu'un Entomostracé ou quelque autre Animalcule, en passant auprès de l'Hydre, vient à toucher un de ces appendices, il se trouve arrêté, car le tentacule qu'il a rencontré adhère si fortement à son corps, que, malgré les efforts violents qu'il peut faire pour se dégager, il parvient rarement à s'échapper, et d'ordinaire il ne tarde pas à être saisi par d'autres bras, puis attiré lentement vers la bouche du Polype, qui bientôt l'engloutit dans son estomac. Quelquefois la proie ne se débat même pas, et semble être frappée de paralysie ou de mort dès qu'elle a été touchée par les bras de l'Hydre. Il n'est pas nécessaire que le tentacule s'enroule autour du captif pour le retenir prisonnier, il suffit qu'il s'y applique; et il résulte des observations de Tremblay, que l'action adhésive ainsi exercée est subordonnée à la volonté de l'Hydre, ou tout au moins à l'état physiologique de cet Animal, car celui-ci, lorsqu'il est repu, n'arrête pas de la sorte les corps étrangers qui viennent se heurter contre ses tentacules (b). L'imperfection des microscopes dont les naturalistes du XVIIIᵉ siècle pouvaient disposer ne permit pas à Tremblay et à ses successeurs immédiats (c) d'approfondir davantage l'étude de ce phénomène singulier; mais depuis quelques années plusieurs zoologistes ont fait à ce sujet de nouvelles recherches, et à l'aide d'instruments plus puissants, ils ont pu mieux comprendre le mécanisme de la préhension des aliments chez ces singuliers Zoophytes.

En effet, les bras des Hydres ont une structure plus compliquée qu'on ne le supposait autrefois. Ces appendices filiformes sont garnis d'un grand nombre de tubérosités verruciformes qui sont disposées en spirale, et qui recèlent dans leur intérieur une foule

(a) Tremblay, *Mémoire pour servir à l'histoire d'un genre de Polypes d'eau douce à bras en forme de cornes*, t. I, p. 171 et suiv.
(b) Idem, *ibid.*, p. 223.
(c) Baker, *Essai sur l'histoire naturelle du Polype insecte*, p. 106 et suiv.
— J. C. Schäffer, *Die Armpolypen (Abhandlungen von Insecten*, 1764, t. I, p. 155 et suiv.).
— Rœsel, *Insecten-Belustigung*, t. III, p. 465 et suiv.

Sertulariens ils sont susceptibles seulement de s'étendre en manière d'entonnoir ou de se recourber sur la bouche en se contractant, et ils servent à diriger vers cet orifice les corpuscules tenus en suspension dans l'eau ambiante, plutôt qu'à saisir ces matières alimentaires. Cependant, si quelque Animalcule vient à les toucher, ils se referment brusquement sur cette

de petites *némalocystes* ou capsules, pourvues chacune d'un fil exsertile. Ces fils, d'une ténacité extrême, sont lancés au dehors quand le tentacule est irrité par le contact d'un corps étranger, et soit en s'enroulant autour de la proie, soit en pénétrant même dans sa substance, paraissent en effectuer la capture. Ces capsules filifères ont été étudiées avec beaucoup de soin, d'abord par MM. Corda, Ehrenberg et Erdl, puis par M. Doyère (*a*), et ils ont beaucoup d'analogie avec les némalocystes ou organes urticants des Coralliaires et des Acalèphes, dont il sera bientôt question.

D'après ce dernier naturaliste, ils sont de trois sortes. Les plus remarquables ont été décrits par M. Corda sous le nom de *hastæ*, et occupent le centre des tubérosités verruciformes; ils consistent en un sac ovalaire et transparent qui renferme dans son intérieur un long filament pelotonné et un dard qui, l'un et l'autre, sont susceptibles de se renverser au dehors; le fil, primitivement enroulé

au fond du sac, constitue l'espèce de coussinet que M. Corda a décrit sous le nom de *vesica patelliformis*, et se retourne comme un doigt de gant pour se dérouler au dehors. Le dard est une sorte d'étoile à trois branches, qui, réunies en faisceau, peuvent saillir incomplétement au dehors de façon à simuler un stylet, et c'est dans cet état que M. Corda les a observés et figurés; mais quand la projection du contenu du sac est complète il se déploie en forme de calice à la base du fil, qui alors flotte librement au dehors, tout en adhérant par sa base aux bords du goulot du sac. Enfin, le calice étoilé et le fil ainsi lancés au dehors peuvent se détacher complétement, et ils produisent alors l'apparence qui a été figurée par M. Ehrenberg; mais dans l'état naturel des parties, l'hameçon que ce naturaliste a représenté comme terminant chaque fil émis par l'Hydre n'occupe pas l'extrémité libre de cet appendice et se trouve à sa base, car ce n'est autre chose que le calice ou dard. M. Doyère

(a) Corda, *Anatome Hydræ fuscæ* (*Nova Acta Acad. nat. curios.*, t. XVIII, p. 299, pl. 15, fig. 5-10).
— Ehrenberg, *Ueber das Massenverhältniss der jetzt lebenden Kiesel-Infusorien*, etc. (*Mém. de l'Acad. de Berlin pour 1836*, pl. 2, fig. 1).
— Erdl, *Ueber die Organisation der Fangarme der Polypen* (*Müller's Archiv für Anat. und Physiol.*, 1841, p. 429, pl. 15, fig. 10 et 12).
— Doyère, *Note sur quelques points de l'anatomie des Hydres d'eau douce* (*Comptes rendus de l'Acad. des sciences*, 1842, t. XV, p. 429).
— Quatrefages, *Atlas du Règne animal* de Cuvier, ZOOPHYTES, pl. 64, fig. 1, 1a, 1b, 1c.

proie et le poussent dans l'entrée de la cavité digestive (1). Il est aussi à noter que cette cavité se continue non-seulement dans toute la longueur de l'espèce de tige formée par le corps

pense que l'action toxique exercée par l'Hydre sur sa proie dépend d'une piqûre faite par le dard quand ses branches sont réunies en faisceau, et de l'évolution subséquente du fil qui pénétrerait par cette voie dans le corps de la victime. Effectivement, il a eu l'occasion de voir les filaments enfoncés de la sorte dans le corps d'une larve d'insecte dont une Hydre s'était emparée.

Les capsules de la seconde espèce sont plus petites que les sacs hastifères, et contiennent seulement un fil exsertile enroulé en spirale, comme dans les nématocystes ordinaires des Coralliaires et des Méduses. Ce fil sort comme le précédent, et le sac dans lequel il était engaîné le suit. Enfin, les corps sacciformes de la troisième sorte ne laissent apercevoir dans leur intérieur qu'une masse muqueuse, mais M. Doyère pense que ce sont des capsules hastifères en voie de développement.

Il est aussi à noter que tout autour des capsules hastifères situées au centre de chaque tubercule, on aperçoit un grand nombre d'acicules rigides qui se détachent avec beaucoup de facilité. M. Corda les a décrits et figurés sous le nom de poils ou cils vibratiles, appendices dont j'ai eu souvent à parler ailleurs; mais M. Doyère pense que ce sont des aiguilles siliceuses.

(1) La bouche des Sertulariens se prolonge en une sorte de trompe protractile et très dilatable, située au fond de la couronne tentaculaire. Celle-ci est simple chez les Sertulaires (a), les Campanulaires (b), les Eudendriums (c), mais est double chez les Tubulaires (d), et dans les genres Coryne ou Syncoryne (e), et Condylophores (f), ces appendices sont dis-

(a) Voyez Ellis, *Histoire naturelle des Corallines*, pl. 4, fig. C; pl. 5, fig. A, etc.
— Cavolini, *Mem. per servire alla storia de' Polipi marini*, pl. 8, fig. 9.
— Lister, *Observ. on Polypi*, etc. (*Philos. Trans.*, 1834, pl. 8, fig. 3).
— Milne Edwards, ZOOPHYTES de l'*Atlas du Règne animal* de Cuvier, pl. 67, fig. 3 a.
(b) Voyez Ellis, *Op. cit.*, pl. 12, fig. C.
— Cavolini, *Op. cit.*, pl. 7, fig. 7.
— Lister, *Op. cit.*, pl. 9, fig. 1.
— Milne Edwards, *Op. cit.*, pl. 66, fig. 1 a et 2 a.
— Meyen, *Observ. zool.* (*Nova Acta Acad. nat. curios.*, t. XVI, suppl., pl. 30, fig. 1).
— Van Beneden, *Mém. sur les Campanulaires*, pl. 1, fig. 2 et 3 (*Mém. de l'Acad. de Bruxelles*, 1844, t. XVII).
(c) Ellis, *Op. cit.*, pl. 17, fig. A.
— Van Beneden, *Recherches sur l'embryologie des Tubulaires* (*Mém. de l'Acad. de Bruxelles*, t. XVII, pl. 4, fig. 1).
— Johnston, *Hist. of British Zoophytes*, t. II, pl. 4.
(d) Voyez Ellis, *Op. cit.*, pl. 16, fig. 16.
— Lister, *Op. cit.* (*Philos. Trans.*, 1834, pl. 8, fig. 1).
— Van Beneden, *Recherches sur l'embryologie des Tubulaires*, pl. 4, fig. 1; pl. 2, fig. 1 (*Mém. de l'Acad. de Bruxelles*, t. XVII).
(e) Pallas, *Spicilegia zoologica*, fasc. X, p. 40, pl. 4, fig. 8.
— Van Beneden, *Mém. sur l'embryologie des Tubulaires*, pl. 3, fig. 12.
(f) Allman, *On the Anatomy and Physiology of Condylophora* (*Philos. Trans.*, 1853, pl. 25, fig. 2).

du Polype et dans les prolongements radiciformes qui partent de son extrémité inférieure, mais aussi dans les branches constituées par les individus qui naissent de cette tige par

posés irrégulièrement à des hauteurs différentes. Le nombre de ceux qui composent chaque couronne varie avec l'âge, et paraît être d'abord de quatre ou de huit seulement, mais s'élève parfois à vingt-quatre ou même davantage.

Ils sont en général médiocrement allongés et cylindriques, mais leur portion terminale étant la plus contractile, ils paraissent souvent renflés en forme de bouton vers le haut ; disposition qui a conduit M. Löven à penser que chez les Syncorynes ils étaient terminés par une ventouse (a). Chez les Tubulaires, ils ont des mouvements indépendants, et peuvent s'enrouler de façon à constituer une sorte de boule terminale ; mais chez la plupart de ces Zoophytes, chez les Campanulaires, par exemple, ils se meuvent tous à la fois, et, quand l'animal est en repos, il les étend en forme d'entonnoir à bord renversé, tandis qu'au contraire il les raccourcit et les recourbe seulement en dedans, au-dessus de la bouche, lorsqu'il se contracte et rentre dans l'espèce de cloche formée d'ordinaire par la portion terminale de son étui tégumentaire. Ces tentacules ne sont

pas garnis de cils vibratiles, mais leur surface est verruqueuse, et les nodosités qui s'y remarquent portent un grand nombre de petites vésicules urticantes (b) dont la structure paraît être très analogue à celle des nématocystes de l'Hydre d'eau douce, dont il a été déjà question. Chez l'Eleuthérie on trouve de ces capsules spiculifères sur toutes les parties de la surface du corps (c), et, comme nous le verrons bientôt, le même mode d'armature existe chez les Acalèphes. Quelques naturalistes pensent que les tentacules de ces Animaux, de même que ceux des Hydres, sont creusés d'un canal longitudinal en communication avec la cavité digestive (d) ; mais ce mode de conformation ne me paraît pas exister, et M. Van Beneden considère aussi ces appendices comme étant pleins et divisés d'espace en espace par des cloisons transversales (e).

Quelques auteurs réservent le nom d'estomac à la portion de la cavité digestive qui fait suite à la bouche des Sertulariens, et qui s'étend jusqu'au fond de la cloche tégumentaire (f). En effet, les substances alimentaires y sont d'ordinaire retenues pendant un certain temps, et souvent un rétré-

(a) Löven, Zoologiska Bidrag (Vetensk. Acad. Handl., 1835). — Observ. sur le développement, etc., des genres Campanulaire et Syncoryne (Ann. des sciences nat., 2e série, 1844, t. XV, p. 170).

(b) Quatrefages, Mém. sur la Synhydre parasite (Ann. des sciences nat., 2e série, 1843, t. XX, p. 240, pl. 9, fig. 5). — Dujardin, Mémoire sur le développement des Méduses et des Polypes hydraires (Ann. des sciences nat., 3e série, 1845, t. IV, p. 259).

(c) Quatrefages, Mémoire sur l'Éleuthérie (Ann. des sciences nat., 2e série, 1842, t. XVIII, p. 276 et 283, pl. 8, fig. 3, 4, 5).

(d) Löven, Op. cit., p. 159.

(e) Van Beneden, Op. cit., p. 159.

(f) Cavolini, Recherches sur les Tubulaires, p. 16 (Mém. de l'Acad. de Bruxelles, t. XVII). Memorie per servire alla storia de' Polipi marini, p. 120, 164, etc.

voie de bourgeonnement ; en sorte que la matière nutritive
prise par un de ces petits êtres profite à toute la colonie dont
celui-ci fait partie (1). Cette disposition permet même une singulière division du travail physiologique chez quelques-uns de
ces Zoophytes. M. de Quatrefages a trouvé que chez les Sertulariens qu'il désigne sous le nom de *Synhydres,* il existe dans
chaque colonie deux sortes d'individus : les uns qui sont
pourvus, comme d'ordinaire, d'une bouche et d'un estomac;
et d'autres qui ont aussi un estomac, mais qui sont privés de
bouche et sont spécialement chargés du travail reproducteur,
tandis que les premiers sont les Polypes nourriciers de cette
association bizarre (2).

Du reste, la puissance digestive de ces Zoophytes paraît
devoir être assez faible, et l'on ne distingue dans leur organisme aucun instrument spécial qui soit affecté à la sécrétion
des sucs gastriques (3).

cissement la sépare de la portion de
la même cavité qui occupe la tige du
Zoophyte (a) ; mais cette distinction,
qui est possible dans quelques espèces,
telles que les Campanulaires, ne l'est
pas chez d'autres et ne me semble
pas avoir de l'importance.

(1) M. Van Beneden a constaté que
le *Coryne squamata (Clava multicor-
nis,* Johnston) fait exception à cette
règle ; les divers individus d'une
même colonie fixés sur une expansion
membraneuse commune ont chacun
un estomac distinct et sans communication avec ceux de ses voisins (b).

(2) Les Synhydres sont des Polypes
marins qui ressemblent beaucoup aux
Corynes, et qui se trouvent souvent
sur nos côtes, fixés à des coquilles de
Buccin ou de Turbo habitées par des
Pagures. Les estomacs de tous les individus d'une même colonie communiquent entre eux par leur partie inférieure ; mais dans les individus reproducteurs cette cavité se termine en
cul-de-sac supérieurement, tandis que
chez les individus nourriciers elle
communique librement au dehors par
un orifice buccal (c).

(3) M. Van Beneden pense que ces
Polypes ne se nourrissent guère que
de substances muqueuses tenues en

(a) Van Beneden, *Sur les Campanulaires,* p. 16 (*Mém. de l'Acad. de Bruxelles,* t. XVII).
(b) Idem, *Recherches sur l'embryologie des Tubulaires,* p. 19.
(c) Quatrefages, *Mém. sur la Synhydre parasite (Ann. des sciences nat.,* 2ᵉ série, 1843, t. XX,
p. 230).

§ 4. — Chez les Médusaires, qui constituent les représentants sexués de ces Zoophytes dimorphes ou à génération alternante, l'appareil digestif est constitué d'abord à peu près de même que chez les Sertulariens ; mais, par les progrès du développement organique, il se complique davantage, et l'estomac s'entoure de prolongements en forme de loges ou de canaux qui sont affectés d'une manière de plus en plus spéciale au service de l'irrigation nutritive. Nous avons déjà étudié leur mode de conformation lorsque nous nous occupions des premières ébauches d'un système circulatoire chez les Animaux inférieurs (1), et je n'y reviendrai pas ici ; mais je crois devoir entrer dans quelques détails de plus relativement à la structure de la portion centrale et essentiellement digestive de cet ensemble de réservoirs.

Comme les Médusaires occupent en nageant une position inverse de celle des Polypes sertulariens, c'est au milieu de la face inférieure de leur corps que se trouve la bouche. Quelquefois cet orifice est situé à l'extrémité d'un prolongement en forme de trompe, ainsi que cela se voit chez les Géryonies (2) ;

suspension dans l'eau (a) ; mais plusieurs observateurs ont vu des Animalcules solides dans leur cavité digestive (b).

(1) Voyez tome III, page 55 et suiv.
(2) La trompe des Géryonies est très allongée, et pend en forme d'ombrelle sous le corps de ces Médusaires, de façon à ressembler au battant d'une cloche, et à dépasser de

beaucoup le bord inférieur de cet instrument. Chez la Géryonie hexaphylle, son extrémité libre est membraneuse et élargie en forme d'entonnoir (c) ; mais chez d'autres espèces du même genre (d), ainsi que chez les Orythies, les Lymnorées et les Favonies, où elle est aussi très allongée, son bord labial est simple (e).

(a) Van Beneden. *Mém. sur les Campanulaires*, p. 16 (*Mém. de l'Acad. de Bruxelles*, t. XVII).
(b) Löven, *Observ. sur les Campanulaires*, etc. (*Ann. des sciences nat.*, 2ᵉ série, 1828, t. XV, p. 164).
— Rathke, *Bemerk. über die Coryna squamata* (*Arch. für Naturgesch.*, 1844, p. 155), ou *Observ. sur le Coryna squamata* (*Ann. des sciences nat.*, 3ᵉ série, 1844, t. II, p. 207).
(c) Voyez Péron et Lesueur, *Voyage aux terres australes* (*Histoire générale et particulière des Méduses*, pl. 4, fig. 5).
— Milne Edwards, *Atlas du Règne animal de Cuvier*, ZOOPHYTES, pl. 52, fig. 3.
(d) Voyez Péron et Lesueur, *Op. cit.*, pl. 4, fig. 1.
(e) Milne Edwards, *loc. cit.*, pl. 52, fig. 1 et 2 ; pl. 54, fig. 3.

mais, en général, il est placé au centre de la base d'un faisceau de gros tentacules ou bras à bords membraneux et contractiles, qui sont suspendus à la face inférieure du disque ou ombrelle représentée par le corps de l'Acalèphe (1).

L'estomac occupe aussi l'axe du corps et fait suite à l'ouverture que je viens de décrire (2) : mais chez quelques Médusaires, où la cavité gastrique est située de la manière ordinaire, cette bouche centrale manque ; les bras sont complétement réunis entre eux à leur base, et c'est par d'autres voies que les aliments arrivent du dehors jusque dans l'appareil digestif. Ce mode d'organisation a été constaté par Cuvier chez un grand Acalèphe très connu sur nos côtes, et a valu à ce Zoophyte le nom de *Rhizostome* (3). Effectivement, dans ces Animaux, le réservoir central qui correspond à l'estomac des Méduses ordinaires est bouché en dessous, mais communique latéralement avec une

(1) Ces bras ou tentacules labiaux sont généralement au nombre de quatre, et composés chacun d'une portion médiane épaisse et subulée, de chaque côté de laquelle est suspendue une bordure membraneuse plus ou moins froncée. Ils sont très développés chez les Pélagies (*a*) et les Cyanées (*b*). Chez les Aurélies, ces appendices sont garnis d'une frange marginale (*c*).

(2) Chez quelques Médusaires, tels que les Pélagies (*d*), les parois latérales de l'estomac sont garnies d'une multitude d'appendices tentaculiformes qui font saillie dans la cavité de cet organe et qui sont très mobiles. Ils correspondent aux points occupés par les organes reproducteurs, et sont probablement des instruments de sécrétion. M. Fritz Müller vient de constater que ce ne sont pas des tubes, comme on l'avait pensé, mais des cylindres à axe solide ; et d'après quelques expériences faites par ce naturaliste, ils paraissent produire un suc susceptible d'attaquer les aliments à la manière de la pepsine et d'en opérer la digestion ; leur surface est garnie de cils vibratiles (*c*).

(3) De ῥίζα, racine, et στόμα, bouche.

(*a*) Voyez Milne Edwards, *Atlas du Règne animal* de Cuvier, ZOOPHYTES, pl. 45, fig. 1.
(*b*) Voyez Milne Edwards, *loc. cit.*, pl. 47, fig. 1, 1 *b*.
(*c*) Voyez Ehrenberg, *Ueber die Akalephen des rothen Meeres* (*Mém. de l'Acad. de Berlin pour* 1835, pl. 3, fig. 1).
— Milne Edwards, *loc. cit.*, pl. 48, fig. 1.
(*d*) Milne Edwards, *Atlas du Règne animal* de Cuvier, ZOOPHYTES, pl. 46, fig. 1 *a*.
(*c*) Fr. Müller, *Die Magenfäden der Quallen* (*Zeitschr. für wissensch. Zool.*, 1858, t. IX, p. 542).

série de canaux rameux. Ceux-ci descendent dans l'épaisseur des bras, et s'ouvrent au dehors par une multitude de petits orifices, qui sont autant de bouches. Par conséquent, au lieu d'une bouche centrale, ils ont, comme leur nom l'indique, des bouches multiples et radiciformes (1).

(1) Les bras des Rhizostomes, d'une consistance subcartilagineuse, sont au nombre de huit, et naissent par paires de quatre pédoncules qui partent du disque et se réunissent au-dessous de l'estomac, en laissant entre eux quatre espaces creux ou loges destinées à contenir les organes reproducteurs. L'extrémité libre de ces bras est un peu renflée, et présente trois faces séparées par des bords arrondis vers les parties inférieures desquelles on distingue un certain nombre de petites ouvertures béantes, qui donnent naissance à autant de canaux ascendants. Ceux-ci se réunissent à la manière des veines, et le tronc commun ainsi formé se dirige vers l'estomac, mais, chemin faisant, reçoit un certain nombre de branches latérales dont les racines sont situées dans des membranes froncées et pourvues de franges marginales qui garnissent la portion moyenne de chaque bras, ainsi qu'un appendice en forme d'auricule placé plus haut, près du pédoncule (a). Or, chacune des divisions terminales de ces canaux latéraux, de même que les

branches inférieures dont il a déjà été question, se termine par un orifice extérieur, et M. Huxley a constaté que les espèces de bouches ainsi constituées tout le long du bord des bras sont entourées par les membranes frangées dont je viens de parler (b); elles sont très dilatables et deviennent souvent infundibuliformes. M. Huxley les considère comme étant autant d'estomacs comparables à ceux des Stéphanomies, etc. La membrane dont elles sont tapissées est garnie de cils vibratiles, et en continuité de tissu avec la tunique des canaux qui se rendent à l'estomac central.

Il est aussi à noter que la portion membraneuse des parois de l'estomac central qui loge les organes reproducteurs est garnie d'appendices tentaculiformes analogues à ceux des Pélagies, mais moins allongés (c).

Les Cassiopées ressemblent aux Rhizostomes par l'absence d'une bouche centrale, mais leurs bras sont frangés jusqu'au bout (d), et, d'après M. Delle Chiaje, les petites bouches latérales seraient situées à l'extrémité

(a) Cuvier, Mém. sur l'organisation des Méduses (Journal de physique, t. XLIX, p. 436).
— Eysenhardt, Zur Anat. und Naturgesch. der Quallen (Nova Acta Acad. naturæ curiosorum. t. X, pl. 34).
— Milne Edwards, Atlas du Règne animal de Cuvier, ZOOPHYTES, pl. 50.
— Delle Chiaje, Animali senza vertebre del regno di Napoli, pl. 143, fig. 1 et 7.
(b) Huxley, On the Anatomy and the Affinities of the Family of Medusæ (Philos. Trans., 1849, p. 415, pl. 38, fig. 28; pl. 39, fig. 29).
(c) Milne Edwards, Mém. sur la structure de la Méduse marsupiale, etc. (Ann. des sciences nat., 1833, t. XXVIII, pl. 13, fig. 3).
(d) Tilesius, Beiträge zur Naturgesch. der Medusen (Nova Acta Acad. nat. curios., 1831, t. XV, p. 254, pl. 70, fig. 1; pl. 72, fig. 1, 5).

Un mode d'organisation assez analogue se voit chez les Physalies, les Stéphanomies et les autres Siphonophores ou Acalèphes hydrostatiques, mais avec cette différence que la portion profonde et centrale de l'appareil gastro-vasculaire tend à devenir rudimentaire et n'est affectée qu'à l'irrigation physiologique, tandis que sa portion vestibulaire ou buccale se perfectionne et devient le siége principal du travail digestif. En effet, ces Zoophytes sont pourvus d'un grand nombre d'appendices en forme de trompes, qui font fonction d'autant de bouches et d'estomacs, et qui transmettent les produits de la digestion à un système de canaux chargés de les répartir dans les autres parties de l'économie (1).

globuleuse de filaments marginaux chez la *Cassiopea borbonica* (a).

Dans le genre Céphée, l'appareil digestif est organisé aussi sur le même plan que chez les Rhizostomes, et il est à noter qu'ici chacune des petites bouches latérales portées par les bras est entourée d'une membrane labiale infundibuliforme (b), à quatre languettes frangées, au lieu d'être garnie seulement de deux replis marginaux en forme de voiles, comme chez les Rhizostomes.

(1) Chez la Physalie, les appendices proboscidiformes, ou suçoirs, sont suspendus sous la vessie hydrostatique, au milieu d'un grand nombre d'autres organes appendiculaires réunis en paquet (c). Ils consistent chacun en une sorte de sac très allongé, ouvert à son extrémité inférieure et fort dilatable, qui est susceptible de s'appliquer sur les corps étrangers à la manière d'une ventouse, ou de s'élargir en forme de cloche pour recevoir dans son intérieur les matières alimentaires, qui y sont digérées et transformées en une espèce de pulpe ou chyme. Le fond de chacune des trompes gastriques se continue supérieurement sous la forme d'un canal étroit, et communique avec une cavité commune située entre les tuniques de la vessie hydrostatique, ainsi qu'avec les conduits creusés dans l'épaisseur des autres organes appendiculaires (d).

Chez les Stéphanomies, les Physophores, les Agalmes, etc., la conformation des appendices proboscidiformes, ou trompes gastriques, est à peu près la même, mais ces organes sont suspendus à une sorte de ruban commun qui donne également insertion aux appendices générateurs, urti-

(a) Delle Chiaje, *Descr. e notom. degli Anim. senza vertebre*, t. IV, p. 95, pl. 140, 141.
(b) Huxley, *Op. cit.* (*Philos. Trans.*, 1849, p. 415, pl. 39, fig. 35, 36).
(c) Olfers, *Ueber die grosse Seeblase* (*Mém. de l'Acad. de Berlin pour* 1831, p. 155).
(d) Quatrefages, *Mém. sur l'organisation des Physalies* (*Ann. des sciences nat.*, 4ᵉ série, 1854, t. II, p. 114, etc., pl. 3, fig. 1).

L'appareil digestif des Acalèphes du genre Béroé offre une disposition différente, qui est également digne d'attention. La cavité centrale qui représente l'estomac des Méduses ordinaires est ouverte en dessous comme chez ces dernières, mais fort réduite et dépourvue d'appendices labiaux ; du reste, elle paraît être suppléée dans une partie de ses fonctions par une chambre vestibulaire constituée à l'aide du disque de l'animal, qui, au lieu de s'étendre en manière d'ombrelle, se contracte en dessous, de façon à prendre la forme d'une bourse ovoïde, dont l'orifice, dirigé en bas, tient lieu de bouche (1).

cants, etc., et qui se termine supérieurement à l'appareil natatoire. Un vaisseau en occupe toute la longueur, et communique avec un canal provenant de chacun des estomacs, ainsi qu'avec des conduits appartenant aux autres organes appendiculiformes (a).

Les zoologistes ne sont pas d'accord sur l'interprétation à donner à ce mode d'organisation. Jusque dans ces derniers temps on considérait généralement ces assemblages de suçoirs, d'organes reproducteurs, d'instruments de natation et de filaments urticants comme constituant un seul et même animal; mais depuis quelques années plusieurs naturalistes ont été conduits à le regarder comme un agrégat de divers individus hétéromorphes, dont les uns auraient pour fonction de pourvoir à la nourriture

de toute la colonie, d'autres de donner naissance à des individus nouveaux, etc. (b). Dans cette hypothèse, les parties décrites sous le nom de trompes gastriques seraient des individus nourriciers comparables aux Polypes sertulariens. Mais quoi qu'il en soit à cet égard, chacun des estomacs ainsi constitué est pourvu de parois dans l'épaisseur desquelles on distingue un tissu glandulaire coloré qui semble être le représentant de l'appareil hépatique des animaux supérieurs.

(1) Cette grande cavité vestibulaire, en forme de cloche, qui occupe presque tout l'intérieur du corps des Béroïdes, correspond en réalité à l'évasement de la face inférieure de l'ombrelle des Médusaires, et l'analogue de la bouche de ces dernières se trouve au fond de

(a) Milne Edwards, *Description du Stephanomia contorta* (*Ann. des sciences nat.*, 2ᵉ série, t. XVI, p. 221, pl. 7 et 9, fig. 1).
— Vogt, *Recherches sur les Animaux inférieurs de la Méditerranée. Mém. sur les Siphonophores*, p. 46, 89, etc., pl. 4, fig. 5 ; pl. 8, fig. 1 ; pl. 11, fig. 1 ; pl. 14, fig. 1, etc.
— R. Leuckart, *Zoologische Untersuchungen*, t. 1, p. 12.
(b) Leuckart, *Ueber die Morphologie der wirbellosen Thiere*, 1848, p. 27 ; — *Ueber den Polymorphismus der Individuen*, 1851. — *Zoologische Untersuchungen*, erstes Heft, 1853, p. 71.
— Huxley, *Upon Animal Individuality* (*Ann. of Nat. Hist.*, 2ᵉ série, 1852, t. IX, p. 505).
— Kölliker, *Die Schwimmpolypen von Messina*, 1853, p. 64 et suiv.
— Vogt, *Op. cit.*, p. 129 et suiv.
— Gegenbauer, *Beiträge zur nähern Kenntniss der Schwimmpolypen*, 1854.

V.   20

Chez plusieurs Acalèphes, l'appareil digestif est pourvu aussi d'un certain nombre d'orifices, que les zoologistes considèrent généralement comme des anus ; mais ces pores, situés d'ordinaire vers la partie périphérique de la portion vasculaire du système irrigatoire, ne semblent pas être destinés à livrer passage au résidu laissé par le travail digestif, et c'est par la bouche que la sortie des fèces s'effectue (1).

l'espèce de sac ainsi constitué. Elle est bordée seulement de deux lèvres épaisses (a).

C'est une cavité analogue à cette chambre vestibulaire ou pharyngienne qui, très rétrécie et garnie inférieurement d'une bordure membraneuse, constitue l'estomac principal des Lesueuries (b), des Alciopes (c), des Cestes (d), etc., chez lesquels la partie correspondante à l'estomac central des Méduses est très réduite et forme le confluent des canaux irrigatoires que j'ai désigné sous le nom de réservoir chylifique (e).

Une autre modification organique se rencontre chez les Cydippes. La cavité gastrique centrale prend des dimensions considérables, et un prolongement labial tubulaire, au lieu de s'avancer au dehors en forme de trompe, se renverse en dedans, de façon à occuper l'axe de l'estomac et à constituer une chambre pharyngienne intérieure qui a beaucoup de ressemblance avec l'estomac tubulaire des Alcyonaires, dont il sera bientôt question (f).

(1) M. Ehrenberg fut le premier à bien apercevoir ces pores excréteurs chez les Méduses, où ils sont placés sur le bord de l'ombrelle, au milieu de chaque espace compris entre les organes oculiformes. Chez l'Aurelia (ou Medusa aurita), le canal gastro-vasculaire marginal présente dans chacun de ces points un petit prolongement en forme de sac, à l'extrémité duquel se trouve l'orifice en question ; M. Ehrenberg en compte huit et les a vus dégorger au dehors des matières étrangères, de sorte qu'il n'hésite pas à les appeler des anus (g).

Will a décrit une disposition analogue chez le Cephæa Wagneri (h).

Chez les Béroés, j'ai trouvé quelque chose de semblable. La portion cen-

(a) Milne Edwards, *Observ. sur le Beroe Forskalii* (*Ann. des sciences nat.*, 2ᵉ série, 1841, t. XVI, p. 211, pl. 5 et 6).

(b) Idem, *Description du Lesueuria vitrea* (*Ann. des sciences nat.*, 2ᵉ série, t. XVI, p. 109, pl. 3, fig. 4 ; pl. 4, fig. 1).

(c) Idem, *Note sur l'appareil gastro-vasculaire de quelques Acalèphes* (*Annales des sciences naturelles*, 4ᵉ série, 1856, t. VII, pl. 14).

(d) Idem, loc. cit., pl. 15 et 16, fig. 1.

(e) Voyez tome III, page 65.

(f) Milne Edwards, *Atlas du Règne animal de Cuvier*, Zoophytes, pl. 36, fig. 2 b, et *Note sur l'appareil gastro-vasculaire* (*Ann. des sciences nat.*, 4ᵉ série, 1856, t. VII, p. 287, pl. 16, fig. 2).

(g) Ehrenberg, *Vorläufige Mittheilung einiger bisher unbekannter Structurverhältnisse bei Acalephen und Echinodermen* (*Müller's Archiv für Anat.*, 1834, p. 567, et *Ann. des sciences nat.*, 2ᵉ série, 1835, t. IV, p. 294).

(h) Will, *Horæ Tergestinæ*, p. 60.

Appareil
digestif
des
Coralliaires.

§ 5. — Dans la CLASSE DES CORALLIAIRES, l'appareil digestif est conformé à peu près de même que chez les Acalèphes, mais la distinction entre la portion stomacale et la portion irrigatoire de ce système de cavités tend à devenir plus complète (1). Ainsi, chez les Alcyons, les Gorgones, le Corail et les autres Alcyonaires, les bords de l'orifice buccal se continuent intérieurement avec une membrane disposée en tube, qui est suspendue au milieu de la grande cavité centrale du système gastro-vasculaire, et qui s'y ouvre par son extrémité opposée, mais est garnie inférieurement d'un muscle sphincter, dont la contraction le

trale de la face supérieure du disque de ces Acalèphes est occupée par une fossette qui loge l'organe oculiforme, et j'ai souvent vu deux vésicules se développer sur les côtés de cette dépression, puis s'ouvrir à leur sommet et laisser échapper au dehors le liquide qui tourbillonnait dans leur intérieur, puis s'affaisser et disparaître. Ces émonctoires communiquent avec la cavité gastrique (a). Nous verrons bientôt aussi, sur divers points du système gastro-vasculaire, des pores, mais ces orifices ne me paraissent pas remplir les fonctions d'un anus, et me semblent être plutôt des dépendances de quelque organe excréteur.

(1) La forme qui est dominante chez les Médusaires se retrouve assez exactement chez les Coralliaires de la division des Podactinaires. En effet, chez les Lucernaires, qui constituent les principaux représentants de ce groupe,

l'orifice buccal est situé à l'extrémité d'un prolongement proboscidiforme qui occupe le milieu d'un disque concave dont le pourtour est garni d'espace en espace par des tentacules. L'estomac qui fait suite à cette espèce de trompe renferme un grand nombre d'appendices filiformes, très contractiles, qui ressemblent beaucoup à ceux de l'estomac des Pélagies, et il se continue latéralement avec une série de grandes loges disposées radiairement; mais ici, au lieu d'être très court, ainsi que cela se voit chez les Médusaires, il s'allonge en forme de cylindre jusqu'à l'extrémité inférieure du corps de l'animal, où il se termine en cul-de-sac (b).

Chez les autres Coralliaires, la bouche n'est pas saillante, et la conformation générale de l'appareil digestif rappelle davantage ce que nous venons de voir chez les Acalèphes du genre Cydippe.

(a) Milne Edwards, *Observ. sur la structure et les fonctions de quelques Zoophytes, etc.* (*Ann. des sciences nat.*, 2e série, 1841, t. XVI, p. 214, pl. 5, fig. 4 ; pl. 6, fig. 1b).
— Agassiz, *Contrib. to the Nat. Hist. of Acalephæ*, pl. 5, fig. 9 (*Mem. of the Amer. Acad.*, 1850, t. II).
(b) Milne Edwards, ZOOPHYTES du *Règne animal* de Cuvier, pl. 63, fig. 1a, 1c.
— Sars, *Fauna littoralis Norvegiæ*, pl. 3, fig. 6.
— H. Frey et R. Leuckart, *Beiträge zur Kenntniss der wirbellosen Thiere*, 1847, pl. 1, fig. 3.
— J. Carus, *Icones zootomicæ*, pl. 4, fig. 2.

transforme en une sorte de poche où les aliments se trouvent arrêtés et plus ou moins complétement digérés avant que de passer dans la portion irrigatoire du système. Les parois de ce vestibule gastrique renferment un tissu glandulaire de couleur jaune, qui semble être un organe hépatique, et la portion suivante de l'appareil gastro-vasculaire se continue au loin dans l'organisme sous la forme de loges radiaires et de canaux rameux, dont nous avons déjà eu l'occasion d'étudier la disposition lorsque nous nous occupions de l'irrigation nutritive chez ces Zoophytes (1). Je ne m'arrêterai donc pas davantage sur ce sujet, et je me bornerai à faire remarquer que chez les Coralliaires de l'ordre des Zoanthaires, les Actinies, par exemple, le vestibule gastrique est moins développé et moins contractile inférieurement, de façon que chez ces Animaux les aliments pénètrent souvent dans la cavité commune, située au-dessous, avant que d'avoir été digérés (2). Il est aussi à noter que, chez beaucoup de ces Radiaires, la portion périphérique du système gastro-vasculaire communique avec l'extérieur à l'aide de petits orifices particuliers ; mais ici, de même que chez les Acalèphes, ces pores sont des émonctoires pour le liquide en circulation ou pour les produits de certaines sécrétions, et ne

(1) Voyez tome III, page 55 et suivantes.

(2) La préhension des aliments se fait soit à l'aide de ces tentacules, soit par l'action de la bouche, dont les parois sont très dilatables et garnies de cils vibratiles aussi bien que de fibres musculaires disposées en manière de sphincter. La puissance digestive de ces Zoophytes est parfois assez grande, et ils se nourrissent de Mollusques, de Crustacés et de petits Poissons, aussi bien que des Animalcules qui se trouvent en suspension dans l'eau dont ils sont baignés. Dicquemare, naturaliste qui habitait les côtes de la Normandie, et qui, vers le milieu du siècle dernier, a fait beaucoup d'observations intéressantes sur les mœurs des Actinies, a vu ces Zoophytes digérer des Moules, de la viande, etc., et rejeter par la bouche les coquilles et les autres résidus dont ils ne pouvaient tirer parti (a).

(a) Dicquemare, *Mémoire pour servir à l'histoire des Anémones de mer* (*Philos. Trans.*, 1773, p. 361).

paraissent pas devoir être considérés comme les représentants de l'anus des animaux supérieurs. Chez plusieurs Actiniens, ces ouvertures se trouvent à l'extrémité des tentacules dont la bouche est entourée ; chez d'autres, des pores en communication avec les loges périgastriques sont disposés tout autour de la portion basilaire du corps, et, chez les Alcyonaires, des orifices analogues se voient sur la surface du cœnenchyme, ou tissu commun, situé entre les divers individus réunis en colonies (1).

§ 6. — Dans la CLASSE DES ÉCHINODERMES, la division du travail s'établit d'une manière complète entre la digestion et l'irrigation. La cavité qui est destinée à recevoir les aliments ne communique plus directement avec celle qui renferme le fluide nourricier, et n'est pas creusée dans la substance commune de

Appareil
digestif
des
Échinodermes.

---

(1) Les tentacules qui entourent la bouche des Coralliaires, et qui sont presque toujours disposés en couronne, sont, en général, des appendices coniques et simples (a) ou irrégulièrement ramifiés (b) chez les Zoanthaires, mais garnis latéralement d'une série de filaments courts et cylindriques chez les Alcyonaires (c). Ils sont très rétractiles, et susceptibles de se reployer en dedans, au-dessus de la bouche. Quelquefois ils se terminent par un petit élargissement qui agit à la manière d'une ventouse, et adhère très fortement aux corps sur lesquels il s'applique, disposition qui est très commune chez les Acti-

niens (d) ; mais ces appendices ne sont jamais garnis latéralement d'une bordure de cils vibratiles, ainsi que cela a toujours lieu chez les Bryozoaires.

Il est aussi à noter que les tentacules des Actinies sont doués de propriétés urticantes, et que leur contact est en général promptement mortel pour les Vers et les autres petits animaux dont ces Zoophytes se nourrissent. Des expériences intéressantes sur ce sujet viennent d'être faites par M. Waller, et il est probable que l'action toxique de ces organes est due à l'introduction des fils de leurs nématocystes, ou capsules

(a) Par exemple, chez les Actinies (voyez l'*Atlas du Règne animal* de Cuvier, ZOOPHYTES, pl. 61, fig. 1 et 2) ; et les Astréens (*Op. cit.*, pl. 83, fig. 1 et 2).
(b) Par exemple, chez les Actiniens du genre Thalassianthe (*Op. cit.*, pl. 62, fig. 3), et du genre Phyllactis ou Methridium (Dana, *Zoophytes*, pl. 5, fig. 39 ; — Milne Edwards, *Hist. naturelle des Coralliaires*, pl. C 2, fig. 1).
(c) Exemples : les Cornulaires (*Atlas du Règne animal*, ZOOPHYTES, pl. 65, fig. 3) ; le Corail (*Op. cit.*, pl. 80, fig. 1 a) ; les Vérétilles (*Op. cit.*, pl. 91, fig. 1) ; etc.
(d) Par exemple, chez les Actiniens du genre Anemonia (voy. l'*Atlas du Règne animal*, ZOOPH., pl. 61, fig. 1).

l'organisme, mais a pour parois une membrane perméable et
se trouve suspendue dans la chambre qui sert de réservoir central pour le sang (1). Par conséquent, chez ces Zoophytes,
l'absorption doit intervenir pour utiliser les produits de la
digestion et les porter dans le système irrigatoire.

Ce perfectionnement n'est pas le seul qui se fasse remarquer
dans la classe des Échinodermes. Chez quelques-uns de ces
Animaux, de même que chez tous les Zoophytes inférieurs
dont il a été question jusqu'ici, il n'existe qu'un seul orifice
pour l'entrée des aliments et pour l'évacuation des matières fécales ; mais, chez d'autres, la division du travail physiologique
s'introduit aussi dans cette partie des fonctions digestives, et
l'estomac communique au dehors par deux ouvertures qui sont
affectées d'une manière toute spéciale, l'une à l'inglutition
des matières alimentaires, l'autre à la sortie du résidu laissé
par ces substances après qu'elles ont fourni à l'organisme tous
les principes nutritifs que les agents digestifs ont pu en extraire.
La bouche occupe toujours l'une des extrémités de l'axe du
corps, et se trouve au centre de la face inférieure ou à l'extrémité antérieure de celui-ci, suivant que l'animal a une forme
élargie ou allongée et qu'il se tient dans une position verticale
ou horizontale. Parfois l'anus est fort rapproché de cette ouver-

urticantes, dans le corps des animaux
sur lesquels ils se fixent (a).

Chez les Lucernaires, qui appartiennent à l'ordre des *Podactinaires*, les
tentacules ne sont pas de simples prolongements tubulaires, et se terminent
par un petit disque préhensile. A la
base de chacun de ces appendices on
trouve une vésicule contractile qui se

continue par un col long et étroit dans
le pédoncule de l'appendice, et se termine par une seconde ampoule au
centre du disque ; un liquide est renfermé dans ce petit appareil, et reflue
dans l'une ou l'autre ampoule terminale, quand la portion opposée se contracte (b).

(1) Voyez tome III, p. 289 et suiv.

(a) Waller, *On the Means by which Actiniæ kill their Prey* (*Proceed. of the Roy. Soc.*, 1858,
t. IX, p. 722).
(b) Milne Edwards, *Histoire naturelle des Coralliaires*, t. 1, p. 94, pl. A 6, fig. 1b, 1c, et Atlas
du Règne animal de Cuvier, ZOOPHYTES, pl. 63, fig. 1b, 1c, 1d.

ture, mais il tend à s'en éloigner de plus en plus, et, chez les espèces les plus élevées en organisation, il se trouve au pôle opposé du corps.

L'appareil digestif de ces Zoophytes se perfectionne aussi sous le rapport de la puissance productive des agents chimiques destinés à attaquer les substances alimentaires et à les dissoudre, car il s'enrichit d'organes sécréteurs spéciaux qui versent dans l'estomac les sucs doués de cette propriété.

Enfin, la partie mécanique du travail digestif acquiert une grande puissance chez quelques Échinodermes, et non-seulement la préhension des aliments s'effectue bien mieux que chez les autres Animaux radiés ; mais parfois aussi la division de ces matières est opérée d'une manière très complète avant leur introduction dans l'estomac, résultat qui ne s'obtient que par l'intervention d'instruments particuliers de trituration dont la bouche se trouve garnie.

L'appareil digestif se complique donc beaucoup dans cette classe de Radiaires ; mais les différents genres de perfectionnements que je viens d'énumérer ne s'y introduisent pas simultanément, et les combinaisons organiques obtenues de la sorte sont très variées.

§ 7. — Ainsi, chez les Holothuriens et les autres Échinodermes de la même famille, la cavité digestive a la forme d'un tube à parois contractiles, qui s'étend d'une extrémité du corps à l'autre, et qui offre, par conséquent, sous le rapport de sa conformation générale, un caractère de supériorité, comparativement à ce qui existe chez la plupart des Animaux de cette classe; mais les organes sécréteurs qui en dépendent sont peu développés et les instruments préhenseurs des aliments sont très imparfaits, de sorte que ces Zoophytes sont condamnés à se nourrir presque exclusivement des Animalcules et des débris organiques qui peuvent se trouver mêlés au sable dont ils vivent entourés et dont ils introduisent des quantités considé-

Appareil
digestif
des
Holothuries.

rables dans leur intestin. Il est cependant à remarquer que la bouche est située au fond d'une couronne de tentacules préhensiles et entourée de pièces solides articulées entre elles de façon à former un anneau auquel s'insèrent des fibres musculaires destinées à dilater cet orifice (1).

(1) M. A. de Quatrefages a étudié avec beaucoup d'attention le mode de préhension des aliments chez les Holothuriens du genre SYNAPTE. La bouche de ces animaux est entourée d'une couronne de tentacules pinnatifides qui sont susceptibles de se déployer au dehors par l'effet d'une sorte de turgescence, ou de se contracter par le jeu des fibres musculaires dont leurs parois sont garnies. Ces appendices sont à la fois des organes de respiration et de locomotion, car la Synapte s'en sert pour se frayer un chemin dans le sable et pour se traîner à la surface des corps résistants; mais ce sont aussi des instruments de préhension, et leur face interne est garnie, à cet effet, d'une double série de petits tubercules qui paraissent jouer le rôle de ventouses(a). L'animal, quand il reste en place, fait sans cesse mouvoir ces tentacules, qui tour à tour se déploient et se renversent au dehors, ou se contractent et se recourbent en dedans, de façon à entrer dans la bouche, qui se dilate pour les recevoir, et se resserre ensuite pour lécher en quelque sorte chaque appendice à mesure que celui-ci ressort. Cet orifice est entouré d'un anneau solide, composé de deux pièces subcartilagineuses et articulées entre elles (b) qui donnent insertion aux grands muscles longitudinaux du corps, ainsi qu'à une partie des fibres charnues des tentacules, et à d'autres faisceaux de même nature qui se répandent dans le bord labial. Celui-ci est garni aussi d'un sphincter assez fort, au delà duquel la cavité bucale s'élargit de façon à constituer une sorte de chambre pharyngienne dont le fond est entouré d'un second sphincter. Au delà de ce second détroit, le canal digestif s'élargit brusquement, et constitue un tube cylindrique qui s'étend en ligne presque droite jusqu'à l'anus, situé, comme je l'ai déjà dit, à l'extrémité postérieure du corps. Ses parois sont très minces et transparentes comme du cristal, mais on y distingue plusieurs tuniques, savoir: une couche épithéliale très délicate, deux couches de fibres musculaires, les unes transversales, les autres longitudinales; enfin, extérieurement, une gaîne épithéliale qui, d'espace en espace, se continue sur des brides tenant lieu de mésentère. La structure de ce canal paraît être la même partout, et l'on n'y distingue aucun organe qui puisse être considéré comme instrument spécial de sécrétion; il représente tout à la fois l'estomac et

(a) Quatrefages, Mém. sur la Synapte de Duvernoy (Ann. des sciences nat., 2e série, 1842, t. XVII, p. 63 et suiv., pl. 4, fig. 1 ; pl. 5, fig. 3).
— J. Müller, Ueber Synapta digitata, pl. 1, fig. 4 et 6.
(b) Quatrefages, Op. cit., pl. 4, fig. 5; pl. 5, fig. 7.
— Müller, Op. cit., pl. 1, fig. 9 et 10.

Dans un autre ordre de la classe des Échinodermes, celui des Échinides, l'armature buccale, qui est si imparfaite chez les Holothuries, se perfectionne d'une manière remarquable et possède une grande puissance. C'est chez les Oursins que cet appareil arrive au plus haut degré de force et de complication ; on le

l'intestin. D'ordinaire, cet appareil est rempli de grains de sable qui sont peu à peu évacués par l'anus, et ce dernier orifice est pourvu d'un muscle sphincter bien caractérisé (a).

Chez les Chiridotes, qui sont très voisins des Synaptes, l'anneau pharyngien est garni de six gros tubercules dentiformes, et le canal alimentaire s'allonge beaucoup, de façon à former deux anses dirigées en sens opposés (b).

Chez les HOLOTHURIES, le mode d'alimentation paraît être le même que chez les Synaptes, et l'on trouve ordinairement le tube digestif rempli de sable (c). Les tentacules labiaux sont dendroïdes, et la portion antérieure du corps qui les porte est quelquefois susceptible de rentrer sous l'enveloppe cutanée générale, ou de se prolonger au dehors en manière de trompe, disposition qui se voit chez les *Psolus* ou *Holothuria phantapus* (d). L'anneau pharyngien se compose d'une série de pièces dures dans la constitution desquelles il entre beaucoup de carbonate de chaux. On en compte généralement dix, dont cinq plus développées et se

prolongeant intérieurement sous forme de dents (e) ; mais dans les espèces que j'ai eu l'occasion de disséquer, elles ne m'ont pas paru susceptibles de fonctionner à la manière d'un appareil masticateur. Dans une espèce exotique qui paraît se rapporter au genre *Mulleria* de Jæger, Duvernoy n'a compté que huit de ces pièces, dont quatre verticales et quatre latérales (f).

Le tube alimentaire, qui fait suite à la cavité pharyngienne, présente partout à peu près le même diamètre, si ce n'est à son extrémité postérieure, où il s'élargit beaucoup pour constituer le cloaque dans lequel vient s'ouvrir, comme nous l'avons déjà vu, l'appareil respiratoire aquifère (g). La longueur de ce canal est très considérable : dans quelques espèces, telles que l'*Holothuria mauritiana*, elle paraît être de 10 fois celle du corps, et suivant Quoy et Gaimard, elle serait même de 16 fois la longueur du corps chez l'*Holothuria guamensis* (h) ; en général, cependant, la différence est bien moindre, et quand l'animal n'est pas contracté sur lui-même, elle n'est que dans le rapport de 1 à 3. L'espèce de

(a) Quatrefages, *Op. cit.*, pl. 2, fig. 1.
(b) Brandt und Grube, *Echinodermen* (Middendorff's *Reise in den äussersten Norden und Osten Sibiriens*, Bd. II, Zool., th. 1, pl. 4, fig. 1 et 7).
(c) Redi, *Observ. circa Animalia viventia, quæ in Animalibus viventibus reperiuntur* (*Opuscula*, t. III, p. 134).
(d) Voyez Milne Edwards, *Atlas du Règne animal* de Cuvier, ZOOPHYTES, pl. 20, fig. 1.
(e) Tiedemann, *Anatomie der Röhren-Holothurie*, pl. 2, fig. 4 et 5.
(f) Duvernoy, *Anatomie der Röhren-Holothurie*, pl. 2, fig. 4 et 5.
(g) Voyez tome II, page 12.
(h) Quoy et Gaimard, *Voyage de l'Astrolabe*, ZOOLOGIE, t. IV, p. 114.

désigne souvent sous le nom de *lanterne d'Aristote*, parce que ce grand naturaliste a été le premier à le décrire, et que pour donner une idée de son aspect, on l'a souvent comparé à un ustensile de ce genre qui serait de forme pentagonale. Il se compose de vingt-cinq pièces principales, rigides et très riches en carbonate calcaire, dont les plus importantes constituent par leur réunion cinq grosses mâchoires, qui ont la forme de pyra-

boyau ainsi constitué se porte d'abord en arrière sur le côté droit du corps, puis revient sur lui-même en forme d'anse, et arrivé dans le voisinage de la bouche, se recourbe de nouveau en arrière (a). Sa portion antérieure est libre, mais dans toute sa portion moyenne et postérieure il est fixé à la partie correspondante des parois de la cavité générale du corps par des replis membraneux ou mésentères. Cependant ce mode d'attache n'est pas assez solide pour empêcher un phénomène très remarquable de se produire quand l'Animal se contracte avec force, savoir, la rupture du tube alimentaire près du pharynx, et son expulsion au dehors par l'anus avec les autres viscères et le liquide dont la cavité abdominale était remplie (b). Les Holothuries se vident ainsi avec une très grande facilité, et peuvent continuer à vivre pendant plusieurs jours après avoir subi cette mutilation spontanée,

qui n'avait pas échappé à l'attention des naturalistes de la renaissance (c), et qui se produit presque toujours quand ces animaux se trouvent à sec ou dans un petit volume d'eau stagnante (d).

La portion antérieure du tube alimentaire de ces Échinodermes est faiblement pourvue de vaisseaux sanguins, et me paraît devoir être considérée comme un œsophage. Dans quelques espèces on aperçoit dans son intérieur des replis circulaires qui remplissent les fonctions de valvules (e).

La seconde portion qui forme les deux branches de la première anse a au contraire des parois très vasculaires (f), et me paraît devoir jouer le rôle d'un estomac. On y remarque souvent un liquide jaunâtre, mais on ne sait rien au sujet des organes producteurs de ce suc, et c'est à tort que Blainville a cru pouvoir assimiler à un appareil hé-

(a) Tiedemann, *Anatomie der Röhren-Holothurie*, pl. 2, fig. 6.
— Delle Chiaje, *Memorie sulla storia e notomia degli Animali senza vertebre del regno di Napoli*, t. I, pl. 8, fig. 1.
— Rymer Jones, *A General Outline of the Animal Kingdom*, p. 175, fig. 74.
— Carus et Otto, *Tabula Anatomiam comparativam illustrantes*, pars IV, pl. 1, fig. 21.
(b) C'est à tort que Meckel décrit ce phénomène comme ayant lieu par la bouche (*Anat. comparée*, trad. par Riester et Sanson, t. VII, p. 94).
(c) Redi, *Lettre à Cestoni* (*Collect. Académ.*, t. IV, p. 587).
— Boludsch, *De quibusdam Animalibus marinis liber*, 1761, p. 81.
(d) Delle Chiaje, *Op. cit.*, pl. 7, fig. 1.
(e) Duvernoy a trouvé cette disposition dans une Holothurie inédite provenant de Waigou (*Leçons d'anatomie comparée* de Cuvier, t. V, p. 384).
(f) Milne Edwards, *Atlas du Règne animal* de Cuvier, ZOOPHYTES, pl. 18.

mides renversées et qui sont unies entre elles par des cloisons musculaires. Ces mâchoires sont terminées inférieurement par une dent tranchante, et les muscles qui s'y insèrent sont disposés de façon à les rapprocher ou à les écarter de l'axe du corps, et, par conséquent, à dilater ou à resserrer le cercle formé par leur assemblage (1). Le tube alimentaire commence immédiatement au-dessus de cette couronne de dents et occupe

patique les pinceaux vasculaires situés dans le mésentère adjacent (a), car, ainsi que nous l'avons déjà vu, ces parties ne sont que des plexus vasculaires bipolaires appartenant au système circulatoire et n'ayant aucune relation avec l'intérieur de la cavité digestive (b). Enfin, le tiers postérieur du tube alimentaire est peu vasculaire et ne me semble être le siège d'aucun travail digestif, mais servir seulement à compléter l'absorption des matières nutritives, et à conduire les fèces jusqu'au cloaque dont son extrémité est séparée par un sphincter.

Cuvier considérait les sacs foligniens ou cæcums tubuleux qui sont groupés autour du pharynx comme étant des organes salivaires (c) ; mais, ainsi que nous l'avons déjà vu, ces appendices ne débouchent pas au dehors, et font partie de l'appareil vasculaire (d).

Quelques anatomistes pensent que les appendices glanduliformes qui sont fixés aux parois de l'intestin un peu au-devant de l'ovaire (e), et qui ont été pris pour des testicules par M. Tiedemann, ainsi que par Cuvier et M. Della Chiaje (f), constituent un appareil salivaire (g) ; jusqu'ici on ne lui a pas trouvé de canal excréteur et l'on en ignore les usages.

Jæger a désigné sous le nom d'anneau hépatique un amas de granules situé près de la bouche, vers le point d'attache des tubes foligniens (h) ; mais on ne sait pas même si ce sont des follicules sécréteurs, et dans tous les cas je ne verrais aucun motif pour les considérer comme étant chargés de produire de la bile.

(1) Le squelette tégumentaire des Oursins se termine inférieurement par un cercle de pièces solides qui constitue, en quelque sorte, le cadre de l'espace péristomien et donne attache à la membrane labiale (i). L'orifice buccal en occupe le centre, et laisse

(a) Blainville, Manuel d'actinologie, p. 72.
(b) Voyez tome III, page 293. Ces mèches sont représentées dans la figure citée ci-dessus, sous les lettres vr (Règne animal, ZOOPHYTES, pl. 18).
(c) Cuvier, Règne animal, t. III, p. 238.
(d) Voyez tome III, page 294.
(e) Voyez Milne Edwards, Atlas du Règne animal de Cuvier, pl. 18, ap.
(f) Delle Chiaje, Memorie sulla storia e notomia degli Animali senza vertebre del Regno di Napoli, t. I, pl. 8, fig. 1 o.
(g) Siebold et Stannius, Nouveau Manuel d'anatomie comparée, t. I, p. 94.
(h) Jæger, De Holothuriis (dissert. inaug.). Turini, 1833, p. 42, pl. 3, fig. 2 g.
(i) Voyez Tiedemann, Anatomie der Röhren-Holothurie des pomeranzfarbigen Seesterns und Stein-Seeigels, pl. 10, fig. 5.

le centre de la lanterne, où il constitue ce que l'on nomme le pharynx, et présente à l'intérieur cinq bandes longitudinales séparées par des lignes ligamenteuses et garnies de plis obliques disposés en forme de chevrons.

Cet appareil masticatoire est très puissant, mais paraît être passer plus ou moins le sommet de la lanterne, ou appareil masticateur, qui est suspendu au-dessus et qui a été décrit par plusieurs anatomistes (a), mais étudié avec le plus d'attention par MM. Sharpey, Valentin, Rymer Jones et Mayer (b). La charpente solide de cet appareil consiste essentiellement en deux séries de pièces disposées circulairement autour de l'axe du corps; savoir, cinq mâchoires et autant de supports ou rayons pharyngiens. Les mâchoires constituent par leur réunion un cône renversé, et ont chacune à peu près la forme d'une pyramide tétraèdre dont le sommet serait dirigé en bas, la base évidée, l'une de ses arêtes tournée vers l'axe du système et la face opposée légèrement bombée. Leur structure est très complexe et l'on y remarque d'abord deux parties principales : l'une extérieure ou engaînante, que j'appellerai l'*exognathe*, l'autre intérieure ou dentaire, qu'on peut désigner sous le nom d'*endognathe*. L'exognathe, ou pyramide, se compose d'une paire de pièces calcaires principales, ou *exognathites*, qui constituent chacune l'une de ses faces latéro-internes et la moitié de son pan externe. La première de ces faces est formée par une lame verticale qui est garnie extérieurement d'une série de lignes transversales saillantes ; son bord interne est libre et correspond à celui de l'autre exognathite, de façon que l'arête interne de la mâchoire est représentée par un espace vide limité de chaque côté par une lame denticulée. Le bord externe de ce même pan est réuni, sous un angle un peu aigu, avec la lame qui constitue la moitié de la face externe de la pyramide. Dans sa moitié inférieure, cette dernière lame se réunit à sa congénère par une suture verticale, et à son extrémité supérieure elle se prolonge aussi en forme d'arc-boutant, de façon à rejoindre la partie correspondante de l'autre exognathite; mais dans l'intervalle elle est profondément échancrée, et par conséquent il existe au milieu de la face externe de chaque mâchoire, vers le haut, un grand espace vide ou *fenêtre*. La pyramide résultante de l'union des deux exognathites est ouverte à sa base et creuse dans toute sa hauteur. Sa cavité constitue une loge ou *alvéole*, où se trouve

(a) Monro, *The Structure and Physiology of Fishes*, 1785, p. 67, pl. 43, fig. 1, et pl. 44, fig. 13, 16, 17.
— Tiedemann, *Anatomie der Röhren-Holothurie*, p. 72 et suiv., pl. 16, fig. 2.
(b) Sharpey, *Echinodermata* (Todd's *Cyclop. of Anat. and Physiol.*, t. II, p. 38, fig. 47 et 18).
— Valentin, *Anatomie du genre Echinus*, p. 63 et suiv. (Agassiz, *Monographies d'Échinodermes*).
— Rymer Jones, *A General Outline of the Animal Kingdom*, 1841, p. 166, fig. 70 et 71.
— Meyer, *Ueber die Lanterne des Aristoteles* (Müller's *Archiv für Anat. und Physiol.*, 1840, p. 191).

destiné à diviser les substances végétales plutôt qu'à agir sur une proie animale. Cependant les Oursins entassent dans leur estomac beaucoup de fragments de coquilles, et il est probable que ces Zoophytes sont en réalité omnivores.

Dans le groupe des Clypéastrides, la bouche est armée aussi

renfermée la pièce dentaire, ou *endo-gnathe*. Celle-ci est une lame étroite, arquée et carénée en dedans, qui est appliquée contre la symphyse ou ligne articulaire externe des exognathites, et y glisse dans une rainure verticale. Son extrémité inférieure est amincie en forme de dent incisive de Rongeur, et fait saillie au sommet de la pyramide dont elle dépend. Enfin, supérieure-ment, elle se prolonge au delà du bord de la cavité alvéolaire, se recourbe sur elle-même, perd sa dureté, et con-stitue ce que MM. Valentin et Agassiz ont appelé la *plume dentaire.*

Les cinq mâchoires, ainsi consti-tuées, sont appliquées les unes contre les autres par leurs surfaces latéro-internes, et, à l'extrémité supérieure de leurs arêtes externes, elles se sou-dent intimement avec de petites piè-ces complémentaires (ou épiphyses), par l'intermédiaire desquelles elles s'articulent avec le système des pièces basilaires ou supports pharyn-giens.

Ce dernier système se compose de deux séries de poutrelles calcaires, disposées en manière de rayons au-dessus de la base de l'appareil maxil-laire. On y remarque d'abord cinq pièces qui alternent avec les mâ-choires, et qui correspondent à la ligne de jonction du bord supérieur de

ces organes; on les a désignées sous le nom de *faux*, et il est à noter que l'extrémité externe de chacune d'elles s'articule avec l'angle supérieur et externe de deux mâchoires adjacentes; enfin, elles sont recouvertes par cinq autres pièces basilaires qui ont la forme de la lettre Y, et qui ont été ap-pelées les *compas*. Celles-ci sont com-posées à leur tour de deux portions distinctes (*a*); leurs branches sont dirigées vers la périphérie de l'appa-reil et recourbées un peu vers le bas; enfin elles donnent attache à des liga-ments qui descendent obliquement vers les bords du cadre péristomien, et s'y fixent.

En résumé, on peut donc, ainsi que le fait voir M. Mayer, compter 45 pièces constitutives de l'appareil maxillaire, savoir : 5 dents , 10 endognathes ; 10 épiphyses, 5 faux, 5 pièces basi-laires des compas et 5 pièces termi-nales des mêmes organes. Mais l'u-nion entre les pièces exognathaires et épiphysaires est si intime, qu'on peut, en général, négliger cette distinction, ainsi que celle des deux moitiés de chaque compas, de façon que le nom-bre des organes distincts se réduit à 25; savoir : 5 dents, 10 exognathes, 5 faux et 5 compas.

Les muscles qui mettent en jeu cet appareil masticateur sont très nom-

(*a*) Meyer, *Op. cit.* (Müller's *Archiv für Anat. und Physiol.*, 1849, p. 192, pl. 2, fig. 4).

d'un appareil masticatoire très compliqué, quoique beaucoup moins parfait que celui des Oursins proprement dits. Mais dans d'autres genres de la même grande famille, tels que les Spatangues, il n'en est plus de même, et l'orifice oral est complétement agnathe (1).

La portion du tube digestif qui surmonte l'appareil masticatoire des Oursins est étroite, et constitue un œsophage qui remonte presque verticalement jusque dans le voisinage de

breux. On distingue pour chaque mâchoire :

1° Une paire de *muscles abducteurs*, qui s'attachent, d'une part à l'extrémité inférieure de l'exognathe, et d'autre part à une portion du cadre péristomien disposée en forme d'arcade ou d'auricule, au-dessous des lignes ambulacraires (*a*).

2° Une paire de muscles adducteurs, qui sont antagonistes des précédents, et naissent de la portion interauriculaire du cadre péristomien, pour remonter vers la base de la pyramide maxillaire correspondante, et s'y fixer à l'arc transversal formé au-dessus de la fenêtre de l'exognathe par les deux arcs-boutants décrits ci-dessus.

3° Un muscle intermaxillaire, qui se fixe aux stries de la face latérale des pyramides, et s'étend de l'un de ces organes à l'autre, de façon à rapprocher ceux-ci.

Les pièces basilaires sont pourvues aussi d'une série circulaire de cinq muscles transverses, qui s'étendent entre les compas. Enfin, il y a aussi quelques faisceaux musculaires qui se détachent des muscles des mâchoires

pour aller se fixer sur la membrane qui enveloppe la plume dentaire.

Il est également à noter qu'une membrane très fine, et pourvue de cils vibratiles, revêt non-seulement les pièces dentaires, mais toutes les autres parties de cet appareil masticateur.

(1) L'ordre des Échinides se compose de quatre familles, dans deux desquelles, les Spatangides et les Cassidulides, l'appareil masticateur manque complétement. Dans les deux autres, celles des Cidarides et des Clypéastrides, il est au contraire toujours bien constitué, et se compose de cinq mâchoires dentifères, disposées à peu près comme chez l'Oursin commun, qui appartient au premier de ces groupes.

Chez les Clypéastrides, les pièces basilaires ne manquent pas, comme l'avait supposé M. Agassiz, mais sont réduites à un état plus ou moins rudimentaire, tandis que les mâchoires sont très massives. Ainsi, chez les Clypéastres, où cet appareil a été décrit d'abord par Klein, Parra, etc. (*b*), puis étudié plus complétement par

(*a*) Valentin, *Op. cit.*, pl. 5, fig. 75.
(*b*) Klein, *Oursins de mer*, pl. 20, fig. 4. — *Echinoderma*, édit. de Leske, pl. 38. — A. Parra, *Descripcion de differentes piezas de Historia natural*. Havanna, 1787.

l'anus, puis se recourbe brusquement et débouche dans l'estomac. Ce dernier organe a la forme d'un gros boyau qui se
porte horizontalement à droite, et décrit, en se contournant, un
cercle onduleux presque complet, puis se recourbe sur lui-même,
et marche en sens inverse pour suivre la même route et aller
enfin se relever près de l'axe du corps pour gagner l'anus (1).
Ses parois sont très minces et sa tunique interne est garnie
partout de cils vibratiles. Dans la portion œsophagienne on

M. Ch. Desmoulins et par J. Müller,
ces organes sont très larges et dépri-
més ; ils constituent par leur assemblage une étoile pentagonale, et sont
surmontés par cinq petits supports, ou
pièces pharyngiennes, qui correspondent aux faux des Échinides ; celles-ci
ont été désignées sous le nom de
rotules (a), et se trouvent logées entre
deux pièces épiphysaires bien distinctes (b). Chez les Scutelles, qui appartiennent à la même famille, ces pièces
basilaires ont une forme un peu différente (c), et l'on remarque quelques
variations dans la disposition des exognathes et des dents : ainsi, chez les
Laganes, ces derniers organes sont
presque verticaux (d).

Chez les Spatangues et les autres
Échiniens sans mâchoires, la bouche
est généralement excentrique.

(1) Une multitude de brides membraneuses tiennent lieu de mésentère,
et fixent le bord externe du tube digestif contre les parois de la cavité
viscérale. D'autres brides analogues
unissent entre elles les deux portions
de l'anse intestinale qui s'enroule de la
sorte autour de l'œsophage. La première portion de l'estomac se prolonge plus ou moins en forme de cul-
de-sac, à côté du point où l'œsophage
vient s'y ouvrir, et en général il n'y
a aucune distinction à établir entre
les parties suivantes de ce tube (e).
Mais dans une espèce, dont l'anatomie a été faite par M. Delle Chiaje,
l'*Echinus ventricosus*, il y a une poche stomacale large et de médiocre
longueur, qui est suivie d'un tube
cylindrique et beaucoup plus étroit,
lequel peut être considéré comme
un intestin proprement dit (f).

Il est aussi à noter que la tunique
externe du canal intestinal, qui se continue avec le mésentère et avec la mem-

(a) Ch. Desmoulins, *Études sur les Échinides*, p. 66, pl. 2, fig. 7 à 15.
(b) Müller, *Ueber den Bau der Echinodermen*, p. 74, pl. 7, fig. 13, 14, etc. (extr. des *Mémoires*
de l'Académie de Berlin pour 1853).
(c) Agassiz, *Monographie des Scutelles*, p. 15, pl. 16, fig. 4-7 ; pl. 17, fig. 7-9, etc.
(d) Agassiz, *Op. cit.*, p. 106, pl. 22, fig. 26, etc.
(e) Tiedemann, *Op. cit.*, pl. 10, fig. 1.
— Delle Chiaje, *Descriz. e notomia degli Anim. senza vertebre*, pl. 121, fig. 1.
— Milne Edwards, *Atlas du Règne animal* de Cuvier, ZOOPHYTES, pl. 11, fig. 2.
— Valentin, *Op. cit.*, pl. 7, fig. 127, 128, 130.
(f) Delle Chiaje, *Descriz. e notomia degli Anim. senza vertebre del regno di Napoli*, pl. 122,
fig. 4.

y reconnaît aussi une foule de petits follicules qui sont des organes sécréteurs ; mais dans la portion gastrique ou intestinale de ce tube, la structure aréolaire est beaucoup moins marquée, et l'on ne voit y déboucher aucun organe sécréteur spécial (1).

Chez les Spatangues, où la bouche est située près du bord de la face inférieure du corps, et l'anus vers la partie opposée de la même région, la direction suivie par le tube alimentaire est un peu différente, mais toujours il s'enroule horizontalement (2).

brane péritonéale dont la cavité commune est tapissée, est garnie comme celui-ci de cils vibratiles, dont les mouvements déterminent des courants dans le liquide nourricier cavitaire (a).

(1) Chez le *Spatangus purpureus*, le tube alimentaire est presque cylindrique et forme une grande anse qui s'enroule à peu près comme chez les Oursins, si ce n'est que la portion antérieure se trouve en dessous de la postérieure, et que celle-ci forme en arrière une seconde anse pour gagner l'anus (b). Mais, chez le *Spatangus ventricosus*, M. Delle Chiaje a trouvé une disposition plus simple, car l'enroulement se fait toujours dans le même sens. Il est aussi à noter que, dans cette dernière espèce, il existe, appendu à la partie antérieure de cette sorte de boyau, un gros prolongement cæcal, ou estomac latéral (c).

(2) On remarque chez les Échinides des différences très grandes dans la position de l'anus. Dans toute la grande famille des Cidarites, la bouche est centrale, et l'anus est diamétralement opposé à cet orifice, de sorte qu'il se trouve au sommet du disque. Dans la famille des Clypéastrides, ainsi que dans celles des Cassidulides et Spatangides, la bouche est le plus souvent reportée un peu plus en avant, et l'anus est toujours plus ou moins rapproché du bord opposé du test ; tantôt il est situé à la face dorsale du corps, à mi-distance du sommet et du bord ; chez les Nucléolites, par exemple (d) ; d'autres fois, il est encore dorsal, mais tout à fait marginal, ainsi que cela se voit chez beaucoup de Dysasters (e). Dans d'autres genres, il descend sous le bord postérieur du test : par exemple, chez les Galérites (f), les Anan-

(a) Sharpey, *Cilia* (Todd's *Cyclop. of Anat. and Physiol.*, t. I, p. 617).
(b) Milne Edwards, *Atlas du Règne animal* de Cuvier, ZOOPHYTES, pl. 11 bis, fig. 1.
(c) Delle Chiaje, *Op. cit.*, pl. 123, fig. 12.
— Carus et Otto, *Tabulæ Anatomiam comparativam illustrantes*, pars IV, pl. 1, fig. 15.
(d) Exemple : *Nucleolites recens* (Milne Edwards, *Règne animal* de Cuvier, ZOOPHYTES, pl. 14, fig. 3).
(e) Voyez Agassiz, *Monographie des Dysasters*, pl. 1, fig. 7, 15, etc.
(f) Voyez Milne Edwards, *Règne animal* de Cuvier, ZOOPHYTES, pl. 14, fig. 4a.
— Agassiz, *Monographie des Galérites*, pl. 1, fig. 3, 6, 14, etc.

Dans l'ordre des Stellérides, l'appareil digestif est beaucoup moins bien constitué, comme instrument mécanique, mais se perfectionne davantage comme producteur des agents chimiques dont dépend la dissolution des aliments, et comme organe absorbant. L'estomac a la forme d'une grande poche arrondie qui souvent ne communique au dehors que par la bouche, et cet orifice est dépourvu d'organes spéciaux de mastication. Il est vrai que ces Animaux peuvent saisir leur proie avec force, et même parfois l'écraser contre les tubercules ou les épines dont le pourtour de leur bouche est armé (1), car les branches radiaires qui sont formées par les prolongements périphériques de leur corps, et qui sont garnies de tentacules préhensiles, peuvent se recourber en dessous et saisir les matières étrangères pour les appliquer contre cet orifice ; mais celui-ci ne joue qu'un rôle passif dans la déglutition et se dilate seulement pour laisser passer les aliments (2). La portion voisine de l'estomac est susceptible

chites (a), etc. Enfin, chez les Échinonées, il se trouve à environ égale distance de la bouche et du bord postérieur du test (b).

(1) Chez les Astériens, l'armature buccale est constituée par une portion du système des pièces solides qui se développent dans la peau et constituent le squelette tégumentaire de ces Échinodermes. Chaque portion interambulacraire de ce système se termine près de la bouche par un angle saillant qui s'avance vers cet orifice, et

qui est armé d'une manière plus ou moins puissante, de façon à constituer un organe broyeur, auquel quelques anatomistes ont donné le nom de *main* (c). Chez les Astéries, on y remarque un tubercule ovalaire garni d'épines (d), et chez les Ophiures un tubercule dentiforme (e).

(2) Quelquefois les Astéries se réunissent plusieurs autour d'un Mollusque bivalve pour s'en repaître (f), et les pêcheurs assurent qu'elles détruisent beaucoup d'Huîtres.

(a) Exemple :
(b) Exemple : *Ananchytes ovatus* (voyez Goldfuss, *Petrefacta Germaniæ*, t. I, pl. 44, fig. 1, etc.). *Echinoncus semilunaris* (voy. Milne Edwards, ZOOPHYTES du *Règne animal*, pl. 14, fig. 1 a). — *E. cruentatus* (Agassiz, *Op. cit.*, pl. 6, fig. 3, etc.).
(c) Duvernoy, *Leçons d'anatomie comparée* de Cuvier, t. V, p. 376.
(d) Savigny, *Échinodermes de l'Égypte*, pl. 3, fig. 1² ; pl. 4, fig. 1², 2³, etc. (*Expédition de l'Égypte, Hist. nat.*, t. II).
(e) J. Müller, *Animali senza vertebre del regno di Napoli*, pl. 129, fig. 9.
— Delle Chiaje,
(f) Eudes Deslongchamps, *Note sur l'Astérie commune* (*Ann. des sciences nat.*, 1826, t. IX, p. 219). Müller and Troschel, *System der Asteriden*, pl. 7, fig. 1-4 ; pl. 10, fig. 3.

de se renverser au dehors et de s'appliquer sur les substances alimentaires qui sont trop volumineuses pour passer par la bouche ; il paraît même que par ce moyen celles-ci sont souvent en partie digérées avant d'avoir été portées dans l'intérieur du corps ; mais les résultats obtenus de la sorte ne peuvent être que très imparfaits.

L'estomac, séparé de la bouche par un anneau contractile seulement chez les Ophiures et par un court tube œsophagien chez les Astériens, remplit presque toute la portion centrale ou discoïde de la cavité viscérale. Ainsi que je l'ai déjà dit, il consiste principalement en un grand sac membraneux qui occupe l'axe du corps (1) ; mais latéralement il se prolonge de façon à constituer des loges ou des tubes aveugles plus ou moins compliqués, dont la disposition semble être empruntée à l'appareil gastro-vasculaire des Médusaires.

Ainsi, chez l'Étoile de mer, qui abonde sur nos côtes et qui porte le nom d'*Astracanthion glacialis* (2), l'estomac est globuleux, mais incomplétement divisé en deux portions par un repli de sa membrane interne, et la première chambre, ainsi délimitée, paraît être plus spécialement chargée de transformer les matières alimentaires en une pâte liquide qui passe peu à peu dans la chambre supérieure. Celle-ci se continue supérieurement avec un petit intestin, et communique latéralement avec cinq prolongements cylindriques qui ne tardent pas à se diviser chacun en deux tubes très allongés et garnis d'une double série d'appendices creux ramifiés et terminés en cul-de-sac (3).

(1) La tunique interne de l'estomac est garnie de cils vibratiles.
(2) Ou *Asterias glacialis*, O. F. Müller (voy. *Zool. Danica*, pl. 44).

(3) Pour plus de détails sur l'anatomie de cette espèce, je renverrai à un mémoire de Konrad (a).
L'appareil digestif d'une autre es-

(a) Konrad, *De Asteriarum fabrica* (dissert. inaug.). Halæ, fig. 1.
— Sharpey, art. ECHINODERMATA (Todd's *Cyclopædia of Anat. and Physiol.*, t. II, p. 37, fig. 16).

Ces organes s'avancent dans l'intérieur des rayons ou bras dont le corps de l'Astérie est pourvu, et y sont fixés par des replis de la membrane péritonéale qui se détachent de la tunique séreuse de la grande cavité viscérale (1). Ils baignent dans le liquide nourricier dont cette cavité est remplie, et ils sont très dilatables, de façon que la matière pulpeuse élaborée dans la portion centrale de l'appareil digestif y pénètre facilement. Il en résulte que les produits de la digestion trouvent dans ces appendices une surface absorbante d'une très grande étendue, et doivent passer rapidement de là dans le fluide nourricier circonvoisin. Ces appendices de l'estomac paraissent être aussi des organes sécréteurs, car leurs parois renferment un tissu granuleux qui a l'aspect d'un amas de follicules, et l'on trouve dans leur intérieur un liquide jaunâtre, mais on n'est encore que peu renseigné sur cette partie de leurs fonctions.

Chez les autres Astériens à larges rayons, la disposition de ce système de cæcums gastriques est à peu près la même (2); mais chez les Ophiures, dont les bras sont très grêles, ces ap-

pèce du même genre, l'*Astracanthion rubens*, a été figuré par J. Müller et Troschel (a).

(1) Ces replis mésentériques, au nombre de deux pour chaque cæcum périgastrique, naissent de la paroi dorsale des rayons et circonscrivent un espace longitudinal qui, dans le voisinage de l'estomac, communique avec la portion centrale et la cavité commune. Le péritoine s'étend aussi sur l'estomac, et revêt la cavité viscérale. Sa surface libre est garnie de cils vi-

bratiles qui mettent en mouvement le liquide cavitaire (b).

(2) Souvent les deux appendices cæcaux du même bras, au lieu de naître d'un tronc unique, comme cela se voit chez l'*Astracanthion rubens*, sont distincts dès leur origine, de façon que l'estomac donne directement naissance à dix de ces organes. Cette disposition se voit chez l'*Astropecten aurantiacus* (c), l'*Archaster typicus* (d), le *Culcita coreacea* (e), etc. Chez l'*Asteriscus palmipes*, ces cæcums sont très courts (f).

(a) J. Müller und Troschel, *System der Asteriden*, pl. 11, fig. 1.
— J. Carus, *Icones zootomicæ*, 1857, pl. 15, fig. 15.
(b) Sharpey, *Cilia* (Todd's Cyclopædia of Anatomy and Physiol., t. I, p. 616).
(c) Tiedemann, *Op. cit.*, pl. 7.
(d) Müller et Troschel, *Op. cit.*, pl. XI, fig. 3.
(e) Müller et Troschel, *Op. cit.*, pl. 12, fig. 1.
(f) Meckel, *Traité d'anatomie comparée*, t. VII, p. 71.

pendices sont moins développés ; ils ne dépassent pas les limites de la cavité centrale du corps, et ils paraissent être plus spécialement destinés à sécréter les liquides qui se répandent dans l'estomac (1). Enfin, chez les Astrophytes ou Euryales, ils sont représentés par une rangée circulaire de cæcums simples, mais fort nombreux (2).

Un second appareil appendiculaire, beaucoup moins grand que le précédent, et offrant d'une manière plus nette les caractères d'un instrument de sécrétion, repose sur la face supérieure de l'estomac. Il se compose de cæcums plus ou moins rameux et il renferme un liquide jaunâtre qui, par son aspect, ressemble à de la bile et qui contient de l'acide urique. Les grappes ainsi constituées alternent avec les précédents, et correspondent, par conséquent, aux espaces interambulacraires. Dans les espèces où il existe un intestin à la suite de l'estomac, c'est dans cette dernière portion de l'appareil digestif que ces cæcums épigastriques débouchent (3).

Chez les Ophiurides, ainsi que dans une des subdivisions de la tribu des Astérides, comprenant les genres *Astropecten,*

(1) Les cæcums périgastriques des Ophiurides sont au nombre de dix, et repliés sur le pourtour de l'estomac ; quelquefois ils paraissent avoir une structure peu compliquée (a) ; mais, dans d'autres espèces, chacun d'eux porte une double rangée de tubes secondaires autour desquels naissent un grand nombre de petits prolongements plissés et groupés en forme de touffe foliacée (b).

(2) Chez l'*Astrophyton arborescens* (Euryale de la Méditerranée), M. Delle Chiaje a trouvé l'estomac entouré d'un cercle radiaire formé de 45 cæcums, simples et effilés vers le bout ; savoir : un pour chaque espace interambulacraire, et quatre à la base de chacun des dix bras (c).

(3) Chez les Astérides du genre *Culcita*, ces appendices sont très développés et disposés radiairement dans les espaces interbrachiaux de la région dorsale du corps ; chacun d'eux naît de l'estomac par un tube membraneux simple et assez large, mais ne

(a) Siebold et Stannius, *Nouveau Manuel d'anatomie comparée*, t. I, p. 92.
(b) Delle Chiaje, *Memorie per servire alla storia degli Animali senza vertebre*, t. II, pl. 20, fig. 5, 7, 8, et *Descriz. e notom. degli Animali invertebr.*, pl. 132, fig. 5, 7, 8.
(c) Delle Chiaje, *Descriz. e notom.*, t. IV, p. 73, pl. 138, fig. 2.

Ctenodiscus et *Luidia*, l'estomac ne communique au dehors que par la bouche, qui est située au milieu de sa face inférieure ; et jusque dans ces derniers temps, on croyait qu'il en était de même pour tous les Échinodermes de cet ordre, excepté les Comatuliens, mais chez la plupart de ces Zoophytes on a constaté l'existence d'un pore anal vers le centre de la région dorsale du disque, et un intestin rudimentaire y conduit (1).

Chez les Comatules, cette portion terminale de l'appareil digestif est beaucoup plus développée ; l'estomac est petit et arrondi ; l'intestin qui en naît est garni d'un prolongement cæcal, puis contourne l'axe du corps pour gagner l'anus. Enfin, celui-ci est situé à peu de distance de la bouche, sur la face ventrale du disque (2), position qui se remarque aussi

tarde pas à se bifurquer et à s'entourer de petits cæcums groupés irrégulièrement (a).

Chez l'*Archaster typicus*, les cæcums épigastriques sont disposés à peu près de la même manière, mais sont beaucoup plus courts, et ne se bifurquent pas toujours bien distinctement (b). Dans l'*Astracanthion glacialis* (c) et l'*Astracanthion rubens* (d), ils sont encore plus réduits et plus irréguliers dans leur forme. Enfin, chez l'*Astropecten aurantiacus*, ils ne sont représentés que par deux petits cæcums gibbeux (e), disposition qui se voit aussi chez le *Solaster papposus* et l'*Astragonium phrygianum*. Ils paraissent manquer dans le genre *Luidia* (f).

(1) MM. Delle Chiaje et Sharpey (g) ont décrit ce petit intestin comme étant un appendice cæcal de l'estomac, mais sa véritable nature a été constatée par MM. Müller et Troschel, qui l'ont figuré chez l'*Astracanthion rubens* et l'*Archaster typicus* (h). Ainsi que je l'ai déjà dit, les cæcums épigastriques y débouchent.

D'après ces auteurs, toutes les Astérides, à l'exception des trois genres mentionnés ci-dessus, sont pourvues d'un anus, et cet orifice est toujours subcentral.

(2) L'appareil digestif des Comatules a été étudié par Heussinger (i).

(a) J. Müller und Troschel, *System der Asteriden*, pl. 12, fig. 1.
(b) Müller und Troschel, *System der Asteriden*, pl. 11, fig. 2.
(c) Konard, *De Asteriarum fabrica*, fig. 1.
(d) Müller et Troschel, *Op. cit.*, pl. 11, fig. 1.
(e) Tiedemann, *Anatomie der Röhren-Holothurie*, etc., pl. 7 b, b.
— Delle Chiaje, *Memorie per servire alla storia degli Animali senza vertebre*, t. II, pl. 19, fig. 1r. — *Descriz. e notom. degli Anim. invertebr.*, pl. 129, fig. 1.
(f) Müller et Troschel, *Op. cit.*, p. 132.
(g) Sharpey, *Echinodermata* (Todd's *Cyclop. of Anat.*, t. II, p. 36).
(h) Müller et Troschel, *Op. cit.*, pl. 11, fig. 1 et 2.
(i) Heussinger, *Anatomische Untersuchung der Comatula mediterranea* (*Zeitschrift für die organische Physik*, 1829, t. III, p. 371, pl. X, fig. 16).

chez les Crinoïdes, Échinodermes dont les mers étaient abondamment peuplées à des époques géologiques fort reculées.

Quant aux Siponcles et aux autres Animaux que Cuvier rangeait dans la même classe que les précédents, sous le nom d'Échinodermes sans pieds, je n'en parle pas ici, car ils n'appartiennent pas au type des Radiaires et se rapprochent des Annélides ; j'y reviendrai donc dans une prochaine Leçon.

QUARANTE-HUITIÈME LEÇON.

De l'appareil digestif chez les Infusoires ciliés, les Bryozoaires, les Tuniciers
et les Mollusques proprement dits.

§ 1. — Le mode d'organisation de l'appareil digestif que nous avons rencontré d'une manière exceptionnelle chez quelques Zoophytes supérieurs est dominant dans le grand embranchement des Malacozoaires : chez tous les Animaux où ce type zoologique est nettement caractérisé, la cavité alimentaire affecte la forme d'un tube ouvert aux deux bouts ; mais les orifices ainsi constitués ne sont pas situés aux extrémités opposées du corps, et l'anus est fort rapproché de la bouche, de façon que ce canal est disposé en forme d'anse. Il est aussi à noter qu'en général, les instruments mécaniques qui entrent dans la composition de cet appareil sont peu perfectionnés, tandis que les organes sécréteurs qui y appartiennent se développent beaucoup.

Caractères généraux de l'appareil digestif des Malacozoaires.

Les Animalcules que nous avons choisis comme point de départ dans l'étude des Zoophytes sont aussi ceux qui paraissent avoir le plus d'affinité avec les représentants inférieurs du type Malacozoaire. Les Molluscoïdes se lient intimement à certains Infusoires ciliés, et ceux-ci, à leur tour, ont des liens de parenté intimes avec les Monadaires ; en sorte que pour arriver à l'examen des Mollusques en passant successivement des formes les plus simples aux plus complexes, je crois devoir m'occuper d'abord d'une classe nombreuse de petits êtres qui sont rangés par la plupart des zoologistes dans l'embranchement des Zoophytes, mais qui n'ont rien de radiaire dans leur structure, et qui, de même que les Mollusques, sont généralement organisés d'une manière asymétrique, suivant une ligne courbe : ce sont les INFUSOIRES proprement dits (1).

Appareil
digestif
des
Infusoires
ciliés.

§ 2. — Les moyens d'observation dont nous disposons n'ont pas permis aux naturalistes de scruter d'une manière satisfaisante l'organisation intérieure des Animalcules d'une petitesse extrême qui constituent la division inférieure de cette classe, c'est-à-dire les Monades et les autres *Infusoires flagellifères* (2).

(1) Ou Polygastriques de M. Ehrenberg, moins les Rhizopodes et les végétaux microscopiques que ce naturaliste réunit dans la même classe.

En 1836, j'ai signalé les ressemblances entre les Vorticelliens et les Bryozoaires, et j'ai émis l'opinion que les Infusoires devaient être considérés comme se rattachant au type des Mollusques plutôt qu'à tout autre embranchement zoologique (*a*). Enfin, dans une autre publication dont la date est à peu près la même, j'ai proposé de réunir les Vorticelliens aux Flustres, aux Vésiculaires et aux autres Animaux polypiformes dont se compose la classe des Bryozoaires, et de diviser ce groupe appelé *Tuniciens*, à cause de ses affinités avec les Tuniciers de Lamarck, en deux sections : les *Tuniciens ciliés* (Vorticelles, etc.), qui sont dépourvus de tentacules, et les *Tuniciens tentaculés*, ou Bryozoaires (*b*). Cette nomenclature ne peut être conservée aujourd'hui, mais les groupes dont il est ici question me paraissent

toujours bien fondés. Plus récemment M. Agassiz, sans avoir connaissance de ma manière de voir à cet égard, a été conduit à rapprocher aussi les Vorticelles des Bryozoaires (*c*). D'autre part, MM. Claparède et Lachmann pensent que cette idée ne mérite guère d'être discutée, parce que le caractère essentiel des Bryozoaires est d'avoir un canal alimentaire continu, ouvert à ses deux extrémités, et que ce caractère, ajoutent-ils, fait défaut aux Vorticelliens comme aux Infusoires en général (*d*); mais nous verrons au contraire que, d'après les observations de ces naturalistes eux-mêmes, les Vorticelliens ont une cavité digestive munie de deux orifices très rapprochés, et à ce trait de ressemblance vient s'ajouter la disposition spirale de l'organisme, qui ne se voit guère ailleurs que dans le type malacozoaire.

(2) Au sujet de la classification des Infusoires, je renverrai à un travail récent publié par MM. Claparède et Lachmann (*e*).

(*a*) Voyez les notes jointes à la 2ᵉ édition de l'ouvrage de Lamarck (*Histoire naturelle des Animaux sans vertèbres*, 1836, t. II, p. 55).

(*b*) Milne Edwards, *Classification naturelle des Polypes* (*Journal l'Institut*, 1837, t. V, p. 178).

(*c*) Agassiz, *The Natural Relations between Animals and the Elements in which they live* (Silliman's *American Journ. of Science and Arts*, 2ᵉ série, 1850, t. IX, p. 369).

(*d*) Claparède et Lachmann, *Études sur les Infusoires et les Rhizopodes*, p. 78.

(*e*) Claparède et Lachmann, *Études sur les Infusoires et les Rhizopodes*. Genève, 1858.

Beaucoup de micrographes pensent qu'ils sont astomes (1), mais dans certains cas on a vu des matières étrangères pénétrer dans l'intérieur de leur corps, et cette introduction paraît se faire à l'aide d'un orifice buccal situé à la base de l'appendice flabelliforme que quelques auteurs ont appelé une trompe. Mais nous ne savons rien de positif quant à la disposition des parties intérieures où la digestion s'opère, et les figures théoriques qui ont été données des estomacs multiples de ces Animalcules ne méritent aucune confiance (2).

(1) Par exemple, M. Siebold (a).

(2) M. Ehrenberg assure avoir vu des Monades et d'autres Animalcules du même ordre avaler des corps étrangers, et notamment des particules de carmin ou d'indigo (b). M. Cohn a publié des observations analogues (c), et dans quelques cas M. Perty a constaté des faits du même ordre : ainsi il a trouvé un fragment de fibre ligneuse dans l'intérieur d'un Infusoire flagellifère de la famille des Astasiens, l'*Amblyophis viridis* (d), et une Diatomée dans l'intérieur d'une autre espèce du même groupe, le *Paranema protractum* (e). Enfin, MM. Claparède et Lachmann ont été souvent témoins de la manière dont le *Bodo grandis* (f) avale des Vibrions qui sont trois ou quatre fois plus gros que lui quand il est dans son état ordinaire. Ils ont vu aussi un Astasien, qui paraît être le *Trachelius trichophorus* de M. Ehrenberg (g), dévorer des Bacillariens (h). M. Dujardin, il est vrai, suppose que les matières étrangères ne pénètrent que dans des fossettes adventives creusées à la surface du corps de ces Animalcules (i) ; mais dans beaucoup de cas cela n'est guère probable, et il est même des Monadaires dont la bouche est munie d'une armature solide fort analogue à celle que j'aurai bientôt à faire connaître chez les Dystériens (j).

Quant à la disposition de la cavité stomacale de ces Animalcules, nous ne savons rien de satisfaisant. M. Ehrenberg pense qu'ils sont pourvus d'un nombre plus ou moins considérable de petits cæcums réunis en faisceaux et débouchant directement au dehors (k);

(a) Siebold et Stannius, *Nouveau Manuel d'anatomie comparée*, t. I, p. 8.
(b) Ehrenberg, *Die Infusionsthierchen*, 1838, p. 8.
(c) Cohn, *Entwick. der Algen und Pilze*, p. 68.
(d) Voyez Ehrenberg, *Die Infusionsthierchen*, pl. 7, fig. 5.
(e) Perty, *Zur Kenntniss der kleinsten Lebensformen*, 1852, p. 61.
(f) Voyez Ehrenberg, *Op. cit.*, pl. 2, fig. 12.
(g) Idem, *ibid.*, pl. 33, fig. 11.
(h) Claparède et Lachmann, *Études sur les Infusoires*, p. 41.
(i) Dujardin, *Histoire naturelle des Infusoires*, p. 75 et suiv.
(j) Claparède et Lachmann, *Op. cit.*, p. 42.
(k) Ehrenberg, *Recherches sur les Infusoires* (Ann. des sciences nat., 2ᵉ série, t. I, pl. 12, fig. 2).

L'appareil digestif des Vorticelliens et de la plupart des autres *Infusoires ciliés* est moins imparfaitement connu. Les cils vibratiles dont j'ai déjà eu l'occasion de parler comme étant à la fois les organes de la respiration et les instruments ordinaires de la locomotion (1), en déterminant des courants dans l'eau circonvoisine, amènent vers l'entrée de cet appareil les corpuscules nutritifs qui flottent dans ce liquide ; ces appendices sont, par conséquent aussi, les organes préhenseurs des aliments, car ces corpuscules, parvenus dans l'orifice buccal, sont portés bientôt dans l'intérieur du corps de l'Animalcule et servent à le nourrir. Le spectacle des tourbillons produits de la sorte par ces petits êtres a souvent fixé l'attention des micrographes, et afin de s'éclairer sur la nature de certains points que l'on aperçoit dans l'intérieur de l'organisme de la plupart des Infusoires, un physiologiste allemand du siècle dernier, Gleichen, eut l'heureuse idée de répandre, dans l'eau avoisinant les Animalcules dont il faisait l'étude, du carmin en poussière très fine. Il vit alors cette matière colorante pénétrer dans le corps de quelques-uns de ces Animalcules, et s'y accumuler sur certains points, mais il ne tira de ce fait aucune conclusion touchant la disposition des organes digestifs, et ce procédé d'expérimentation resta stérile jusqu'au moment où M. Ehrenberg y eut recours pour étudier la structure interne de ces petits êtres (2).

de là le nom d'*Anentera* qu'il donne à l'ordre comprenant tous les Infusoires flabellifères, etc. Mais il est plus probable que la cavité digestive est simple.

(1) Voyez tome II, page 13.

(2) Les expériences de Gleichen datent du siècle dernier ; mais, par un singulier entraînement dans les idées, ce physiologiste les considéra comme favorables à l'opinion d'après laquelle les sphérules auraient été des œufs (a).

Du reste, jusqu'au moment où M. Ehrenberg publia ses recherches sur ce sujet, la plupart des zoologistes persistaient à considérer tous les Ani-

(a) Gleichen, *Dissertation sur la génération des Animalcules spermatiques et ceux des Infusoires*, trad. de l'allemand, an VII, p. 197.

Je ne saurais admettre tous les résultats que cet habile observateur a cru pouvoir déduire de ses nombreuses et intéressantes recherches sur l'alimentation des Infusoires avec de l'indigo, du carmin ou d'autres matières colorantes. Mais avant de réfuter quelques-unes de ses opinions, je crois devoir, en bonne justice, dire le bien que je pense de l'ensemble de ses travaux. C'est à M. Ehrenberg que la science doit presque tout ce que l'on sait de plus important sur le mode d'organisation des Infusoires; il a changé le caractère des études dont ces petits êtres avaient été jusqu'alors l'objet, et il a fait dans cette partie de la zoologie des découvertes presque innombrables; enfin il a montré que ces êtres, malgré leur exiguïté, jouent un grand rôle dans les phénomènes géologiques, et que, par la perfection de leur structure, ils rivalisent souvent avec les géants de la création.

Depuis longtemps, les observateurs au microscope avaient remarqué dans l'intérieur du corps de divers Infusoires des espaces clairs qui avaient l'aspect de petites bulles, et qui ressemblaient à des cavités arrondies contenant de l'eau. En nourrissant ces Animalcules avec du carmin ou de l'indigo, M. Ehrenberg vit des dépôts de ces matières colorantes se former sur divers points et affecter la même disposition; les sphérules de carmin ou d'indigo avalées par les Infusoires avaient un volume à peu près constant chez les différents individus d'une même espèce, et après avoir séjourné plus ou moins longtemps

malcules dont il est ici question comme étant astomes (a). Ses travaux sur ce sujet furent présentés à l'Académie de Berlin en 1830, et publiés bientôt après dans les Mémoires de cette Société savante. On en trouve des extraits dans les *Annales des sciences naturelles* (b).

(a) Lamarck, *Histoire des Animaux sans vertèbres*, t. 1, p. 392.
— Cuvier, *Règne animal*, 2e édition, 1830, t. III, p. 325.
(b) Ehrenberg, *Beiträge zur Kenntniss der Organisation der Infusorien* (Abhand. der Akad. der Wissensch. zu Berlin aus dem Jahre 1830 (publié en 1832). — *Dritter Beitrag zur Erkenntniss grosser Organisation in der Richtung des kleinsten Raumes* (Mém. de l'Acad. de Berlin, 1833). — *Recherches sur l'organisation et la distribution des Infusoires*, particulièrement ceux de la Sibérie (Ann. des sciences nat., 2e série, 1834, t. 1, p. 129 et suiv.). Je citerai aussi son grand ouvrage intitulé : *Die Infusionsthierchen als vollkommene Organismen*, in-fol. Berlin, 1838.

dans l'intérieur de l'organisme, elles étaient évacuées au dehors, comme le seraient des matières fécales. Il en conclut que la formation de ces bols colorés était due à l'accumulation de la matière tinctoriale dans autant de petites poches arrondies; que chacune de ces poches était un estomac, et que l'introduction des aliments dans l'intérieur de ces réservoirs, ainsi que l'évacuation des fèces, devait s'opérer au moyen d'un canal commun ou intestin autour duquel ces poches seraient appendues. Dans quelques cas, M. Ehrenberg crut même pouvoir distinguer nettement le trajet de ce canal intestinal et ses connexions avec une multitude d'ampoules pédonculées. Enfin, généralisant les conclusions tirées de ces observations et de celles qu'il avait faites également sur les Infusoires flagellifères, il admit comme démontré, que chez tous ces Animalcules il existe un nombre considérable de poches stomacales distinctes, et ce fut pour rappeler cette disposition qu'il désigna sous le nom de *Polygastrica* la classe formée par la réunion de tous ces petits êtres (1).

Mais les apparences sur lesquelles M. Ehrenberg se fonde pour admettre la multiplicité des estomacs chez les Infusoires ciliés sont susceptibles d'une autre interprétation, qui me paraît être l'expression de l'état réel des choses. On peut supposer que les espèces de globes colorés qui se montrent dans l'intérieur du corps de l'Animalcule repu de carmin ou d'indigo ne sont pas limités par une membrane, et ne sont pas dus à l'accumulation de ces matières colorantes dans autant de petites poches, mais consistent dans des espèces de bols constitués par la matière alimentaire dont chaque gorgée, réunie en une masse arrondie, serait poussée dans une substance pâteuse où

(1) L'opinion de M. Ehrenberg, au sujet de l'existence de cellules stomacales multiples, a été soutenue par M. Eckard (a).

(a) Eckhard, *Die Organisationsverhältnisse der polygastrichen Infusorien* (Wiegmann's Archiv für Naturgeschichte, 1846, t. I, p. 209).

elle ne se disperserait pas, et continuerait à avancer en conservant sa forme. En effet, ces sphérules de matière alimentaire changent de place, et, en cheminant de la bouche vers l'anus, on les voit souvent se dépasser les unes les autres d'une manière qui semble être incompatible avec leur emprisonnement dans des appendices qui seraient attachés d'espace en espace à un canal intestinal (1). Cette explication des phénomènes observés par M. Ehrenberg a été donnée pour la première fois par mon savant collègue de la faculté des sciences de Rennes, M. Dujardin, et aujourd'hui elle est adoptée par presque tous les naturalistes qui ont fait des Infusoires une étude attentive; mais il existe parmi ceux-ci des divergences d'opinion au sujet du mode de constitution de la cavité où les bols alimentaires se logent. Le zoologiste que je viens de citer pense que chez ces Animaux, de même que chez les Rhizopodes, le corps n'est

---

(1) Ces mouvements des bols alimentaires, observés d'abord par Gruithuisen, M. Carus et M. Focke (a), supposeraient le déplacement des estomacs eux-mêmes; car ce n'est pas en revenant vers l'axe du corps, puis en retournant vers la périphérie, que ces sphérules cheminent, mais en descendant d'un côté et en remontant de l'autre; et, ainsi que l'a fait remarquer M. Focke, elles se dépassent et s'entrecroisent souvent, de telle sorte que si elles étaient logées dans des cæcums adhérents à un intestin central, et si leur déplacement dépendait des mouvements exécutés par ces appendices, ceux-ci ne tarderaient

pas à s'entremêler d'une manière inextricable (b).

M. Griffith a cherché à rendre compte de ce mode de déplacement des bols alimentaires, en supposant qu'ils étaient logés dans un tube intestinal à circonvolutions nombreuses qui les embrasseraient étroitement et les pousseraient par des contractions péristaltiques; mais s'il en était ainsi, ces sphérules devraient se trouver toujours dans le même ordre, tandis que souvent elles se croisent et se dépassent les unes les autres (c).

Erdl a publié aussi quelques observations sur le mode de déplacement des bols alimentaires (d).

(a) Carus, *Traité élémentaire d'anatomie comparée*, t. II, p. 6.
(b) Focke, *Ueber einige Organisationsverhältnisse der polygastrichen Infusorien und Räderthiere* (Isis, 1836, p. 785).
(c) W. Griffith, *On the sacculi of the Polygastrica* (Ann. and Mag. of Nat. Hist., 1843, t. XI, p. 436).
(d) Erdl, *Ueber den Kreislauf der Infusorien* (Müller's Archiv für Anat. und Physiol., 1841, p. 278).

formé que par une substance molle et glutineuse dont j'ai déjà eu l'occasion de parler sous le nom de *sarcode*; que les matières alimentaires s'y tracent un chemin, et qu'il n'y a pour les recevoir aucune cavité préexistante, aucun estomac (1). M. Meyen envisage ces faits autrement, et il me semble s'être rapproché davantage de la vérité lorsqu'il représenta ces petits êtres comme étant creusés d'un grand estomac simple occupé par une matière pulpeuse plus ou moins analogue au mucus des Animaux supérieurs, matière dans laquelle les masses alimentaires s'enfonceraient successivement (2). En effet, toutes les observations

(1) M. F. Dujardin fut un des premiers à s'élever contre l'opinion de M. Ehrenberg, relativement à l'existence d'estomacs multiples chez les Infusoires, et il se laissa d'abord entraîner à des exagérations en sens contraire. Ainsi il affirma que chez ces Animalcules il n'existe ni bouche, ni anus, ni cavité digestive préformée, et que les espaces où les matières alimentaires pénètrent sont seulement des vacuoles creusées par ces substances elles-mêmes dans la masse de sarcode dont le corps de l'être se composerait (a). Dans ses publications subséquentes ce savant distingué ne tarda pas à reconnaître qu'il s'était trompé au sujet de la non-existence d'une bouche (b), mais il persista dans sa première opinion, non-seulement au sujet de l'absence de parois propres pour les cavités contenant les bols alimentaires, c'est-à-dire les estomacs multiples de M. Ehrenberg, mais relativement à la non-existence d'une cavité digestive préformée et d'un anus, l'émonctoire par lequel les fèces s'échappent au dehors n'étant, d'après lui, qu'un orifice accidentel qui se produisait sous l'influence de la pression exercée par ces matières, et dission exercée par ces matières, et dission paraissait aussitôt après leur sortie (c).

M. Perty, M. Stein et Carter, ont adopté l'opinion de M. Dujardin, au sujet de la pénétration des aliments dans la substance sarcodique du corps (d), et M. Siebold ne s'en éloigne que fort peu (e).

(2) Après avoir parlé de l'impossibilité qu'il avait toujours rencontrée à découvrir les moindres traces d'un intestin central, et de la manière dont il avait vu neuf ou dix globules tourner autour d'un centre chez les Vorticelles,

(a) Dujardin, *Sur les prétendus estomacs des Animalcules infusoires, et sur une substance appelée sarcode* (Ann. des sciences nat., 2ᵉ série, 1835, t. IV, p. 364 et suiv.).
(b) Idem, *Recherches sur les organismes inférieurs* (Ann. des sciences nat., 2ᵉ série, 1836, t. V, p. 195).
(c) Idem, *Histoire naturelle des Infusoires*, 1841, p. 51, etc..
(d) Perty, *Zur Kenntniss der kleinsten Lebensformen*, p. 58.
— Stein, *Neue Beiträge zur Kenntniss der Entwicklungsgeschichte und des feineren Baues der Infusionsthiere* (Zeitschr. für wissenschaftliche Zoologie, 1854, t. III, p. 487, 501, etc.), et *Die Infusionsthiere*.
(e) Siebold et Stannius, *Nouveau Manuel d'anatomie comparée*, 1854, t. I, p. 10, 114, etc.

les plus récentes tendent à établir que l'appareil digestif des Infusoires ciliés se compose généralement : 1° d'une bouche distincte ; 2° d'un canal pharyngien dans lequel les aliments prennent souvent la forme d'un bol ; 3° d'un grand estomac à parois distinctes et plus ou moins éloignées de la membrane tégumentaire commune ; 4° enfin d'un orifice excréteur ou anus.

La bouche des Infusoires présente des différences très grandes quant à sa position et à son mode de conformation.

M. Meyen expose de la façon suivante ses vues sur la constitution de ces Animalcules. « Les véritables Infusoires, dit-il, sont des êtres vésiculeux dont l'intérieur est rempli d'une substance muqueuse ; l'épaisseur de la membrane qui forme la vésicule est facile à apercevoir dans quelques-uns de ces animaux et présente parfois une structure spirale. Dans les gros Infusoires, un canal cylindrique traverse obliquement cette membrane, et se dilate vers sa partie inférieure, où il est garni de cils vibratiles qui font tourner sur elles-mêmes les matières alimentaires et les réunissent en boule ; cette boule est ensuite poussée dans la cavité située au-dessous, et de nouvelles matières alimentaires transmises par la bouche sont pétries en un second bol, qui bientôt suit le premier, et ainsi pour les autres. Ces bols sont formés principalement de mucus, et quelquefois on voit deux de ces sphérules, pressées fortement l'une contre l'autre, s'unir (a). »

Cette manière de voir ne diffère en rien d'essentiel de l'opinion professée par MM. de Quatrefages (b), Cohn (c), Haim (d), Carpenter (e), etc. Elle vient d'être développée d'une manière plus complète et appuyée sur de nouvelles observations par MM. Claparède et Lachmann (f). Enfin M. Carter applique, il est vrai, le nom de *sarcode* à la matière muqueuse qui remplit la grande cavité dont le corps est creusé, mais il considère celle-ci comme étant limitée par des parois solides, et la description qu'il donne de l'appareil digestif des Paraméciens et des Vorticelles s'accorde très bien avec ce que j'ai dit ci-dessus (g).

(a) J. Meyen , *Einige Bemerkungen über den Verdauungsapparat der Infusorien* (Müller's Archiv für Anat. und Physiol., 1839, p. 74), et trad. en franç. (Ann. des sciences nat., 2ᵉ série, 1839, t. XII, p. 122).

(b) Voyez Dujardin, art. INFUSOIRES (*Dictionnaire universel d'histoire naturelle* de d'Orbigny, 1845, t. VII, p. 46).

(c) Cohn, *Beiträge zur Entwickelungsgeschichte der Infusorien* (Zeitschrift für wissenschaftliche Zoologie, 1851, t. III, p. 26).

(d) Haime, *Op. cit.* (Ann. des sciences nat., 3ᵉ série, t. XIX, p. 119).

(e) Carpenter, *Principles of Comparative Physiology*, p. 156.
— Greene, *A Manual of the subkingdom Protozoa*, 1859, p. 63.

(f) Claparède et Lachmann, *Études sur les Infusoires et les Rhizopodes*, 1858, p. 28 et suiv.

(g) Carter, *Notes on the Freshwater Infusoria of the Island of Bombay* (Ann. of Nat. Hist., 2ᵉ série, t. XVIII, p. 122, pl. 6, fig. 65, et pl. 7, fig. 74).

Chez beaucoup de ces Animalcules, elle occupe le fond d'une fossette ou vestibule, et souvent les bords de cette dépression sont garnis de cils très développés dont les mouvements déterminent l'arrivée des matières alimentaires dans cette cavité. Ainsi, chez les Vorticelliens, dont le corps s'évase antérieurement en forme de clochette ou de cornet, et se termine par un bord contractile ou péristome au dedans duquel se trouve une espèce de couvercle cilié, on voit, dans le sillon circulaire qui sépare cet opercule du péristome dont je viens de parler, une fossette béante au fond de laquelle est située l'entrée de l'appareil digestif (1). La frange ciliée qui borde l'opercule descend dans ce vestibule en décrivant une spirale, et se prolonge même jusque dans le canal œsophagien qui y fait suite. C'est par l'action de ces appendices que l'ingurgitation des aliments paraît s'effectuer, et l'on n'aperçoit pas de mouvements de déglutition proprement dits (2).

(1) Pour la forme générale des Vorticelliens et la position de la fossette buccale ou vestibule, que l'on confond souvent avec la bouche elle-même, je renverrai aux planches de M. Ehrenberg et à une figure donnée par M. de Quatrefages (a) ; mais, pour la disposition de la spire ciliée dans l'intérieur de cette cavité et les détails de sa structure, je citerai de préférence les figures faites plus récemment par M. Lachmann (b) et la description plus circonstanciée que ce zoologiste vient d'en publier conjointement avec M. Claparède (c).

(2) Chez les Stentors, les Bursaires et les autres Infusoires dont MM. Claparède et Lachmann ont formé la famille des Bursariens , la bouche est garnie d'une rangée de cils très gros, disposés en spirale. Dans le genre *Chætospira*, cette frange vibratile est portée sur un processus en forme de bande étroite, qui occupe l'extrémité antérieure du corps (d). Chez certaines espèces du genre *Freia*, cette même frange garnit un prolongement infundibuliforme et bilobé (e). Chez les Stentors, elle entoure une sorte de disque frontal circulaire,

(a) Ehrenberg, *Die Infusionsthierchen*, pl. 15 à 19.
— Quatrefages, voyez *Atlas du Règne animal de Cuvier*, ZOOPHYTES, pl. 64, fig. 4.
(b) Lachmann , *De Infusoriorum, imprimis Vorticellinorum structura* (dissert. inaug.), 1835,
pl. 1, fig. 1 et 2.
(c) Claparède et Lachmann, *Études sur les Infusoires*, p. 80 et suiv.
(d) Lachmann, *De Infusoriorum structura*, pl. 1, fig. 6 et 7.
(e) Claparède et Lachmann, *Études*, pl. 10, fig. 1 et 6.

Chez d'autres Infusoires ciliés, la bouche est à découvert ou se trouve au fond d'une échancrure qui ne présente dans sa structure rien de particulier ; mais alors cet orifice est contractile et préhensile (1) ; quelquefois même la partie antérieure du canal alimentaire est susceptible de se renverser au dehors en forme de trompe (2), et dans un assez grand nombre d'espèces elle est pourvue d'une armature particulière composée d'un faisceau de soies rigides disposées en forme de nasse, et susceptible de se dilater ou de se resserrer suivant les besoins de l'Animal (3).

sur le bord duquel est située la fossette ou vestibule infundibulaire qui précède la bouche, et qui loge la portion terminale de la spire vibratile dont la direction est inverse de celle des Vorticelliens (a). Chez les Burssaires, la fosse buccale ou vestibule est très grande, et indépendamment des cils qui en garnissent le pourtour, on voit dans sa cavité une crête ciliée (b).

(1) Cette espèce de prolapsus de l'œsophage a été observé par MM. Clarède et Lachmann chez les Paraméciens, les Stentors, etc. (c).

(2) Ainsi Haime a vu que chez le Trichoda lynceus la préhension des aliments se fait directement par l'action des lèvres mobiles dont la bouche est garnie (d).

(3) Cette armature dentaire, dont la découverte est due à M. Ehrenberg, se voit chez les Nassules, les Chilodon, les Prorodons et quelques autres Infusoires ciliés. Elle est protractile, et se compose d'un faisceau de stylets d'une

finesse extrême, disposés parallèlement en cercle, au nombre de 16 à 30. Souvent elle reste dilatée pendant que les corpuscules alimentaires entraînés par les courants la traversent pour descendre vers l'estomac ; mais dans d'autres moments, quand des Animalcules d'un certain volume s'y engagent, on voit les baguettes qui le constituent se rapprocher par leur extrémité antérieure, et presser fortement sur la substance alimentaire incluse dans cette espèce de cylindre ou de nasse. Il est aussi à remarquer que cet appareil masticateur se développe avec une très grande rapidité dans les portions du corps qui tendent à s'isoler pour constituer, par fissiparité, de nouveaux individus. C'est de la sorte qu'on en voit quelquefois deux chez le même Animalcule.

Chez quelques espèces les baguettes dentaires paraissent être composées de chitine ou de quelque substance analogue ; car M. Dujardin a vu que

(a) Ehrenberg, *Die Infusionsthiere*, pl. 23, fig. 1, etc.
— Lachmann, *Op. cit.*, pl. 1, fig. 8.
(b) Claparède et Lachmann, *Études*, pl. 1, fig. 1.
(c) Claparède et Lachmann, *Études*, pl. 13, fig. 1.
(d) Haime, *Observations sur les métamorphoses et sur l'organisation du* Trichoda lynceus (*Ann. des sciences nat.*, 3e série, t. XIX, p. 118).

V.

22

Le pharynx ou œsophage, qui fait suite à la bouche, se dirige en général obliquement en arrière ; quelquefois il est muni de côtes longitudinales qui simulent des baguettes dentaires, mais qui ne sont que des plis (1). Enfin, chez quelques Infusoires, on remarque dans l'intérieur de cette portion de l'appareil digestif un organe vibratile particulier, qui se compose de cils très forts. En général, elle se termine dans une grande cavité stomacale dont la tunique ne se distingue pas nettement de la substance générale du corps, et dont l'intérieur paraît être occupé par un liquide visqueux ou une pâte semi-fluide. Quelquefois ce tube œsophagien se prolonge assez loin dans cette cavité, et s'y trouve suspendu librement, à peu près comme nous l'avons vu chez les Coralliaires : ainsi, chez le *Chilodon cucullus*, il atteint presque l'extrémité postérieure de la cavité digestive. Enfin, d'autres fois, au lieu de se terminer brusquement, il se confond avec l'estomac, qui affecte alors la forme d'un tube, et correspond assez bien à l'idée que M. Ehrenberg s'était faite de la disposition de l'intestin chez tous les Infusoires ciliés.

Ainsi, chez le *Trachelius ovum*, l'estomac paraît être tubulaire et suspendu au milieu d'une cavité viscérale par un nombre considérable de prolongements ramifiés (2). Cette

chez le *Chilodon cucullus* elles résistent à l'action de la potasse ; mais chez les Nassules il les a vues se dissoudre dans ce réactif (*a*).

(1) Ces plis longitudinaux du pharynx se voient chez le *Lacrymaria olor*, l'*Enchelydon forcatus*, etc. (*b*).

(2) En 1847, en examinant quelques-unes des préparations que M. Ehrenberg a eu l'obligeance de me communiquer, j'ai aperçu assez distinctement cette disposition dont ce savant a donné une figure dans son grand ouvrage (*c*). M. Rymer Jones

(*a*) Dujardin, *Histoire naturelle des Zoophytes infusoires*, p. 49.
(*b*) Exemples : *Nassula elegans* (Ehrenberg, pl. 37, fig. 1). — *N. cornuta* (Ehrenberg, *Op. cit.*, pl. 37, fig. 2). — *N. aurea* (Ehrenberg, *Op. cit.*, pl. 37, fig. 3). — *N. viridis* (Dujardin, *Op. cit.*, pl. 36, pl. 11, fig. 18 a). — *Chilodon cucullus*, *C. uncinatus*, *C. ornatus* (Ehrenberg, *Op. cit.*, pl. fig. 7, 8, 9). — *Loxodes dentatus* (Dujardin, *Op. cit.*, p. 153, pl. 14, fig. 10a). — *Prorodon niveus*, *P. teres* (Ehrenberg, *Op. cit.*, pl. 32, fig. 10, 11). — *Chlamidodon Mnemosyne* (Ehrenberg, *Op. cit.*, pl. 42, fig. 8).
(*c*) Claparède et Lachmann, *Op. cit.*, p. 32.

disposition rappelle ce que nous avons déjà vu chez certains Zoophytes, tels que les Astéries, et se retrouvera chez divers Mollusques ainsi que chez beaucoup de Vers. Or, il est probable que chez la Trachélie les aliments peuvent pénétrer dans les appendices gastriques, car cela se voit chez la plupart des Animaux dont je viens de parler. Par conséquent, dans ce cas, un mode d'organisation fort analogue à celui que M. Ehrenberg attribuait à tous ses Polygastriques se trouve réalisé en grande partie; mais cette disposition est très rare dans cette classe d'Animaux, et, dans la grande majorité des cas, l'estomac paraît être une grande cavité indivise.

C'est à la partie inférieure du pharynx ou œsophage, dilatée en manière de cloche, que se forment les bols sphériques de matières alimentaires, qui, poussés ensuite dans l'estomac, y nagent dans un liquide plus ou moins épais, et constituent, ainsi que nous venons de le voir, les corps que M. Ehrenberg considère comme des cellules stomacales. Le volume de ces bols est déterminé par les dimensions de l'espèce de moule où ils se forment, et en général ne varie que peu chez le même individu ou chez les différents individus de la même espèce. Ainsi ils sont très petits chez les Paramécies, divers Trichodes et plusieurs Trachélies, tandis qu'ils sont de moyenne grosseur chez le *Colpoda cucullus*, le *Glaucoma scintillans*, etc., et qu'ils sont très grands chez les Stentors, le *Paramecium Aurelia* et quelques autres. Leur progression est en général

---

paraît avoir. eu le même avantage (*a*); et plus récemment l'exactitude des observations de M. Ehrenberg, au sujet de la disposition de l'appareil digestif de cet Infusoire, a été confirmée par les recherches de M. Gegenbauer (*b*), de M. Lieberkühn et de MM. Claparède et Lachmann. M. Lieberkühn a constaté un mode d'organisation semblable chez le *Loxades rostrum* (*c*).

(*a*) Rymer Jones, article POLYGASTRICA (Todd's *Cyclopædia of Anat. and Physiol.*, t. IV, p. 14).
(*b*) Gegenbauer, *Bemerkungen über* Trachelius ovum (Müller's *Archiv für Anat. und Physiol.*, 1857, p. 309).
(*c*) Claparède et Lachmann, *Études sur les Infusoires*, p. 33.

lente, mais quelquefois se fait très rapidement : chez le *Paramecium bursaria*, par exemple, ils descendent d'un côté du corps et remontent de l'autre ; mais on ne connaît pas le mécanisme à l'aide duquel leur déplacement est effectué [1]. Enfin, ils se réunissent dans la région anale, et sont expulsés au dehors par un orifice particulier.

La position de l'anus varie beaucoup plus que celle de la bouche [2]. Chez les Vorticelliens, ces deux orifices sont très rapprochés l'un de l'autre au fond de la fossette vestibulaire [3].

[1] Il me paraît probable que le mouvement rotatoire des matières contenues dans l'estomac des Infusoires est dû à l'action de cils vibratiles très fins, dont les parois de cette cavité seraient garnies ; mais jusqu'ici il n'a pas été donné aux observateurs de les apercevoir. Quant aux diverses explications qui ont été proposées pour rendre compte du transport des bols alimentaires, je n'en vois aucune qui soit acceptable [a].

[2] L'évacuation des fèces par les Infusoires a été observée vers la fin du siècle dernier par O.-F. Müller [b], et constatée par la plupart des micrographes de l'époque actuelle ; mais les zoologistes ne sont pas d'accord sur la manière dont ce phénomène a lieu. M. Dujardin pense que ces Animalcules n'ont pas d'anus, et que les matières fécales s'échappent de leur corps par des ouvertures accidentelles qui seraient déterminées par la présence de ces matières, et qui se referme-

raient aussitôt, sans laisser de trace de leur existence [c]. Une opinion analogue au sujet de la plupart des Infusoires a été émise par M. Stein et par M. Perty [d] ; M. Ehrenberg, au contraire, regarde cette ouverture comme étant préexistante et permanente. Cette manière de voir est adoptée par la plupart des observateurs qui depuis quelques années ont fait une étude spéciale de l'organisation des Infusoires [e], et me paraît être la seule admissible.

[3] Chez les Vorticelliens le vestibule préstomien est très profond, et a été souvent pris pour la bouche elle-même ; par conséquent on a pu croire que chez ces Animalcules il n'existe qu'un seul orifice digestif, mais en réalité les fèces sortent par une ouverture qui se trouve à côté de celle par où les aliments passent. Cela a été distinctement vu par beaucoup de micrographes et très bien représenté par M. Lachmann et par M. Carter [f].

[a] Voyez Claparède et Lachmann, *Op. cit.*, p. 37 et suiv.
[b] O. F. Müller, *Animalcula infusoria*, 1786, p. 240.
[c] Dujardin, *Histoire naturelle des Zoophytes infusoires*, p. 54 et suiv.
[d] Perty, *Zur Kenntniss der kleinsten Lebensformen*, p. 58.
— Stein, *Die Infusionsthiere*, p. 17.
[e] Voyez à ce sujet Claparède et Lachmann, *Op. cit.*, p. 30 et 31.
[f] Lachmann, *De Infusoriorum structura* (dissert. inaug.), 1855, pl. 1, fig. 1 et 2.
— Carter, *Notes on the Freshwater Infusoria of Bombay* (*Ann. of Nat. Hist.*, 2e série, 1856, t. XVIII, pl. 17, fig. 74).

Chez les Stentoriens, l'anus est encore fort rapproché de la bouche, mais se trouve au dehors de la spire ciliée qui entoure cette dernière ouverture (1). Chez d'autres Bursariens, tels que les Leucophrys, il est situé sous le bord postérieur du corps ; enfin il est placé sur la face ventrale du corps chez les Oxytrichiens.

§ 3. — Le grand EMBRANCHEMENT DES MALACOZOAIRES se compose, comme on le sait, de deux groupes principaux : les Mollusques et les Molluscoïdes. Parmi ces derniers, les Animaux polypiformes qui constituent la CLASSE DES BRYOZOAIRES (2) occupent le rang le plus inférieur, et quelques-uns de ces petits êtres ont beaucoup de ressemblance avec les Vorticelliens, non-seulement par leur forme générale, mais aussi par la disposition de leur appareil digestif. Enfin, chez les Bryozoaires, de même que chez les Vorticelliens, le corps est en forme d'urne, de cornet ou d'ampoule ; la bouche en occupe la partie antérieure, et les particules alimentaires en suspension dans l'eau d'alentour sont dirigées vers cette ouverture par l'action flagellante de cils vibratiles qui sont en même temps des organes de respiration. Mais ici ces cils, au lieu d'être insérés directement sur une sorte de plateau ou de lobe épistomien, sont portés par un certain nombre d'appendices tentaculaires grêles et allongés, qui sont disposés en manière de couronne autour de la bouche, et qui, en s'écartant vers

Appareil
digestif
des
Bryozoaires.

---

(1) M. Lachmann pense que chez ces Infusoires l'anus est séparé de la grande cavité stomacale par un compartiment particulier où les fèces s'amassent, et que l'on devrait considérer comme une sorte de gros intestin ou rectum. L'orifice anal est situé du côté dorsal du corps, immé-diatement au-dessous de la frange ciliée spirale qui aboutit à la bouche du côté ventral (a).

(2) J'ai déjà eu l'occasion d'expliquer pourquoi je conserve ce nom, de préférence à celui de *Polyzoaires* que beaucoup d'auteurs ont adopté (b).

(a) Claparède et Lachmann, *Études sur les Infusoires*, p. 223.
(b) Voyez tome III, page 77.

le bout, constituent une sorte d'entonnoir vestibulaire. Ces appendices sont rétractiles, et une bordure membraneuse analogue au péristome des Vorticelliens entoure leur base; souvent même une portion de cette bordure se développe beaucoup, et constitue un opercule comparable à un volet qui se rabat sur la partie voisine de la gaîne tégumentaire de l'Animal, quand celle-ci se contracte (1). Chez les Bryozoaires ma-

(1) Cette disposition se voit chez tous les Bryozoaires de la famille des Eschariens, comprenant les Eschares, les Flustres, les Salicornaires, etc. L'opercule de ces animaux est un lobe péristomien en forme de disque circulaire plus ou moins tronqué, qui tient au côté ventral du bord antérieur de la loge tégumentaire ou polypier, et qui est susceptible de se relever ou de se rabattre sur l'ouverture circonscrite par ce même bord. Une paire de muscles abaisseurs qui s'insèrent à sa face inférieure, et qui vont prendre leur point d'appui sur les parois de la grande cavité viscérale, détermine la clôture de cet appareil (a). C'est en raison de cette disposition que M. Busk a donné à cette famille le nom de *Cheilostomata* (b). D'après Cavolini, la disposition de l'opercule serait différente chez le *Myriapora truncata* (c), et cette considération m'avait porté à séparer ces Bryozoaires des Eschariens pour en former une famille distincte (d); mais j'ai reconnu depuis qu'il n'existe à cet égard aucune différence notable entre ces animaux (e). En général, l'opercule est calcaire, mais chez quelques espèces il est simplement membraneux et ressemble à une lèvre semi-circulaire : par exemple, chez le *Tendra zostericola* (f).

Chez les Bryozoaires de la famille des Tubuliporiens, le péristome est circulaire et simple, c'est-à-dire ne porte pas d'opercule, et l'espace membraneux compris entre ce rebord et la base des tentacules est très développé, de façon que la couronne labiale s'avance beaucoup hors de la cellule tégumentaire (g). Dans la famille des Vésiculariens, le péristome est également membraneux, et prend une forme bilabiée dans l'état de contraction, mais devient circulaire dans l'état d'expansion et est souvent armé de soies rigides (h).

(a) Milne Edwards, *Recherches sur les Eschares*, pl. 1, fig. 1c et 1i (*Recherches anatomiques, physiologiques et zoologiques sur les Polypes*, et *Ann. des sciences nat.*, 2ᵉ série, 1836, t. VI, pl. 1).

(b) Busk, *Voyage of the Rattlesnake*, t. 1, appendix, p. 346.

(c) Cavolini, *Memorie per servire alla storia de' Polipi marini*, pl. 9, fig. 7.

(d) Milne Edwards, *Classification des Polypes* (*l'Institut*, 1837, t. V, p. 178).

(e) Milne Edwards, ZOOPHYTES de l'*Atlas du Règne animal* de Cuvier, pl. 89, fig. 2b.

(f) Nordmann, *Fauna pontica, Polypi*, pl. 2, fig. 3 (*Voyage en Crimée*, par Demidoff), t. VIII.

(g) Milne Edwards, *Mém. sur les Tubulipores* (*Ann. des sciences nat.*, 2ᵉ série, 1837, t. VIII, pl. 12, fig. 1b) — *Mém. sur les Crisies*, etc. (*Ann. des sciences nat.*, 2ᵉ série, 1838, t. IX, pl. 6, fig. 1c).

(h) Farre, *Observ. on the Minute Structure of some of the Higher Forms of Polypi*, pl. 21, fig. 12, 14, etc. (*Philos. Trans.*, 1837).

rins, ou *Stelmatopodes*, la partie de la région circumbuccale qui porte les tentacules, et qui a été désignée sous le nom de *lophophore* (1), est indivise, et tous ces appendices en naissent au même niveau, de façon à former une couronne ou cloche régulière. Chez les Bryozoaires d'eau douce, ou *Lophopodiens*, elle est au contraire presque toujours divisée en deux lobes, sur les bords desquels les tentacules s'insèrent de manière à représenter par leur assemblage un double panache (2).

(1) M. Allman, à qui on doit une très bonne monographie des Bryozoaires d'eau douce, a désigné de la sorte le support tentaculaire (*a*), et ce nom serait très bien choisi, s'il n'appartenait déjà à un genre d'Oiseaux de la famille des Gallinacés.

(2) C'est en raison de cette disposition que Tremblay et les autres naturalistes du siècle dernier appelaient ces animaux des *Polypes à panaches* (*b*). En général, le lophophore des Bryozoaires d'eau douce est très développé et s'avance en forme de fer à cheval au devant de la bouche (*c*).

Les Animaux polypiformes qui offrent ce caractère composent la division des Polypiaires douteux de Blainville (*d*), les Hypocrépiens de M. Gervais (*e*), et des Lophopodiens de M. Van der Hœven (*f*). Le lophophore n'est jamais bilobé chez les Bryozoaires marins, et ce caractère manque aussi dans le genre *Paludicella*, parmi les espèces d'eau douce (*g*); il est aussi à peine marqué dans le genre *Fredericella*, de sorte que les tentacules forment une couronne circulaire assez régulière (*h*). Chez les Pédicellines, il en est de même; mais le lophophore, sans être bilobé, offre d'un côté une échancrure étroite et profonde au fond de laquelle se trouve l'anus (*i*). Chez tous les autres Bryozoaires, le lophophore est régulièrement annulaire, et tous les tentacules se terminent à la même distance de la bouche, de façon à circonscrire un cercle. Cette disposition caractérise l'ordre des *Infundibulés* de M. Gervais ou des *Stelmatopodes* de M. Van der Hœven (*j*).

Il est aussi à noter qu'en général le bord externe du lophophore se prolonge plus ou moins en forme de gaîne autour de la base de l'appareil tentaculaire.

(*a*) Allman, *A Monograph of the Freshwater Polyzoa*, p. 8.
(*b*) Tremblay, *Mémoires pour servir à l'histoire d'un genre de Polypes d'eau douce*, t. II, p. 126 et suiv.
(*e*) Voyez l'*Atlas du Règne animal* de Cuvier, ZOOPHYTES, pl. 64, fig. 3, ou toute autre figure de Cristatelle, d'Alcyonelle, etc.
(*d*) Blainville, *Manuel d'actinologie*, 1834, p. 489.
(*e*) Gervais, *Recherches sur les Polypes d'eau douce* (*Ann. des sciences nat.*, 2ᵉ série, 1837, t. VII, p. 77).
(*f*) Van der Hœven, *Handboek der Dierkunde*, 1849, t. I, p. 115.
(*g*) Voyez Allman, *Op. cit.*, pl. 10, fig. 4 et 5.
(*h*) Idem, *ibid.*, pl. 9, fig. 2 et 7.
(*i*) Idem, *ibid.*, p. 20, fig. 3 et 4.
(*j*) Van der Hœven, *Handboek der Dierkunde*, t. I, p. 115.

La bouche, toujours inerme, et située au fond de l'espèce d'entonnoir tentaculaire (1), est tantôt nue, tantôt précédée d'un prolongement labial très mobile, en forme de corne, que l'on a appelé l'*épistome* (2). Ces caractères ont été employés par les zoologistes pour diviser la classe des Bryozoaires en deux ordres naturels, les Phylactolæmates et les Gymnolæmates (3). Mais on ignore les usages de cet organe.

La cavité digestive des Bryozoaires a toujours la forme d'un canal ouvert aux deux bouts, plus ou moins élargi dans sa partie moyenne et recourbé en manière d'anse, de façon que l'anus se trouve fort rapproché de la bouche. La première portion constitue le pharynx ou œsophage, la deuxième l'estomac, et la troisième se rétrécit de nouveau pour donner naissance à un tube évacuateur, ou intestin (4).

Chez les Bryozoaires marins du genre Pédicellaire, qui vivent

---

(1) La bouche est généralement circulaire, mais quelquefois un peu courbée en forme de croissant, comme cela se voit chez la plupart des espèces de Lophopodiens.

(2) Cet organe ressemble un peu à l'épiglotte par la manière dont il est placé obliquement au-devant de l'orifice buccal. Il est creux, et sa cavité communique avec l'extérieur par un orifice pratiqué dans le lophophore. A l'extérieur il est garni de cils vibratiles, et il exécute sans cesse des mouvements d'élévation et d'abaissement dus à l'action de faisceaux musculaires qui sont visibles dans ses parois (a).

(3) Cette classification est due à M. Allman. Dans l'ordre des *Phylacto-*

læmata (de φυλάσσω, garder, et λαῖμα, gosier), il y a un épistome et le lophophore est bilatéral. On y range la plupart des Bryozoaires d'eau douce ou Lophopodiens, ainsi que le genre Pédicelline.

Dans l'ordre des *Gymnolæmata* (de γυμνός, nu, et λαῖμα, gosier), il n'y a pas d'épistome, et le lophophore est orbiculaire. Cette division comprend la presque totalité des Bryozoaires marins ou Stelmatopodes de M. Van der Hœven, et les Paludicelles (b).

(4) La disposition générale de l'appareil digestif des Lophopodiens a été reconnue en grande partie par Tremblay (c), et l'expulsion des matières fécales par un orifice anal distinct fut

---

(a) Allman, *A Monograph of the Freshwater Polyzoa*, p. 16, pl. 2, fig. 24.
(b) Idem, *ibid.*, p. 10.
(c) Tremblay, *Mémoires pour servir à l'histoire d'un genre de Polypes d'eau douce*, t. II, pl. 10, fig. 8.

fixés à l'aide d'un pédoncule, comme les Vorticelles, et qui, par leur forme générale, ressemblent beaucoup à ces Infusoires, la disposition des cavités alimentaires ne paraît différer aussi que très peu de ce que nous avons rencontré chez ceux-ci. Seulement un espace libre qui se trouve entre les parois de l'estomac

observée aussi vers le milieu du siècle dernier, par Baker, par Rœsel et par O.-F. Müller (a) ; mais jusqu'en 1828 les zoologistes n'avaient pas découvert la parenté qui existe entre ces Animaux et les Eschares, les Flustres et beaucoup d'autres Polypes marins. Spallanzani, il est vrai, avait aperçu le tube alimentaire des Eschares recourbé en forme d'anse, mais il l'avait pris pour le corps tout entier de l'Animalcule (b). En 1827, M. Grant a mieux observé la disposition de cet appareil chez les Flustres ; cependant il ne leur découvrit aucun orifice anal (c), et l'on en était resté à de simples conjectures, au sujet de l'existence de cet émonc-

toire (d); mais, en 1828, de nouvelles recherches faites sur ces Animaux, aux îles Chausey, par Audouin et par moi, avancèrent davantage nos connaissances relatives au mode d'organisation de ces prétendus Polypes, et firent voir qu'ils ont un anus parfaitement distinct de la bouche et un tube digestif disposé à peu près comme celui des Ascidies (e). Plus récemment de nouvelles observations ont été faites sur l'anatomie de ces Bryozoaires par M. Lister (f), par moi-même (g), par M. Farre (h), M. Nordmann (i), M. Van Beneden (j), et plusieurs autres naturalistes.

L'appareil digestif des Lophopodiens a été étudié aussi avec plus de

(a) Baker, *Employment for the Microscope*, 1753, p. 310.
— Rœsel, *Insecten-Belustigungen*, t. III, pl. 75, fig. 23.
— O. F. Müller, *Anim. infus.*, pl. 24.
(b) Spallanzani, *Viaggi alle due Sicilie*, t. IV, p. 260.
(c) Grant, *Observ. on the Nature and Structure of Flustra (Edinb new Philos. Journ.*, 1827, t. III, p. 107).
(d) Blainville, art. FLUSTRE (*Dictionnaire des sciences naturelles*, 1820, t. XVII, p. 173).
(e) Audouin et Milne Edwards, *Résumé des recherches faites aux îles Chausey (Ann. des sciences nat.*, 1828, t. XV, p. 12).
(f) Lister, *Observ. on the Structure and Functions of Tubular and Cellular Polypi, etc. (Philos. Trans.*, 1834, p. 384, pl. 12, fig. 2, 3).
(g) Milne Edwards, *Recherches anatomiques, physiologiques et zoologiques sur les Eschares (Ann. des sciences nat.*, 2e série, t. VI, pl. 1, fig. 1o). — *Mém. sur les Polypes du genre des Tubulipores (Ann. des sciences nat.*, 2e série, 1837, t. VIII, p. 321, pl. 12, fig. 1d). — *Mém. sur les Cristes, les Hornères, etc. (Ann. des sciences nat.*, 2e série, 1838, t. IX, p. 193, pl. 6, fig. 1c).
(h) Farre, *Observations on the Minute Structure of some of the higher Forms of Polypi (Philos. Trans.*, 1837, p. 387, pl. 20, fig. 3, etc.).
(i) Nordmann, *Recherches sur le Tendra zostericola. — Cellularia ovicularia. — Recherches sur le Plumatella (Voyage dans la Russie méridionale et la Crimée*, par Demidoff, t. III, p. 654 et suiv., Polypes, pl. 1-3).
(j) Van Beneden, *Recherches sur l'organisation des Laguncula (Mém. de l'Acad. de Bruxelles*, 1845, t. XVIII. — *Recherches sur l'anatomie, la physiologie et le développement des Bryozoaires qui habitent la côte d'Ostende (loc. cit.*).

et l'enveloppe générale du corps, c'est-à-dire une chambre viscérale, se développe beaucoup et devient facile à distinguer. Un œsophage fort simple, mais très dilatable et cilié à l'intérieur, descend obliquement de la bouche vers l'estomac, qui est très grand et occupe presque tout le corps. Des cils vibratiles disposés dans l'intérieur de cette cavité y font tournoyer les matières alimentaires, et les poussent de l'œsophage vers l'orifice opposé, ou pylore, qui est garni d'un sphincter, et se dilate de temps en temps pour laisser passer ces substances rassemblées en sphérules ou bols, dont l'aspect rappelle ce que nous avons vu chez les Infusoires ; ces petites masses pilulaires pénètrent ensuite dans l'intestin et y séjournent quelque temps, puis sont brusquement rejetées au dehors par l'anus. La portion du conduit digestif située entre l'estomac et cet orifice, et faisant ainsi fonction de réservoir fécal, est très courte et couchée obliquement sur l'estomac. Enfin l'anus est placé tout à côté de la bouche, et semble au premier abord être logé avec celle-ci dans la fossette vestibulaire qui est circonscrite par les tentacules, et occuper par conséquent l'intérieur du lophophore ; mais il est en réalité logé dans une échancrure étroite pratiquée dans celle-ci, et par conséquent ne se trouve pas complétement entouré par le cercle tentaculaire (1).

soin par MM. Raspail (a), Dumortier (b), Van Beneden (c), Hancock (d) et Allman (p).

(1) En 1828, Audouin et moi avons eu l'occasion de constater ce mode d'organisation chez une Pédicelline des îles Chausey qui me paraît distincte de celles décrites par les autres

(a) Raspail, *Histoire naturelle de l'Alcyonelle fluviatile* (*Mémoire de la Société d'histoire naturelle de Paris*, 1828, t. IV, p. 75).

(b) Dumortier, *Mém. sur l'anatomie et la physiologie des Polypes d'eau douce* (*Bulletin de l'Acad. de Bruxelles*, 1835).

— Dumortier et Van Beneden, *Histoire naturelle des Polypes composés d'eau douce* (*Mém. de l'Acad. de Bruxelles*, t. XV).

— Van Beneden, *Recherches sur les Bryozoaires fluviatiles de la Belgique* (*Mém. de l'Acad. de Bruxelles*, 1848, t. XXV).

(c) Hancock, *On the Anatomy of Freshwater Bryozoa* (*Ann. of Nat. Hist.*, 2e série, 1850, t. V, p. 175, pl. 2-5).

(d) Allman, *A Monograph of the Freshwater Polyzoa* (*Roy. Society*, 1850).

Chez les autres Bryozoaires, l'anus s'éloigne davantage de la bouche, et se trouve sur le côté, à quelque distance au-dessous de la base de la couronne tentaculaire.

Le pharynx ou œsophage acquiert des parois plus épaisses, et s'entoure de muscles rétracteurs très puissants; il se trouve plus nettement séparé de l'estomac par un sphincter, et chez quelques-uns de ces Animaux il présente à sa partie inférieure un renflement charnu qui constitue une sorte de gésier ou organe de trituration (1).

L'estomac est très grand et se prolonge inférieurement en

naturalistes, mais qui ne fut désignée par nous que sous le nom vague de Vorticelle (a). J'ai proposé plus tard d'en former un genre particulier appelé *Lusia* (b); mais, à mon insu, M. Sars, de Bergen, m'avait devancé et avait donné à un groupe semblable le nom de *Pedicellina* (c). M. Lister et M. Van Beneden en ont fait connaître la structure avec plus de détails, et les observations de ces auteurs s'accordent très bien avec les miennes (d). J'ai souvent vu les boulettes de matières excrémentitielles sortir par l'anus, et j'ai pu m'assurer ainsi de la position de cet orifice que le savant observateur de Louvain n'est point parvenu à apercevoir. Jusqu'en ces derniers temps, tous les observateurs s'accordent à considérer la couronne tentaculaire comme entourant complète-

ment l'anus aussi bien que la bouche de ces Bryozoaires; mais les recherches récentes de M. Allman nous apprennent que le premier de ces orifices est en réalité situé au fond d'une échancrure très profonde du lophophore, ou membrane circumlabiale qui porte les tentacules (e).

(1) On doit la découverte de ce mode d'organisation à M. Farre. Le gésier, que ce naturaliste a trouvé chez les Vésiculariens du genre *Bowerbankia*, est un organe globuleux, garni intérieurement de deux tampons ovalaires qui sont opposés l'un à l'autre et d'une structure radiaire. Dans l'espace intermédiaire on aperçoit une multitude de pointes squamiformes arrangées avec beaucoup de régularité, et paraissant remplir les fonctions d'un appareil dentaire, ou plutôt d'une

(a) Audouin et Milne Edwards, *Op. cit.* (*Ann. des sciences nat.*, 1ʳᵉ série, 1828, t. XV, p. 14).
(b) Voyez Lamarck, *Histoire des Animaux sans vertèbres*, 2ᵉ édit., t. II, p. 72, note.
(c) Sars, *Beskrivelser og Jagttagelser*, p. 4, pl. 1, fig. 1.
(d) Lister, *Observ. on the Structure and Functions of Tubular and Cellular Polypi*, etc. (*Philos. Trans.*, 1834, p. 385, pl. 12, fig. 6). — Van Beneden, *Recherches sur l'anatomie, la physiologie et le développement des Bryozoaires du genre Pedicellina*, p. 73, pl. 9, fig. 1-4, extr. des *Mém. de l'Acad. de Bruxelles*, 1845, t. XIX).
(e) Allman, *A Monograph of Freshwater Polyzoa*, p. 20, fig. 4.

un vaste. cul-de-sac; enfin ses parois, généralement teintes en jaune, renferment une multitude de petites cellules qui paraissent être des organes sécréteurs, et qui sont probablement les représentants d'un appareil hépatique. Parfois on aperçoit aussi des points glanduliformes dans les parois de l'œsophage (1).

sorte de râpe (a). On trouve le même mode d'organisation chez le *Vesicularia spinosa* (b).

M. de Siebold avait cru distinguer un gésier chez les Alcyonelles (c); mais M. Allman s'est assuré de la non-existence de cet organe chez ces Molluscoïdes, ainsi que chez tous les autres Lophopodiens (d).

Le gésier manque aussi complétement dans les genres *Valkeria* et *Lagenella*, ou *Laguncula*, parmi les Vésiculariens (e), et chez tous les Eschariens ou Bryozoaires operculés, excepté chez l'*Histopia lacustris*, qui du reste ressemble beaucoup aux Flustres (f). Jusqu'ici on n'a trouvé aucun exemple de ce mode d'organisation chez les Tubuliporiens (g).

(1) La première portion de l'estomac est en général allongée, et suit les mouvements de l'œsophage, de façon à se porter en avant quand l'animal déploie ses tentacules, et à se renverser en arrière lors de la rétraction de ces appendices. C'est cette portion de l'estomac que MM. Dumortier et Van Beneden ont décrite sous le nom d'œsophage chez les Alcyonelles, etc., et la valvule dont ces auteurs parlent comme existant entre le pharynx et l'œsophage est ce qu'on regarde généralement comme le cardia (h). La seconde portion de l'estomac descend en forme de cul-de-sac plus ou moins étroit, vers le fond de la cavité générale; et la troisième, qui remonte parallèlement à la première dans l'état d'extension, se termine au pylore. Les parois de cette grande poche sont épaisses et contractiles. En général, elles sont teintes en jaune, et M. Allman y a reconnu trois couches, dont la plus interne se compose de cellules sécrétoires. La coloration des matières alimentaires qui se remarque dans l'estomac paraît être due à leur mélange avec le liquide versé par ces organites (i).

(a) Farre, *Op. cit.* (*Philos. Trans.*, 1838, p. 392, pl. 20, fig. 3, 4, 5 et 6).
(b) Idem, *ibid.*, p. 401, pl. 22, fig. 3.
— Van Beneden, *Op. cit.* (*Mém. de l'Acad. de Bruxelles*, t. XVIII, pl. 4, fig. 6).
(c) Siebold et Stannius, *Nouveau Manuel d'anatomie comparée*, t. I, p. 40.
(d) Allman, *A Monograph. of Freshwater Polyzoa*, p. 16.
(e) Farre, *loc. cit.*, p. 402 et 403, pl. 23, fig. 5, et pl. 24, fig. 8.
— Van Beneden, *Op. cit.*, pl. 1, fig. 1.
(f) Carter, *Description of a Lacustrine Bryozoon allied to Flustra* (*Ann. of Nat. Hist.*, 3e série, 1858, t. I, p. 170, pl. 7, fig. 2).
(g) Milne Edwards, *Op. cit.* (*Ann. des sciences nat.*, 2e série, t. VIII, pl. 12, fig. 1d; et t. IX, pl. 6, fig. 1c, etc.).
(h) Van Beneden et Dumortier, *Histoire naturelle des Polypes composés d'eau douce*, p. 74 (extr. des *Mém. de l'Acad. de Bruxelles*, t. XVI).
(i) Allman, *Op. cit.*, p. 17, pl. 2, fig. 6 et 7.

Mais jusqu'ici on n'a trouvé aucune glande annexée à l'appareil digestif de ces Molluscoïdes. L'intestin remonte parallèlement à l'œsophage, et ne présente rien d'important à noter.

§ 4. — La CLASSE DES TUNICIERS nous offre chez les Ascidiens un appareil digestif peu différent de celui que nous venons d'étudier chez les Bryozoaires, et les particularités qui s'y remarquent dépendent pour la plupart de la rentrée de l'appareil ciliaire dans l'intérieur du corps. En faisant l'histoire des organes de la respiration, j'ai déjà eu l'occasion de dire que chez ces Molluscoïdes toute la partie antérieure du corps est occupée par une grande cavité dont les parois sont garnies de franges vibratiles et de fentes pour le passage de l'eau, et que ces parties correspondent au système tentaculaire des Bryozoaires, qui, au lieu de se déployer au dehors, resterait renfermé dans une gaîne cutanée (1). Cette chambre branchiale constitue par conséquent le vestibule de l'appareil digestif, et l'orifice par lequel les aliments, aussi bien que le fluide respirable, y pénètrent, devient la bouche (2).

L'entrée de l'œsophage fait face à cet orifice, et se trouve par conséquent au fond de la cavité respiratoire, dans le point où

Appareil digestif des Tuniciers.

Ascidies.

---

(1) Voyez tome II, page 17.

(2) Il en résulte que la bouche de l'Ascidie n'est pas l'analogue de la bouche du Bryozoaire, mais correspond au bord péristomien ou entrée de la cellule polypiéroïde de celui-ci. Cet orifice est circulaire, et la partie circonvoisine du système tégumentaire y constitue un cercle de lobules qui sont presque toujours au nombre de quatre ou de six (a).

A l'intérieur, on y remarque des cirres qui s'avancent vers l'axe de cet anneau (b) et qui semblent correspondre aux soies que nous avons vues garnir le péristome de quelques Bryozoaires (c). Généralement ces appendices sont filiformes, mais quelquefois ils sont rameux, ainsi que cela se voit chez les Ascidies simples du genre *Boltenia* et chez quelques espèces du genre *Cynthia* (d).

(a) Savigny, *Mémoires sur les Animaux sans vertèbres*, 2ᵉ partie, pl. 1, fig. 1, etc., etc.
(b) Idem, *ibid.*, pl. 8, fig. 1¹, 2¹; pl. 9, fig. 2, etc.
— Milne Edwards, *Recherches sur les Ascidies composées*, pl. 2, fig. 1 b; pl. 8, fig. 1 a, etc.
(c) Voyez ci-dessus, page 342, note.
(d) Savigny, *Op. cit.*, pl. 5, fig. 1²; pl. 6, fig. 1², etc.

viennent aboutir les sillons longitudinaux compris entre les replis de la membrane branchiale. A peu de distance de ce point, le canal digestif s'élargit pour constituer l'estomac; puis, sous la forme d'un intestin dont la longueur est assez considérable, il se recourbe sur lui-même, et va se terminer au-dessus de la face dorsale de la chambre branchiale, dans une cavité qui est traversée par les produits de la génération aussi bien que par le courant expiratoire, et qui constitue de la sorte un cloaque (1). Ce mode d'organisation se retrouve chez toutes les Ascidies, mais les dispositions accessoires varient.

Ainsi, chez les Clavelines, ou Ascidies sociales, et les Ascidies composées de la division des Polycliniens, le tube digestif et ses annexes se trouvent suspendus au-dessous de la cavité respiratoire et au-dessus des organes reproducteurs; tandis que chez les Ascidies simples, ils sont refoulés sur le côté de cette poche branchiale (2).

(1) Il est aussi à noter que chez tous ces Molluscoïdes la masse viscérale est logée dans une pôche membraneuse, ou sac péritonéal, qui fait aussi fonction de réservoir sanguin, et qui communique avec les vaisseaux de l'appareil respiratoire (a). Chez les Ascidies sociales et composées, ce sac donne naissance à des prolongements tubuleux à l'extrémité desquels naissent par bourgeonnement les nouveaux individus, de sorte que la tunique péritonéale est commune à toute la colonie produite de la sorte.

(2) Savigny a fait connaître d'une manière remarquablement exacte la disposition de l'appareil digestif des Ascidies composées (b), qui avait été précédemment indiquée, seulement d'une manière sommaire, par Phipps chez les Synoïques, et par Demarest et Lesueur chez les Botrylles (c). Chez les espèces que j'ai réunies dans le groupe des Polycliniens, de même que chez les Clavelines, cet appareil est logé dans la région moyenne du corps (d); chez les Didémiens, il est réuni aux organes

(a) Voyez tome III, page 87 et suiv.
(b) Savigny, Observ. sur les Alcyons gélatineux à six tentacules simples (Mém. sur les Animaux sans vertèbres, 2ᵉ partie, 1816, avec 24 planches).
(c) Phipps, Voyage au pôle boréal, fait en 1773, p. 203, pl. 12, fig. C.
— A. Desmarest et Lesueur, Mém. sur le Botrylle étoilé, p. 6 (extr. du Bulletin de la Société philomatique, 1815).
(d) Milne Edwards, Observ. sur les Ascidies composées des côtes de la Manche, p. 65, pl. 3, fig. 1, etc. (extr. des Mém. de l'Acad. des sciences, t. XVIII).

Une autre différence plus importante à noter dépend de la conformation des organes sécréteurs dont l'estomac est entouré. Chez les Ascidies composées, les parois de ce viscère

reproducteurs, dans un abdomen très court (a); enfin, chez les *Botrylliens*, tous ces viscères sont accolés à la poche branchiale et logés avec elle dans la région thoracique (b). L'estomac est généralement de forme ovoïde, et ses parois, assez épaisses, sont tantôt légèrement plissées à l'extérieur (c), d'autres fois comme framboisées (d), d'autres fois encore assez profondément costulées (e). En général, elles sont colorées d'une manière assez intense, soit en jaune, soit en rouge.

L'intestin qui fait suite à l'estomac est en général divisé en trois portions par une large bande d'aspect glandulaire qui en occupe la partie moyenne, et qui est souvent colorée comme l'estomac. Les matières fécales s'accumulent dans la portion ascendante de l'intestin sous la forme de boulettes dont la couleur est généralement brunâtre.

Chez les *Ascidies simples*, la disposition générale de l'appareil digestif a été très bien indiquée par Cuvier (f) et par Savigny. Ce dernier a remarqué que c'est toujours du côté droit que le paquet viscéral se trouve placé normalement, mais qu'il existe parfois des transpositions. L'œsophage est toujours très court, et souvent l'estomac est à peine dilaté, par exemple chez le *Cynthia Momus* (g) et l'Ascidie ampulloïde (h); mais en général ce viscère est très élargi (i), et quelquefois il acquiert des dimensions fort considérables, ainsi que cela se voit dans le genre *Cystingia* (j); souvent il est plus ou moins costulé extérieurement, par exemple chez le *Cynthia canopus* (k) et le *Phallusia turcica* (l). L'intestin forme une anse plus ou moins allongée, et ressemble en général à ce que nous avons vu chez les Ascidies composées. M. Van Beneden a trouvé dans l'intérieur de ce tube,

(a) Voyez Savigny, *Op. cit.* (*Mém. sur les Animaux sans vertèbres*, 2e partie, pl. 20, fig. 1.
— Milne Edwards, *Op. cit.*, p. 79, pl. 7, fig. 5.
(b) Voyez Savigny, *Op. cit.*, pl. 20, fig. 5.
— Milne Edwards, *Op. cit.*, p. 84, pl. 7, fig. 1.
(c) Exemple : *Amaroucium proliferum* (Milne Edwards, *Op. cit.*, pl. 3, fig. 2).
(d) Exemple : *Amaroucium Argus* (Milne Edwards, *Op. cit.*, pl. 3, fig. 1, 1a).
(e) Exemples : *Sigillina australis* (Savigny, *Op. cit.*, pl. 14, fig. 1⁴). — *Aplidium lobatum* (Savigny, *Op. cit.*, pl. 16, fig. 1⁴). — *Botryllus polycycleus* (Savigny, *Op. cit.*, pl. 21, fig. 1⁵). — *Botrylloides rotifera* (Milne Edwards, *Op. cit.*, pl. 7, fig. 1).
(f) Cuvier, *Mém. sur les Ascidies et leur anatomie* (*Mém. du Muséum*, 1804, t. II, pl. 1, fig. 5 et 8; pl. 2, fig. 3).
(g) Savigny, *Op. cit.*, pl. 6, fig. 1².
(h) Van Beneden, *Recherches sur l'embryologie, l'anatomie et la physiologie des Ascidies simples*, pl. 1, fig. 2 (*Mém. de l'Acad. de Bruxelles*, t. XX).
(i) Exemples : *Cynthia papillosa* (Savigny, *Op. cit.*, pl. 6, fig. 4). — *Phallusia intestinalis* (Delle Chiaje, *Descriz. e notom. degli Animali invertebr.*, pl. 82, fig. 12).
(j) Mac Leay, *Anat. Observ. on the Natural Group of Tunicata* (*Trans. of the Linn. Soc.*, 1823, t. XIV, pl. 19, fig. 3).
(k) Savigny, *Op. cit.*, pl. 8, fig. 1².
(l) Idem, *ibid.*, pl. 10, fig. 1¹.

sont épaisses, et logent dans leur intérieur des follicules hépatiques, mais il n'y a pas de foie proprement dit ; tandis que
chez beaucoup d'Ascidies simples, l'estomac et le commencement de l'intestin se trouvent comme enfouis au milieu d'une
masse de substance molle et jaunâtre qui constitue une glande
hépatique indépendante et versant les produits de sa sécrétion
dans la cavité stomacale par plusieurs orifices particuliers (1).

On rencontre aussi des modifications remarquables dans la
disposition du cloaque qui est situé entre la terminaison de
l'intestin et l'orifice excréteur commun. Ce réceptacle est formé
par la portion dorsale de la grande cavité péripharyngienne,
dans laquelle le sac branchial se trouve suspendu, et dans
laquelle l'eau introduite pour le service de la respiration passe
en traversant les fentes en boutonnière dont cet appareil est

chez l'Ascidie ampulloïde, une sorte
de gouttière longitudinale à bords très
saillants, qui en occupe presque toute
la longueur, et qui paraissait servir à
mouler les matières excrémentitielles
en forme de cordons (a). Chez le *Cynthia microcosmus* cette disposition
n'existe pas (b).

(1) Savigny a signalé l'absence du
foie chez les Cynthies (c). Chez l'Ascidie ampulloïde, décrite par M. Van
Beneden, cette glande manque également, et paraît être remplacée, comme
chez les Ascidies composées, par des
follicules hépatiques logés dans l'épaisseur des parois de l'estomac. Ce sont

ces organites sécréteurs qui paraissent
verser dans ce viscère le liquide amer
et jaune brunâtre que l'on y rencontre
en abondance (d). Cuvier a trouvé un
foie de structure granuleuse et d'un
volume assez considérable chez l'Ascidie microcosme (e). Cet organe est
de couleur verdâtre et adhère intimement à l'estomac, dans la cavité duquel
il débouche par plusieurs orifices (f).
Dans le genre *Chelyosoma*, le foie
est formé par un gros paquet de cæcums tubulaires qui entoure l'estomac (g), et chez les Boltenies, où
il est lobulé, ces appendices sécréteurs
sont rameux (h).

(a) Van Beneden, *Op. cit.*, p. 18, pl. 1, fig. 7.
(b) Milne Edwards, *Atlas du Règne animal* de Cuvier, MOLLUSQUES, pl. 126, fig. 1a.
(c) Savigny, *Op. cit.*, p. 95 et 99.
(d) Van Beneden, *Recherches sur les Ascidies simples*, p. 19, pl. 1, fig. 2 et 8 (*Mém. de l'Acad.
de Bruxelles*, t. XX).
(e) Cuvier, *Op. cit.*, p. 13, pl. 1, fig. 5.
(f) Savigny, *Op. cit.*, p. 94.
(g) Eschricht, *Anatomisk Beskrivelse af* Chelyosoma Macleayanum, p. 12, pl. 1, fig. 4 (extr. des
Mém. de l'Acad. de Copenhague, 4e série, t. IX).
(h) Mac Leay, *On the Nat. Group of Tunicata* (*Trans. of the Linn. Soc*, 1825, t. XIV).

criblé (1). Chez les Ascidies simples et sociales, ainsi que chez plusieurs Ascidies composées (2), il débouche au dehors par un orifice isolé qui se trouve plus ou moins près de la bouche; mais chez un grand nombre d'Ascidies composées, il se réunit à la portion terminale de la cavité cloacale des individus adjacents, et donne ainsi naissance à un cloaque commun à tout un système d'Animaux. Tantôt, comme chez les Botrylles, ce cloaque commun est une fossette simple autour de laquelle tous les membres de cette singulière association sont rangés en cercle, de façon à représenter les rayons d'une étoile (3); mais d'autres fois, par exemple dans le genre Amarouque, où les associés sont plus nombreux, il se complique davantage, et forme un grand nombre de canaux ramifiés qui se réunissent comme autant d'égouts autour d'un émonctoire central (4).

(1) Pour plus de détails à ce sujet, je renverrai à la description anatomique de la Claveline lépadiforme que j'ai donnée dans mon travail sur les Ascidies composées des côtes de la Manche (a), et à mes dessins relatifs à l'anatomie de l'*Ascidia microcosmus* (b). Dans le genre *Chondrostachys*, le rectum remonte parallèlement au sac respiratoire, jusque dans le voisinage de l'orifice du cloaque (c).

(2) Comme exemple d'Ascidies composées à cloaques individuels,

je citerai les Diazones (d) et les Sigellines (e).

(3) Le cloaque commun situé au centre de chacun de ces systèmes étoilés est très profond chez les Botrylles, et ses bords se relèvent en forme de cône tronqué (f). Dans le genre *Synoicum*, les anus des divers individus d'un même groupe sont réunis autour d'une fossette centrale; mais celle-ci ne constitue pas un cloaque commun (g).

(4) Dans une des planches de l'atlas

(a) Milne Edwards, *Recherches sur les Ascidies composées*, p. 54 et suiv., pl. 2, fig. 1.
(b) *Atlas du Règne animal* de Cuvier, MOLLUSQUES, pl. 126, fig. 1, 1a, 1b.
(c) J. Macdonald, *Anatomical Observ. on a new form of Compound Ascidia* (Ann. of Nat. Hist., 3ᵉ série, 1858, t. 1, pl. 11, fig. 2).
(d) Savigny, *Op. cit.*, pl. 2, fig. 3, et pl. 12, fig. 1.
(e) Idem, *ibid.*, pl. 3, fig. 2, et pl. 14, fig. 1.
(f) Idem, *ibid.*, pl. 21, fig. 1.
— Milne Edwards, *Op. cit.*, pl. 6, fig. 4 a, 5a, 6a.
(g) Savigny, *Op. cit.*, pl. 15, fig. 1.

V.

§ 5. — L'appareil digestif des Pyrosomes ne diffère que peu de celui des Ascidies composées (1).

§ 6. — Enfin, dans l'ordre des Biphores ou Salpiens, l'appareil digestif est conformé aussi sur le même plan général, et se trouve logé dans une petite cavité abdominale qui se fait remarquer par sa coloration intense, et qui est désignée d'ordinaire par les zoologistes sous les noms assez mal choisis de *tubercule* ou de *nucléus*. L'entrée de l'œsophage est située au fond de la grande chambre branchiale, et l'anus s'ouvre à la base du cloaque formé par la portion dorsale et efférente de cette cavité (2).

du *Règne animal* de Cuvier, j'ai représenté ce système d'égouts rameux injectés en noir (a). On trouve aussi un cloaque commun ramifié dans les genres Leptocline et Botrylloïde (b).

(1) L'organe costulé que Savigny a considéré comme étant le foie de ces Animaux (c) paraît être une glande spermatogène (d). La disposition générale du canal alimentaire a été indiquée par Lesueur (e), et mieux étudiée par Savigny. L'œsophage est parsemé de cellules pigmentaires, et l'estomac est subquadrilatère. Un système de tubes rameux se trouve appendu à l'intestin et constitue probablement un appareil sécréteur ; l'intestin se termine sur le côté de l'estomac. (f).

(2) La bouche des Biphores est une grande ouverture bilabiée qui se trouve à l'extrémité antérieure de leur corps, et qui donne dans la cavité respiratoire où se trouve suspendue obliquement la branchie. L'entrée de l'œsophage est située au-dessous de l'extrémité postérieure de cet organe, et par conséquent au fond de la cavité branchiale ou pharyngienne. Une gouttière longitudinale formée par deux replis de la tunique interne de cette grande cavité, et faisant face à la branchie, conduit vers cet orifice. L'œsophage est très court, et l'estomac a la forme d'un sac ovalaire qui semble en naître latéralement plutôt qu'en être la continuation. L'intestin commence dans le voisinage immédiat de la terminaison de l'œsophage, et après avoir décrit une anse, remonte brusquement pour aller s'ouvrir dans le cloaque, au-dessus de la base de la branchie, et par conséquent à peu de distance de

(a) *Op. cit.*, MOLLUSQUES, pl. 130, fig. 1 a.
(b) Milne Edwards, *Recherches sur les Ascidies composées*, pl. 6, fig. 1 a ; pl. 8, fig. 5 a.
(c) Savigny, *Op. cit.*, p. 56, pl. 22, fig. 1³, 1⁴, etc. '' P'.
(d) Huxley, *Observ. upon the Anatomy and Physiology of Salpa and Pyrosoma*, p. 583 (*Philos. Trans.*, 1851).
(e) Lesueur, *Mémoire sur l'organisation des Pyrosomes*, p. 11 (extr. du *Bulletin de la Société philomatique*, 1815).
(f) Huxley, *Op. cit.*, pl. 17, fig. 1.

§ 7. — Dans la grande division des Mollusques proprement dits, l'appareil digestif est constitué d'après le même plan général que chez les Molluscoïdes dont je viens de parler, mais il se perfectionne davantage; le tube alimentaire affecte d'ordinaire la forme d'une anse, et presque toujours l'anus est encore plus ou moins rapproché de la bouche; mais les organes sécréteurs dont ce canal s'entoure acquièrent un très grand développement : le foie surtout devient fort volumineux, et des glandes salivaires très remarquables ne tardent pas à se montrer dans le voisinage du pharynx; souvent la bouche est armée d'un appareil sécateur puissant; enfin les instruments de préhension dont cet orifice s'entoure arrivent parfois à un haut degré de complication. Mais ces divers perfectionnements ne sont introduits que successivement, et un grand nombre de ces Animaux, de même que les Molluscoïdes, ne peuvent se nourrir que des Animalcules ou des petits fragments de matières alimentaires tenues en suspension dans les courants que l'appareil respiratoire dirige vers la bouche.

Appareil digestif des Mollusques proprement dits.

§ 8. — Tel est en effet le régime de l'Huître et de tous les autres Mollusques dont se compose la CLASSE DES ACÉPHALES, et chez tous ces Animaux l'orifice buccal se trouve logé plus ou moins profondément dans l'espèce de chambre branchiale for-

Appareil digestif des Acéphales.

l'ouverture œsophagienne (*a*). Les parois de l'estomac ont une structure glandulaire, et M. Huxley a découvert récemment un système de tubes rameux qui débouchent dans la partie inférieure de cette poche et qui pourraient bien constituer un appareil hépatique (*b*). Une masse utriculaire entoure ces parties, et se trouve renfermée avec elles dans le petit sac péritonéal qui circonscrit la cavité abdominale; quelques auteurs ont considéré ces cellules comme étant un foie, et je les avais prises pour l'ovaire; mais il paraîtrait, d'après des recherches plus récentes, qu'elles ne peuvent être rapportées ni à l'un ni à l'autre de ces organes; elles contiennent en général une matière huileuse, et M. Krohn les a désignées sous le nom d'*élæoblastes.*

(*a*) Voyez Milne Edwards, *Atlas du Règne animal de Cuvier*, MOLLUSQUES, pl. 121, fig. 2 *c* et 2 *d*; pl. 120, fig. 1 *a*.
(*b*) Huxley, *Op. cit.*, p. 570, pl. 15, fig. 5 et 6 (*Philos. Trans.*, 1851).

mée, comme nous l'avons déjà vu, par le rapprochement des deux grandes expansions du système cutané dont se compose le manteau (1). Il n'existe pas de glandes salivaires distinctes (2) ; enfin, le tube alimentaire et le foie, ainsi que les organes de la reproduction, sont réunis en une masse viscérale dans le voisinage de la région dorsale, où se trouve la charnière de la coquille, et s'avancent plus ou moins dans l'intérieur du pied, quand la partie ventrale du corps se développe de façon à constituer un organe de progression.

Brachiopodes. C'est dans l'ORDRE DES BRACHIOPODES que l'appareil digestif est le moins compliqué, et ressemble en général le plus à ce que nous avons vu chez les Tuniciers. Si les résultats fournis par les recherches anatomiques les plus récentes sont exacts, ces Mollusques nous offriraient même des exemples de dégradation que nous n'avons rencontrés ni chez les Bryozoaires, ni chez les Tuniciers, car dans plusieurs espèces l'orifice anal manquerait et l'intestin se terminerait en cul-de-sac ; mais je conserve encore beaucoup de doutes au sujet de l'existence de cette imperforation (3). La bouche est située sur la ligne mé-

(1) Voyez tome II, page 23.

(2) Quelques anatomistes ont considéré les lobes antérieurs du foie, chez les Brachiopodes, comme étant les glandes salivaires (a) ; mais toutes les masses glandulaires qui entourent l'estomac de ces Mollusques offrent les mêmes caractères, et doivent être rapportées à l'appareil hépatique (b).

(3) M. Huxley n'a pu découvrir aucune trace de l'existence d'un orifice anal dans les Térébratules des genres *Rhynchonella* et *Waldheimia*, dont il a fait l'anatomie, et il pense que l'intestin de ces Mollusques se termine en cul-de-sac (c). Plus récemment, M. Hancock est arrivé au même résultat en étudiant, soit les deux genres dont il vient d'être question, soit le *Terebratula caput serpentis* (d) ; et il

(a) Cuvier, *Mém. sur l'anatomie de la Lingule*, p. 7 (*Mém. du Muséum*, t. II, et *Mém. pour servir à l'histoire des Mollusques*).
— Vogt, *Anatomie der Lingula anatina*, p. 12 (extr. des *Nouv. Mém. de la Soc. d'hist. nat. suisse*, t. VII, Neufchâtel, 1843).
(b) Owen, *On the Anatomy of Brachiopoda* (*Trans. of the Zoological Society*, t. I, p. 152 et 157).
(c) Huxley, *Contributions to the Anatomy of the Brachiopoda* (*Proceedings of the Royal Society of London*, 1854, t. VIII, p. 106, fig. 1 et 2).
(d) Hancock, *On the Organisation of Brachiopoda* (*Philos. Trans.*, 1858, p. 814).

diane, entre deux grands appendices qui s'enroulent en spirale et qui semblent tenir lieu des lophophores ou lobes tentaculifères que nous avons vus chez les Bryozoaires d'eau douce. Chez les Térébratules, ces appendices, communément appelés *bras*, acquièrent un développement énorme, et sont portés sur une sorte de charpente intérieure de nature calcaire, qui présente en général la forme d'un fer à cheval reployé sur lui-même, de façon à avoir sa portion transversale dirigée en arrière, et située au-dessous de la partie basilaire de ses deux branches, dont l'extrémité est fixée à la valve dorsale de la coquille, près de la charnière (1). Ils sont peu protractiles, mais

est à noter que le point où cette portion du tube alimentaire vient aboutir, et où quelques anatomistes supposaient qu'il y avait un anus (a), le corps est recouvert par la coquille, de façon que les fèces ne trouveraient aucune voie libre pour continuer leur route vers le dehors. Mais avant d'admettre l'existence d'une disposition si anormale dans l'embranchement des Mollusques, il faudrait être bien certain que le cul-de-sac observé par MM. Huxley et Hancock est bien la portion terminale de l'intestin, et non un appendice analogue à celui qui naît de l'estomac chez beaucoup d'Acéphales lamellibranches; enfin il faudrait s'assurer de la non-existence de tout prolongement latéral, qui pourrait aller déboucher au dehors, et qui constituerait alors l'intestin proprement dit. Ainsi que nous le verrons bientôt, il n'y a aucune incer-

titude quant à la position de l'anus chez les Lingules.

(1) Chez les Térébratuliens du genre *Rhynchonella*, cet appareil apophysaire n'est constitué que par une paire de petites lames calcaires allongées et courbes, qui s'attachent postérieurement à la valve dorsale de la coquille, près de l'échancrure articulaire (b); mais, en général, ces deux pièces se confondent entre elles sur la ligne médiane par leur extrémité antérieure, de façon à donner naissance à une arcade transversale, ou anse en forme de fer à cheval, qui tantôt ne se prolonge que médiocrement et reste à peu près horizontale (c), mais qui, d'autres fois, après s'être avancée très loin au-devant des muscles adducteurs de la coquille, se recourbe en bas, puis en arrière, de manière à offrir la disposition indiquée ci-dessus (d). L'extrémité postérieure de chaque

(a) Gratiolet, *Recherches sur l'anatomie de la Térébratule australe* (*Comptes rendus de l'Acad. des sciences*, 1853, t. XXXVII, p. 47).
(b) Exemple : *Terebratula* (ou *Rhynchonella*) *psittacea* (voy. Davidson, *British fossil Brachio poda*, introduction, *Palæont. Soc.*, 1853, p. 94, fig. 31).
(c) Exemple : *Terebratula vitrea* (voy. Davidson, *Op. cit.*, pl. 6, fig. 2).
(d) Exemples : *Terebratula* (*Waldheimia*) *australis* (voy. Davidson, *Op. cit.*, p. 64, fig. 6, et Hancock, *Op. cit.*, pl. 52, fig. 4). — *T. flavescens* (voy. Owen, *Lectures on the Comp. Anat. o Invertebr. Animals*, 1855, p. 487).

les franges qui les garnissent sont très mobiles, et des courants, déterminés probablement par l'action de cils vibratiles, s'établissent à leur surface, et suivent une sorte de gouttière longitudinale qui est creusée à leur face interne et va aboutir sur le côté de la bouche. Chez les Orbicules et les Lingules, ces bras sont très élargis à leur base, mais peu développés dans leur portion enroulée, et s'insèrent seulement sur les

apophyse, ou de chaque moitié du fer à cheval ainsi constitué, est généralement bifurquée, et c'est par leur branche supérieure qu'elles s'unissent entre elles : l'autre branche est le plus ordinairement libre ; mais chez quelques-uns de ces Mollusques elle se réunit à sa congénère, de façon à former une seconde arcade transversale, et à changer l'anse en un anneau fermé, disposition qui se voit dans le genre *Terebratulina* (*a*). Dans le petit groupe dont d'Orbigny a formé le genre *Terebratella*, un prolongement droit naît du bord dorsal de chaque moitié de l'anse, et après s'être réuni à son congénère sur la ligne médiane, se soude aussi en dessus à la valve dorsale de la coquille (*b*). Enfin, dans d'autres familles du même ordre, la charpente brachifère acquiert un développement encore plus considérable : ainsi, chez les Thécidies elle prend la forme de grandes crêtes contournées d'une manière fort complexe (*c*), et chez les Spirifères elle

constitue deux longues lames enroulées en spirale, qui occupent la plus grande partie de l'espace compris entre les deux valves de la coquille (*d*). Chez les Lingules et les Orbicules, au contraire, on ne trouve plus aucune trace de cette charpente intérieure.

C'est par l'intermédiaire d'une membrane aponévrotique disposée de façon à constituer la paroi antérieure de la cavité viscérale, que les bras sont fixés à la charpente intérieure dont il vient d'être question. Ces tentacules consistent chacun en une sorte de tige creuse dont le côté externe est garni d'une gouttière longitudinale de consistance subcartilagineuse, et porte une série d'appendices grêles et cylindriques disposés comme les dents d'un peigne, ou plutôt en forme de frange. M. Owen n'a observé qu'une série simple de ces *cirres* ou filaments (*e*), mais dans toutes les espèces dont M. Hancock a fait l'anatomie ils étaient insérés sur deux rangs (*f*). Leur longueur di-

(*a*) Exemple : *Terebratula* (ou *Terebratulina*) *caput serpentis* (voy. Davidson, *Op. cit.*, p. 63, fig. 4).

(*b*) Exemples : *Terebratula* (*Terebratella*) *chilensis* (voy. Owen, *On the Anat. of the Brachiopoda*, in *Trans. of the Zool. Soc.*, t. I, pl. 22, fig. 4). — *Terebratella dorsata* (voy. Davidson, *loc. cit.*, p. 66, fig. 9).

(*c*) Exemple : *Thecidia vermicularis*, voyez Suess, *Notice sur l'appareil brachial des Thécidés*, dans *Mém. de la Soc. linn. de Normandie*, 1855, t. X, pl. 3, fig. 7).

(*d*) Exemple : *Spirifer striatus* (voy. Davidson, *Op. cit.*, pl. 6, fig. 48).

(*e*) Owen, *Lectures on the Comp. Anat. of Invertebr. Animals*, p. 491.

(*f*) Hancock, *Op. cit.*, p. 807.

parois membraneuses de la cavité abdominale, sans y trouver une charpente calcaire pour les soutenir. Chez ces derniers Mollusques, le tube alimentaire ne s'élargit que peu pour constituer l'estomac, et, après avoir décrit plusieurs courbures, va s'ouvrir au dehors, sur le côté droit du corps, entre les lobes du manteau (1). Chez les Térébratules, l'estomac est au contraire fort renflé et occupe la partie dorsale de l'espèce de siphon représenté par l'ensemble de l'appareil. L'intestin redescend vers la valve ventrale, et s'y recourbe brusquement sur le côté

minue graduellement de la base à l'extrémité libre du bras, de façon que celui-ci se rétrécit de plus en plus, et se termine en pointe. A leur base, les bras sont unis entre eux sur la ligne médiane, et chez les Térébratules ils se portent d'abord en avant, en longeant en dehors la portion supérieure de l'apophyse calcaire, puis se recourbent brusquement en arrière, jusque vers leur base, et ensuite s'enroulent en spirale, de façon à former deux cônes frangés, unis entre eux par une bande aponévrotique médiane et non déroulables (a).

Les mouvements de ces appendices ont été observés sur le vivant par M. Barrett (b), et sont dus en partie à des fibres musculaires logées dans leur tige, en partie à l'afflux du liquide contenu dans les canaux longitudinaux dont celle-ci est creusée. L'un de ces canaux, le plus grand, se termine à sa base par une ampoule, ou renflement fermé, qui se trouve sur le côté de la bouche ; l'autre communique avec le système lacunaire viscéral. Pour plus de détails relatifs à la structure de ces organes, je renverrai au mémoire de M. Vogt sur la Lingule, et au travail récent de M. Hancock sur les Térébratules (c).

(1) L'œsophage est de longueur médiocre, et, de même que l'estomac et la portion antérieure de l'intestin, il occupe la ligne médiane du corps ; la portion moyenne de l'intestin forme plusieurs circonvolutions, et sa portion terminale se dirige en avant (d).

(a) Voyez Owen, *Anat. of Terebratula*, in Davidson's *British fossil Brachiopoda*, pl. 2, fig. 1 et 2 ; pl. 3, fig. 2.
— Hancock, *Op. cit.*, pl. 55, fig. 1, 2, 3 ; pl. 57, fig. 2 ; pl. 60, fig. 3 ; pl. 64, fig. 2.
(b) Barrett, *Notes on the Brachiopoda observed in a dredging tour* (*Ann. of Nat. Hist.*, 2ᵉ série, t. XVI, p. 258).
(c) Vogt, *Anatomie der* Lingula anatina, p. 4, pl. 2, fib. 13-16 (extr. du *Neuen Denkschriften des Schweizerischen Gesellschaft*, 1843).
— Hancock, *Op. cit.* (*Philos. Trans.*, 1858, t. CXLVIII).
(d) Cuvier, *Mémoire sur l'anatomie de la Lingule* (*Ann. du Muséum*, 1802, t. I, pl. 6, fig. 10 à 13).
— Vogt, *Op. cit.*, pl. 1, fig. 10.
— Hancock, *Op. cit.*, pl. 65, fig. 1, 3 et 4 ; pl. 66, fig. 3.
— Owen, *Anat. of Terebratula*, in Davidson's *British fossil Brachiopoda*, pl. 1, fig. 6 (*Roy. Society*, 1853).

pour se terminer par un renflement en forme d'ampoule où
l'existence d'un orifice anal est généralement admise, mais par
analogie plutôt que par le fait de l'observation directe (1). Il
est aussi à noter que le tube alimentaire des Brachiopodes est
pourvu d'une tunique musculaire bien développée, et revêtu
extérieurement d'une membrane péritonéale qui, sur plusieurs
points, se prolonge sous la forme de brides ou de lames d'attache analogues au mésentère des Animaux supérieurs (2). Le
foie, de couleur verdâtre, est très volumineux, et se compose
de plusieurs masses arrondies ou lobes dont l'aspect est granuleux, mais dont la substance consiste réellement en une multitude de petits tubes courts et aveugles qui ressemblent à des
doigts de gant et se continuent avec des canaux rameux. Enfin
les conduits biliaires ainsi constitués se réunissent en quatre
gros troncs qui vont déboucher dans l'estomac (3).

(1) Voyez ci-dessus, page 356, note 3.

(2) Ces expansions membraneuses sont plus développées chez les Téré-bratules que chez les Lingules; elles ont été décrites avec soin par M. Hux-ley et par M. Hancock. Le mode de conformation générale du tube ali-mentaire des Térébratules a été re-présenté par M. Owen, mais cet anatomiste a figuré à l'extrémité de l'ampoule terminale de l'intestin un orifice anal (a) qui, dans l'état nor-mal, ne paraît pas exister dans ce point (b). Les belles figures anatomi-ques qui accompagnent le mémoire de M. Hancock sur les Térébratules font très bien connaître la disposition et les rapports des dernières parties de l'appareil digestif avec les organes voisins (c).

(3) Le foie entoure toute la portion stomacale du canal alimentaire, et ses lobes, ou divisions principales, sont de forme très irrégulière. Chez les Lingules, les quatre grands canaux biliaires qui en naissent, sont dispo-sés par paires; deux se voient dans le voisinage de l'œsophage, au-devant des grandes expansions mésentéri-ques de l'estomac; les autres débou-chent derrière cette membrane, près de l'origine de l'intestin (d). Chez les Térébratules, la disposition de ces ca-naux est moins régulière; les lobes antérieurs du foie donnent naissance

(a) Owen, On the Anatomy of the Brachiopoda, pl. 22, fig. 12 (Trans. of the Zool. Soc., 1835, t I). — Anat. of Terebratula, in Davidson's British fossil Brachiopoda, pl. 1, fig. 4.
(b) Huxley, Op. cit., fig. 1 et 2 c (Proceed. of the Royal Soc., 1854, t. VIII, p. 108).
(c) Hancock, Op. cit., pl. 57, fig. 2; pl. 61, fig. 1 et 2, etc.
(d) Voyez Hancock, Op. cit., pl. 65, fig. 2 et 3.

§ 9. — Dans l'ordre des Acéphales Lamellibranches, la Appareil
digestif
des Acéphales
Lamellibranches bouche est située à peu près de même, et se trouve logée plus ou moins profondément sous le manteau, derrière le muscle adducteur, qui, chez la plupart des Animaux de ce groupe, s'étend d'une valve à l'autre, au-devant et au-dessous de la charnière. Elle n'est pas pourvue d'un appareil tentaculaire frangé, comme chez les Brachiopodes; mais les bras de ces derniers sont remplacés par deux paires de lobes membraneux qui ont en général la forme de voiles triangulaires et sont striés obliquement à leur surface. Ces tentacules labiaux sont garnis de cils vibratiles, et ils concourent, avec les organes respiratoires, à diriger vers l'entrée du canal alimentaire les courants qui charrient les particules de substances nutritives dont ces Mollusques font leur subsistance (1).

à un troisième conduit qui débouche près de l'œsophage, et les lobes inférieurs communiquent avec la cavité de l'estomac par un quatrième canal (a).

(1) Les tentacules labiaux de la paire antérieure sont d'ordinaire réunis entre eux par un prolongement basilaire, qui passe au-devant de la bouche, et ils sont appliqués par leur face interne contre les tentacules de la seconde paire, dont la commissure s'avance derrière la bouche. Cet orifice se trouve par conséquent au milieu d'un sillon transversal, plus ou moins profond, qui se continue en dehors et en arrière avec la rigole formée par le rapprochement de la base des deux tentacules (b), et souvent l'une des branchies vient occuper l'extrémité postérieure de cette dernière gouttière; de façon que les courants déterminés par le jeu de l'appareil respiratoire (c) s'engagent en partie dans ce passage, et se trouvent ainsi dirigés vers la bouche, phénomènes dont MM. Alder et Hancock se sont assurés en suspendant des particules d'indigo dans l'eau qui arrivait aux branchies des Pholades et des Myes (d). L'existence de cils vibratiles à la surface des tentacules labiaux a été constatée par M. Sharpey (e). La face externe ou antérieure des tentacules de la première paire et la face postérieure de ceux de la seconde paire sont en général lisses, ou faiblement striées, mais sur les sur-

(a) Voyez Hancock, Op. cit., pl. 61, fig. 2 et 3, etc.
(b) Voyez tome II, page 38.
(c) Alder and Hancock, On the Branchial currents in Pholas and Mya (Ann. of Nat. Hist., 2ᵉ série, 1851, t. VIII, p. 375, pl. 15, fig. 1).
(d) Sharpey, Cilia (Todd's Cyclopædia of Anatomy and Physiology, t. I, p. 622).
(e) Exemple : l'Huître (voy. Poli, Op. cit., t. II, pl. 29, fig. 2).

L'œsophage est en général court et l'estomac fort renflé. Tantôt ce dernier organe est simple, dans l'Huître, par exemple (1) ; mais chez beaucoup des Animaux de cet ordre, il présente en arrière un grand prolongement terminé en cul-de-sac et renfermant un corps styliforme, de consistance cartilagineuse, qui semble devoir être destiné à remuer les matières alimentaires pendant qu'elles sont soumises à l'action des sucs gas-

faces adjacentes de ces appendices on remarque une multitude de lignes parallèles qui sont plus ou moins saillantes et dirigées transversalement ou obliquement (a).

Chez les Arches et les Pétoncles, la portion lobulaire de ces tentacules ne se développe pas, et leur portion basilaire, réduite à une bande étroite, constitue seulement la gouttière transversale destinée à conduire les matières alimentaires vers la bouche (b). Il en est à peu près de même chez l'Anomie (c).

Chez la Moule commune de nos côtes, ces organes sont au contraire très grands et reployés longitudinalement (d).

En général, les bords de l'ouverture buccale sont lisses, et ne présentent rien de remarquable ; mais chez les Pecten et les Spondyles, on y voit une sorte de frange labiale (e).

(1) Chez l'Huître, l'estomac fait immédiatement suite à la bouche, et n'est que médiocrement renflé ; les vaisseaux afférents du foie y débouchent, et en arrière il se continue avec l'intestin, qui est grêle et très long. Ce tube se porte d'abord en arrière et en bas, entre les branchies et le muscle adducteur ; puis se recourbe brusquement en avant, revient vers la partie antérieure de l'estomac, entoure cet organe, et se dirige ensuite en arrière, au-dessus du muscle, pour aller se terminer à la partie supérieure et postérieure de celui-ci, entre les lobes du manteau (f).

L'estomac est également simple, c'est-à-dire plus ou moins globuleux, et dépourvu de prolongement cæcal,

(a) Exemples : *Solen* (voy. Poli, *Testacea utriusque Siciliæ eorumque historia et anatome,* t. I, pl. 10, fig. 15 ; — Deshayes, *Expédition scientifique de l'Algérie*, MOLLUSQUES, pl. 18, fig. 2, fig. 2). — *Psammobia* (voy. Garner, *On the Anat. of Lamellibranchiate Conchifera*, pl. 18, fig. 2, in *Trans. of the Zool. Soc.*, 1838, t. II).

(b) Poli, *Op. cit.*, t. II, pl. 24, fig. 3, et pl. 26, fig. 7. — Voyez aussi Deshayes, *Atlas du Règne animal* de Cuvier, MOLLUSQUES, pl. 86, fig. 1a, 1b, 1c.

(c) Voyez Deshayes, *Atlas du Règne animal* de Cuvier, MOLLUSQUES, pl. 89, fig. 1c.

(d) Lacaze-Duthiers, *Mém. sur l'organisation de l'Anomie* (*Ann. des sciences nat.*, 4ᵉ série, 1854, t. II, p. 12, pl. 1, fig. 4).

(e) Exemples : *Pecten* (voy. Poli, *Op. cit.*, t. II, pl. 27, fig. 5 et 10). — *Spondylus gædropus* (voy. Poli, *Op. cit.*, t. II, pl. 22, fig. 8 et 13). — Deshayes, *Atlas du Règne animal* de Cuvier, MOLLUSQUES, pl. 74, fig. 2a.

(f) Voyez Poli, *Op. cit.*, pl. 29, fig. 3 (reprod. dans l'*Atlas du Règne animal* de Cuvier, MOLLUSQUES, pl. 70, fig. 2). — Home, *Comp. Anat.*, pl. 77. Brandt et Ratzburg, *Medicinische Zoologie*, t. II, pl. 36, fig. 2.

triques. Ce singulier organe est libre dans la cavité qui le loge, et paraît être le résultat d'une sécrétion épithélique, car il se compose de couches concentriques; son volume est très variable, suivant les individus, et parfois il manque dans des espèces où d'ordinaire on le rencontre. Enfin il est aussi à noter que chez quelques Acéphales dont l'estomac ne porte pas de cæcum, on voit cependant un stylet hyalin semblable s'avancer dans son intérieur, et alors ce corps est logé dans l'intestin (1). Ce stylet est toujours cylindrique et atténué postérieurement, mais son extrémité antérieure, qui fait saillie dans la cavité de l'estomac, est souvent obtuse ou branchue (2).

chez les Spondyles (a), les Pecten (b), les Pétoncles (c), les Glycimères (d), l'Anodonte (e), les Pinnes (f), les Cyclades (g), etc.

(1) Cette disposition se voit dans la famille des Naïades (h). Chez les Anodontes, le stylet n'est représenté quelquefois que par un petit corps dentiforme situé à la partie supérieure de l'estomac (i), d'autres fois par une pièce irrégulièrement quadrilatère (j).

(2) Chez quelques Acéphales, l'estomac est pourvu d'un appendice cæ-

cal très grand, sans avoir de stylet hyalin. Ainsi, chez les Mytilacées du genre *Dreissena*, M. Van Beneden a trouvé à côté de l'intestin une poche cylindrique très longue, qui naît du côté droit de l'estomac, et qui ne renferme qu'une substance gélatineuse (k); M. Owen a constaté l'existence d'un petit appendice cæcal post-stomacal chez la Clavagelle, mais n'y a pas vu de stylet (l).

Chez la Pholade, l'estomac donne aussi naissance à un appendice cæcal

(a) Voyez Poli, *Op. cit.*, pl. 22, fig. 13, et *Atlas du Règne animal* de Cuvier, MOLLUSQUES, pl. 70, fig. 2.

(b) Voyez Poli, *Op. cit.*, pl. 27, fig. 6.
— Garner, *Op. cit.* (*Trans. of the Zool. Soc.*, t. II, pl. 19, fig. 2).

(c) Voyez Poli, *Op. cit.*, pl. 26, fig. 8 et 9.

(d) Audouin, *Mém. sur l'Animal de la Glycimère* (*Ann. des sciences nat.*, 1829, t. XXVIII, pl. 16, fig. 2).

(e) Home, *Comp. Anat.*, t. III, p. 78.
— Bojanus, *Teichmuschel* (Oken's *Isis*, 1827, t. XX, pl. 9, fig. 2 et 3).

(f) Voyez Poli, *Op. cit.*, pl. 36, fig. 2.

(g) Moquin-Tandon, *Histoire naturelle des Mollusques fluviatiles et terrestres*, pl. 40, fig. 9.

(h) Moquin-Tandon, *Op. cit.*, pl. 53, fig. 2.

(i) Siebold et Stannius, *Nouveau Manuel d'anatomie comparée*, t. I, p. 266.
— Bojanus, *Teichmuschel* (Oken's *Isis*, 1827, t. XX, p. 758, pl. 9, fig. 7, 9 et 10).

(j) Moquin-Tandon, *Histoire naturelle des Mollusques terrestres et fluviatiles*, p. 48, pl. 43, fig. 11).

(k) Van Beneden, *Mém. sur le Dreissena* (*Ann. des sciences nat.*, 2ᵉ série, 1835, t. III, p. 203, pl. 8, fig. 5).

(l) Owen, *On the Anatomy of Clavagella* (*Trans. of the Zool. Soc.*, t. I, p. 272).

L'intestin est en général étroit et très long; il décrit plusieurs circonvolutions entre les lobes du foie, et, ainsi que

très grand, et celui-ci ne renferme qu'un stylet hyalin fort petit (a).

Chez les Mactres, où la disposition de cette portion de l'appareil digestif a été étudiée avec beaucoup de soin par Poli, le cæcum stomacal naît au-dessus et en arrière du pylore; sa forme est conique, et il descend très bas au milieu des faisceaux musculaires de la partie postérieure du pied; enfin il renferme un stylet hyalin très grand, dont l'extrémité antérieure fait saillie dans la cavité de l'estomac (b). L'appendice cæcal et le stylet hyalin offrent à peu près la même disposition chez les Donaces (c), les Tellines (d), les Solen (e), l'Anomie (f), etc.

Chez le *Cardium echinatum*, l'intestin naît de l'estomac, très près de la portion rétrécie de cet organe qui représente l'appendice cæcal et qui renferme le stylet hyalin, dont l'extrémité antérieure est recourbée et branchue (g).

Chez les Tarets, l'appendice cæcal est développé d'une manière remarquable, et paraît être quelquefois occupé par les matières alimentaires

seulement, car M. Deshayes, qui l'a décrit sous le nom de second estomac, ne fait pas mention d'un stylet dans son intérieur (h); mais dans les individus étudiés par M. de Quatrefages, un corps cristallin de ce genre existait toujours et offrait des dimensions très considérables (i).

La substance constitutive du stylet est d'une transparence hyaline, et à l'état frais, M. Quatrefages n'a pu y découvrir aucune trace de structure organique (j). M. de Siebold y distingue deux parties, l'une corticale, l'autre médullaire. La première constitue un tube, et se compose de couches concentriques de matière en apparence albuminoïde. La seconde est gélatineuse, et renferme des corpuscules solides, qui sont insolubles dans les acides. Chez l'Unio, ces corpuscules ont la forme de granules, et chez les Anodontes ils ressemblent à des bâtonnets (k).

Quelques anatomistes ont considéré le stylet subcartilagineux comme l'analogue de la langue des Gastéropodes (l); mais ce rapprochement ne me paraît pas fondé.

(a) Blanchard, *Organisation du Règne animal*, MOLLUSQUES ACÉPHALES, pl. 3, fig. 2, 4 et 6.
(b) Poli, *Op. cit.*, t. II, pl. 19, fig. 1, 3, 4 et 5.
— Garner, *Op. cit.*, pl. 18, fig. 9.
(c) Poli, *Op. cit.*, pl. 19, fig. 15.
— Meckel, *Traité d'anatomie comparée*, t. VII, p. 273.
(d) Garner, *loc. cit.*, pl. 18, fig. 8.
(e) J. Carus, *Icones zootomicæ*, pl. 19, fig. 2.
(f) Lacaze-Duthiers, *Organisation de l'Anomie* (*Ann. des sciences nat.*, 4ᵉ série, 1854, t. II, p. 13, pl. 1, fig. 3).
(g) Garner, *Op. cit.*, pl. 18, fig. 10.
(h) Deshayes, *Expédition scientifique de l'Algérie*, MOLLUSQUES, t. I, p. 50, pl. 7, fig. 2.
(i) Quatrefages, *Mém. sur le genre Taret* (*Ann. des sciences nat.*, 3ᵉ série, 1849, t. IX, p. 40)
(j) Idem, *ibid.*
(k) Siebold et Stannius, *Nouveau Manuel d'anatomie comparée*, t. I, p. 266.
(l) Meckel, *Traité d'anatomie comparée*, t. VII, p. 273.
— Garner, *Op. cit.* (*Trans. of the Zool. Soc.*, t. II, p. 87).

nous l'avons déjà vu en étudiant l'appareil circulatoire de ces Animaux, il traverse d'ordinaire le cœur (1). Il passe ensuite au-dessus du muscle adducteur postérieur de la coquille, et se termine par un orifice anal à la base du siphon expirateur ou dans la portion correspondante de l'espace compris entre les lobes du manteau, de façon que les matières fécales expulsées par cette voie se trouvent sur la route suivie par l'eau qui vient des branchies, et elles sont par conséquent entraînées au dehors par le courant expiratoire (2). Il est aussi à noter que l'intérieur du tube alimentaire est plus ou moins complétement garni de cils vibratiles (3).

Enfin, le foie est très volumineux et disposé à peu près de même que chez les Brachiopodes, c'est-à-dire divisé en lobes irréguliers qui se groupent autour de l'estomac et versent dans la cavité de cet organe les produits de leur sécrétion par plusieurs gros canaux membraneux (4).

§ 10. — Chez les Acéphales dont M. Lacaze-Duthiers a formé l'ORDRE DES SOLÉNOCOQUES, c'est-à-dire les Dentales, l'appareil digestif se complique davantage, et s'enrichit d'un instrument mécanique que nous rencontrerons souvent dans la classe

Appareil
des
Solénocoques
ou
Dentales.

(1) Voyez tome III, page 105. Je rappellerai ici que les Huîtres, les Anomiés et les Tarets font exception à cette règle, et que chez les Arches, le rectum, tout en traversant un cercle artériel, dont les deux moitiés latérales sont formées par les ventricules, n'est pas renfermé dans la cavité du cœur; mais chez les autres Lamellibranches, cette portion de l'intestin passe à travers le ventricule, d'avant en arrière.

(2) Voyez tome II, page 38.

Chez quelques Acéphales, l'anus occupe l'extrémité d'un tubercule cylindrique très allongé, situé à la partie supérieure et postérieure du muscle adducteur postérieur : chez la Pinne marine, par exemple (a).

(3) Cela a été constaté chez les Cyclas et les Naïades (b).

(4) Les parois des canaux extérieurs de l'appareil hépatique sont en continuité avec la tunique muqueuse de l'estomac, et garnies de cils vibratiles (c).

(a) Voyez Milne Edwards, Voyage en Sicile, t. I, pl. 28.
(b) Leydig, Lehrbuch der Histologie, p. 331.
(c) Lacaze-Duthiers, Mém. sur l'organisation de l'Anomie (Ann. des sciences nat., 4ᵉ série, t. II, p. 14).

des Gastéropodes : savoir, une sorte de râpe buccale. Les bras frangés des Térébratules et des Lingules paraissent être remplacés ici par deux houppes de filaments vermiformes et élargis au bout en manière de petites spatules, qui sont très mobiles et susceptibles de s'allonger fort loin hors du tube constitué par le manteau. L'appareil broyeur occupe l'arrière-bouche, et est armé d'une multitude de pièces cornées dont la réunion offre l'aspect d'un ruban hérissé de dents crochues. L'estomac se confond postérieurement avec la portion terminale de l'appareil biliaire, qui est énormément dilatée. Le foie n'est représenté que par de longs tubes aveugles d'un volume considérable. Enfin, le rectum, ou portion terminale de l'intestin, traverse le réservoir sanguin qui tient lieu de cœur ; il est le siége de contractions rhythmiques qui l'ont fait prendre d'abord pour un cœur proprement dit, et ainsi que nous l'avons déjà vu, il contribue à effectuer le travail respiratoire par l'introduction de l'eau dans son intérieur et le renouvellement fréquent de ce liquide (1).

(1.) La bouche des Dentales présente plusieurs particularités de structure. Elle est située au sommet d'un mamelon subproboscidiforme, au fond du tube qui est constitué par le manteau et occupé en majeure partie par le pied du Mollusque. Une rosace de six feuilles membraneuses, à bords découpés, garnit le pourtour de cet orifice (a), à peu près comme nous l'avons vu chez les Spondyles et les Pecten, et de chaque côté de la base du mamelon buccal on voit naître une touffe de filaments grêles et très contractiles (b) qui ont été tour à tour considérés comme des branchies (c), des glandes salivaires (d) et des organes tactiles (e). Morphologiquement, ils me paraissent devoir être comparés aux tentacules labiaux des Lamellibranches et aux bras frangés des Brachiopodes, et il me semble probable que ce sont à la

(a) Lacaze-Duthiers, *Histoire de l'organisation et du développement du Dentale*, pl. 8, fig. 1 (extr. des *Ann. des sciences nat.*, 4ᵉ série, 1856 et 1857, t. VI et VII).
(b) Voyez Deshayes, *Anatomie et monographie du genre Dentale* (*Mém. de la Société d'histoire naturelle*, t. II, pl. 15, fig. 12, et *Atlas du Règne animal de Cuvier*, ANNÉLIDES, pl. 7, fig. 10).
— Lacaze, *Op. cit.*, pl. 3, fig. 2 ; pl. 11, fig. 4 et 5.
(c) Deshayes, *Op. cit.*, p. 334.
— Blainville, *Manuel de malacologie*, et *Dict. des sciences nat.*, t. XXXII, p. 107.
(d) Clark, *On the Anat. of Dentalium tarentinum* (*Ann. of Nat. Hist.*, 2ᵉ série, 1849, t. IV, p. 326).
(e) Lacaze-Duthiers, *Op. cit.*, p. 142.

§ 11. — Les Gastéropodes, mieux organisés pour la locomotion que ne le sont les Acéphales et les Molluscoïdes, ne sont pas astreints, comme ceux-ci, à se nourrir des substances alimentaires qui leur sont apportées par les courants respiratoires ; ils

fois des instruments de préhension et de toucher, ainsi que M. Lacaze s'est appliqué à l'établir. Quoi qu'il en soit, leur surface est couverte de cils vibratiles, et par conséquent ils doivent être susceptibles d'aider à la production des courants nécessaires pour charrier vers l'entrée de l'appareil digestif les particules alimentaires en suspension dans l'eau ambiante. Il est aussi à noter que ces appendices filiformes sont tubulaires et terminés par un petit élargissement creusé en fossette, qui agit à la manière d'une ventouse. Du reste, ils ne sont pas essentiels à l'existence de ces Mollusques, car M. Lacaze a constaté qu'ils sont caducs, et que ces Animaux peuvent les perdre sans qu'il en résulte aucun trouble apparent dans leur manière de vivre. A l'intérieur du mamelon proboscidiforme, on trouve sur les côtés de la bouche deux cavités qui ont été décrites sous le nom d'*abajoues* (a) : ce sont des poches membraneuses, garnies intérieurement d'un épithélium ciliaire, qui s'ouvrent dans la cavité buccale par une fente en forme de boutonnière, et qui logent parfois dans leur intérieur des Foraminifères ou quelque autre proie microscopique (b). M. Lacaze les considère comme étant des organes salivaires.

Cette première portion du tube digestif est séparée de la suivante par un étranglement au delà duquel on remarque un renflement globuleux, ou arrière-bouche (c), dont la face inférieure est occupée par l'appareil broyeur, ou langue (d). Celui-ci a pour base une pièce cartilagineuse en forme de fer à cheval très large, dont les deux branches sont réunies à leur extrémité par un faisceau de fibres musculaires, de façon à constituer un anneau (e) ; d'autres faisceaux charnus contournent les côtés de cette plaque, et dans l'excavation qui en occupe le centre se trouve une longue bande denticulée, dont la structure est très complexe. Elle constitue la *râpe linguale*, et se compose de cinq séries longitudinales de pièces cornées, articulées entre elles et disposées par rangées transversales. La série médiane est impaire, et constitue une sorte de tige articulée que l'on appelle *rachis*. De chaque côté se trouve extérieurement une série de plaques minces et assez larges, dites pièces costales, ou *pleuræ* ; enfin sur le bord interne de chacune de celles-ci s'articule une dent, dont l'extrémité interne se relève au-dessus de la pièce médiane correspondante. Les deux séries de pièces intermédiaires ou

(a) Lacaze, *Op. cit.*, p. 16, pl. 3, fig. 2.
(b) Clark, *Op. cit.*, p. 323.
(c) C'est la partie appelée *gésier* par quelques auteurs.
(d) Lacaze, *Op. cit.* (*Ann. des sciences nat.*, 4ᵉ série, t. VI, pl. 9, fig. 1).
(e) Idem, *ibid.*, pl. 9, fig. 3 à 11).

peuvent aller à la recherche de leur nourriture et s'en saisir directement : aussi voyons-nous dans cette classe l'appareil digestif se perfectionner beaucoup sous les rapports de son action mécanique, et la bouche, au lieu d'être logée plus ou

dentées, ainsi constituées, s'engrènent au-dessus du rachis par leur extrémité interne qui est libre, et par le jeu des muscles adjacents ; elles sont susceptibles de s'écarter ou de se rapprocher comme les branches d'une pince à bord denticulé (a). Cette râpe linguale, dont la partie antérieure occupe la face supérieure de l'anneau cartilagino-musculaire déjà décrit, et la partie postérieure se contourne en dessous de cette pièce basilaire, ne paraît pas être susceptible de s'avancer hors de la cavité pharyngienne, mais doit saisir au passage les matières alimentaires et les broyer.

Immédiatement en arrière de la cavité pharyngienne, dans l'intérieur de laquelle la langue ou l'appareil broyeur fait saillie, se trouve un petit renflement qu'on doit considérer comme un premier estomac ; puis vient une portion élargie du tube alimentaire qui est disposée en forme d'anse, et qu'on peut appeler l'arrière-estomac. Le fond de ce réceptacle se continue avec deux poches autour desquelles viennent s'ouvrir les cæcums hépatiques qui constituent l'appareil biliaire (b). Ces poches sont très larges, et il est probable que les aliments y pénètrent ; mais, morphologiquement, elles représentent

une paire de canaux biliaires énormément dilatés : et j'insiste sur cette circonstance, parce qu'en traitant de l'organisation des Gastéropodes, j'aurai bientôt à discuter la valeur de faits du même ordre. Les cæcums hépatiques s'étalent en forme d'éventail de chaque côté de la base de l'abdomen, et ont été considérés à tort par quelques auteurs comme étant les branchies de ces singuliers Mollusques (c).

Enfin la branche ascendante de la grande anse stomacale se continue avec l'intestin, qui, après avoir décrit plusieurs circonvolutions, se dirige en arrière et en haut pour aller se terminer à l'anus. Mais, ainsi que nous l'avons déjà vu, la portion terminale de ce tube est très élargie, et traverse le réservoir central de l'appareil circulatoire, où ses mouvements de dilatation et de contraction servent à l'établissement de la circulation, en même temps qu'ils opèrent le renouvellement de l'eau destinée à effectuer une respiration intestinale dans son intérieur (d). L'anus se voit sur la ligne médiane du dos, à la partie antérieure de la région abdominale et près de la base du pied, dans l'intérieur de la gaîne formée par le manteau (e).

(a) Lacaze, Op. cit. (Ann. des sciences nat., 4ᵉ série, t. VI, pl. 10, fig. 1 à 6).
(b) Idem, ibid., pl. 8, fig. 1).
(c) Clark, loc. cit., p. 324.
(d) Voyez tome II, page 92, et tome III, p. 99.
(e) Lacaze, Op. cit. (Ann. des sciences nat., 4ᵉ série, t. VI, pl. 9, fig. 1 ; t. VII, pl. 2, fig. 1, etc.).

moins profondément entre les replis du manteau, occupe l'extrémité antérieure du corps ou tête de l'Animal. Le régime de ces Animaux est très varié ; les uns se nourrissent de végétaux, d'autres vivent de proie ou se repaissent de matières organiques en voie de décomposition. Du reste, la conformation générale du tube alimentaire ne diffère que peu de ce que nous avons rencontré chez les Acéphales, et l'anus, rejeté tantôt sur le dos, d'autres fois sur le côté droit du corps, est toujours assez rapproché de la région céphalique où se trouve la bouche. Il existe en général des glandes salivaires très développées, et le foie, dont le volume est considérable, forme d'ordinaire, avec les ovaires et les testicules, une masse viscérale qui se prolonge de façon à constituer un cône contourné en hélice, au-dessus du pied charnu auquel ces Animaux doivent leur nom commun. Cette portion postérieure ou abdominale du corps est souvent appelé le *tortillon*, et elle se trouve dans le fond de la coquille dont la plupart des Gastéropodes sont pourvus. Les viscères y sont serrés les uns contre les autres dans un sac membraneux ; mais entre la masse compacte ainsi constituée et la tête, l'appareil digestif flotte librement dans une grande cavité abdominale qui est tapissée par des prolongements de la tunique péritonéale, et, ainsi que nous l'avons vu dans une précédente Leçon (1), cette chambre remplit les fonctions d'un grand réservoir pour le sang veineux (2).

La bouche est plus ou moins protractile, et chez beaucoup de ces Mollusques elle est pourvue d'une sorte de trompe, car la

Trompe.

---

(1) Voy. tome III, p. 143 et suiv.
(2) Pour l'étude du mode général de conformation de l'appareil digestif des Gastéropodes, on peut prendre comme exemple le Colimaçon, Mollusque dont l'anatomie a été faite avec beaucoup de soin par Cuvier, dont le travail sur cette classe d'Animaux est fondamental (a).

(a) Cuvier, *Mémoire sur la Limace et le Colimaçon* (*Annales du Muséum*, 1806, t. VII, et *Mémoires pour servir à l'histoire et à l'anatomie des Mollusques*, 1817, in-4). Les principales figures ont été reproduites dans l'atlas de la grande édition du *Règne animal* de Cuvier, MOLLUSQUES, pl. 21.

V.

24

portion antérieure du tube alimentaire est susceptible de rentrer en elle-même ou de se dérouler au dehors, et constitue ainsi un organe préhensile, cylindrique et très mobile, dont la longueur est souvent fort considérable (1).

Appareil masticatoire. Immédiatement en arrière de la bouche, quand les lèvres ne sont que peu ou point protractiles, ou tout auprès de

(1) Ainsi, chez quelques espèces du genre Mitre, la trompe est plus longue que le corps de l'animal (a). Cet organe est également très développé chez les Tonnes (b). Chez les Tritons, il s'allonge moins, mais est très robuste (c). La structure en a été étudiée, chez le *Buccinum undatum*, par Cuvier et par Osler (d). Poli l'a figuré chez le grand Triton de la Méditerranée ; mais le texte de cette partie de son ouvrage n'a pas été publié (e).

Lorsque la trompe de ces divers Gastéropodes est au repos, c'est-à-dire dans l'état de rétraction, on y distingue deux portions : l'une terminale et interne, l'autre basilaire et vaginale ; cette dernière se continue avec les bords labiaux et se dirige en arrière ; sa surface cutanée est alors en dedans et en rapport avec la seconde portion de l'organe ; enfin son extrémité postérieure se recourbe en

dedans pour embrasser l'œsophage et se continuer en avant avec la portion terminale de la trompe. Dans la protraction, cette portion interne s'avance hors de l'espèce de fourreau formé par la portion basilaire, en entraînant celle-ci à sa suite, de façon à la retourner. Enfin, quand la trompe est complétement déployée, la portion basilaire devient extérieure et fait suite à la portion interne, au lieu de la loger dans son intérieur. Les faisceaux musculaires circulaires sont les principaux agents producteurs de ce mouvement en avant et du renversement qui en est la conséquence, tandis que d'autres muscles qui sont disposés longitudinalement, et qui prennent leur point d'appui sur les parois latérales de la grande cavité viscérale, tirent la trompe en arrière et en opèrent le retrait. L'appareil lingual est logé à l'extrémité antérieure de cet appendice charnu (f).

(a) Exemple : la *Mitre épiscopale* (voy. Quoy et Gaimard, *Voyage de l'Astrolabe*, MOLLUSQUES, pl. 45, fig. 1).

(b) Exemple : le *Dolium perdix* (voy. Quoy et Gaimard, *Op. cit.*, pl. 41, fig. 1, et *Atlas du Règne animal* de Cuvier, MOLLUSQUES, pl. 54, fig. 2).

(c) Exemple : le *Triton nodiferum* (voy. Poli, *Testacea utriusque Siciliæ*, t. III, pl. 49, fig. 9).

(d) Cuvier, *Mém. sur le grand Buccin de nos côtes*, p. 6, pl. 1, fig. 7, 8, 9 et 10 (*Mém. pour servir à l'histoire des Mollusques*, et *Ann. du Muséum*, 1808, t. II).

— Osler, *Observations on the Anatomy and Habits of Marine Testaceous Mollusca* (*Philos. Trans.*, p. 508, pl. 14; fig. 14-17).

(e) Poli, *Op. cit.*, t. III, pl. 50, fig. 1.

(f) Exemples : le *Buccin* (voy. Osler, *Op. cit.*, *Philos. Trans.*, 1832, pl. 14, fig. 12).

— Le *Grand Triton de la Méditerranée* (voy. Poli, *Op. cit.*, t. III, pl. 54, fig. 2 et 3).

— Les *Strombes* (voy. Quoy et Gaimard, *Voyage de l'Astrolabe*, MOLLUSQUES, pl. 49, fig. 18).

— Le *Dolium galea* (voy. Troschel, *Das Gebiss der Schnecken*, pl. 1, fig. 6).

— La *Paludine vivipare* (voy. O. Speyer, *Zootomie der* Paludina vivipara, pl. 1, fig. 31, Cassel, 1855).

l'orifice terminal de la trompe, quand ce dernier organe existe, le canal alimentaire présente un renflement assez grand qui est composé en majeure partie de faisceaux charnus, et qui est communément désigné sous les noms de *bulbe pharyngien* ou de *masse buccale*. Il est ordinairement armé de deux sortes d'organes sécateurs de consistance cornée (1), savoir, une ou plusieurs lames maxillaires qui en garnissent la voûte, et d'une sorte de râpe allongée qui en occupe le fond, et qui constitue ce que les zoologistes appellent la langue de ces Animaux (2).

L'appareil maxillaire manque parfois complétement, chez les Testacelles, par exemple, et sa composition varie beaucoup.

---

(1) On trouve dans un mémoire de M. Lebert et dans l'introduction de l'ouvrage de M. Troschel, sur l'appareil masticateur des Mollusques, une revue historique de l'état de nos connaissances relatives à cette partie de l'organisme des Gastéropodes, depuis Aristote jusqu'à nos jours (a).

(2) Quelques auteurs ont considéré l'armature buccale des Mollusques comme étant composée de mucus endurci et uni à un peu de carbonate de chaux (b) ; mais on voit, qu'elle est formée essentiellement de la substance qui est connue sous le nom de *chitine*, et qui joue un grand rôle dans la constitution de l'appareil tégumentaire des Insectes. Cela a été constaté par ce naturaliste chez les Limaçons et les Patelles (c). M. Bergh a trouvé aussi du phosphate de chaux et du fer dans les pièces linguales du Buccin (d), et d'autres analyses faites par M. Bergmann s'accordent avec ces résultats. Ce dernier a trouvé environ 94 de chitine et 6 de phosphate de chaux chez l'*Helix nemoralis* et le *Dolium galea* (e). C'est à tort que quelques naturalistes ont considéré ces pièces linguales comme étant formées de silice (f).

(a) Lebert, *Beobachtungen über die Mundorgane einiger Gasteropoden* (Müller's *Archiv für Anat. und Physiol.*, 1846, p. 463). — Troschel, *Das Gebiss der Schnecken, zur Begründung einer natürlichen Classification*, 1856, p. 5 et suiv.
(b) Braconnot, *Analyse des Limaces* (*Mém. de la Société des sciences, lettres et arts de Nancy*, 1845, p. 94). — Moquin-Tandon, *Hist. des Mollusques terrestres et fluviatiles*, p. 31.
(c) R. Leuckart, *Ueber das Vorkommen und die Verbreitung des Chitins bei den wirbellosen Thieren* (Wiegmann's *Archiv für Naturgeschichte*, 1852, t. 1, p. 25).
(d) Bergh, *Bidrag til en Monographi af Marseniaderne* (*Mém. de l'Acad. de Copenhague*, 1853, 3ᵉ série, t. III, p. 283).
(e) Voyez Troschel, *Das Gebiss der Schnecken*, p. 28.
(f) Hancock, *On the Boring of Mollusca into Rocks*, etc. (*Ann. of Nat. Hist.* 2ᵉ série, 1848, t. II, p. 142).

Ainsi, chez les Colimaçons et les Limaces, il n'est représenté que par une mâchoire impaire et médiane qui est implantée transversalement dans la paroi membraneuse du palais, et qui se termine par un bord libre armé de denticules en nombre variable, suivant les espèces. Cette lame tranchante n'exécute que peu ou point de mouvements, mais l'appareil lingual qui y est opposé pousse avec force les matières alimentaires contre son bord inférieur, et effectue ainsi la division de ces substances dont le tissu est en général peu résistant, car la nourriture ordinaire de ces Gastéropodes terrestres consiste en fruits charnus, en champignons ou en feuilles tendres, bien qu'ils se montrent aussi très avides de matières animales, et que parfois on les voit se repaître même d'une proie vivante (1).

(1) Les Limaçons et les Limaces n'attaquent que rarement certains végétaux, tels que les Graminées ou les Fougères, et même les Rosacées et les Malvacées, mais ces Mollusques sont très avides de Champignons, de Solanées, d'Ombellifères et de beaucoup d'autres plantes à odeur vireuse (a). Pour plus de détails au sujet du mode d'alimentation des Gastéropodes pulmonés, je renverrai à l'ouvrage spécial de M. Moquin-Tandon (b).

La disposition de la mâchoire, qui occupe la partie supérieure de la cavité buccale de ces animaux, a été indiquée par Swammerdam et Lister, puis par Cuvier (c), et étudiée avec plus d'attention par MM. Troschel, Lebert, Moquin-Tandon, Erdl, Binney et plusieurs autres zoologistes de l'époque actuelle (d). Cet organe adhère

(a) Voyez Pepin, *Observations faites sur les diverses espèces de Limaçons qui ravagent les jardins, et indications des plantes auxquelles ils s'attachent et à l'abri desquelles ils se réfugient de préférence* (extr. de l'*Horticulteur universel*, t. V et VI).
— Recluz, *Observ. sur le goût des Limaces pour les Champignons* (Guérin, *Revue zoologique*, 1841, p. 307).
(b) Moquin-Tandon, *Histoire naturelle des Mollusques terrestres et fluviatiles*, p. 53 et suiv.
(c) Lister, *Exercitatio anatomica in qua de Cochleis maxime terrestribus et Limacibus agitur*, 1694, p. 69.
— Swammerdam, *Biblia Naturæ*, pl. 5, fig. 2.
— Cuvier, *Mém. sur la Limace et le Colimaçon* (*Ann. du Muséum*, t. VII).
(d) Troschel, *Ueber die Mundtheile einheimischer Schnecken* (*Archiv für Naturgeschichte*, 1836, t. I, p. 257, pl. 9).
— Moquin-Tandon, *Observ. sur les mâchoires des Hélices de France* (*Mém. de l'Acad. de Toulouse*, 1848, t. IV). — *Histoire naturelle des Mollusques terrestres et fluviatiles*, t. I, p. 30 et suiv.
— Erdl, *Beiträge zur Anat. der Helicineu* (dans Moritz Wagner, *Reisen in der Regentschaft Algier*, t. III, p. 268, pl. 14).
— Binney, *The Terrestrial air-breathing Mollusks of the United States*, 1851, t. I, pl. 1, fig. 6; pl. 4, fig. 6; pl. 5, fig. 4, etc.

Chez d'autres Gastéropodes, les Limnées, par exemple, l'armature palatine se compose de trois pièces, savoir, une mâchoire médiane et une paire de lames latérales (1).

Ailleurs, dans la même classe, on ne trouve plus de vestige de la mâchoire médiane ; mais les mâchoires latérales acquièrent un grand développement et sont articulées entre elles par leur bord supérieur, de façon à tenir lieu de la première de ces pièces. Cette disposition est fort remarquable chez les Éolides (2).

à la muqueuse palatine par une lame basilaire, et se termine en avant par un bord libre dont la forme varie. Tantôt il présente une grosse carène médiane qui se prolonge en manière de dent ou bec impair : par exemple, chez le Zonite peson, ou *Helix algira* (a). D'autres fois il présente trois ou un plus grand nombre de petites crêtes subégales et parallèles, terminées chacune par une pointe en forme de dent de scie : par exemple, chez l'*Helix nemoralis* (b). Enfin, dans quelques espèces, il n'offre ni carène ni crête bien marquées, et se termine par un bord semi-lunaire à peine ondulé, ainsi que cela se voit chez la petite espèce de Colimaçon des Alpes appelée *Zonites glaber* (c). Cette dernière forme est encore mieux caractérisée chez les Bulimes (d). Pour les détails spécifiques à ce sujet, on peut con-

sulter les travaux des auteurs cités ci-dessus.

Chez l'*Ampullaria urceus*, la mâchoire supérieure est beaucoup plus développée, et encapuchonne, pour ainsi dire, la masse linguale, située au-dessous (e). Il en est à peu près de même chez une espèce de Doridiens, l'*Ægirus punctilucens* (f).

(1) Dans quelques espèces, ces mâchoires latérales sont rudimentaires : par exemple, chez l'Ancyle fluviale. Chez la Limnée des étangs, elles ont la forme de lames semi-lunaires (g).

(2) MM. Hancock et Embleton ont décrit avec beaucoup de soin la structure de cette portion de l'armature buccale chez l'*Eolis violacea*. Toute la partie supérieure et latérale de la cavité buccale est revêtue par les mâchoires. Celles-ci ont chacune la forme d'une grande plaque concave qui se termine en avant par une lame tran-

(a) Van Beneden, *Mém. sur l'anatomie de l'Helix algira* (*Ann. des sciences nat.*, 2ᵉ série, t. V, p. 284, pl. 10, fig. 7).
(b) Voyez Moquin-Tandon, *Histoire naturelle des Mollusques terrestres et fluviatiles*, pl. 13, fig. 4.
(c) Idem, *ibid.*, pl. 9, fig. 3.
(d) Idem, *ibid.*, pl. 21, fig. 1, 5, etc.
(e) Troschel, *Anatomia von* Ampullaria (*Archiv für Naturgeschichte*, 1845, t. I, p. 206, pl. 8, fig. 5).
(f) Alder et Hancock, *A Monograph of the British Nudibranchiate Mollusca*, fam. 1, pl. 17, fig. 14 et 15.
(g) Moquin-Tandon, *Op. cit.*, pl. 34, fig. 17.

Enfin, dans quelques cas, mais très rarement, une mâchoire palatine transversale se trouve opposée à une lame analogue qui occupe la partie antérieure et inférieure de la cavité buccale, de façon qu'il existe en réalité une mâchoire inférieure aussi bien qu'une mâchoire supérieure : cela se voit chez la Nérite fluviatile (1).

Langue des Gastéropodes.

§ 12. — L'appareil lingual, qui occupe le plancher de la cavité buccale et s'y élève en forme de tubercule ovalaire, ressemble beaucoup à l'organe sécateur que nous avons déjà rencontré dans la même position chez les Dentales, et se fait remarquer surtout par l'espèce de râpe dont il est armé. Il a pour base une pièce cartilagineuse en forme de fer à cheval qui donne attache à de nombreux faisceaux musculaires et porte à sa face supérieure la râpe dont je viens de parler (2). Celle-ci est une bande membraneuse longitudinale qui est garnie d'une multitude de pièces solides en forme de crochets ou de tubercules ; antérieurement, elle est saillante et à découvert ; mais en arrière elle est engagée dans une gaîne membraneuse, et elle se termine sur un tubercule mou qui naît des parois de

chante prolongée en forme de bec (a). Quelquefois le bord libre de ces mâchoires est fortement denticulé : par exemple, chez les Éolidiens désignés sous les noms de *Janus Spinolæ* (b) et d'*Antiopa cristata* (c).

(1) Les deux mâchoires médianes et opposées de la Nérite fluviatile sont formées l'une et l'autre d'une lame semi-cornée, arquée, de couleur brunâtre, garnie de six à huit côtes verticales et denticulées sur le bord (d).

(2) Voyez ci-dessus, page 366.

La disposition du tubercule lingual et la manière dont la râpe s'engage dans son fourreau ont été très bien représentées par Cuvier chez le *Turbo pica* (e), par M. Troschel chez le *Dolium galea* (f), et par M. Speyer chez la Paludine vivipare (g).

(a) Hancock and Embleton, *Anatomy of Eolis* (Ann. of Nat. Hist., 1845, t. XV, p. 5, pl. 1, fig. 5 à 11, et pl. 2, fig. 2 à 8).
(b) Blanchard, *Recherches sur l'organisation des Mollusques Gastéropodes de l'ordre des Opisto- branches* (Ann. des sciences nat., 3e série, 1849, t. 11, pl. 4, fig. 3).
(c) Alder et Hancock, *Monograph of the British Nudibranchiate Mollusca*, fam. 3, pl. 13, fig. 3 et 4 (Ray Society).
(d) Moquin-Tandon, *Op. cit.*, pl. 42, fig. 5.
(e) Cuvier, *Mém. sur la Vivipare d'eau douce, etc.*, fig. 8 (Ann. du Muséum, 1808, t. XI).
(f) Troschel, *Das Gebiss der Schnecken*, pl. 1, fig. 6.
(g) Speyer, *Zootomie der Paludina vivipara*, pl. 1, fig. 19, 24, 34, 37.

ce fourreau, et qui paraît être l'organe chargé d'effectuer l'accroissement de cette singulière armature (1). Les pièces solides qui la recouvrent sont en très grand nombre et se répètent longitudinalement; elles sont disposées par bandes transversales et varient beaucoup dans leur forme et leur mode d'arrangement, suivant les genres et même les espèces (2). En général, une série de pièces impaires occupe la ligne médiane et sert de support à une double série de pièces latérales dont les internes se recourbent en haut et en arrière, de façon à constituer des crochets ou des dents aiguës. Souvent, au lieu d'une seule rangée de ces crochets de chaque côté de la ligne médiane, il en existe plusieurs, et quelquefois, en même temps que ces parties latérales de l'armature linguale se multiplient beaucoup, la portion médiane disparaît, de façon que le tout ne ressemble plus à un ruban unique, mais constitue une paire de larges plaques

(1) Le cartilage lingual des Mollusques Gastéropodes a échappé à l'attention de beaucoup d'anatomistes, mais ne paraît manquer que très rarement. M. Lebert fut l'un des premiers à en faire bien connaître la disposition, qui, dans ces derniers temps, a été décrite d'une manière plus complète par M. Huxley, et surtout par M. Claparède (a). M. Semper pense qu'il manque dans le genre Limace, et que chez les autres Gastéropodes pulmonés le tissu des parties correspondantes à ce cartilage serait composé de fibres musculaires mêlées à des cellules cartilagineuses (b), mais cela ne paraît pas être.

(2) Le mode de croissance de la râpe linguale me paraît avoir été très bien constaté chez la Néritine fluviatile par M. Claparède. Ce naturaliste considère comme une espèce de bulbe ou de matrice le tubercule mou qui en occupe l'extrémité postérieure, et il a vu que les pièces dentaires, en s'y développant, sont d'abord très minces et délicates, mais se consolident en s'avançant vers la cavité buccale (c).

M. Semper pense que la râpe linguale ne s'accroît pas d'avant en ar-

(a) Lebert, *Beobachtungen über die Mundorgane einiger Gasteropoden* (Müller's *Archiv für Anat. und Physiol.*, 1846, p. 435, pl. 13, fig. 22, etc.).
— Huxley, *On the Morphology of the Cephalous Mollusca* (*Philos. Trans.*, 1853, p. 58, pl. 5, fig. 12 et 13).
— Claparède, *Anatomie und Entwickelungsgeschichte der* Neritina fluviatilis (Müller's *Archiv für Anat. und Physiol.*, 1857, p. 144 et suiv., pl. 5, fig. 11-25).
(b) Semper, *Zum feineren Baue der Molluskenzunge* (*Zeitschr. für wissenschaftliche Zoologie*, 1858, t. IX, p. 271, pl. 12, fig. 5).
(c) E. Claparède, *Op. cit.* (Müller's *Archiv für Anat. und Physiol.*, 1857, p. 142).

hérissées de denticules. Quoi qu'il en soit à cet égard, les crochets sont durs à la partie antérieure de l'appareil, mais vers la base de la langue ils sont plus mous, et ils paraissent se renouveler à l'extrémité postérieure de cet organe à mesure qu'ils s'usent à sa partie antérieure, qui s'élève en arc de cercle. Cette partie saillante de la râpe, à raison de l'élasticité des parties sous-jacentes et du jeu des muscles insérés sur le cartilage basilaire, est susceptible de se porter alternativement en avant et en arrière; chez les Gastéropodes ordinaires, elle ne se déroule jamais au dehors de la bouche, mais elle agit à la manière d'une scie articulée (1). La structure de cet appareil

rière, et naîtrait directement comme produit épithélial de la membrane sous-jacente (a); mais il ne se fonde sur aucune observation directe, et cette hypothèse ne s'accorde pas avec les divers degrés de développement qui se remarquent dans le tissu de pièces dentaires d'arrière en avant.

(1) Il existe de grandes et nombreuses variations dans l'armature de la langue des Gastéropodes, et depuis quelques années l'étude des pièces solides qui la constituent a été poursuivie avec persévérance par plusieurs zoologistes, parmi lesquels je citerai principalement M. Lovén à Stockholm, et M. Troschel à Berlin (b). J'ajouterai que les belles préparations microscopiques faites par M. Rappart, de Wabern, et données à beaucoup d'établissements universitaires par ce naturaliste (sous le nom d'Engell

et C°), ont beaucoup contribué à vulgariser les connaissances relatives à ce point d'anatomie.

Le premier exemple que je crois devoir choisir pour l'étude des pièces linguales est l'*Eolis alba*. Ici la râpe (ou *radula*) se compose d'une seule série longitudinale de plaques cornées, armées chacune d'un prolongement conique et spiniforme qui se recourbe en arrière, au-dessus de la base de la dent suivante, de façon à constituer une rangée longitudinale de crochets simples dont la pointe est dirigée en arrière (c). On ne compte que vingt de ces dents. Chez d'autres Éolidiens, où il existe également une seule rangée de pièces linguales, celles-ci s'élargissent davantage, et offrent de chaque côté de la grosse pointe médiane une série plus ou moins nombreuse d'épines ou denticules plus petites, de façon à constituer une série de pei-

(a) Semper, *Op. cit.* (*Zeitschr. für wissenschaftl. Zool.*, 1858, t. IX, p. 274).
(b) Lovén, *Om tungans bevapning hos Mollusker* (*Ofversigt af Vitenskaps-Akademiens Förhandlingar.*, 1847, p. 175, pl. 3 à 6).
— Troschel, *Das Gebiss der Schnecken, zur Begründung einer natürlichen Classification.* Berlin, 1856.
(c) Voyez Hancock and Embleton, *Op. cit.* (*Ann. of Nat. Hist.*, t. XV, pl. 2, fig. 11 et 12).

est extrêmement complexe; on y distingue souvent plusieurs milliers de pièces articulées entre elles, et la gaîne qui renferme sa portion basilaire se prolonge en général au-dessous de la

gues: par exemple, chez l'*Eolis nana*, l'*E. stipata*, etc. (*a*).

Dans un second type, l'armature linguale se compose d'une série médiane de crochets, soit simples, soit pectinés, et d'une série d'autres pièces cornées situées de chaque côté, et tantôt simples, comme cela se voit chez l'*Eolis pellucida* (*b*); d'autres fois à bord denticulé : par exemple, chez l'*E. lineata* (*c*).

Chez d'autres Gastéropodes, l'armature linguale se modifie par l'addition d'un nombre plus ou moins considérable de dents latérales de chaque côté des séries déjà décrites. Ainsi chez les Buccins, les Nasses, les Murex, etc., chaque rangée transversale se compose d'une large dent médiane (en général garnie de pointes fortes ou nombreuses) et d'une paire de dents latérales, tantôt en forme de crochets simples, d'autres fois terminées par deux, trois ou un plus grand nombre de pointes courtes (*d*). Chez le *Crassipedoma lucidum* (*e*), le *Cyclophorus inca* (*f*), le *Lamellaria prodita* (*g*), les

Ampullaires (*h*), etc., chaque rangée transversale se compose d'une grosse dent médiane et de trois paires de dents latérales à peu près de même forme.

Chez les Cyclostomes, la disposition de ces pièces est à peu près la même, si ce n'est que les dents de la rangée externe de chaque côté s'élargissent beaucoup et deviennent multidenticulées sur le bord (*i*). Ailleurs, on voit ces pièces latérales se développer davantage encore, et se subdiviser vers leur bord antérieur en une longue série de crochets : par exemple, chez le *Trochus cinerarius* (*j*) et le *Chondropoma Poeyanum* (*k*). Ou bien encore les dents latérales, tout en restant similaires, se multiplient énormément, ainsi que cela se voit chez l'Ancyle fluviatile (*l*) et chez les Bulimes (*m*).

Chez les Siphonaires, on compte, dans chaque rangée transversale des deux côtés du crochet médian, une cinquantaine de crochets de plus en plus petits (*n*).

Il arrive parfois que dans le cas où les parties latérales de l'armure lin-

(*a*) Voyez, pour la forme de ces dents, la belle *Monographie des Mollusques Nudibranches*, par Alder et Hancock, pl. 47, fig. 17, 18, etc. (*Ray Society*).

(*b*) Alder and Hancock, *Nudibranchiate Mollusca*, pl. 47, fig. 12.

(*c*) Alder and Hancock, *Op. cit.*, pl. 47, fig. 10.

(*d*) Lovén, *Op. cit.* (*Bulletin de l'Académie de Stockholm*, 1847, pl. 5).

(*e*) Troschel, *Das Gebiss der Schnecken*, pl. 4, fig. 5.

(*f*) Gray, *On the Teeth of the Pneumonobranchiate Mollusca* (*Ann. of Nat. Hist.*, 2ᵉ série, 1853, t. XII, p. 333, fig. 6).

(*g*) Lovén, *Op. cit.* (*Bulletin de l'Académie de Stockholm*, 1847, pl. 4).

(*h*) Troschel, *Op. cit.*, pl. 6, fig. 6 à 9.

(*i*) Exemple : *Cyclostomus elegans* (voy. Troschel, *Op. cit.*, pl. 4, fig. 8).

(*j*) Lovén, *loc. cit.*, pl. 6.

(*k*) Troschel, *Op. cit.*, pl. 4, fig. 13.

(*l*) Lovén, *Op. cit.* (*Bulletin de l'Académie de Stockholm*, 1847, pl. 3).

(*m*) Troschel, *Ueber die Mundtheile einiger Heliceen* (*Archiv für Naturgeschichte*, t. I, p. 225, pl. 4, fig. 4 *b*, 6 *b*).

(*n*) Gray, *Op. cit.* (*Ann. of Nat. Hist.*, 2ᵉ série, t. XII, p. 333, fig. 5).

masse viscérale. Chez la Patelle, par exemple, elle offre des dimensions très considérables, et se loge dans une poche mem-

guale se développent beaucoup, les pièces de la rangée médiane cessent de se prolonger en forme de dents, et se réduisent à de simples tubercules ou bandes cornées, dont l'ensemble constitue une sorte de tige articulée que les anatomistes désignent souvent sous le nom de *rachis*. Cette disposition se remarque chez le *Paludina vivipara* (a), le *Doris diaphana* (b), le *Psammophora* (c), etc. Ailleurs les pièces médianes disparaissent même complétement, de façon qu'alors le rachis lingual manque et que toutes les parties de l'appareil sont paires : cela se voit chez la plupart des Doris, animaux qui ont généralement la langue très large et bilobée (d).

Il est aussi à noter que la forme de ces pièces latérales varie beaucoup. Tantôt ce sont de simples papilles obtuses ou coniques et plus ou moins recourbées en arrière, ainsi que cela se voit chez la plupart des Hélicines (e), les Janthines (f), etc. ; d'autres fois des lames assez larges et faiblement denticulées sur le bord, par exemple chez le *Valvata trica-*

rinata (g) ; ou bien encore des crochets à plusieurs branches, disposition qui se rencontre chez le *Cyprea helvola* (h).

Quelquefois les pièces d'une même rangée ne se placent pas sur une seule ligne transversale, et forment différents groupes qui compliquent beaucoup l'aspect général de la râpe : par exemple, chez la plupart des Patelles (i) et chez les Oscabrions (j).

Ainsi que je l'ai déjà dit, le nombre des pièces constitutives de la râpe linguale est souvent très considérable; on en compte environ 6000 chez le *Doris tuberculata* (k), environ 14 000 chez l'*Helix aspersa*, 21 000 chez l'*Helix pomatia*, et près de 27 000 chez le *Limax maximus* (l); enfin, chez le *Tritonia Hombergii*, il y en a plus de 36 000 (m).

Chez quelques Éolides on ne trouve qu'environ vingt dents.

Il existe aussi de grandes variations quant à la longueur de la râpe linguale. Chez le *Trochus pagodus*, cet organe est sept fois plus long que le corps de l'animal (n).

(a) Troschel, *Op. cit.* (*Archiv für Naturgeschichte*, 1836, pl. 11, fig. 2).
(b) Voyez Alder et Hancock, *Op. cit.*, pl. 46, fig. 9.
(c) Quoy et Gaimard, *Voyage de l'Astrolabe*, MOLLUSQUES, pl. 69, fig. 10.
(d) Exemple : *Doris tuberculata* (Alder et Hancock, *Op. cit.*, pl. 1, fig. 6, 7, 8; pl. 46, fig. 4).
(e) Troschel, *Das Gebiss der Schnecken*, pl. 5, fig. 7 à 12.
(f) Lovén, *loc. cit.*, pl. 3.
(g) Troschel, *Das Gebiss der Schnecken*, pl. 6, fig. 14.
(h) Lovén, *loc. cit.*, pl. 4.
(i) Lovén, *Op. cit.* (*Bulletin de l'Académie de Stockholm*, 1847, pl. 6).
(j) Savigny, *Égypte*, MOLLUSQUES GASTÉROP., pl. 3, fig. 5[7], 5[8].
— Schiff, *Beiträge zur Anatomie von* Chiton piceus (*Zeitschr. für wissensch. Zoologie*, t. IX, pl. 2, fig. 10).
(k) Alder et Hancock, *Op. cit.*, p. 11, fam. 2, pl. 1, fig. 5 et 6.
(l) W. Thomson, *Remarks on the Dentition of British Pulmonifera* (*Ann. of Nat. Hist.* 2e série, t. VII, p. 93).
(m) Alder and Hancock, *Op. cit.*, p. 11.
(n) Quoy et Gaimard, *Voyage de l'Astrolabe*, MOLLUSQUES, pl. 62, fig. 3.

braneuse dépendant des sinus céphaliques dont j'ai déjà eu à parler en décrivant le système artériel de ces singuliers Mollusques (1). Enfin, chez les Haliotides, la portion basilaire de la langue, revêtue comme d'ordinaire de sa gaîne membraneuse, se loge dans la cavité de la grande artère aorte. Lorsque l'espèce de scie courbe ainsi constituée est située à l'extrémité d'une trompe grêle et allongée, elle permet à l'Animal de tarauder en quelque sorte la coquille des Mollusques dont celui-ci veut faire sa proie, et de ronger les parties molles situées au-dessous de cette enveloppe calcaire. C'est de la sorte que les Buccins perforent beaucoup de coquilles de nos côtes (2), et c'est aussi à l'aide de cet appareil sécateur que d'autres Gastéropodes creusent parfois dans la substance des plantes marines des excavations profondes (3); mais en général la râpe linguale est employée surtout à pousser les matières alimentaires de la bouche vers l'œsophage (4). Quelquefois elle est susceptible de se déployer à l'extérieur et d'agir à la manière d'un organe de préhension; cela se voit chez les Firoles et les Carinaires (5).

(1) Voyez tome III, page 136.

(2) Le *Buccinum lapillus* se nourrit de la sorte aux dépens des Moules et de divers Gastéropodes; quelquefois il attaque même des Animaux de son espèce (a).

(3) Cette observation s'applique au *Patella pellucida* qui se trouve souvent sur les côtes de la Manche, dans des trous creusés dans le pied du *Zostera marina*. Le *Trochus crassus* de nos côtes râpe aussi les plantes marines dont il se nourrit.

(4) Ainsi le *Turbo littoreus* de nos côtes se nourrit d'algues molles, et fait pénétrer par succion les filaments de ces végétaux dans son œsophage. La Patelle commune paraît avaler aussi des fragments de plantes marines sans les diviser préalablement (b).

(5) Chez ces Mollusques, l'armature linguale se compose généralement de cinq séries longitudinales de pièces cornées, et celles de la série externe sont susceptibles de se reployer en dedans au-dessus des dents de la paire interne, ou de se renverser en dehors, de façon

(a) Osler, *Observ. on the Anatomy and Habits of Marine Testaceous Mollusca, illustrative of their Mode of Feeding* (*Philos. Trans.*, 1832, p. 507).
(b) Osler, *Op. cit.* (*Philos. Trans.*, 1832, p. 503).

margin notes:
Armature
gastrique.

Gésier.

§ 13. — Les organes sécateurs dont la bouche est armée ne sont pas les seuls instruments à l'aide desquels la division mécanique des aliments s'opère parfois chez les Mollusques Gastéropodes. Quelquefois une portion du tube digestif est disposée de façon à remplir des fonctions analogues. Ainsi, chez les Aplysies, il existe une sorte d'estomac triturant appelé *gésier*, dont les parois, garnies de fibres musculaires très puissantes, sont armées de plaques cornées en forme de dents et de crochets (1).

à former de chaque côté une rangée de crochets dirigés en dehors (*a*).

(1) Chez l'Aplysie (*b*), l'appareil buccal, renfermant une râpe linguale multidenticulée (*c*), est suivi d'un œsophage étroit, qui bientôt se dilate subitement pour former un premier réservoir alimentaire, appelé *jabot*. Cette première poche se contourne sur elle-même en manière de spirale et a des parois membraneuses assez minces. Les aliments passent ensuite dans un second réservoir à parois très musculaires qui constitue le gésier. La surface interne de cet estomac triturant est garnie d'une douzaine de grandes plaques épithéliques, de consistance semi-cartilagineuse, qui ont la forme de pyramides à base rhomboïdale, et qui sont disposées de façon à se rencontrer par leur sommet, quand l'organe se contracte. Un troisième estomac, qui fait suite au gésier, est armé en dedans de petits crochets dont la pointe est dirigée en avant et dont la nature est également épithélique. Près du pylore, on y remarque aussi deux petites crêtes membraneuses qui font saillie dans son intérieur et qui bordent l'entrée d'un gros appendice cæcal à parois membraneuses. L'intestin n'offre rien de particulier (*d*).

Le second estomac du *Cerithium telescopium* paraît offrir une disposition analogue : on y a trouvé une plaque solide garnie de plusieurs rangées transversales de denticules (*e*).

Chez les Bullées, il y a aussi un gésier armé de pièces solides propres à triturer les aliments; leur disposition varie un peu suivant les espèces (*f*).

Chez le *Bulla lignaria*, deux de ces pièces calcaires sont unies par des fibres musculaires, et ressemblent un

(*a*) Exemple : *Carinaire* (voy. Poli, *Op. cit.*, t. III, pl. 44, fig. 9 et 10). — *Firole* (voy. Leuckart, *Zoologische Untersuchungen*, Heft 3, p. 39, pl. 1, fig. 13).
(*b*) Cuvier, *Mémoire sur le genre Aplysia, vulgairement nommé* Lièvre marin (*Mémoire pour servir à l'histoire des Mollusques*, et *Ann. du Muséum*, 1802, t. II).
(*c*) Lovén, *loc. cit.*, pl. 3.
(*d*) Delle Chiaje, *Descriz. e notomia degli Animali invertebrati della Sicilia citeriore*, pl. 58, fig. 3.
(*e*) Berkeley and Hoffmann, *A description of the Anatomical Structure of Cerithium telescopium* (*Zoological Journal*, t. V, p. 434, pl. 20, fig. 6).
(*f*) Cuvier, *Mém. sur les Acères*, p. 12, pl. 1, fig. 21 et 22 (*Ann. du Muséum*, 1810, t. XVI).

§ 14. — Beaucoup de Gastéropodes sont omnivores ou même essentiellement phytophages, et il est aussi à remarquer que chez la plupart des Animaux de cette classe il existe un appareil salivaire très bien constitué. Quelquefois ces organes sécréteurs ont la forme de tubes simples à parois glandulaires, chez les Aplysies et les Calyptrées, par exemple ; mais en général

peu aux valves de la coquille d'un Mollusque acéphale ; pendant quelque temps on les a fait passer pour telles dans le commerce, et on les désignait sous le nom générique de *Gioenia* (a).

Chez les Scyllées, Cuvier a trouvé un gésier garni intérieurement de douze lames cornées, disposées longitudinalement et tranchantes comme des couteaux (b). Une disposition analogue paraît exister chez l'*Auricula Midas*, où le gésier est très développé (c) ; et chez les petits Gastéropodes que M. de Quatrefages a désignés sous le nom de *Pavois*, on voit un estomac garni de quatre plaques solides denticulées (d).

Les Bythénies, petits Gastéropodes herbivores qui ont beaucoup de ressemblance avec les Paludines, mais qui sont dépourvus de mâchoires, ont dans l'estomac un corps cartilagineux cylindrique qui paraît être analogue au stylet cristallin des Mollusques

acéphales (e). Quelque chose d'analogue a été signalé chez les Strombes et chez le *Trochus turritus* (f).

Enfin M. Huxley a découvert chez les Ptérocères un stylet cartilagineux qui est logé dans un cæcum pylorique, et qui fait saillie au fond de l'estomac (g).

Quelques autres Gastéropodes sont pourvus d'un gésier qui, sans être armé de la sorte, n'en est pas moins un organe triturant. Ainsi, chez la Limnée des étangs, cette portion du tube alimentaire est garnie de deux masses musculaires, qui sont réunies par un tendon, et Cuvier la compare au gésier des Oiseaux granivores (h).

Chez les Onchidies, on trouve aussi un gésier musculaire très puissant, qui est revêtu intérieurement d'une tunique de consistance cartilagineuse (i). Une disposition analogue se voit chez l'Ombrelle de la Méditerranée (j).

(a) Owen, *Lectures on the Comparative Anatomy of Invertebr. Animals*, p. 557.
(b) Cuvier, *Mém. sur la Scillée, etc.*, p. 10, pl. 1, fig. 6 (*Mém. du Muséum*, 1805, t. VI, et *Ann. pour servir à l'histoire des Mollusques*).
(c) Quoy et Gaimard, *Voyage de l'Astrolabe*, MOLLUSQUES, pl. 14, fig. 6 et 12.
(d) Quatrefages, *Mém. sur les Gastéropodes phlébentérés* (*Ann. des sciences nat.*, 3° série, 1844, t. 1, p. 153, pl. 4, fig. 5, et pl. 5, fig. 7).
(e) Moquin-Tandon, *Histoire des Mollusques terrestres et fluviatiles*, t. I, p. 44, pl. 38, fig. 21, et pl. 39, fig. 30.
(f) Collier, *General Observations on Univalves* (*The Edinb. new Philosoph. Journal*, 1829, t. VII, p. 234).
(g) Huxley, *On the Morphology of the Cephalous Mollusca* (*Philos. Trans.*, 1852, p. 60, pl. 5, fig. 16 et 17).
(h) Cuvier, *Mém. sur la Limnée, etc.*, p. 7, pl. 1, fig. 9 m.
(i) Cuvier, *Mém. sur l'Onchidie*, p. 8, pl. 1, fig. 4, 5 et 7 f.
(j) Delle Chiaje, *Descr. et notom. degli Anim. invertebr.*, t. II, p. 90, pl. 66, fig. 20.

ils sont massifs et consistent en un certain nombre de lobules d'apparence grenue, qui sont fixés à l'extrémité d'un canal excréteur long et grêle. Ils débouchent sur les côtés de la langue, mais ils sont logés plus ou moins loin en arrière, sur les côtés de l'œsophage ou de l'estomac. D'ordinaire on n'en trouve qu'une seule paire, mais dans quelques espèces il y en a deux paires, par exemple chez les Janthines (1).

(1) Chez les Aplysies, les glandes salivaires ont la forme de deux gros cordons cylindriques, mous et blanchâtres, qui naissent de la masse buccale, sur les côtés de l'œsophage, et se dirigent en arrière, traversent le collier nerveux avec ce conduit, et vont se placer sur le côté gauche de l'estomac (a).

Chez la Calyptrée, ces glandes ont à peu près la même forme, mais sont beaucoup moins longues (b).

Un mode d'organisation semblable se voit chez la plupart des Doris (c), chez les Calliopées (d), les Carinaires (e), les Firoles (f), etc.

Chez les Tritonies, les glandes salivaires sont encore grêles et allongées, mais ont un aspect plus framboisé ou deviennent même sublobulées (g).

Chez le Colimaçon, ces organes sont beaucoup plus développés et s'élargissent postérieurement en lobules minces et irréguliers qui s'appliquent sur la surface externe de l'estomac, et se réunissent sur plusieurs points, de façon à embrasser ce viscère (h). Chez la Limace ils se prolongent moins loin en arrière, mais ressemblent davantage à des glandes conglomérées ordinaires (i).

Chez les Onchidies, les glandes salivaires sont moins compactes, et ressemblent à des arbuscules touffus, parce que leurs lobules ne sont unis que par leurs canaux excréteurs (j).

(a) Cuvier, Mém. sur l'Aplysie, pl. 3, fig. 1 (extr. des Ann. du Muséum, t. II).
— Delle Chiaje, Descrizione e notomia degli Animali invertebrati della Sicilia citeriore, pl. 56, fig. 1 et 3).
— Carus et Otto, Tab. Anatom. compar. illustr., pars IV, pl. 2, fig. 10.
(b) Owen, On the Anatomy of Calyptridœ (Transactions of the Zoological Society of London, t. I, p. 208, pl. 30, fig. 6).
(c) Exemple : Doris lacera (voy. Cuvier, Mém. sur les Doris, pl. 1, fig. 3). — Doris pilosa (voy. Alder et Hancock, Op. cit., pl. 1, fig. 12). — Doris tuberculata (Alder et Hancock, Op. cit., pl. 2, fig. 1). — Doris argo (Carus et Otto, Tab. Anatom. compar. illustr., pars IV, pl. 2, fig. 3).
(d) Souleyet, Voyage de la Bonite (Hist. nat., t. II, p. 449, MOLLUSQUES, pl. 24 c, fig. 18).
(e) Milne Edwards, Sur l'organisation de la Carinaire (Ann. des sciences nat., 2e série, t. XVIII, pl. 11, fig. 1 et 2).
— Souleyet, Voyage de la Bonite, Zool., MOLLUSQUES, pl. 22, fig. 1.
(f) Lesueur a figuré ces organes chez les Firoles, mais les désigne sous le nom de Polypes internes (Journal of the Acad. of Philadelphia, t. I, p. 41. pl. 2, fig. 7).
(g) Exemple : Tritonia Hombergii (voy. Alder et Hancock, Op. cit., fam. 2, pl. 1, fig. 2 et 3).
(h) Cuvier, Mém. sur la Limace et le Colimaçon, p. 18, pl. 1, fig. 3 et 4, et Atlas du Règne animal, MOLLUSQUES, pl. 24, fig. 1 c.
(i) Cuvier, Op. cit., pl. 2, fig. 6 et 12.
— Brandt, Medicinische Zoologie, t. II, pl. 34, fig. 14.
(j) Cuvier, Mém. sur l'Onchidie, pl. 1, fig. 4, 5 et 6 (Ann. du Muséum, t. V).

Jabot.

§ 15. — L'œsophage qui fait suite à la cavité buccale est en général un canal étroit et à parois minces ; sa longueur est considérable chez les espèces qui sont pourvues d'une trompe protractile, et alors il se recourbe souvent en forme d'S dans

Chez la Paludine commune, elles offrent à peu près la même disposition, mais elles sont moins développées (a).

Chez le grand Triton de la Méditerranée (*T. nodulosum*), ces organes sont très gros et divisés chacun en deux ou trois lobes fort distincts, mais fixés à un même canal excréteur (b).

Chez la Janthine, les glandes salivaires sont grêles et cylindriques, comme chez les Aplysies, mais au nombre de quatre. Celles de la première paire débouchent au bord antérieur de la trompe, tandis que celles de la paire postérieure s'insèrent au fond de la cavité buccale, sur les côtés de la langue (c).

Chez l'*Agathina mauritiana*, ces organes sont complétement bilobés, mais leurs canaux excréteurs se réunissent en un tronc commun de chaque côté de l'œsophage (d).

Rang a décrit et figuré deux paires de glandes salivaires chez les Atlantes (e) ; mais, d'après des recherches de Souleyet, il paraît s'être trompé sur

la détermination des parties qu'il considère comme constituant la paire antérieure de ces organes (f), et il n'en existe, en réalité, qu'une paire (g).

M. Allman a trouvé aussi deux paires de glandes salivaires chez l'Actéon, l'une débouchant sur le côté de la langue, et l'autre tout près du bord labial (h).

Chez les Éolides, les glandes salivaires paraissent être réduites à deux petites masses de follicules logées dans l'épaisseur de la masse linguale (i).

La structure intime des glandes salivaires n'a été étudiée que chez un petit nombre de Mollusques. En général, ces organes se composent d'une multitude de petits cæcums membraneux et arrondis, qui sont suspendus à l'extrémité des divisions du canal excréteur et enveloppés dans une tunique membraneuse commune. M. Leydig a constaté que chez le Colimaçon chacun de ces *acini* renferme un certain nombre d'utricules ovoïdes pédiculées (j) ; leur canal excréteur est tapissé d'un épithélium vibratile.

(a) Cuvier, *Mém. sur la Vivipare d'eau douce*, fig. 3 et 8 (*Annales du Muséum*, 1808, t. XI).
(b) Poli, *Testacea utriusque Siciliæ*, t. III, pl. 50, fig. 1. — Milne Edwards, *Voyage en Sicile*, t. I, pl. 25.
(c) Cuvier, *Mém. sur la Janthine*, etc., p. 9, fig. 6 (*Ann. du Muséum*, t. XI).
(d) Quoy et Gaimard, *Voyage de l'Astrolabe*, MOLLUSQUES, pl. 49, fig. 21, et *Atlas du Règne animal de Cuvier*, MOLLUSQUES, pl. 25, fig. 1 a.
(e) Rang, *Observ. sur le genre Atlante* (*Mém. de la Société d'histoire naturelle de Paris*, t. III, p. 377, pl. 9, fig. 13).
(f) Souleyet, *Voyage de la Bonite*, Zool., t. II, p. 303.
(g) Huxley, *On the Morphology of Cephalous Mollusca*, etc. (*Philos. Trans.*, p. 37, pl. 3, fig. 1 f).
(h) Gegenbaur, *Unters. über Pteropoden und Heteropoden*, pl. 6, fig. 1.
(i) Allman, *On the Anatomy of Actæon* (*Ann. of Nat. Hist.*, 1845, t. XVI, p. 147, pl. 6). — Alder et Embleton, *Anat. of Eolis* (*Anat. of Nat. Hist.*, t. XV, pl. 3, fig. 6). — Hancock et Hancock, *Op. cit.*, fam. 3, pl. 7, fig. 6.
(j) Leydig, *Ueber Paludina vivipara* (*Zeitschr. für wissenschaftl. Zoologie*, 1850, t. II, p. 166, pl. 12, fig. 11, et *Lehrbuch der Histologie*, p. 348, fig. 18 b, A].

la portion libre de la cavité abdominale, quand cet organe est au repos. Quelquefois cette portion du tube alimentaire se dilate postérieurement de façon à constituer un réservoir alimentaire appelé *jabot*, qui précède l'estomac et le gésier, quand ce dernier organe existe, et qui est probablement destiné à faciliter l'action de la salive sur les matières nutritives. Ce mode d'organisation se remarque chez les Aplysies et la Limnée des étangs, par exemple (1).

Estomac. § 16. — L'estomac des Gastéropodes, comme celui des Mollusques Acéphales, est en général entouré par le foie ; il se continue toujours avec l'intestin, et les canaux biliaires y débouchent. D'ordinaire il est médiocrement développé et n'offre dans sa disposition rien de remarquable (2) ; mais chez la plu-

(1) Ainsi que je l'ai déjà dit (page 380), le jabot des Aplysies est très développé ; il se prolonge en cul-de-sac postérieurement, au-dessus de la portion antérieure du second estomac ou gésier (*a*).

Chez la Tonne perdrix (*Dolium perdix*), Quoy et Gaimard ont figuré une poche membraneuse appendue au jabot (*b*) ; mais il est probable que cet appendice naissait plus en avant, et n'était autre chose que le fourreau de la langue, qui se voit très bien dans les figures anatomiques de la Tonne cannelée faites par Poli (*c*).

Chez la Limnée des étangs, le jabot est pyriforme et n'offre rien de remarquable (*d*).

Chez plusieurs Gastéropodes qui sont dépourvus de gésier, la portion du tube alimentaire qui correspond au jabot chez les Mollusques dont il vient d'être question, s'élargit aussi en manière de réservoir, mais se confond postérieurement avec l'estomac proprement dit. Je citerai comme exemple de cette disposition le Colimaçon (*e*). Il en est à peu près de même chez les Haliotides, si ce n'est que le premier estomac est séparé du second par une valvule semi-lunaire (*f*).

Chez le Buccin ondé, on voit sur le côté de l'œsophage un petit prolongement en cul-de-sac qui peut être considéré aussi comme un jabot (*g*).

(2) Ainsi, chez le Colimaçon, l'estomac ne se distingue pas nettement de l'œsophage et ne s'élargit que peu ; sa portion postérieure est séparée de sa portion antérieure par un léger étran-

(*a*) Cuvier, *Mém. sur l'Aplysie*, pl. 3, fig. 1, *o*, *c* (*Ann. du Muséum*, t. II).
— Milne Edwards, *Voyage en Sicile*, t. I, pl. 23.
(*b*) Quoy et Gaimard, *Voyage de l'Astrolabe*, MOLLUSQUES, pl. 41, fig. 4.
(*c*) Poli, *Testacea utriusque Siciliæ*, t. III, pl. 50, fig. 8.
(*d*) Cuvier, *Mém. sur la Limnée*, pl. 1, fig. 9, *l* (*Ann. du Muséum*, 1806, t. VII).
(*e*) Idem, *Mém. sur la Limace*, etc., pl. 1, fig. 3 et 4 (*Ann. du Muséum*, t. VII).
(*f*) Idem, *Mém. sur l'Haliotide*, etc., p. 10, pl. 1, fig. 15, 16, 17.
(*g*) Idem, *Mém. sur le Grand Buccin*, pl. 1, fig. 6 et 15, *h* (*Ann. du Muséum*, t. XI).

part des Éolidiens et chez quelques autres Animaux du même ordre, la conformation de cette portion de l'appareil digestif est fort singulière.

Ainsi, en étudiant au microscope un de ces petits Mollusques dont les téguments étaient assez transparents pour me permettre d'observer directement ce qui se passait dans l'intérieur de son corps, j'ai vu fort distinctement la matière végétale de couleur verte qu'il avalait, traverser l'estomac et s'engager dans un vaste système de canaux en communication avec cet organe. Ces conduits s'avançant au loin dans le corps du Mollusque, se divisaient en branches et se terminaient par des culs-de-sac dont les uns se trouvaient dans la tête, d'autres dans l'intérieur des appendices branchiaux dont le dos de l'Animal était garni. En faisant connaître ce système de canaux dans lequel les matières alimentaires étaient charriées et parvenaient quelquefois jusque dans les parties les plus éloignées de l'économie, je l'ai désigné sous le nom d'*appareil gastro-vasculaire*, et je l'ai comparé aux appendices tubuleux que nous avons vus naître de l'estomac des Méduses (1). Peu de temps après, des observations ana-

Appendices
gastro-hépa-
tiques.

glement, et se prolonge un peu en forme de cul-de-sac au delà du pylore, où commence l'intestin (*a*).

Chez le Buccin ondé, l'estomac est mieux délimité ; il est arrondi, mais peu volumineux (*b*).

Chez le Pleurobranche, l'estomac présente une disposition beaucoup plus complexe. Les vaisseaux biliaires débouchent dans une première cavité arrondie qui est suivie d'un gésier

dont les parois sont médiocrement épaisses, et dont l'ouverture postérieure donne dans un troisième estomac à parois feuilletées longitudinalement. Enfin une quatrième dilatation stomacale se voit entre ce dernier et l'intestin (*c*).

(1) Mes observations ont été faites en 1840 sur un petit Éolidien de la mer de Nice, que j'ai désigné sous le nom de *Calliopée de Risso* (*d*). La

(a) Cuvier, *Mém. sur la Limace et le Colimaçon*, p. 18, pl. 1, fig. 4 (*Ann. du Muséum*, t. VII), et *Atlas du Règne animal*, MOLLUSQUES, pl. 21, fig. 1 c.
(b) Cuvier, *Mém. sur le Grand Buccin*, p. 10, fig. 15 (*Ann. du Muséum*, t. XI).
(c) Cuvier, *Mém. sur la Phyllidie et le Pleurobranche*, fig. 5 et 6 (*Ann. du Muséum*, 1801, t. V), et *Atlas du Règne animal*, MOLLUSQUES, pl. 32, fig. 1 h.
(d) Milne Edwards, *Observations sur la structure et les fonctions de quelques Zoophytes, Mollusques et Crustacés des côtes de France* (*Ann. des sciences nat.*, 2e série, 1842, t. VIII, p. 330, pl. 10, fig. 2).

V.

logues furent faites sur d'autres Mollusques de la même famille par plusieurs zoologistes, et M. de Quatrefages proposa de désigner ces Gastéropodes sous le nom commun de *Phlébentérés*. Les vues qu'il présenta au sujet des usages de ces dépendances de l'estomac et des relations qui peuvent exister entre ces fonctions et le travail d'irrigation nutritive donnèrent lieu à des débats fort vifs, dont il serait inutile de nous occuper aujourd'hui ; mais, en laissant de côté les discussions sur les mots et en dégageant ces questions de ce qui y était étranger, il me paraît nécessaire de m'y arrêter un instant (1).

Le fait anatomique que j'avais signalé, et que M. de Quatrefages, ainsi que MM. Lovén, Nordmann et plusieurs autres zoologistes avaient constaté ensuite chez d'autres Éolidiens, n'est plus mis en discussion aujourd'hui. Des erreurs avaient été

disposition générale de ces canaux est d'ordinaire visible sans dissection, à raison de la transparence des téguments et de la coloration des cellules glandulaires contenues dans les parois de ces organes. Tantôt ils sont jaunes ou verts, d'autres fois bruns ou rouges, et c'est à leur présence dans les branchies dorsales des Éolidiens que ces appendices doivent les teintes particulières dont elles sont ornées.

(1) Ainsi que j'ai déjà eu l'occasion de le dire, la plupart des auteurs qui ont écrit sur le *phlébentérisme* ont introduit une singulière confusion dans cette discussion, en appliquant ce mot à l'état lacunaire d'une portion du système circulatoire (a), tandis qu'il ne se rapportait en réalité qu'à la forme vasculaire et den-

droïde d'une portion de la cavité alimentaire.

M. de Quatrefages, il est vrai, avait supposé que ce mode d'organisation de l'appareil digestif coïncidait avec un état imparfait de l'appareil circulatoire, et pouvait contribuer à faciliter le travail d'irrigation ; mais c'est à tort que ses adversaires ont mêlé toutes ces questions sous une même dénomination. Pour éviter tout malentendu, je pense qu'il vaut mieux abandonner les mots *phlébentéré* et *phlébentérisme* ; mais quand je les emploierai, je n'y attacherai d'autre sens que celui indiqué ici. En effet, pour moi, l'expression « Animal phlébentéré » a toujours signifié Animal dont les dépendances de l'estomac ont la forme des tubes rameux à la manière des veines.

(a) Voyez tome III, page 233.

commises par ces observateurs au sujet de la structure de quelques parties adjacentes de l'organisme ou du mode de division de ces appendices tubuleux (1) ; mais leur existence ne pouvait être révoquée en doute, et les opinions n'étaient en réalité partagées que sur deux points : relativement à la détermination de ces canaux rameux et à leurs usages.

Ainsi M. de Quatrefages reconnut parfaitement que les cæcums par lesquels l'appareil gastro-vasculaire des Éolidiens se termine dans l'intérieur des branchies dorsales offrent dans leurs parois une structure glandulaire, et qu'on doit les considérer comme les représentants d'un foie dont les éléments, au lieu d'être agglomérés comme d'ordinaire, sont épars dans l'organisme ; mais il pensa que la portion centrale de ce système de tubes qui débouchent dans l'estomac était formée par un intestin rameux. Il ne tarda cependant pas à trouver toutes ces parties disposées à peu près de même chez des Éolidiens où l'intestin se présentait avec ses caractères ordinaires. Enfin Souleyet, qui, de son côté, avait constaté la même coïncidence, fit voir que le système gastro-vasculaire tout entier était constitué à l'aide des parties qui d'ordinaire concourent à former l'appareil biliaire seulement, c'est-à-dire les follicules hépatiques et leurs conduits excréteurs. Effecti-

(1) Ainsi c'est à tort que M. de Quatrefages avait cru à la non-existence d'un anus chez l'Éolidien, où il a d'abord étudié cet appareil gastro-vasculaire, et la description qu'il donna de la portion périphérique de ce système péchait à plusieurs égards (a). M. Nordmann s'est trompé aussi au sujet du mode de terminaison de l'appareil digestif (b), et Souleyet a fait voir chez tous ces Mollusques l'intestin proprement dit débouche au dehors de la manière ordinaire (c) ; mais ces erreurs ne pouvaient exercer que peu d'influence sur la question dont je m'occupe ici.

(a) Quatrefages, *Mémoire sur l'Éolidine paradoxale* (*Ann. des sciences nat.*, 2ᵉ série, 1843, t. XIX, p. 274).
(b) Nordmann *Versuch einer Monographie des Tergipes Edwarsii* (*Mém. de l'Acad. des sciences, de Saint-Pétersbourg*, partie étrangère, t. IV).
(c) Souleyet, *Observ. anat. et physiol. sur les genres Actéon, Éolide, Vénélie, etc.* (*Comptes rendus de l'Acad. des sciences*, 1845, t. XX, p. 89).

vement il en est ainsi ; mais ce dernier anatomiste eut tort d'en conclure que les larges canaux rameux qui sont ainsi formés, et qui communiquent librement avec l'estomac, devaient servir seulement à livrer passage à la bile. Il me paraît indubitable que dans certains cas, sinon toujours, les matières alimentaires très divisées y pénètrent, y séjournent même assez longtemps, et y sont en partie digérées comme dans l'estomac lui-même ; enfin qu'à raison de la grande étendue de la surface perméable constituée par les parois de ces tubes, l'absorption des produits de la digestion doit s'y opérer comme dans le canal alimentaire, et que, par conséquent, cet appareil gastro-vasculaire, tout en étant un organe sécréteur de la bile, est aussi un instrument de digestion (1). Du reste, il n'y aurait

(1) Les observations que j'avais faites en 1840, sur la Calliopée de Risso, ne me laissèrent aucun doute à cet égard (a), et, bientôt après, la pénétration des matières alimentaires dans cette portion rameuse de l'appareil digestif fut constatée de nouveau, non-seulement par M. de Quatrefages (b), mais aussi par MM. Hancock et Embleton (c), M. Alder (d) et M. Nordmann. (e). Un phénomène analogue a été observé aussi par M. Vogt chez les jeunes Actéons (f).

Les corpuscules solides charriés par les liquides contenus dans l'appareil digestif sont ballottés par un mouvement de va-et-vient, et on les voit souvent entraînés par les courants jusque dans les parties périphériques du système. Ces courants me paraissent être dus principalement à l'action de cils vibratiles qui garnissent la surface interne des gros conduits biliaires, aussi bien que du tube alimentaire. M. de Quatrefages a vu cet appareil ciliaire chez des Éolidiens (g), et MM. Alder et Hancock en ont constaté l'existence chez le Dendronotus (h).

Chez les Gastéropodes non phlébentérés, tels que le Paludina vivipara, on trouve aussi des cils vibratiles très

(a) Milne Edwards, Op. cit. (Ann. des sciences nat., 2ᵉ série, 1842, t. VIII, p. 330).
(b) Quatrefages, Op. cit. (Ann. des sciences nat., 2ᵉ série, t. XIX, p. 286).
(c) Hancock and Embleton, On the Anatomy of Eolis (Ann. of Nat. Hist., 1845, t. XV, p. 84).
(d) Alder and Hancock, Monogr. of the British Nudibranchiate Mollusca (texte explicatif de la pl. 1, fam. 3).
(e) Nordmann, Note sur le système gastro-vasculaire des Éolidiens (Ann. des sciences nat., 3ᵉ série, 1850, t. XIII, p. 237).
(f) C. Vogt, Recherches sur l'embryologie des Mollusques Gastéropodes (Ann. des sciences nat., t. XIX, p. 286).
(g) Quatrefages, Mém. sur les Mollusques phlébentérés (Ann. des sciences nat., 3ᵉ série, 1844, t. 1, p. 166).
(h) Alder and Hancock, Nudibr. Mollusca (texte explicatif de la pl. 2 de la 3ᵉ série).

là rien qui étonnerait ceux qui connaissent les moyens dont la Nature fait souvent usage pour répondre à certains besoins de l'organisme animal, et nous y voyons seulement un nouvel exemple de ces emprunts physiologiques dont il a déjà été question plus d'une fois dans le cours de ces Leçons.

Chez quelques Gastéropodes, cette portion de l'appareil digestif est loin de présenter la complication de structure qui la rend si remarquable chez les Éolides. Ainsi, chez les Pavois et les Chalides, elle n'est pas rameuse, et consiste en une ou deux grandes poches membraneuses qui se confondent avec l'estomac et qui paraissent loger les follicules hépatiques dans l'épaisseur de leurs parois (1). Dans le genre Rhodope, elle consiste aussi en un énorme cul-de-sac en prolongement de l'estomac ; mais les parois de cette poche se dilatent sur plusieurs points de façon à former de petits cæcums autour desquels se groupent les follicules biliaires (2). Une disposition analogue se voit chez les Diphyllidies ; seulement les appen-

développés dans la portion antérieure du tube alimentaire, ainsi que dans l'estomac ; mais la portion terminale de l'intestin en est dépourvue. En général, ces appendices sont disposés par bandes longitudinales (a).

(1) Dans le *Pelta coronata* le gésier est suivi d'une énorme poche qui se prolonge en avant sur les côtés de cet organe, de façon à y former deux gros cæcums qui sont bossués en dessus aussi bien qu'en arrière (b). M. de Quatrefages n'a pu découvrir l'intestin, qui d'ordinaire naît sur le côté de l'estomac et va déboucher au dehors ; mais il est probable que cette portion

terminale de l'appareil digestif ne manque pas.

Chez le *Chalidis cærulea*, la portion centrale ou stomacale de cet appareil se continue latéralement avec une paire d'énormes poches qui se prolongent en cul-de-sac, en avant sur les côtés de la masse buccale, et en arrière jusqu'au fond de la cavité abdominale (c).

(2) M. Kölliker, à qui l'on doit la découverte du petit Mollusque désigné sous le nom de *Rhodope Veranii*, a trouvé que l'estomac de cet Animal présente en avant deux prolongements en forme de cæcums, à peu près

(a) Leydig, *Lehrbuch der Histologie*, p. 331.
(b) Quatrefages, *Mém. sur les Gastéropodes phlébentérés* (Ann. des sciences nat., 3e série, 1844, t. 1, p. 153, pl. 4, fig. 5).
(c) Quatrefages, *Op. cit.* (Ann. des sciences nat., 3e série, t. 1, pl. 4, fig. 4).

dices hépatiques, au lieu d'être simples, se ramifient, et constituent deux séries d'arbuscules qui se logent dans l'épaisseur des branchies situées sur les côtés du corps (1).

Dans l'Éolide papilleuse et quelques autres Mollusques du même genre, la portion centrale de l'appareil digestif ressemble beaucoup à ce que nous venons de voir chez les Diphyllidiens; mais le grand cul-de-sac postérieur de l'estomac se rétrécit un peu, tandis que les canaux qui en partent pour pénétrer dans les appendices branchiaux et y constituer des lobules hépatiques, se développent davantage et s'élargissent beaucoup, de façon à former un système de tubes rameux en communication facile avec la portion centrale de l'estomac (2). Dans d'autres

comme chez les Pavois, et donne naissance à l'intestin du côté droit, puis se prolonge postérieurement en une énorme poche impaire qui se termine en cul-de-sac, et qui porte sur sa face dorsale un nombre considérable de petits appendices pyriformes de nature glandulaire (a).

(1) Cette disposition, qui avait été imparfaitement aperçue par J. Meckel, est très bien représentée dans les planches anatomiques de M. Delle Chiaje et de Souleyet (b). Il n'existe aucune ligne de démarcation entre l'estomac, d'où naît l'intestin, et l'énorme cul-de-sac qui se prolonge jusqu'à l'extrémité postérieure du corps, et qui porte en dessus deux rangées de canaux hépatiques, lesquels passent entre les muscles sous-cutanés et vont se ramifier dans l'épaisseur

des appendices branchiaux. Là ils s'entourent d'un tissu glandulaire, et forment autant de petites touffes hépatiques.

(2) Chez l'*Eolis papillosa*, il n'y a aucune ligne de démarcation entre la portion antérieure de la grande poche stomacale où se trouve le pylore, et où par conséquent l'intestin prend naissance, et le cul-de-sac conique qui se prolonge jusqu'à l'extrémité postérieure du corps. Les branches latérales qui s'en détachent proviennent, les unes de la portion antérieure de la poche gastrique au-devant de l'origine de l'intestin, les autres du côté de la portion rétrécie et postérieure de la poche médiane. Elles sont très larges, et se divisent chacune en deux ou plusieurs branches qui se dirigent transversalement en dehors et don-

(a) Kölliker, *Rhodope, nuovo genere di Gasteropodi*, fig. 1 (*Giorn. del Istit. Lombardo-Venet.* 1847).

(b) J. F. Meckel, *Beschreibung einer neuen Molluska* (*Deutsches Archiv für die Physiologie*, 1823, t. VIII, p. 190, pl. 2, fig. 4).

— Delle Chiaje, *Descrizione e notomia degli Animali invertebrati della Sicilia citeriore*, t. II, p. 42, pl. 45, fig. 14.

— Souleyet, *Voyage de la Bonite*, Zool., t. II, p. 458, pl. 24 E, fig. 4, 5 et 10.

Mollusques de la famille des Éolidiens, ce même prolongement postérieur de la poche stomacale se rétrécit encore davantage, de façon à prendre la forme d'un vaisseau cylindrique, et ailleurs cet appendice médian se bifurque, ou se trouve représenté par deux tubes membraneux qui naissent de l'estomac et qui se ramifient dans les parties périphériques de l'organisme (1).

nent naissance aux cæcums qui pénètrent dans les branchies dorsales (a). La disposition de cet appareil est à peu près la même chez l'*Eolis Cuvierii* (b).

Chez l'*Eolis coronata* et l'*E. olivacea*, la partie centrale de l'appareil digestif se divise en deux portions assez distinctes : l'une, qui est située audevant du pylore, reste renflée, et constitue alors l'estomac proprement dit; l'autre, qui fait suite à celle-ci, se rétrécit de façon à devenir tubulaire et à avoir l'apparence d'un appendice gastrique ou d'un gros canal biliaire (c).

Le grand tronc gastro-hépatique est également impair chez le *Fionia nobilis* (d), l'*Embletonia pulchra* (e), le *Tergipes Edwardsii* (f), etc.

(1) Ainsi que je l'ai déjà dit, ce mode d'organisation se voit chez les Calliopées, et il se lie à celui des Chalides de la même manière que la disposition de l'appareil gastro-hépatique des Éolides se rattache à celle des Pavois. Chez les Chalides, nous avons

vu l'estomac se prolonger en deux grands culs-de-sac (g); chez les Actéonies, la grande poche stomacale est bifurquée dans presque toute sa longueur, et envoie latéralement cinq ou six prolongements dans les appendices branchiaux (h).

Chez l'*Hermæa dendritica*, les deux cæcums postérieurs sont encore assez larges dans le voisinage immédiat de l'estomac proprement dit, mais se rétrécissent bientôt de façon à ne constituer qu'une paire de vaisseaux à peu près cylindriques, qui se prolongent jusqu'à l'extrémité postérieure du corps, et, chemin faisant, fournissent beaucoup de branches dont les unes se ramifient sous les téguments communs du dos, et les autres pénètrent dans les branchies pour y constituer les grands cæcums hépatiques. Une autre paire de vaisseaux rameux naît de la partie antérieure de l'estomac, et paraît correspondre aux cornes antérieures de la poche hépato-gastrique des Chalides. Ces derniers canaux se ramifient dans

(a) Hancock and Embleton, *On the Anatomy of Eolis* (*Ann. of Nat. Hist.*, t. XV, pl. 2, fig. 9).
— Alder and Hancock, *Monogr. of the Nudibr. Mollusca*, fam. 3, pl. 7, fig. 1, 2 et 13.
(b) Souleyet, *Voyage de la Bonite*, t. II, p. 423, MOLLUSQUES, pl. 24 A, pl. 11 et 12.
(c) Hancock and Embleton, *Op. cit.* (*Ann. of Nat. Hist.*, t. XV, pl. 3, fig. 1 et 2).
(d) Alder and Hancock, *Nudibr. Mollusca*, fam. 3, pl. 38 A, fig. 2 et 10.
(e) Alder and Hancock, *Op. cit.*, fam. 3, pl. 38, fig. 2 et 4.
(f) Nordmann, *Versuch einer Monographie des Tergipes Edwarsii*, pl. 2 (*Mém. de l'Acad. de Saint-Pétersbourg, Savants étrangers*, t. IV).
(g) Voyez ci-dessus, page 385.
(h) Quatrefages, *Op. cit.* (*Ann. des sciences nat.*, 3e série, t. I, pl. 4, fig. 3).

Chez beaucoup d'Éolidiens, ces canaux, ainsi que je l'ai déjà dit, sont assez larges pour se laisser pénétrer par les aliments incomplétement digérés, et ils constituent alors ce que j'ai appelé un *système gastro-vasculaire;* mais ailleurs ils deviennent trop étroits pour livrer passage à ces substances, et ne servent plus qu'à conduire vers l'estomac proprement dit les liquides sécrétés par les glandules biliaires dont leurs branches terminales sont entourées. Ainsi la portion de l'appareil digestif qui, chez les uns, constitue une partie de l'estomac et ne consiste qu'en un grand prolongement terminé en cul-de-sac, devient chez d'autres un tube rameux, et chez d'autres encore, se transforme en un système de canaux efférents pour l'appareil hépatique (1).

la tête et s'avancent jusque dans les tubercules frontaux ; leurs parois sont garnies de glandules biliaires, comme dans tout le reste de l'appareil (a).

Chez d'autres Éolidiens, ce système de canaux est disposé à peu près de même, et les principaux groupes de glandules biliaires sont également logés dans les appendices branchiaux ; mais ces canaux, dans le voisinage immédiat de l'estomac, deviennent fort grêles, et se trouvent ainsi affectés uniquement au transport des produits de la sécrétion biliaire. Il est aussi à noter qu'ils se réunissent tous (ceux de la tête comme ceux de la région dorsale) en deux troncs principaux qui vont déboucher sur les côtés de l'estomac. Ce mode d'organisation se voit dans le genre *Janus* de M. Verani, ou *Antiopa* de MM. Alder et Hancock (b).

Chez les Actéons (ou Élysies), le foie est également diffus et relié à l'estomac par un système de tubes étroits dont les ramifications s'étendent dans presque toutes les parties du corps (c).

(1) MM. Hancock et Embleton ont cru que chez les Éolides ces canaux s'ouvraient au dehors, à l'extrémité de chaque appendice branchial (d). On voit, en effet, au sommet de ces organes, un orifice ; mais M. de Quatrefages a constaté que ce pore ne communique pas avec l'appareil gastro-hépatique, et appartient à une petite poche qui sert de réservoir pour des nématocystes ou capsules filifères urticantes (e). Souleyet pense même que

(a) Alder and Hancock, *Monogr. of the Nudibr. Mollusca*, fam. 3, pl. 40, fig. 1.
(b) Delle Chiaje, *Descriz. e notom. degli Animali invertebr. della Sicilia citer.*, pl. 88, fig. 2.
— Blanchard, *Op. cit.* (Ann. des sc. nat., 3ᵉ série, 1848, t. IX, p. 185, et t. XI, pl. 3, fig. 1).
— Alder and Hancock, *Nudibr. Mollusca*, fam. 3, pl. 43, fig. 1 et 2.
(c) Quatrefages, *Mém. sur les Mollusques phlébentérés* (Ann. des sciences nat., 1844, t. I, p. 141, pl. 4, fig. 2).
— Allman, *On the Anatomy of Actæon* (Ann. of Nat. Hist., 1845, t. XVI, p. 148, pl. 6).
— Souleyet, *Voyage de la Bonite*, Zool., t. II, p. 486, MOLLUSQUES, pl. 24 D, fig. 7.
(d) Hancock and Embleton, *Op. cit.* (Ann. of Nat. Hist., t. XV, p. 8, pl. 4, fig. 9).
(e) Souleyet, *Voyage de la Bonite*, t. II, p. 424.

Chez les Éolidiens, le foie est donc épars et se trouve repré- Foie.
senté par les branches terminales du système de canaux gastro-
vasculaires qui sont en quelque sorte la continuation de la poche
stomacale. Cette glande ne se compose, par conséquent, que
d'un certain nombre de cæcums dont les parois sont occupées
par les follicules ou cellules hépatiques, et ces cæcums sont
logés principalement dans les appendices respiratoires dont le
dos de l'Animal est couvert.

Mais chez la plupart des Gastéropodes, l'appareil hépatique
est centralisé (1); les cæcums sécréteurs se multiplient beau-

cette poche ne s'ouvre pas extérieurement, mais cette opinion ne me
paraît pas être fondée.

Ces cæcums terminaux de l'appareil gastro-hépatique sont en général
plus ou moins élargis, et paraissent
être quelquefois des cylindres simples
à parois folliculifères : par exemple,
chez l'*Eolis concinna* (a); mais
d'autres fois ils deviennent comme
framboisés ou se couvrent de végétations de tissu glandulaire (b); ils deviennent alors plus ou moins lobulés
tout autour, et, dans quelques espèces,
le canal qui en occupe le centre se
ramifie d'une manière très élégante
dans l'intérieur de ces prolongements
latéraux, ainsi que cela se voit chez
l'*Hermœa bifida* (c).

Souvent le même tissu glandulaire
se voit sur les parois des gros troncs,
et quelquefois il s'en trouve des petites masses qui naissent directement
sur les parois de l'estomac : chez le
Dendronotus, par exemple (d).

(1) L'état diffus de l'appareil hépatique est très ordinaire chez les Gastéropodes de l'ordre des Opisthobranches, mais ne se rencontre pas chez
les Prosobranches, les Pulmonés et
les Hétéropodes.

Chez les Onchidies, le foie offre,
comme d'ordinaire, les caractères d'une
glande conglomérée, mais il n'est pas
réuni en une seule masse, et forme
trois lobes parfaitement indépendants
les uns des autres. Le foie antérieur
est situé à gauche, vers le milieu de la
masse viscérale, et débouche dans
l'œsophage, près du cardia; le second
lobe, moins grand que le précédent,
est situé à droite, plus en arrière, et
s'ouvre dans la même partie du tube
alimentaire; enfin le troisième, beaucoup plus petit que les deux autres, est
situé sur le dos, derrière l'estomac, et
s'ouvre dans le gésier (e).

Chez la Limace, le foie se compose
de beaucoup de lobules agglomérés
en cinq lobes, dont les canaux excré-

(a) Hancock and Embleton, *Op. cit.* (*Ann. of Nat. Hist.*, t. XV, pl. 4, fig. 1).
(b) Exemple : *Eolis papillosa* (voy. Hancock and Embleton, *loc. cit.*, pl. 4, fig. 4 et 5).
(c) Alder and Hancock, *Nudibr. Mollusca*, fam. 3, pl. 39, fig. 3 et 4.
(d) Alder and Hancock, *Op. cit.*, fam. 3, pl. 2, fig. 9.
(e) Cuvier, *Mém. sur l'Onchidie*, p. 9, pl. 1, fig. 4 (*Ann. du Muséum*, t. V, 1804).

coup, et les tubes rameux qui les portent se raccourcissent, de façon que toutes ces parties rentrent dans la cavité abdominale et se groupent autour du tube digestif sous la forme d'une masse lobuleuse.

En général, le foie, ainsi constitué par une multitude de petits cæcums disposés en grappe autour des ramuscules des canaux biliaires, est très volumineux et plus ou moins entremêlé avec les organes de la génération, de façon à former avec la portion voisine du tube digestif une masse viscérale qui est revêtue d'une tunique membraneuse assez serrée et qui se loge dans la région dorsale du corps, sous la coquille (1).

Glandes
accessoires.

Quelques anatomistes donnent le nom de *pancréas* à un petit prolongement en cul-de-sac qui se voit à côté du pylore, à l'extrémité de l'estomac simple de divers Mollusques Gastéropodes, les Doris, par exemple (2); mais rien n'établit que cet appendice soit un organe sécréteur particulier, et, lors même que ses parois seraient glandulaires, il n'y aurait, dans l'état

teurs se réunissent tous en deux troncs qui vont déboucher dans le fond de l'estomac, près du pylore (a).

Chez le Colimaçon, il n'y a que quatre lobes hépatiques, et tous les conduits biliaires se réunissent en un seul canal qui s'ouvre également à côté du pylore (b).

Enfin, chez les Testacelles, le foie est réduit à deux lobes (c).

(1) Les canaux biliaires, qui débouchent dans l'estomac, sont en général très larges, et celui de gauche est plus développé que son congénère (d). Les ampoules ou organites sécréteurs qui terminent les ramuscules de ces tubes hépatiques sont garnis intérieurement de cellules épithéliques dans la cavité desquelles on distingue souvent des gouttelettes graisseuses. La structure en a été étudiée, chez le Colimaçon, par M. Laidy (e).

(2) Ce petit cæcum naît du pylore (f), et se voit aussi, mais moins bien développé, chez les Téthys.

(a) Cuvier, *Mém. sur la Limace et le Colimaçon*, p. 19, pl. 2, fig. 12 (*Ann. du Muséum*, t. VII).
— Delle Chiaje, *Descrizione e notomia degli Animali invertebrati*, pl. 37, fig. 6.
(b) Cuvier, *loc. cit.*, pl. 1, fig. 3.
(c) Moquin-Tandon, *Histoire des Mollusques terrestres et fluviatiles*, t. I, p. 52.
(d) Voyez Poli, *Testacea utriusque Siciliæ*, t. III, pl. 5, fig. 8.
— Delle Chiaje, *Descriz. e notom. degli Animali invertebrati*, pl. 58, fig. 3.
(e) J. Laidy, *Researches into the comparative Structure of the Liver*, pl. 1, fig. 15 à 24 (extr. de l'*American Journ. of Medical Science*, 1848).
(f) Alder and Hancock, *Nudibr. Mollusca*, fam. 1, pl. 2, fig. 11.

actuel de la science, aucun motif pour le considérer comme l'analogue du pancréas des Animaux supérieurs.

§ 17. — L'intestin, qui fait suite à l'estomac et qui est le plus souvent en grande partie caché entre les lobules du foie, varie beaucoup en longueur et ne présente dans sa structure rien d'important à noter. Sa portion terminale, qu'on désigne d'ordinaire sous le nom de *rectum*, traverse le cœur chez les Haliotides, et il est probable que chez tous les Animaux de cette classe il débouche au dehors par un orifice anal, bien que chez quelques petites espèces cette disposition n'ait pu être constatée (1). {Intestin.}

La position de l'anus varie beaucoup ; mais presque toujours

---

(1) Plusieurs des petits Mollusques chez lesquels on avait d'abord méconnu l'existence de l'anus en sont incontestablement pourvus (*a*) ; mais jusqu'ici on n'est pas parvenu à découvrir cet orifice chez certains Opisthobranches, et notamment chez les Pavois et les Chalides.

L'intestin des Gastéropodes paraît être généralement plus long chez les espèces phytophages que chez celles dont le régime est carnassier. Quelquefois l'intestin semble aussi compenser par sa grande longueur le peu de développement de l'estomac. Ainsi, chez les Patelles, où l'œsophage est très court et l'estomac petit, cette portion du canal alimentaire fait plusieurs fois le tour de la cavité abdominale en for-

mant des anses fort remarquables (*b*). Chez les Oscabrions, dont l'estomac est aussi très simple et de médiocre grandeur, l'intestin est extrêmement long et forme diverses circonvolutions (*c*).

Chez le grand Triton de la Méditerranée, l'intestin ne diffère que peu de l'estomac, et décrit à peine quelques circonvolutions (*d*). Il en est de même chez la Janthine (*e*) ; mais c'est chez les Gastéropodes phlébentérés, c'est-à-dire dont l'appareil gastro-hépatique se développe en manière de gros tubes rameux, que l'intestin est le plus réduit. Ainsi chez l'Actéon il ne consiste qu'en un petit cylindre membraneux très court qui se porte presque directement de l'estomac à l'anus, situé tout au-

---

(*a*) Quatrefages, *Mém. sur les Mollusques phlébentérés* (*Ann. des sciences nat.*, 2ᵉ série, 1844, t. I, p. 176).
(*b*) Cuvier, *Mém. sur l'Haliotide*, etc., pl. 2, fig. 9 et 12.
(*c*) Cuvier, *loc. cit.*, pl. 3, fig. 11 et 13.
— Delle Chiaje, *Op. cit.*, pl. 74, fig. 13.
— Middendorff, *Beiträge zu einer Malacozoologia Rossica* (*Mémoires de l'Académie de Saint-Pétersbourg*, 6ᵉ série, 1849, Sciences naturelles, t. VI, pl. 0, fig. 1 et 2).
(*d*) Milne Edwards, *Voyage en Sicile*, t. I, pl. 25.
(*e*) Delle Chiaje, *Op. cit.*, pl. 67, fig. 3 ; pl. 68, fig. 11.

cet orifice se trouve dans le voisinage de la nuque, soit sur le dos, soit sur le côté droit du corps, et il se loge en général sous le manteau ou même dans une grande cavité formée par un prolongement de ce repli cutané. L'oviducte et l'appareil urinaire s'ouvrent d'ordinaire dans la poche membraneuse ainsi formée, et celle-ci remplit par conséquent les fonctions d'un cloaque. Chez les Patelles, elle n'a pas d'autre usage (1), mais, dans la grande majorité des cas, les branchies, ou le réseau des vaisseaux pulmonaires, viennent s'y loger, et elle devient ainsi une chambre respiratoire. Comme telle, nous avons déjà eu l'occasion d'en étudier le mode de conformation (2), et par conséquent je ne m'y arrêterai pas ici. J'ajouterai seulement que le rectum longe la voûte de cette cavité du côté droit et débouche près de son bord antérieur, de façon à se trouver sur le trajet du courant expiratoire (3). Chez les Opisthobranches et un petit nombre de Pulmonés où cette cavité palléale n'existe pas, l'anus se voit tantôt dans le sillon qui sépare le manteau du pied, d'autres fois vers le milieu du dos, entre les appendices branchiaux, et presque toujours il y a connexité entre ces or-

près (a), et chez la plupart des Éolidiens il est également fort court et très simple (b).

(1) La chambre palléale des Patelles est assez grande, quoique les organes respiratoires ne s'y logent pas, et elle s'ouvre au dehors par une large fente transversale située derrière la tête, au-dessus du dos

et sous le bord antérieur du manteau (c).

(2) Voyez tome II, page 56 et suiv.

(3) Chez les Haliotides, le rectum fait saillie dans la chambre cloacale ou respiratoire, entre la base des deux branchies (d); mais chez la plupart des Prosobranches il est placé à droite de ces organes, et marche parallèle-

(a) Allman, *On the Anatomy of Actæon* (*Ann. of Nat. Hist.*, 1845, t. XVI, p. 147, pl. 6 g).
— Souleyet, *Voyage de la Bonite*, MOLLUSQUES, pl. 24 D, fig. 7 et 8.
(b) Hancock and Embleton, *Anatomy of Eolis* (*Ann. of Nat. Hist.*, t. XV, pl. 2, fig. 9; pl. 3, fig. 1, 2, 4).
— Souleyet, *Op. cit.*, pl. 24 A, fig. 11 et 12.
(c) Cuvier, *Mém. sur l'Haliotide, etc.*, pl. 2, fig. 8.
— Poli, *Testacea utriusque Siciliæ*, t. III, pl. 55, fig. 26.
— Milne Edwards, *Voyage en Sicile*, t. I, pl. 27, fig. 2.
(d) Cuvier, *Mém. sur l'Haliotide, etc.*, pl. 1, fig. 12 et 14.
— Milne Edwards, *Op. cit.*, pl. 26, fig. 1.

ganes (1). Les Gastéropodes chez lesquels l'anus se trouve sur la ligne médiane sont en très petit nombre, et il est encore plus rare de trouver cet orifice à l'extrémité postérieure du corps, disposition qui existe cependant chez les Oscabrions et les Onchidies (2).

ment à la partie terminale de l'oviducte, jusque dans le voisinage de la tête (a). Il en est de même chez le Colimaçon (b), les Agathines (c), etc.

(1) Chez les Gastéropodes Opisthobranches, l'anus est souvent placé beaucoup plus en arrière que chez les Prosobranches. Ainsi, chez les Pleurobranches, il est situé à la base de la branchie, vers les trois quarts postérieurs du sillon qui sépare le manteau du pied (d), et chez les Aplysies il se trouve du même côté, mais encore plus en arrière (e).

Chez la plupart des Éolidiens, l'anus tend à devenir dorsal, mais se trouve encore du côté droit, à la base des branchies, à quelque distance de l'orifice des organes génitaux, et non confondu avec celui-ci, comme le pensait Cuvier (f).

Dans le genre *Janus* ou *Antiopa*, cet orifice se porte beaucoup plus loin en arrière, presque sur la ligne médiane du dos (g). Il en est de même dans les genres *Proctonotus* ou *Venilia* (h) et *Alderia* (i). C'est aussi la place qu'il occupe chez les Doridiens, où il se trouve vers le tiers postérieur du corps plus ou moins complétement entouré par les branchies (j). Enfin dans les genres *Hermæa* et *Stiliger* de la famille des Éolidiens, il est également dorsal, mais se trouve à la partie antérieure du corps (k).

(2) Chez l'Onchidie de Péron, où il

(a) Exemples : *Turbo pica* (voy. Cuvier, *Mém. sur la Vivipare*, etc., fig. 7).
— *Turbo marmoratus* (voy. Quoy et Gaimard, *Voy. de l'Astrolabe*, MOLL., pl. 59, fig. 10).
— La *Phasianelle* (voy. Cuvier, *Mém. sur la Janthine*, etc., fig. 11 et 12).
— La *Porcelaine* (voy. Quoy et Gaimard, *Op. cit.*, pl. 49, fig. 4).
— Le *Tonne* ou *Dolium galea* (voy. Poli, *Op. cit.*, t. III, pl. 50, fig. 1).
— L'*Ampullaire de Célèbes* (voy. Quoy et Gaimard, *Op. cit.*, pl. 57, fig. 6 et 7).
— La *Janthine* (voy. Delle Chiaje, *Descriz. e notom. degli Anim. senza vertebr. della Sicilia citeriore*, pl. 67, fig. 3 ; pl. 68, fig. 11).
(b) Cuvier, *Mém. sur la Limace*, etc., pl. 1, fig. 2 et 3 (*Ann. du Muséum*, t. VII).
(c) Quoy et Gaimard, *Voyage de l'Astrolabe*, MOLLUSQUES, pl. 49, fig. 21, et *Atlas du Règne animal* de Cuvier, MOLLUSQUES, pl. 25, fig. 1 a.
(d) Cuvier, *Mém. sur la Phyllidie*, etc., fig. 2 (*Ann. du Muséum*, t. V).
(e) Cuvier, *Mém. sur l'Aplysia*, 1802, t. II).
— Delle Chiaje, *Descrizione e notomia degli Animali senza vertebre della Sicilia citeriore*, pl. 58, fig. 1.
(f) Hancock and Embleton, *Anat. of Éolis* (*Ann. of Nat. Hist.*, t. XV, pl. 5, fig. 16).
(g) Blanchard, *Op. cit.* (*Ann. des sciences nat.*, 3e série, t. II, pl. 3, fig. 1 ; pl. 4, fig. 2).
— Alder and Hancock, *Monogr. of the Brit. Nudibr. Mollusca*, fam. 3, pl. 43, fig. 2.
(h) Alder and Hancock, *Descr. of a new Genus of Nudibr. Mollusca* (*Ann. of Nat. Hist.*, 2e série, 1844, t. XIII, pl. 2, fig. 1).
(i) Alder and Hancock, *Monogr. of the British Nudibranchiate Mollusca*, fam. 3, pl. 41, fig. 1.
(j) Cuvier, *Mém. sur le genre Doris*, pl. 2, fig. 1 (*Ann. du Muséum*, t. IV).
— Delle Chiaje, *Descriz.*, pl. 40, fig. 3 ; pl. 41, fig. 12.
(k) Alder and Hancock, *Op. cit.*, fam. 4, pl. .
(l) Alder and Hancock, *Op. cit.*, p. 13.

§ 18. — Dans le petit groupe des Ptéropodes, l'appareil digestif ressemble beaucoup à ce que nous avons vu chez les Gastéropodes de l'ordre des Prosobranches, mais présente quelques particularités dignes de remarque ; et il est à noter que chez les uns sa portion antérieure est fort bien constituée, tandis que sa portion profonde est disposée d'une manière beaucoup moins parfaite, mais que chez les autres c'est le contraire qui se voit : les organes qui avoisinent la bouche sont plus ou moins rudimentaires, tandis que l'estomac et le foie ont une structure plus complexe. Le premier de ces modes d'organisation se voit chez les Ptéropodes nus, c'est-à-dire qui n'ont pas de coquille ; le second, chez les Ptéropodes conchylifères.

Ainsi, chez quelques Ptéropodes nus, les Clios et les Pneumodermes, par exemple, l'appareil digestif est enrichi d'organes préhensiles qui sont aussi des instruments de locomotion, et qui ont quelque analogie avec les bras circumbuccaux des Céphalopodes : ce sont des appendices labiaux en forme de papilles ou de tentacules fort courts dont la surface est hérissée de petites ventouses susceptibles d'adhérer fortement aux corps étran-

existe, comme nous l'avons déjà vu, trois estomacs (a). l'intestin qui fait suite à ces organes a environ deux fois et demie la longueur du corps, et va déboucher au dehors à l'arrière de l'abdomen, sur la ligne médiane, entre le pied et le manteau, au-dessous de l'ouverture de la poche pulmonaire (b).

Chez les Oscabrions, l'anus est placé de même à l'arrière du corps, entre le manteau et le pied (c), et il occupe la ligne médiane.

M. de Quatrefages a cru trouver un anus à l'extrémité postérieure du corps chez l'Actéon (d) ; mais cet orifice est placé sur le côté droit du cou (e).

(a) Voyez ci-dessus, page 385.
(b) Cuvier, Mém. sur l'Onchidie, pl. 1, fig. 2 et 5.
(c) Idem, Mém. sur l'Haliotide, etc., pl. 1, fig. 9 et 13.
(d) Quatrefages, Mém. sur les Mollusques phlébentérés (Ann. des sciences nat., 2e série, 1844, t. I, p. 138.
(e) Allman, On the Anatomy of Actæon (Ann. of Nat. Hist., 1845, t. XVI, p. 147, pl. 6).
— Souleyet, Voyage de la Bonite, MOLLUSQUES, pl. 24 D), fig. 7 et 8.

gers (1). Chez les Hyales et les autres Ptéropodes conchylifères, on ne voit rien de semblable.

Chez les Ptéropodes nus, la bouche se prolonge souvent en forme de trompe rétractile (2) ; et non-seulement elle est armée d'un appareil lingual fort complexe et semblable à celui des Gastéropodes, mais parfois aussi elle est garnie d'organes pré-

Armature
buccale.

(1) Chez les Clios, la bouche est entourée d'un certain nombre de petits appendices coniques et rétractiles dans un repli cutané que Pallas a comparé à un prépuce (a) ; ce ne sont pas des tentacules labiaux ordinaires, comme le supposait Cuvier (b), car le professeur Eschricht (de Copenhague) a trouvé que leur surface est garnie de ventouses microscopiques, et par conséquent on peut les considérer comme analogues aux bras des Céphalopodes (c). Chez le *Clio borealis*, il y a trois paires de ces organes, et chez le *Clio longicaudatus* deux paires seulement, mais ils sont plus développés (d).

Chez les Pneumodermes, on voit également sur les côtés de la bouche un appareil préhensile de ce genre. Il se compose de deux appendices membraneux et tentaculiformes, portant une douzaine de ventouses pédonculées. (e) Ce mode d'organisation existe aussi dans le genre *Spongiobranchia* d'Alc. d'Orbigny (f). Dans le genre *Euribia*, on trouve, sur les côtés de la bouche, des appendices analogues, mais qui paraissent être dépourvus de suçoirs (g).

(2) La trompe est très grande et fort charnue chez les Pneumodermes (h) et les Spongiobranches (i) ; mais chez les Clios cet organe manque, et la bouche n'est pas protractile.

Chez les Hyales, cette ouverture est située au fond de l'échancrure qui sépare en avant les deux nageoires, et ses bords sont à peine saillants (j). Les Cléodores et les Cuviéries sont également dépourvus de trompe.

Il en est de même chez les Cymbulies, mais leur lèvre supérieure se prolonge en forme de voile plissé (k).

(a) Pallas, *Spicilegia Zoologica*, x, p. 28.
(b) Cuvier, *Mém. sur le Clio borealis*, p. 5 (*Ann. du Muséum*, 1802, t. I).
(c) Eschricht, *Anatomische Untersuchungen über die* Clio borealis, 1838, p. 7 et suiv., pl. 11, fig. 12 et 13.
— Souleyet, *Voyage de la Bonite*, MOLLUSQUES, pl. 15 bis, fig. 5 et 6.
(d) Souleyet, *Op. cit.*, t. II, p. 279, pl. 14, fig. 20.
(e) A. d'Orbigny, *Voyage dans l'Amérique mérid.*, t. V, MOLL., p. 129, pl. 9, fig. 10 et 11.
— Van Beneden, *Exerc. zootom.*, pl. 47, et *Mém. de l'Acad. de Brux.*, t. XI, pl. 3, fig. 1 et 2.
(f) D'Orbigny, *Untersuchungen über Pteropoden*, pl. IV, fig. 10.
(g) Souleyet, *Op. cit.*, pl. 9, fig. 1 à 6.
(h) Souleyet, *Op. cit.*, t. II, p. 245, pl. 15, fig. 1 et 3.
(i) D'Orbigny, *Op. cit.*, pl. 14, fig. 12.
(j) Gegenbauer, *Voyage dans l'Amérique méridionale*, MOLLUSQUES, pl. 9, fig. 1.
(k) Van Beneden, *Mém. sur la Cymbulie de Péron*, p. 15, pl. 1, fig. 3 (*Exercices zootomiques*, et *Mém. de l'Acad. de Bruxelles*, t. XII).
— Souleyet, *Op. cit.*, t. II, p. 232, pl. 15 bis, fig. 20, 21.

hensiles latéro-supérieurs fort grands qui sont comparables aux mâchoires de ces derniers Mollusques. Chez les Ptéropodes nus, la masse linguale est petite, son armature est moins compliquée (1), et il n'y a que des rudiments de mâchoires (2).

(1) L'appareil lingual des Ptéropodes est disposé à peu près comme celui des Gastéropodes. Ainsi, chez le Clio boréal, la râpe se compose d'une série longitudinale de pièces rachidiennes mousses et d'un grand nombre de crochets qui forment de chaque côté de celles-ci vingt séries transversales (a).

Chez les Hyales (b) et les Lymacines (c), l'appareil lingual est peu volumineux et ne se compose que de trois rangées longitudinales de pièces cornées, consistant en un crochet médian et une paire de crochets latéraux. Chez les Hyales, ces dents sont disposées sur huit ou dix rangées transversales. Chez le *Cleodora triphyllis*, il n'y a que cinq rangées transversales de dents (d).

(2) Les mâchoires des Ptéropodes diffèrent beaucoup de celles des Gastéropodes. Ainsi chez les Clios ces organes consistent en une paire de tubercules charnus qui sont logés dans une gaîne membraneuse en forme de cæcum, et qui portent une série d'appendices cornés disposés en faisceau ou comme les dents d'un peigne (e).

Chez les Pneumodermes, cette partie de l'appareil buccal est encore plus remarquable. De chaque côté de la masse linguale se trouve un grand appendice cylindrique qui se dirige en arrière, au-dessous de la masse viscérale, se termine en cul-de-sac, et renferme dans son intérieur un tube cartilagineux de même forme, qui est hérissé de crochets, et qui est susceptible de se dérouler au dehors, ou de rentrer dans sa gaîne par le jeu de différentes fibres musculaires logées dans celle-ci (f).

Chez les Cliopsis, qui du reste ressemblent extrêmement aux Clios, il y a trois mâchoires hérissées de pointes (g).

Enfin, chez les Hyales, les Cléodores et les Cymbulies, les mâchoires sont représentées par deux séries de petites

(a) Eschricht, *Op. cit.*, pl. 3, fig. 22.
— Lovén, *Op. cit.* pl. 3 (*Ofversigt af K. Vetenskaps-Akad. Förhandlingar.*, 1847).
— Troschel, *Das Gebiss der Schnecken*, pl. 3, fig. 8.
(b) Lovén, *Op. cit.*, pl. 3 (*Revue des travaux de l'Académie de Stockholm*, 1847).
— Souleyet, *Op. cit.*, pl. 9, fig. 9 et 10.
— Troschel, *Das Gebiss der Schnecken*, pl. 2, fig. 17.
(c) Lovén, *loc. cit.*, pl. 3.
— Troschel, *Op. cit.*, pl. 2, fig. 15.
(d) Troschel, *Op. cit.*, p. 51.
(e) Eschricht, *Op. cit.*, pl. 3, fig. 20, 21 a.
— Souleyet, *Op. cit.*, pl. 15 bis, fig. 10 et 11.
(f) Van Beneden, *Recherches sur le Pneumodermon violaceum* (*Exercices zootomiques*, p. 47, pl. 1, fig. 5, et *Mém. de l'Acad. de Bruxelles*, t. XI).
— Souleyet, *Op. cit.*, t. II, p. 262, pl. 14, fig. 13, et pl. 15, fig. 17, 18, 19 et 20.
— Gegenbaur, *Untersuchungen über Pteropoden*, pl. 10, fig. 10.
(g) Troschel, *Beiträge zur Kenntniss der Pteropoden* (*Archiv für Naturgeschichte*, 1854, t. I, p. 222, pl. 10, fig. 10).

Enfin, chez ces derniers, les organes salivaires manquent complétement ou n'existent qu'à l'état rudimentaire, tandis que chez les Ptéropodes nus, ils sont en général très volumineux, et consistent en une paire de longs cæcums à parois glandulaires (1).

L'estomac est d'une structure fort simple chez les Clios et les autres Ptéropodes sans coquille ; il ne consiste qu'en une poche membraneuse aux parois de laquelle le tissu hépatique adhère directement, ainsi que nous l'avons vu chez les Mollusques Acéphales (2). Chez les Ptéropodes conchylifères, cette

plaques cornées qui sont très petites et difficiles à apercevoir ; aussi ont-elles échappé à l'attention de la plupart des zoologistes (a). Mais M. Troschel en a constaté l'existence (b). Chez les Tiedemannies, il ne paraît y avoir aucune pièce dure dans la cavité buccale (c).

(1) Les glandes salivaires des Clios consistent en une paire de cæcums glandulaires qui descendent sur les côtés de l'œsophage et se renflent un peu vers le fond (d). Chez les Pneumodermes, leur disposition est à peu près la même, si ce n'est qu'on remarque une petite dilatation en forme de vésicule sur le trajet de leur canal excréteur (e).

Chez les Euribies, ces organes sont simples et plus courts (f).

Chez les Hyales, les glandules salivaires sont rudimentaires et ne consistent qu'en une paire de petits corps globuleux, situés derrière la cavité buccale, et s'ouvrant dans celle-ci par des canaux excréteurs filiformes (g). Il en est à peu près de même chez les Cuviéries.

Chez les Cymbulies, ces organes manquent complétement (h) ou sont tout au moins réduits à de simples vestiges (i). On n'en a pas trouvé de traces chez les Tiedemannies (j).

(2) Chez les Pneumodermes, l'œsophage est long et cylindrique. L'estomac, qui y fait suite, a la forme d'une

(a) Souleyet, *Voyage de la Bonite*, t. II, p. 59.
(b) Troschel, *Op. cit. (Archiv für Naturgeschichte,* 1854, t. I, p. 199 et suiv.). — *Das Gebiss der Schnecken*, p. 56 et suiv., pl. 3, fig. 4 et 5.
(c) Van Beneden, *Mém. sur un nouveau genre de Mollusques voisins des Cymbulies*, p. 26 (*Mém. de l'Acad. de Bruxelles*, t. XII).
(d) Cuvier, *Mém. sur le Clio (Ann. du Muséum,* 1802, t. I, pl. 17, fig. 4, et *Mém. pour servir à l'histoire des Mollusques).* — Souleyet, *Op. cit.,* pl. 15 bis, fig. 8 et 9.
(e) Cuvier, *Mém. sur l'Hyale, etc.,* p. 9, pl. B, fig. 8 (*Ann. du Muséum,* t. IV, 1804, et *Mém. pour servir à l'histoire des Mollusques).* — Van Beneden, *Op. cit. (Mém. de l'Acad. de Bruxelles,* t. XI, pl. 1, fig. 4).
(f) Souleyet, *Op. cit.,* pl. 15, fig. 17.
(g) Idem., *ibid.,* pl. 15, fig. 4.
(h) Van Beneden, *ibid.,* t. II, p. 144, pl. 9, fig. 8 s.
(i) Souleyet, *Mém. sur la Cymbulie de Péron,* p. 17 (*Mém. de l'Acad. de Bruxelles,* t. XII).
(j) Van Beneden, *Op. cit.,* t. II, p. 234.
Mém. sur un nouveau genre de Mollusques voisins des Cymbulies, p. 27.

V.

portion du tube digestif est au contraire divisée en deux ou plusieurs chambres, et un de ces estomacs est armé intérieurement de plaques cornées dentiformes, de façon à remplir les fonctions d'un gésier masticateur. Enfin, le foie constitue un organe glandulaire distinct et d'un volume considérable, qui est séparé du tube alimentaire et y verse la bile par un canal particulier. Il est aussi à noter que l'anus se trouve sur le côté du corps, vers sa partie antérieure, à droite chez les Ptéropodes nus, et à gauche chez la plupart des Ptéropodes conchylifères (1).

Foie.

Anus.

grande poche oblongue; il se termine en cul-de-sac, et communique avec l'intestin par une ouverture pylorique située à droite, assez près du cardia ; les follicules hépatiques le recouvrent extérieurement et y débouchent par un grand nombre de cæcums à large orifice, à peu près comme chez les Acéphales. L'intestin est très court, et l'anus se trouve à droite, près du bord postérieur de la nageoire cervicale (a). La disposition de ces parties est à peu près la même chez les Clios (b).

Chez l'Euribie, l'estomac est également enveloppé par la substance du foie, et se prolonge au-dessous du pylore en un grand cul-de-sac, mais il présente du côté droit une dépression dans laquelle un corps dur et jaunâtre a été trouvé enchâssé. L'intestin est beaucoup plus long que dans les genres précédents, et décrit quelques cir-

convolutions autour de la masse hépatique, avant de remonter à côté de l'œsophage, et de gagner l'anus, qui se trouve à droite, près de la base des nageoires (c).

(1) Chez l'Hyale, l'œsophage se dilate inférieurement en une espèce de jabot plissé longitudinalement, qui se continue avec une portion plus musculaire du tube digestif (d), que l'on désigne généralement sous le nom de gésier, à raison de son armature. En effet, ses parois sont revêtues de quatre plaques cornées et jaunâtres, dont la surface libre est hérissée de deux ou trois côtes saillantes (e). Le pylore, qui en occupe l'extrémité inférieure, communique avec un cæcum grêle et allongé, à l'ouverture duquel viennent aboutir les canaux biliaires. M. Van Beneden a considéré cet organe comme une dépendance de l'estomac (f), et

(a) Cuvier, *Mém. sur le Clio* (*Ann. du Muséum*, t. I, pl. 17, fig. A).
(b) Cuvier, *Mém. concernant l'animal de l'Hyale*, etc., p. 8, pl. 4 B, fig. 7 (*Ann. du Muséum*, t. IV).
— Souleyet, *Voyage de la Bonite*, Zool., t. II, p. 262, pl. 15, fig. 13 et 17.
(c) Idem., *ibid.*, t. II, p. 246, pl. 15, fig. 4.
(d) Cuvier, *Mém. concernant l'animal de l'Hyale*, etc., p. 8, pl. A, fig. 6 et 7.
(e) Blainville, art. HYALE (*Dictionnaire des sciences naturelles*, 1821, t. XXII, p. 73).
— Van Beneden, *Mém. sur l'anatomie des genres Hyale, Cléodore et Cuviérie*, p. 38, pl. 3, fig. 2, 3 (*Exercices zootomiques*).
— Souleyet, *Op. cit.*, t. II, p. 112, pl. 9, fig. 7, 11, 14, etc.
(f) Van Beneden, *Mém. sur l'anatomie des genres Hyale*, etc., p. 38.

§ 19. — En général, dans la classe des CÉPHALOPODES, la préhension des aliments est effectuée par l'action des organes locomoteurs dont la bouche est entourée et par le jeu des parties dures dont cet orifice est armé.

Chez le Nautile, les divers appendices céphaliques ne paraissent pas être susceptibles de remplir des fonctions de ce genre; mais chez les Poulpes, les Sèches, les Calmars et les autres Céphalopodes dibranchiaux, les bras qui naissent de la partie antérieure de la tête sont des organes de préhension très puissants (1); nous en étudierons la structure lorsque nous nous

Appareil digestif des Céphalopodes.

Organes préhenseurs.

Souleyet la décrit sous le nom de *vésicule biliaire* (a). Le foie est volumineux et de couleur verdâtre; il est divisé en deux lobes, et se compose d'une multitude de petits cæcums qui ont l'apparence de granules. Enfin, l'intestin contourne cette glande, puis remonte à côté de l'œsophage, et va déboucher au dehors sous le bord du manteau, à la face inférieure du corps du côté gauche (b).

L'appareil digestif des Cléodores ne diffère pas notablement de celui des Hyales (c). Chez les Cuviéries (d), les Cymbulies (e) et les Tiedemannies (f), on trouve la même armature stomacale, et l'anus est placé également du côté gauche; mais dans le genre Limacine, où le gésier est conformé de même, on trouve, un peu plus en arrière, une troisième dilatation stomacale, et l'anus est placé à droite, comme

chez les Ptéropodes nus (g). Chez le *Creseis acicula*, l'estomac est simple et inerme, mais se prolonge postérieurement en un long cæcum grêle et cylindrique (h).

(1) Les Poulpes sont carnassiers et très voraces; ils se nourrissent principalement de Crustacés et de Poissons, et les pêcheurs des côtes de la Manche les considèrent comme l'ennemi le plus redoutable pour les Homards. Leur puissance musculaire est très grande, et leurs nombreuses ventouses adhèrent si fortement aux corps sur lesquels elles s'appliquent, qu'il est fort difficile de s'en débarrasser. Dans nos mers, ces Mollusques sont d'assez grande taille, et leurs bras ont souvent près d'un mètre d'envergure; mais dans l'océan Pacifique il en existe qui sont beaucoup plus grands et plus puissants. Ainsi, pendant le

(a) Souleyet, *Voyage de la Bonite*, Zool., t. II, p. 114.
(b) Gegenbauer, *Untersuchungen über Pteropoden*, pl. 1, fig. 1.
(c) Van Beneden, *Op. cit.*, pl. 4 A, fig. 5.
— Souleyet, *Op. cit.*, t II, p. 113, pl. 10, fig. 4, 9, 44; pl. 11, fig. 3, etc.
(d) Van Beneden, *Op. cit.*, pl. 4 B, fig. 3.
— Souleyet, *Op. cit.*, t. II, p. 114 et suiv., pl. 12, fig. 16, 23 et 29.
(e) Van Beneden, *Mém. sur la Cymbulie*, pl. 1, fig. 3.
(f) Idem., *Mém. sur un nouveau genre de Mollusques voisins des Cymbulies*, p. 26, pl. 2, fig. 1.
(g) Idem., *Mém. sur le Limacina arctica*, p. 55, pl. 5, fig. 5, 6 et 7.
(h) Gegenbauer, *Op. cit.*, pl. 2, fig. 1.

occuperons de l'appareil locomoteur des Mollusques, et je me bornerai à dire en ce moment que par l'action des faisceaux musculaires dont ils sont pourvus, ils peuvent non-seulement s'étendre ou se raccourcir, mais s'enrouler autour des corps étrangers avec beaucoup de force, et qu'ils ont la faculté d'y adhérer à l'aide d'un système de ventouses dont leur face interne est garnie ; disposition qui a fait donner à ces Animaux le nom de *Céphalopodes acétabulifères*. Chez les Poulpes, il existe huit de ces appendices préhensiles, dont la longueur est très considérable ; mais chez les Sèches, les Calmars et les autres genres de la même famille, on en trouve dix (1), dont deux diffèrent des autres par leur forme, et semblent être surajoutés à la couronne tentaculaire ordinaire (2).

premier voyage de Cook dans ces parages, Banks et Solander trouvèrent la carcasse d'un Poulpe gigantesque qui, à en juger par les débris conservés dans le musée Huntérien à Londres, devait avoir environ 4 mètres d'envergure (a). Les natifs des îles polynésiennes qui font la pêche en plongeant au fond de la mer, redoutent extrêmement ces Céphalopodes, et leurs craintes ne sont pas mal fondées ; mais quelques écrivains ont singulièrement exagéré la force et la taille de ces animaux (b).

(1) De là la division des Céphalopodes dibranchiaux en deux sections : 1° les *Octopodes*, comprenant les Poulpes, le Élédons et les Argonautes ; 2° les *Décapodes*, comprenant la famille des Sèches, la famille des Teuthides (genres Calmar ou *Loligo*, Sépioteuthe, Onychoteuthe, *Rossia*, *Sepiola*, *Loligopsis*, etc.), les Spirule et les Bélemnites.

(2) C'est chez les Poulpes que l'appareil brachial présente le mode d'organisation le plus simple. Il se compose de quatre paires d'appendices coniques très allongés, qui sont insérés en cercle sur la partie antérieure de la tête, autour de la bouche, et qui ont tous la même forme. Chacun de ces organes présente vers l'axe un canal longitudinal qui renferme un gros nerf et qui est entouré de fibres musculaires disposées radiairement ; d'autres faisceaux charnus qui en occupent la base s'élargissent et s'entrecroisent de façon à se réunir et à constituer une sorte d'entonnoir contractile qui entoure l'appareil buccal, et s'insère postérieurement sur la charpente solide de la tête, formée par un cartilage annulaire (c). La peau qui revêt

(a) Owen, art. CEPHALOPODA (Todd's *Cyclop. of Anat. and Phys.*, t. I, p. 529).
(b) Denis de Montfort, *Histoire naturelle des Mollusques*, t. I, p. 256 et suiv.
(c) Cuvier, *Mém. sur les Céphalopodes et leur anatomie*, p. 10, pl. 1, fig. 1, 2 ; pl. 2, fig. 1 (*Mém. pour servir à l'histoire et à l'anatomie des Mollusques*, 1817).

La bouche, située au centre de l'appareil brachial, est entourée d'une lèvre membraneuse circulaire à bord plus ou moins

ces prolongements céphaliques constitue à leur base une série de palmures plus ou moins grandes, et chez quelques animaux de cette famille, le *Cirroteuthis* de M. Eschricht (*a*), ou *Sciadephorus* (*b*), par exemple, transforme de la sorte tout ce système appendiculaire en un vaste entonnoir ou ombrelle péristomienne. Les ventouses occupent la face interne des bras dans toute leur longueur. Chez les Poulpes proprement dits, elles sont disposées sur deux rangées, excepté dans le voisinage de la bouche, où les rangées longitudinales sont simples (*c*); mais dans une autre division de la même famille, le genre Élédon, elles ne forment partout qu'une seule série (*d*). Ces organes ont à peu près la forme d'une cupule semi-sphérique, de la convexité de laquelle des faisceaux musculaires s'étendent vers les parties adjacentes du bras; en dedans on y distingue un disque concave qui est garni de plis radiaires renfermant des faisceaux musculaires, et qui est percé au centre par l'ouverture d'une fossette, au fond de laquelle s'élève une sorte de caroncule en forme de tampon (*e*). Ce tubercule central est susceptible de s'avancer de façon à remplir le trou du disque, ou

à se retirer en arrière, de manière à agrandir la capacité de la fossette qui le renferme, et par conséquent la ventouse peut s'appliquer à plat sur un corps étranger, puis, par la rétraction de l'espèce de piston ainsi constitué, produire dans la partie centrale du disque un vide, en raison duquel celui-ci adhère avec force à la surface sous-jacente.

Il est aussi à noter que le Poulpe peut à volonté mettre ses ventouses en jeu, ou faire cesser l'espèce de succion à l'aide de laquelle ces organes se fixent aux corps étrangers. Chez le Poulpe commun, on compte à peu près deux cent quarante ventouses sur chaque bras, et par conséquent leur nombre total s'élève à environ mille.

Chez les Sèches, il y a, outre les huit bras qui sont disposés à peu près comme ceux des Poulpes, mais qui sont plus courts et garnis de quatre rangées de ventouses, une paire d'appendices dont le mode d'insertion est un peu différent. Ces bras complémentaires naissent du cartilage céphalique en dedans et en avant des précédents, et traversent une cavité séreuse pour arriver au dehors, entre les bras ordinaires de

---

(a) Eschricht, *Cirroteuthis Mülleri, eine neue Gattung der Cephalopoden bildend* (*Nova Acta Acad. nat. curios.*, t. XVIII, pl. 46 et 47).

(b) J. T. Reinhardt og V. Prosch, *Om Sciadephorus Mülleri* (*Mém. de l'Acad. de Copenhague*, 1846, t. XII, pl. 1).

(c) Needham, *Nouvelles découvertes faites avec le microscope*, trad. par Tremblay, chap. II, p. 25 et suiv., pl. 1. — Savigny, *Égypte*, MOLLUSQUES CÉPHALOPODES, pl. 1, fig. 1 (ou *Atlas du Règne animal de Cuvier*, MOLLUSQUES, pl. 1, fig. 1).

(d) Voyez Férussac, *Histoire des Mollusques Cryptodibranches*, genre *Élédon*, pl. 1 et 2, ou *Règne animal* de Cuvier, MOLLUSQUES, pl. 2, fig. 1.

(e) Savigny, *loc. cit.*, pl. 1, fig. 1 W (ou *Règne animal* de Cuvier, MOLLUSQUES, pl. 1, fig. 1 g, 1 h).

frangé, qui est garnie intérieurement d'un muscle sphincter et de fibres charnues rétractrices, disposées radiairement (1). En se dilatant, ce voile complexe laisse à découvert un appa-

la troisième et quatrième paire, à l'intérieur de la couronne formée par ces organes. Ils sont beaucoup plus longs que ceux-ci et très rétractiles; dans la plus grande partie de leur étendue, ils sont grêles, cylindriques et inermes; mais vers le bout ils sont élargis et garnis de ventouses. J'ajouterai que les suçoirs des Sèches sont pédiculés et plus mobiles que ceux des Poulpes; on y remarque également une petite bordure denticulée, et souvent ils varient beaucoup entre eux, sous le rapport de la grandeur (a).

Dans la famille des Calmariens, ou Teuthides, la disposition générale de l'appareil brachial est à peu près la même que chez les Sèches; mais les bras complémentaires acquièrent quelquefois une longueur excessive, par exemple, chez le *Loligopsis Veranii* (b), et il existe souvent des particularités remarquables dans l'armature de ces appendices. Ainsi, chez les Calmars, les ventouses sont pourvues d'un disque annulaire cartilagineux dont le bord antérieur se

prolonge de façon à constituer une série de crochets aigus (c), et chez les Onychoteuthes ces appendices prennent la forme de grosses griffes rétractiles (d). Il est aussi à noter que chez ces derniers Céphalopodes, les deux longs bras adhèrent entre eux à l'aide d'un groupe de ventouses ordinaires, situées à la partie postérieure de la portion terminale ou spatuliforme, qui est armée de crochets, et ces organes constituent ainsi une espèce de pince protractile (e).

Les Bélemnites, qui n'existent plus à l'époque actuelle, mais qui vivaient en grand nombre dans les mers des périodes secondaires, avaient aussi les bras armés de crochets très puissants, ainsi que M. Owen a pu le constater par l'étude des fossiles (f).

(1) Le voile labial des Céphalopodes est double. Chez le Poulpe, il est peu développé et d'une structure assez simple (g); mais chez d'autres Mollusques de cette classe il se complique à divers degrés. Ainsi, chez les Calmars, la lèvre interne est frangée et entourée par une lèvre externe qui se

(a) Voyez l'*Atlas du Règne animal* de Cuvier, MOLLUSQUES, pl. 4, fig. 2, 2 a, 2 b, 2 c.
(b) Férussac, *Histoire des Mollusques Cryptodibranches*, genre *Calmaret*, pl. 2.
— Voyez aussi le *Règne animal* de Cuvier, MOLLUSQUES, pl. 6, fig. 1.
(c) Lesueur, *Descript. of Several New Species Cuttle-fish (Journ. of the Acad. of Philad.*, 1820, t. II, pl. 8, fig. d).
— Férussac, *Op. cit.*, genre *Calmar*, pl. 3, fig. 8; pl. 11, fig. 4 a, 1 b, etc.
— Delle Chiaje, *Descriz. e notomia degli Animali invertebr.*, pl. 10, fig. 6, 7.
(d) Lesueur, *Op. cit. (Journ. of the Acad. of Philad.*, 1821, t. II, p. 13, pl. 9, fig. d, e).
— Férussac, *Op. cit.*, genre *Onychoteuthe*, pl. 1, fig. 1, 2 b, 1 b², 1 b³; pl. 1, fig. 1, 3, 4, etc.
— Deshayes, *Atlas du Règne animal* de Cuvier, MOLLUSQUES, pl. 3, fig. 1, 1 a, 1 b.
(e) Owen, art. CEPHALOPODA (Todd's *Cyclopædia of Anatomy and Physiology*, t. I, p. 520, fig. 215).
(f) Owen, *A Description of certain Belemnites preserved with a great Proportion of their soft Parts in the Oxford-clay* (Philos. *Trans.*, 1844, p. 73, pl. 3, 4, 5 et 6).
(g) Cuvier, *Mém. sur les Céphalopodes*, pl. 3, fig. 3, 4, 5.

reil·maxillaire très puissant, qui se compose de deux mandibules impaires et médianes, de consistance cornée, dont l'aspect est fort semblable à celui d'un bec de Perroquet. Ces organes sécateurs sont portés sur une masse charnue de forme sphéroïdale, et se composent chacun de deux lames solides convexes et concentriques qui sont écartées entre elles postérieurement pour loger leurs muscles moteurs, mais se confondent antérieurement en un bord tranchant dont la partie médiane se prolonge

prolonge en pointe vers la base de chacun des huit bras ordinaires (a), et porte quelquefois de petites ventouses assez bien constituées (b).

Chez les Sépioteuthes, la lèvre interne est épaisse et plissée; elle paraît papilleuse, et elle est entourée de deux autres replis labiaux dont l'externe se prolonge en huit points, comme chez les Calmars, mais ces appendices ne sont pas libres au bout et sont fixés entre la base des bras; chez quelques espèces, on y aperçoit aussi de petites ventouses (c). Chez les Onychoteuthes la lèvre externe est quelquefois très développée et l'interne épaisse (d). Chez les Loligopsis, la lèvre externe s'étend beaucoup (e). Enfin, chez la Sèche, il y a une lèvre interne frangée

et une lèvre externe à huit divisions; mais celle-ci est inerme (f).

Chez les Nautiles, l'appareil labial est beaucoup plus développé que chez les Céphalopodes dibranchiaux. Au-devant des mandibules se trouve d'abord une lèvre intérieure circulaire et à bord frangé; puis, plus en dehors, une couronne labiale extérieure, composée de quatre grands lobes, dont le bord est garni d'une série d'appendices cylindro-coniques, qui sont rétractiles (g). Ces tentacules ou cirres ont la même structure que ceux dont la tête est entourée, et M. Valenciennes les considère comme les représentants des ventouses dont sont pourvus les Céphalopodes dibranchiaux (h).

(a) Voyez Lesueur, Op. cit., pl. 8, fig. c.
— Férussac, Op. cit., genre Calmar, pl. 5, fig. 4.
(b) Milne Edwards, Voyage en Sicile, t. I, pl. 18 et 19.
(c) Exemple : Loligo Pealeii (voy. Férussac, Op. cit., genre Calmar, pl. 11, fig. 3).
— Exemple : le Sépioteuthe de Maurice (voy. Quoy et Gaimard, Voyage de l'Astrolabe, MOL-LUSQUES, pl. 4, fig. 3).
(d) Voyez Férussac, Op. cit., genre Onychoteuthe, pl. 3 bis, fig. 4 ; pl. 4, fig. 3, etc.
— Quoy et Gaimard, Op. cit., pl. 5, fig. 17, et Atlas du Règne animal de Cuvier, MOLLUSQUES, pl. 3, fig. A.
(e) Verany, Mollusques méditerranéens, t. I, pl. 39.
(f) Voyez Férussac, Op. cit., genre Sèche, pl. 3 bis, fig. 3.
— Quoy et Gaimard, Op. cit., pl. 1, fig. 3 et 13; pl. 2, fig. 3, 6.
(g) Owen, Mem. on the Pearly Nautilus. — Sur l'Animal du Nautile (Ann. des sciences nat., 1833, t. XXVIII, p. 100, pl. 2, fig. 1).
(h) Valenciennes, Recherches sur le Nautile flambé (Archives du Muséum, t. II, p. 276, pl. 11, fig. 1).
Voyez aussi à ce sujet : Owen, On the Structure and Homology of the Cephalic Tentacles in the Pearly Nautilus (Ann. of Nat. Hist., 1843, t. XII, p. 305).

en manière de crochet (1). Ils se meuvent verticalement et se rapprochent par leur bord tranchant comme des ciseaux courbes, mais ils agissent surtout en déchirant la proie à l'aide de leur crochet terminal.

Langue.

Enfin l'armature de la bouche est complétée par une râpe linguale fort semblable à celle que nous avons vue chez la plupart des Gastéropodes, et portée sur une masse charnue d'un volume considérable. Au-devant de cet organe on remarque aussi des papilles charnues qui paraissent constituer un instrument de dégustation, et le fond de la cavité pharyngienne, qui loge toutes ces parties, est garni latéralement de papilles qui sont tantôt molles, d'autres fois dures et spiniformes (2).

---

(1) Chacune de ces mandibules ressemble à un fer à cheval concave, ou plutôt à une demi-cuiller dont le bec serait crochu et le bord postérieur échancré au milieu. La lame interne se prolonge plus loin en arrière que la lame externe, mais celle-ci est plus large postérieurement (a). La forme de ces organes varie un peu suivant les espèces; mais, en général, le crochet de la mandibule inférieure s'avance beaucoup au-devant de celui de la mandibule supérieure.

La conformation des mandibules est la même chez le Nautile. Dans l'exemplaire disséqué par M. Owen, le bord libre de ces organes était recouvert d'un dépôt calcaire (b); mais, dans

celui décrit par M. Valenciennes, rien de semblable ne se remarquait (c).

(2) La râpe linguale du Calmar a été assez bien représentée par Needham (d). Celles du Poulpe et de la Sèche ont été mieux figurées par Savigny (e), et Poli a étudié avec soin cette partie de l'appareil digestif chez l'Argonaute (f). Enfin M. Lovén a fait connaître avec plus de précision la forme des crochets constitutifs de cette armature chez l'Élédon, la Sépiole et le Calmar (g); mais pour la disposition générale des diverses parties de la cavité buccale, je renverrai de préférence à une figure faite d'après l'Onychoteuthe par M. Owen (h).

La langue de ce Mollusque, consi-

(a) Swammerdam, *Biblia Naturæ*, t. II, pl. 50, fig. 11.
— Cuvier, *Mém. sur les Céphalopodes*, pl. 3, fig. 6 (*Mém. sur les Mollusques*, 1817).
— Savigny, *Op. cit.* pl. 1, fig. 1⁴, 1⁵, fig. 3², 3³, 3⁴.
— Delle Chiaje, *Op. cit.*, pl. 10, fig. 9.
(b) Owen, *Sur le Nautile* (*Ann. des sciences nat.*, t. XXVIII, p. 110, pl. 4, fig. 2-4).
(c) Valenciennes, *Recherches sur le Nautile*, p. 280, pl. 8, fig. 3, et pl. 11, fig. 1 et 2.
(d) Needham, *Nouvelles découvertes faites avec le microscope*, pl. 3, fig. 1.
(e) Savigny, *Égypte*, MOLLUSQUES CÉPHALOPODES, pl. 1, fig. 1 c, 3 c, 3⁵, etc.
(f) Poli, *Testacea utriusque Siciliæ*, t. III, pl. 42, fig. 5-9.
(g) Lovén, *Op. cit.* (*Ofversigt of Vetenskaps-Akademiens Förhandlingar*, 1846, p. 188, pl. 3).
(h) Owen, art. CÉPHALOPODA (Todd's *Cyclopædia of Anat. and Physiol.*, t. I, p. 532, fig. 21).

§ 20. — L'appareil salivaire n'est que rudimentaire chez le Nautile, mais chez la plupart des Céphalopodes dibranchiaux il est très développé, et ressemble beaucoup à ce que nous avons déjà vu chez les Gastéropodes. Il se compose de deux paires de glandes dont l'une est logée dans la tête et appliquée contre la partie latérale et postérieure de la masse buccale, tandis que l'autre est située beaucoup plus loin en arrière, et se trouve à la partie antérieure de la cavité abdominale, sur les côtés de l'œsophage. Les glandes salivaires antérieures sont multilobulées et s'ouvrent isolément à l'entrée de l'œsophage ; celles de la seconde paire donnent naissance à un conduit excréteur commun très long qui débouche à la base de la langue (1).

dérée dans son ensemble, forme une masse ovalaire qui occupe la totalité de l'espace compris entre les deux branches de la mâchoire inférieure. Sa portion antérieure constitue une sorte de caroncule charnue dont la surface est garnie de papilles et présente des orifices de cryptes muqueux. La portion moyenne de la langue porte la râpe, qui est ployée à angle droit et composée de crochets cornés dirigés en arrière. Enfin sa portion postérieure est papilleuse et logée entre deux replis de la membrane pharyngienne dont la surface est armée de crochets épidermiques. La râpe se compose ordinairement d'une dent médiane et de trois paires de crochets latéraux par rangée transversale (a).

La disposition de l'appareil lingual est à peu près la même chez le Nautile, si ce n'est que la caroncule antérieure est plus développée et divisée en trois lobes médians (b). La râpe descend dans un cul-de-sac où se trouve un organe qui paraît être chargé de reproduire les dents spiniformes (c), ainsi que nous l'avons déjà vu chez les Gastéropodes. Les papilles de la portion postérieure de la langue sont molles, larges et épaisses. Enfin, sur les côtés, on voit deux appendices charnus très larges, dont la surface est également papilleuse et présente au milieu une ouverture salivaire.

(1) Chez le Poulpe, les glandes salivaires antérieures ou pharyngiennes sont divisées très irrégulièrement en plusieurs lobes. Celles de la seconde paire sont beaucoup plus grosses, et, quoique subdivisées en lobules, sont concentrées de façon à former deux masses à peu près ovalaires et à surface presque lisse (d). Ces organes se composent d'une réunion

(a) Lovén, Op. cit. (Ofversigt of Vetenskaps-Akademiens Förhandlingar, 1847, pl. 3).
(b) Owen, Op. cit. (Ann. des sciences nat., t. XXVIII, pl. 4, fig. 7).
— Valenciennes, Op. cit., pl. 1a, fig. 3 et 4.
(c) Idem., Op. cit., pl. 10, fig. 4.
(d) Cuvier, Mém. sur les Céphalopodes, pl. 3, fig. 3.
— Milne Edwards, Voyage en Sicile, t. I, pl. 11, et Atlas du Règne animal de Cuvier, Mollusques, pl. 1c.

§ 21. — L'œsophage des Céphalopodes est long et grêle; il présente à l'intérieur beaucoup de plis longitudinaux, et, après avoir traversé le cartilage céphalique, il arrive dans l'abdomen, où il se dilate parfois pour constituer une première poche stomacale ou jabot. Chez les Poulpes et l'Argonaute, cette seconde portion du canal alimentaire, élargie de la sorte, est libre dans la grande cavité péritonéale, qui, ainsi que nous l'avons déjà vu, remplit les fonctions d'un réservoir veineux (1); mais chez les Céphalopodes décapodes elle reste étroite, et elle adhère aux viscères circonvoisins, qui ne laissent entre eux aucun vide dans la région abdominale. Ses parois logent dans leur épaisseur des follicules glandulaires (2). Un second estomac fait

de petits cæcums grêles et disposés en grappe (a).

Chez les Onychoteuthes, les glandes salivaires antérieures ne sont pas simplement accolées à la masse charnue de la bouche, comme chez le Poulpe, mais se prolongent dans l'épaisseur des deux replis de la membrane muqueuse du pharynx, qui se trouvent sur les côtés de la base de la langue (b). Les glandes salivaires de la seconde paire sont en général disposées comme chez le Poulpe; mais ces organes paraissent manquer chez les Loligopsis (c).

Chez le Nautile, l'appareil salivaire ne paraît être représenté que par une paire d'organes glandulaires logés dans l'épaisseur des replis pharyn-

giens, et s'ouvrent dans la bouche par un petit orifice situé au centre de ces appendices charnus (d).

(1) Voyez tome III, page 168.

(2) Chez le Poulpe (e), le jabot commence à peu de distance de la tête, et se dilate brusquement en un grand cul-de-sac dont le fond, dirigé en avant, s'avance parallèlement à l'œsophage et occupe la partie antérieure de la cavité viscérale. En arrière, cet organe se rétrécit graduellement et se continue avec le second estomac dont il est séparé par un sphincter.

La conformation de ces parties est à peu près la même chez l'Argonaute (f).

Il existe aussi un jabot très bien

(a) J. Müller, *De glandularum secernentium structura penitiori*, p. 54, pl. 5, fig. 9.
(b) Owen, art. CEPHALOPODA (Todd's *Cyclopædia of Anat. and Physiol.*, t. I, p. 532, fig. 248).
(c) Owen, *Op. cit.*, p 533.
(d) Owen, *Sur le Nautile* (*Ann. des sciences nat.*, t XXVIII, p. 114).
(e) Cuvier, *Mém. sur les Céphalopodes*, pl. 4, fig. 2.
— Férussac, *Hist. des Mollusques Cryptodibranches*, pl. 13, fig. 9.
— Wagner, *Icones zootomicæ*, pl. 20, fig. 14.
— Milne Edwards, *Atlas du Règne animal de Cuvier*, MOLLUSQUES, pl. 1c.
— J. Carus, *Icones anatomicæ*, pl. 22, fig. 17.
(f) Poli, *Testacea utriusque Siciliæ*, t. III, pl. 43, fig. 1 et 2.
— Van Beneden, *Mém. sur l'Argonaute* (*Exercices zootomiques*, pl. 3, fig. 3)
— J. Carus, *Icones zootomicæ*, pl. 22, fig. 16.

suite à cet organe, et constitue un gésier dont les parois sont en général très charnues et les deux orifices fort rapprochés. La tunique épithélique qui le tapisse est épaisse et offre souvent une consistance presque cartilagineuse (1).

Gésier.

A côté du pylore se trouve l'entrée d'un autre sac, qui est en général étroit, allongé et contourné en spirale, disposition en raison de laquelle Aristote l'a comparé à une coquille de Colimaçon. Les fonctions de cet appendice ne sont pas bien connues. Quelques naturalistes le considèrent comme un organe sécréteur, et l'assimilent au pancréas des Animaux supérieurs ; mais il n'offre aucun des caractères de cette glande et ressemble davantage à un réservoir biliaire, car les conduits hépatiques viennent y déboucher (2).

Appendice pylorique.

développé chez le Nautile, mais cette poche est plus dilatée en arrière qu'en avant, et communique avec le second estomac par un canal étroit (a).

Chez les Calmars et les Sèches, l'œsophage conserve à peu près le même calibre jusque dans la région du cœur, et il n'existe pas de jabot (b).

(1) Chez le Poulpe, ce gésier est de forme ovale et logé dans un compartiment particulier de la grande poche péritonéale, qui sert de réservoir pour le sang veineux et qui est traversé par l'artère aorte (c). Sa surface interne est profondément sillonnée.

Chez la Sèche, cet organe est plus grand, mais ses parois sont moins musculaires (d).

Dans le Nautile, la disposition du gésier est à peu près la même que chez le Poulpe (e).

(2) Chez le Poulpe, l'orifice de sortie du premier estomac conduit presque aussi facilement dans ce cæcum ou dans l'intestin que dans le gésier (f). Cet appendice est logé à gauche et un peu en arrière de ce dernier organe, dans une cavité dépendante du réservoir péritonéal, de sorte qu'il baigne dans le sang veineux, comme le font les deux estomacs (g). C'est un cæcum assez gros et intestiniforme, contourné en spirale et décrivant un tour et demi ; à l'intérieur il est garni d'une double lame saillante longitudinale, et ses parois renferment beaucoup de follicules sécréteurs. Enfin les canaux biliaires rampent dans sa columelle, et s'y ouvrent près de sa pointe, de façon que c'est dans son in-

(a) Owen, *Sur le Nautile* (Ann. des sciences nat., t. XXVIII, pl. 2, fig. 1).
(b) Voyez Carus et Otto, *Tab. Anatom. compar. illustr.*, pars IV, pl. 2.
(c) Milne Edwards, *Op. cit.* (Voyage en Sicile, pl. 15).
(d) Brandt et Ratzeburg, *Medizinische Zoologie*, t. II, pl. 32, fig. 3.
(e) Owen, *Sur le Nautile* (Ann. des sciences nat., t. XVIII, pl. 2, fig. 1).
(f) Cuvier, *Mém. sur les Céphalopodes*, pl. 4, fig. 2 et 3.
— Férussac, *Histoire des Mollusques Cryptodibranches*, genre *Poulpe*, pl. 13, fig. 1.
(g) Milne Edwards, *Voyage en Sicile*, t. 1, pl. 15.

Il est d'ailleurs à noter que, chez la plupart des Céphalopodes, on trouve dans le voisinage de ces derniers canaux un petit organe glandulaire qui est souvent disposé en grappe, et qui semble avoir beaucoup plus d'analogie avec le pancréas (1).

térieur que les matières alimentaires se mêlent à la bile (a). Duvernoy a fait remarquer que cet organe a plus d'analogie avec le duodénum des Vertébrés qu'avec le pancréas de ces Animaux (b); mais il faudrait le comparer plutôt à la vésicule du fiel.

Chez l'Argonaute, l'appendice pylorique est plus large et beaucoup plus court que chez le Poulpe (c); sa disposition est à peu près la même chez les Sèches (d) et les Sépioles, où une grande valvule spirale en divise l'intérieur (e).

Chez les Calmars, cet organe est, au contraire, beaucoup plus long. Dans quelques espèces il est grêle et enroulé en spirale: par exemple, chez le Calmar sagitté (f); mais chez d'autres, tels que le Calmar commun, ou *Loligo todarus*, il constitue un grand sac membraneux et pyriforme, qui offre à peine quelque indice de contourne-

ment et se prolonge jusqu'à l'extrémité postérieure du corps (g). Il est aussi à noter que chez ces Animaux, l'extrémité de la valvule spirale fait office de soupape, et tend à empêcher les aliments de passer directement du gésier dans l'intestin.

Dans le Céphalopode du genre *Loligopsis*, que M. Rathke a décrit sous le nom de *Perothis Eschscholtzii*, cet organe est représenté par une poche arrondie (h). Il en est de même dans le genre *Rossia* (i).

Chez le Nautile, l'appendice pylorique, ou pancréas (Owen), est une poche globulaire appendue au commencement de l'intestin et divisée intérieurement par de larges lames parallèles, froncées transversalement, qui logent dans leur épaisseur des follicules (j). La bile y arrive par un large canal.

(1) Ces glandules, de couleur jau-

(a) Cuvier, *Mém. sur les Céphalopodes*, p. 29, pl. 4, fig. 2.
(b) Duvernoy, *Additions à l'Anatomie comparée* de Cuvier, t. V, p. 45.
(c) Poli, *Testacea utriusque Siciliæ*, t. III, pl. 43, fig. 2.
— Van Beneden, *Op. cit.* (*Exercices zootomiques*, pl. 3, fig. 3).
(d) Swammerdam, *Biblia Naturæ*, t. II, pl. 5, fig. 5.
— Delle Chiaje, *Descrizione e notomia degli Animali senza vertebre della Sicilia citeriore*, pl. 15, fig. 2.
— Brandt et Ratzeburg, *Medizinische-Zoologie*, t. II, pl. 32, fig. 21.
(e) Grant, *On the Anatomy of Sepiola vulgaris* (*Trans. of the Zool. Soc. of London*, t. I, p. 84, pl. 11, fig. 7 et 8).
(f) Cuvier, *Op. cit.*, p. 52.
— Home, *Lectures on Compar. Anat.*, pl. 83.
— Owen, art. *Cephalopoda* (Todd's *Cyclop. of Anat. and Physiol.*, t. I, p. 535, fig. 221).
(g) Monro, *The Structure and Physiology of Fishes*, pl. 42.
— Delle Chiaje, *Descr. e notom. degli Animali invertebrati*, pl. 16, fig. 3.
— Milne Edwards, *Voyage en Sicile*, t. I, pl. 18.
(h) Rathke, *Perothis, ein neues Genus der Cephalopoden* (*Mém. de l'Acad. de Saint-Pétersbourg, Savants étrangers*, 1835, t. II, p. 159, pl. 2, fig. 10 et 12).
— Owen, *Cephalopoda* (Todd's *Cyclop.*, t. I, p. 537, fig. 223).
(i) Owen, voy. *Appendix to Ross's Voyage*, p. XCVI, pl. c, fig. 2 et 3.
(j) Owen, *Sur le Nautile* (*Ann. des sciences nat.*, t. XVIII, p. CXVI, pl. 2, fig. 1 g).

Le foie des Céphalopodes est une glande très volumineuse, de couleur rouge brunâtre, qui occupe presque toute la partie inférieure et antérieure de la cavité abdominale; elle est séparée du tube digestif par une cloison membraneuse et n'est que rarement divisée en lobes (1). — *Foie.*

Enfin l'intestin, qui est court et d'une structure assez simple, se dirige en avant, et va se terminer sur la ligne médiane du corps, vers la partie antérieure de la cavité branchiale, à la base de l'entonnoir, de façon que l'anus se trouve sur le trajet du courant expiratoire, et celui-ci entraîne directement au dehors les matières fécales (2). — *Intestin.*

nâtre, sont très développées dans le genre *Rossia*, où elles constituent une masse arborescente qui naît des deux conduits biliaires, près de l'extrémité postérieure du foie, et recouvre la moitié antérieure de l'estomac et de l'appendice pylorique (*a*). Elles sont assez volumineuses chez le Loligopsis (*b*), et se voient aussi très facilement chez le Calmar (*c*), ainsi que chez les Sépioles, les Onychoteuthes et les Sépioteuthes (*d*). Chez le Poulpe, elles sont représentées par des follicules logés dans l'intérieur de la capsule hépatique (*e*). Hunter fut le premier à les comparer au pancréas des Vertébrés (*f*).

(1) Chez le Poulpe, le foie constitue une grosse masse ovalaire tronquée

postérieurement; deux canaux excréteurs s'en détachent dans le voisinage du pylore, et, après avoir embrassé l'intestin, se réunissent en un seul tronc pour s'engager dans la columelle de l'appendice pylorique en spirale (*g*).

D'après M. Grant, le foie serait quadrilobé chez le *Loligopsis guttata* (*h*). Les deux canaux biliaires se réunissent après leur sortie du foie, chez les Calmars (*i*).

(2) En général, on remarque à l'intérieur de l'intestin deux replis longitudinaux adossés l'un à l'autre et en continuité avec ceux dont l'intérieur de l'appendice pylorique est garni (*j*). La muqueuse de cette portion du tube digestif, ainsi que celle du cæcum

(*a*) Owen, *On Rossia* (*Appendix to* Sir J. Ross's *Voyage*, p. xcvi, pl. 2, fig. 2 et 3).
(*b*) Rathke, *Op. cit.* (*Mém. de l'Acad. de Saint-Pétersbourg, Sav. étrang.*, 1835, t. II, pl. 2).
(*c*) Monro, *Struct. and Anat. of Fishes*, pl. 41, L.
(*d*) Owen, *Cephalopoda* (Todd's *Cyclopædia of Anat. and Physiol.*, t. I, p. 537).
(*e*) H. Müller, *Bau der Cephalopoden* (*Zeitschr. für wissensch. Zool.*, 1852, t. IV, p. 343).
(*f*) *Catalogue of the Physiol. Series of the Hunterian Museum*, n° 775, t. I, p. 229.
— Delle Chiaje, *Descriz. e notom. degli Animali invertebrati della Sicilia citeriore*, pl. 13, fig. 8 et 10.
(*g*) Cuvier, *Mém. sur les Céphalopodes*, pl. 4, fig. 4.
— Férussac, *Histoire naturelle des Mollusques*, pl. 14, fig. 6.
(*h*) Grant, *On the Structure and Characters of the Loligopsis* (*Trans. of the Zoological Society*, t. I, p. 25, pl. 2, fig. 7).
(*i*) Delle Chiaje, *Descriz. e notom. degli Animali invertebrati*, pl. 13, fig. 16.
(*j*) Cuvier, *Op. cit.*, pl. 4, fig. 2.

Résumé.

§ 22. — En résumé, nous voyons donc que chez les Mollusques les plus élevés en organisation, de même que chez les Molluscoïdes les plus dégradés, la cavité digestive est constituée par un tube à parois propres, qui est recourbé en forme d'anse, de façon à communiquer au dehors par une bouche et un anus situés, non aux deux extrémités opposées du corps, comme nous le verrons dans l'embranchement des Animaux annelés, mais dans des régions voisines. Ce rapprochement entre les orifices du canal alimentaire n'est pas un caractère constant de la division des Mollusques, mais nous l'avons rencontré chez la plupart de ces Animaux, et, en terminant l'étude de l'appareil digestif dans ce groupe zoologique, j'appellerai de nouveau l'attention sur le défaut de symétrie que nous y avons souvent remarqué.

pylorique, est garnie de cils vibratiles (a).

Chez le Poulpe, l'intestin décrit quelques circonvolutions avant de gagner la face inférieure du foie et de se terminer à l'anus (b); mais, chez les Calmars, il est plus court, et se porte presque directement en avant (c).

En général, l'extrémité de l'intestin fait saillie dans la cavité branchiale. L'anus est simple chez les Poulpes (d), mais chez les Calmars (e), les Loligopsis (f) et les Sépioteuthes (g), il est bordé par deux petits appendices membraneux qui ont la forme de feuilles ou d'ailes et sont dirigés en avant.

(a) H. Müller et Kölliker, *Bericht über einige im Herbste 1852 in Messina angestellte vergl. anat. Untersuch.* (*Zeitschr. für wissenschaftl. Zool.*, 1853, t. IV, p. 343).
(b) Voyez l'*Atlas du Règne animal* de Cuvier, MOLLUSQUES, pl. 1 c.
(c) Voyez Owen, *Cephalop.* (Todd's *Cyclop*, t. I, p. 535, fig. 221).
— Carus et Otto, *Tab. Anatom. compar. illustr.*, pars IV, pl. 2, fig. 11.
(d) Voyez l'*Atlas du Règne animal* de Cuvier, MOLLUSQUES, pl. 1 a.
(e) Milne Edwards, *Voyage en Sicile*, t. I, pl. 18.
(f) Rathke, *Op. cit.* (*Mém. de l'Acad. de Saint-Pétersbourg*, 1835, *Sav. étrang.*, t. II, pl. 2).
(g) Owen, *Descript. of some new and rare Cephalopoda* (*Trans. of the Zool. Soc. of London*, t. II, pl. 21, fig. 16).

QUARANTE-NEUVIÈME LEÇON.

De l'appareil digestif chez les Vers.

§ 1. — Dans l'embranchement des Animaux annelés, la Caractères généraux. cavité digestive se compose d'ordinaire d'un tube ouvert à ses deux extrémités, comme chez les Mollusques, mais dont les orifices, au lieu d'être rapprochés, sont situés le plus loin possible l'un de l'autre, et dont la disposition générale est symétrique : la bouche se trouve à la face inférieure de la tête, et l'anus, placé également sur la ligne médiane, occupe l'extrémité postérieure du corps. Mais dans ce groupe, de même que dans les deux grandes divisions zoologiques dont j'ai traité dans les dernières Leçons, ce mode d'organisation ne se rencontre pas toujours, et il existe quelques espèces qui offrent sous ce rapport des caractères d'infériorité très remarquables. En effet, chez quelques Vers, l'appareil digestif tout entier paraît manquer pendant une certaine période de la vie, sinon toujours, et chez d'autres la cavité alimentaire ne communique au dehors que par un seul orifice, comme chez la plupart des Zoophytes inférieurs ; mais ces exceptions sont fort rares, et, dans l'immense majorité des cas, l'appareil digestif est conformé d'après le plan que je viens d'indiquer, et offre même une structure très perfectionnée dans tout ce qui a rapport à son action mécanique.

Pour le moment je laisserai de côté les anomalies que je viens de signaler, et, pour donner une idée nette de la disposition typique de l'appareil digestif de l'Entomozoaire ou Animal annelé réduit à sa plus grande simplicité, je choisirai mes premiers exemples parmi les Vers intestinaux de la classe des Nématoïdes (1) ou des Helminthes proprement dits (2). Chez les Strongles, les Ascarides, les Filaires et la plupart des autres Animaux de ce groupe, il ne consiste qu'en un tube presque droit, qui présente à peu près les mêmes dimensions et une structure identique dans toute sa longueur, excepté dans la partie antérieure, où il est plus étroit et plus musculaire, de façon à constituer un œsophage bien caractérisé. D'ordinaire on ne peut y reconnaître un estomac distinct de l'intestin (3),

(1) C'est-à-dire filiformes (de νῆμα, fil, et εἶδος, apparence.

(2) Jusque dans ces dernières années les zoologistes réunissaient dans une même classe, sous le nom commun d'Helminthes ou de Vers intestinaux, des Animaux qui se ressemblent par leur manière de vivre en parasites dans l'intérieur de diverses parties du corps d'autres Animaux, principalement les intestins, mais qui diffèrent beaucoup entre eux par leur mode d'organisation. Aujourd'hui on est assez généralement d'accord sur la convenance de les répartir dans plusieurs classes distinctes, et d'élever à ce rang l'un des groupes qui avait été considéré précédemment comme formant seulement un ordre ou famille naturelle, savoir : les Nématoïdes de Rudolphi, ou Vers cavitaires de Cuvier (a). M. Blanchard et quelques auteurs réservent aux Vers de cette division le nom d'Helminthes (b) ; mais cette expression est généralement employée dans une acception beaucoup plus large, et l'on ne peut sans incon-

vénient le restreindre de la sorte, car cela occasionnerait beaucoup de confusion dans le langage zoologique.

(3) Chez l'Ascaride lombricoïde, Ver d'assez grande taille, qui habite l'intestin de l'Homme, la bouche, située à l'extrémité antérieure du corps, est triangulaire et entourée de trois tubercules arrondis, qui, en s'écartant plus ou moins, dilatent cet orifice, ou bien ne laissent libres que trois petits espaces ayant l'apparence de pores, disposition qui en a imposé à quelques helminthologistes (c). Un œsophage musculaire et un peu élargi postérieurement fait suite à cette ouverture ; il est attaché aux parties voisines des parois de la cavité viscérale par des brides membraneuses, et il présente à l'intérieur trois rainures longitudinales, de façon que sa cavité est triquètre. Un étranglement le sépare de l'estomac, qui a la forme d'un boyau cylindrique et libre, et se dilate un peu vers l'arrière du corps. Quelques anatomistes donnent le nom d'intestin à sa partie

(a) Rudolphi, Entozoorum sive Vermium intestinalium historia naturalis, 1808, t. II, p. 1. — Cuvier, Règne animal, 1817, 2e édit., t. IV, p. 29.
(b) Blanchard, Recherches sur l'organisation des Vers (Voyage en Sicile, t. II, p. 19 et 216).
(c) Brera, Memorie fisico-mediche, pl. 3, fig. 19.

et il traverse plus ou moins librement la grande cavité viscérale, ou n'y est retenu que par des lames mésenté-

postérieure ; mais il n'y a ni rétrécissement bien marqué, ni différence de structure dans les parois de ses deux portions, et partout ses tuniques sont minces et transparentes, mais contractiles (a). La tunique muqueuse est garnie d'une multitude de villosités microscopiques qui donnent à sa surface un aspect velouté (b).

La structure de cet appareil est la même chez l'Ascaride du Cheval (c) et l'Ascaride de l'Ours ; mais, chez d'autres espèces, telles que l'*Ascaris heterura* et l'*A. semiteres* (d), on aperçoit à la base de l'œsophage une petite expansion latérale en forme de cæcum. Il en est de même chez l'Ascaride des Poissons, ou *Ascaris capsularia* (e), et chez l'*Heterocheilus tunicatus*, espèce d'Ascaridien qui vit sur le Dugong, cet appendice est assez allongé et dirigé en avant parallèlement à l'œsophage (f). Il est également très développé chez l'*Ascaris depressa*, l'*A. acuta*, l'*A. angulata* et l'*A. mucronata*; enfin, chez l'*A. speculigera* et l'*A. osculata*, il se prolonge jusqu'à l'extrémité céphalique du corps (g).

Chez le Filaire du Cheval, la structure du tube digestif est à peu près la même que chez l'Ascaride lombricoïde ; mais la longueur de cet organe, comparée à celle du corps, est plus grande, de sorte qu'il se contourne un peu sur lui-même (h).

Le canal alimentaire ne présente rien de particulier chez le Sclérostome du Cheval, si ce n'est que la cavité buccale est entourée de beaucoup de fibres musculaires qui constituent un bulbe pharyngien ovalaire (i).

Chez l'Oxyure vermiculaire (*Ascaris vermicularis*, L.), qui habite dans le gros intestin de l'Homme, il existe entre l'œsophage et l'intestin une dilatation particulière du tube alimentaire, qui est de forme globulaire et peut être considérée comme un estomac distinct, ou plutôt comme un gésier. Il est aussi à noter que chez ce Ver l'anus se trouve à quelque distance de l'extrémité postérieure du corps (j). Ce mode d'organisation se voit aussi chez l'*Oxyuris acuminata* (k). Enfin, chez l'*Oxyuris ornata*, dont la structure a été étudiée avec soin par M. Walter, le jabot est

(a) J. Cloquet, *Anatomie des Vers intestinaux*, p. 26, pl. 1, fig. 2 et 4 ; pl. 2, fig. 1.
(b) Morren, *Quelques remarques sur l'anatomie de l'Ascaride lombricoïde* (*Bulletin de l'Acad. de Bruxelles*, t. V, p. 172, fig. 7, 11 et 12).
(c) Blanchard, *Op. cit.* (*Voyage en Sicile*, t. III, p. 223, pl. 18, fig. 1 a, 1 b).
(d) Mehlis, *Bemerkungen* (*Isis*, 1831, p. 94, pl. 2, fig. 16, 17).
(e) Siebold, *Helminthologische Beiträge* (*Archiv für Naturgesch.*, 1838, t. I, p. 309).
— Blanchard, *Op. cit.*, t. III, pl. 19, fig. 2.
(f) Diesing, *Neue Gattungen von Binnenwürmern* (*Annalen des Wiener Mus.*, t. II, p. 231, pl. 19, fig. 3, 4 et 12).
(g) Mehlis, *Op. cit.* (*Isis*, 1831, pl. 2, fig. 18).
(h) Blanchard, *Op. cit.*, t. III, p. 233, pl. 19, fig. 3.
(i) Idem, *ibid.*, pl. 21, fig. 2 a, 2 b.
(j) Dugès, *Recherches sur l'organisation de quelques espèces d'Oxyures et de Vibrions* (*Ann. des sciences nat.*, 1826, t. IX, p. 228, pl. 47, fig. 1).
— Blanchard, *Op. cit.*, t. III, p. 247, pl. 20, fig. 3.
(k) Mayer, *Beiträge zur Anatomie der Entozoen*, p. 15, pl. 3, fig. 16.

V. 27

roïdes (1). La bouche est presque toujours inerme et entourée seulement par quelques papilles. Enfin, le système glandulaire dépendant de cet appareil est rudimentaire ; il n'y a pas un foie distinct, et, dans un petit nombre de cas seulement, l'appareil salivaire paraît être représenté par quelques appendices en forme d'ampoules, groupés autour de la région buccale (2).

Cette classe de Vers renferme aussi des espèces qui ne sont

garni intérieurement de trois éminences coniques qui sont revêtues de chitine, et constituent une armature triturante (a).

Chez le *Spiroptera sanguinolenta* l'œsophage est remarquablement long (b), et chez les Trichocéphales cette portion du canal alimentaire dépasse de beaucoup en étendue la portion stomacale ; on y aperçoit aussi des stries transversales qui y donnent une apparence moniliforme, et Mayer pense que ses parois, dont l'épaisseur est considérable, renferment un tissu glandulaire assez semblable à un appareil salivaire (c). M. Busk considère la conformation du canal alimentaire du *Trichocephalus dispar* comme étant moins simple que chez la plupart des Nématoïdes. Il y a remarqué, à la suite d'un œsophage court et grêle, un estomac étranglé de distance en distance, de façon à paraître moniliforme, et un intestin dans lequel il croit devoir distinguer trois parties sous les noms de cæcum, de côlon et de rectum (d).

(1) Le Strongle géant présente une particularité organique remarquable dans le mode d'attache de ce tube, qui, au lieu de flotter librement dans la cavité viscérale, comme d'ordinaire, est fixe aux parois du corps dans toute sa longueur, par quatre rangées de brides mésentériques composées principalement de fibres musculaires. Il est aussi à noter que chez cet Animal l'œsophage est moins distinct du reste du canal digestif que chez la plupart des Nématoïdes.

(2) M. de Siebold est disposé à rapporter à l'appareil salivaire un anneau circumbuccal que Mehlis a figuré comme un vaisseau chez le *Strongylus armatus* (e) ; mais cette détermination (f) ne me paraît pas admissible, et la partie en question me semble devoir être plutôt le système nerveux.

M. Owen a trouvé chez des Vers intestinaux qui ont beaucoup d'analogie avec les Strongles, mais qui en ont été distingués sous le nom générique de *Gnathostoma*, quatre tubes terminés en cæcum et insérés autour

(a) G. Walter, *Beiträge zur Anatomie und Physiologie von* Oxyuris ornata (*Zeitschr. für wissensch. Zool.* von Siebold und Kölliker, 1857, t. VIII, p. 192, pl. 6, fig. 20, 25).
(b) Blanchard, *Op. cit.* (*Voyage en Sicile*, t. III, pl. 20, fig. 1 a, 1 b).
(c) F. Mayer, *Beiträge zur Anatomie der Entozoen*, 1841, p. 6, pl. 1, fig. 1 et 7, et pl. 2, fig. 1.
(d) Busk, *Observ. on the Anat. of* Trichocephalus dispar, 1841, p. 33.
(e) Voyez Blanchard, *Op. cit.*, t. III, p. 267, pl. 22, fig. 1.
(f) Mehlis, *Op. cit.* (*Isis*, 1831, pl. 2, fig. 6 g).

pas parasites, et dont le mode d'organisation ne diffère pas notablement de ce que nous venons de trouver chez les Entozoaires précédents. Ainsi, chez l'Anguillule, ou Vibrion du vinaigre, il existe aussi un tube digestif à peu près droit, étendu d'un bout du corps à l'autre et ouvert à ses deux extrémités ; mais dans d'autres Animaux appartenant à ce type zoologique, la portion postérieure de ce canal paraît ne pas se développer, ou bien s'atrophie par les progrès de l'âge, car il semble se terminer en cul-de-sac. Enfin, il y a même des Vers de ce groupe chez lesquels on n'a pu découvrir ni bouche ni anus : tels sont les Dragonneaux ou *Gordius* (1).

de la bouche (a). Il les considère comme étant des glandes salivaires, mais il les compare aux vésicules dont le pharynx des Holothuries est entouré, lesquelles n'ont aucune communication ni avec le canal digestif, ni avec l'extérieur. Des appendices semblables se voient chez les *Cheiracanthus* et les *Ancyracanthus*, décrits par M. Diesing (b). M. de Siebold pense que deux cæcums situés sur les côtés de l'œsophage, chez le *Strongylus striatus*, sont également des organes salivaires (c).

Des utricules d'une forme particulière, et offrant une teinte jaune ou verdâtre, se voient dans l'épaisseur des parois de la portion antérieure de l'intestin, et paraissent être des glandules hépatiques (d).

(1) Le tube digestif de l'Anguillule du vinaigre (*Rhabditis aceti*, Dujardin) est conformé à peu près comme

celui de l'Oxyure vermiculaire, dont il a été question ci-dessus (e). Mais chez l'Anguillule du blé niellé l'orifice anal paraît manquer. Ces Vers ont la cavité buccale armée d'un stylet conique qui est protractile et rétractile. En arrière du bulbe pharyngien qui loge cet organe, le tube alimentaire présente un renflement fusiforme, puis un bulbe dit *œsophagien*, qui est arrondi et sans cesse agité de mouvements rhythmiques ; une quatrième dilatation, que l'on désigne sous le nom d'*estomac*, est pyriforme, et se continue en arrière avec un intestin irrégulièrement contourné sur luimême et logé dans l'intérieur d'un mésentère tubuleux. La partie postérieure de cet intestin se rétrécit graduellement, et paraît se terminer en un cul-de-sac qui serait rattaché à une fossette anale imperforée par un cordon membraneux. Le sac mésenté-

(a) Siebold et Stannius, *Nouveau Manuel d'anatomie comparée*, t. 1, p. 133.
(b) Owen, *On two Entozoa infesting the Stomach of the Tiger* (*Proceedings of the Zool. Soc. of London*, 1836, t. IV, p. 125).
(c) Diesing, *Neue Gattungen von Binnenwürmern* (*Annalen des Wiener Mus.*, t. II, pl. 16; fig. 13 ; pl. 17, fig. 8, 9 ; pl. 18, fig. 3).
(d) Siebold et Stannius, *Nouveau Manuel d'anatomie comparée*, t. 1, p. 133.
(e) Dugès, *Op. cit.* (*Ann. des sciences nat.*, 1842, t. IX, p. 229, pl. 47, fig. 2).

On peut ranger aussi dans la classe des Nématoïdes certains Vers intestinaux d'assez grande taille, qui constituent le genre Échinorhynque, et qui se font également remarquer par l'absence d'une cavité digestive, bien que l'extrémité antérieure de leur corps ait la forme d'une sorte de trompe spinifère et qu'on y distingue même une petite fossette stomatoïdienne. Il y aurait beaucoup d'intérêt à suivre le développement de ces singuliers Animaux, et à chercher si dans le jeune âge ils ne posséderaient pas un tube alimentaire : quelques observations faites par

rique s'étend en ligne droite d'un bout du corps à l'autre ; il commence en arrière du renflement stomacal, où il occupe toute l'épaisseur du corps, et il se rétrécit en arrière ; enfin, il est constitué par une membrane mince, et renferme une substance granuleuse de nature albumino-graisseuse qui pourrait bien être un tissu hépatique (a).

Chez les Nématoïdes dont M. Dujardin a formé le genre *Mermis*, on aperçoit aussi une bouche, un œsophage et un tube stomacal intestiniforme, mais on n'a pu découvrir aucune trace d'anus (b).

D'après ce zoologiste, le *Gordius aquaticus* et le *G. tolosanus* seraient même dépourvus de bouche et d'anus, ainsi que de tout autre organe digestif (c) ; et M. de Siebold considère ce mode d'organisation comme se trouvant aussi chez le *Sphærularia*

Bombi (d) et chez le *Filaria rigida* qui vit dans l'intérieur du corps de l'*Aphodius fimetarius* (e) ; mais je dois faire remarquer que ces orifices, ainsi que le tube digestif, ont été décrits et figurés chez le *Gordius aquaticus* par M. Berthold (f).

Le *Syngamus trachealis*, Ver très singulier qui se trouve dans la trachée des Oiseaux, et qui paraît bifurqué antérieurement, par suite de la soudure du mâle et de la femelle, présente un mode d'organisation analogue. Chaque individu est pourvu d'une bouche, d'un œsophage musculaire et d'un estomac intestiniforme qui paraît se terminer en cul-de-sac. Chez le grand individu, qui est la femelle, la bouche est placée dans une cupule cornée et armée de crochets, comme chez les Scléro-stomes (g).

(a) Davaine, *Recherches sur l'Anguillule du blé niellé*, 1857, p. 24, pl. 2, fig. 12-15 (extr. des *Mém. de la Soc. de biologie*, 2ᵉ série, t, III).
(b) Dujardin, *Mém. sur la structure anatomique des Gordius et d'un autre Helminthe, le Mermis, qu'on a confondu avec eux* (*Ann. des sciences nat.*, 2ᵉ série, 1842, t. XVIII, p. 140).
(c) Siebold, *Helminthologische Beiträge* (*Archiv für Naturgeschichte*, 1838, t. I, p. 303).
— Dujardin, *Op. cit.* (*Ann. des sciences nat.*, 2ᵉ série, 1842, t. XVIII, p. 149).
(d) Siebold, *Nouveau Manuel d'anatomie comparée*, t. I, p. 131.
(e) Siebold, *Ueber die Spermatozoen der Crustaceen, Insecten, etc.* (Müller's *Archiv für Anat. und Physiol.*, 1836, p. 33).
(f) A. Berthold, *Ueber den Bau des Wasserkalbes*, p. 13, fig. 1 et 17 (Göttingue, 1842).
(g) Owen, art. *Entozoa* (Todd's *Cyclopædia of Anat. and Physiol.*, t. II, p. 134).

M. Blanchard tendent à faire supposer qu'il en est ainsi, et que
cet organe s'atrophie lorsque l'appareil reproducteur se développe (1). Du reste, les Échinorhynques vivent au milieu de
matières alimentaires déjà digérées par leur hôte, et les parois
de leur corps sont douées d'une puissance absorbante très
grande ; par conséquent, on conçoit que ces parasites puissent
se sustenter malgré l'absence d'instruments spéciaux pour
l'élaboration de leur nourriture (2).

Quant à l'armature dont la bouche de quelques Nématoïdes

(1) L'Échinorhynque géant, qui se
trouve dans l'intestin grêle du Porc, et
qui a souvent plus de 3 décimètres de
long, présente à l'extrémité antérieure de son corps une trompe protractile et rétractile, de forme globuleuse et armée de cinq ou six rangées
de crochets. Cet organe est musculaire, et sa base se prolonge dans la
partie antérieure de la cavité viscérale
où se logent ses muscles rétracteurs (a).
Au milieu de son extrémité antérieure, on y aperçoit une petite dépression qui ressemble à un pore buccal,
et son axe paraît être occupé par un
petit canal ; mais on ne trouve aucun
orifice à sa partie postérieure, et il
n'est pas suivi d'un tube alimentaire.
Il ressemble donc à un bulbe pharyngien qui aurait persisté après la destruction de tout le reste du tube digestif, et qui se serait oblitéré postérieurement. En effet, chez ces Vers à
l'état adulte, on ne voit dans la cavité
viscérale aucune trace de tube ali-

mentaire. Mais M. Blanchard a découvert, chez quelques jeunes individus
d'une autre espèce du même genre
(l'Echinorhynchus proteus, qui vit
sur la Perche), un appendice membraneux faisant suite à la trompe,
et cet organe lui a paru être un tube
digestif en voie d'atrophie (b).

On ne sait rien sur les fonctions de
deux organes appendiculaires qui sont
suspendus aux côtés de la trompe, et
qui ont été désignés sous les noms de
lemnisques ou de bandelettes latérales.
Gœze a cru distinguer dans chacune
de ces bandelettes un tube garni
de sacs ovoïdes (c) ; et effectivement
elles sont creusées d'un canal central qui donne naissance à quelques
ramifications, ainsi qu'à des vésicules (d). Mais ce canal ne paraît avoir
aucune communication ni avec l'extérieur, ni avec la cavité de la trompe (e).
M. Dujardin suppose que ces lemnisques sont des organes salivaires (f).

(2) On doit à Treutler, à Rudolphi et

(a) Rudolphi, Entozoorum, t. I, p. 252.
— Cloquet, Anatomie des Vers intestinaux, p. 76, pl. 5, fig. 3.
— Blanchard, Rech. sur l'organis. des Vers (Voyage en Sicile, t. III, p. 289, pl. 24, fig. 5).
(b) Idem. ibid., p. 290.
(c) Gœze, Versuch einer Naturgeschichte der Eingeweidewürmer thierischer Körper, p. 147.
(d) Cloquet, Op. cit., p. 84.
(e) Blanchard, Op. cit., p. 292.
(f) Dujardin, Histoire naturelle des Helminthes, p. 492.

est pourvue, elle paraît être destinée à intervenir dans les phénomènes de la locomotion plutôt que dans le travail de la digestion. Tantôt elle consiste en une espèce de dard ou de stylet que l'Animal emploie pour perforer les tissus à travers lesquels il a besoin de se frayer un chemin (1); d'autres fois ce sont de petits crochets qui lui permettent de se cramponner sur les membranes auxquelles il doit adhérer (2).

à M. J. Cloquet quelques expériences sur le pouvoir absorbant de la surface du corps de ces Helminthes (a); mais on ne sait rien de satisfaisant touchant leur mode de nutrition.

(1) Plusieurs des petits Nématoïdes qui s'enkystent dans le corps des Insectes, des Poissons et même des Mammifères, et qui ont été décrits sous les noms de Filaires ou d'Ascarides, mais qui ne sont que des larves de Vers d'espèces indéterminées et qui achèvent leur développement dans d'autres gîtes, ont la bouche armée d'un stylet ou dard corné, ainsi que cela a été constaté par M. Stein et par plusieurs autres helminthologistes (b).

Dans d'autres Vers de cet ordre, la bouche renferme deux petits stylets ou mâchoires très grêles : par exemple, chez le *Rhabditis bioculata* et le *Diplogaster micans* de M. Max Schulze (c).

(2) Chez l'*Ancylostomum duodenale*, dont le tube digestif est con-formé de la même manière que chez les Ascarides, la bouche a la forme d'une cupule rigide, et son bord supérieur est armé de deux paires de crochets cornés (d).

Chez le *Gnathostoma spinigerum*, la bouche est entourée d'une sorte de lèvre renflée et garnie de six ou sept rangées circulaires de crochets microscopiques ; on aperçoit aussi en dedans de la fente buccale une paire de replis membraneux maxilliformes dont le bord antérieur est armé de pointes cornées (e).

Chez quelques Nématoïdes, le bulbe pharyngien est non-seulement charnu, comme chez les Sclérostomes, mais garni intérieurement de pièces solides de consistance cornée.

Chez le *Strongylus armatus*, où cette disposition existe, le bord labial est armé en outre d'une série de petites pointes épidermiques (f).

L'armature céphalique des Echinorhynques est plus puissante, et l'on a

(a) Treutler, *De Echinorhynchorum natura*. Lipsiæ, 1791.
— Rudolphi, *Entozoorum sive Vermium intestinalium historia naturalis*, t. I, p. 252.
— Cloquet, *Anatomie des Vers intestinaux*, p. 87.
(b) Stein, *Beiträge zur Entwickelungsgeschichte der Eingeweidewürmer* (*Zeitschrift. für wissensch. Zool.* von Siebold und Kölliker, 1852, t. IV, p. 200, pl. 10, fig. 5, 6, 8).
(c) Voyez J. Carus, *Icones zootomicæ*, pl. 8, fig. 1 et 2.
(d) Dubini, *Nuovo Verme intestinale* (*Annali univ. di Medicina* di Omodei, 1843, t. CVI, pl. 1, fig. 4).
(e) Owen, *Op. cit.* (*Proceed. of the Zool. Soc.*, 1856, t. IV, p. 124).
(f) A. Westrumb, *Beitr. zur Anat. des Strongylus armatus* (*Isis*, 1822, p. 685, pl. 6). 1836.
— Leblond, *Quelques matériaux pour servir à l'histoire des Filaires et des Strongles*, 1836, p. 34, pl. 4, fig. 2 et 3.
— Schmitz, *Tabulæ Anatomiam Entozoorum illustrantes*, pl. 18, fig. 11.

§ 2. — Chez les Vers qui ont été désignés par M. de Quatrefages sous le nom commun de GÉPHYRIENS, et qui semblent être intermédiaires entre les Annélides et les Échinodermes de l'ordre des Holothuriens, l'appareil digestif est également très simple, et parfois ne diffère que peu de ce que nous venons de voir chez les Nématoïdes. Ainsi, chez les Échiures et les Bonellies, il ne consiste qu'en un tube à peu près cylindrique qui est ouvert aux deux extrémités du corps (1); mais dans la

constaté expérimentalement l'emploi que ces Vers en font pour attaquer les tissus auxquels ils s'attachent (a). Le nombre et la forme des crochets de la trompe varient un peu suivant les espèces (b).

(1) Chez les *Échiures*, le tube digestif est beaucoup plus long que le corps et décrit plusieurs circonvolutions dans la grande cavité viscérale où il flotte, attaché à un repli membraneux qui fait office de mésentère (c), ou à des brides qui remplissent les mêmes fonctions (d). On y distingue trois parties principales. La portion antérieure, dont les parois sont d'abord membraneuses, puis très charnues et rigides, correspond à l'œsophage musculaire des Ascarides, et a été considérée comme un estomac par Pallas (e) et comme une trompe par M. de Quatrefages, qui en a fait une étude

approfondie (f). La portion moyenne du canal alimentaire est boursouflée, de façon à rappeler par son aspect le gros intestin des Mammifères; elle me paraît représenter l'estomac. Enfin la portion postérieure est grêle, et près de son extrémité elle donne insertion à une paire d'appendices tubuleux qui ont quelque analogie avec l'appareil aquifère des Holothuries, et qui sont probablement des organes de respiration (g).

Chez le *Bonellia viridis*, l'appareil digestif présente les mêmes caractères généraux, mais la bouche ne paraît pas être terminale, car la portion frontale du corps se prolonge de façon à constituer un énorme tentacule labial qui est bifide au bout et creusé en gouttière à sa face inférieure (h). On désigne communément cet appendice sous le nom de *trompe*, mais il ne ressemble

(a) Cloquet, Anatomie des Vers intestinaux.
(b) Voyez Westrumb, De Helminthibus acanthocephalis, 1821, pl. 1.
— Dujardin, Histoire naturelle des Helminthes, pl. 7.
— Diesing, Zwölf Arten von Acanthocephalen (Mém. de l'Acad. de Vienne, 1856, t. XI, pl. 1, fig. 6, 19, 29; pl. 2, fig. 15; pl. 3, fig. 14, etc.).
(c) Voyez l'Atlas du Règne animal de Cuvier, ZOOPHYTES, pl. 23, fig. 1 a.
(d) Forbes and Goodsir, On the Nat. Hist. and Anat. of Thalassema and Echiurus (Edinburgh new Philos. Journal, 1841, t. XXX, p. 373).
(e) Pallas, Specilegia zoologica, 1774, fasc. x, p. 7.
(f) Quatrefages, Mém. sur l'Échiure de Gærtner (Ann. des sciences nat., 3e série, 1847, t. VII, p. 348, et Voyage en Sicile, t. II, p. 232).
(g) Voyez ci-dessus, t. II, p. 9.
(h) Voyez l'Atlas du Règne animal, ZOOPH., pl. 21, fig. 3, 3 a.
— Lacaze-Duthiers, Mém. sur la Bonellie (Ann. des sciences nat., 1858, 4e série, t. X, pl. 1, fig. 1 et 2).

famille des Siponcles, où sa conformation générale est à peu près la même, il offre une disposition qui rappelle jusqu'à un certain point celle que nous avons rencontrée chez quelques Échinodermes et chez tous les Mollusques : car l'anus, au lieu d'être terminal, est fort rapproché de la bouche, et se trouve vers le tiers antérieur du corps, bien que l'intestin se prolonge beaucoup plus loin en arrière, sous la forme d'une anse (1).

Classe
des
Annélides. § 3. — Chez les ANNÉLIDES, la bouche et l'anus se trouvent toujours aux deux extrémités du corps, et en général le tube digestif s'étend en ligne droite de l'un de ces orifices à l'autre; mais souvent sa structure se complique plus que dans les classes dont je viens de parler, et les organes destinés à la préhension des aliments se perfectionnent parfois d'une manière assez remarquable. Du reste, ces dernières parties

en rien à la trompe des autres Vers, qui est formée par une portion exsertile du canal digestif, tandis que la bouche est située sous la base de l'organe dont il est ici question. Le tube alimentaire de ces Vers est très long; il se contourne autour d'une partie de l'appareil génital, et est attaché aux parois de la cavité viscérale par des brides mésentériques. Sa portion antérieure n'est pas droite et rigide comme chez l'Échiure; mais sa portion moyenne présente la même disposition bouillonnée, et ses parois sont colorées en jaune par des cellules hépatiques (a).

Chez le *Sternapsis*, le tube alimentaire est presque cylindrique, et paraît n'offrir rien de remarquable (b).

(1) Le tube digestif des Siponcles est très long, et se contourne en spirale de façon à se pelotonner (c). La bouche est garnie d'une frange labiale, et toute la portion antérieure du corps est susceptible de rentrer en dedans ou de se dérouler au dehors, de manière à simuler une trompe.

(a) Schmarda, *Zur Naturgeschichte der Adria* (*Mém. de l'Acad. des sciences de Vienne*, 1852, t. IV, p. 118, pl. 5, fig. 1).
— J. Carus, *Icones zootomicæ*, pl. 8, fig. 21.
— Lacaze-Duthiers, *Recherches sur la Bonellie* (*Ann. des sciences nat.*, 4ᵉ série, 1858, t. X, p. 67, pl. 2, fig. 1).
(b) A. G. Otto, *De Sternapside thalassemides*, etc., pl. 1, et *Atlas du Règne animal de Cuvier*, ZOOPHYTES, pl. 22, fig. 3 f.
— Max. Mueller, *Observationes anatomicæ de vermibus quibusdam maritimis* (dissert. inaug.), Berolini, 1852, pl. 1, fig. 13.
(c) Voyez Delle Chiaje, *Descrizione e notomia degli Animali invertebrati della Sicilia citeriore*, pl. 108, fig. 5 et 6.
— Grube, *Versuch einer Anatomie des* Sipunculus nudus (Müller's *Archiv für Anat. und Physiol.*, 1837, p. 245, pl. 11, fig. 1 et 4).
— Blanchard, *Atlas du Règne animal de Cuvier*, ZOOPHYTES, pl. 22, fig. 2.

varient beaucoup suivant le régime de l'Animal, et, à cet égard, on remarque des différences très grandes entre les Chétopodes, ou Annélides sétifères, et les Hirudinées, ou Annélides suceurs. En effet, les premiers sont destinés à se nourrir d'aliments solides, tandis que les secondes ne vivent guère que de liquides, et ont par conséquent la bouche organisée en manière de ventouse.

Chez les Chétopodes, cette ouverture occupe la face inférieure de la tête, dont la région frontale s'avance plus ou moins ; ses bords sont en général protractiles, et chez quelques-uns de ces Annélides les appendices céphaliques qui l'entourent sont disposés de façon à y diriger les corpuscules charriés par les courants respiratoires ; mais d'ordinaire les aliments sont saisis directement par une trompe plus ou moins exsertile.

Le premier de ces modes d'organisation se voit chez beaucoup d'Annélides sédentaires ou tubicoles : les Serpules et les Sabelles, par exemple, où la bouche est située au fond d'une couronne de longs tentacules ciliés qui ont la forme de panaches, et qui servent aussi à la respiration (1).

Les Annélides errants ou dorsibranches ont en général une trompe rétractile, qui est très musculaire et susceptible de s'avancer au dehors, à une distance plus ou moins grande, pour saisir les aliments par l'orifice dilatable situé à son extrémité antérieure et conduisant dans l'œsophage (2). Tantôt cet organe

Appareil digestif des Chétopodes.

Trompe.

(1) Voyez ci-dessus, tome II, page 103.

Chez les Polyophthalmes, il existe de chaque côté de la tête un organe protractile et cilié qui paraît être spécialement destiné à produire des courants dirigés vers cet orifice, et à y envoyer de la sorte les corpuscules alimentaires en suspension dans l'eau circonvoisine. Chacun de ces organes consiste en une sorte de pelote bilobée et couverte de longs cils vibratiles (a); ils ne sont que peu vasculaires, et ne paraissent servir ni à la respiration, ni à la locomotion.

(2) La trompe des Annélides est toujours formée par la portion antérieure du tube digestif, qui est dis-

(a) Quatrefages, *Mém. sur la famille des Polyophthalmiens* (Ann. des sciences nat., 1850, t. XIII, p. 14, pl. 2, fig. 1, 2 et 3).

est inerme, mais d'autres fois il est armé de crochets ou de lames cornées qui font office de mâchoires, et qui constituent, chez certaines espèces, un appareil sécateur fort complexe.

posée de façon à pouvoir se renverser au dehors comme un doigt de gant que l'on retourne, ou à rentrer dans l'intérieur du corps. Quand elle est dans cette dernière position, on y distingue deux portions : l'une, antérieure et flexible, qui fait suite aux bords labiaux ; l'autre qui est située plus en arrière et qui a des parois très musculaires. Lors de la protraction, la partie antérieure de la trompe s'avance au dehors en se renversant de manière que sa surface libre, au lieu d'être interne, devient extérieure, et constitue une sorte de gaîne au centre de laquelle se loge la portion suivante, jusqu'à ce que le tout se soit déroulé. Chez quelques-uns de ces Animaux, cet organe a une longueur très considérable : par exemple, chez les Phyllodoces, où il est un peu claviforme (a). Chez d'autres, tels que les Lombrics ou Vers de terre (b), et les Arénicoles (c), il est au contraire fort court, et chez certaines espèces il est même tout à fait rudimentaire : par exemple, les Cirra-

tules (d). Son extrémité antérieure est tantôt simplement plissée, ainsi que cela se voit chez les Euphrosines (e), ou granuleuse, comme chez la Phyllodoce clavigère (f) ; mais d'autres fois elle est garnie d'une ou deux rangées de papilles tentaculiformes, chez les Nephthys, par exemple (g).

Chez la plupart des espèces que je viens de citer, la trompe est inerme ; mais chez d'autres elle est plus ou moins fortement armée, et la disposition des pièces dentaires dont elle est pourvue varie dans les différents genres. Ainsi, chez les Néréides, il existe tout autour de sa surface externe un nombre considérable de petits tubercules ou pointes cornées, et son extrémité est garnie d'une paire de mâchoires latérales qui ont la forme de crochets lamelleux, tantôt simples, tantôt denticulés sur le bord interne (h). Chez quelques espèces du genre Glycère, l'entrée de la trompe est armée de quatre petites mâchoires pointues, disposées en croix (i), et chez

---

(a) Voyez Milne Edwards, *Annelida* (Todd's *Cyclop. of Anat. and Physiol.*, t. I, p. 163, fig. 66, et *Atlas du Règne animal* de Cuvier, ANNÉLIDES, pl. 13, fig. 1 a et 3 a).
— Quatrefages, *Description de quelques espèces nouvelles d'Annélides* (*Magasin de zoologie*, de Guérin-Méneville, 1843, pl. 1, fig. 1).
(b) Voyez Pontallié, *Observations sur le Lombric terrestre* (*Ann. des sciences nat.*, 3° série, 1853, t. XIX, p. 18).
(c) Voyez Milne Edwards, ANNÉLIDES de l'*Atlas du Règne animal* de Cuvier, pl. 8, fig. 1 a.
(d) Voyez l'*Atlas du Règne animal* de Cuvier, ANNÉLIDES, pl. 17, fig. 3 b.
(e) Savigny, *Système des Annélides d'Égypte*, pl. 2, fig. 1 b et 1 c.
(f) Audouin et Milne Edwards, *Annélides des côtes de la France* (*Ann. des sciences nat.*, 1833, t. XXIX, pl. 16, fig. 10).
(g) Voyez l'*Atlas du Règne animal* de Cuvier, pl. 15, fig. 2 a, 2 b.
(h) Savigny, *Op. cit.*, pl. 4, fig. 1 b, 1 3, etc.
— Audouin et Milne Edwards, *Op. cit.* (*Ann. des sciences nat.*, t. XXVII, pl. 23, fig. 2 et 3, etc. et *Atlas du Règne animal*, ANNÉLIDES, pl. 12, fig. 1 a, 1 b, 1 c).
(i) Voyez l'*Atlas du Règne animal* de Cuvier, ANNÉLIDES, pl. 14, fig. 1.

Ainsi que je l'ai déjà dit, le tube alimentaire de ces Animaux s'étend d'ordinaire en ligne droite depuis le pharynx jusqu'à l'anus (1). Sa portion œsophagienne est libre dans les espèces

Canal alimentaire.

les Goniades où ces organes manquent, ou ne sont qu'au nombre de deux, on remarque à la face inférieure de la trompe une paire de râpes constituées par une série de crêtes cornées en forme de V (a).

Chez les Aphrodisiens, la trompe est pourvue de quatre mâchoires réunies par paires, deux du côté dorsal et deux du côté ventral, et opposées par leurs bords. Chez les Polynoés (b) et les Polyodontes (c), elles sont très fortes, mais chez les Aphrodites elles ne sont que peu développées.

Enfin, chez les Eunices, cet appareil maxillaire se complique davantage. Le plancher de la cavité buccale est garni d'une paire de pinces cornées qui ont été désignées sous le nom de lèvre inférieure (d); elles sont géminées comme les mâchoires des Aphrodisiens et terminées en avant par un bord tranchant. Au-dessous se voit une double série de dents qui sont portées sur une pièce basilaire, et disposées de façon à se renverser au dehors latéralement, quand l'Animal fait saillir sa trompe. On en compte trois d'un côté et quatre de l'autre :

celles de la première paire sont crochues et très fortes ; les autres sont lamelleuses et denticulées sur leur bord ; toutes se rapprochent sur la ligne médiane lors de la rétraction (e). La disposition de cet appareil est à peu près la même chez les Aglaures (f), les Lysidices et les Lombrinères (g).

Il est aussi à noter que la surface de la trompe des Annélides est souvent garnie d'une multitude de petites papilles qui sont considérées par quelques naturalistes comme étant des organes sécréteurs (h) ; mais cette opinion ne repose sur aucune observation positive.

(1) Chez quelques Annélides Chétopodes, le canal digestif est au contraire beaucoup plus long que le corps et forme des anses ou des circonvolutions plus ou moins nombreuses. Ainsi, chez l'Amphitrite auricome, l'estomac, qui est séparé de l'œsophage par un sphincter et qui a des parois très vasculaires, est reployé sur lui-même en forme d'U, et l'intestin grêle qui y fait suite décrit plusieurs courbures ; enfin la portion

(a) Audouin et Milne Edwards, Op. cit. (Ann. des sciences nat., t. XXIX, pl. 18, fig. 4 et 5).
(b) Savigny, Égypte, ANNÉLIDES, pl. 3, fig. 1⁵, 1⁶, 2⁵.
— Quatrefages, Atlas du Règne animal de Cuvier, ANNÉLIDES, pl. 19, fig. 2 e, 2 f.
(c) Delle Chiaje, Descrizione e notomia degli Animali invertebrati della Sicilia citeriore, pl. 99, fig. 2).
(d) Savigny, Système des Annélides, p. 48.
(e) Savigny, Égypte, Atlas, ANNÉLIDES, pl. 5, fig. 1⁵ à 1¹².
— Audouin et Milne Edwards, Op. cit. (Ann. des sc. nat., t. XXVII, pl. 11, fig. 10 et 11).
(f) Savigny, Égypte, ANNÉLIDES, pl. 5, fig. 2⁶.
(g) Audouin et Milne Edwards, Op. cit. (Ann. des sciences nat., t. XXVII, pl. 12, fig. 11).
(h) T. Williams, Report on the British Annelida (British Association for the advancement of science, 1851, p. 232).

à trompe protractile, et se contourne plus ou moins quand cet organe est rentré ; mais la portion suivante est fixée aux parois de la grande cavité viscérale par des brides ou des cloisons membraneuses, et dans beaucoup d'espèces les expansions mésentéroïdes ainsi constituées l'étranglent un peu au niveau de chaque sillon interannulaire du corps, de façon que dans les espaces intermédiaires il offre des boursouflures plus ou moins marquées. Sa surface interne est garnie de cils vibratiles (1). On y distingue aussi une tunique musculaire, et près de sa surface externe se trouvent des follicules et d'autres organites sécréteurs dont le développement varie beaucoup. Dans quelques espèces, la disposition de ces parties est à peu près la même dans toute la longueur du corps, et la structure

Naïs , etc.

postérieure de l'intestin, qui est dilatée, se dirige de nouveau en arrière (*a*).

Chez le *Siphonostoma plumarum*, le tube digestif est également reployé deux fois sur lui-même (*b*), et il offre la même disposition chez les Chlorèmes (*c*).

(1) Le mouvement ciliaire sur la surface interne du tube digestif des Annélides a été constaté d'abord chez les Aphrodites par M. Sharpey (*d*). M. Henle l'a observé ensuite chez les Naïs et les Lombrics (*e*), et plus récemment le même phénomène a été signalé chez les Chlorèmes (*f*), les

Polyophthalmes et beaucoup d'autres Annélides (*g*).

M. O. Schmidt a cru apercevoir que chez les Naïs du genre *Chætogaster*, l'action de ces cils vibratiles dans le bulbe œsophagien et dans la portion terminale de l'intestin est soumise à la volonté de l'animal. Quoi qu'il en soit de cette particularité, il a pu constater l'existence de ces appendices épithéliaux dans toute la longueur du tube digestif de cet Annélide. Il a remarqué aussi que ces cils sont extrêmement longs dans la partie antérieure du canal intestinal chez le *Naïs elinguis* (*h*).

(*a*) Rathke, *Beiträge zur vergl. Anat. und Physiol.*, 1842, p. 64, pl. 5, fig. 4 et 5.

(*b*) Idem, *ibid.*, p. 86, pl. 6, fig. 5.

(*c*) Quatrefages, *Op. cit.* (*Ann. des sciences nat.*, 3ᵉ série, 1849, t. XII, pl. 9, fig. 3).

(*d*) Sharpey, *Cilia* (Todd's *Cyclop. of Anat. and Physiol.*, t. 1, p. 618).

(*e*) Henle, *Ueber Enchytraeus, eine neue Anneliden-Gattung* (Müller's *Archiv für Anat. und Physiol.*, 1837, p. 84).

(*f*) Quatrefages, *Mém. sur la famille des Chlorémiens* (*Ann. des sciences nat.*, 3ᵉ série, 1849, t. XII, p. 298).

(*g*) Quatrefages, *Mém. sur la famille des Polyophthalmiens* (*Ann. des sciences nat.*, 3ᵉ série, 1850, t. XIII, p. 16).

(*h*) Osc. Schmidt, *Beiträge zur Anatomie und Physiologie der Naïden* (Müller's *Archiv für Anat. und Physiol.*, 1846, p. 410, et *Ann. des sciences nat.*, 3ᵉ série, 1847, t. VII, p. 185).

de l'estomac, ou intestin, comme on voudra l'appeler, est très simple. Dans divers Naïs, par exemple, le canal alimentaire, après avoir constitué un œsophage assez court, prend la forme d'un cylindre dont les parois logent une multitude d'utricules d'un brun jaunâtre, surtout vers sa partie moyenne (1). Mais ans d'autres Annélides de la même famille, on remarque à peu de distance de l'œsophage un renflement stomacal qui est très musculaire (2), et cette espèce de gésier acquiert même un

Térébelles, etc

---

(1) Ce mode d'organisation se rencontre chez le Tubifex des ruisseaux. Le bulbe pharyngien, qui est protractile, se continue postérieurement avec un œsophage étroit et incolore, situé dans les troisième et quatrième anneaux du corps. La portion suivante du tube digestif est plus large, colorée en brun jaunâtre et légèrement étranglée d'anneau en anneau par des cloisons musculo-membraneuses qui représentent autant de petits diaphragmes. Les cils vibratiles qui garnissent la surface interne de ce tube sont très apparents dans le voisinage de ses deux extrémités. Enfin, on distingue dans ses parois des glandules de deux sortes : les unes sont des utricules contenant un nucléole ainsi qu'un liquide jaunâtre, et paraissent s'ouvrir dans l'intestin comme autant de petits cæcums ; les autres offrent une structure analogue, mais contiennent un liquide incolore dans lequel nagent des gouttelettes de graisse (a).

Comme exemple d'un tube digestif offrant à peu près la même structure dans toute sa longueur, je citerai aussi celui de l'*Amphicora* (b). Chez les Sabelles, le rétrécissement œsophagien est aussi à peine marqué, et la portion stomaco-intestinale offre partout le même diamètre, si ce n'est dans les points où elle est resserrée par les cloisons transversales de la cavité viscérale qui correspondent à chaque sillon interannulaire (c) : ce sont les boursouflures ainsi produites qui ont été figurées comme des circonvolutions par Viviani (d).

(2) On ne voit pas de dilatation stomacale chez les Naïdes des genres *Tubifex, Lumbriculus , Euaxes* (e) et *Capitella* (f) ; elle manque aussi dans la plupart des espèces du genre *Enchytœrus* (g) , mais se rencontre chez

---

(a) J. d'Udekem, *Histoire naturelle du Tubifex des ruisseaux*, p. 15, pl. 1, fig. 3 et 12 (extr. des *Mém. de l'Acad. de Bruxelles, Savants étrangers*, t. XXVI).

(b) E. O. Schmidt, *Neue Beiträge zur Naturgeschichte der Würmer*, pl. 2, fig. 6 (Iena, 1848).

(c) D. Viviani, *Phosphorescentia maris*, 1805, pl. 5, fig. 7.

(d) Milne Edwards, ANNÉLIDES de l'*Atlas du Règne animal* de Cuvier, pl. 1c, fig. 2.

(e) Udekem, *Nouvelle classification des Annélides sétigères abranches*, p. 9 (extr. des *Mém. de l'Acad. de Bruxelles*, t. XXXI).

(f) Van Beneden, *Histoire naturelle du genre Capitella, ou Lumbriconaïs*, p. 11, pl. 1, fig. 2 (extr. du *Bulletin de l'Acad. de Bruxelles*, 2e série, t. III).

(g) Udekem, *Description d'une nouvelle espèce d'Enchytræus* (*Bulletin de l'Acad. de Bruxelles*, t. XXI, pl. 1, fig. 1).

développement très considérable chez quelques Tubicoles : les Térébelles, par exemple (1).

Il est aussi à noter que chez divers Annélides on voit accolés à l'œsophage un certain nombre d'organes glandulaires qui ont été considérés par quelques auteurs comme constituant un appareil salivaire, mais qui ne sont encore que très imparfaitement connus sous le rapport de leur mode d'organisation aussi bien que de leurs fonctions (2).

l'*Enchytœrus ventriculosus* (*a*) et chez les Naïs proprement dits (*b*), ainsi que chez les Lombrics (*c*). Chez le *Chœtogaster diaphanus* on voit deux dilatations stomacales séparées par un détroit (*d*).

(1) En général, cet estomac musculaire, de forme cylindrique, est situé près de la bouche, et paraît correspondre anatomiquement au bulbe charnu qui, d'ordinaire, forme la portion basilaire et interne de la trompe. Telle est sa disposition chez les Térébelles, par exemple, où la portion pharyngienne du tube alimentaire n'est cependant pas protractile. Chez l'Arénicole, le gésier est situé à peu près de même, et cependant ne pénètre pas dans la trompe, quand cet organe se développe au dehors (*e*); mais chez les Hermelles il se trouve beaucoup plus en arrière, et affecte une forme globulaire (*f*). Chez ce dernier Annélide la portion suivante du tube digestif se distingue de la portion terminale par sa forme boursouflée et par la couleur jaunâtre de ses parois; la portion terminale, qu'on peut considérer comme étant l'intestin, est lisse et incolore (*g*).

(2) Chez les Lombrics, il existe de chaque côté de l'œsophage une agglomération de glandules disposées en forme de cordon cylindrique, qui offre plusieurs circonvolutions et sécrète un liquide visqueux (*h*). M. de Siebold pense que ces organes peuvent être considérés comme des glandes salivaires buccales (*i*). M. Henle attribue le même rôle à quatre paires de vési-

(*a*) Exemple : le *Nais proboscidea* (voy. Gruithuisen, *Anat. der Gezüngelten Naide*, in *Nova Acta Acad. nat. curios.*, t. XI, pl. 35, fig. 1).
(*b*) Morren, *De Lumbrici terrestris historia naturali necnon anatomica tractatus*, p. 132, pl. 7, fig. 1 m (Bruxelles, 1829).
— Quatrefages, Annélides du *Règne animal* de Cuvier, pl. 21, fig. 1 *g*.
(*c*) Gruithuisen, *Ueber die Nais diaphana* (*Nova Acta Academiæ naturæ curiosorum*, t. XIV, pl. 25, fig. 2).
(*d*) Milne Edwards, Annélides de l'*Atlas du Règne animal* de Cuvier, pl. 1 b et pl. 1 c, fig. 1.
(*e*) Home, *Lectures on Comp. Anat.*, pl. 140, fig. 1.
— Milne Edwards, *Op. cit.*, pl. 1, fig. 1 *a*.
— Grube, *Zur Anat. und Physiol. der Kiemenwürmer*, pl. 1, fig. 1.
(*f*) Milne Edwards, *Op. cit.*, pl. 1 b et 1 c, fig. 1.
(*g*) Quatrefages, *Mém. sur la famille des Hermelliens* (*Ann. des sciences nat.*, 3e série, 1848, t. X, p. 39).
(*h*) Morren, *De Lumbrici terrestris hist. nat. necnon anat. tractatus*, p. 129, pl. 10 bis, fig. 1.
(*i*) Siebold et Stannius, *Nouveau Manuel d'anatomie comparée*, t. 1, p. 207.

Arénicoles.

Chez l'Arénicole, l'appareil digestif se complique davantage. L'œsophage est suivi par un gésier musculaire de forme cylindrique, à l'extrémité postérieure duquel sont appendus deux cæcums volumineux ; un estomac renflé, dont les parois sont très vasculaires et offrent une multitude de petites bosselures, occupe la portion moyenne du corps ; on distingue ensuite un intestin grêle dont les parois sont garnies extérieurement d'une foule de cæcums filiformes qui sécrètent un liquide jaune, et qui paraissent constituer un appareil hépatique ; enfin la portion terminale du tube alimentaire qui se trouve en arrière

cules transparentes qu'il a vues s'ouvrir dans l'œsophage chez les Naïdéens du genre *Enchytræus* (a).

Chez les Néréides, on voit de chaque côté de la base du bulbe pharyngien, sous les muscles rétracteurs de la trompe, un corps d'apparence glandulaire qui est probablement un organe salivaire (b).

Chez les Arénicoles, ces glandes sont représentées par une paire d'appendices beaucoup plus volumineux, qui ont la forme de sacs cylindrico-coniques et s'ouvrent dans le tube digestif, immédiatement en arrière du gésier (c). Quelques auteurs ont pensé qu'ils pouvaient être assimilés au foie des Animaux supérieurs (d) ; d'autres

supposent qu'ils sécrètent un suc pancréatique (e). Un mode d'organisation analogue se rencontre aussi dans le genre *Ammotrypane* (f).

Chez les Syllis, on trouve en arrière du gésier deux paires de petits cæcums gros et courts qui semblent également être des organes glandulaires (g).

On peut rapporter aussi à cette classe d'organes une paire de gros cæcums qui, chez les Siphonostomes, naissent beaucoup plus en avant sur les côtés de la bouche (h). Ces appendices sécréteurs sont disposés de la même manière chez les Chlorèmes, où ils renferment un liquide limpide qui tient en suspension quelques globules diaphanes (i).

(a) Henle, *Op. cit.* (Müller's *Archiv für Anat. und Physiol.*, 1837, p. 79, pl. 6, fig. 6).
(b) Rathke, *De Bopyro et Nereide comment.*, 1837, pl. 2, fig. 7 et 8.
— Milne Edwards, ANNÉLIDES du *Règne animal de Cuvier*, pl. 1 a, fig. 1 j.
(c) Home, *Lectures on Comparative Anatomy*, pl. 140, fig. 1.
— Milne Edwards, ANNÉLIDES du *Règne animal*, pl. 1, fig. 1 et 2 c.
(d) Siebold et Stannius, *Nouveau Manuel d'anatomie comparée*, t. 1, p. 207
(e) Meckel, *Anatomie comparée*, t. VII, p. 106.
(f) Rathke, *Beiträge zur Fauna Norwegens*, p. 197, pl. 10, fig. 13 h.
(g) Milne Edwards, ANNÉLIDES du *Règne animal de Cuvier*, pl. 15, fig. 1 a, g.
(h) Rathke, *Beiträge zur vergl. Anat. und Physiol.*, p. 87, pl. 6, fig. 5 c, c.
— Delle Chiaje, *Descrizione e notomia degli Animali invertebrati della Sicilia citeriore*, pl. 94, fig. 6.
(i) Quatrefages, *Mém. sur la famille des Chlorémiens* (*Ann. des sciences nat.*, 3e série, t. XII, t. 297).

de la région branchifère du corps a des parois lisses, minces et fixées aux parties voisines par un grand nombre de brides membraneuses (1).

Aphrodisiens.

La structure de l'appareil digestif des Aphrodites est aussi fort remarquable. En effet, de chaque côté de l'estomac se trouve une rangée de grands appendices tubuleux qui se terminent en cul-de-sac près de la base des pattes, et qui envoient des prolongements cæcaux dans les tubercules cutanés situés entre les expansions foliacées dont le dos de ces Annélides est couvert (2).

Organes glandulaires.

Le tissu glandulaire hépatique, qui, chez la plupart des Annélides, est appliqué directement sur les parois du tube digestif et en rend la surface extérieure tomenteuse (3), est disposé

(1) L'appareil digestif de l'Arénicole des pêcheurs a été souvent figuré par les anatomistes (a).

(2) Chez l'*Aphrodita aculeata*, dont l'anatomie a été faite par Redi et par Pallas (b), le bulbe pharyngien qui concourt à la formation de la trompe est très volumineux ; et lorsque ce dernier organe est rentré, il se loge en partie sous l'estomac, de façon à entraîner l'œsophage d'avant en arrière (c). L'estomac est presque cylindrique et assez large, mais se rétrécit postérieurement dans le voisinage de l'anus. Les cæcums qui en naissent de chaque côté, et se portent transversalement en dehors, sont d'abord assez grêles, mais se renflent vers leur partie terminale, qui est recourbée en dessous et en dedans ; enfin chacun de ces appendices porte en dessus trois ou quatre petits cæcums secondaires qui, vers la partie moyenne du corps, se ramifient plus ou moins sous les téguments. On en compte une vingtaine de paires.

Chez les Polynoés, ces appendices gastriques existent aussi et sont disposés à peu près de même, mais sont moins développés (d).

(3) Ce tissu glandulaire, dont j'ai déjà dit quelques mots en parlant des Naïs et des Arénicoles, s'observe chez tous les Annélides Chétopodes. Chez les Lombrics, par exemple, il est très

(a) Voyez Home, *Lectures on Comparative Anatomy*, pl. 40, fig. 2 et 3.
— Milne Edwards, *Atlas du Règne animal* de Cuvier, ANNÉLIDES, pl. 4, fig. 1.
— Grube, *Zur Anat. und Physiol. der Kiemenwürmer*, pl. 1, fig. 1.
— J. Carus, *Icones zootomicæ*, pl. 9, fig. 1.
(b) Redi, *De Animalculis vivis quæ in corporibus Animalium vivorum reperiuntur observationes*, p. 279, pl. 25, fig. 3 (*Opuscula*, t. III).
— Pallas, *Miscellanea zoologica*, p. 85, pl. 1, fig. 10 et 11.
(c) Treviranus, *Ueber den innern Bau der stachlichten Aphrodite* (*Zeitschrift für Physiologie*, 1829, t. III, p. 161, pl. 12, fig. 9).
— Milne Edwards, ANNÉLIDES de l'*Atlas du Règne animal* de Cuvier, pl. 2, fig. 1.
(d) Pallas, *Op. cit.*, p. 94.
— Grube, *Zur Anatomie und Physiologie der Kiemenwürmer*, p. 62, pl. 2, fig. 13.
— T. Williams, *Report on the British Annelida*, pl. 10, fig. 62 (*Brit. Assoc.*, 1851).

exclusivement autour de la portion terminale de ces cæcums, et par conséquent ces appendices peuvent être considérés comme constituant un foie diffus ; mais, d'après le calibre de leur cavité, il est probable que les produits de la digestion y pénètrent, et que par conséquent ils remplissent des fonctions analogues à celles des canaux gastro-hépatiques des Mollusques dits phlébentérés (1).

développé, et il paraît constituer ce que Morren a décrit sous le nom de *chloragogena* (*a*).

En général, les glandes gastriques sont colorées en jaune ; mais chez quelques espèces, par exemple, les Aphrodites et les Phyllodoces, elles sont chargées d'une matière verte, et M. Williams pense que cette particularité se lie à l'absence d'hématosine dans le sang, qui chez ces Annélides est incolore (*b*).

Il existe chez les Lombrics un organe fort singulier que Willis a appelé un intestin dans l'intestin, et a considéré comme étant une glande hépatique (*c*). Morren, qui lui a donné le nom de *typhosolis*, est porté à le regarder comme un réservoir du chyle (*d*), et M. Siebold partage cette opinion (*e*), tandis que Duvernoy le compare à une veine mésentérique (*f*). C'est un repli membraneux longitudinal qui fait saillie dans la cavité de l'intestin, et qui adhère à sa paroi

supérieure dans les trois quarts de la longueur de ce tube ; dans sa moitié antérieure il est froncé transversalement, et en arrière il affecte la forme d'un cylindre droit ; enfin il est creusé d'un canal longitudinal qui est fermé à ses deux extrémités et ne communique pas avec la cavité intestinale (*g*). Enfin il est composé d'utricules sécréteurs (*h*). Dans l'état actuel de nos connaissances, on ne peut former que des conjectures très vagues touchant les fonctions de cet organe.

(1) Il est cependant à noter qu'il paraît y avoir un sphincter à l'entrée de chacun de ces appendices, et le liquide contenu dans leur intérieur ne ressemble jamais aux matières logées dans l'intestin. M. de Quatrefages et M. Williams pensent qu'ils servent à établir des relations entre les produits de la digestion et le fluide respirable (*i*), mais ils me paraissent être plutôt des organes hépatiques.

(*a*) Morren, *De Lumbrici terrestris hist. nat. necnon anat. tractatus*, p. 142, pl. 15, 16, fig. 3.
(*b*) T. Williams, *Report on the British Annelida* (*Brit. Assoc.*, 1851, p. 233).
(*c*) Willis, *De anima brutorum exercitationes*, 1692, p. 97, pl. 4, fig. 1, *k*.
(*d*) Morren, *Op. cit.*, p. 138, pl. 16, fig. 1.
(*e*) Siebold et Stannius, *Nouveau Manuel d'anatomie comparée*, t. 1, p. 208.
(*f*) Voyez Cuvier, *Leçons d'anatomie comparée*, 2ᵉ édit., t. V, p. 334.
(*g*) Voyez Home, *On the double Organs of Generation of the Lamprey*, etc. (*Philos. Trans.*, 1823, p. 148, pl. 18, fig. 1).
(*h*) C. B. Jones, *On the Structure of the Liver* (*Phil. Trans.*, 1849, p. 111, pl. 9, fig. 5).
(*i*) De Quatrefages, *Note sur le phlébentérisme* (*Ann. des sc. nat.*, 3ᵉ série, 1845, t. IV, p. 91).
— Williams, *Op. cit.*, p. 237.

V.

Appareil
digestif
des
Hirudinées.

§ 4. — Dans la seconde grande division de la classe des Annélides, l'ordre des Hirudinées, le régime n'est pas le même que chez les Chétopodes, et se compose principalement, sinon exclusivement, de sang puisé directement dans le corps d'autres Animaux : aussi l'appareil digestif n'est-il que faiblement pourvu des organes sécréteurs qui sont chargés de produire les sucs propres à attaquer et à dissoudre les aliments; mais l'orifice préhenseur affecte une disposition particulière, en accord avec ce mode de nutrition, et la cavité stomacale se développe de façon à devenir un vaste réservoir pour les liquides ingurgités.

Ventouse
orale,
des Sangsues.

La bouche est conformée pour la succion et est aidée dans son action par le jeu d'une partie de l'appareil de la locomotion qui se compose de deux ventouses situées aux extrémités du corps. En effet, cet orifice occupe le centre de la ventouse céphalique, et celle-ci est disposée de façon à pouvoir s'appliquer très exactement sur la surface des corps étrangers et à y adhérer fortement ; de petites mâchoires cornées, dont le bord labial est en général armé, peuvent alors entamer cette surface, pour peu qu'elle soit d'une texture délicate, et les mouvements de succion opérés par le pharynx déterminent l'écoulement du liquide sous-jacent et le portent jusque dans le réservoir stomacal de l'Animal. Ce mode d'alimentation a valu à ces Vers le nom commun de *Sangsues*, mais les zoologistes réservent plus particulièrement cette appellation aux espèces qui forment une des divisions génériques de ce groupe, et qui sont employées en médecine pour opérer des saignées locales.

Quand on veut étudier le mode d'action de cette ventouse orale, il est bon d'examiner d'abord la manière dont l'Animal l'applique sur le corps auquel il veut se fixer, et pour cela de placer une Sangsue ordinaire sur une lame de verre, afin de voir à travers cette substance diaphane ce qui se passe dans la région circumbuccale. En observant de la sorte un de ces Annélides, on le voit alors donner à sa ventouse la forme d'une cupule, puis en faire saillir le fond comme une espèce de bourrelet et le coller sur le point dont il a fait choix ; ensuite il abaisse de dedans en dehors les bords du godet, et applique si exactement la totalité du disque péristomien sur le verre, qu'il ne reste pas la moindre bulle d'air entre les surfaces ainsi amenées en contact. Le fond de la ventouse tend alors à reprendre sa position primitive et à devenir concave : sur un corps rigide comme le verre il n'y parvient pas ; mais si la surface d'application est extensible, comme l'est d'ordinaire la peau des Animaux que les Sangsues attaquent, elle suit ce mouvement et s'avance jusque dans la cavité buccale, où elle est saisie et coupée par les mâchoires de cet Annélide suceur (1). Enfin des contractions péristaltiques s'établissent dans l'œsophage, et le sang qui s'écoule de la petite blessure ainsi produite est pompé avec force et porté dans l'estomac du Ver. L'aspiration opérée de la sorte dépend uniquement du jeu de la ventouse orale et du pharynx, qui est entouré de fibres musculaires divergentes aussi bien que concentriques : l'estomac ou les autres parties du corps de la Sangsue n'y contribuent en rien. En effet, le courant ne s'arrête pas quand, d'un coup de ciseau, on coupe en deux le corps d'un de ces Animaux en train de se repaître, et qu'on ne laisse adhérente à la piqûre que la portion céphalique de la Sangsue ainsi mutilée (2).

(1) Jusque vers le milieu du siècle dernier les médecins se formaient des idées très fausses sur la manière dont la Sangsue entame la peau de l'Homme ou des Animaux dont elle prend le sang : les uns pensaient qu'elle était pourvue d'un aiguillon, d'autres qu'elle déterminait la rupture de cette membrane par la seule force de succion. Un chartreux, D. Allou, paraît être le premier qui ait bien vu les espèces de mâchoires ou de râpes dont la bouche de ces Vers est pourvue, et qui ait donné une explication passablement juste de leur mode d'action ; ses observations ont été publiées et confirmées par Morand (a).

(2) Quelques naturalistes ont pensé que dans le mécanisme de la succion la partie postérieure du corps de la

(a) Morand, *Observations sur l'anatomie de la Sangsue* (*Mém. de l'Académie des sciences*, 1739, p. 189, fig. E, F).

La forme de la ventouse orale varie un peu : chez quelques Hirudinées, telles que les Pontobdelles et les Piscicoles, elle est presque hémisphérique et séparée du reste du corps par un étranglement (1); mais, en général, il n'existe pas de rétrécissement à sa base, et elle est constituée principalement par le bord frontal de l'extrémité antérieure du corps qui s'avance en manière de voûte (2). Des différences plus importantes se remar-

Sangsue faisait fonction de pompe aspirante (a). Thomas a réfuté cette opinion par l'expérience citée ci-dessus, mais il combat également l'explication fondée sur l'action de la ventouse, et il attribue l'afflux du sang seulement à l'irritation déterminée dans la plaie par la morsure de la Sangsue. Il se fonde sur ce qu'il a vu une Sangsue rester attachée pendant quelques minutes à un cœur saignant placé sous le récipient de la pompe pneumatique où il faisait le vide (b); mais cette expérience, qui est en désaccord complet avec les résultats obtenus par Du Rondeau (c), ne paraît pas avoir été faite de façon à prouver que dans les circonstances ordinaires la ventouse n'agit point par succion, et M. Fermond, en substituant à la lame de verre mentionnée ci-dessus un disque de baudruche humide et médiocrement tendu, a vu que cette membrane extensible était attirée dans l'intérieur de la ventouse,

quand la Sangsue s'y attachait. Il compare donc avec raison cet organe à l'instrument connu sous le nom d'*arrache-pierre* (d).

(1) Chez les Pontobdelles, Hirudinées qui habitent la mer et se tiennent sur divers Poissons, la ventouse orale est grande, très concave, en forme de godet, et garnie d'un bord pourvu de tubercules (e).

Chez les Piscicoles, ou *Hœmocharis*, qui s'attaquent aussi aux Poissons, mais vivent dans les eaux douces, cette ventouse est également assez grande, quoique peu concave (f).

Chez les Branchellions, cet organe est rétréci à sa base, comme chez les espèces précédentes, mais plus petit (g).

(2) Chez les Sangsues proprement dites, les Hæmopis, les Aulastomes, etc., la ventouse orale est sans étranglement, et plus ou moins distinctement bilabiée. La lèvre supérieure s'avance en forme de bec de

(a) Du Rondeau, *Mém. sur la Sangsue médicinale (Journal de physique*, 1782, t. XX, p. 288).
(b) Thomas, *Mém. pour servir à l'histoire naturelle des Sangsues*, 1806, p. 40.
(c) Du Rondeau, *Op. cit. (Journal de physique*, t. XX, p. 291).
(d) Fermond, *Monographie des Sangsues médicinales*, 1854, p. 94.
(e) Voyez Delle Chiaje, *Mem. sulla storia e notomia degli Animali senza vertebre di Napoli*, t. I, pl. 1, fig. 14.
— Quatrefages, ANNÉLIDES du *Règne animal* de Cuvier, pl. 23, fig. 2.
(f) Rösel von Rosenhof, *Insecten-Belustigung*, t. III, pl. 32, fig. 1.
— Quatrefages, ANNÉLIDES du *Règne animal* de Cuvier, pl. 23, fig. 1.
(g) Idem, *Mém. sur le Branchellion (Ann. des sciences nat.*, 3e série, 1852, t. XVIII, p. 294, pl. 6, fig. 1).

quent dans son armature. Chez la Sangsue médicinale, la bouche, située, comme je l'ai déjà dit, au milieu de la ventouse antérieure, est de forme à peu près triangulaire et garnie de trois papilles ovalaires qui sont divergentes et pourvues chacune d'une crête médiane convexe et denticulée (1). Ces papilles sont autant de mâchoires et sont mises en mouvement par des fibres musculaires propres, de façon à agir comme de petites scies courbes, et à inciser par déchirure la portion de la peau sur laquelle ces Annélides ont appliqué leur bouche. L'appareil maxillaire est conformé de la même manière chez les Hirudinées des genres *Hœmopis*, *Aulastoma*, Bdelle ou *Limnatis*, et *Trocheta*; mais chez les Branchiobdelles il n'y a que deux mâchoires, et chez les Pontobdelles et les Piscicoles ces organes sont rudimentaires (2); enfin, chez les Néphélis et les Branchellions,

Mâchoires
des Sangsues.

cuiller renversé, et se compose de trois ou quatre segments transversaux suivis de trois anneaux dont la portion inférieure ou sternale forme la lèvre inférieure (*a*). Dans l'état de repos, ces deux lèvres se rapprochent et la ventouse se ferme; mais, dans l'état d'activité, elles s'écartent et la lèvre supérieure se projette en avant.

Chez les Malacobdelles, au contraire, elle est peu développée (*b*).

(1) C'est à cause de cette disposition que la plaie faite par ces Animaux a la forme d'une petite étoile à trois branches (*c*).

(2) Les mâchoires des Sangsues proprement dites sont à peu près ovalaires et très comprimées; leur longueur est de 2 à 3 millimètres, et leur bord médian ou crête porte une rangée d'environ soixante denticules en forme de V, qui sont disposées comme des chevrons avec leur angle dirigé vers la bouche. L'une de ces mâchoires est antérieure ou supérieure, les autres sont latéro-postérieures ou inférieures; elles sont disposées en triangle et logées chacune dans un sillon buccal ou gaîne dont les bords sont élevés. Les denticules dont elles sont armées paraissent naître chacune d'une capsule particulière (*d*). Beaucoup d'auteurs ont considéré ces points comme étant séparés sur la ligne médiane, et par conséquent dis-

(a) Moquin-Tandon, *Monographie de la famille des Hirudinées*, 1846, p. 52, pl. 8, fig. 10.
(b) Blanchard, *Mémoire sur la Malacobdelle* (*Ann. des sciences nat.*, 3ᵉ série, 1845, t. IV, Pl. 18, fig. 1).
(c) Morand, *Observations sur l'anatomie de la Sangsue* (*Mém. de l'Acad. des sciences*, 1739, p. 492, fig. C).
(d) Quatrefages, *Note sur l'anatomie des Sangsues* (*Ann. des sciences nat.*, 3ᵉ série, 1847, t. VIII, p. 38).

ils manquent complétement : il en est de même chez les Glos-siphonies ou Clepsines, mais celles-ci sont pourvues d'une trompe exsertile semblable à celle de la plupart des Annélides Chétopodes (1).

Mode d'alimentation des Hirudinées. Les Sangsues proprement dites et les Hæmopis sont des Animaux exclusivement suceurs, et se nourrissent essentielle-ment du sang des divers Vertébrés qu'elles peuvent mordre :

posés par paires sur deux rangs ; mais M. Brandt a constaté que cette dispo-sition n'existe pas (a).

Chez les Hæmopis, les mâchoires sont plus petites, moins comprimées et armées d'un moindre nombre de denticules (b).

Chez les Aulastomes (c), les mâ-choires sont presque parallèles et moins enfoncées ; chacune est armée d'environ quatorze denticules assez grosses et obtuses (d).

Chez les Bdelles, ou *Limnatis*, ces organes ont une carène peu saillante et dépourvue de denticules ou de dé-coupures quelconques (e).

Chez la Trochète, les mâchoires sont très petites et tranchantes, mais sans denticules (f). Leur position est in-verse de celle des Sangsues : deux se trouvent en avant ou au-dessus de l'ouverture buccale, et une seule en arrière.

Chez la Branchiobdelle, les mâchoi-res, au nombre de deux, sont mé-dianes, cornées et noires ; Rösel les a prises pour des yeux (g). L'une est située au-dessus, l'autre au-dessous de la bouche (h).

(1) La trompe des Glossiphonies a été aperçue d'abord par Bergmann, et ensuite mieux observée par John-

(a) Brandt et Ratzeburg, *Medicinische Zoologie*, t. II, p. 245, pl. 29 A, fig. 13-18.
— Quatrefages, ANNÉLIDES du *Règne animal* de Cuvier, pl. 21, fig. 3, 3 a.
— Moquin-Tandon, *Monographie de la famille des Hirudinées*, pl. 9, fig. 12 à 16.
— Fermond, *Monographie des Sangsues médicinales*, pl. 2, fig. 32.
(b) Savigny, *Op. cit.*, pl. 1, fig. 5.
— Quekett, *Lectures on Histology*, t. II, p. 384, fig. 244.
(c) L'*Aulastoma gulo* a été souvent confondu avec l'*Hæmopis sanguisuga* ou *H. vorax*, et c'est sous ce dernier nom que les mâchoires de cette Hirudinée ont été représentées dans l'*Atlas du Règne animal*, ANNÉLIDES, pl. 21, fig. 4 b.
— Moquin-Tandon, *Op. cit.*, pl. 6, fig. 9 et 10.
(d) Carena, *Monographie du genre Hirudo* (Mem. della R. Accad. di Torino, 1820, t. XXV, pl. 2, fig. 25 ; pl. 24).
— Pelletier et Huzard, *Recherches sur le genre Hirudo* (Journal de pharmacie, 1825, pl. 1, fig. 5, 6, 7).
— Brandt et Ratzeburg, *Op. cit.*, pl. 29 B, fig. 13 à 17.
— Moquin-Tandon, *Op. cit.*, pl. 5, fig. 12, 13, 14.
(e) Savigny, ANNÉLIDES de l'Égypte, pl. 5, fig. 4 b, 4 c.
(f) Moquin-Tandon, *Op. cit.*, pl. 4, fig. 11.
(g) Rösel von Rosenhof, *Insecten-Belustigung*, 1755, t. III, p. 327.
(h) Odier, *Mém. sur la Branchiobdelle* (Mém. de la Société d'histoire naturelle de Paris, 1823, t. I, p. 71, pl. 4, fig. 5, 8, 11, 12, 17).
— Henle, *Ueber die Gattung Branchiobdella* (Müller's Archiv für Anat. und Physiol., 1835, pl. 14, fig. 1).

il est aussi à noter que ce sont les seules Hirudinées qui aient la faculté d'entamer la peau de l'Homme (1) : les Aulastomes déchirent leur proie et en avalent des lambeaux ; enfin, les

son (a). La structure en a été étudiée avec soin par M. F. de Filippi, et surtout par M. Budge (b). C'est un tube pharyngien charnu, cylindrique et susceptible de se dérouler au dehors ou de rentrer comme un doigt de gant.

M. Leydig a trouvé une trompe semblable chez le Branchellion, et M. de Quatrefages, qui en a également fait l'anatomie, s'est assuré qu'elle est complétement inerme (c).

(1) Ainsi que chacun le sait, on fait en médecine un grand usage de ces Animaux pour opérer des saignées locales. Pour la France seulement, on en consomme de la sorte plus de 30 millions d'individus par an, et quelquefois beaucoup plus : ainsi en 1832 on en a importé 57 491 000 (d). Ils appartiennent tous au genre Hirudo, et sont, pour la plupart, de simples variétés de l'espèce connue

sous le nom de Hirudo medicinalis ou de H. troctina. L'Hæmopis sanguisuga (ou Sangsue de Cheval), qui se rencontre en Espagne et en Afrique, ne peut entamer facilement que les membranes muqueuses, et donne souvent lieu à des accidents graves en s'introduisant dans les fosses nasales ou les autres cavités du corps (e).

Les marais de l'Europe n'ont pas suffi pour alimenter le commerce dont les Sangsues sont l'objet, et depuis plusieurs années on en tire de l'Asie Mineure et de la Syrie, aussi bien que de l'Algérie ; enfin on s'est appliqué à en élever artificiellement, et dans quelques parties de la France, particulièrement aux environs de Bordeaux, l'hirudiniculture, comme on l'appelle, est devenue une branche d'industrie agricole très importante (f). Pour nourrir les Sangsues, on emploie

(a) T. Bergmann, Afhandling om Iglar (Vetenskaps Acad. Handlingar för år 1757, t. XVIII, p. 113).
— Johnson, Observations on the Hirudo complanata and H. stagnalis, now formed into a distinct Genus under the Name of Glossopora (Philos. Trans., 1816, p. 341, pl. 17, fig. 9 et 10).

(b) F. de Filippi, Lettera al D. Rusconi sopra l'anatomia e lo sviluppo delle Clepsine, p. 12, pl. 1, fig. 1 et 2 (extr. du Giornale delle scienze medico-chirurgicale di Pavia, t. XI).
— Budge, Clepsine bioculata (Verhandlungen des Naturhist. Vereins der preussischen Rheinlande und Westphalens, 6. Jahrgang 1849, p. 97, pl. 5, fig. 13 et 15).
(c) Leydig, Anatomisches über Branchellion und Pontobdella (Zeitschrift für wissensch. Zool., 1854, t. III, p. 314).
— Quatrefages, Mém. sur le Branchellion (Ann. des sciences nat., 3e série, 1852, t. XVIII, p. 296, pl. 6, fig. 3).
(d) Fermond, Monographie des Sangsues médicinales, p. 255.
(e) Guyon, Note sur l'Hæmopis vorax (Comptes rendus de l'Acad. des sciences, 1841, t. XIII, p. 785, etc.).
(f) Voyson, Guide pratique des éleveurs de Sangsues. Bordeaux, 1852.
— Masson, Élève des Sangsues. Paris, 1854.
— Laurens, L'élève des Sangsues. Bordeaux, 1854.
— Busquet, Manuel d'hirudiniculture. Bordeaux, 1854.
— Soubeiran, De la multiplication des Sangsues dans les Landes (Ann. de l'agriculture française, 1854).
— Ébrard, Nouvelle monographie des Sangsues, 1857, p. 289 et suiv.

Trochètes dévorent des Lombrics et les larves aquatiques par tronçons ou même tout entiers. Du reste, tous ces Animaux sont d'une voracité extrême, et la quantité d'aliments qu'ils prennent en un seul repas est souvent énorme : ainsi, on a vu des Sangsues médicinales se gorger au point d'augmenter près de sept fois le poids de leur corps (1), et par conséquent

généralement de vieux Chevaux que l'on fait entrer dans les étangs où ces Annélides sont parqués ; ceux-ci s'y attachent en choisissant de préférence les parties du corps où la peau est la moins résistante, la face interne des cuisses, les jambes et le dessous du ventre, par exemple, et se gorgent avec une grande avidité. Ils ne sucent pas les cadavres, et ne paraissent pas capables de boire du sang liquide dans lequel on les plongerait (a); mais si on leur fournit comme point d'appui un tissu spongieux imbibé de ce liquide, ils s'en repaissent sans difficulté, et l'une des méthodes employées pour l'élevage de ces Vers, celle de M. Borne (b), est fondée sur la connaissance de ce fait. Quelques agronomes ont pensé que le sang obtenu par l'abatage des Animaux de boucherie, et rendu incoagulable par la flagellation, lors même qu'on l'emploie tout de suite, ne leur était pas aussi utile que celui puisé directement sur un Animal vivant (c) : mais cette opinion ne paraît

pas être fondée. Les Sangsues peuvent se gorger aussi de sang coagulé, mais en le suçant, et non en avalant le caillot lui-même.

(1) Les Sangsues ne se gorgent que très rarement à ce point, et il existe beaucoup de variations dans la quantité de sang dont elles peuvent charger leur estomac. Ces différences dépendent en partie de l'âge, en partie des races. Dans une série d'expériences faites par M. Ad. Sanson, l'augmentation du poids du corps a varié entre 3,8 et 6,7 (d), et dans d'autres pesées faites par M. Moquin-Tandon, les extrêmes ont été, d'une part, 2, et d'autre part 5 $\frac{1}{2}$ (e). M. Ébrard a trouvé que les très gros individus (dits *Sangsues vaches*) triplaient de poids seulement, tandis que les individus connus dans le commerce sous la dénomination de *petites moyennes* devenaient quatre fois plus pesantes; et les petits individus, dits *filets*, acquéraient quatre fois et demie leur poids initial (f). M. Moquin-Tandon évalue en moyenne à environ

(a) Ébrard, *Nouvelle monographie des Sangsues médicinales*, 1857, p. 162.
(b) Chevallier, *Rapport sur un mémoire de M. Borne relatif à la conservation et à la reproduction des Sangsues (Bulletin de la Société d'encouragement pour l'industrie nationale, 1854).*
— Soubeiran, *Note sur les marais à Sangsues de Clairfontaine,* 1854.
(c) Quenard, *De l'élève et de la multiplication des Sangsues (Bulletin de la Société centrale d'agriculture,* 1854, p. 277).
(d) J. Martin, *Histoire pratique des Sangsues,* 1845, p. 44.
(e) Moquin-Tandon, *Monographie des Hirudinées,* p. 268.
(f) Ébrard, *Nouvelle Monographie des Sangsues,* p. 219.

nous pouvons prévoir que la capacité de leur estomac doit être énorme. Effectivement, c'est ce qui s'observe chez presque toutes les Hirudinées.

Le tube digestif de quelques-uns de ces Animaux est simple et cylindrique dans toute sa longueur, chez les Malacobdelles et les Néphélis, par exemple (1); mais chez les Sangsues pro-

Canal digestif
des
Hirudinées.

15 grammes la quantité de sang sucé par une grosse Sangsue marchande, de bonne race, telle que la variété verte de Turquie; mais cette estimation me parait un peu exagérée. En effet, dans les expériences publiées par M. de Quatrefages, la quantité de sang pris par les Sangsues bordelaises n'était en moyenne que d'environ 12 grammes, et les Sangsues dites *Dragonnes* (*Hirudo troctina*) se sont chargées d'un peu moins (*a*).

Du reste, la capacité de ces Animaux parait dépendre essentiellement du degré d'extensibilité de leur estomac. M. Ébrard a trouvé que, proportionnellement à leur poids, ils prennent d'autant plus de sang qu'ils sont moins vieux, et les médecins ont remarqué que si d'un coup de ciseau on coupe en travers la partie postérieure du corps de l'un de ces Animaux en train de se gorger, il continuera à sucer pendant très longtemps, et que le sang s'écoule goutte à goutte par la troncature (*b*).

(1) Le tube digestif des Malaco-

bdelles est d'une structure très simple: sa portion pharyngienne est courte, droite et garnie intérieurement de papilles épidermiques; la portion stomacale est membraneuse, cylindrique et légèrement flexueuse (*c*).

Chez les Néphélis, le tube digestif est cylindrique, et s'étend en ligne droite d'un bout du corps à l'autre (*d*); on y distingue une portion œsophagienne qui est garnie intérieurement de stries longitudinales, et une portion moyenne ou stomacale qui ne présente rien de remarquable (*e*).

Chez les Trochètes, ou Géobdelles, l'estomac est divisé intérieurement en cinq chambres par une série de brides transversales; l'intestin est également divisé en deux portions par un étranglement. L'œsophage est charnu et présente des plis longitudinaux dont un, situé en dessus, est très gros (*f*).

L'estomac des Branchiobdelles est également dépourvu d'appendices, mais on y remarque des étranglements qui le divisent en plusieurs loges arrondies (*g*).

(*a*) Quatrefages, *Note sur quelques expériences relatives à l'emploi des Sangsues algériennes* (*Comptes rendus de l'Acad. des sciences*, 1857, t. XLV, p. 681).
(*b*) J. R. Johnson, *A Treatise on the medicinal Leech*, 1816, p. 142.
(*c*) Blanchard, *Mémoire sur la Malacobdelle* (*Ann. des sciences nat.*, 3e série, 1845, t. IV, p. 367, pl. 18, fig. 1 et 2).
(*d*) F. de Filippi, *Memoria sugli Anellidi della famiglia delle Sanguesughe*. Milan, 1837, pl. 1, fig. 4.
(*e*) Moquin-Tandon, *Op. cit.*, p. 102, pl. 3, fig. 17.
(*f*) Idem, *ibid.*, p. 102, pl. 4, fig. 9.
(*g*) Henle, *Op. cit.* (Müller's *Archiv für Anat. und Physiol.*, 1835, pl. 14, fig. 1).

prement dites et la plupart des autres Hirudinées, l'estomac se prolonge latéralement de façon à constituer de grands réservoirs en forme de sacs.

Ainsi, chez les Pontobdelles, l'estomac, divisé intérieurement en une série de cinq ou six chambres par des cloisons membraneuses, se continue postérieurement sous la forme d'un vaste cæcum impair et médian qui recouvre l'intestin (1).

Chez les Aulastomes, l'estomac est également cylindrique, mais donne naissance postérieurement à deux grands appendices ou cæcums qui se prolongent sur les côtés de l'intestin (2).

Chez les Sangsues proprement dites, l'estomac est divisé en une série de chambres comme chez les Pontobdelles; mais ces loges, au lieu d'être simples, se renflent de chaque côté de façon à former des sacs plus ou moins grands et oblongs. On compte

(1) La portion antérieure du canal digestif des Pontobdelles constitue un œsophage cylindrique qui s'élargit peu à peu et se confond postérieurement avec l'estomac. Celui-ci paraît simple extérieurement, mais à l'intérieur il est divisé par une série de cloisons transversales qui sont perforées au milieu, et garnies chacune de fibres musculaires disposées en manière de sphincter. La dernière des chambres ainsi constituées se trouve vers le tiers postérieur du corps, et communique d'une part avec l'appendice cæcal mentionné ci-dessus, d'autre part avec un intestin grêle cylindrique (a).

(2) Le pharynx ou œsophage des Aulastomes est remarquable par sa structure charnue et les plis longitudinaux saillants qui en garnissent l'intérieur; on en compte douze, dont trois, plus grands que les autres, correspondent à la base des mâchoires (b). L'estomac offre quelques indices d'une division en neuf chambres égales, et les deux cæcums qui le terminent sont très grêles. L'intestin est au contraire fort grand, et présente latéralement des boursouflures (c).

(a) Bibiena, De Hirudine sermones quinque (Commentarii Instituti Bononiensis, 1791, t. VII, pl. 3, fig. 5).
— Delle Chiaje, Memorie sulla storia e notomia degli Animali senza vertebre di Napoli, t. I, pl. 1, fig. 14.
— Moquin-Tandon, Monographie de la famille des Hirudinées, pl. 2, fig. 1 et 6.
(b) Pelletier et Huzard, Op. cit. (Journal de pharmacie, 1825, t. I, pl. 1, fig. 5 et 12)
(c) Delle Chiaje, Op. cit., t. I, pl. 1, fig. 10.
— Moquin-Tandon, Op. cit., p. 105, pl. 9, fig. 11.
— Milne Edwards, ANNÉLIDES du Règne animal de Cuvier, pl. 2, fig. 3.

onze paires de ces appendices qui sont d'autant plus développés qu'ils sont situés plus loin de l'œsophage; ceux de la première paire sont à peine indiqués, tandis que ceux de la dernière paire sont très vastes et se prolongent jusque dans le voisinage de l'anus, de chaque côté de l'intestin (1).

(1) L'œsophage des Sangsues proprement dites est court, membraneux, faiblement plissé en long, et terminé par un sphincter puissant qui s'oppose à la régurgitation. Il est aussi à noter que des brides musculaires s'étendent de sa surface externe aux parties voisines des parois du corps, et ces fibres paraissent jouer un rôle important dans la succion. L'estomac est divisé en onze chambres, dont la première n'offre que des vestiges d'appendices. Les poches stomacales des premières paires sont simples et arrondies, mais les suivantes se recourbent en arrière, et se recouvrent un peu mutuellement quand elles sont gonflées; celles des parties moyennes de la série sont faiblement bilobées, et celles de la dernière paire sont un peu étranglées de distance en distance. Le pylore, ou entrée de l'intestin, est infundibuliforme et pourvu d'un sphincter très fort (a). L'intestin, qui naît de l'extrémité postérieure de la portion médiane de l'estomac et se trouve logé entre les deux poches gastriques de la dernière paire, est grêle et présente à sa partie terminale

un renflement que les naturalistes appellent *cloaque*, mais qui ne mérite pas ce nom, car ce n'est pas un émonctoire commun, et aucun autre appareil excréteur n'y débouche. Enfin l'anus est situé du côté dorsal du corps, à la base de la ventouse postérieure. Cet orifice est difficile à apercevoir, et pendant longtemps il avait échappé aux recherches des anatomistes (b). Du Rondeau fut, je crois, le premier à en constater l'existence (c).

Quelques auteurs considèrent les poches stomacales postérieures comme étant des réservoirs alimentaires seulement, mais ces appendices ne paraissent pas différer des autres. Quand la Sangsue se gorge, les contractions péristaltiques de son corps et de son estomac poussent tout de suite le liquide alimentaire dans ces poches qui se remplissent les premières, mais le sang ne s'y accumule que par l'effet de la pesanteur; et quand l'Animal est placé la tête en bas, ou suspendu de manière à décrire une anse, les matières contenues dans son tube digestif affluent toujours dans la partie la plus déclive (d).

(a) Voyez Brandt et Ratzeburg, *Medicinische Zoologie*, t. II, pl. 29 A, fig. 19 et 20.
— Moquin-Tandon, *Monographie des Hirudinées*, pl. 9, fig. 9.
—. Quatrefages, ANNÉLIDES du *Règne animal* de Cuvier, pl. 24, fig. 1 (c'est aussi à cette espèce qu'appartient l'appareil digestif représenté dans le même ouvrage, pl. 2, fig. 2, sous le nom d'*Hæmopis*).
(b) Morand, *Op. cit.* (*Mém. de l'Acad. des sciences*, 1739, p. 195).
(c) Du Rondeau, *Op. cit.* (*Journal de physique*, 1782, t. XX, p. 286).
(d) Ébrard, *Nouvelle monographie des Sangsues*, p. 170.

La conformation de la cavité digestive est à peu près la même chez les Hæmopis, mais les poches stomacales sont plus fortement lobulées (1).

Chez les Branchellions, il existe aussi de chaque côté de l'estomac une série de poches bilobées, mais ces appendices sont moins nombreux (2).

Enfin, chez les Glossiphonies ou Clepsines, où le nombre des poches gastriques est également réduit à six ou sept paires, ces appendices sont très grêles, et ne communiquent avec la portion centrale de l'estomac que par des orifices étroits; dans quelques espèces elles sont plus ou moins lobulées, et celles de la dernière paire sont quelquefois rameuses. L'intestin, qui fait suite à l'estomac, est garni aussi de cæcums latéraux, mais les aliments n'y pénètrent pas directement comme dans les appendices stomacaux, qui, à raison de cette circonstance et de la transparence des téguments, sont très faciles à observer (3).

(1) Chez l'Hæmopis, chacune des poches stomacales est bilobée, et le lobe postérieur tend à se subdiviser en lobules. Cette disposition est surtout remarquable dans les sacs de la dernière paire (a). M. de Filippi a donné une description très différente de l'appareil digestif de ces Hirudinées, mais ses observations se rapportent à l'Aulastome (b).

(2) M. Moquin-Tandon a trouvé chez le *Branchellion Torpedinis* six paires de poches stomacales bilobées, et a vu les deux postérieures se prolonger sur les côtés de l'intestin, comme chez la plupart des autres Hirudinées (c). Mais dans le *Branchellion Orbigniensis* M. de Quatrefages a rencontré une paire de poches stomacales dans chaque anneau du corps jusqu'à l'anus (d).

(3) Chez le *Glossiphonia bioculata*, on voit, derrière le pharynx renfermant la trompe, un estomac cylindrique garni latéralement de six paires d'appendices ou cæcums simples : ceux de la dernière paire sont beaucoup plus grands que les autres, et se prolongent sur les côtés de la portion suivante du tube intestinal qui donne naissance à quatre paires de poches latérales; enfin la portion terminale

(a) Moquin-Tandon, *Op. cit.*, pl. 6, fig. 8.
(b) F. de Filippi, *Mem. sugli Anellidi della famiglia delle Sanguesughe*, p. 14, pl. 1, fig. 3.
(c) Moquin-Tandon, *Op. cit.*, p. 100, pl. 1, fig. 6.
(d) Quatrefages, *Mém. sur le Branchellion* (*Ann. des sciences nat.*, 3e série, 1852, t. XVIII, p. 297).

Les Hirudinées sont pourvues d'un appareil salivaire composé d'une multitude de petites vésicules disposées en grappes et réunies en masse autour de l'œsophage (1). On remarque aussi sur les parois de leur estomac une couche de tissu utriculaire qui paraît être un organe hépatique (2). Mais le système glandu-

de l'intestin est simple et flexueuse (a).

Chez la Piscicole géométrique (ou *Hæmocharis*, Sav.), l'appareil digestif est conformé à peu près de même, si ce n'est que les poches stomacales sont beaucoup plus larges et plus nombreuses, car on en compte dix paires (b).

Chez d'autres Glossiphonies, les appendices stomacaux sont grêles et plus ou moins branchus. Cette disposition se voit très bien chez le *G. sanguinea*, quand l'Animal est repu de sang (c). Elle est encore plus marquée chez le *Glossiphonia catenigera* (d) et le *G. marginata* (e).

(1) Les glandes salivaires des Sangsues, découvertes par M. Brandt, consistent en petites ampoules blanchâtres dont les canaux excréteurs se réunissent entre eux et débouchent dans l'œsophage (f). Elles forment, par leur assemblage, une masse d'apparence grenue.

La structure de ces glandes est à peu près la même chez l'Hæmopis,

mais elles forment deux masses très distinctes (g). On a constaté aussi l'existence de ces glandes salivaires chez les Pontobdelles et chez les Branchiobdelles. Chez ces dernières, elles consistent en six paires de petits paquets d'utricules dont les canaux excréteurs se réunissent autour de l'œsophage, à la base de la trompe (h).

M. Moquin-Tandon considère comme étant aussi des glandes salivaires deux petits organes irrégulièrement arrondis et rougeâtres, qui se trouvent dans les quatrième et cinquième, ainsi que dans les sixième et septième anneaux du corps de la Branchiobdelle, et qui paraissent déboucher dans la portion antérieure du canal digestif (i).

(2) Le tissu glandulaire dont il est ici question constitue ce que quelques anatomistes ont appelé la tunique villeuse de l'estomac. Il se trouve principalement vers la partie centrale de cet organe, dont il occupe la face inférieure aussi bien que la face supérieure. Sa couleur est brunâtre, et,

(a) Budge, *Op. cit.* (*Verhandl. des Natur.-historischen Vereines der preussischen Rheinlande,* 1849, pl. 5, fig. 13).

(b) Leydig, *Zur Anatomie von* Piscicola geometrica (*Zeitschr. für wissensch. Zool.*, 1849, t. I, p. 110, pl. 8, fig. 24).

(c) Filippi, *Op. cit.*, pl. 1, fig. 15.

(d) Moquin-Tandon, *Op. cit.*, pl. 14, fig. 9.

(e) Fr. Müller, *Ueber* Hirudo tessellata *und* marginata (*Archiv für Naturgeschichte*, 1844, t. I, p. 10, fig. 14).

(f) Brandt et Ratzeburg, *Medicinische Zoologie*, t. II, p. 247, pl. 29 A, fig. 22 et 23.

(g) Moquin-Tandon, *Op. cit.*, p. 109, pl. 6, fig. 11.

(h) Quatrefages, *Op. cit.* (*Ann. des sciences nat.*, 3e série, 1852, t. XVIII, p. 296, pl. 6, fig. 3).

(i) Moquin-Tandon, *Op. cit.*, p. 109.

laire est très peu développé chez ces Animaux, et en général leur digestion ne se fait qu'avec une grande lenteur (1). Ainsi, lorsqu'une Sangsue a été gorgée, elle reste pendant plusieurs mois sans prendre de nourriture, et souvent on retrouve du

examiné au microscope, il se montre composé d'une multitude d'utricules de forme irrégulière. M. Brandt considère comme des canaux excréteurs les prolongements grêles qu'on en voit partir, et pense que ces tubes vont déboucher dans l'estomac (a); mais M. Leydig, qui vient d'étudier de nouveau ces organes, n'adopte pas cette manière de voir. Ce naturaliste est même porté à croire que cette couche n'est pas un organe hépatique, comme le supposent la plupart des auteurs (b), et n'est que du tissu graisseux, semblable à celui qui se trouve sur d'autres viscères (c). Il est, en effet, probable que des cellules adipeuses s'y rencontrent; mais la matière verdâtre qui est souvent évacuée par les Sangsues paraît être un produit biliaire, et il y a lieu de croire qu'elle provient des glandules logées dans la couche tomenteuse dont l'estomac est revêtu. Cette évacuation de matières verdâtres par l'anus s'observe surtout chez les individus qui sont à jeun depuis longtemps, et dans le commerce on la considère comme un signe de l'état de vacuité des organes digestifs et d'aptitude à bien piquer (d).

(1) Dans une série d'expériences faites par M. Ebrard, la digestion a duré, en général, plus de dix-huit mois; mais lorsque les Sangsues sont en liberté et dans les conditions normales, ce travail est beaucoup moins long : il ne paraît être que de six semaines ou deux mois pour les très jeunes individus, dits germements; de trois à six mois pour les individus âgés d'un an, dits filets; de cinq à neuf mois pour les individus âgés de deux à trois ans; et de six à quinze mois pour les vieux individus, dits vaches. Il est aussi à noter que la digestion est ralentie par l'action du froid et s'active pendant l'été. Du reste, les Sangsues sont disposées à piquer de nouveau longtemps avant que d'avoir digéré tout le sang dont leur estomac s'était chargé pendant un précédent repas (e). Quand elles sont repues, il est aussi très facile de les faire dégorger : par exemple, en les plongeant pendant quelques instants dans de l'eau salée, puis en les pressant entre les doigts; et, après une huitaine de jours de repos, elles sont aptes à sucer de nouveau. Il existe beaucoup de préjugés relatifs à l'emploi des Sangsues qui ont déjà servi, mais la pratique des hôpitaux prouve

(a) Brandt et Ratzeburg, Medicinische Zoologie, t. II, p. 246.
(b) Carus, Traité d'anatomie comparée, t. II, p. 253.
— Blainville, art. SANGSUES (Dictionnaire des sciences naturelles, 1827, t. XLVII, p. 214).
— C. B. Jones, On the Structure of the Liver (Philos. Trans., 1849, p. 102).
— Moquin-Tandon, Op. cit., p. 109.
(c) Leydig, Lehrbuch der Histologie des Menschen und der Thiere, 1857, p. 366.
(d) Charpentier, Monographie des Sangsues médicinales, 1838.
(e) Ebrard, Nouvelle monographie des Sangsues, p. 169 et suiv.

sang dans son estomac un an après ce repas. Il est aussi à noter que ce liquide ne s'y putréfie pas, et que son mélange avec les sucs gastriques lui fait perdre immédiatement la propriété de se coaguler spontanément (1).

§ 5. — Le mode d'organisation que nous venons d'étudier chez les Annélides suceurs conduit à celui qui domine dans une classe de Vers que je désignerai ici sous le nom de LEPTOZOAIRES (2), afin de rappeler la forme déprimée de ces Animaux, dont les uns sont parasites et constituent l'ordre des Trématodes, et dont d'autres mènent une vie errante et se répartissent en plusieurs groupes, tels que les Planariés et les Némertiens (3). En effet, chez ces Annelés inférieurs, l'analogue de

Appareil
digestif
des
Leptozoaires.

que ces réapplications sont sans inconvénient pour les malades (a).

La digestion s'effectue beaucoup plus rapidement chez les Aulastomes. Ainsi, dans des expériences faites par Johnson, trois de ces Animaux n'offraient, au bout de cinq jours, aucun vestige du corps d'autres Sangsues qu'ils avaient dévorées ; et chez un quatrième individu le cadavre trouvé dans son estomac, après un séjour de même durée, était à moitié digéré (b).

(1) Le sang éprouve d'autres altérations par son séjour dans l'estomac des Hirudinées ; il s'épaissit, devient visqueux et noircit.

(2) De λεπτός, mince, et ζῶον, animal.

(3) Dans l'état actuel de la science, il est très difficile de bien classer les Animaux dont se compose le sous-embranchement des Vers, non-seulement parce qu'il règne beaucoup d'incertitude relativement à la structure intérieure de plusieurs d'entre eux, mais encore parce que nous ne connaissons pas encore d'une manière suffisante la valeur zoologique des modifications qui se remarquent dans leur organisation ; aussi y a-t-il presque autant de systèmes différents de classification pour ces Animaux qu'il y a d'ouvrages consacrés à leur étude, et il est très difficile de se faire bien entendre quand on fait usage de la plupart des noms de groupes généralement usités, parce que ces noms sont employés dans un sens un peu différent par chaque auteur. Je ne pourrais, sans sortir du cadre tracé pour ce Cours, discuter ici la valeur des divisions adoptées par les divers zoologistes du moment actuel, ni exposer les raisons qui me portent à réunir dans une même classe les Turbellariés de M. Ehrenberg, les Trématodes et même les Cestoïdes ; mais à mesure que nous avancerons dans l'étude

(a) Soubeiran, *Sur le commerce des Sangsues, sur les moyens de les multiplier, et sur l'emploi des Sangsues qui ont déjà servi*, p. 27 (extr. du *Bulletin de l'Acad. de médecine*, 1848).
(b) Johnson, *A Treatise on the medicinal Leech*, p. 56.

l'intestin des Sangsues disparaît d'ordinaire, ainsi que l'anus, et l'appareil digestif est réduit aux parties correspondant à celles qui composent la bouche, le pharynx et l'estomac rameux de ces derniers Vers. Il en résulte que chez la plupart des Leptozoaires, sinon chez tous, la cavité alimentaire ne communique au dehors que par un seul orifice, la bouche, comme chez les Zoophytes inférieurs.

Chez les TRÉMATODES, cette ouverture se trouve vers l'extrémité antérieure du corps (1), et quelquefois, chez les Fascioles (2) ou Distomes, par exemple, elle occupe le fond d'une ventouse céphalique, comme chez les Sangsues. D'autres fois la bouche est située entre deux de ces organes préhensiles, disposition qui se voit chez les Tristomes. Enfin il est aussi des Animaux de ce groupe, tels que les Polystomes, où les ventouses manquent complétement dans cette région du corps, et alors cet orifice est pourvu d'un bulbe charnu pharyngien (3). La portion suivante de la cavité alimentaire est toujours courte, et d'ordinaire se bifurque bientôt pour constituer deux longs cæcums qui sont tantôt simples, d'autres fois plus ou moins rameux (4).

anatomique et physiologique du règne Animal, j'aurai souvent l'occasion de montrer combien ces Vers ont réellement entre eux des liens de parenté zoologique.

(1) Le *Gasterostomum fimbriatum* fait exception à cette règle : sa bouche est située vers le milieu de la face inférieure de son corps (a).

(2) Le genre *Fasciola* (sous-genre *Cladocœlium* de M. Dujardin) est confondu avec celui des Distomes par la plupart des auteurs, mais doit en être séparé ; il ne renferme que la Douve du foie, qui se rencontre chez beau-coup de Ruminants, ainsi que chez le Cheval, le Lapin, le Cochon, etc.

(3) Dans le genre *Rhopalophorus*, où l'appareil digestif est conformé de la même manière que chez les Distomes, il existe de chaque côté de la ventouse buccale un appendice protractile et cylindrique qui a l'apparence d'une trompe et qui est hérissé de crochets. Ces singuliers organes ressemblent beaucoup aux appendices céphaliques des Tétrarhynques, et servent à l'Animal pour s'accrocher aux parois de l'intestin des Sarigues, où il vit (b).

(4) La bifurcation de la cavité di-

(a) Siebold et Stannius, *Nouveau Manuel d'anatomie comparée*, t. I, p. 130.
(b) Diesing, *Sechszehn Gattungen von Binnenwürmern und ihre Arten*, pl. 1, fig. 7 (*Mém. de l'Acad. de Vienne*, 1855, t. IX).

Ce dernier mode d'organisation est facile à constater chez la Douve du foie, qui se rencontre très communément dans les vaisseaux hépatiques du Mouton. En effet, ces Vers sont en général gorgés de bile, et la couleur foncée de cette substance rend leur appareil digestif fort apparent à travers les téguments. En les observant à la loupe, dans cet état de réplétion, ou mieux encore après avoir injecté dans leur estomac une matière colorante telle que l'indigo, on voit que cette cavité est constituée par une paire de canaux rameux dont les arborisations s'étendent dans toutes les parties du corps et sont partout terminées en cæcums (1). La disposition de ce système

gestive (appelée tantôt *estomac*, d'autres fois *intestin*, par les différents auteurs) est presque générale chez les Trématodes, mais ne s'observe pas chez le *Diplozoon paradoxum*, où un gros tronc stomacal médian règne dans toute la longueur du corps et fournit de chaque côté un grand nombre de branches rameuses. Lorsque, après l'accouplement, les deux individus conjugués se sont soudés entre eux de façon à affecter la disposition bizarre qui se voit dans les figures de ces Vers données par M. Nordmann, il y aurait, d'après ce zoologiste, une communication directe entre les deux cavités digestives (a); mais M. Van Beneden a constaté récemment que cette disposition n'existe pas (b). Il est aussi à noter que chez ce singulier Trématode, on aperçoit dans le pharynx un organe conique et très mobile

qui paraît être analogue à la trompe des Glossiphonies, etc.

Chez l'*Aspidogaster conchicola* la poche stomacale est également impaire, mais elle ne donne pas naissance à des branches latérales, et reste simple dans toute sa longueur (c).

(1) La bouche de la Fasciole, ou Douve du foie, a la forme d'une cupule dont les parois sont de consistance cartilagineuse et revêtues d'une masse charnue qui constitue un bulbe pharyngien. Un tube droit en part, et presque aussitôt se divise en deux troncs qui se portent à peu près parallèlement jusqu'à l'extrémité postérieure du corps, et qui, chemin faisant, donnent naissance à une multitude de branches. Les principales divisions ainsi formées se ramifient beaucoup, et, en se portant en dehors, gagnent les côtés du corps. Toutes ont la forme de vaisseaux à

(a) Nordmann, *Mikrographische Beiträge zur Naturgeschichte der wirbellosen Thiere*, t. I, pl. 5, fig. 2.
(b) Van Beneden, *Mém. sur les Vers intestinaux*, p. 39, pl. 4, fig. 1.
(c) Baer, *Beiträge zur Kenntniss der niedern Thiere (Nova Acta Acad. Cæs. Leopold. Carol. Naturæ curiosorum*, 1827, t. XIII, pl. 18, fig. 4, etc.). — Aubert, Ueber das Wassergefässsystem, die Eibildung und die Entwickelung des Aspidogaster (*Zeitschr. für wissensch. Zoologie*, 1854, t. VI, pl. 14, fig. 1).

V.   29

gastro‑vasculaire ressemble beaucoup à celle des canaux hépatiques que nous avons vue chez les Gastéropodes dits Phlébentérés. Seulement, ici, la poche stomacale et l'in-

parois minces et gibbeuses ; elles ne s'anastomosent jamais entre elles et se terminent chacune en cul-de-sac (a).

Chez le Polystome de la Grenouille (*P. integerrimum*), l'appareil digestif affecte également la forme d'un système gastro-vasculaire fort rameux ; mais les deux troncs principaux sont plus écartés et se réunissent entre eux dans la partie postérieure du corps ; il est aussi à noter que plusieurs des grosses branches qui en naissent s'anastomosent directement entre elles dans la région dorsale (b).

Chez l'*Onchocotyle appendiculata*, Ver très voisin des précédents, les deux grands cæcums intestinaux sont couverts de végétations creuses qui donnent à leurs parois l'apparence d'un tissu glandulaire (c). Il en est à peu près de même chez le *Calceostoma elegans* (d).

La disposition de l'appareil digestif est à peu près la même chez le *Tristoma coccineum*. Le bulbe buccal est suivi d'un œsophage très court qui se

sépare bientôt en deux tubes stomacaux subcylindriques. Ceux-ci, après s'être beaucoup écartés l'un de l'autre, se réunissent au-devant de la ventouse postérieure, de manière à former un cercle, et ils donnent naissance à un grand nombre de branches rameuses ; mais ces dernières sont plus grêles que chez les Douves (e).

Chez l'*Epibdella hypoglossi*, qui a été jusque dans ces derniers temps considéré comme une Hirudinée, mais qui paraît être, en réalité, un Tristomien, l'appareil digestif est disposé à peu près de même que chez les Tristomes ; seulement les branches qui naissent de la grande anse stomacale, au lieu d'avoir la forme de vaisseaux rameux, consistent en gros cæcums branchus (f).

Le *Nitschia elegans*, que quelques auteurs ont rangé aussi parmi les Hirudinées (g), présente le même mode d'organisation (h), et doit prendre également place dans la tribu des Tristomiens. La même remarque s'applique au genre *Axine* (i).

(a) Mehlis, *Observationes anatomicæ de Distomate hepatico et lanceolato*, p. 14, fig. 1. — Blanchard, *Recherches sur l'organisation des Vers*, pl. 4, fig. 1 (*Voyage en Sicile*, t. III). — Atlas du Règne animal de Cuvier, ZOOPHYTES, pl. 36, fig. 1.

(b) Baer, *Beiträge zur Kenntniss der niedern Thiere* (*Nova Acta Acad. Nat. curios.*, 1827, t. XIII, pars II, pl. 32, fig. 7). — Blanchard, *Recherches sur l'organisme des Vers*, p. 135, pl. 6, fig. 4.

(c) Van Beneden, *Mém. sur les Vers intestinaux*, p. 56, pl. 5, fig. 2 et 8 (extr. du *Supplément aux Comptes rendus de l'Acad. des sciences*, 1859, t. II).

(d) Van Beneden, *Op. cit.*, pl. 7, fig. 3.

(e) Blanchard, *Op. cit.*, p. 127, pl. 11, fig. 1 b, et Atlas du Règne animal de Cuvier, ZOOPHYTES, pl. 36 bis, fig. 1 b.

(f) Van Beneden, *Op. cit.*, p. 24, pl. 2, fig. 3.

(g) Moquin-Tandon, *Monographie des Hirudinées*, 1846, p. 394.

(h) Baer, *Beiträge zur Kenntniss der niedern Thiere* (*Nova Acta Acad. Nat. curios.*, 1827, t. XIII, pars II, pl. 32, fig. 2).

(i) Van Beneden, *Mém. sur les Vers intestinaux*, p. 52.

testin dont ces Mollusques sont pourvus manquent complétement.

Comme exemple de Trématodes à cæcums gastriques simples, c'est-à-dire non ramifiés, je citerai les Distomes proprement dits, les Monostomes, les Amphistomes et les Holostomes (1).

(1) Chez les Distomes proprement dits, l'œsophage est plus allongé que chez les Douves, et décrit quelquefois plusieurs courbures avant de se bifurquer : par exemple, chez le *Distoma perlatum*, qui vit dans l'intestin de la Tanche (a). Dans ce genre, les deux grands cæcums qui en naissent sont très étroits et à peine dilatés postérieurement, où ils se terminent isolément (b). Chez le *Distoma Buccini mutabilis*, l'extrémité postérieure de l'œsophage est plus renflée (c), et une disposition analogue se remarque chez le *Distoma globiporum* (d).

La forme des cæcums est la même chez les Brachylèmes (e). Dans quelques figures ces appendices sont représentés comme se réunissant à leur extrémité postérieure chez le *Distoma tereticolle* (f), mais c'est une erreur du dessinateur (g).

Les cæcums gastriques sont également grêles et allongés chez les Holostomes (h) et la plupart des Monostomes (i).

Chez les Diplostomes, l'appareil digestif présente aussi ce mode d'organisation, mais les deux cæcums se renflent graduellement d'avant en

(a) Nordmann, *Mikrographische Beiträge zur Naturgeschichte der wirbellosen Thiere*, t. I, pl. 9, fig. 4 (*Ann. des sciences nat.*, t. XXX, pl. 19, fig. 4).
(b) Exemples : le *Distoma globiporum* (voy. Ehrenberg, *Zusätze zur Erkenntniss grosser organischen Ausbildung in den kleinsten thierischen Organismen* (*Mém. de l'Acad. de Berlin pour* 1835, p. 178, pl. 1, fig. 1).
— Le *Distoma lanceolatum* (voy. Blanchard, *Op. cit.*, pl. 8, fig. 1).
— Le *Distoma horridum*, trouvé dans les uretères du *Boa constrictor* (voy. Leidy, *Descript. of two species of Distoma*, in *Journ. of the Acad. of Nat. Hist. of Philadelphia*, 2ᵉ série, t. I, pl. 43, fig. 2).
— Le *Distoma militare Erinacei* (voy. Van Beneden, *Mém. sur les Vers intestinaux*, pl. 9, fig. 8 et 9).
(c) Voyez P. de Filippi, *Mém. pour servir à l'histoire génétique des Trématodes* (*Mém. de l'Acad. de Turin*, 2ᵉ série, t. XVI, pl. 2, fig. 16).
(d) Burmeister, *Distomum globiporum ausführlich beschrieben* (*Archiv für Naturgesch.*, 1835, t. II, pl. 2, fig. 1).
(e) Exemple : le *Brachylæmus cylindraceus* (voy. Mayer, *Beiträge zur Anatomie der Entozoen*, 1841, pl. 3, fig. 17 ; — Blanchard, *Op. cit.*, pl. 8, fig. 2 a).
— *Brachylæmus Erinacei* (voy. Blanchard, *Op. cit.*, pl. 6, fig. 2).
(f) Voyez Jurine, *Note sur la Douve à long cou* (*Fasciola Lucii*) (*Ann. des sciences nat.*, 1823, t. II, p. 493, pl. 23, fig. 4).
— Schmalz, *Tab. Anat. Entozoorum*, pl. 8, fig. 2 et 3.
(g) Siebold et Stannius, *Nouveau Manuel d'anatomie comparée*, t. I, p. 131.
— Jurine, *Op. cit.* (*Mém. de la Société d'histoire naturelle de Genève*, 1823, t. II, pl. 4, fig. 4, 5).
(h) Exemple : l'*Holostomum alatum*, qui se rencontre dans l'intestin du Renard (voy. Blanchard, *Op. cit.*, pl. 7, fig. 1 a).
(i) Exemple : le *Monostoma verrucosum*, qui se trouve dans les intestins du Canard (voy. Blanchard, *Op. cit.*, pl. 9, fig. 2).

Vers Cestoïdes.

§ 6. — Les deux tubes digestifs que nous venons de trouver chez les Distomes ressemblent beaucoup à des canaux longitudinaux qui se voient sur les côtés du corps chez les Ténias et les autres Vers de la division des Cestoïdes ; mais chez ces derniers Entozoaires il ne paraît exister aucune communication entre ces vaisseaux latéraux et une ouverture buccale; aussi, quoique la plupart des zoologistes les considèrent comme remplaçant les fonctions d'un appareil digestif, quelques observateurs leur refusent ce nom, et les rapportent à un appareil sécréteur dont nous aurons à nous occuper ailleurs. Dans l'état actuel de nos connaissances, la question peut paraître indécise, et je me bornerai à y ajouter que, chez le Ténia, ces tubes, au nombre de deux, communiquent entre eux d'anneau en anneau par une série de branches transversales simples (1). Chez plusieurs Cestoïdes on aperçoit, entre

arrière (a). Enfin, chez les Amphistomes, ils sont beaucoup plus larges, et ressemblent à des sacs allongés plutôt qu'à des tubes (b). Ces organes sont encore plus renflés chez le *Monostoma bijugum* (c) ; enfin, chez le *Monostoma mutabile*, où ils sont étroits, ils se réunissent et communiquent entre eux par leur extrémité postérieure, de façon à former une anse (d).

Il est aussi à noter que chez les Trématodes le bulbe pharyngien, qui est situé immédiatement derrière la bouche, et semble quelquefois se confondre avec la base de la ventouse orale, est une masse musculaire de forme ovalaire dont l'axe est parcouru par le commencement du canal alimentaire. La structure en a été étudiée par M. Van Beneden (e).

(1) Les canaux latéraux du Ténia, qu'il ne faut pas confondre avec les vaisseaux beaucoup plus grêles dont j'ai déjà eu l'occasion de parler en faisant l'histoire des organes de la circulation (f), sont des tubes cylindriques à parois membraneuses, qui règnent sans interruption dans toute la longueur du corps de l'animal, ou de la série des Animaux réunis en

(a) Exemple : le *Diplostomum volvens*, qui se trouve dans le corps vitré de l'œil chez la Perche et plusieurs autres Poissons (voy. Nordmann, *Op. cit.*, pl. 3, fig. 1 et 2; pl. 4, fig. 6 ; — *Ann. des sciences nat.*, t. XXX, pl. 18, fig. 1 et 2; pl. 19, fig. 1).

(b) Exemple : l'*Amphistomum conicum* (voy. Laurer, *Disquisitiones anatomicæ de Amphistomo conico*, dissert. inaug., Gryphiæ, 1830. fig. 12, 21, 22 ; — Blanchard, *Op. cit.*, pl. 10, fig. 2 b, 2 c).

(c) Miescher, *Beschreibung und Untersuchung der Monostoma bijugum*, fig. 7. Basle, 1838.

(d) Van Beneden, *Mém. sur les Vers intestinaux*, p. 74, pl. 12, fig. 3.

(e) Idem, *ibid.*, pl. 8, fig. 4, 10, 11, etc.

(f) Tome III, page 286.

les ventouses céphaliques ou les poches qui en tiennent lieu, et qui logent des appendices proboscidiformes, une petite fossette que beaucoup de naturalistes considèrent comme une

chaîne (ou strobile), si l'on considère chaque segment, ou *cuculan*, comme formant un individu distinct (ou *proglottis*), opinion qui aujourd'hui prévaut parmi les zoologistes. Souvent il est facile de distinguer ces canaux à travers les téguments, sans préparation ; mais pour les mettre bien en évidence, il est bon de les injecter comme l'ont fait Ernst, Carlisle et beaucoup d'autres helminthologistes (a). On voit alors qu'ils sont simples et ne se ramifient pas, mais communiquent entre eux par une branche anastomotique transversale près du bord antérieur de chaque segment, ou *proglottis*. Les anciens helminthologistes croyaient qu'ils débouchaient au dehors par les pores génitaux qui se trouvent sur les côtés du corps, et dans les figures anatomiques que M. Delle Chiaje en a données, cette disposition est nettement indiqué (b), de façon à faire considérer ces orifices comme étant autant de bouches ; mais il n'y a en réalité aucune communication de ce genre, et ces canaux sont complétement fermés latéralement (c). M. Platner a cru apercevoir des valvules dans leur intes-

tin (d) ; mais ses observations ont été infirmées par les recherches plus récentes de M. Van Beneden (e). Ces canaux naissent à la base des ventouses qui, au nombre de quatre, garnissent l'extrémité antérieure du Ver, et quelques zoologistes ont considéré ces derniers organes comme étant des bouches, tandis que d'autres ont pensé qu'il existe entre ces suçoirs un pore buccal central ; mais il est bien reconnu aujourd'hui qu'il n'y a dans ce point aucune communication directe entre les canaux latéraux et l'extérieur. M. Blanchard pense qu'à leur extrémité antérieure ces tubes sont en rapport avec une sorte de lacune où les matières alimentaires arriveraient à travers le tissu perméable des ventouses, et que c'est par cette voie que ces matières pénétreraient dans leur intérieur (f). Mais M. Van Beneden, en se fondant sur des recherches faites sur d'autres Vers de la même classe, repousse cette opinion, et croit devoir admettre que les tubes latéraux de tous ces Animaux ne sont pas des cavités digestives, mais des organes sécréteurs.

Les observations de ce dernier natu-

(a) Ernst, *Dissertatio de Tænia.* Basileæ, 1743, p. 31.
— Carlisle, *Observ. upon the Structure and Œconomy of Tænia (Trans. of the Linnean Society,* 1794, t. II).
(b) Delle Chiaje, *Compendio di elmintografia umana,* 1825, pl. 7, fig. 2, et *Mem. sulla storia enotomia degli Animali senza vertebre di Napoli,* t. 1, pl. 12, fig. 2.
(c) Rudolphi, *Entozoorum hist. nat.,* t. 1, p. 266 et suiv.
— Owen, art. ENTOZOA (Todd's *Cyclop. of Anat. and Physiol.,* t. II, p. 131).
— Blanchard, *Op. cit.,* pl. 14, fig. 2.
(d) Platner, *Beobachtung am Darmkanal der Tænia solium* (Müller's *Archiv für Anat. und Physiol.,* 1838, p. 572, pl. 13, fig. 4 et 5).
(e) Van Beneden, *Recherches sur la Faune littorale de Belgique : Vers cestoïdes,* p. 40 (extr. des *Mém. de l'Acad. de Bruxelles,* 1850, t. XXV).
(f) Blanchard, *Op. cit.,* p. 152.

bouche, mais cette cavité se termine presque aussitôt en cul-de-sac et ne peut avoir aucune importance physiologique (1). Quoi qu'il en soit de la détermination de ces parties, il est pro-

raliste portent principalement sur l'*Anthobothrium cornucopia*, l'*Echeneibothrium variabile*, et le *Ligula simplicissima*; mais, d'après la description qu'il donne des canaux latéraux de ces Vers, il me paraît probable que ses observations s'appliquent aux analogues des vaisseaux qui, chez le Ténia, coexistent avec les tubes réputés gastriques et qui ont été considérés par M. Blanchard comme constituant un appareil circulatoire. En effet, M. Van Beneden dit que de chaque côté du corps il y a deux ou même trois de ces vaisseaux, et qu'ils sont reliés entre eux par des branches transversales beaucoup plus nombreuses que dans l'appareil dit *gastrovasculaire du Ténia* (a). Or ces caractères se remarquent précisément dans le système réputé vasculaire qui, chez ce dernier Ver, coexiste avec les grands canaux latéraux, ainsi qu'on peut s'en convaincre en jetant les yeux sur les figures que M. Blanchard en a données (b). M. Van Beneden ajoute que, chez l'*Echeneibothrium*, chacun des deux vaisseaux du même côté pénètre dans la bothridie céphalique correspondante, s'y recourbe en anse, et après y avoir fourni des ramuscules, redescend pour s'anastomoser avec son congénère; enfin qu'à l'extrémité postérieure du corps, tous ces vaisseaux longitudinaux se ter-

minent dans une petite vésicule médiane qui à son tour débouche au dehors par un pore (c). Ce serait là, comme on le voit, une disposition semblable à celle du système vasculaire des Douves (d), lequel n'a aucune relation avec l'appareil digestif de ces Animaux, et est considéré par M. Van Beneden comme un système urinaire, tandis que M. Blanchard le regarde comme un système circulatoire. Il reste donc à savoir si, chez les Cestoïdes dont il est ici question, les analogues des tubes réputés gastrovasculaires chez les Ténias manqueraient ou seraient unis aux vaisseaux décrits par M. Van Beneden.

(1) Cette fossette, en forme de bouche, a été aperçue chez des Bothriocéphales par Bremser et par F. Leuckart (e). Chez les Scolex, ou individus agames de quelques espèces de Tétrarhynques ou de *Phyllobothrium*, cet orifice occupe le sommet d'un tubercule céphaloïde, et se laisse apercevoir très distinctement (f); mais chez les Strobiles on n'en distingue que rarement des traces.

Quelques anatomistes ont pensé que les gaînes des appendices proboscidiformes des Tétrarhynques remplissaient le rôle de cavités digestives (g), mais cette opinion ne paraît avoir aucun fondement solide.

(a) Van Beneden, *Recherches sur la Faune litt. de Belgique: Vers cestoïdes*, p. 38.
(b) Blanchard, *Rech. sur l'organisation des Vers* (*Voyage en Sicile*, t. III, pl. 14, fig. 2 et 4)
(c) Van Beneden, *Op. cit.*, p. 40, pl. 3, fig. 2 et 13.
(d) Voyez ci-dessus, tome III, page 279.
(e) F. S. Leuckart, *Zoologische Bruchstücke*, 1819, p. 22.
(f) Voyez Van Beneden, *Op. cit.*, pl. 1, fig. 2, 6, 7, etc.
(g) J. Müller, *Bericht, Archiv für Anat. und Physiol.*, 1836, p. CVI.

bable que ces Helminthes se nourrissent principalement, sinon exclusivement, par l'absorption des matières déjà digérées par les Animaux dans l'organisme desquels ils vivent, absorption qui doit pouvoir s'effectuer par tous les points de la surface de leur corps, et qui paraît devoir rendre inutile l'existence d'une cavité stomacale (1).

§ 7. — Dans le groupe des Planariées, ou Dendrocéliens de M. Ehrenberg (2), la disposition de l'appareil digestif ressemble beaucoup à ce que nous venons de rencontrer chez les Fascicoles, ou Douves : seulement il n'y a pas de ventouses ; la bouche est reportée plus en arrière, vers le milieu de la face inférieure du corps (3); il y a souvent une trompe protractile, et l'œsophage est remplacé par une poche stomacale assez vaste, d'où partent les nombreuses branches d'un système gastro-vasculaire. De même que chez les autres Leptozoaires dont il vient d'être question, l'anus manque (4).

Appareil digestif des Planariées.

(1) Par l'absence d'une cavité stomacale, ces Vers ressembleraient donc aux Échinorhynques, dans la division des Nématoïdes (a).

(2) Il existe beaucoup d'incertitude relativement aux limites naturelles de l'ordre des Planariées, et la plupart des anatomistes y ont rangé des espèces qui paraissent devoir prendre place, soit dans le groupe des Rhabdocéliens, soit dans celui des Némertiens. J'y réunis tous les Leptozoaires monoïques acotylés (b) et à estomac rameux.

(3) Les Prostomes et les autres Leptozoaires acotylés, qui ont la bouche située à l'extrémité antérieure du corps, et qui ont été confondus avec les Planariées par la plupart des anatomistes, appartiennent à des groupes voisins : les uns sont des Rhabdocéliens, les autres des Némertiens.

Chez quelques espèces, cet orifice est situé à peu de distance de l'extrémité antérieure du corps, par exemple dans les genres *Proceros* et *Prosthiostomum* (c) ; mais, en général, il se trouve beaucoup plus loin en arrière, et occupe à peu près le milieu de la face inférieure du corps, ainsi que cela se voit chez le *Polycœlis lœvigatus* (d).

(4) L'existence d'un anus n'a été

(a) Voyez ci-dessus, page 420.
(b) C'est-à-dire, dépourvues de ventouses.
(c) Quatrefages, *Mém. sur quelques Planariées marines* (*Voyage en Sicile*, t. II, pl. 6, fig. 6 et 4).
(d) Idem, *ibid.*, pl. 4, fig. 2 b, et *Atlas du Règne animal* de Cuvier, Zoophytes, pl. 38, fig. 2 b.

Le suçoir de ces Vers à corps déprimé varie beaucoup dans sa forme. Chez les uns, il est cylindrique, et ressemble à la trompe que nous avons déjà vue chez divers Annélides inférieurs ; chez d'autres, il s'élargit vers le bout, de façon à ressembler à une trompette ; enfin, chez plusieurs de ces Animaux, il consiste en un disque ou un grand voile disposé en manière d'entonnoir et plissé ou même fortement lobé sur le bord. Dans l'état de rétraction, cet organe se loge dans une grande cavité buccale, et, lorsqu'il se déploie au dehors, il acquiert en général une longueur très considérable (1).

bien constatée chez aucun Ver de cet ordre. L'orifice que M. Delle Chiaje a figuré sous ce nom chez son *Planaria aurantiaca* n'est autre chose que le pore génital, et n'a aucune relation avec l'appareil digestif (*a*).

(1) Les fonctions de la trompe des Planariées a été bien constatée pour la première fois par J. Johnson (*b*); mais le jeu en a été mieux observé par Dugès, à qui l'on doit beaucoup de recherches intéressantes sur l'anatomie et la physiologie de ces Animaux (*c*). La disposition de cet organe dans l'état de repos se voit très bien dans les figures anatomiques données par M. de Quatrefages (*d*).

Comme exemple de Planariées à

trompe cylindrique et charnue, je citerai le *Prostoma lineare*, où la portion antérieure de cet organe est hérissée de petites pointes épidermiques (*e*), et le *Polycladus Gayi*, où il est terminé par deux bourrelets labiaux (*f*). La trompe du *Planaria torva*, ou *P. subtentaculata* de Dugès (*g*), et du *Planaria lactea* (*h*), est également cylindrique dans l'état de repos, mais s'évase en forme de trompette, lorsqu'elle se déploie au dehors.

Chez d'autres espèces, cet organe s'élargit et s'arrondit en forme de disque ou de cupule : par exemple, chez le *Stylochus maculatus* (*i*), etc. Chez le *Leptoplana tremellaris* (*j*), le

(*a* Delle Chiaje, *Descrizione e notomia degli Animali invertebrati della Sicilia citeriore*, t. III, p. 134, pl. 109, fig. 19.
(*b*) J. R. Johnson, *Observ. on the genus* Planaria (*Philos. Trans.*, 1822, p. 437).
(*c*) Dugès, *Recherches sur l'organisation et les mœurs des Planariées* (*Ann. des sciences nat.* 1er série, 1828, t. XV, p. 152).
(*d*) Quatrefages, *Mém. sur quelques Planariées*, pl. 6, fig. 4 et 5 ; pl. 7, fig. 4.
(*e*) Œrsted, *System. Eintheilung der Plattwürmer*, pl. 1, fig. 13.
(*f*) Blanchard, *Recherches sur l'organisation des Vers* (*Voyage en Sicile*, t. I, pl. 1, fig. 1 *b*, 1 *c*, 1 *d*).
(*g*) Dugès, *Op. cit.*, pl. 4, fig. 18 et 23.
(*h*) Baer, *Beiträge zur Kenntniss der niedern Thiere* (*Nova Acta Acad. Nat. curios.*, 1827, t. XIII, pl. 33, fig. 8 et 9).
— Œrsted, *Op. cit.*, pl. 1, fig. 14 et 15.
(*i*) Quatrefages, *Op. cit.*, pl. 6, fig. 2.
(*j*) Dugès, *Op. cit.*

L'ouverture pharyngienne de cette trompe est entourée d'un sphincter qui affecte parfois la forme d'un bulbe musculaire, et elle débouche en général directement dans la poche stomacale. Celle-ci est tantôt arrondie, d'autres fois très allongée, et presque toujours elle donne naissance latéralement à un certain nombre de canaux qui se ramifient dans les parties périphériques du corps, et y constituent souvent, en s'anastomosant entre eux, un lacis gastro-vasculaire très riche. En dernier lieu, toutes ces branches se terminent en cæcums, et chez la plupart de ces Animaux on n'a remarqué rien de particulier dans la structure de ces canaux ; mais dans quelques espèces de Planariées dont le dos, au lieu d'être lisse, comme d'ordinaire, est couvert de gros tubercules papilliformes, il en est autrement; car le système gastro-vasculaire envoie dans chacun de ces appendices cutanés un prolongement en forme d'ampoule, qui est très contractile, et qui ressemble beaucoup aux cæcums terminaux

Planocera pellucida (*a*, et quelques autres espèces, il s'élargit au point de ressembler aux filets que les pêcheurs connaissent sous le nom d'*éperviers*. Enfin, chez la Planaire lichénoïde, son bord libre s'étend sous la forme de grands lobes froncés et d'une largeur remarquable (*b*).

D'ordinaire ces Vers s'enroulent autour du corps dont ils veulent se repaître, et y appliquent l'extrémité libre de leur trompe. Quand la proie n'est pas trop volumineuse pour passer par l'orifice pharyngien, ils l'engloutissent promptement; mais, dans le cas contraire, ils se bornent à en

sucer le sang Leur trompe, formée par un repli circulaire de la membrane muqueuse du pharynx, est garnie de fibres musculaires disposées, les unes circulairement, les autres d'une manière radiaire, et l'irritabilité de cet organe est si persistante, que souvent on le voit continuer à fonctionner pendant fort longtemps après avoir été séparé du reste du corps : par son extrémité antérieure il continue à s'emparer des corpuscules qu'il rencontre, et les fait passer par l'orifice opposé, qui est devenu libre, mais qui, dans l'état normal, conduisait dans l'estomac (*c*).

(a) Mertens, *Untersuchungen über den innern Bau verschiedener in der See lebender Planarien* (*Mém. de l'Acad. de Saint-Pétersbourg*, 6ᵉ série, 1833, t. II, pl. 2, fig. 3, 4 et 5).
(b) Mertens, *Op. cit.*, pl. 1, fig. 3.
— Œrsted, *Op. cit.*, pl. 12, fig. 2.
(c) Dugès, *Op. cit.*, p. 155.
— Baer, *Op. cit.*, pl. 33, fig. 19.

du système des tubes gastro-hépatiques dans les branchies dorsales des Mollusques de la famille des Éolidiens (1).

(1) M. de Quatrefages a étudié très attentivement le mode de conformation de l'estomac et de ses dépendances chez plusieurs espèces de Planariées, et a montré qu'il existe à cet égard de nombreuses variations.

Chez le *Prosthiostomum arctum* (a), l'orifice postérieur de la trompe donne directement dans une poche stomacale conique très allongée, qui occupe la ligne médiane du corps et se prolonge jusqu'à son extrémité postérieure. De chaque côté ce réservoir central donne naissance à une série de tubes qui ne tardent pas à se ramifier. Ceux de la première paire, plus gros que les autres, se portent en avant, de chaque côté de la cavité pharyngienne, et arrivent jusque dans la région frontale, après avoir fourni un grand nombre de branches latérales; les suivants se dirigent directement en dehors, et se ramifient de façon à fournir chacun une douzaine de cæcums terminaux. Les divisions de ce système gastro-vasculaire se trouvent ainsi répandues dans toutes les parties du corps, et il est à noter que nulle part elles ne s'anastomosent entre elles.

La disposition de l'appareil digestif est à peu près la même chez le *Poly-clados Gayi* et le *Proceros velutinus*, dont M. Blanchard a fait connaître la structure; seulement, chez la première de ces Planariées, les branches secondaires du système gastro-vasculaire sont plus allongées et subparallèles (b), et chez la seconde les branches de la paire antérieure ne sont pas plus développées que les suivantes (c).

Chez le *Proceros*, où l'estomac est également allongé et intestiniforme, la moitié postérieure de cet organe ne fournit aucune branche et constitue un cul-de-sac simple, tandis que les prolongements nés de la moitié antérieure se ramifient dans toute l'étendue du corps (d).

Chez les Planariées dont la bouche est située vers le milieu de la face inférieure du corps, l'orifice pharyngien est, en général, recouvert par la poche stomacale, et ce réservoir, dont la forme est ovalaire, ne se prolonge que peu en arrière, mais fournit latéralement et en avant plusieurs grosses branches qui divergent dans tous les sens et se ramifient partout. Chez le *Planaria lactea* (e), le *Planocera pellucida* (f), le *Polycelis pallidus* (g), le *Stylochus maculatus* (h), les canaux ainsi constitués ne s'anastomosent pas entre eux; mais, dans

(a) Quatrefages, *Mém. sur les Planariées* (*Voyage en Sicile*, t. II, pl. 6, fig. 4).
(b) Blanchard, *Organisation des Vers* (*Voyage en Sicile*, t. III, pl. 1, fig. 1 b).
(c) Idem, *ibid.*, pl. 3, fig. 2 c.
(d) Quatrefages, *Op. cit.*, pl. 6, fig. 5.
(e) Baer, *Op. cit.* (*Nova Acta Acad. Nat. curios.*, t. XIII, pl. 33, fig. 8).
— Dugès, *Op. cit.* (*Ann. des sciences nat.*, t. XV, pl. 4, fig. 17).
(f) Mertens, *Op. cit.* (*Mém. de l'Acad. de Saint-Pétersbourg*, 6e série, t. II, pl. 2, fig. 1 à 4).
(g) Quatrefages, *Op. cit.*, pl. 6, fig. 1.
(h) Idem, *ibid.*, pl. 6, fig. 2.

§ 8. — L'appareil digestif des RHABDOCÉLIENS (1) ressemble beaucoup à celui des Planariées, si ce n'est que l'estomac rameux de ceux-ci est remplacé par une grande poche simple, terminée en cul-de-sac et revêtue intérieurement de cils vibratiles. La bouche de ces Vers varie beaucoup dans sa position, et se trouve quelquefois vers le tiers postérieur de la face inférieure du corps (2). En général, la trompe est très forte, mais courte, et elle est inerme, comme chez les Planariées.

d'autres Planariées, ils se ramifient de façon à former un réseau à mailles serrées. Cette disposition a été constatée par M. de Quatrefages chez les espèces à dos papilleux dont il a formé le genre *Eolidiceros* (a), groupe qui ne paraît pas différer du genre *Thysanozoon* de M. Grube. C'est des points de réunion de ces branches anastomotiques que naissent les cæcums ou ampoules qui se logent dans les appendices papilliformes du dos de ces Animaux. Il est aussi à noter que, chez ces dernières Planariées, l'estomac, qui est grand et allongé, est rattaché à l'extrémité postérieure du pharynx par un œsophage étroit.

M. Delle Chiaje a figuré aussi le système gastro-vasculaire sous la forme d'un réseau chez la Planariée qu'il désigne sous le nom de *P. aurantiaca* (b).

(1) Le nom de *Rhabdocœla* a été introduit dans la science par M. Ehrenberg (c), mais en y donnant une acception beaucoup plus étendue que je

ne le fais ici, car ce zoologiste l'appliquait aux Gordius, aux Naïs, aux Némertes, etc. M. OErsted l'a restreint aux Animaux dont il est question ici (d), et j'ajouterai que le groupe ainsi composé me semble devoir constituer, avec les Planariées, une division naturelle à laquelle on pouvait conserver le nom de *Turbellaria*, que M. Ehrenberg employait dans un sens plus large, mais moins convenable, à mon avis.

(2) Dans les genres *Vortex* et *Derostoma*, la bouche est située à la face inférieure du corps, mais à peu de distance du bord frontal, et livre passage à une trompe charnue de forme plus ou moins ovoïde qui, dans l'état de rétraction, se place symétriquement sur la ligne médiane du corps, et paraît être suivie immédiatement par un grand sac stomacal qui se prolonge jusqu'à la partie postérieure du corps. De chaque côté de l'œsophage M. Schultze a trouvé un petit groupe d'utricules pédonculés

(a) Quatrefages, *Op. cit.*, pl. 5, fig. 1 c.
(b) Delle Chiaje, *Descriz. e notom. degli Animali invertebr. della Sicilia citeriore*, pl. 109, fig. 19.
(c) Ehrenberg, *Symbolæ physicæ, seu Icones et descriptiones Animalium evertebratorum seposita Insectis, quæ ex itinere Africam borealem et Asiam occidentalem F. Hemprich et G. Ehrenberg studio nova aut illustrata redierunt. Decas* 1 : *Phytozoa turbellaria*, 1831.
(d) OErsted, *Plattwürmer*, p. 59.

§ 9. — LES NÉMERTIENS (1), qui par leur forme générale ressemblent beaucoup aux Planariées et davantage encore aux Rhabdocéliens, mais qui s'en éloignent par plusieurs caractères organiques d'une grande importance, sont très difficiles à bien étudier. En effet, leur corps est si contractile et si facile à

qui paraissent constituer des glandes salivaires (a).

Chez les Macrostomes, la bouche, qui a la forme d'une grande fente longitudinale, se trouve beaucoup plus en arrière, et il ne paraît pas y avoir de trompe ni de bulbe pharyngien charnu (b).

Dans le genre *Mesostomum* (c), la bouche se trouve vers le tiers postérieur du corps, et la trompe a la forme d'un disque ou d'une cupule à peu près, comme nous l'avons vu chez plusieurs Planariées.

Dans le genre *Opistomum*, cette ouverture est rejetée encore plus loin en arrière, et la trompe, qui est grosse et cylindrique, se place obliquement dans l'état de rétraction (d).

Le genre Microstome paraît établir le passage entre les Rhabdocéliens ordinaires et les Némertiens, car les sexes y sont séparés comme chez ces derniers. Mais l'appareil digestif est disposé comme chez les premiers. La bouche, dépourvue de trompe, se

trouve vers le tiers antérieur du corps et donne immédiatement dans une grande poche stomacale qui, suivant M. Schultze, s'ouvrirait au dehors par un pore anal situé à l'extrémité postérieure du corps (e).

(1) Les Némertiens et les Planariées sont les principaux membres de la classe des Turbellariées, telle que M. Ehrenberg a établi cette division (f). Mais M. Blanchard, qui réunit les Planaires aux Trématodes dans la classe des Anévormes, en exclut les Némertiens, qu'il considère comme devant constituer une classe particulière (g). Quelques-uns de ces Vers sont remarquables par leur grandeur. Ainsi le *Borlasia Angliæ* (h) s'allonge souvent de façon à avoir 3 ou 4 mètres de long, et Montagu parle d'un individu qui aurait eu 30 *yards* de longueur, c'est-à-dire environ 30 mètres (i). Tous ces Animaux paraissent se nourrir en suçant le corps de divers Mollusques ou en avalant des Infusoires.

(a) Schultze, *Beiträge zur Naturgeschichte der Turbellarien*, 1851, pl. 3, fig. 4, et pl. 4, fig. 1 et 2.
(b) Idem, *ibid.*, pl. 5, fig. 3 et 4.
(c) Exemples : *Mesostomum Ehrenbergi* (voy. Focke, *Planaria Ehrenbergi*, Ann. des Wiener Museum, t. I, pl. 17, fig. 1).
— *Mesostomum obtusum* et *M. marmoratum* (voy. Schultze, *Op. cit.*, pl. 5, fig. 1 et 2).
(d) Schultze, *Op. cit.*, pl. 3, fig. 1 et 2.
(e) Idem, *Ueber die Mikrostomeen, eine Familie der Turbellarien* (Archiv für Naturgeschichte, 1849, t. I, p. 280, pl. 6, fig. 1).
(f) Ehrenberg, *Symbolæ physicæ*.
(g) Blanchard, *Recherches sur l'organisation des Vers*, p. 47 (*Voyage en Sicile*, t. III).
(h) Voyez Quatrefages, *Atlas du Règne animal* de Cuvier, ZOOPHYTES, pl. 33.
(i) Montagu, *Descript. of several Marine Animals found on the South coast of Devonshire* (*Trans. of the Linnean Society*, 1804).

rompre, qu'il est presque impossible de les disséquer d'une manière satisfaisante, et en général leurs téguments sont trop opaques pour se prêter à l'observation des organes intérieurs par transparence. Aussi y a-t-il peu d'Animaux sur la structure desquels plus d'opinions discordantes aient été émises, et, dans l'état actuel de la science, il serait prématuré de se prononcer sur plusieurs questions dont la solution est en général très facile : par exemple, la présence ou l'absence d'un anus, et même sur la détermination de la partie fondamentale de l'appareil digestif, c'est-à-dire la cavité stomacale.

Deux ouvertures sont en général fort apparentes à l'extrémité antérieure du corps : l'une terminale, l'autre située à la face inférieure de ce que l'on pourrait appeler la tête du Némertien. Le premier de ces orifices livre passage à une énorme trompe (1) qui est creusée d'un canal central, et qui se continue postérieurement avec un tube membraneux intestini-

_____

(1) Othon Fabricius, zoologiste danois fort distingué du siècle dernier, a constaté l'existence de la trompe des Némertiens, mais il a cru que cet organe naissait de l'orifice céphalique postérieur (a). Quelques auteurs plus modernes ont pris cet appendice protractile pour un pénis (b). Dugès, M. Ehrenberg et Johnson furent les premiers à faire connaître la structure de cet organe et ses rapports avec les parties voisines ; ils l'ont considéré comme étant la voie par laquelle les aliments arrivent dans l'organisme, et par conséquent ces auteurs appellent bouche l'orifice antérieur par lequel cet appendice se déroule au dehors (c). La même détermination a été adoptée par MM. de Quatrefages, Goodsir et Williams (d).

(a) O. Fabricius, Beskrivelse over 4 lidet bekjende Flad-Orme (Skrivter af Naturhistorie-Selskabet, 1798, t. II, part. 2, pl. xi, fig. 11).
(b) Huschke, Beschreibung und Anatomie eines neuen bei Sicilien gefundenen Meerwurmes : Notospermus drepanensis (Isis, 1830, t. XXIII, p. 684, pl. 7, fig. 2 à 5).
— Œrsted, Entwurf einer systematischen Eintheilung und speciellen Beschreibung der Plattwärmer, pl. 3, fig. 41.
(c) Dugès, Aperçu de quelques observations nouvelles sur les Planaires, etc. (Ann. des sciences nat., 1re série, 1830, t. XXI, p. 140).
— Ehrenberg, Symbolæ physicæ Anim. evertebr. : Polyzoa turbellaria, n° 30.
— Johnson, Miscellanea Zoologica (Mag. of Zool. and Botany, 1837, t. I, p. 530).
(d) Quatrefages, Mém. sur la famille des Némertiens (Voyage en Sicile, t. II, p. 157).
— Goodsir, Descript. of some gigantic Forms of Invertebrate Animals (Ann. of Nat. Hist., 1845, t. XV, p. 279).
— Williams, Report on the British Annelida (Report of the 21st Meeting of the British Association held at Ipswich in 1851, p. 343, 1852).

forme dont l'extrémité est fermée (1). La seconde ouverture céphalique conduit dans une grande cavité qui règne dans toute la longueur du corps, qui d'ordinaire présente de chaque côté une série de prolongements en forme de cæcums, et qui ne paraît avoir aucune communication directe avec l'intérieur du tube intestiniforme dépendant de la trompe (2). M. de Quatrefages, qui a publié un beau travail anatomique sur ces Animaux, pense que cette dernière cavité n'est autre chose qu'une chambre viscérale, que l'orifice situé à sa partie antérieure est un pore génital, et que le tube aveugle qui fait suite à la trompe est un estomac terminé en cul-de-sac ; mais d'autres naturalistes con-

(1) M. T. Williams, dont les observations sur la disposition générale de la trompe des Némertiens et des annexes de cet organe s'accordent, pour la plupart, avec celles faites précédemment par M. de Quatrefages, décrit et figure le tube intestiniforme en question comme ouvert à son extrémité postérieure, et débouchant au dehors, sur le côté, vers le tiers antérieur du corps (a). Johnson avait cru voir ce même tube se prolonger jusqu'à l'extrémité postérieure du corps et s'y ouvrir par un anus terminal (b), mais ni l'une ni l'autre de ces dispositions n'existe. M. de Quatrefages a très bien constaté que le tube qui fait suite à la trompe, et qui est désigné sous le nom d'*intestin*, se termine en cul-de-sac (c), et dernièrement ce fait a été vérifié par M. Schultze (d).

(2) L'absence de toute communication directe entre le canal du tube intestiniforme et la grande cavité située au-dessous n'est mise en doute par aucun des anatomistes qui, depuis quelques années, se sont occupés de l'étude des Némertiens ; et, par conséquent, la plupart des auteurs qui considèrent ce dernier réservoir comme un estomac admettent que les aliments y arrivent par l'orifice céphalique postérieur, sans passer par la trompe. Mais M. Williams conçoit les choses autrement : il décrit la grande cavité en question comme étant fermée de toutes parts, mais il y attribue les fonctions d'une poche digestive, et suppose que les matières nutritives y sont transmises de l'intestin (ou tube postproboscidien) par endosmose. Il y donne le nom de grand *cæcum alimentaire* (e), mais il n'apporte à l'appui de son opinion aucun fait probant.

(a) Williams, *Op. cit.* (*Brit. Associat.*, 1854, p. 244).
(b) Johnson, *Op. cit.* (*Mag. of Zool.*, t. 1, p. 580, pl. 17, fig. 5).
(c) Quatrefages, *Mém. sur la famille des Némertiens* (*Voyage en Sicile*, t. II, p. 167, pl. 18, fig. 1 a ; pl. 20, fig. 4 et 6).
(d) Max. Schultze, *Beiträge zur Naturgeschichte der Turbellarien*, pl. 6, fig. 2.
(e) Williams, *Op. cit.* (*Report of the British Assoc. for* 1854, p. 245).

sidèrent la grande cavité longitudinale comme étant l'estomac (1), et regardent la trompe comme étant un organe de
fixation comparable à celle de différents Vers intestinaux, et ne
constituant pas l'entrée des voies digestives (2). Faute d'obser-

(1) Jusque dans ces derniers temps presque tous les zoologistes qui avaient observé les Némertiens considéraient l'ouverture qui se voit d'ordinaire très facilement à la face inférieure du corps, un peu en arrière de l'extrémité frontale, comme étant la bouche de ces Animaux (a). Mais M. Ehrenberg, ayant admis que le pore céphalique antérieur était l'entrée des voies digestives, attribua à ce second orifice d'autres usages, et le décrivit comme étant la terminaison de l'oviducte (b); enfin M. de Quatrefages, qui a adopté une opinion analogue, l'appelle le pore génital (c). Il est aussi à noter que ce dernier anatomiste n'a pu découvrir aucune trace de cet orifice chez quelques Némertiens, ce qui l'a conduit à penser que son existence n'est pas constante à toutes les périodes de la vie de ces Animaux (d).

Quoi qu'il en soit, cette grande cavité est tapissée par une membrane très mince. Quelquefois elle paraît être simple, par exemple chez le *Tetrastemma obscurum* (e). Mais, en général, elle paraît communiquer latéralement avec une série de loges autour desquelles sont groupés les organes génitaux, disposition à raison de laquelle on remarque, dans une section transversale et verticale du corps de ces Vers, trois cavités : une médiane et deux latérales (f).

Beaucoup de zoologistes pensent que la grande cavité abdominale ou stomacale des Némertiens s'ouvre au dehors par un pore situé à l'extrémité postérieure du corps, et désignent cet orifice sous le nom d'*anus* (g) : mais d'autres, par exemple M. de Quatrefages, M. Goodsir et M. Williams, pensent que, dans l'état normal, cette disposition n'existe pas, et que ce prétendu anus n'est que le résultat de la division accidentelle de la portion postérieure du corps, dont les tronçons se détachent avec une facilité extrême.

(2) Lorsque la trompe des Némertiens est dans l'état de repos, c'est-à-dire de rétraction, on voit que le pore céphalique antérieur est suivi d'un

(a) Blainville, art. VERS (*Dictionnaire des sciences nat.*, 1828, t. LVII, p. 575).
— Delle Chiaje, *Descrizione e notomia degli Animali invertebrati della Sicilia citeriore*, t. III, p. 128, 129, pl. 101, fig. 2.
— Rathke, *Beiträge zur vergleich. Anat. und Physiol.*, p. 94, pl. 6, fig. 8 (*Neueste Schriften der naturforschenden Gesellschaft in Danzig*, 1842, Heft 4).
— Siebold et Stannius, *Nouveau Manuel d'anatomie comparée*, t. II, p. 202.
(b) Ehrenberg, *Symbolæ physicæ* (loc. cit.).
(c) Quatrefages, *Op. cit.* (*Voyage en Sicile*, t. III, p. 97, etc.).
(d) Idem, *ibid.*, p. 110.
(e) Schultze, *Beitr. zur Naturgesch. der Turbellarien*, pl. 6, fig. 2.
(f) Quatrefages, *Op. cit.*, pl. 18, fig. 1, 1 a ; pl. 20, fig. 4 ; pl. 21, fig. 1.
(g) Ehrenberg, *Symb. phys.* (art. NÉMERTES, sans pagination).
— Johnson, *Op. cit.* (*Mag. of Zool. and Botany*, t. I, p. 530).
— Œrsted, *System. Eintheilung der Plattwürmer*, p. 84.
— Siebold et Stannius, *Nouveau Manuel d'anatomie comparée*, t. I, p. 204.
— Schultze, *Op. cit.*, pl. 6, fig. 1 h.

vations directes sur les fonctions de ces organes, je n'émettrai aucun avis sur leur rôle physiologique, mais j'engagerai beaucoup les zoologistes qui habitent les bords de la mer à faire sur ces Animaux de nouvelles recherches.

Quoi qu'il en soit, la structure de la trompe des Némertiens présente plusieurs particularités remarquables. En effet, cet long tube à parois minces, dont la surface interne est papilleuse et dont l'extrémité postérieure est fixée à un bulbe charnu (a). L'axe de ce renflement musculaire est creusé d'un canal étroit qui est en communication avec le conduit dont je viens de parler et avec un autre tube intestiniforme appendu à sa partie postérieure. Ce dernier décrit des circonvolutions plus ou moins nombreuses, et s'avance en général jusque vers le tiers postérieur du corps, puis se recourbe en avant et se termine en cul-de-sac. Son extrémité aveugle est attachée aux parois du corps par un prolongement cylindrique ou par des brides rameuses, et sa surface interne est garnie de cils vibratiles. Enfin, tout ce long canal est logé dans un repli membraneux qui se trouve suspendu à la paroi supérieure de la grande cavité médiane (ou cavité viscérale de M. de Quatrefages, et estomac de MM. de Siebold, Schultze, etc.).

Quand le Némertien veut prendre de la nourriture, il darde au dehors sa longue trompe, et alors les parties que je viens de décrire changent de position; la portion antérieure et papillifère du tube se renverse à l'extérieur, de façon que sa surface libre, au lieu d'être interne, devient externe, et que son extrémité postérieure se trouve portée en avant. Le bulbe charnu en occupe alors l'extrémité libre, et la portion suivante du tube intestiniforme s'y engage comme dans une gaîne (b).

Chez quelques-uns de ces Vers, par exemple les Borlasies et la plupart des espèces appartenant au genre Némerte proprement dit, la trompe est inerme (c), mais en général elle est armée d'une manière puissante. On y remarque d'abord un gros stylet impair, qui est renflé à sa base et inséré sur le bulbe charnu. D'autres stylets plus petits sont placés de chaque côté, et quand la trompe est dans l'état de rétraction, ils se replient dans des fossettes latérales, de façon à paraître comme s'ils étaient logés dans une capsule; mais quand cet organe se déroule au dehors, ils se redressent et se montrent à découvert. Leur disposition a été indiquée par Johnston,

(a) Dans la nomenclature employée par M. de Quatrefages, la portion de cet appareil qui précède le bulbe charnu est appelée *trompe*. Le bulbe est pour cet anatomiste un *œsophage*, et la portion postérieure du tube est appelé *intestin*. Elles sont très bien représentées dans les belles figures dont se mémoire est accompagné. (*Op. cit.*, pl. 18, fig. 1 et 1 a; pl. 19; pl. 20).

(b) Voyez Quatrefages, *Op. cit.*, pl. 20, fig. 1.
— Williams, *Op. cit.*, pl. 11, fig. 64.
— Schultze, *Op. cit.*, pl. 6, fig. 3.

(c) Quatrefages, *Op. cit.*, p. 103.

organe, extrêmement long, est presque toujours armé d'un gros stylet médian et exsertile, qui ressemble à un dard.

§ 10. — Les Rotateurs, qui pendant longtemps ont été confondus avec les Infusoires, mais qui en diffèrent extrêmement par leur mode d'organisation, me paraissent devoir prendre place dans le sous-embranchement des Vers, et par conséquent je ne puis terminer cette Leçon sans avoir parlé de leur appareil digestif, bien que sa structure soit fort différente de celle que nous venons de rencontrer chez les Némertiens ou les Trématodes. Ces Animaux sont de si petite taille, qu'on ne peut les apercevoir qu'à l'aide du microscope, et il en résulte qu'on ne peut les disséquer ; mais leurs téguments sont assez transparents pour permettre à l'observateur de distinguer les parties, même les plus profondes, de leur organisme, et M. Ehrenberg est parvenu de la sorte à faire connaître admirablement bien leur structure intérieure. Ainsi que je l'ai déjà dit (1), cet habile zoologiste a fait faire des progrès immenses à l'histoire des Animalcules microscopiques, et presque tout ce que nous savons de l'appareil digestif des Rotateurs lui est dû. Or, dans l'immense majorité des cas, sinon toujours, cet appareil est fort complexe, et offre des

Appareil digestif des Rotateurs.

---

mais M. de Quatrefages les a fait connaître d'une manière beaucoup plus complète (a).

Quand un Némertien attaque sa proie, il fait pénétrer ses stylets dans le corps de sa victime, qui paraît être presque aussitôt frappée de mort. Il est donc probable que cette arme verse dans la plaie quelque liquide vénéneux, et que celui-ci est sécrété par les parois de la portion suivante de l'appareil proboscidiforme ou par quelque organe glandulaire adjacent. Dans l'hypothèse suivant laquelle la trompe ne conduirait pas dans la cavité digestive, et serait seulement un organe de préhension ou de fixation, on expliquerait de la sorte l'existence du long cæcum intestiniforme qui se voit en arrière du bulbe stylifère.

(1) Voyez ci-dessus, page 331.

(a) Johnson, Op. cit. (Mag. of Zool. and Botany, 1837, t. I, p. 531, fig. 1 et 2). — Quatrefages, Op. cit., p. 163 et suiv., pl. 16, fig. 12 ; pl. 17, fig. 7, 10, 11, 17 ; pl. 19, fig. 2.

caractères de supériorité physiologique qui ne se rencontrent pas dans les Animaux de taille beaucoup plus considérable dont l'étude vient de nous occuper, et se rapproche de ce que nous avons vu chez les Annélides les plus parfaits. Ainsi, presque toujours il existe chez ces petits êtres un tube alimentaire étendu d'un bout du corps à l'autre et ouvert à ses deux extrémités, un appareil maxillaire très complexe, un estomac distinct de l'intestin, et des organes glandulaires particuliers qui versent dans la cavité alimentaire les produits de leur sécrétion. Les anomalies sont extrêmement rares dans cette classe zoologique; mais je dois dire que si les observations récentes de quelques micrographes habiles ne sont pas entachées d'erreur, il y aurait chez un petit nombre de Rotateurs une dégradation organique des plus remarquables. Ainsi, non-seulement on connaît une espèce où l'anus paraît manquer, mais chez une autre où la femelle est organisée de la manière ordinaire, il paraît n'y avoir chez le mâle aucune trace d'un appareil digestif quelconque (1). Si nous laissons

(1) M. Dalrymple, qui a fait une étude très attentive d'une grande espèce de Rotateur appartenant au genre *Notommata* de M. Ehrenberg, y a trouvé l'appareil digestif très développé chez les individus femelles, mais n'a pu en apercevoir aucune trace chez les individus mâles, où cependant tous les autres organes intérieurs se distinguaient facilement (a).

M. Leydig, qui est également un micrographe très habile, est arrivé au même résultat en étudiant le *Notommata Sieboldii*. Il n'a trouvé chez le mâle ni bouche, ni bulbe pharyngien, ni estomac; mais il a remarqué dans la cavité abdominale un amas de tissu utriculaire qu'il considère comme le produit d'un arrêt de développement du blastème destiné d'ordinaire à constituer les organes digestifs. Chez la femelle, il n'a aperçu rien de semblable (b).

L'absence d'un orifice anal a été signalée aussi par chacune de ces observations chez les individus femelles du *Notommata anglica*, Rotateurs dont les mâles présentent la singulière anomalie que je viens de mentionner.

(a) J. Dalrymple, *Description of an Infusory Animalcule allied to the genus Notommata of Ehrenberg hitherto undescribed* (*Philos. Trans.*, 1849, p. 342, pl. 34, fig. 11 et 12).
(b) Fr. Leydig, *Ueber den Bau und die systematische Stellung der Räderthiere*, p. 32, pl. 2, fig. 12 et 13 (extr. du *Zeitschr. für wissensch. Zool.*, 1854, t. VI).

de côté ces exceptions peu nombreuses, nous trouvons une très grande uniformité dans la structure des organes digestifs des Rotateurs. Ces petits êtres se nourrissent principalement de Monades, de Navicules, de Conferves ou de Crustacés microscopiques qui nagent dans l'eau où ils habitent, et qui sont amenés vers leur bouche par l'action des lobes ciliés dont l'extrémité antérieure de leur corps est garnie, et dont nous avons déjà étudié le rôle dans le travail respiratoire (1). Ces organes varient dans leur forme, mais sont toujours disposés de façon à entourer presque complétement ou à occuper les deux côtés de l'orifice buccal, qui est en général susceptible de s'élargir beaucoup (2). Cet orifice n'est presque jamais

tionner (a). M. Leydig pense que le *Notommata myrmeleo* est également dépourvu d'un anus, et il se fonde, non-seulement sur les résultats négatifs fournis par toutes les recherches faites pour découvrir cette ouverture, mais aussi sur le mode d'évacuation du résidu laissé dans l'estomac par le travail digestif, car il a toujours vu ces matières sortir par la bouche après avoir séjourné dans l'estomac, dont le fond paraît être disposé en cul-de-sac (b). Ce zoologiste pense que la même anomalie existe aussi chez le *Notommata syrinx*, l'*Ascomorpha helvetica* et l'*A. germanica* (c).

(1) Voyez ci-dessus, tome II, p. 97.

(2) Chez les espèces dont l'extrémité antérieure des corps est garnie d'un seul lobe ou disque cilié, la bouche occupe à peu près le centre de cet organe, et correspond à l'extré-

mité supérieure de l'échancrure qui se trouve à sa partie inférieure, ainsi que cela se voit chez les Lacinullaires et les Mégatroques (d). Chez les Rotateurs à deux roues ou lobes ciliés, par exemple chez le *Rotifer vulgaris* (e), elle se trouve entre la base de ces organes sous un prolongement céphalique qui porte les points oculiformes. La manière dont les particules solides qui flottent dans l'eau circonvoisine se trouvent dirigées vers l'entrée de la cavité digestive par l'action de ces cils peut être très bien mise en évidence, si l'on suspend de l'indigo ou du carmin en poudre dans ce liquide (f).

Chez les *Stephanoceros*, où les appendices ciliés se prolongent en forme de tentacules céphaliques ou de bras, la préhension des aliments est souvent effectuée par la contraction de

(a) Dalrymple, *loc. cit.*, p. 333, pl. 33, fig. 4 et 6.
(b) Leydig, *loc. cit.*, p. 24, pl. 4, fig. 36.
(c) Leydig, *loc. cit.*, p. 74.
(d) Ehrenberg, *Die Infusionsthierchen*, pl. 44, fig. 3 et 4.
(e) Idem, *ibid.*, pl. 60, fig. 4.
(f) Idem, *ibid.*, pl. 60, fig. 3, etc.

Mâchoires. inerme, et d'ordinaire il est suivi d'un gros bulbe charnu dont l'armature est fort remarquable (1). Effectivement, il est garni latéralement de mâchoires très dures qui sont disposées de façon à s'écarter ou à se rapprocher de la ligne médiane, et qui peuvent même se porter au dehors pour saisir la proie ou couper les aliments au moment de leur inglutition. Les muscles qui mettent cet appareil en action se contractent presque sans cesse avec beaucoup de régularité, et avant que M. Ehrenberg eût fait connaître leurs véritables usages, plusieurs micrographes avaient pris ce bulbe pharyngien pour un cœur, à cause de ses mouvements rhythmiques (2). La forme et la disposition des mâchoires varient. Tantôt ces organes sont simplement

ces organes, qui, en se recourbant en dedans, se rabattent sur la bouche (a).

La cavité buccale est susceptible de se dilater en forme d'entonnoir, et ses parois sont presque toujours garnies de cils vibratiles. Ces appendices épithéliques paraissent manquer chez les *Floscularia* et les *Lindia* (b) ; leur disposition a été étudiée avec soin chez les *Melicerta ringens* par M. Williamson, et chez les *Lacinularia socialis* par M. Huxley (c). Chez le *Floscularia* et le *Stephanoceros*, la cavité buccale se dilate latéralement en un réservoir comparable à des abajoues, et désigné par quel-

ques naturalistes sous le nom de *proventricule* (d).

(1) M. Ehrenberg a désigné sous le nom commun d'*Agomphes* les Rotateurs qui sont dépourvus de mâchoires, et il a constaté ce caractère chez l'*Enteroplea* (e), ainsi que dans les genres *Ichthydium* (f) et *Chætonotus* (g) ; mais ces deux derniers groupes ne paraissent pas appartenir à la classe des Rotateurs. Ce naturaliste n'avait pas vu les mâchoires des *Rattulus*, mais ces organes paraissent avoir été observés par M. Weisse (h).

(2) Par exemple, Bory-Saint-Vincent en 1828 (i).

(a) Voyez Ehrenberg, *Die Infusionsthierchen*, pl. 45, fig. 2, 3.
(b) Dujardin, *Histoire naturelle des Infusoires*, p. 583.
(c) Williamson, *On the Anatomy of Melicerta ringens* (*Quarterly Journal of Microscopical Sciences*, 1852, t. I, p. 70, pl. 2, fig. 28).
— Huxley, *Lacinularia socialis. A Contribution to the Anatomy and Physiology of Rotifera* (*Quarterly Journal of Microscopical Sciences*, 1852, t. I, *Transactions*, p. 3, pl. 2).
(d) Leydig, *Op. cit.*, p. 4 et 9, pl. 1, fig. 1.
(e) Ehrenberg, *Die Infusionsthierchen*, pl. 43, fig. 2.
(f) Idem, *ibid.*, pl. 43, fig. 3, 4, 5.
(g) Idem, *ibid.*, pl. 47, fig. 1.
(h) Weisse, *Neue Infusorien* (*Bulletin de la classe physico-mathématique de l'Acad. de Saint-Pétersbourg*, 1847, t. V, p. 228, fig. 4).
(i) Bory, art. ROTIFÈRES du *Dictionnaire classique d'histoire naturelle*, t. XIV, p. 685.

implantés dans le bulbe charnu qui les porte, et ils ressemblent aux deux branches d'une pince terminées par une ou par
plusieurs denticules ; d'autres fois ils sont logés dans une
espèce de cadre qui a la forme d'un étrier dont le marchepied serait évidé et laisserait passer leur extrémité libre.
M. Ehrenberg a appelé *Gymnogomphia* les Rotateurs dont les
mâchoires présentent la première de ces deux dispositions,
c'est-à-dire dont les dents sont nues ou libres, et *Desmogomphia*
ceux dont les dents sont enclavées dans une charpente solide
à deux ou à plusieurs branches. Il a fait connaître aussi beaucoup de modifications d'une importance secondaire dans la
conformation de chacune de ces sortes de mâchoires ; mais
l'étude de ces détails nous entraînerait trop loin, si nous nous
y arrêtions ici (1).

(1) Chez les Gymnogomphes de
M. Ehrenberg (a), chaque mâchoire
se compose de deux pièces : l'une,
antérieure ou dentaire, qui est libre
et dirigée en dedans (b) ; l'autre,
basilaire, qui est articulée à l'extrémité externe de la précédente, et
dirigée en arrière de façon à faire avec
elle un coude très prononcé et à s'enfoncer dans la masse charnue du
bulbe pharyngien (c). Enfin, on distingue en général entre les deux
pièces basilaires une pièce médiane
ou support qui avait presque entièrement échappé aux recherches de
M. Ehrenberg, et qui paraît destinée,
soit à donner attache aux muscles
adducteurs des mâchoires, soit à fournir un point d'appui à ces organes
eux-mêmes (d).

Tantôt la pièce dentaire est simple,
et par conséquent l'appareil préhenseur n'est armé que d'une paire de
crochets, disposition qui se voit chez
les Gymnodontes que M. Ehrenberg
appelle *Monogomphes* : par exemple,
l'*Albertia vermicularis* (e), le *Notommata aurita* (f) , et surtout le
Notommata myrmeleo (g), ou le *Diglena grandis* (h) , espèces très car-
nassières, où ces crochets sont remarquablement grands et protractiles.

(a) Ehrenberg, *Recherches sur les Infusoires* (*Ann. des sciences nat.*, 2ᵉ série, 1834, t. X,
p. 272 et suiv.).
(b) C'est le *processus anterior* de M. Ehrenberg, et la pièce appelée *acies* par M. Dujardin.
(c) *Processus posterior*, Ehrenberg (*scaphus*, Dujardin).
(d) *Ligament transversal*, Ehrenberg (*fulcrum*, Dujardin).
(e) Dujardin, *Mém. sur un Ver parasite constituant un nouveau genre voisin des Rotifères*
(*Ann. des sciences nat.*, 2ᵉ série, 1832, t. X, pl. 2, fig. 3).
(f) Ehrenberg, *Die Infusionsthierchen*, pl. 52, fig. 3.
(g) Idem, *ibid.*, pl. 49, fig. 1.
(h) Idem, *ibid.*, pl. 54, fig. 5.

Tube digestif.　Le canal alimentaire s'étend dans presque toute la longueur du corps et est ouvert à ses deux extrémités. Sa portion antérieure est étroite et constitue un œsophage plus ou moins allongé (1) ; sa portion moyenne ou stomacale est en général

Il est aussi à noter que souvent ces mâchoires sont solidement articulées par leur base sur le support médian (*a*), de façon à avoir beaucoup de ressemblance avec la partie principale de l'appareil maxillaire des Annélides du genre *Lysidice* (*b*).

M. Ehrenberg désigne sous le nom de *Polygomphes* les Rotateurs gymnogomphes dont les pièces dentaires sont terminées par deux ou plusieurs pointes disposées comme les doigts de la main ou les dents d'un rateau, et il a remarqué que ces Animalcules se nourrissent principalement de substances végétales. Tels sont le *Notommata tuba* (*c*), le *N. clavulata* (*d*), l'*Hydatina senta* (*e*).

Chez les Rotateurs dits *Desmogomphes*, le cadre maxillaire se compose généralement de trois pièces courbes réunies par leurs extrémités ; un arc supérieur et un arc inférieur qui sont situés plus en dedans, et disposés de façon à représenter le marchepied de l'étrier, tandis que l'arc externe en constitue la voûte. Les pièces dentaires sont styliformes, reposent par leur base sur ce dernier arc, et traversent l'espèce d'anneau fourni par les pièces internes, de façon à simuler grossièrement un arc garni de flèches. Chez quelques-uns de ces animaux (que M. Ehrenberg appelle *Zygogomphes*), il n'y a de chaque côté que deux aiguilles dentaires ; mais chez d'autres (les *Lochogomphes*), il y en a un plus grand nombre rangées parallèlement. Comme exemple des premiers, je citerai les Rotifères proprement dits (*f*), les Actinures, les Monolabies et les Philodines (*g*). Pour les Lochogomphes, je prendrai comme exemple les Conochiles (*h*) et les Mélicertes, où le cadre maxillaire est disposé d'une manière un peu différente (*i*), et les stylets dentaires deviennent quelquefois si nombreux, qu'ils semblent former par leur réunion une grande lame striée (*j*).

(1) L'œsophage est remarquablement long chez l'*Enteroplea hyda*-

(*a*) Exemples : *Notommia*, Dalrymple, *Op. cit.* (*Philos. Trans.*, 1849, pl. 33, fig. 3 et 4). — Leydig, *Op. cit.* (*Zeitschrift für wissensch. Zool.*, t. VI, pl. 2, fig. 19).
(*b*) Voyez ci-dessus, page 427.
(*c*) Ehrenberg, *Op. cit.*, pl. 49, fig. 3.
(*d*) Idem, *ibid.*, pl. 50, fig. 5.
(*e*) Idem, *ibid.*, pl. 47, fig. 2.
(*f*) Idem, *ibid.*, pl. 60, fig. 8.
(*g*) Idem, *ibid.*, pl. 61, fig. 8.
(*h*) Idem, *ibid.*, pl. 43, fig. 8.
(*i*) Gosse, *On the Structure, Fonctions, Habits and Development of* Melicerta ringens (*Quarterly Journal of Microscopical Sciences*, 1852, t. I, p. 71, pl. 2, fig. 16 à 21).
(*j*) Williamson, *On the Anatomy of* Melicerta (*Quarterly Journal of Microscopical Sciences*, 1852, t. I, p. 66, pl. 1, fig. 17).

très élargie, et il se termine par un intestin dont la forme et la grandeur varient dans les différentes espèces (1). Les parois de l'estomac sont garnies de cils vibratiles dont l'action est parfois très énergique, et elles offrent aussi dans leur épaisseur une multitude d'utricules qui sont souvent colorés en jaune et paraissent être des organes hépatiques (2). En général, on y remarque aussi beaucoup de petites boursouflures ; et, chez

tina (*a*), le *Notommata syrinx* (*b*), etc. ; tandis que, chez d'autres Rotateurs, il est si court, que l'estomac semble naître directement du bulbe pharyngien : par exemple, chez l'*Euclanis triquetra* (*c*) et l'*Anuræa acuminata* (*d*). Entre ces deux extrêmes on trouve une multitude d'intermédiaires.

Chez plusieurs Rotateurs, tels que les Lacinulaires et les Brachions, on a distingué, de chaque côté du pharynx, un corps jaunâtre, et M. Leydig a pensé que ces organes pourraient bien être des glandes salivaires (*e*); mais les recherches de M. Huxley tendent à établir que ce sont seulement des lames chitineuses servant à renforcer les parois de cette portion du canal digestif (*f*).

(1) M. Ehrenberg a pensé qu'il serait utile de donner des noms particuliers aux Rotateurs qui présentent

des différences notables dans la conformation de leur tube digestif (*g*). Ainsi, il appelle *Trachelogastrica* ceux où ce tube est simple (*h*) ; *Cœlogastrica*, ceux qui ont un œsophage court et un grand estomac oblongo-conique suivi d'un intestin court et simple (*i*) ; *Gasterodela*, ceux où l'estomac est en forme de poche et est séparé par un étranglement d'un intestin également renflé (*j*) ; enfin *Trachelocystica*, ceux dont le canal intestinal est très délié dans toute sa longueur, excepté dans la région anale, où il s'élargit en forme de cloaque (*k*). Mais ce zoologiste a soin de faire remarquer que les distinctions établies de la sorte ne correspondent en aucune façon aux divisions naturelles de la classe des Rotateurs.

(2) Chez le *Notommata anglica*, la disposition sacculée des parois de l'estomac est très marquée, et M. Dal-

(*a*) Ehrenberg, *Die Infusionsthierchen*, pl. 47, fig. 1.
(*b*) Idem, *ibid.*, pl. 49, fig. 2.
(*c*) Idem, *ibid.*, pl. 57, fig. 8.
(*d*) Idem, *ibid.*, pl. 62, fig. 9.
(*e*) Leydig, *Ueber den Bau und die systematische Stellung der Räderthiere*, p. 76.
(*f*) Huxley, *On Lacinularia socialis* (*Quarterly Journ. of Micros. Sc.*, t. 1, *Trans.*, p. 3).
(*g*) Ehrenberg, *Ueber die Entwickelung und Lebensdauer der Infusionsthiere* (*Mém. de l'Acad. de Berlin* pour 1832, p. 40, pl. 3, et *Ann. des sciences nat.*, 2ᵉ série, t. I, p. 266).
— *Chætonotus* (voy. Ehrenberg, *Die Infusionsthiere*, pl. 43, fig. 2).
(*h*) Exemples : *Ichthydium* (*loc. cit.*, pl. 43, fig. 3, 4 et 5).
(*i*) Exemple : *Hydatina* (*loc. cit.*, pl. 47, fig. 2).
(*j*) Exemple : *Brachionus* (*loc. cit.*, pl. 63, fig. 1).
(*k*) Exemples : *Rotifer* (*loc. cit.*, pl. 60, fig. 2).
— *Actinurus* (*loc. cit.*, pl. 61, fig. 1).

quelques espèces, cette grande poche digestive est pourvue d'un certain nombre de cæcums très allongés qui paraissent être aussi de nature glandulaire (1).

Organes
sécréteurs.

D'autres organes sécréteurs, beaucoup plus remarquables, se voient près de l'extrémité antérieure de l'estomac, de chaque côté de l'œsophage. Ce sont, en général, des corps ovoïdes ou réniformes, d'un volume considérable, qui communiquent avec le tube alimentaire à l'aide de canaux excréteurs, et y versent probablement quelque liquide digestif. La plupart des zoologistes les considèrent comme des glandes pancréatiques, mais on ne sait rien de positif quant à la nature de leurs produits (2).

rymple a constaté que, dans chacune des boursouflures, il existe une grande cellule nucléolée (a).

(1) Ces cæcums gastriques sont très grands chez le *Notommata clavulata* (b).

D'après M. Ehrenberg, l'estomac du *Philodina roseola* paraît être entièrement couvert de petits cæcums filiformes très serrés les uns contre les autres (c).

(2) Chez la plupart des Rotateurs, il n'y a qu'une paire de ces glandes épigastriques ; mais chez quelques espèces, telles que le *Notommata myrmeleo* (d), le *N. hyptopus* (e) et le *Lacinularia*, on en trouve deux paires. En général, elles sont globuleuses ou ovoïdes, et appliquées directement contre le bord antérieur de la grande poche stomacale, ainsi que cela se voit chez le *Notommata centaura*, par exemple (f). Chez quelques espèces elles sont pédonculées, et paraissent attachées à l'extrémité de l'œsophage plutôt qu'à l'estomac : par exemple, chez le *Brachionus militaris* (g). Enfin, chez un petit nombre de Rotateurs, ces organes sont allongés (h), et quelquefois ils sont bifurqués, ainsi que cela se voit chez le *Diglena grandis* (i) et le *Brachionus Mulleri* (j). Ils sont revêtus d'une capsule membraneuse très délicate, et se composent d'un tissu granulaire renfermant des cellules nucléolées. Dans quelques espèces on a pu y distinguer un conduit excréteur qui débouchait dans l'estomac (k).

(a) Dalrymple, *Op cit.* (*Philos. Trans.*, 1849, p. 333).
(b) Ehrenberg, *Op. cit.*, pl. 50, fig. 5, g.
(c) Idem, *Ueber die Entwickelung und Lebensdauer der Infusionsthiere*, pl. 3, fig. 16 (*Mém. de l'Acad. de Berlin* pour 1832).
(d) Leydig, *Op. cit.*, pl. 4, fig. 36.
(e) Ehrenberg, pl. 51, fig. 6, g p.
(f) Idem, *Die Infusionsthierchen*, pl. 51, fig. 2.
(g) Idem, *ibid.*, pl. 64, fig. 3.
(h) Exemple : *Notommata clavulata* (voy. Ehrenberg, *Op. cit.*, pl. 50, fig. 5).
(i) Idem, *ibid.*, pl. 54, fig. 4, g p.
(j) Idem, *ibid.*, pl. 63, fig. 5.
(k) Dalrymple, *Op. cit.* (*Philos. Trans.*, 1849, p. 333).

Enfin, l'anus (1) s'ouvre à la face dorsale du corps, près de la base de l'espèce de pied ou de queue qui forme l'extrémité postérieure de ces Animalcules.

(1) La position de l'anus se voit très bien dans quelques-unes des figures données par M. Ehrenberg : par exemple, dans celles de l'*Hydatina senta* (a), du *Notommata capeus* (b) et du *Diglena grandis* (c). Chez les Rotateurs à fourneau, cet orifice est reporté un peu plus en avant, et alors l'intestin est souvent recourbé sur lui-même, ainsi que cela se voit chez le *Melicerta ringens* (d), et, mieux encore, chez le *Limnias cerato-phylli* (e).

(a) Ehrenberg, *Op. cit.*, pl. 47, fig. 2.
(b) Idem, *ibid.*, pl. 51, fig. 1.
(c) Idem, *ibid.*, pl. 54. fig. 5.
(d) Williamson, *Op. cit.* (*Quarterly Journal of Microscopical Sciences*, 1852, t. 1, pl. 1, fig. 14, h).
(e) Ehrenberg, *Op. cit.*, pl. 46, fig. 6, w.

c

CINQUANTIÈME LEÇON.

De l'appareil digestif chez les Animaux articulés. — Armature buccale des Crustacés, des Myriapodes, des Insectes et des Arachnides.

Disposition générale de l'appareil digestif des Articulés.

§ 1. — Dans le sous-embranchement des Animaux articulés, comprenant les Crustacés, les Arachnides, les Myriapodes et les Insectes, l'appareil digestif se perfectionne beaucoup sous le rapport mécanique, et la bouche, qui est toujours distincte de l'anus et située à la face inférieure de la portion céphalique du corps (1), se trouve entourée d'un système de leviers fort complexes destinés à effectuer la préhension des aliments.

Constitution de l'appareil buccal.

Le régime de ces Animaux est très varié : les uns se nourrissent de matières solides, les autres ne vivent que de liquides, et la conformation de la bouche diffère suivant le mode d'action qu'elle est destinée à exercer. Tantôt elle est garnie de mâchoires disposées en manière de pince, d'autres fois elle affecte la forme d'une trompe; et au premier abord on pouvait croire qu'il n'existait presque rien de commun dans sa structure, non-seulement chez les Articulés appartenant à des classes distinctes, mais aussi chez les espèces de la même classe qui sont, les uns des Animaux masticateurs, les autres des Animaux suceurs (2). Cependant Savigny a fait voir qu'il n'en est pas ainsi,

(1) Lorsque les moyens d'observation dont on disposait étaient moins parfaits que ceux dont nous sommes aujourd'hui redevables aux opticiens, les entomologistes pensaient que divers Insectes manquaient de bouche. Ainsi Linné indiquait cette particula-

rité comme étant un des caractères du genre *OEstrus* ; mais cet orifice, quoique fort réduit, existe chez ces Diptères comme chez tous les autres Insectes (*a*).

(2) Les variations qui se remarquent dans la structure de la bouche

(*a*) Joly, *Recherches sur les OEstres*, 1846, p. 49.

et qu'il règne une uniformité remarquable dans les matériaux dont la Nature fait usage pour la construction de ces appareils divers. Il a constaté que chez tous les Insectes, quel que soit leur régime, la bouche est pourvue d'un même ensemble de membres articulés ou appendices, et que c'est par suite de changements introduits dans la forme et les dispositions accessoires de ces parties, qu'elles constituent ici des organes sécateurs, là une sorte de pipette ou de trompe. Enfin il a reconnu aussi que, sous ce rapport, il y a, chez tous les Animaux articulés, unité de plan fondamental et tendance à l'unité de composition, malgré des variations sans nombre dans les caractères accessoires.

Savigny fut un des premiers à enrichir la science de résultats généraux de cet ordre, et à diriger les esprits vers la recherche des parties correspondantes ou analogues dont la Nature peut faire usage dans la constitution d'organes différents par leurs formes et leurs usages. Cet habile observateur, de même que Gœthe et Geoffroy Saint-Hilaire, doit être rangé au nombre des fondateurs de cette branche de l'étude des êtres organisés qu'on appelle aujourd'hui l'*anatomie philosophique*, pour la distinguer de l'*anatomie descriptive* ; et si le nom de ce savant modeste

des Insectes fournissent d'excellents caractères pour la classification de ces Animaux. Vers le milieu du siècle dernier, un naturaliste suédois, Charles de Geer, décrivit avec soin cet appareil dans un très grand nombre d'espèces différentes (*a*), et bientôt après J.-C. Fabricius, de Copenhague, le prit pour base de tout un système entomologique (*b*). Depuis l'introduction de la méthode naturelle dans cette partie de la zoologie, on a abandonné l'emploi exclusif des caractères fournis par l'appareil buccal, mais on en fait toujours un très grand usage, et dans presque tous les travaux descriptifs qui paraissent journellement sur l'histoire des Insectes, des Crustacés, etc., on entre dans beaucoup de détails à ce sujet, de sorte qu'on a enregistré une foule presque innombrable de particularités relatives à la conformation de cette partie de l'organisation des Animaux articulés.

(*a*) De Geer, *Mémoires pour servir à l'histoire des Insectes.* 7 volumes in-4, Stockholm, 1752 à 1778.

(*b*) J. Chr. Fabricius, *Systema entomologiæ.* In-8, 1775. — *Entomologia systematica.* 5 vol., 1792 à 1798, — et plusieurs traités spéciaux sur les principaux ordres de la classe des Insectes.

est moins populaire que ceux des hommes de génie auxquels je l'associe, sa gloire ne sera pas moins durable, car ses travaux sont non moins solides que brillants, et ils ont exercé une grande influence sur la marche de la science depuis plus d'un demi-siècle (1).

Appareil
buccal
des
Crustacés
masticateurs.

§ 2. — Pour faciliter l'étude de l'appareil buccal des Animaux articulés, il me semble utile de commencer par l'examen des Crustacés masticateurs. La bouche de ces Animaux est située à

(1) Jules-César Lelorgne de Savigny, né à Provins en 1777, fit partie de la Commission scientifique qui, en 1798, accompagna l'armée française en Égypte. De retour en France à la fin de 1801, il entreprit l'étude des riches collections zoologiques qu'il avait formées en Orient, et il prépara, pour le grand ouvrage sur l'Égypte publié aux frais de l'État, une magnifique série de planches relatives à l'histoire des Animaux invertébrés. De 1814 à 1817 il publia un beau travail sur les Annélides, une série de mémoires sur les Ascidies qui font époque dans l'histoire de cette partie de la zoologie, et des recherches capitales sur la structure de la bouche des Insectes. En 1821, il fut nommé membre de l'Institut de France. Mais déjà, depuis quelques années, une affection nerveuse qui lui rendait l'action de la lumière impossible à supporter avait interrompu toutes ses recherches anatomiques. Il ne mourut

qu'en 1851, mais les trente dernières années de sa vie ne furent qu'une longue suite de souffrances.

L'ouvrage que je cite dans cette leçon porte pour devise : *Patientia*, et se fait remarquer par l'exactitude des détails aussi bien que par la grandeur des vues générales. Il est intitulé : *Théorie des organes de la bouche des Animaux invertébrés et articulés compris par Linné sous le nom d'Insectes* ; il parut en 1816, et forma le premier fascicule des *Mémoires sur les Animaux sans vertèbres*, par J.-C. Savigny (Paris, 1 vol. in-8° avec planches).

L'étude comparative des différents appendices, et principalement des pièces de la bouche, a été reprise ensuite, mais d'une manière peu fructueuse, par Latreille (a). J'ai publié aussi quelques observations à ce sujet (b). Enfin M. Brullé en a fait l'objet d'un travail important que j'aurai souvent à citer (c).

(a) Latreille, *Observations nouvelles sur l'organisation extérieure et générale des Animaux articulés et à pieds articulés, et applications de ces connaissances à la nomenclature des principales parties des mêmes Animaux* (Mém. du Muséum, 1822, t. VIII, p. 169). — Art. Bouche du *Dictionnaire classique d'histoire naturelle*, t. II, 1822, p. 428.

(b) Milne Edwards, *Mém. sur l'organisation de la bouche des Crustacés suceurs* (Ann. des sciences nat., 1re série, 1833, t. XXVIII, p. 78). — *Histoire naturelle des Crustacés*, t. I, p. 61, etc. — *Observ. sur le squelette tégumentaire des Crustacés Décapodes* (Ann. des sciences nat., 3e série, 1851, t. XVI, p. 265).

(c) Brullé, *Recherches sur les transformations des appendices dans les Articulés* (Ann. des sciences nat., 3e série, 1844, t. II, p. 271).

la face inférieure de la tête, entre la base d'une série d'appendices articulés qui sont disposés par paires de chaque côté de
la ligne médiane du corps, et qui sont employés par la Nature
pour constituer les organes de la locomotion aussi bien que les
instruments de la mastication, et d'autres parties dont il est
inutile de nous occuper en ce moment. Chez quelques Crustacés,
aucune division de travail n'est introduite dans la portion
céphalo-thoracique de ce système d'appendices, et chacun des
membres dont elle se compose est chargé de remplir les triples
fonctions d'une patte pour la locomotion, d'une sorte de main
pour la préhension des aliments, et d'une mâchoire pour la
mastication. Ce cumul physiologique se rencontre chez les
Limules, qui sont connues aussi sous le nom de *Crabes des
Moluques*, mais qui ne ressemblent pas aux Crabes proprement dits, et ont le corps divisé en deux grands segments, dont
l'antérieur, ou céphalothorax, a la forme d'un lerge bouclier,
et le second porte les branchies à sa face inférieure et une
queue styliforme en arrière. Les membres qui naissent de la
face inférieure du céphalothorax sont allongés, à peu près
cylindriques, et composés d'une série de leviers placés bout à
bout et mobiles les uns sur les autres. A raison de cette disposition et des muscles dont chaque article est pourvu, ils peuvent
s'allonger ou se raccourcir et changer de direction, de façon
qu'ils sont aptes à agir comme autant de pattes ambulatoires ;
mais à leur extrémité ils sont bifides, leur pénultième article
donnant naissance à un prolongement digitiforme qui s'avance
parallèlement à leur article terminal. Cette dernière pièce est
susceptible de se mouvoir sur sa base comme sur une charnière, et de s'écarter ou de se rapprocher de l'apophyse dont je
viens de parler ; elle forme par conséquent avec elle une pince
à deux branches, et c'est à l'aide de cet instrument que l'Animal
saisit ses aliments et les porte vers sa bouche. Enfin l'article
basilaire de ces mêmes pattes, que l'on pourrait appeler la

Limules.

hanche, se prolonge du côté interne, de manière à constituer un gros tubercule ou une lame armée de denticules qui s'avance vers le milieu de la bouche et y rencontre sa congénère du côté opposé du corps. Ces hanches sont aussi articulées en charnière sur les côtés de cet orifice, et elles peuvent, en exécutant un mouvement de bascule, s'éloigner ou se rapprocher de la ligne médiane ; de sorte que la base de chaque paire des membres céphalo-thoraciques constitue une espèce d'étau ou de pince à deux branches occupant l'entrée des voies digestives (1). Mais un organe qui fonctionne alternativement comme patte ambulatoire, comme pince et comme mâchoire, ne peut bien remplir aucun de ces rôles ; car les conditions qui seraient favorables à son action comme instrument de préhension nuiraient à son jeu comme levier moteur, et celles qui contri-

(1) Les Limules, ou Xiphosures, sont les seuls Crustacés chez lesquels ce mode d'organisation se rencontre. La bouche est située vers le tiers postérieur du bouclier céphalo-thoracique, au centre du groupe formé par les pattes-mâchoires dont il vient d'être question (*a*). Ces membres sont au nombre de six paires. Ceux de la première paire sont beaucoup moins grands que les autres, et prennent leur insertion sur une pièce solide impaire qui garnit le devant de l'ouverture buccale et fait office de lèvre supérieure, mais paraît correspondre aux deux pièces basilaires ou hanches confondues entre elles sur la ligne médiane. Les hanches des quatre paires suivantes sont distinctes, très grosses et fortement armées d'épines et de denticules sur leur face interne, qui se prolonge en forme de lobe ou de couperet. L'article basilaire des pattes-mâchoires de la dernière paire est encore plus forte, et porte en dedans un gros tubercule qui, en s'avançant dans la bouche, agit à la façon d'une dent molaire. Enfin le bord postérieur de la bouche est garni d'une paire de lames cornées à bords épineux, qui semblent correspondre à une septième paire de membres avortés et réduits à leur article basilaire.

Pour plus de détails sur la conformation de ces pattes-mâchoires, je renverrai à la monographie des Limules par M. Van der Hœven, professeur de zoologie à Leyde (*b*).

(*a*) Savigny, *Théorie des organes de la bouche*, p. 64, pl. 8, fig. 1.
— Milne Edwards, CRUSTACÉS de l'*Atlas du Règne animal* de Cuvier, pl. 76, fig. 2, 2*a* à 2*c*.
(*b*) Van der Hœven, *Recherches sur l'histoire naturelle et l'anatomie des Limules*, p. 12, pl. 1, fig. 2 à 9 (Leyde, 1838, in-fol.).

bueraient à son perfectionnement comme agent locomoteur seraient nuisibles au développement de la puissance dont il a besoin pour bien mâcher les aliments. Ce genre de cumul entraîne donc nécessairement un certain degré d'infériorité physiologique dans deux grandes fonctions, la digestion et la locomotion; aussi ne se rencontre-t-il que très rarement dans la classe des Crustacés, et chez tous les autres Animaux de ce groupe la division du travail s'établit dans la série des appendices ou membres qui, chez les Limules, sont à la fois des pattes et des mâchoires : ceux qui entourent directement la bouche sont affectés exclusivement au service de l'alimentation, et ceux qui sont situés plus en arrière sont des pattes seulement. Les appendices qui deviennent ainsi des instruments spéciaux de mastication ressemblent encore plus ou moins, soit aux pattes-mâchoires des Limules, soit aux pattes ambulatoires des Crustacés supérieurs; mais c'est surtout leur partie basilaire qui se développe : les articles qui correspondent à la cuisse, à la jambe et au pied de celles-ci, deviennent de plus en plus rudimentaires, et, lorsque l'adaptation est caractérisée de la manière la plus complète, le membre se trouve peu réduit au *coxognathite*, c'est-à-dire à la pièce basilaire qui est ailleurs la hanche seulement (1). Du

Division
du travail
chez
les Crustacés
ordinaires.

---

(1) Lorsqu'on veut approfondir l'étude comparative du système appendiculaire des Crustacés, il devient nécessaire d'employer des noms particuliers pour désigner, d'une part, chacun des articles ou éléments anatomiques qui entrent dans la constitution des membres; d'autre part, certains organes qui peuvent être formés de deux ou de plusieurs de ces pièces, et qui sont caractérisés, soit par leur position, soit par leur forme et leurs usages. Dans un travail spécial sur le squelette tégumentaire des Décapodes, j'ai proposé un système de nomenclature de ce genre que j'emploie, avec quelques légères modifications, dans mes leçons sur l'entomologie, au Muséum d'histoire naturelle. J'aurai à y revenir quand je traiterai des organes de la locomotion des Animaux articulés; mais, afin de pouvoir introduire de la précision dans le langage dont je fais usage en ce moment, il me semble utile d'en donner ici la clef pour ce qui concerne l'appareil buccal.

Lorsqu'il s'agit d'étudier, au point

reste, il existe, à cet égard, une multitude de variations, et le partage du système appendiculaire entre l'appareil digestif et l'appareil de la locomotion ne se fait pas toujours de la même manière. Dans l'immense, majorité des cas, on trouve dans cette région du corps le même nombre de membres; mais, chez les Crustacés les plus élevés en organisation, il y a plus d'appendices buccaux que chez les autres, et cette augmentation s'obtient aux dépens de l'appareil locomoteur, qui est réduit d'autant. Je ne décrirai pas ici toutes les modifications qui se remarquent dans la conformation de l'appareil masticateur ainsi constitué; mais, pour en faire connaître

de vue théorique, les différents membres dont cet appareil se compose, sans avoir égard à l'emploi que la Nature peut avoir fait de ces appendices, je les désigne sous le nom commun de *gnathes*, et je les distingue entre eux, d'après leur rang dans la série, par l'adjonction d'une racine adjective. Ainsi j'appelle *protognathes* les membres qui constituent les appendices buccaux de la première paire, ou mandibules; *deutognathes*, ceux qui forment les appendices buccaux de la seconde paire, ou mâchoires de la première paire, et ainsi de suite, en comptant d'avant en arrière (*a*).

Lorsque ces membres, ou tout autre organe correspondant, une patte ambulatoire ou une antenne, par exemple, arrivent à un haut degré de développement, ils se dédoublent pour ainsi dire dans leur portion terminale, et se composent d'une branche principale accompagnée d'une, de deux ou

même de trois branches accessoires. Je désigne d'une manière générale la branche principale du membre sous le nom de *protopodite* (*b*), et sous celui de *parergopodites* (*c*) les branches accessoires, que je distingue entre elles, d'après leur position en *mésopodites*, *exopodites* et *épipodites*; ou bien encore en *mésognathe*, *exognathe*, etc., quand il s'agit spécialement de ces parties dans l'appareil buccal.

Le protopodite, dans son état de développement normal, se compose d'une série d'articles placés bout à bout, dont six principaux, et d'autres accessoires produits par le fractionnement des précédents. Pour désigner ces pièces, j'ai cessé d'employer une partie des noms dont j'avais d'abord fait usage quand je m'occupais des Crustacés seulement, et je les appelle d'une manière générale : *coxite*, *trochite*, *mérolte*, *squélite*, *tarsite* et *dactylite*,

(*a*) Milne Edwards, *Observations sur le squelette tégumentaire des Crustacés Décapodes* (Mélanges carcinologiques. et Ann. des sciences nat., 1851, 3ᵉ série, t. XVI, p. 207).

(*b*) De πρῶτος, principal, et ποῦς, patte.

(*c*) De πάρεργος, accessoire, et ποῦς, patte.

la structure d'une manière suffisante, il me semble nécessaire d'entrer dans quelques détails, et d'indiquer les caractères principaux qui s'y remarquent dans chacun des types carcinologiques principaux.

Je prendrai pour premier exemple la Langouste, qui est très commune sur nos marchés de comestibles, et qui est un excellent représentant de la grande division des Crustacés Décapodes. De même que chez les autres Animaux de cet ordre, l'appareil buccal est logé dans une sorte de fosse limitée en avant par la région antennaire, sur les côtés par les prolongements ptérygostomiens de la carapace, et en arrière par le plastron sternal (1). Il se compose essentiellement d'un lobule

Appareil buccal des Décapodes.

parce qu'elles constituent d'ordinaire la hanche, le trochanter, la cuisse, la jambe, le tarse et le doigt ou crochet terminal d'une patte. Je désigne aussi sous le nom de *basitrochite* un article qui se forme parfois aux dépens du trochite, et qui sert à l'articulation avec le coxite. Quant aux divisions qui se rencontrent souvent dans le tarsite, il m'a paru suffisant de leur donner des numéros d'ordre. Enfin, lorsque je veux parler d'une manière particulière de ces articles employés dans la constitution de l'un des membres de l'appareil buccal, j'abrége parfois en les appelant *coxognathite*, *trochognathite*, etc. ; ou bien encore *coxopodite*, etc., s'ils appartiennent aux pattes ambulatoires, et *coxocérites*, etc., quand ils entrent dans la composition d'une antenne. Dans des circonstances semblables, j'appelle aussi *épignathe*, *exognathe* et *mésognathe* les trois branches accessoires qui, chez les Crustacés, peuvent se

trouver fixées à la base du protopodite du côté externe.

Au premier abord, cette nomenclature peut paraître trop compliquée, mais dans la pratique elle est en réalité fort commode.

(1) Chez les Macroures, les Anomoures et certains Brachyures, la fosse buccale est ouverte en avant et n'est bien délimitée que sur les côtés, où se trouve le bord inféro-interne du canal expirateur formé par la partie interne de la région ptérygostomienne de la carapace. Mais, chez la plupart des Brachyures, elle est plus ou moins complétement fermée en avant par une crête transversale qui sépare la portion antérieure de sa voûte (ou *endostome*) de l'espace situé à la base des antennes, et nommé *épistome* (a). Les bords de cette fosse, où se logent les appendices buccaux, constituent ce que j'ai appelé le *cadre buccal*, partie dont la forme varie beaucoup dans les différentes

(a) Voyez l'atlas de la grande édition du *Règne animal* de Cuvier, CRUSTACÉS, pl. 3, fig. 2 et 3 ; pl. 29, fig. 2 a ; pl. 34 *bis*, fig. 1 a, etc.

médian ou lèvre supérieure, d'un repli latéral postérieur qui est bifide (1), et de six paires de membres qui diffèrent beaucoup entre eux par leur forme, et qui sont le plus ordinairement désignés par des noms particuliers. Ceux de la première paire, appelés *mandibules*, occupent les côtés de la bouche, et sont couverts en dessous par les autres. Ils sont très gros, d'une solidité remarquable, et se terminent du côté interne par une surface masticatrice large et garnie d'un bord tranchant ; leur bord antérieur donne insertion à un petit appendice coudé qui ressemble à une patte rudimentaire, et qui est désigné par les zoologistes sous le nom de *palpe maxillaire* ; enfin ils sont articulés sur les parties voisines du squelette tégumentaire par deux points diamétralement opposés de leur bord, et ils sont pourvus de muscles très puissants qui les renversent au dehors de façon à les écarter entre eux, ou les rapprochent de manière à couper ou à broyer les aliments qu'ils saisissent (2). Les deux paires

familles naturelles de cet ordre, et fournit d'excellents caractères pour les distinctions zoologiques (a).

(1) Ces lobes labiaux, qu'on appelle d'ordinaire la *lèvre supérieure* et la *lèvre inférieure*, ne sont pas pourvus de muscles moteurs, et n'appartiennent pas au système appendiculaire. Le premier, épais et impair, naît de l'endostome et s'avance un peu au-dessus de la ligne de rencontre des mandibules. La lèvre inférieure ou postérieure se compose aussi d'un tubercule médian, mais présente en outre deux expansions lamelleuses qui s'appliquent sur la partie postérieure des mandibules. La forme

de ces parties varie suivant les espèces (b).

(2) Ces organes sont par conséquent formés essentiellement par les coxognathites de la première paire, qui paraissent être soudés intimement à l'article suivant ou trochognathite. Leur palpe est constitué par la portion suivante du protopode, et se compose généralement de trois articles qui paraissent être le méroïte, le carpite et le squélite. La portion terminale du membre ne se développe jamais dans ces organes, qui n'offrent non plus aucune trace de parergopodites.

Chaque mandibule offre à peu près la forme d'un demi-cylindre placé trans-

(a) Voyez Milne Edwards, *Histoire naturelle des Crustacés*, t. 1, p. 252, etc.
(b) Voyez Savigny, *Égypte*, Crustacés, pl. 4, fig. 7, etc. ; pl. 8, fig. 1, etc. ; à lèvre supérieure et à lèvre inférieure.

de membres suivants sont appelées *mâchoires* proprement dites, mais elles sont presque lamelleuses, et servent à retenir les aliments contre la bouche plutôt qu'à les diviser ; l'une d'elles

versalement et dont la convexité est tournée en dessous, c'est-à-dire à l'extérieur (*a*) ; elle est libre à sa partie interne, et, dans le reste de son étendue, elle est très solidement attachée aux parties voisines du squelette tégumentaire, à l'aide d'une membrane articulaire et de deux charnières occupant les extrémités d'une ligne oblique dirigée d'avant en arrière et de dedans en dehors et situées, l'une au sommet d'un gros tubercule conique, l'autre à l'angle postéro-externe de son bord. La mandibule pivote sur ces deux points d'appui, et, en s'abaissant, s'écarte de sa congénère. Ses muscles moteurs s'insèrent, l'un à son bord antérieur, l'autre à son bord postérieur ; et ce dernier, qui détermine la clôture de l'espèce de pince dont chacun de ces organes constitue une des branches, est disposé d'une manière très favorable au déploiement d'une force considérable, car il se fixe sur ce levier, très près de l'extrémité triturante de celui-ci, et il remonte presque à angle droit pour prendre son point d'attache opposé sous la

voûte formée par la carapace, où il occupe un espace considérable sur les côtés de l'estomac.

La conformation des mandibules est à peu près la même chez les autres Décapodes ; seulement, chez les Brachyures, leur partie externe se rétrécit, et leur portion interne ou masticatoire se recourbe plus ou moins en avant, et se trouve d'ordinaire séparée du reste par un étranglement (*b*). L'extrémité triturante de ces organes offre en général une surface large, inégale et d'une grande dureté ; mais sa forme varie suivant les espèces, et paraît être en rapport avec la nature des substances dont ces Animaux se nourrissent (*c*). Quelquefois elle se bifurque, et constitue un tubercule triturant ou molaire et une crête ou lame incisive : par exemple, chez l'Alphée rouge de la Méditerranée (*d*).

Chez les Crangons, ces organes sont grêles et dépourvus d'appendice palpiforme (*e*). La même anomalie se rencontre dans les genres *Atya* et *Lysmata* (*f*).

(*a*) Les appendices buccaux des Langoustes, ou *Palinurus*, ont été très bien figurés par De Haan dans son grand travail sur les Crustacés publié dans le *Fauna japonica* de Siebold (pl. M). On peut s'en former aussi une idée assez juste d'après les figures représentant les mêmes parties chez le Scyllare (Savigny. *Égypte*, pl. 8).

(*b*) Par exemple, chez le *Maia squinado* (voy. l'*Atlas du Règne animal*, CRUSTACÉS, pl. 4, fig. 4, b).

(*c*) Voyez les figures données par Savigny dans le grand ouvrage sur l'Égypte (CRUSTACÉS, pl. 4 à 10), celles faites par De Haan (*Op. cit.*, pl. A à pl. Q), ou bien encore l'atlas des CRUSTACÉS dans la grande édition du *Règne animal* de Cuvier.

(*d*) Milne Edwards. CRUSTACÉS de l'*Atlas du Règne animal*, pl. 53, fig. 4 b.

(*e*) Idem, *Histoire des Crustacés*, t. II, p. 340, pl. 25, fig. 15, et CRUSTACÉS du *Règne animal* de Cuvier, pl. 51, fig. 4 a.

(*f*) Idem, *ibid.*, t. II, p. 385, pl. 25, fig. 11, et *Règne animal* de Cuvier, pl. 54, fig. 3 a, etc.

est employée aussi comme instrument moteur dans l'appareil de la respiration (1). Enfin les appendices buccaux des trois dernières paires, nommés *pieds-mâchoires*, sont plus allongés et ressemblent davantage à des pattes; mais ils sont reployés en avant sous la bouche et servent essentiellement à retenir les aliments (2).

(1) Voyez tome II, page 136.

(2) Les mâchoires de la première paire sont presque foliacées, et se composent d'un coxite ou pièce basilaire suivie de trois articles, dont deux se recourbent en dedans pour former la partie préhensile de l'organe, et l'autre, situé du côté externe, constitue une espèce de palpe. Les deux lobes internes sont garnis de soies roides le long de leur bord interne, et s'appliquent sur les mandibules. La conformation de ces organes ne varie que peu chez les divers Décapodes; cependant leur lobe interne devient souvent fort grêle, et leur lobe externe ou terminal se compose parfois de deux articles placés bout à bout (a).

Les mâchoires de la seconde paire sont rejetées plus en dehors, et sont d'une structure plus compliquée; leur branche principale n'est que peu développée, mais elles portent en dehors un énorme lobe qui paraît être formé par leur épignathe, et qui constitue la valvule dont nous avons étudié ailleurs le rôle dans le mécanisme de la respiration (b).

Toutes les mâchoires auxiliaires ou pieds-mâchoires des Décapodes arrivent à un haut degré de complication, et présentent, outre leur branche interne ou protopodite, au moins deux *parergognathites* ou branches accessoires, dont une, appelée *épignathite* (c), se relève dans l'intérieur de la cavité branchiale, et constitue l'appendice lamelleux et flagelliforme que j'ai déjà eu l'occasion de mentionner en décrivant l'appareil respiratoire de ces Animaux (d). Un autre parergopodite se porte en avant, parallèlement au protopodite, et, à raison de sa position, je l'ai appelé *exognathite* (e). Chez la Langouste et quelques autres Macroures, il est lamelleux et s'atténue graduellement vers le haut; mais en général il se compose d'une portion basilaire en forme de tige ou manche (le scaptognathite), et d'un appendice terminal et multiarticulé, qui est flabelliforme.

Les pieds-mâchoires de la première paire sont encore plus compliqués, car on y trouve une branche accessoire moyenne, ou *mésognathite*, mais

(a) Voyez les planches citées ci-dessus dans les ouvrages de Savigny, De Haan, Milne Edwards, etc.

(b) Voyez tome II, page 136.

(c) Cette partie des pattes-mâchoires manque généralement dans les figures de ces organes données par Savigny, De Haan, etc.; elle se trouve représentée dans d'autres ouvrages plus récents (voy. Milne Edwards, *Histoire naturelle des Crustacés*, t. I, pl. 3, fig. 8, 9 et 10; — *Atlas du Règne animal* de Cuvier, CRUSTACÉS, pl. 4, fig. 1, G, H, I, e, etc., etc.).

(d) Voyez tome II, page 136.

(e) Voyez l'*Atlas du Règne animal* pl. 4, fig. 1, G, H, I, b.

La conformation de ces divers organes est à peu près la même chez l'Écrevisse et tous les autres Crustacés décapodes de l'ordre des Macroures. On les trouve aussi disposés presque de la même manière chez les Crabes et tous les autres Décapodes brachyures ; mais dans ce groupe zoologique les pieds-mâchoires externes (ou postérieurs) affectent une forme un peu différente,

leur branche principale est peu développée, et ne se compose que d'un coxite portant deux articles, dont l'un très petit, et l'autre étendu en forme de lame arrondie et ciliée sur le bord interne (a). Le mésognathite est rudimentaire chez la Langouste et beaucoup d'autres Décapodes macroures (b). Mais, chez les Crabes, il s'avance au delà du protognathite, et a la forme d'une lame étroite à sa base, mais élargie vers le bout, où il concourt à former, sous l'épistome, le plancher du canal expirateur (c). Enfin l'*exognathite*, ou branche externe, est grêle et très allongé ; quelquefois il porte à sa base une expansion lobiforme (d).

Les pieds-mâchoires de la seconde paire, qui naissent derrière les précédents et s'avancent au-dessous d'eux, ne varient que peu dans leur structure, et leur protognathite ou branche principale ressemble davantage à une petite patte qui serait reployée sous la bouche. Leur méroïte est très allongé, et leurs trois derniers articles, de grandeur médiocre et garnis de poils roides, se recourbent en dedans, en manière de grattoire, sous la bouche. Leur exognathite ne présente rien de particulier (e).

Les pieds-mâchoires externes varient beaucoup plus dans leurs formes ; ils portent aussi un exognathe, et en général un épignathe assez semblable à ce que nous venons de voir chez ceux des deux paires précédentes, mais leur protognathite, ou branche principale, est beaucoup plus développé. Chez quelques Macroures, cette partie est très grêle et s'allonge excessivement, de façon à ne pas différer notablement des pattes suivantes : par exemple, dans le genre *Pandalus* (f). Mais chez la Langouste (g) et la plupart des autres Macroures, elle est trapue, et sa portion moyenne, formée par le trochite et le méroïte, est disposée de façon à fonctionner à la manière d'une mâchoire, car le bord interne de ces deux articles est large et armé d'une multitude de tubercules ou de dents, ainsi que de touffes de poils roides. La première de ces deux pièces ren-

(a) *Op. cit.*, pl. 4, fig. 2, G.
(b) Exemple : le *Maia* (voy. le *Règne animal* de Cuvier, CRUSTACÉS, pl. 4, fig. 1, G, a).
(c) Milne Edwards, *Recherches sur le mécanisme de la respiration chez les Crustacés* (*Ann. des sciences nat.*, 2ᵉ série, t. XI, p. 133, pl. 4, fig. 3 et 4). — *Règne animal* de Cuvier, CRUSTACÉS, pl. 7, fig. 1⁴ et 1 f, etc.
(d) Exemple : *Palémon squille* (*Règne animal*, pl. 4, fig. 2, G, b).
(e) Exemple : le *Maia* (voy. le *Règne animal*, CRUSTACÉS, pl. 4, fig. 1, H, etc.).
(f) Voyez Milne Edwards, CRUSTACÉS du *Règne animal*, pl. 54, fig. 2, 2 c.
(g) *Op. cit.*, pl. 46, fig. 1 b.

et s'élargissent de façon à constituer une paire d'opercules qui se rabattent dans le cadre circumbuccal comme une porte à deux vantaux. Chez tous ces Crustacés, les cinq paires de membres qui font suite à cet appareil buccal constituent les pattes proprement dites, et servent principalement à la locomotion. Chez la Langouste et quelques autres Animaux de cet ordre, ils n'ont pas d'autres usages ; mais, chez la plupart des Décapodes, les pattes de la première paire sont détournées de leurs fonctions ordinaires pour devenir des organes de préhension et de défense. A cet effet, elles sont terminées par une sorte de main conformée en manière de pince, et l'on peut les considérer comme des parties complémentaires de l'appareil digestif, bien qu'elles ne soient pas appliquées contre la bouche, comme les pieds-mâchoires. Quelquefois les pattes de la seconde et même celles de la troisième paire sont également terminées par une pince didactyle ; mais les organes de préhension ainsi constitués ne servent, en général, que peu ou point dans l'alimentation, et c'est surtout comme leviers locomoteurs que ces membres sont destinés à agir (1).

contre sa congénère sur la ligne médiane de la région buccale, et une espèce de doigt formé par les trois derniers articles du membre se recourbe contre le bord interne du méroïte.

Chez les Brachyures, cette portion terminale des pieds-mâchoires externes se trouve réduite à de très petites dimensions, et constitue un appendice palpiforme, situé à l'extrémité de la portion moyenne, qui est au contraire fort élargie. En effet, ici le trochite et le méroïte constituent une espèce d'opercule ou de porte qui clôt en dessous la fosse buccale, et qui a été désignée sous le nom de *gnathostégite* (a). On y remarque de nombreuses variations de formes qui fournissent d'excellents caractères pour les divisions génériques établies parmi ces Animaux, aussi trouve-t-on ces organes représentés avec soin dans tous les ouvrages modernes sur l'histoire naturelle des Crustacés ; mais les modifications qu'on y rencontre n'offrent que peu d'intérêt au point de vue anatomique et physiologique, par conséquent je ne m'y arrêterai pas davantage ici.

(1) Les pinces didactyles des Homards, des Écrevisses, des Crabes et

(a) Milne Edwards, *Observ. sur le squelette tégumentaire des Crustacés* (Ann. des sciences nat., 3ᵉ série, t. XVI, p. 288, pl. 10, fig. 8).

Chez d'autres Crustacés, les Squilles, par exemple, l'appareil buccal se complique davantage ; il ne reste plus que trois paires de membres thoraciques pour constituer des pattes proprement dites, et indépendamment des mandibules, des deux paires de mâchoires, d'une paire de pieds-mâchoires filiformes, et d'une paire de grands bras préhenseurs constitués par les représentants des pieds-mâchoires de la seconde paire des Crabes, il y a trois paires de pieds-mâchoires accessoires qui s'appliquent sur la bouche et qui sont préhensiles à leur extrémité (1).

des autres Crustacés du même ordre sont formées par le tarsite ou pénultième article, qui d'ordinaire s'élargit alors en forme de main, et se prolonge au-dessous de l'article suivant ou didactylite, de façon à constituer une espèce de doigt immobile ou index sur lequel cette dernière pièce se rabat en manière de pouce. Le bord préhensile de chacune des branches de la pince ainsi constituée est, en général, garni de tubercules arrondis ou de denticules tranchantes, et cet instrument s'ouvre ou se ferme par l'action de deux muscles situés dans la portion palmaire du tarsite.

Chez les Brachyures, ce mode d'organisation n'existe qu'aux pattes thoraciques de la première paire, et les membres des quatre paires suivantes sont affectés uniquement à la locomotion (a). Il en est de même chez beaucoup de Décapodes anomoures et macroures ; mais chez quelques-uns de ces Animaux, tels que les Langoustes, les Scyllares et les Rémipèdes (b), les pattes antérieures sont monodactyles, tandis que chez d'autres Crustacés du même ordre, celles de la deuxième et même de la troisième paire sont terminées en pince didactyle. Chez les Écrevisses et les Homards où cette disposition se rencontre, ce sont cependant les pattes de la première paire qui seules acquièrent un grand degré de développement, et servent d'ordinaire à la préhension (c). Mais dans le genre *Stenopus*, ce sont les pattes de la troisième paire qui deviennent les plus fortes et qui s'avancent en forme de bras (d) ; chez les Callianasses, cette terminaison en pince didactyle est même plus ou moins visible dans toutes les pattes thoraciques (e).

(1) Les mandibules des Squilles, formées comme d'ordinaire par les pro-coxognathites, et portant chacune

(a) Cette disposition se voit très bien dans toutes les figures destinées à représenter les Décapodes Brachyures (ou Crabes) : par exemple, dans celles de l'*Atlas du Règne animal* de Cuvier.
(b) Voyez l'*Atlas du Règne animal* de Cuvier, CRUSTACÉS, pl. 42, fig. 1 ; pl. 45, fig. 1 ; pl. 46, fig. 1, etc.
(c) Voyez le même ouvrage, pl. 49, fig. 2 et 3.
(d) Voyez l'*Atlas du Règne animal*, CRUSTACÉS, pl. 50, fig. 2.
(e) Voyez le même ouvrage, pl. 48, fig. 3.

Dans une autre grande division de la classe des Crustacés, celle des Édriophthalmes, qui comprend les Amphipodes, les Isopodes et les Lœmipodes, l'appareil buccal est au contraire réduit à quatre paires de membres, et les appendices qui, chez les Crabes ou les Écrevisses, constituent les pieds-mâchoires des deux dernières paires, sont transformés en pattes, de façon que le nombre de ces derniers organes, au lieu d'être de dix, comme dans l'ordre des Décapodes, s'élève à quatorze. Il est aussi à noter que chez la plupart de ces Animaux les pieds-mâchoires s'unissent entre eux par la base, et forment à la partie

un petit palpe, sont armées du côté interne, de deux grosses dents coniques et à bords denticulés, dont l'une se dirige horizontalement en dedans, tandis que l'autre se relève à angle droit, de façon à se loger dans l'œsophage et à pénétrer même jusqu'à l'entrée de l'estomac, qui est située au-dessus (a).

Les mâchoires de la première paire sont très petites, et réduites à un article basilaire portant deux lobes presque membraneux. Celles de la deuxième paire sont formées seulement par un protognathite divisé en une série de cinq petits articles lamelleux, et elles n'offrent aucune trace de l'épignathe, qui est si développé chez les Décapodes.

Les tétartognathes, ou pieds-mâchoires antérieurs, sont constitués aussi en majeure partie par la branche principale qui est grêle, et très allongée; mais on voit à la base de chacun

de ces appendices un petit lobe pédiculé, ou vésicule comprimée, qui est formé par un épignathe.

Les pemptognathes, ou pieds-mâchoires de la seconde paire, offrent un développement énorme, et leur branche principale constitue une paire de grandes pattes dites *ravisseuses*, qui sont susceptibles de se reployer contre la bouche ou de s'étendre fort loin, soit en avant, soit sur les côtés de la tête. Chez les Squilles proprement dites, leur dactylite constitue une griffe très puissante dont le bord interne est armé de grosses dents spiniformes, et disposé de façon à se reployer contre le bord interne du tarsite, qui est également épineux et pourvu d'une rigole pour recevoir les crochets de l'espèce de doigt mobile dont je viens de parler.

Enfin les membres des trois paires suivantes, correspondants aux hexo-

(a) Milne Edwards, *Histoire naturelle des Crustacés*, t. II, p. 491, pl. 27, fig. 3.
— Duvernoy, *Mém. sur quelques points d'organisation concernant les appareils d'alimentation et de circulation des Squilles* (Ann. des sciences nat., 2ᵉ série, 1837, t. VIII, p. 49, pl. 2, fig. 4 à 7).
— Delle Chiaje, *Descrizione e notomia degli Animali invertebrati della Sicilia citeriore*, pl. 86, fig. 4.

postérieure de la bouche un organe impair que les zoologistes comparent souvent à une lèvre inférieure. J'ajouterai que chez quelques Amphipodes, par exemple chez la Talitre, qui abonde sur nos côtes sablonneuses et s'y fait remarquer par la vivacité de ses sauts, les mandibules sont dépourvues de la petite branche palpiforme qui d'ordinaire indique l'analogie de ces organes avec les autres membres, et elles ne se composent que d'une seule pièce comparable à une hanche sans cuisse ni autre partie appendiculaire, disposition qui se rencontre aussi chez un petit nombre de Décapodes macroures (1).

gnathes et aux pattes thoraciques des deux premières paires chez les Décapodes, sont conformés à peu près de la même manière, si ce n'est que leur tarsite, au lieu d'être très allongé, est fort court et arrondi; que leur griffe terminale est simple et petite; enfin, que dans la position ordinaire, ces organes sont dirigés en avant, entre la base des pattes ravisseuses, et appliqués contre la bouche, de façon que l'espèce de main discoïde qui termine chacun d'eux sert à retenir les aliments près des mandibules (a). De même que les pemptognathes, chacun de ces membres porte à sa base un lobe pédiculé semblable à ceux que nous avons déjà vus fixés aux pieds-mâchoires de la première paire. Ce sont des vésicules qui paraissent servir à la respiration (b).

Pour la comparaison de cette série d'appendices avec les pièces de l'appareil buccal des Décapodes, je renverrai aux figures que j'en ai données dans l'atlas de la grande édition du *Règne animal* de Cuvier (CRUSTACÉS, pl. 4).

L'appareil buccal est conformé de la même manière chez les Alimes et les Érichthes (c). Chez les Gonodactyles, qui, du reste, sont extrêmement voisins des Squilles, le dactylite des pattes ravisseuses n'a pas la forme d'une griffe, mais est droit et très élargi à sa base (d).

(1) Pour plus de détails relatifs à la conformation des appendices buccaux des Crustacés de la division des Édriophthalmes, je renverrai aux travaux de Savigny, et à divers ouvrages spéciaux dans lesquels j'en ai traité. M. Kroyer et M. Dana ont fait connaître aussi beaucoup de variations de forme dans les appendices buccaux chez ces Animaux, et M. Lereboullet

(a) Voyez tome II, page 128.
(b) Milne Edwards, *Histoire naturelle des Crustacés*, pl. 27, fig. 2 et 10. — *Atlas du Règne animal* de Cuvier, CRUSTACÉS, pl. 55, fig. 1 a, et pl. 56, fig. 1.
(c) Voyez l'*Atlas du Règne animal* de Cuvier, CRUSTACÉS, pl. 57, fig. 1, 1 c, 1 d, 3, etc.
(d) *Ibid.*, CRUSTACÉS, pl. 55, fig. 2.

Appareil
buccal
des
Branchiopodes.

Enfin, chez les Branchiopodes, l'appareil buccal se simplifie davantage ; les mandibules sont robustes et disposées comme d'ordinaire, mais elles ne sont suivies que d'une ou de deux paires d'appendices foliacés qui paraissent correspondre aux mâchoires des Crustacés supérieurs, et les pieds-mâchoires manquent complétement, ou plutôt sont transformés en pattes natatoires (1).

Appareil
buccal
des
Cirrhipèdes.

Les Balanes, qui demeurent fixées sur les rochers ; les Anatifes, qui, à l'état adulte, sont également condamnés à une vie complétement sédentaire, et les autres Animaux marins dont se compose le groupe des Cirrhipèdes, diffèrent beaucoup des Crustacés ordinaires par leur forme extérieure, mais appartiennent au même type organique fondamental, et paraissent devoir prendre place dans la même classe. Aussi l'appareil buccal de ces sin-

a décrit avec soin cet appareil chez les Cloportides (a).

Chez les Cyclopes et les autres petits Crustacés de l'ordre des Copépodes, il y a une paire de mandibules très fortes et portant souvent un appendice palpiforme assez grand ; deux paires de mâchoires et une paire de pieds-mâchoires larges et terminés par deux branches garnies de longs poils plumeux (b).

Chez les Cypris, on ne trouve, à la suite des mandibules, que deux paires de mâchoires fort petites (c).

(1) Chez l'*Apus cancriformis*, le labre est très grand ; les mandibules sont robustes et denticulées, mais dépourvues d'un appendice palpiforme ; la paire de mâchoires antérieures se compose de deux lames simples et presque quadrilobées, articulées par leur bord postérieur, et épineuses sur

(a) Savigny, *Théorie des organes de la bouche*, p. 51, pl. 4, et *Description de l'Égypte*, CRUSTACÉS, pl. 11.
— Milne Edwards, *Recherches pour servir à l'histoire des Crustacés Amphipodes* (*Ann. des sciences nat.*, 1re série, 1830, t. XX, pl. 10 et 11). — *Histoire naturelle des Crustacés*, t. III. — *Atlas du Règne animal* de Cuvier, CRUSTACÉS, pl. 58 à 61.
— Kroyer, *Grönlands Amfipodes* (*Mém. de l'Acad. de Copenhague*, 1838, t. VII).
— Zenker, *De Gammari pulicis hist. nat.*, pl. 1, fig. D-G. lenœ, 1832.
— Dana, *Crustacea*, pl. 46 à 67 (*United States exploring Expedition under the Command of C. Wilkes*, Philadelphia, 1855).
— Lereboullet, *Mém. sur les Crustacés de la famille des Cloportides qui habitent les environs de Strasbourg*, p. 75 et suiv., pl. 4.
(b) Milne Edwards, *Atlas du Règne animal* de Cuvier, CRUSTACÉS, pl. 72, fig. 2 b à 2 c, et fig. 3 à 5.
— Dana, *Op. cit.*, pl. 75, fig. 1 b.
— Liljeborg, *De Crustaceis ex ordinibus tribus* : CLADOCERA, OSTRACODA et COPEPODA, *in Scania occurrentibus*, pl. 14, fig. 5 ; pl. 16, fig. 3. Lund, 1850.
(c) Straus, *Mém. sur les Cypris*, p. 15, pl. 1, fig. 7, 8 et 9 (extr. des *Mém. du Muséum*, t. VII).
— *Atlas du Règne animal*, pl. 73, fig. 1 d à 1 f.

guliers Animaux est-il constitué à peu près de même que chez plusieurs des espèces dont je viens de parler; mais les membres qui chez celles-ci sont affectés à la locomotion, et deviennent des pattes ambulatoires ou des rames natatoires, ne servent plus, chez les Cirrhipèdes, qu'à amener vers la bouche les matières nutritives en même temps qu'ils établissent des courants néces-saires à l'entretien du travail de la respiration. Chacun de ces appendices se termine par deux branches grêles et allongées divisées en une multitude de petits articles et garnies de longues soies ; sans cesse ils se déploient au dehors, puis se recourbent ens en scontraire, et se rabattent sur l'entrée des voies diges-tives. On peut donc considérer ces organes comme étant en quelque sorte des mâchoires axillaires ou pieds-mâchoires, et, en se plaçant à ce point de vue, on peut dire que, chez les Cirrhipèdes, la totalité du système appendiculaire se trouve

leur bord interne ; les mâchoires de la seconde paire sont représentées par des appendices foliacés et bilobés ; enfin il existe derrière la bouche une pince transversale que Savigny con-sidère comme l'analogue de la lèvre inférieure des Crustacés Édriophthal-mes ou des Décapodes, et qui, en effet, ne paraît pas appartenir au système appendiculaire (a). Un mode d'organisation analogue se voit chez l'Isaura cycladoïdes (b).

Chez les Branchipes, la lèvre supé-rieure et les mandibules sont confor-mées à peu près comme chez l'Apus, mais ne sont suivies que par une paire de mâchoires presque rudimen-taires (c). Il en est à peu près de même chez les Artémies (d), les Lim-nadies (e) et les Limnéties (f).

Chez les Daphnies, on ne trouve aussi en arrière des mandibules qu'une paire de mâchoires, mais ces organes sont bien développés et armés de crochets puissants (g).

(a) Savigny, *Théorie des organes de la bouche*, p. 63, pl. 7.
— Voyez aussi l'*Atlas du Règne animal* de Cuvier, CRUSTACÉS, pl. 75.
(b) Joly, *Recherches zoologiques, anatomiques et physiologiques sur l'Isaura cycladoïdes* (*Ann. des sciences nat.*, 2e série, 1842, t. XVII, p. 296, pl. 8, fig. 22 et 23).
(c) Voyez l'*Atlas du Règne animal*, CRUSTACÉS, pl. 74, fig. 3 a, 3 c, 3 d.
(d) Joly, *Histoire d'un petit Crustacé auquel on a faussement attribué la coloration en rouge des marais salants* (*Ann. des sciences nat.*, 2e série, 1840, t. XIII, p. 234, pl. 6, fig. 2 et 3).
(e) Milne Edwards, *Atlas du Règne animal*, CRUSTACÉS, pl. 74, fig. 1 b, 1 c.
(f) Grube, *Bemerk. über die Phyllopoden* (*Archiv für Naturgesch.*, 1853, t. I, pl. 7, fig. 24).
(g) Straus, *Mém. sur les Daphnies*, p. 20, pl. 29, fig. 8 et 9 (extr. des *Mémoires du Muséum*, t. V).
— Liljeborg, *Op. cit.*, pl. 1, fig. 6, etc.

affectée au service de la digestion et employée dans la constitution de l'appareil de la mastication ou de ses dépendances (1).

Appareil buccal des Crustacés suceurs.

§ 3. — Chez les Crustacés suceurs, qui vivent en général fixés sur le corps des Poissons, et qui se nourrissent à l'aide des fluides qu'ils y puisent, la bouche affecte la forme d'une petite trompe conique dans l'intérieur de laquelle se trouvent des stylets aigus, et de chaque côté de cet organe, on voit, à la face inférieure de la tête, un ou plusieurs appendices au moyen desquels l'Animal se cramponne sur sa proie. Chez les Caliges et

---

(1) Chez les Balanes, qui se trouvent dans une position renversée à l'intérieur de l'espèce de loge conchyliforme dont leur corps est revêtu, la bouche est située au-dessous du panache formé par leurs tentacules ou pattes-mâchoires. Elle occupe le centre d'une petite éminence, et présente du côté frontal une lèvre supérieure très développée. Latéralement on y voit une paire de mandibules fortement dentées et portant un appendice lamelleux qui est analogue à la branche palpiforme dont ces organes sont généralement pourvus chez les Crustacés supérieurs, mais se trouve soudé au labre près de sa base. A la suite de cette paire de membres vient une paire de mâchoires lamelleuses, puis une sorte de lèvre inférieure formée par une paire de branches élargies et biarticulées, insérées par une pièce basilaire impaire et médiane. Ce dernier organe semble résulter de la réunion d'une paire de mâchoires, et ressemble beaucoup à l'appendice buccal médian qui, chez les Amphipodes sédentaires, est constitué de la sorte par la jonction des deux mâchoires auxiliaires. Enfin derrière cet assemblage de pièces, on voit naître une série de six paires d'appendices portant chacune deux longues branches tentaculiformes et multiarticulées, qui se dirigent en haut, puis se recourbent en avant, au-dessus de la bouche (a).

Chez les Anatifes, l'appareil buccal est disposé à peu près de la même manière. M. Martin Saint-Ange décrit, il est vrai, une paire de mâchoires de plus que je n'en ai compté chez les Balanes, mais cela me paraît dépendre de ce qu'il considère comme des mandibules les lames ou palpes qui naissent sur ces organes (b). M. Darwin a donné une description plus exacte de l'appareil buccal de ces Animaux (c).

(a) Milne Edwards, *Atlas du Règne animal de Cuvier*, MOLLUSQUES, pl. 138, fig. 2 a, 2 c, 2 f. — Voyez aussi à ce sujet Darwin, *A Monogr. of the sub-class* CIRRHIPEDA, BALANIDÆ, p. 74, pl. 26, fig. 2, 3, 4 (*Ray Society*, 1854).
(b) Martin Saint-Ange, *Mém. sur l'organisation des Cirrhipèdes*, p. 15, pl. 1, fig. 9, et pl. 2, fig. D (extr. des *Mém. des Savants étrangers*, t. VI).
(c) Darwin, *Op. cit.* (LEPADIDÆ, p. 39 et suiv., pl. x, fig. 1 à 17 (*Ray Society*, 1854).

les autres petits Crustacés de l'ordre des Siphonostomes, ces organes de fixation sont au nombre de trois paires; mais chez les Lernéens, qui sont des représentants dégradés du même type zoologique, on n'en trouve d'ordinaire qu'une seule paire dont la forme est souvent très bizarre. Diverses considérations m'ont conduit à penser que ces membres correspondent aux pieds-mâchoires des Crustacés supérieurs, et que les stylets du suçoir, ainsi que plusieurs appendices rudimentaires situés auprès, sont constitués par les éléments organiques qui ailleurs forment les mandibules et les mâchoires; enfin, que la gaîne conique de cet appareil est l'analogue de la lèvre supérieure (1).

(1) J'ai constaté que chez le *Panda-rus*, le bec ou suçoir, qui se voit vers le milieu de la face inférieure du bouclier céphalique, est composé de deux pièces médianes qui, de chaque côté, vers leur base, laissent entre elles un vide, mais se réunissent en forme de tube vers le bout, et qui m'ont paru devoir être considérées comme les représentants de la lèvre supérieure ou labre, et de la lèvre inférieure ou postérieure des Crustacés supérieurs. De chaque côté de la base de cet organe se trouve une paire de petits appendices styliformes, et une apophyse cornée; enfin, dans son intérieur se logent deux aiguilles rigides, et d'après l'ordre d'insertion de ces parties j'ai été conduit à les regarder comme les analogues des mandibules et des mâchoires. Enfin, une paire de gros appendices terminés par une griffe se trouve refoulée en avant de la bouche; une seconde paire de mem-bres coudés s'insère sur les côtés de cet organe, et une troisième paire d'appendices crochus au bout est placée en arrière des précédentes et au-devant de la série des pattes natatoires. Conformément aux principes des analogies, j'ai rapporté ces six organes de fixation aux mâchoires auxiliaires qui, chez les Crustacés supérieurs, occupent la même position dans la série des appendices céphalo-thoraciques (a).

La conformation de ces pattes-mâchoires, dites *ancreuses*, présente quelques variations remarquables chez certaines espèces de l'ordre des Siphonostomes. Ainsi, chez le Dichélestion, qui vit sur l'Esturgeon, la première paire de ces appendices est portée encore plus en avant que chez les *Pandarus* ou les autres Caligiens, et constitue une paire de cornes terminées par une sorte de pince bifide (b); enfin, chez les Argules,

(a) Milne Edwards, *Mém. sur l'organisation de la bouche chez les Crustacés suceurs* (*Ann. des sciences nat.*, 1ʳᵉ série, 1833, t. XXVIII, p. 78, pl. 8, fig. 3 à 10).
(b) Hermann, *Mémoire aptérologique*, 1804, pl. 7, fig. 7.
— Rathke, *Bemerkungen über den Bau des* Dichelesthium Sturionis (*Nova Acta Acad. nat. curios.*, t. XIX, pl. 17, fig. 1).
— Milne Edwards, *Atlas du Règne animal de Cuvier*, CRUSTACÉS, pl. 79, fig. 2 et 2 a.

Mais je ne discuterai pas ici cette question, parce que les relations entre des parties correspondantes du même ordre sont beaucoup plus faciles à saisir chez d'autres Animaux articulés dont nous allons bientôt nous occuper.

Appareil buccal des Myriapodes. § 4. — Dans la petite CLASSE DES MYRIAPODES, la bouche est presque toujours organisée pour la préhension et la mastication

ces pattes-mâchoires ancreuses de la première paire ont la forme de petits crochets, et celles de la paire suivante s'élargissent au bout et se creusent d'une cavité cupuliforme, de façon à ressembler à des ventouses (a).

La structure du suçoir ne paraît offrir que peu de variations chez les Crustacés de ce groupe ; la forme des stylets maxillaires se modifie, et les rudiments d'appendices maxillaires situés de chaque côté ne sont pas constants (b), mais ce sont là des détails sans importance.

Chez les Lernéens, il existe également un suçoir conique dans l'intérieur duquel se voient deux stylets ou cro-

chets, et souvent on distingue, auprès de la base de cet organe, des appendices rudimentaires qui sont évidemment les analogues de certaines pièces mentionnées ci-dessus chez les Caligiens : par exemple, chez le *Lerneocera cyprinacea* (c), l'*Achtheres Percarum* (d), le *Brachiella uncinata* (e), le *Chondracanthus Triglæ* (f), et le *Chondracanthus Merlucii* (g). Enfin, il existe aussi, chez quelques-uns de ces Crustacés parasites, des organes de fixation qui pourraient bien être des pieds-mâchoires déformés : par exemple, chez le *Tracheliastes polycolpus* (h), le *Brachiella impudica* (i) et la *Penella Blainvillei* (j).

(a) Jurine, *Mém. sur l'Argule* (*Ann. du Muséum*, t. VII, pl. 26).
— Dana and Herrick, *Descript. of the Argulus Catostomi* (*American Journal of Science*, t. XXXI, pl. 3, fig. 1).
— Milne Edwards, CRUSTACÉS de l'*Atlas du Règne animal* de Cuvier, pl. 78, fig. 1 a.
(b) Voyez, par exemple, ces organes chez le *Caligus Nordmannii* (Milne Edwards, *Atlas du Règne animal*, CRUSTACÉS, pl. 77, fig. 1 a, 1 b à 1 f).
— Le *Dinematura gracilis* (Burmeister *Beschr. einiger neuen oder weniger bekannten Schmarotzerkrebse* (*Nova Acta Acad. Nat. curios.*, t. XVII, pl. 13, fig. 3 à 6).
— Le *Caligus americanus* (Pickering and Dana, *Descript. of a Species of* Caligus (*American Journal of Sciences*, t. XXXIV, pl. 1, fig. 1 ; pl. 2, fig. 12 à 17).
— Le *Nicothoa Astaci* (Milne Edwards, *Op. cit.*, pl. 79, fig. 1 a).
— Le *Dichélestion* (Rathke, *Op. cit.* ; Milne Edwards, *Op. cit.*, pl. 79, fig. 2 a à 2 c).
— L'*Elytrophora brachyptera* (voy. Gerstacker, *Ueber eine neue Siphonostomen-Gattung.*, in *Archiv für Naturgeschichte*, 1853, pl. 3, fig. 12).
(c) Burmeister, *Op. cit.*, pl. 24 A, fig. 2 et 3 (*Nova Acta Acad. Nat. curios.*, t. XVII).
(d) Nordmann, *Micrographische Beiträge zur Naturgeschichte der wirbellosen Thiere*, pl. 5, fig. 1 à 6. — *Atlas du Règne animal* de Cuvier, ZOOPHYTES, pl. 30, fig. 1 b, etc.
(e) Nordmann, *Microscop. Beitr.*, t. II, pl. 8, fig. 12. — *Règne animal* de Cuvier, ZOOPHYTES, pl. 31, fig. 4 c.
(f) Nordmann, *Microscop. Beitr.*, pl. 9, fig. 9, 10, etc.
(g) Milne Edwards, *Atlas du Règne animal* de Cuvier, ZOOPHYTES, pl. 32, fig. 2, 2 b.
(h) Nordmann, *Op. cit.*, pl. 7, fig. 1.
(i) Idem, *ibid.*, pl. 8, fig. 1 et 2. — *Atlas du Règne animal*, ZOOPHYTES, pl. 31, fig. 4.
(j) Milne Edwards, *Atlas du Règne animal* de Cuvier, ZOOPHYTES, pl. 31, fig. 2, 2 a.

d'aliments solides ; sa structure se rapproche beaucoup de ce que·nous avons vu chez certains Crustacés, mais elle présente diverses particularités dignes d'attention , et l'on y distingue deux formes principales appartenant, l'une à la division des Scolopendres, l'autre à celle des Iules.

Chez les premières, dont Latreille a formé l'ordre des Chilopodes (1), on trouve sous le front une lèvre supérieure, ou labre, formée par une pièce cornée médiane large, courte et cintrée ; puis quatre paires d'appendices, savoir : une paire de mandibules formées chacune d'un article disposé transversalement et armée à son bord interne de dents qui garnissent les côtés de l'ouverture buccale (2) ; une paire de mâchoires antérieures, qui sont grosses, trapues, dirigées en avant et terminées par une surface triturante fort ·large (3) ; une paire de

(1) C'est-à-dire ayant la lèvre formée par des pieds (de χεῖλος, lèvre, et πούς, pied).

(2) Par leur forme générale, les mandibules des Chilopodes ressemblent beaucoup à celles des Crustacés, et elles se composent essentiellement d'un coxite (a).

Ces organes sont évidemment les analogues de ceux qui, chez les Crustacés et les Insectes, portent aussi le nom de *mandibules*, et ce serait introduire dans le langage entomologique une confusion fâcheuse, si on les appelait des *mâchoires*, comme le voudraient certains auteurs (b).

(3) Les mâchoires antérieures des Scolopendres ressemblent à une paire de petites pattes grosses, courtes et tronquées au bout ; leur base est élar-

gie transversalement, et leur extrémité antérieure recourbée en dedans de façon à se rencontrer en manière de pince ; enfin, on y distingue cinq articles placés bout à bout, et entre leur base on aperçoit une paire de petites pièces que Savigny considérait comme les représentants d'une seconde paire de mâchoires (c), mais que Newport a reconnu être constituées par les parties de l'arceau sternal correspondant appelées *épimérites* (d). Ces membres, et les pièces mitoyennes dont je viens de parler, appartiennent au segment postmandibulaire de la tête, et doivent, par conséquent, être assimilés, non aux deux paires de mâchoires des Crustacés, mais seulement aux deutognathes ou mâchoires antérieures de ces Animaux. Quelques entomo-

(a) Savigny, *Théorie des pièces de la bouche*, 2ᵉ mémoire, pl. 2, fig. 1 i, 2 i.
(b) Walckenaer, *Histoire naturelle des Insectes aptères*, t. IV, p. vij.
(c) Savigny, loc. cit., fig. 1 o, 2 o.
(d) Newport, *Monograph of the Class* MYRIAPODA, p. 297, pl. 33, fig. 6, c, e (*Linn. Trans.*, 1844, t. XIX).

mâchoires postérieures, qui sont grêles et palpiformes (1); enfin une paire de mâchoires auxiliaires, ou pattes-mâchoires, qui sont terminées par un gros crochet mobile, et réunies à leur base sur une grande plaque médiane, de façon à clore en dessous l'appareil buccal et à constituer une sorte de lèvre inférieure ou plutôt de mentonnière (2). C'est à l'aide de ces pieds-mâchoires

logistes les désignent sous le nom de *palpes maxilliformes*, et appellent *langue* ou *languette*, la paire de lames épisternales placées entre leur base (*a*).

(1) Les mâchoires postérieures des Scolopendres correspondent aux tritognathes ou mâchoires de la seconde paire des Crustacés, et non aux pieds-mâchoires antérieurs de ces Animaux, comme le supposait Savigny. Newport leur donne le nom de *palpes labiaux*, et Walckenaer les appelle des *palpes maxilliformes*. Effectivement ils ont à peu près la forme d'appendices de ce genre, et ils servent aussi à ramener entre les mandibules et les mâchoires antérieures les matières alimentaires que ces organes doivent diviser. Leur article basilaire est un peu élargi, de façon à se joindre à son congénère sur la ligne médiane, et les pièces suivantes, au nombre de quatre, sont cylindriques et de plus en plus grêles (*b*).

(2) Les mâchoires auxiliaires ou pattes-mâchoires des Scolopendres sont désignées par Newport et Walckenaer sous le nom de *mandibules*, que la plupart des entomologistes appli-

quent aux appendices buccaux de la première paire.

Ces pieds-mâchoires, ainsi qu'une paire de pattes ambulatoires, naissent du segment postcéphalique; ils sont très robustes et s'articulent sur une sorte de mentonnière fort large qui s'avance entre leur base, au-dessous de la bouche (*c*), et qui est formée par les pièces sternales de l'anneau dont ils dépendent. Dans le jeune âge, cette portion basilaire médiane est divisée en deux moitiés par une suture longitudinale (*d*); mais par les progrès du développement, elle se consolide d'une manière complète et constitue une grande plaque impaire qui se termine antérieurement par une paire de lobes denticulés sur le bord (*e*). Elle constitue ce que Newport appelle la *lèvre inférieure*, et elle est considérée par Savigny comme l'analogue des hanches. Souvent les coxites y sont soudés, ainsi que cela se voit dans le genre *Scolopendra* proprement dit; mais d'autres fois, par exemple, dans les genres *Mecistocephalus* et *Geophilus*, ils sont libres. Le second article des mâchoires auxiliaires est

(*a*) Walckenaer, *Histoire naturelle des Insectes aptères*, t. IV, p. vj.
(*b*) Savigny, *Théorie de la bouche*, pl. 2, fig. 1 *b*, 2 *b*.
— Newport, *Op. cit.* (*Linn. Trans.*, t. XIX, pl. 33, fig. 6).
(*c*) Savigny, *loc. cit.*, pl. 2, fig. 2 *c*.
(*d*) Newport, *Op. cit.*, pl. 33, fig. 30.
(*e*) Idem, *ibid.*, pl. 33, fig. 31, 32, etc.

que les Scolopendres saisissent leur proie ; et il est à noter que le conduit excréteur d'une glande vénéneuse vient s'ouvrir près de la pointe des crochets qui les terminent, et rend la morsure de ces Animaux fort redoutable.

Dans l'ordre des Chilognathes (1), comprenant les Iules et les genres voisins, l'appareil buccal se simplifie davantage, et d'ordinaire se réduit en réalité à un labre rudimentaire suivi d'une paire de mandibules et d'une paire de mâchoires disposées en manière de lèvre inférieure ; mais les pattes des deux paires suivantes diffèrent de peu des autres, et concourent à assurer le travail de la mastication en retenant les matières alimentaires (2). Enfin, dans les genres *Polyzonum*, *Siphonotus* et *Siphonophora*, l'appareil masticatoire manque, et la bouche est allongée en un petit suçoir conique (3).

grand et souvent armé d'un prolongement dentiforme sur son bord interne. Enfin, ces organes se terminent chacun par un gros crochet dirigé en dedans. Le nombre de leurs articles varie un peu dans les différents genres.

(1) C'est-à-dire ayant la lèvre formée par les mâchoires (de χεῖλος, lèvre, et γνάθος, mâchoire).

(2) Chez les Iules (a), le labre est confondu avec le chaperon ou partie antérieure de la tête. Les mandibules sont grosses, courtes et fortement dentées. Les mâchoires sont réunies en une sorte de lèvre inférieure médiane dans laquelle on distingue une portion moyenne composée d'une paire de branches internes, terminées chacune par un petit lobe, et une portion externe portant, en avant, deux petits articles. Savigny considère les branches internes comme représentant une troisième paire de membres buccaux ; et par conséquent, pour cet anatomiste, l'espèce de mentonnière dont il est ici question serait l'analogue des deux paires de mâchoires des Crustacés : mais la ressemblance de ces parties avec celles que je viens de décrire chez les Scolopendres, et les observations de Newport sur ces derniers Animaux, sont contraires à cette manière de voir.

(3) La structure de ce suçoir n'est que très imparfaitement connue ; son existence a été signalée par M. Brandt (b).

(a) Pour les pièces de la bouche de ces Myriapodes, voyez : Savigny, *Op. cit.*, 2e mém., pl. 1.
— Blanchard, *Atlas du Règne animal de Cuvier*, INSECTES, pl. 11, fig. 2 b, 2 c.
(b) Brandt, *Note sur un ordre nouveau de la classe des Myriapodes (Bulletin de l'Acad. de Saint-Pétersbourg*, t. 1, et *Ann. des sciences nat.*, 2e série, 1837, t. VIII, p. 376).
— Walckenaer et Gervais, *Histoire des Insectes aptères*, t. IV, p. 203.

V.   32

§ 5. — L'appareil buccal des INSECTES masticateurs, c'est-à-dire des espèces qui sont organisées pour se nourrir de matières solides, n'offre pas des variations comparables à celles que nous avons rencontrées dans la classe des Crustacés ou même dans celle des Myriapodes ; il présente dans sa composition une fixité remarquable, et l'on n'y rencontre, même dans les différents ordres constitués par ces Animaux, que des modifications de peu d'importance quant à la forme de ses principales parties.

Effectivement, chez tous ces Insectes, l'appareil buccal se compose d'un même nombre d'appendices, et ces organes affectent constamment la même disposition en tout ce qui est essentiel. Le devant de la bouche est toujours garni d'une pièce médiane et transversale qui dépend de la région frontale, et qui est désignée par les entomologistes sous le nom de *labre* ou de *lèvre supérieure*. Sur les côtés de cette ouverture se trouve une paire de *mandibules* qui ne portent jamais d'appendice palpiforme, et qui jouent sur une articulation en charnière, de façon à se rapprocher entre elles, ou à s'écarter en se portant en dehors, comme nous l'avons déjà vu chez les Crustacés broyeurs. Une seconde paire d'appendices maxillaires s'insère un peu plus en arrière, et constitue des *mâchoires* qui se portent en avant, au-dessous des mandibules. Leur structure est plus compliquée et rappelle ce que nous avons déjà vu chez quelques-uns des appendices buccaux des Crustacés. En effet, quand ces organes sont le mieux constitués, ils ressemblent chacun à une petite patte dont la portion basilaire serait robuste et pourvue de deux branches accessoires, et la portion terminale très grêle, de façon à mériter le nom de *palpe*. Mais ici les branches accessoires sont situées du côté interne du membre, et en deviennent les parties les plus utiles : en effet, c'est l'une de ces parties qui, en se rencontrant avec sa congénère, constitue l'espèce de pince à l'aide de laquelle les mâchoires portent les aliments entre les mandibules et les y retiennent pendant que la mastication s'effectue.

Une autre paire de membres buccaux aide ces mâchoires dans l'accomplissement de leurs fonctions, et complète l'appareil masticatoire en arrière, où elle constitue l'organe que les entomologistes désignent sous le nom de *lèvre inférieure*. Ces appendices ressemblent aussi à deux petites pattes ; mais, au lieu d'être séparés à leur base, comme le sont les mâchoires, ils sont réunis par leur partie postérieure, de façon à constituer une espèce de support médian qui donne naissance antérieurement à une paire de palpes formés par la portion terminale de leur branche principale et à des lobes intermédiaires formés par des branches accessoires et constituant ce que l'on appelle la *languette*. Cette lèvre inférieure se loge en grande partie entre la base des deux mâchoires, et s'avance au-dessous de ces appendices et des mandibules ; mais elle prend son origine plus en arrière, et elle représente la troisième et dernière paire des membres céphaliques employés dans la constitution de l'appareil buccal des Insectes (1).

(1) En résumé, nous voyons donc que la bouche des Insectes mâcheurs est pourvue tantôt de six palpes, tantôt seulement de quatre de ces petits appendices dactyliformes ; qu'il existe toujours une paire de *palpes labiaux* et au moins une paire de *palpes maxillaires*, mais quelquefois deux paires de ces derniers, que l'on distingue alors en palpes maxillaires externes, et palpes maxillaires internes ou accessoires. Ce dernier nombre se rencontre chez les Carabes et les autres Coléoptères de la famille des Carnassiers (a) ; le premier, chez le Hanneton et une multitude d'autres Coléoptères, aussi bien que chez les Orthoptères, etc. (b).

(a) Exemple : le *Carabus auratus* (voy. l'*Atlas du Règne animal* de Cuvier, INSECTES, pl. 24, fig. 12 c, ou tout ouvrage élémentaire d'entomologie).
(b) Exemples : le *Hanneton* (*Op. cit.*, pl. 42, fig. 7 c).
— L'*Ateuchus sacer*, ou *Scarabée sacré* des anciens Égyptiens (*Op. cit.*, pl. 39 fig. 1 c).
— La *Cantharide* (*Op. cit.*, pl. 55, fig. 3 c).
— Les *Sauterelles* (*Op. cit.*, pl. 82, fig. 3 c).
— La *Demoiselle*, ou *Agrion virgo* (*Op. cit.*, pl. 101, fig. 3 a).

Ainsi, en admettant que les mandibules des Insectes et des Crustacés soient constituées par la même paire de membres céphaliques, hypothèse qui réunit en sa faveur un grand nombre de faits anatomiques et embryologiques dont il sera rendu compte dans une autre partie de ce cours, on voit que les mâchoires des Insectes doivent correspondre aux appendices que nous avons appelés *mâchoires antérieures* chez les Crustacés, et que les mâchoires de la seconde paire chez ces derniers Animaux sont les analogues de la lèvre inférieure des Insectes. Or, ce sont précisément là les trois paires de membres qui ne manquent presque jamais dans l'appareil buccal des Crustacés, tandis que les appendices complémentaires auxquels nous avons donné les noms de *mâchoires auxiliaires* ou de *pieds-mâchoires*, organes dont l'emploi varie beaucoup chez ces divers Animaux, sont ceux qui n'ont jamais de représentants dans le groupe des membres céphaliques de l'Insecte.

§ 6. — Les Insectes maxillés ou broyeurs sont très nombreux. A l'état de larves, presque tous les Animaux de cette classe sont pourvus des instruments de mastication que je viens de nommer, et les espèces qui, sous ce rapport, offrent le même mode d'organisation à l'état adulte, constituent l'immense groupe des Coléoptères, l'ordre des Orthoptères et celui des Névroptères, ainsi que quelques petites divisions de moindre importance. Leur régime est fort varié : les uns sont carnassiers et ne se nourrissent que de proie vivante ; d'autres se repaissent de matières animales en voie de décomposition ; beaucoup sont frugivores ou herbivores, et il en est qui rongent le bois ou les racines des arbres (1). Enfin on connaît aussi quelques Insectes qui, à l'état parfait, ne sont destinés à vivre que fort peu de temps, et qui durant cette période de leur existence ne

(1) Lorsque je traiterai de l'instinct chez les Insectes, je reviendrai sur ce sujet.

prennent aucune nourriture (1). Or, ces différences dans le mode d'alimentation coïncident avec des particularités dans la conformation des diverses parties de l'appareil buccal, et par conséquent on rencontre dans la disposition de ces organes de nombreuses modifications : tantôt ils sont réduits à l'état rudimentaire, comme cela se voit chez les Éphémères ; d'autres fois ils sont constitués d'une manière très puissante, et leur structure varie avec le régime ; mais on y remarque aussi d'autres différences de forme dont la signification physiologique ne nous est pas connue, et dont on ne saisit de relations qu'avec les divisions que la Nature semble avoir établies parmi ces petits êtres. L'étude approfondie de toutes ces variations est du ressort de la zoologie descriptive, et je ne l'aborderai pas ici ; mais, afin d'en donner une idée générale, je citerai ici quelques exemples.

Chez les Sauterelles, les Criquets et beaucoup d'autres Orthoptères qui, à raison de leur grande taille et du développement considérable de leur appareil masticateur, se prêtent très bien à l'étude des diverses parties de la bouche, le labre est un lobe corné, de forme discoïde, qui est attaché au bord inférieur de la partie frontale de la tête appelée *épistome* par une articulation linéaire transversale, et qui descend au-devant des mandibules en manière d'écran (2). Chez beaucoup d'autres

Labre.

(1) Les Éphémères et quelques autres Névroptères sont dans ce cas, et, à l'état parfait, leurs appendices buccaux sont rudimentaires, bien que chez la larve ces parties aient été bien développées (a).

(2) Ainsi que je l'ai déjà dit en parlant des Crustacés, le labre des Insectes ne me semble pas appartenir au système des membres ou appendices de ces Animaux, et me paraît devoir être considéré comme une dépendance de la portion sternale de l'anneau céphalique préstomien. Lorsque je traiterai de la théorie du squelette tégumentaire des Animaux articulés, j'exposerai les raisons sur lesquelles je me fonde ; mais je dois ajouter ici

(a) Voyez Pictet, *Histoire générale et particulière des Insectes névroptères*, fam. des Éphémériens, 1843, p. 79 et suiv.

Insectes, cette lèvre supérieure affecte la forme d'une lame large et courte qui est également à découvert : par exemple, chez le Carabe doré, si commun dans nos jardins. Ailleurs elle est cachée sous un prolongement de l'épistome, ainsi que cela se voit chez le Hanneton, et dans quelques espèces elle est rudimentaire et confondue avec cette partie de la tête, comme chez les Lucanes. Sa forme est aussi très variable, et chez quelques Insectes qui ne se nourrissent que de substances molles, par exemple les Copris ou Bousiers, elle est d'une consistance presque membraneuse : mais, en général, elle est cornée et garnie de poils à son bord inférieur ; quelquefois même elle est armée de denticules marginales, et d'ordinaire elle est susceptible d'exécuter quelques légers mouvements de flexion ou d'élévation par l'action d'une paire de petits muscles qui s'insèrent à son bord supérieur et sont logés dans la partie antérieure de la cavité céphalique (1).

que M. Brullé, à qui on doit un travail spécial et très approfondi sur l'appareil buccal des Insectes, ne partage pas cette opinion, et pense que le labre est formé par une paire d'appendices analogues aux mandibules et soudés directement entre eux ou avec une pièce médiane à laquelle il donne le nom de *palatum* (a). Effectivement, cet organe n'est pas toujours formé d'une pièce médiane unique ; souvent on y distingue deux ou même trois pièces : chez les Ateuchus, par exemple ; mais il en est généralement de même pour l'arceau sternal dans les autres parties du squelette tégumentaire, et cette disposition ne saurait être invoquée comme preuve de la nature appendiculaire de ces parties. Du reste, si les pièces constitutives du labre des Insectes devaient être rapportées au système appendiculaire, elles seraient les analogues des antennes postérieures des Crustacés, et non des mandibules ou des mâchoires.

(1) Les muscles élévateurs du labre ont été très bien représentés chez le Hanneton, dans le beau travail anatomique de M. Straus-Durkheim (b). Quand leur contraction cesse, le labre se rabat sur les mandibules, en vertu de l'élasticité des parties qui constituent son articulation épistomienne. Cet organe buccal sert principalement à empêcher que les ali-

(a) Brullé, *Recherches sur les transformations des appendices dans les Articulés* (Ann. des sciences nat., 3ᵉ série, 1844; t. II, p. 345).
(b) Straus, *Considérations sur l'anatomie des Animaux articulés*, p. 153, pl. 3, fig. 1, d.

§ 7. — Les mandibules ont beaucoup plus d'importance, **Mandibules.** et constituent la partie principale de l'appareil masticateur. De même que chez les Crustacés, elles sont situées sur les côtés de la bouche, opposées l'une à l'autre, et articulées de façon à pouvoir s'écarter entre elles en se portant en dehors, ou se joindre en se rapprochant de la ligne médiane. Chacun de ces organes est formé essentiellement d'un seul article plus ou moins conique, dont la base, tournée vers le haut et évidée, présente à son bord, sur des points diamétralement opposés, deux éminences arrondies ou condyles qui sont engagés dans des fossettes correspondantes ménagées dans les parties voisines de la charpente solide de la tête, et qui constituent avec elles une charnière ou articulation en ginglyme. Deux muscles situés de chaque côté de la tête, dans l'intérieur de la boîte crânienne, s'attachent à des points intermédiaires du même

---

ments ne s'échappent au dehors, quand ils sont poussés en avant par les mâchoires et pressés pas les mandibules.

Ainsi que je l'ai déjà dit, la forme du labre varie beaucoup, et cela même chez les Insectes qui ont entre eux une parenté zoologique très étroite. Ainsi, chez les Cicindélètes du genre Mégacéphale, il est très court, terminé par un bord presque droit et inerme (a) ; tandis que dans le genre *Oxycheila*, qui appartient à la même famille, il est très allongé et triangulaire (b) ; et que dans le genre *Collyris*, également très voisin du pre-

mier, il est fortement denticulé en dessous (c). Chez le Hanneton, il est profondément bilobé, et chez les Cétoines il est entier et seulement un peu échancré vers le milieu de son bord inférieur. Chez les Sauterelles, les Criquets et beaucoup d'autres Orthoptères, le labre est presque circulaire et bombé en avant (d), mais chez les Phasmes il est bilobé.

Quelques entomologistes ont cru que le labre manquait chez les Scarabéides (e) ; mais, ainsi que l'a très bien fait remarquer M. Newman, cet organe est seulement caché sous le chaperon de ces Coléoptères (f).

(a) Voyez l'*Atlas du Règne animal* de Cuvier, INSECTES, pl. 16, fig. 2 a.
(b) *Loc. cit.*, fig. 3 a.
(c) *Loc. cit.*, pl. 82, fig. 3 a.
(d) *Loc. cit.*, pl. 86, fig. 1 b, 1 b.
(e) Olivier, *Entomologie*, COLÉOPTÈRES, t. I, *Scarabée*, p. 3.
(f) E. Newman, *Osteology or External Anatomy of Insects* (*Entomological Magazine*, 1835, t. II, p. 74).

bord basilaire de la mandibule ; et, en se contractant alternativement, ils font basculer celle-ci sur cette espèce de double pivot, et produisent ainsi les mouvements de va-et-vient nécessaires à la mastication (1). D'ordinaire la forme générale de ces organes est celle d'un cône ou d'une pyramide trièdre dont le sommet serait dirigé en bas et recourbé en dedans, dont la face externe serait bombée et le bord interne armé de prolongements dentiformes, ainsi que d'une sorte de brosse située près de sa base (2). Mais il existe dans les dispositions secondaires une multitude de variations qui sont en rapport avec la manière dont ces instruments doivent fonctionner (3). Ainsi tantôt les mandibules sont *préhensiles* seule-

(1) Les muscles moteurs des mandibules ont été très bien représentés par M. Straus, chez le Hanneton. Le muscle abducteur s'insère au bord externe de la mandibule par un tendon rigide, très grêle, et il prend son point d'attache opposé sur les côtés des parois de la cavité céphalique. L'adducteur est beaucoup plus puissant, et se fixe au milieu du bord interne de la mandibule, très loin de la charnière sur laquelle cet organe pivote, et par conséquent dans une position favorable à l'emploi de la force développée par ses contractions ; son extrémité supérieure est très volumineuse et se fixe à la voûte crânienne (a).

(2) Chez le Hanneton, cette brosse, composée d'une touffe de poils roides et serrés, est très grosse (b) ; on la rencontre chez la plupart des Coléo-ptères, ainsi que chez d'autres Insectes, et M. Straus pense qu'elle est en partie le siége du sens du goût ; mais cette opinion ne repose sur aucun fait probant.

(3) Knoch fut, je crois, le premier à appeler l'attention des entomologistes sur les relations qui existent entre la manière d'agir et la forme de ces organes, et il les a distingués par les noms de *mandibula incisoria*, M. *molaris*, M. *canina*, M. *dentata* et M. *palæformis* (c). M. Marcel de Serres a publié des observations sur le même sujet, et a décrit avec détail, chez les Orthoptères, la disposition des prolongements ou dents dont ces organes sont armés ; d'après leur forme, il les distingue comme celles des Mammifères, en incisives, laniaires, ou canines et molaires (d).

(a) Straus, *Considérations générales sur l'anatomie comparée des Animaux articulés*, p. 154, pl. 3, fig. 1 et 2.
(b) Idem, *ibid.*, p. 66, pl. 1, fig. 7.
(c) A. W. Knoch, *Neue Beiträge zur Insectenkunde*, 1801, t. I, p. 20.
(d) Marcel de Serres, *Comparaison des organes de la mastication des Orthoptères avec ceux des autres Animaux* (*Annales du Muséum*, 1809, t. XIV, p. 56).

ment, et alors elles s'allongent en forme de crocs dont la pointe, courbée en dedans, est tantôt simple, d'autres fois bifide, mode d'organisation qui est très bien caractérisé chez la larve des Dytisques (1), et qui, en s'exagérant, donne lieu à la formation des énormes pinces dont la tête des Lucanes, ou Cerfs-Volants, est garnie (2). D'autres fois, par exemple chez la plupart des Coléoptères carnassiers, les mandibules méritent l'épithète de *lacérantes*, car non-seulement elles se terminent par un croc aigu, mais leur bord interne est garni de prolongements dentiformes qui sont tranchants ou pointus, et se rencontrent de façon à pouvoir déchirer la proie dont les Insectes ainsi armés se nourrissent. En général, une de ces saillies, située près de la base de la mandibule, est beaucoup plus robuste que les autres, et on la désigne souvent sous le nom de *dent molaire* (3). Une troisième forme est celle des man-

---

(1) Chez la larve des Dytisques, les mandibules constituent une paire de crochets simples qui sont saillants au-devant du front, et qui servent à l'Animal pour saisir sa proie (a). Ces organes ont la même forme générale, mais sont encore plus grands chez les Névroptères mâles du genre *Corydalis* (b).

(2) C'est chez le mâle seulement que les mandibules des Lucanes prennent ce grand développement, et se garnissent des prolongements qui donnent à ces organes une apparence branchue (c).

Un mode de conformation analogue se voit chez les Coléoptères longicornes du genre *Macrodontia*, mais chez ceux-ci les mandibules sont dentelées tout le long de leur bord interne (d).

Chez les Lucanides du genre Chiasognathe, les mandibules du mâle sont également préhensiles, mais s'allongent d'une manière excessive, et deviennent trop grêles pour agir avec force ; leur longueur dépasse de beaucoup celle du corps (e).

(3) Comme exemple d'Insectes à mâchoires lacérantes, je citerai, de

---

(a) Voyez Lyonnet, *Recherches sur l'anatomie et les métamorphoses de diverses espèces d'Insectes*, pl. 11, fig. 2.
(b) Voyez l'*Atlas du Règne animal* de Cuvier, INSECTES, pl. 104, fig. 1.
(c) *Op. cit.*, pl. 43 *bis*, fig. 6.
(d) *Op. cit.*, pl. 64, fig. 3.
(e) J. Stephens, *On Chiasognathus Grantii* (*Trans. of the Cambridge Philos. Soc.*, 1833, t. IV, p. 204, pl. 9 et 10).
— Lesson, *Illustrations de zoologie*, pl. 24.
— Gay, *Historia de Chile*, COLÉOPTÈRES, pl. 15, fig. 1.

dibules *incisives*, qui, destinées à couper des feuilles ou d'autres substances végétales d'une faible consistance, sont robustes et terminées en dedans par un bord tranchant et échancré comme une scie; elle est nettement caractérisée chez la plupart des Chenilles (1). J'appellerai mandibules *broyeuses*, celles qui, tout en participant de la structure des dernières, sont plus élargies et garnies vers leur base de tubercules molaires propres à triturer les aliments, ainsi que cela se voit chez les Criquets et les Sauterelles (2). On pourrait distinguer aussi par l'épithète de *rongeuses* les mandibules de beaucoup d'autres Insectes qui se nourrissent aussi de substances végétales plus dures, et chez lesquels ces organes sont remarquablement robustes et garnis

préférence à tout autre, la Manticore. Chez ce Coléoptère carnassier, de même que chez la plupart des autres espèces du même ordre qui se nourrissent de proie vivante, les mandibules sont très pointues, fortement courbées en dedans vers le bout, et susceptibles de se croiser de façon à faire joindre les éminences dont la partie moyenne ou inférieure de leur bord interne ou concave est armée, éminences qui constituent ce que l'on appelle les dents molaires, et sont garnies de grosses pointes comprimées (a). En général, chez les Coléoptères de la famille des Carnassiers, les mandibules sont moins grandes, mais elles se dirigent toujours en avant, et constituent une pince aiguë (b).

(1) La Chenille du *Cossus ligniperda* peut être choisie comme exemple pour les mandibules incisives, et Lyonnet en a donné de très belles figures (c). Ces organes offrent les mêmes caractères généraux chez la Pyrale de la vigne (d), la fausse Chenille du pin, ou *Lophyrus pini* (e), et beaucoup d'autres larves phytophages.

(2) Ici la portion marginale de la mandibule est en forme de cuiller denticulée, à peu près comme chez les Chenilles à mandibules incisives; mais il existe, en outre, une grosse dent molaire dont la surface est hérissée de tubercules et de stries. Savigny en a donné de très belles figures chez un grand nombre d'Orthoptères (f).

(a) Voyez l'*Atlas du Règne animal* de Cuvier, INSECTES, pl. 16, fig. 1 et 1 a.
(b) Exemples : les *Oxycheiles* (*Règne animal*, INSECTES, pl. 16, fig. 3 a).
— Les Carabes (*Op. cit.*, pl. 24, fig. 12 et 12 b).
(c) Lyonnet, *Traité anatomique de la Chenille qui ronge le bois de saule*, pl. 2, fig. 1 à 5.
(d) Audouin, *Histoire des Insectes nuisibles à la vigne*, pl. 7, fig. 4 et 5.
(e) Ratzeburg, *Die Forst-Insekten*, t. III, pl. 2, fig. 13.
(f) Savigny, *Égypte*, ORTHOPTÈRES, pl. 3, fig. 1 i; pl. 4, fig. 9 i; pl. 5, fig. 1 i, 3 i; pl. 6, fig. 1 i; pl. 7, fig. 1 i, etc.
— Voyez aussi quelques figures données par M. Doyère dans l'*Atlas du Règne animal* de Cuvier, INSECTES, pl. 85, fig. 4 b, 4 c; pl. 86, fig. 4 e, 4 f, etc.

de crêtes tranchantes du côté interne, ainsi que cela se voit chez les Capricornes et d'autres Coléoptères longicornes (1). Enfin j'appelle *mandibules racolantes*, celles qui se terminent par un lobe membraneux ou semi-corné, propre à récolter des poussières plutôt qu'à diviser les aliments, et qui ne sont conformées pour la trituration que dans leur partie basilaire, disposition qui se rencontre chez les Cétoines (2), et qui semble conduire à un autre mode d'organisation dans lequel ces organes sont simplement *foliacés*, c'est-à-dire réduits à un petit article lamelleux et flexible, comme cela a lieu chez certains Névroptères où cette portion de l'appareil buccal devient rudimentaire (3). Il existe aussi d'autres modifications de forme dont il est souvent nécessaire de tenir compte dans l'étude physiologique des Insectes, mais sur lesquelles je ne m'arrêterai pas ici, et entre les divers modes de structure dont je viens de parler on rencontre aussi une multitude d'intermé-

---

(1) Par exemple, chez le *Cerambyx heros* (a), le *Callichroma moschata* (b), le *Scolytus destructor* (c), la Cantharide (d), etc.

(2) Les figures au trait par lesquelles ces organes sont représentés dans la plupart des ouvrages d'entomologie ne peuvent donner qu'une idée très imparfaite de leur mode de conformation. Chez le *Cetonia aurata*, les mandibules sont presque carrées, et portent en dehors une lamelle étroite et allongée qui est assez rigide et dépasse un peu la portion principale de ces organes, qui est également lamelleuse, mais submembraneuse,

faiblement ciliée sur le bord, et renflée en forme de tubercule ovalaire vers son angle postéro-interne. Chez d'autres espèces du même genre, par exemple le *Cetonia flavo-marginata*, cette portion tuberculeuse se développe beaucoup plus, et, dans quelques autres genres de la même famille, au lieu d'être simple, elle se complique par la formation de crêtes et de dents accessoires : par exemple, chez le Goliath brillant, ou *Ceratorhina micans*.

(3) Par exemple, chez la plupart des Perlides, mais surtout chez les Éphémères (e).

(a) *Atlas du Règne animal* de Cuvier, INSECTES, pl. 66, fig. 3 a.
(b) *Op. cit.*, pl. 65, fig. 8 a.
(c) *Op. cit.*, pl. 64, fig. 3 a.
(d) Ratzeburg, *Forst-Insekten*, t. 1, pl. 2, fig. 27 b.
(e) Voyez Pictet, *Éphémériens*, p. 88.

diaires. J'ajouterai cependant que lorsque les mandibules n'offrent pas le haut degré de consolidation qui est en général si remarquable dans ces organes, et qui est nécessaire à la puissance de leur action masticatoire, on y aperçoit souvent certaines divisions en raison desquelles on peut présumer que leur composition anatomique n'est pas aussi simple qu'elle en a d'ordinaire l'apparence. Ainsi, chez les Ateuchus et les Cétoines, où les mandibules sont en partie membraneuses, on y distingue plusieurs pièces solides disjointes, et chez quelques autres Insectes où la consolidation de cette portion du squelette tégumentaire est plus complète, une ou deux de ces parties conservent leur individualité et constituent des prolongements mobiles. Ainsi, chez certains Staphyliniens, par exemple, on voit près de la base de chaque mandibule une lamelle accessoire, et chez les Hydrophiles ces organes portent, vers le milieu de leur bord interne, deux petits articles mobiles et dentiformes (1).

(1) M. Brullé a été le premier à appeler l'attention des naturalistes sur la structure complexe des mandibules chez certains Insectes, et sur les conséquences qu'on peut tirer de ces faits relativement à la théorie anatomique. Il a remarqué que chez divers Coléoptères phytophages ou coprophages, dont les mandibules sont imparfaitement développées et en partie membraneuses, ces organes offrent plusieurs pièces cornées distinctes qui semblent être les analogues des principaux articles constitutifs des mâchoires ou de la lèvre inférieure, et il a cru pouvoir reconnaître les représentants de ces pièces dans certaines portions des mandibules indivises des autres Insectes; de sorte qu'il a été conduit à penser que toujours ces organes représentent, non pas un article unique des membres suivants (tel que la hanche), mais résultent de la soudure ou fusion des principales pièces dont ces derniers appendices se composent.

Ainsi, chez les Ateuchus (a), on trouve réunies par une membrane commune : 1° une pièce dorsale, qui occupe le bord externe de la mandibule ; 2° une pièce basilaire, dont l'extrémité interne constitue le gros tubercule ou dent molaire dont la partie interne de la mandibule est armée; 3° une pièce marginale interne, qui est

(a) Brullé, *Recherches sur les transformations des appendices des Articulés* (Ann. des sciences nat., 3ᵉ série, 1844, t. II, p. 340, pl. 14, fig. 17).

§ 8. — Les mâchoires ont une structure beaucoup plus compliquée, et présentent dans leur forme des variations plus nombreuses. Parfois ces différences sont même si grandes, que les entomologistes ont pendant longtemps méconnu l'uniformité de composition qui en réalité existe dans cette partie de l'appareil buccal chez tous les Insectes broyeurs, et que l'on a donné plusieurs noms à la même partie plus ou moins modifiée (1).

étroite, garnie de poils, et disposée le long du bord interne de la mandibule; 4° enfin, une portion apicale garnie de poils nombreux, et située entre la pièce dorsale et la pièce marginale interne. M. Brullé considère la première de ces pièces comme étant l'analogue de celle qu'il désigne sous le nom de *maxillaire*, quand il parle de mâchoire ; la seconde comme représentant son *sous-maxillaire* ; la troisième son *intermaxillaire*, et la quatrième, qui est demeurée membraneuse, comme correspondant au *galea*.

Chez les Géotrupes (a) et beaucoup d'autres Insectes dont la mandibule n'offre aucune division de ce genre, et n'est formée en apparence que d'un seul article, M. Brullé rapporte à ces divers éléments anatomiques des portions de l'organe qui y ressemblent par leur forme et leur position. Enfin, c'est par la consolidation complète d'une portion de l'organe, et la

non-soudure de la partie à laquelle il donne le nom d'*intermaxillaire*, que cet entomologiste habile explique le mode de structure qui se remarque, non-seulement chez les Hydrophiles, mais aussi chez les Passales (*b*), les Blaps (*c*), et plusieurs autres Insectes où les mandibules sont pourvues de parties accessoires plus ou moins remarquables, notamment les Staphylins, chez lesquels Kirby et Spence ont trouvé près de la base de ces organes une lamelle pilifère qu'ils nomment *prostheca* (*d*).

(1) Kirby et Spence furent les premiers à entreprendre une étude comparative des parties constitutives de ces organes, et à faire usage d'un système régulier de nomenclature pour les décrire. Des travaux analogues ont été entrepris par plusieurs autres entomologistes, tels que : Latreille, M. Straus, Audouin, Newman, M. Burmeister, etc., etc. (*e*) ; mais c'est à

(a) Brullé, *loc. cit.*, fig. 22.
(b) Idem, *ibid.*, fig. 21.
(c) Idem, *ibid*, fig. 20.
(d) Kirby and Spence, *An Introduction to Entomology*, 1826, t. III, p. 439, pl. 13, fig. 7.
— Brullé, *Op. cit.*, pl. 14, fig. 19.
(e) Kirby and Spence, *Op. cit.*, t. III, p. 439 et suiv.
— Latreille, art. BOUCHE du *Dictionnaire classique d'histoire naturelle*, t. II, p. 431.
— Straus, *Considérations sur l'anatomie comparée des Animaux articulés*, p. 68.
— Audouin, INSECTES de l'atlas de la grande édition du *Règne animal* de Cuvier, explication de la planche 16, fig. 1 b.
— Newman, *Osteology, or External Anatomy of Insects* (*Entomological Magazine*, t. II, p. 82 et suiv.).
— Burmeister, *Handbuch der Entomologie*, t. I, p. 57 et suiv., pl. 2.

Ainsi que je l'ai déjà dit, ces organes ressemblent beaucoup aux mâchoires auxiliaires des Crustacés (1), et se composent ordinairement d'une portion basilaire qu'on peut appeler le *corps* ou *support*, dont naissent trois divisions terminales ou branches. Ce support est formé de deux articles principaux analogues aux pièces constitutives de la hanche d'une patte chez tous les Animaux articulés (2). La branche externe est

M. Brullé que l'on doit les recherches les plus approfondies sur ce sujet (a).

(1) En mentionnant ici la ressemblance qui existe entre les mâchoires des Insectes et les mâchoires auxiliaires des Crustacés, je dois cependant insister de nouveau sur la différence importante qui existe dans la position relative des parties constitutives de ces organes. Chez les Crabes et les Écrevisses, la branche interne des mâchoires auxiliaires correspond évidemment à le patte ambulatoire des membres suivants, et constitue le protopodite, tandis que le palpe ou exognathe, ainsi que le mésognathe, naissent du côté externe du membre, et sont constitués par des parergopodites. Il en est de même chez les Crevettines ; seulement les lames correspondantes à ces parties accessoires sont portées en dessus de la base du membre (b). Mais, chez les Insectes broyeurs, le protopodite, c'est-à-dire l'analogue de la patte, est la branche externe du membre, et constitue le palpe, tandis que les deux autres branches, qui sont des parties acces-

soires, naissent du côté interne de la première. Cela est rendu évident par le mode de conformation des mâchoires de quelques Névroptères. Ainsi, chez le *Perla rivulorum*, ces organes se composent d'une série d'articles cylindriques placés bout à bout, de façon à former une sorte de tige qui a la plus grande ressemblance avec une patte, et qui porte à sa base, du côté interne, deux petits appendices (c) ; or, ces derniers correspondent aux lobes interne et moyen des mêmes organes chez les autres Insectes, et la partie principale du membre n'est autre chose que le palpe très développé.

(2) Le premier article des mâchoires est attaché à la tête par une jointure en ginglyme, et correspond à la pièce que j'ai désignée d'une manière générale sous le nom de *coxite*, en parlant des Crustacés (d). Dans les écrits des entomologistes, il porte des noms très variés : ainsi, c'est le *cardo* ou charnière de Kirby et Spence, le *style* dans la nomenclature d'Audouin, et *branche transversale* de M. Straus, et le *sous-maxillaire* de M. Brullé. Chez

(a) Brullé, *Op. cit.* (*Ann. des sciences nat.*, 3e série, t. II, p. 289 et suiv.).
(b) Voyez l'*Atlas du Règne animal* de Cuvier, CRUSTACÉS, pl. 60, fig. 2 a, 7 a, etc.
(c) Voyez Pictet, *Histoire naturelle des Insectes névroptères* (*Monographie des Perlides*, pl. 33, fig. 8).
(d) Voyez ci-dessus, page 481.

celle dont la disposition varie le moins ; son premier article est confondu avec le support, et les autres, grêles et cylindriques, constituent un *palpe*, c'est-à-dire un appendice filiforme et très mobile qui ressemble un peu à une patte rudimentaire (1). La branche moyenne de la mâchoire affecte

les insectes parfaits, il est souvent très court, mais chez les larves il est en général plus grand proportionnellement (a).

Le second article basilaire de la mâchoire, qui fait suite au précédent, correspond à un trochite, et constitue la pièce nommée *stipes* ou tige par Kirby et Spence, *style* par Audouin, *pièce dorsale* par M. Straus, *maxille* par M. Newman, et *maxillaire* par M. Burmeister et M. Brullé.

A partir du bord antérieur de cet article, le membre se bifurque, et sa portion externe, représentant la suite du protopodite, constitue le palpe, tandis que sa portion interne donne naissance aux branches accessoires ou parergopodites. Mais le corps de la mâchoire est souvent en quelque sorte complété par deux autres pièces qui en occupent les angles antérieurs, et qui sont : l'une, la pièce suivante du protopodite, appelée le *palpiger ;* l'autre, l'article dont naissent la branche interne et la branche moyenne de la mâchoire. En général, cette dernière pièce est plus apparente en dehors qu'en dedans, et, à cause de ses relations avec l'un de ces lobes plutôt qu'avec l'autre, on la désigne souvent

sous le nom d'*hypodactyle* (Audouin), ou de *sous-galea* (Brullé) ; dans mes leçons au Muséum, j'ai préféré l'appeler le *maxillaire accessoire*. Elle n'est jamais distincte chez les Orthoptères, et quelquefois même toutes ces pièces sont soudées ensemble ou confondues en un seul article qui représente aussi la branche terminale moyenne : par exemple, chez le Scarabé Hercule (b).

(1) Le palpe maxillaire n'est d'ordinaire que très peu développé chez les Insectes à l'état de larves : ainsi, chez la Chenille du *Cossus*, il n'est représenté que par un petit mamelon conique formé de deux articles (c), mais il est néanmoins la continuation principale de la portion basilaire et commune de cet organe. Quelquefois il reste toujours rudimentaire, et ne se compose que d'un très petit nombre d'articles, par exemple chez divers Charançonites (d) et chez les Scolytes (e) ; mais d'autres fois il s'allonge considérablement, et l'on y compte jusqu'à six articles placés bout à bout. Chez beaucoup d'Hyménoptères, tous les segments du protopodite qui viennent après le trochite, c'est-à-dire le méroïte et les articles suivants, sont

(a) Exemple : la larve du *Hanneton* (voy. l'*Atlas du Règne animal* de Cuvier, INSECTES, pl. 15, fig. 16).
(b) Voyez l'*Atlas du Règne animal*, pl. 40 bis, fig. 1 c.
(c) Lyonnet, *Anatomie de la Chenille du saule*, pl. 2, fig. 1.
(d) Voyez l'*Atlas du Règne animal*, INSECTES, pl. 58, fig. 9 c.
(e) Op. cit., pl. 61, fig. 3 b.

des formes très variées : chez les Sauterelles et les autres Orthoptères, elle s'élargit en manière de disque, et encapuchonne pour ainsi dire la partie adjacente de la branche interne, disposition qui lui a fait donner le nom de *casque* ou *galea*; chez d'autres Insectes, elle s'incline en dedans, se garnit de poils rigides, et devient la principale partie préhensile de l'organe, par exemple chez les Lucanes et les Bousiers ; enfin, chez d'autres Coléoptères qui composent la famille des Carnassiers, elle devient filiforme, et constitue un *palpe* surnuméraire semblable à celui formé par la branche externe du membre, mais plus petit (1). La branche interne forme quelquefois à

grêles, cylindriques et réunis pour constituer le palpe (*a*); mais, en général, la première de ces pièces, ou basitrochite, est élargie et plus ou moins confondue avec la pièce maxillaire, de façon à entrer dans la composition du corps de la mâchoire, et, ainsi que je l'ai déjà dit, la plupart des entomologistes la désignent sous le nom de *palpiger*. Le palpe est alors composé de cinq articles ou d'un nombre moindre. Chez les Orthoptères, on y compte toujours cinq articles (*b*), et chez les Coléoptères il y en a ordinairement quatre, dont le premier (ou trochite) très court, et le dernier est de forme variable, suivant les genres (*c*). Chez la plupart des Névroptères, ces palpes sont également filiformes et composés de quatre ou cinq articles (*d*). Enfin , les entomologistes

pensent que chez les Libelluliens ces appendices manquent complètement ; mais ils me paraissent être en réalité représentés par la branche externe de la mâchoire, que l'on considère généralement comme étant le *galea* (*e*).

(1) La branche moyenne des mâchoires est comparable à ce que j'ai appelé le mésognathite chez les Crustacés, bien qu'elle naisse du côté interne du protopodite, au lieu d'être placée du côté externe de cet organe. Lorsqu'elle est large et plus ou moins foliacée, ou en forme de lame, Latreille lui donne le nom de *lobe externe* chez les Coléoptères, et de *galea* chez les Orthoptères ; Kirby et Spence l'appellent *lobe supérieur*, et Audouin *dactyle* ; mais lorsqu'elle devient filiforme et articulée, on l'ap-

(*a*) Exemples : *Andrène* (*Atlas du Règne animal*, pl. 125, fig. 3 *c*.
— *Guêpe* (loc. cit., pl. 124, fig. 5 *c*).
— *Mutille* (loc. cit., pl. 118, fig. 4 *b*).
(*b*) Exemple : *Sauterelle* (*Op. cit.*, pl. 83, fig. 1 *a*).
(*c*) Exemples : *Cicindèle* (*Op. cit.*, pl. 16, fig. 4 *c*).
— *Axine* (*Op. cit.*, pl. 33, fig. 4).
— *Hydrophile* (*Op. cit.*, pl. 38, fig. 3 *c*).
(*d*) Exemples : *Fourmilion* (*Op. cit.*, pl. 105, fig. 1 *b*).
— *Semblide* (*Op. cit.*, pl. 105, fig. 1 *b*).
(*e*) Voyez le *Règne animal*, INSECTES, pl. 101, fig. 1 *a*.

elle seule la portion préhensile de la mâchoire, et alors elle se termine souvent par une sorte de griffe ou d'ongle mobile, ainsi que cela se voit chez les Cicindèles ; mais d'autres fois elle est lamelleuse seulement, et dans quelques cas elle est rudimentaire (1).

Le bord de la portion préhensile de la mâchoire est, en

pelle généralement *palpe maxillaire interne*, ou palpe accessoire. Il se compose alors de deux articles.

Chez les Orthoptères, le galea est toujours inerme ; mais chez les Coléoptères il est en général garni de soies marginales, et souvent il est armé de dents.

La branche interne des mâchoires ne se compose d'ordinaire que d'un seul article appelé *lacinia* par Mac Leay, *lobe interne* par Latreille, *endognathe* par Audouin, *mando* par M. Burmeister, *stipes* par Erichson, et *intermaxillaire* par M. Straus et M. Brullé.

Chez les Cicindélètes, il porte à son extrémité un article mobile qui est disposé en manière de crochet ou de griffe (a), et qui est appelé *onglet* par Latreille, et *prémaxillaire* par M. Straus. Chez les Libellules, on trouve aussi, à la face interne de la mâchoire, des épines mobiles que M. Brullé considère comme les analogues de cette pièce prémaxillaire.

Chez beaucoup de Coléoptères carnassiers qui sont très voisins des Cicindèles, et qui constituent le groupe des Carabiques, la portion préhensile de la mâchoire est formée aussi par la

branche interne de cet organe seulement, et se termine d'ordinaire par un crochet aigu qui ressemble beaucoup à l'onglet dont je viens de parler, mais qui est immobile (b). Il y a beaucoup de raisons pour croire que c'est l'analogue de cet article soudé à l'intermaxillaire.

Chez d'autres Insectes du même ordre, par exemple chez les Longicornes du genre *Lamia* (c), où la branche moyenne, au lieu d'être palpiforme, est lamelleuse et arquée du côté interne, le bord préhensile de la mâchoire est formé autant par cette pièce que par l'intermaxillaire.

Enfin, dans beaucoup de cas l'intermaxillaire devient très petit ou même rudimentaire, et la partie préhensile de la mâchoire est formée entièrement ou presque entièrement par la branche moyenne, qui alors s'élargit beaucoup ; disposition qui se voit chez la Phalérie des cadavres (d), le Diapère du bolet (e), etc.

(1) Chez beaucoup de ces Insectes, la branche interne de la mâchoire n'est représentée que par une petite bordure lamelleuse et poilue qui occupe le bord interne du maxillaire, et toute la portion terminale du corps de cet

(a) Voyez l'*Atlas du Règne animal*, INSECTES, pl. 16, fig. 1 *b*, 4 *c*, etc.
(b) Exemple : le *Carabe doré* (*Op. cit.*, pl. 24, fig. 12 *c*).
(c) Voyez le *Règne animal*, pl. 68, fig. 2 *a*.
(d) *Op. cit.*, pl. 50, fig. 1 *b*.
(e) *Op. cit.*, pl. 50, fig. 2 *c*.

général, garni de pointes aiguës chez les Insectes chasseurs, et l'on trouve une disposition semblable chez beaucoup d'espèces qui se nourrissent de substances végétales difficiles à ronger (1); mais cette partie de l'armature buccale est destinée principalement à amener les aliments sous le bord tranchant des mandibules ou à les y retenir, et, chez les espèces qui vivent de poussières végétales ou de matières animales peu résistantes, ces organes se terminent en général par une large expansion en forme de pelle plutôt que de râteau : par exemple, chez les Cétoines et les Bousiers (2).

Lèvre inférieure.

§ 9. — Au premier abord on pourrait croire que la lèvre inférieure des Insectes broyeurs est un appendice impair, car elle est simple à sa base et se trouve sur la ligne médiane à la partie postérieure de la bouche ; mais elle est en réalité un organe appendiculaire double analogue aux mâchoires et composé d'une paire de membres réunis à leur base (3). Les entomologistes donnent le nom de *menton* à l'espèce de support impair constitué par la coalescence de la portion coxale de ces mâchoires postérieures (4), et celui de *palpes*

organe est formée par la branche moyenne, qui est tantôt allongée (*a*), d'autres fois courte, mais très large (*b*). Chez quelques espèces, le lobe moyen est armé de grosses dents : par exemple, chez le Hanneton (*c*).

(1) Il est aussi à noter que, chez les Insectes dont les mâchoires sont armées de crochets puissants, ces pointes sont presque toujours portées par la branche interne de ces organes (*d*).

(2) Ainsi, chez le Bousier, les mâchoires sont foliacées et terminées par une large lame formée par la branche moyenne de ces organes (*e*) ; chez les Cétoines, ce lobe est recouvert de longs poils très serrés (*f*).

(3) C'est surtout chez les Orthoptères que cette analogie est manifeste.

(4) Le menton, ou ganache, se trouve engagé entre la base des deux mâchoires, et articulé par son bord

(*a*) Exemple : *Cétoines* (voy. l'*Atlas du Règne animal* de Cuvier, INSECTES, pl. 45, fig. 6 *a*).
(*b*) Exemple : *Ateuchus* (*Op. cit.*, pl. 39, fig. 1 *c*).
(*c*) Voyez Straus, *Considér. sur l'anat. comp. des Animaux articulés*, pl. 1, fig. 8 et 12.
(*d*) Exemple : *Orthoptères* (voy. l'*Atlas du Règne animal*, INSECTES, pl. 84, fig. 1 *c*; pl. 82, fig. 3 *c* ; pl. 84, fig. 1 *a*, etc.).
(*e*) Voyez l'*Atlas du Règne animal*, INSECTES, pl. 39 *bis*, fig. 3 *c*.
(*f*) *Op. cit.*, pl. 45, fig. 6 *a*.

labiaux à une paire d'appendices grêles, et ordinairement tri-
articulés, qui les terminent du côté externe. Enfin les parties
qui se trouvent en avant du menton entre les deux palpes
constituent ce que l'on appelle communément la *languette ;*
elles correspondent aux branches moyenne et interne des deux

postérieur à une pièce transversale du
squelette tégumentaire, qui est tantôt
mobile, d'autres fois soudée à la base
de la boîte crânienne, et qui est désignée par les entomologistes sous les
noms de *submentum* (a) ou de pièce
prébasilaire (b). Il paraît correspondre aux deux paires d'articles qui constituent le support des mâchoires,
c'est-à-dire les coxites et les basi-
trochites. Enfin, il porte à ses angles
antérieurs les palpes labiaux, et généralement il n'offre sur la ligne médiane aucune trace de division, mais
quelquefois il est incomplétement
partagé en deux moitiés par une
petite échancrure ou une suture médiane : par exemple, chez les Orthoptères des genres Xiphicère et
Truxale (c).

Les palpes labiaux n'offrent dans
leur disposition rien qui soit important
à noter ; mais la languette présente
des modifications très nombreuses.
C'est chez les Orthoptères qu'elle se
développe de manière à être le plus
facile à étudier. Chez les Phasmes, par
exemple (d), elle se compose d'une
première paire de pièces séparées par
une suture médiane et correspondante

aux articles maxillaires accessoires des
mâchoires, qui portent chacune deux
lobes terminaux. Ceux-ci sont évidemment les analogues des parergopodites, qui, dans les mâchoires, constituent, d'une part le galea ou les
palpes accessoires, d'autre part l'intermaxillaire ou lame interne. Les
branches de la paire interne peuvent
être appelées *endochilites* (e) ; les
autres ont depuis longtemps reçu le
nom de *paraglosses*.

Chez la Courtilière (*Gryllotalpa vulgaris*), ces branches sont composées
chacune de deux articles placés bout
à bout, et au-dessus d'elles on voit
sur la ligne médiane un organe impair ; mais celui-ci appartient à l'intérieur de la bouche et ne dépend pas
de la lèvre inférieure (f).

Chez beaucoup d'Insectes, la partie basilaire de la languette (ou *basi-
chilite*) n'est constituée que par une
pièce médiane qui représente les deux
maxillaires accessoires, comme dans
le cas précédent : par exemple, chez les
Tétryx (g). Chez ces Orthoptères,
ainsi que chez plusieurs autres, on
remarque aussi que les endochilites,
ou branches internes de la languette,

(a) Newport, art. INSECTA (Todd's *Cyclop. of Anat. and Physiol.*, t. II, p. 854).
(b) Straus, *Considérations sur les Animaux articulés*, pl. 1, fig. 3, f.
(c) Voyez Doyère, INSECTES de l'*Atlas du Règne animal* de Cuvier, pl. 85, fig. 4 c, et 84, fig. 2 d.
(d) Voyez l'*Atlas du Règne animal*, INSECTES, pl. 80, fig. 2 d.
(e) De χεῖλος, lèvre, et ἐνδότερος, interne.
(f) Voyez l'*Atlas du Règne animal*, INSECTES, pl. 81, fig. 1 d.
(g) *Op. cit.*, pl. 86, fig. 4 g.

mâchoires proprement dites. Chez quelques Insectes, elles sont distinctes les unes des autres, et constituent deux paires de petits appendices lamelleux grêles et biarticulés ; mais, en général, ce sont de simples lobes, et, dans beaucoup de cas, elles manquent en partie, ou se confondent entre elles de façon à ne constituer qu'une pièce médiane qui à son tour est souvent complétement soudée au menton. Du reste, ces modifications ne paraissent pas avoir beaucoup d'importance, et c'est surtout au point de vue de la classification que leur étude offre de l'intérêt (1).

tout en restant distincts entre eux, tendent à devenir rudimentaires ; et chez d'autres Insectes du même ordre, ces parties de la lèvre inférieure disparaissent complétement, de façon que la languette n'est représentée que par les deux paraglosses ou branches moyennes, disposition qui se voit chez les Pneumores, les Truxales, les Xiphicères (a), etc.

Enfin, chez d'autres Insectes broyeurs, la languette est réduite à une seule pince médiane : par exemple, chez le Fourmilion (b), le Hanneton (c), etc. ; et souvent cette pièce terminale est même complétement confondue à sa base avec le menton, ou n'est représentée que par un ou deux prolongements du bord antérieur de cette pièce qui s'avancent entre les palpes en chevauchant tantôt au-dessus, tantôt au-dessous du point d'insertion de ces appendices. Cette fusion de toutes les parties basilaires et acces-

soires de la lèvre inférieure en une seule pièce médiane se voit chez les Cétonides.

(1) Les Coléoptères, les Orthoptères et les Névroptères ne sont pas les seuls Insectes dont la bouche soit organisée pour la mastication, et, sous ce rapport, les Thysanoures présentent les mêmes caractères. Chez les Lépismes, par exemple, on trouve toutes les parties dont il vient d'être question très bien développées : savoir, un labre, une paire de mandibules ; une paire de mâchoires pourvues d'un palpe et d'un petit galea ; enfin, une lèvre inférieure composée d'un menton et d'une paire de palpes (d).

Chez les Anoplures, de la famille des Ricins, Insectes parasites qui vivent presque tous sur des Oiseaux, la bouche est également armée d'un labre, d'une paire de mandibules, et d'une lèvre inférieure portant une paire

(a) *Atlas du Règne animal* de Cuvier, INSECTES, pl. 84, fig. 1 d et 2 d ; pl. 85, fig. 4 e.
(b) *Op. cit.*, pl. 103, fig. 1 c.
(c) Straus, *Considér. sur l'anat. comp. des Animaux articulés*, pl. 1, fig. 13 b.
(d) Savigny, *Égypte*, MYRIAPODES, pl. 1, fig. 1, 2, i, o, u.
— Treviranus, *Ueber die Saugwerkzeuge der Insekten* (*Vermischte Schriften*, t. II, pl. 2, fig. 3-6).

Le mode d'organisation que je viens d'indiquer se rencontre chez presque tous les Insectes masticateurs. Il y a cependant quelques Animaux de cette classe dont la bouche, tout en étant conformée pour la préhension d'aliments solides, ne présente pas une structure si compliquée ; les appendices dont elle est armée tendent parfois à rentrer dans l'intérieur du tube digestif, et à se cacher plus ou moins complétement derrière deux replis cutanés qui représentent, d'une part le labre, d'autre part la lèvre inférieure ; enfin, les mâchoires, aussi bien que les mandibules, sont quelquefois réduites à une seule pièce cornée en forme de crochet articulé sur une longue tige comparable aux baguettes qui, chez la plupart des Arthropodaires, remplissent les fonctions de tendons. Ce mode d'organisation se voit chez la plupart des Podurelles (1).

de palpes (a) ; mais quelquefois les mâchoires sont rudimentaires, ou manquent : par exemple, dans le genre *Trichodectes* (b).

(1) L'appareil buccal des Podurelles a été étudié avec beaucoup de soin par M. Nicolet. Cet entomologiste a trouvé que dans le genre *Achorutes*, tous les appendices masticateurs manquent, et la bouche a la forme d'un tubercule conique percé au sommet ; mais chez les autres Insectes de cette famille il a trouvé un labre, une paire de mandibules, une paire de mâchoires dépourvues de palpes, et une lèvre inférieure large, sans palpes, et formée par une pièce triangulaire analogue au menton. Les mâchoires, et surtout les mandibules, ont la forme de gros crochets denticulés sur le bord (c).

La bouche est organisée d'une manière analogue chez les larves de certains Diptères : l'OEstre du Cheval, par exemple, où les mandibules constituent une paire de crochets articulés sur une pièce médiane ; et les mandibules sont représentées par une paire de petites pièces cornées denticulées sur les bords (d).

Chez d'autres larves du même ordre, par exemple chez le *Piophila Petasionis*, on ne trouve plus qu'une seule paire de crochets qui sont constitués par les mandibules, et s'articulent sur

(a) Lyonnet, *Recherches sur l'anatomie et les métamorphoses de différentes espèces d'Insectes*, pl. 5, fig. 7.
— Denny, *Monographia Anoplurorum Britanniæ*, pl. 20, fig. 2 c.
(b) Nitzsch, *Die Familien und Gattungen der Thierinsekten* (Germar's *Magazin der Entomologie*, t. III, p. 294).
(c) Nicolet, *Recherches pour servir à l'histoire des Podurelles*, p. 33, pl. 4, fig. 6 à 8 (extr. des *Nouveaux Mémoires de la Société helvétique des sciences naturelles*, 1841, t. VI).
(d) Joly, *Recherches zoologiques, anatomiques, physiologiques et médicales sur les OEstrides*, p. 34, pl. 5, fig. 3, 4, 5.

§ 10. — Il est aussi à noter que, indépendamment de l'appareil dont je viens de parler, il existe, en général, dans l'intérieur de la bouche des Insectes broyeurs, des parties saillantes qui paraissent intervenir dans le travail de la mastication en retenant temporairement les aliments dans cette cavité pendant que les mandibules les écrasent ou les hachent. Ce sont de petits lobes saillants qui sont fixés, d'une part derrière le labre, à la face supérieure de la chambre buccale, d'autre part au plancher de cette cavité, en arrière de la languette. Le premier de ces organes est désigné d'ordinaire sous le nom d'*épipharynx*, et constitue, chez beaucoup de Coléoptères, un lobe impair garni de poils qui se voit immédiatement derrière l'échancrure médiane du labre, ou bien encore une espèce de bourrelet saillant (1). Chez les Orthoptères et les Névroptères, il est rudimentaire. L'autre lobe intrabuccal, appelé *hypopharynx*, à raison de sa position à la partie inférieure du vestibule digestif, est très développé chez les Libellules et quelques autres Névroptères, où il constitue une éminence trapézoïdale

un support médian formé de deux tigelles longitudinales (*a*). Swammerdam, qui les avait assez bien vus, les comparait à la griffe d'un épervier, et Réaumur les appelle des harpons.

(1) L'épipharynx, ainsi nommé par Savigny, a été décrit par quelques auteurs comme une langue palatine (*b*), et a été appelé aussi l'*épiglosse* (*c*). Il est très visible chez les Coléoptères lamellicornes des genres *Ateuchus*, où

il constitue un lobe médian appliqué contre la face interne du labre. Chez les Copris et les Géotrupes, il a la forme d'un bourrelet saillant; mais chez d'autres Coléoptères de la même famille, tels que le Hanneton, il n'est pas développé. Chez les Dytisques, il est au contraire fort saillant, et se loge dans une cavité située vers le bord supérieur du labre, entre les deux grands lobes mandibulaires (*d*).

(*a*) Léon Dufour, *Histoire des métamorphoses et de l'anatomie du* Piophila Petasionis (*Ann. des sciences nat.*, 1844, t. I, p. 372, pl. 16, fig. 8 et 10).
(*b*) Savigny, *Théorie de la bouche*, p. 12.
— Kirby and Spence, *Introduction to Entomology*, t. III, p. 358.
(*c*) Savigny, *Théorie des pièces de la bouche*, p. 12.
— Latreille, *Observations sur l'organisation extérieure des Animaux articulés* (*Mém. du Muséum*, t. VIII, p. 185).
(*d*) Brullé, *Recherches sur les transformations des appendices dans les Articulés* (*Ann. des sciences nat.*, 3e série, 1844, t. II, p. 364).

garnie de poils et appliquée contre la base de la lèvre inférieure. Il est très développé aussi chez les Orthoptères, où il
s'allonge davantage, et se divise en deux portions, de façon à
ressembler à une paire de mâchoires rudimentaires. Enfin,
chez les Coléoptères, il est quelquefois rudimentaire et ne consiste qu'en deux ou trois tubercules velus ; mais d'autres fois il
s'allonge considérablement et ressemble à une langue bifide.
Du reste, cet organe, de même que l'épipharynx, ne paraît
pas appartenir au système appendiculaire dont naissent les
mandibules, les mâchoires et la lèvre supérieure ; c'est seulement un repli des téguments de la cavité buccale, qui est souvent fortifié par une pièce cornée particulière (1).

§ 11. — Dans une autre grande division de cette classe, *Appareil buccal des Insectes lécheurs.*
formée par les INSECTES LÉCHEURS, c'est-à-dire ceux qui, à l'état
parfait, se nourrissent de matières plus ou moins liquides dont
ils s'emparent à l'aide d'une sorte de langue longue et flexible,
l'appareil buccal offre un mode d'organisation différent, mais
se compose des mêmes parties que chez les Insectes masticateurs dont nous venons de nous occuper. Ainsi, chez l'Abeille,
le Bourdon et les autres Hyménoptères qui récoltent le miel, *Hyménoptères.*

(1) Divers entomologistes donnent
à cet organe le nom de *langue*. Mais
beaucoup d'autres désignent de la
même manière la partie de la lèvre
inférieure que nous avons appelée
languette, et il règne dans leurs
écrits une grande confusion relativement à ces parties de l'appareil buccal.
Pour plus de détails à ce sujet, je
renverrai à un travail spécial de
M. Brullé, où la question de syno-
nymie a été très bien traitée (*a*).
Comme exemple des Insectes ayant

un hypopharynx bien développé, je
citerai en premier lieu le Hanneton, où
cet organe a été figuré par M. Straus-
Durkheim. C'est une petite masse
charnue et mobile placée au-dessus
du milieu du menton, et divisée en
quatre lobes garnis de papilles ou de
poils et portés sur deux filets cornés
(ou apophyses glosso-pharyngiennes)
qui se prolongent en arrière (*b*), et
qui donnent attache à une partie des
fibres constitutives des muscles du
pharynx.

(a) Brullé, *Recherches sur les transformations des appendices* (loc. cit., p. 351 et suiv.).
(b) Straus, *Considérations sur l'anatomie des Animaux articulés*, p. 72, pl. 1, fig. 14.

on trouve, comme d'ordinaire, sur le devant de la bouche, une lame médiane qui est le labre, et sur les côtés une paire de mandibules qui sont disposées à peu près de la manière ordinaire, bien qu'elles ne servent pas à la préhension des aliments, et sont employées comme instruments de sculpture dans les travaux architecturaux de ces Animaux (1). Plus immédiatement en rapport avec l'entrée du canal digestif, on remarque un faisceau de baguettes ou lamelles très allongées. On compte facilement sept de ces appendices ; dans quelques genres de la même famille, tels que les Panurges et les Nomades, on en distingue même neuf : et au premier abord il peut paraître difficile de reconnaître dans ces organes filiformes les analogues de mâchoires et de la lèvre inférieure d'un Coléoptère; mais, en les examinant attentivement, on ne tarde pas à se convaincre de leur similitude fondamentale. En effet, cinq de ces appendices sont portés sur une pièce cornée impaire qui est placée derrière la bouche, et qui représente évidemment le menton des Insectes broyeurs. Les appendices de la paire exté-

(1) Il est à noter cependant que les mandibules des Abeilles, au lieu de se terminer en pointe, comme d'ordinaire, sont élargies vers le bout (a); je reviendrai sur les particularités de leur structure, lorsque je traiterai des travaux d'architecture de ces Animaux.

J'ajouterai que parfois certains Hyménoptères parviennent, à l'aide de leurs mandibules, à ronger des substances très dures, qui ne leur servent pas comme nourriture, mais qui s'opposent à leur passage au dehors, quand ils ont achevé leurs métamorphoses dans une cavité close. C'est de la sorte que pendant la campagne de Crimée, on a trouvé dans des cartouches de l'armée russe des balles de plomb qui avaient été perforées par des *Sirex* ou Urocères (b). Du reste, dans des circonstances analogues, certains Coléoptères taraudent aussi des substances très dures, telles que le plomb ou l'alliage des caractères d'imprimerie (c), et j'ai observé beaucoup de cas dans lesquels des lames de plâtre et des pierres tendres avaient été entamées par les mandibules des Termites.

(a) Voyez l'*Atlas du Règne animal* de Cuvier, pl. 129, fig. 6 b.
(b) Duméril, *Recherches historiques sur les espèces d'Insectes qui rongent et perforent le plomb* (Comptes rendus de l'Académie des sciences, 1857, t. XLV, p. 361).
(c) Desmarest, *Notice sur quelques perforations faites par des Insectes dans des plaques métalliques* (Revue zoologique de Guérin-Méneville, 1844).

rieure naissent aux angles antérieurs de ce support, et, par leur structure aussi bien que par leurs relations anatomiques, ils correspondent aux palpes labiaux ; seulement leur premier article, au lieu d'être court et cylindrique, est devenu excessivement long et lamelleux. L'appendice médian, qui est la partie la plus importante de l'appareil buccal, car il constitue l'espèce de langue déliée et flexible dont l'Animal se sert pour lécher le miel, est formé par la réunion des parties dont se composent les lobes moyens de la languette chez un Orthoptère. Enfin, de chaque côté de la base de cet organe, se voit une lamelle appelée *paraglosse*, qui est le représentant du lobe externe de cette même languette (1). Ainsi, chez ces Insectes lécheurs, toutes les parties

(1) Ainsi la languette de l'Abeille est formée par la portion de la lèvre inférieure que j'ai appelée l'*endochilite*, et elle porte à sa base une paire de filaments constitués par les *paraglosses*. Elle est filiforme, très poilue, et divisée en une multitude de petits segments articulés et mobiles : son extrémité est un peu aplatie en forme de spatule (*a*) ; enfin, sa face supérieure est sillonnée sur la ligne médiane, et elle paraît être composée de deux petits cylindres accolés côte à côte.

Les palpes labiaux sont très allongés, styliformes, et composés de quatre articles placés bout à bout. Chez plusieurs Mellifères, les deux premières pièces sont fortes, et les deux dernières rudimentaires et rejetées en dehors, de façon à ressembler à un petit palpe accessoire.

Les principaux muscles moteurs des pièces appendiculaires de la lèvre inférieure sont logés dans une sorte de gouttière formée par le menton, et il est à noter que l'ensemble de cet appareil est rendu très protractile par le jeu d'une pièce cornée de forme allongée qui s'articule avec le bord postérieur du menton, et qui fonctionne à la manière d'un levier pour pousser celui-ci en avant (*b*).

Dans l'état de repos, la languette est cachée dans une espèce de gaîne formée par les palpes labiaux et les mâchoires ; mais quand l'Animal veut s'en servir, il la projette rapidement en avant, et par des mouvements de va-et-vient ramène entre les valves de l'étui maxillaire la portion terminale de cet organe filiforme dont les poils se sont chargés de sucs visqueux et sucrés puisés dans la corolle des fleurs. Ainsi ce n'est pas en pompant les liquides que l'Abeille se nourrit, mais pour ainsi dire en lapant, à peu près comme le fait un Chat.

(*a*) Swammerdam, *Biblia Naturæ*, pl. 17, fig. 5.
— Brandt et Ratzeburg, *Medicinische Zoologie*, t. II, pl. 25, fig. 10.
(*b*) Savigny, *Égypte*, INSECTES HYMÉNOPTÈRES, pl. 1, fig. 1, *n*.
— Newport, INSECTA (Todd's *Cyclop. of Anat. and Physiol.*, t. II, p. 898, fig. 375, 376).

constitutives de la lèvre inférieure se retrouvent aux mêmes places que chez les Insectes broyeurs, seulement elles ont changé de forme et d'usages par suite de leur grand allongement. Les mâchoires sont également reconnaissables, malgré des modifications analogues à l'aide desquelles ces organes, au lieu de former une sorte de pince accessoire, constituent une espèce de gaîne bivalve destinée à protéger la languette dans l'état de repos. Ces membres occupent comme d'ordinaire les côtés de la bouche, entre les mandibules et la lèvre inférieure, et se composent principalement d'une pièce basilaire et d'une longue lame cornée qui s'atténue vers le bout, et qui est l'analogue du *galea* d'un Orthoptère ; mais leur palpe ne manque pas et se trouve à sa place accoutumée, seulement il est réduit à de très petites dimensions. Chez d'autres Hyménoptères, ce dernier appendice se développe même beaucoup, et c'est ainsi que dans les espèces dont j'ai parlé comme ayant la bouche garnie de neuf organes filiformes, les branches complémentaires du faisceau buccal se trouvent constituées (1).

Chez les Guêpes, la languette, formée toujours par l'endochile, ou portion médiane et terminale de la lèvre inférieure, s'élargit en forme de spatule, et se divise à son extrémité en

(1) Chez les Abeilles, le palpe maxillaire est tout à fait rudimentaire, et ne se compose que d'une seule pièce (*a*) ; mais, chez la plupart des Hyménoptères, on y distingue quatre ou cinq articles, et il devient parfois aussi long que la branche interne de la mâchoire (*b*), ou même la dépasse de beaucoup ; et alors cette dernière partie est courte et élargie, comme chez les Fourmis (*c*) et les *Crabro* (*d*). Enfin, chez les Mutilles, le palpe se développe davantage encore, et la branche interne de la mâchoire devient rudimentaire, de façon que le membre tout entier prend à peu près la forme d'une petite patte qui porterait à sa base un lobule aplati (*e*).

(*a*) Brandt et Ratzeburg, *Medicinische Zoologie*, t. II, pl. 25, fig. 10 A, *f*.
(*b*) Exemples : *Nomades* (voy. Curtis, *British Entomology*, t. IV, pl. 419, fig. 4) — Blanchard, *Atlas du Règne animal* de Cuvier, INSECTES pl. 128, fig. 3 c.
(*c*) *Atlas du Règne animal* de Cuvier, INSECTES, pl. 117, fig. 1 c.
(*d*) *Op. cit.*, pl. 122, fig. 9 b.
(*e*) *Op. cit.*, pl. 118, fig. 3 b, 4 b.

deux lobes, de façon à ressembler davantage à ce que nous avons vu dans la lèvre inférieure de certains Insectes broyeurs et chez d'autres Hyménoptères, cette partie, ainsi que les mâchoires, se raccourcissant plus ou moins, et établissant tous les intermédiaires entre les formes extrêmes que nous venons de passer en revue (1).

Enfin, les Hyménoptères se font remarquer aussi par le grand développement de leur épipharynx. Chez les Mellifères, par exemple, cet organe constitue un lobe membraneux qui est tout à fait distinct du labre, et qui est soutenu par des pinces cornées particulières (2). L'hypopharynx, au contraire, est peu développé et quelquefois rudimentaire (3).

§ 12. — Ainsi que chacun le sait, les Chenilles vivent pour la plupart de feuilles, et ont toutes la bouche puissamment armée d'organes masticateurs ; mais lorsque ces Animaux ont

Appareil
buccal
des
Lépidoptères.

___

(1) Chez plusieurs Hyménoptères, la languette ou endochilite se raccourcit beaucoup ; les paraglosses manquent, et les palpes labiaux prennent la forme de petits filaments cylindriques quadriarticulés, de façon à ressembler tout à fait à ceux des Coléoptères, etc. : par exemple, chez les Andrènes (a). Chez d'autres, au contraire, cet organe acquiert une longueur très considérable ; par exemple, chez les Guêpes solitaires du genre Raphiglosse (b). En général, il n'est bifide que vers le bout ; mais, dans quelques Insectes de cet ordre, ses deux moitiés constituantes sont libres jusqu'à leur base :

par exemple, dans le genre *Synargis* (c). Du reste, c'est chez les Masaris que son mode de conformation est le plus remarquable. En effet, la languette bifide de ces Insectes est d'une longueur extrême, et se recourbe en anse dans une sorte de gaîne qui fait saillie au dehors, en arrière du menton (d).

(2) Cet organe n'avait pas échappé à l'attention de Réaumur (e).

(3) Chez les Eucères, l'hypopharynx est solide et s'emboîte avec l'épipharynx (f) ; mais c'est surtout chez les Fouisseurs, tels que les Sphex et les Scolies, qu'il est bien développé.

___

(a) Voyez l'*Atlas du Règne animal* de Cuvier, INSECTES, pl. 125, fig. 5 b.
(b) H. de Saussure, *Monographie des Guêpes solitaires de la tribu des Euménides*, pl. 2, fig. 1 a.
(c) Idem, *ibid.*, pl. 5, fig. 2 a.
(d) Idem, *Note sur les organes buccaux des Masaris* (*Ann. des sciences nat.*, 4ᵉ série, 1857, t. VII, p. 107, pl. 4, fig. 4 à 7).
(e) Réaumur, *Mém. pour servir à l'histoire des Insectes*, t. V, pl. 28, fig. 9.
(f) Savigny, *Théorie de la bouche* (*Mém. sur les Anim. sans vertèbr.*, t. I, p. 12).

achevé leurs métamorphoses et sont arrivés à l'état de Papillons, leur régime n'est plus le même, et ils se nourrissent exclusivement de liquides sucrés qu'ils vont puiser dans l'intérieur des fleurs. Aussi, à cette période de leur existence, les Lépidoptères ont-ils la bouche conformée pour la succion seulement, et prolongée en une sorte de pipette flexible qui s'enroule en spirale pendant le repos ou se déploie en avant. Quelquefois cette trompe est d'une longueur très considérable; mais on connaît des Insectes de cet ordre qui jeûnent pendant toute la durée de leur état adulte, et souvent chez ceux-ci cet organe est complétement rudimentaire. Il consiste en un tube composé de deux pièces semi-cylindriques finement striées en travers, creusées longitudinalement en gouttière sur leur face interne et réunies par leurs bords. De chaque côté de sa base on remarque un appendice en forme de palpe qui s'avance comme une sorte de corne, et qui est couvert de poils très serrés; par un examen attentif, on découvre aussi au-devant de la trompe trois petites pièces semblables à des écailles, et de chaque côté, fixé à la base de cet organe, un appendicule composé de deux ou trois articles rudimentaires. On voit donc que l'appareil buccal des Papillons diffère beaucoup de tout ce que nous avons rencontré jusqu'ici chez d'autres Animaux de la même classe; mais Savigny a fait voir qu'il se compose néanmoins des mêmes éléments anatomiques. En effet, il a reconnu, dans les trois petites pièces sous-frontales qui sont situées au-devant de la trompe, les analogues du labre et des deux mandibules; il a constaté que les deux grands palpes qui s'avancent sur les côtés de la bouche, et qui naissent sur un article transversal, ne sont autre chose que la lèvre inférieure; enfin il a montré d'une manière satisfaisante que la trompe elle-même est formée par les mâchoires, dont le palpe devient rudimentaire et dont la branche interne s'allonge excessivement, affecte la forme d'une sonde cannelée, et se joint à son congénère sur la ligne médiane, pour constituer avec lui un tube aspirateur (1).

§ 13. — Les mêmes matériaux organiques, employés d'une manière différente, forment, chez les Punaises et les autres

Appareil buccal des Hémiptères.

(1) Jusqu'au moment où Savigny publia son beau travail sur la théorie des organes de la bouche des Insectes, la plupart des anatomistes pensaient que les Papillons étaient dépourvus de mandibules, et que dans la structure de leur bouche on ne pouvait découvrir aucune trace du plan d'organisation propre aux Insectes maxillés (*a*). Latreille, il est vrai, avait deviné que les grandes lames constitutives de la trompe étaient formées par les mâchoires (*b*) ; mais cette vue n'avait été ni développée ni suivie, et l'on proposa même de donner à ces Insectes le nom d'*agnathes* (*c*). Savigny fut le premier à avoir une idée complète de l'appareil buccal des Lépidoptères. Cet habile observateur a trouvé que le labre, ou lèvre supérieure de ces Insectes, est une pièce médiane mince, membraneuse, quelquefois semi-circulaire, mais le plus souvent allongée en pointe, qui est appliquée contre la base de la trompe et reçue dans un léger écartement existant entre les deux filets constitutifs de ce tube (*d*).

Les mandibules sont représentées par une paire de petites lamelles, peu mobiles ou même soudées au chaperon, et situées de chaque côté du labre sur les côtés de la trompe ; elles sont, en général, moins grandes que les écailles épidermiques qui revêtent cette partie de la tête (*c*).

Les mâchoires, lorsqu'elles sont isolées, ressemblent beaucoup à celles des Hyménoptères, si ce n'est que leur palpe est plus petit et leur branche interne plus étroite, plus allongée et plus fortement canaliculée en dedans.

Le palpe maxillaire se compose tantôt de deux, tantôt de trois articles, et il est assez facile à apercevoir chez quelques Lépidoptères nocturnes, tels que la Teigne du blé, où il n'avait pas échappé à l'attention de Réaumur (*f*), et chez le *Galleria cerella* (*g*). Mais, en général, il est très petit et quelquefois même tellement rudimentaire, par exemple chez les Sphinx, que son existence a été révoquée en doute (*h*), quoique, en réalité, cet appendice ne manque jamais.

La trompe est souvent très longue : chez le *Sphinx ligustri*, et le *Macroglossa stellatarum*, par exemple (*i*) ;

(*a*) Cuvier, *Leçons d'anatomie comparée*, 1805. t. III, p. 323.
(*b*) Latreille, *Histoire des Crustacés et des Insectes*, t. II, p. 140.
(*c*) Spinola, *Considerazioni sulla bocca degli Insetti*, p. 23 (Gênes, sans date).
(*d*) Savigny, *Op. cit.* (*Mém. sur les Anim. sans vertèbr.*, t. 1, p. 4, pl. 1, fig. 1 ; fig. 2², et 3², *a*).
— Doyère, *Atlas du Règne animal* de Cuvier, INSECTES, pl. 134, fig. 1 *b*, 1 *c*, *a*.
— Newport, INSECTA (Todd's *Cyclop.*, t. II, p. 900, fig. 377).
(*e*) Savigny, *Op. cit.*, pl. 1, fig. 1, *i*.
— Doyère, *loc. cit.*, pl. 131. fig. 1 *b*, 1 *c*, *b*.
(*f*) Réaumur, *Mém. pour servir à l'histoire des Insectes*, t. III, p. 280, pl. 20, fig. 16.
(*g*) Savigny, *Op. cit.*, pl. 3, fig. 3².
(*h*) Newman, *On the External Anatomy of Insects* (*Entom. Magaz.*, p. 84).
(*i*) Voyez l'*Atlas du Règne animal* de Cuvier, INSECTES, pl. 147, fig. 2 *a*.

Insectes de l'ordre des Hémiptères, un instrument de succion qui n'est pas une simple pipette, comme la trompe des Papillons, mais un appareil perforant que je comparerai à une petite canule renfermant un poinçon aigu, dont les chirurgiens font usage dans l'opération de la ponction (1). En effet, la bouche des Hémiptères se prolonge en forme de tube, et dans l'intérieur de cet organe on trouve deux paires de stylets mobiles dont la pointe peut dépasser l'extrémité de leur étui, et pratiquer dans les tissus des Animaux ou des plantes dont ces Insectes

mais dans d'autres espèces de la même famille, telles que le *Smerinthus ocellatus* (a), elle est fort courte, et chez les Hépiales elle est rudimentaire. Tantôt elle est presque nue, d'autres fois couverte d'écailles épidermiques, et souvent on y remarque une multitude de papilles qui hérissent en avant sa partie terminale : par exemple, chez les Vanesses (b). Ainsi que je l'ai déjà dit, les deux demi-cylindres qui la constituent sont creusés d'une gouttière longitudinale à leur face interne, et, en se réunissant, forment ainsi un tube. Lorsqu'on fait une section transversale de la trompe, on voit la lumière de ce conduit sur la ligne médiane, et l'on remarque aussi un tube vers le centre de chaque filet maxillaire (c): mais c'est à tort que quelques auteurs ont considéré ces dernières cavités comme servant à la succion (d); elles ne s'ou-

vrent pas au dehors, et sont formées par les trachées aérifères entourées d'autres parties molles. Il est aussi à noter que ces deux appendices sont réunis par une multitude de crochets microscopiques qui en garnissent le bord interne (e), et que leur face interne est simplement membraneuse, tandis que leur surface extérieure et convexe est de consistance cornéeuse. Enfin, il existe dans leur intérieur des fibres musculaires.

La lèvre inférieure (f) est constituée par un support, ou menton, de forme triangulaire, sur lequel est articulée une paire de palpes composés chacun de deux ou de trois articles, et variant beaucoup quant à leurs formes et leurs dimensions (g). Quelques auteurs désignent ces appendices sous le nom de *barbillons*.

(1) Le trocart.

(a) Voyez l'*Atlas du Règne animal* de Cuvier, INSECTES, pl. 147, fig. 1 a.
(b) Newport, *Insecta* (Todd's *Cyclop.*, t. II, p. 904, fig. 378).
(c) Savigny, *Op. cit.*, pl. 2, fig. 1 c.
— Doyère, *Atlas du Règne animal* de Cuvier, INSECTES, pl. 131, fig. 1 d.
(d) Réaumur, *Mém. pour servir à l'hist. des Insectes*, t. I, p. 235, pl. 9, fig. 9 et 10.
(e) Idem, *ibid.*, t. I, p. 237, pl. 9, fig. 6.
— Newport, *Insecta* (Todd's *Cyclop.*, t. II, p. 904, fig. 378).
(f) Savigny, *Op. cit.*, pl. 1, fig. 2 u, etc.
— Doyère, *loc. cit.*, pl. 131, fig. 1 c.
(g) Exemples : l'*Herminia emortualis*, où les palpes labiaux sont très longs (*Règne animal*, pl. 156, fig. 8 a), et le *Zerene grossulariata*, où ils sont très petits (*Op. cit.*, pl. 156, fig. 6 a).

veulent sucer les humeurs une piqûre dans laquelle ce tube s'engage ensuite et pompe le liquide épanché (1).

La lèvre inférieure, qui est presque sans usage chez les Lépidoptères, joue ici un rôle important ; elle constitue la presque totalité de la canule de cette espèce de trocart où pipette armée. En effet, la portion moyenne de ce membre s'allonge beaucoup, et ses bords latéraux se recourbent en avant, puis en dedans, de façon à se rencontrer dans presque toute leur longueur et à constituer de la sorte un tube (2). En avant, la partie basilaire de ce conduit est complétée par le labre, qui s'allonge aussi et se loge dans l'espace laissé entre les bords de la lèvre inférieure. Les mâchoires se trouvent ainsi entourées par les deux lèvres, et, s'allongeant aussi excessivement, constituent dans l'intérieur de cette gaîne une paire de stylets grêles et acérés. Enfin, les mandibules, qui se réduisent à l'état de simples vestiges chez les Lépidoptères, prennent ici un développement semblable à celui des mâchoires, et constituent une seconde paire de stylets dans l'intérieur du tube labial (3). La

(1) Linné et Fabricius ont désigné cet appareil sous le nom de *rostre;* Kirby l'a appelé *promuscis.*

(2) Le tube labial (*a*) est composé en général de quatre articles réunis bout à bout, et il présente en avant une fente médiane. Chez quelques Hémiptères, les Nèpes, par exemple, on remarque de chaque côté de la portion basilaire de cet organe un appendicule qui est généralement considéré comme le palpe lingual (*b*); mais cette détermination me semble très critiquable, et diverses raisons qu'il serait trop long d'exposer ici me portent à penser que les palpes réunis entre eux, comme le sont les deux moitiés du menton, constituent les trois derniers articles de la gaîne labiale.

(3) Les appendices qui représentent les mâchoires et les mandibules sont des stylets très grêles et renflés à leur base. Leur extrémité est tantôt simple (par exemple, chez les Pentatomes), d'autres fois armée d'une rangée de petites pointes récurrentes, comme une flèche barbelée, ainsi que cela se voit aux mâchoires des Nèpes (*c*).

(*a*) Savigny, *Théorie de la bouche,* pl. 4, fig. 2³, etc.
— Doyère, *Atlas du Règne animal* de Cuvier. pl. 88, fig. 2 *a*, etc.
(*b*) Savigny, *Op. cit.,* pl. 4, fig. 3¹, 3², *5.* — M. Doyère a trouvé, chez le *Ranatra linearis,* deux petits appendices qui naissent du troisième article, et qu'il assimile à ceux observés par Savigny. Il les appelle, mais par inadvertance, sans doute, des *palpes maxillaires* (*Atlas du Règne animal* de Cuvier, INSECTES, pl. 94, fig. 3 *a*).
(*c*) Savigny, *Op. cit.,* pl. 4, fig. 3¹ et 3*o*.

forme et les caractères accessoires de l'appareil de succion
ainsi constitué varient un peu : chez les Cigales, par exemple, il
se trouve refoulé jusque entre la base des pattes antérieures,
tandis que chez les Punaises il est placé sous le front; mais sa
structure est partout essentiellement la même (1).

Appareil
buccal
des
Diptères.

§ 14. — Les Mouches et les autres Diptères sont aussi des
Insectes dont la bouche est organisée pour la succion (2); mais
l'espèce de trompe dont ces Animaux sont pourvus ne ressemble ni à la pipette des Lépidoptères, ni au suçoir des Hémiptères. Elle se compose cependant des mêmes matériaux
organiques, seulement plusieurs de ces parties ont subi des
modifications plus profondes; on y rencontre des variations
beaucoup plus considérables que dans les ordres dont l'étude
vient de nous occuper, et les analogies y sont souvent plus
difficiles à saisir (3). Chez quelques espèces, cet appareil est

(1) Chez la Cigale de l'orme, il
existe, indépendamment de la gaîne
du suçoir formée par la lèvre inférieure et le labre, et des quatre stylets
constitués par les mandibules et les
mâchoires, quelques pièces accessoires qui paraissent correspondre aux
palpes maxillaires (a).

Il est aussi à noter que chez certains Pucerons cet appareil s'allonge
beaucoup, et dans le repos se re-
ploie en arrière, de façon à dépasser
beaucoup l'abdomen et à simuler une
queue à l'arrière du corps de l'Insecte (b). Chez les *Coccus*, le tube du
suçoir n'est représenté que par un
tubercule conique très court; mais
les stylets maxillaires et mandibulaires
s'allongent excessivement, et se re-

plient en forme d'anse dans la cavité
abdominale, où ils paraissent être
logés dans une gaîne membraneuse (c).

(2) Le régime des Diptères varie
beaucoup. Les uns, les Cousins, par
exemple, vivent du sang de l'Homme
ou de divers Animaux, dont ils piquent
la peau pour en tirer ce liquide;
d'autres, tels que les Empides, font la
chasse aux petits Insectes dont ils sucent
les humeurs; il en est aussi qui s'a-
breuvent des liquides contenus dans
les matières animales en putréfaction,
diverses Mouches, par exemple; mais
la plupart des Insectes de cet ordre se
nourrissent du suc des fleurs.

(3) L'étude de l'appareil buccal des
Diptères n'a été qu'ébauchée par Savi-

(a) Brandt et Ratzeburg, *Medicinische Zoologie*, t. II, p. 207, pl. 27, fig. 11 à 19.
(b) Réaumur, *Mém. pour servir à l'histoire des Insectes*, t. III, pl. 29, fig. 11 à 14.
(c) Brandt et Ratzeburg, *Op. cit.*, t. II, p. 215, pl. 27, fig. 1 à 4.

d'une longueur démesurée, comparativement à la grandeur du corps de l'Animal : par exemple, chez les Némestrines d'Égypte, où il est en même temps extrêmement grêle (1). Chez d'autres, telles que la Mouche de la viande, il est trapu, coudé et terminé par une sorte de grand disque charnu. Enfin il est aussi des espèces où il est fort réduit, et l'on remarque également des différences importantes dans le nombre des instruments vulné-rants dont il est pourvu.

C'est chez les Cousins que l'armature buccale paraît avoir le plus haut degré de complication, et, à raison de la petitesse de ses parties constitutives, plusieurs de celles-ci ont échappé à l'attention de la plupart des observateurs. On y remarque d'abord une sorte d'étui grêle et allongé qui en occupe la partie inférieure et qui loge une espèce de dard ou de poinçon ; puis, insérée près de sa base, une paire de petits palpes. Ces parties ont été aperçues dès qu'on a pu se servir d'une forte loupe pour en faire l'étude ; mais, lorsqu'on examine de plus près l'espèce de dard dont je viens de parler, on voit qu'elle est très complexe, et se compose de cinq aiguilles réunies en un faisceau qui est en partie embrassé par une sixième lancette un

guy, et laisse encore beaucoup à dési-rer. Cependant, plus récemment, Newport a fait à ce sujet des recher-ches importantes ; et M. Blanchard, après avoir donné, dans l'atlas de la grande édition du *Règne animal* de Cuvier, une série de bonnes figures de cette partie de la tête dans toutes les principales divisions de l'ordre, a publié une note très intéressante sur la théorie de sa composition ana-tomique (a). On doit aussi à M. Gerst-feldt des observations sur le même sujet (b).

(1) La Némestrine d'Égypte est un Diptère à corps velu de la famille des Tanystomes, voisin des Anthrax, qui paraît vivre du suc des fleurs ; sa trompe est filiforme et a trois ou quatre fois la longueur du corps (c).

(a) Saviguy, *Théorie de la bouche*, p. 13, pl. 4, fig. 1.
— Newport, art. INSECTA (Todd's *Cyclop. of Anat. and Physiol.*, 1839, t. II, p. 900 et suiv.).
— Blanchard, *De la composition de la bouche dans les Insectes de l'ordre des Diptères* (*Comptes rendus de l'Acad. des sciences*, 1850, t. XXXI, p. 424).
(b) Gerstfeldt, *Ueber die Mundtheile der saugenden Insecten* (disscrt. inaug.). Dorpat, 1853.
(c) Voyez l'*Atlas du Règne animal* de Cuvier, INSECTES, pl. 168, fig. 5.

peu plus large et infléchie latéralement en manière de gouttière renversée. Cette dernière pièce est impaire et s'insère au bord frontal de la bouche ; elle correspond donc au labre des autres insectes. Les deux stylets situés immédiatement au-dessous sont pairs et dentelés près du bout ; ils doivent être considérés comme les analogues des mandibules. Une seconde paire d'aiguilles cornées, qui ont à peu près la même forme, représente les mâchoires, et, quand on les désarticule avec soin, on voit que les appendices palpiformes dont il a déjà été question y sont attachés ; ceux-ci sont par conséquent des palpes maxillaires. Enfin, la sixième aiguille est impaire, et elle paraît être formée par la languette ou branche interne de la lèvre inférieure, dont les branches externes ou principales constitueraient l'étui où tout ce faisceau de stylets se loge quand l'appareil est au repos (1).

(1) Swammerdam fut le premier à faire connaître d'une manière générale la conformation du suçoir des Cousins, et bientôt après, l'examen de cet organe fut porté plus loin par son contemporain Leeuwenhoek. Réaumur ajouta de nouvelles observations sur ce sujet (a) ; mais, jusque dans ces derniers temps, la plupart des entomologistes ont laissé inaperçues plusieurs des parties constituantes de cet appareil, bien qu'elles eussent été toutes aperçues et figurées vers le milieu du siècle dernier par un naturaliste italien, l'abbé Roffredi (b). La détermination de la plupart des pièces énumérées ci-dessus ne laisse aucune incertitude, et tous les entomologistes sont aujourd'hui d'accord pour considérer la lamelle impaire supérieure comme un labre, et les deux paires de stylets comme les représentants des mandibules et des mâchoires. Robineau-Desvoidy avait pensé que les palpes appartenaient à la lèvre supérieure (c) ; mais les observations de M. Westwood prouvent qu'ils dépendent des mâchoires. Il est évident que la gaîne ou demi-étui inférieur correspond à la lèvre inférieure. Reste donc seulement le sixième sty-

(a) Swammerdam, *Histoire générale des Insectes*, 1682, pl. 3, fig. B, C.
— Leeuwenhoek, *Arcana Naturæ*, epist. LXIV, fig. 1-9.
— Réaumur, *Mémoire pour servir à l'histoire des Insectes*, t. IV, p. 603, pl. 41 et 42.
(b) Roffredi, *Mém. sur la trompe du Cousin et sur celle du Taon* (*Mélanges de philosophie et de mathématiques de la Société royale de Turin pour 1766 à 1709*, t. IV, p. 1, pl. 1 à 3).
(c) Robineau-Desvoidy, *Essai sur la tribu des Culicides* (*Mém. de la Société d'histoire naturelle de Paris*, 1827, t. III, p. 399).

Chez d'autres Diptères, les Taons, par exemple, la bouche est constituée à peu près de la même manière (1); mais, chez la plupart des Insectes de cet ordre, on y remarque de grandes différences dépendantes, les unes de la substitution de certains appendices impairs à des pièces qui d'ordinaire sont doubles et symétriques, d'autres d'un développement excessif de diverses parties de la lèvre inférieure et du chevauchement qui parfois en résulte, ou bien encore de l'atrophie de quelques autres parties de cet appareil complexe. Ainsi, chez les Tipulaires, qui sont très voisins des Cousins, la portion basilaire de la trompe se développe beaucoup; il en est de même pour les palpes maxillaires. Mais tous les appendices qui constituent les organes perforants dont je viens de parler sont

let, qui est médian et qui a échappé aux recherches de la plupart des auteurs, excepté Roffredi, Curtis et M. Westwood (a). Ce dernier naturaliste le considère comme étant l'analogue de la languette, et je partage son opinion; mais je dois ajouter que cet organe correspond aussi à une lame allongée découverte par Savigny dans la trompe d'un autre Diptère (le *Tabanus italicus*), et désignée par cet anatomiste sous le nom d'*hypopharynx*, parce qu'il l'assimilait à une partie interne de la bouche dont j'ai déjà eu l'occasion de parler (b). Quant à la gaîne inférieure, elle appartient certainement à la lèvre inférieure; mais je suis porté à croire qu'elle n'est pas fournie par la portion linguale de

cet organe, comme on l'admet généralement, et qu'elle se compose des deux palpes labiaux réunis sur la ligne médiane.

(1) Chez les Taons, les appendices buccaux sont moins effilés que chez les Cousins, et, au-dessous du labre, on trouve une paire de mandibules en forme de lames allongées, une paire de mâchoires dont la branche principale est styliforme et le palpe grand et lamelleux; enfin, une lèvre inférieure terminée par deux grands lobes ovalaires, et entre cet organe et le labre une lame impaire que Savigny considère comme une langue ou hypopharynx (c), mais que Newport a mieux déterminée en l'appelant une *languette* (d).

(a) Curtis, *British Entomology*, t. VIII, pl. 537.
— Westwood, *Introduction to the modern Classification of Insects*, 1840, t, II, p. 508, fig. 1242.
(b) Voyez ci-dessus, page 518.
(c) Savigny, *Théorie de la bouche des Insectes*, p. 13, pl. 4, fig. 1.
— Gerstfeldt, *Ueber die Mundtheile der saugenden Insecten*, pl. 1, fig. 8, 9 et 10.
(d) Newport, art. INSECTA (Todd's *Cyclop.*, t. II, p. 904).

en général rudimentaires ou représentés seulement par des lobes foliacés (1).

La soudure des mandibules entre elles, ou la substitution d'un stylet médian à ces deux organes pairs, est un phénomène analogue à celui dont la lèvre inférieure de tous les Insectes nous offre un exemple, et elle se voit chez beaucoup de Diptères. Un stylet impair se trouve alors au-dessous du labre, qui tantôt conserve la forme grêle et allongée si remarquable chez les Cousins, d'autres fois se raccourcit ou disparaît (2).

(1) La forme générale de l'appareil buccal des Tipules a été représentée par Réaumur (a); mais la disposition des parties terminales se voit mieux dans une figure donnée par M. Blanchard. Les palpes sont remarquablement longs et composés de six articles (b); du reste, il existe chez les différents Tipulaires des variations considérables dans la conformation de cette espèce de trompe protractile, et quelquefois elle ressemble beaucoup à ce que nous avons rencontré chez les Cousins (c).

(2) Cette transformation des mandibules en un appendice impair et médian a été constatée d'abord par Newport chez l'*Asilus crabroniformis* et quelques autres Diptères (d), puis par M. Blanchard chez un beaucoup plus grand nombre de ces Insectes (e). D'autres naturalistes considèrent ce stylet comme un hypopharynx (f).

Comme exemple de ce mode d'organisation chez les Insectes dont l'appareil buccal est, du reste, disposé à peu près comme chez les Cousins, je citerai les *Empis*. On leur voit : 1° un labre sétiforme et très long ; 2° un grand stylet maxillaire ; 3° une paire de mâchoires également sétiformes et portant à leur base des palpes simples et grêles; 4° une lèvre inférieure très allongée et creusée en gouttière à sa face supérieure (g). Chez les Bombyles, la lèvre supérieure paraît être, au contraire, très courte et réduite à une petite lame obtuse, tandis que les autres parties de la bouche sont fort allongées. Le stylet mandibulaire impair est robuste ; mais les mâchoires ne sont représentées que par une paire de soies très grêles et des palpes fort réduits. Enfin, la lèvre inférieure s'allonge excessivement et se termine par deux branches divergentes (h).

(a) Réaumur, *Mémoire pour servir à l'histoire des Insectes*, t. V, pl. 2, fig. 8.
(b) Blanchard, INSECTES de l'*Atlas du Règne animal* de Cuvier, pl. 162, fig. 5 a.
(c) Voyez Westwood, *An Introd. to the modern Classification of Insects*, t. II, p. 513.
(d) Newport, *Op. cit.* (Todd's *Cyclop, of Anat. and Physiol.*, t. II, p. 904).
(e) Blanchard, *De la composition de la bouche dans les Insectes de l'ordre des Diptères (Comptes rendus de l'Académie des sciences*, 1850, t. XXXI, p. 425).
(f) Savigny, *Théorie de la bouche*, p. 13.
   — Gerstfeldt, *Ueber die Mundtheile der saugenden Insecten*, p. 30.
(g) Blanchard, *Atlas du Règne animal* de Cuvier, INSECTES, pl. 166, fig. 1 a, 1 b.
(h) Idem, *ibid.*, pl. 167, fig. 6 a.

Le grand développement de la lèvre inférieure porte quelquefois sur la portion basilaire de cet organe, qui constitue alors, pour la totalité de la trompe, une espèce de support mobile; d'autres fois il affecte la portion terminale, qui s'élargit extrêmement et constitue une sorte de palette ou de disque charnu. Cette disposition se remarque chez les Anthrax, dont la bouche est du reste conformée à peu près comme celle de plusieurs des Diptères dont je viens de parler (1); mais elle est portée beaucoup plus loin chez les Mouches, où elle coïncide avec d'autres modifications de structure très considérables. En effet, chez ces Insectes, l'appareil buccal consiste en une grosse trompe coudée, qui porte en dessus une paire de palpes, qui est armée de deux stylets médians, et qui est terminée par un grand disque ou lobe ovalaire. Sa portion basilaire, dépendante de la lèvre inférieure, est membraneuse, et chevauche sur les parties voisines de façon à les engainer plus ou moins complétement et à repousser en avant le labre, qui constitue, comme d'ordinaire, un stylet médian, et qui s'avance au-dessus de la portion antérieure de la lèvre inférieure. Un second stylet, également impair et situé au-dessus du précédent, représente les mandibules, et se continue postérieurement avec une paire de branches cornées entre lesquelles se trouve un troisième organe impair. Celui-ci est formé d'une large lame

(1) Chez les Anthrax, l'appareil buccal se compose de deux gros stylets impairs et médians, de deux paires d'appendices sétacés et d'une grosse lèvre inférieure charnue. Le stylet médian supérieur est le labre; le second stylet impair représente les mandibules; enfin, les deux paires de soies allongées situées au-dessous sont formées par les mâchoires et leurs palpes (a).

Chez les Mydas, la conformation du labre et du stylet mandibulaire est la même; mais les mâchoires sont réduites à une paire d'appendices palpiformes, tandis que la lèvre inférieure, de consistance charnue, devient extrêmement grosse (b).

(a) Blanchard, *Atlas du Règne animal* de Cuvier, INSECTES, pl. 168, fig. 2 *a*.
(b) Idem, *ibid.*, pl. 172, fig. 2 *a*.

médiane ployée longitudinalement en manière de gouttière et
cachée dans l'intérieur de la trompe, mais portant une paire
de palpes qui se montrent au dehors à la partie supérieure de
cet organe ; il correspond aux mâchoires des autres Insectes.
Enfin, la lèvre inférieure est extrêmement développée, et sa
portion terminale, au lieu de se bifurquer seulement, se renverse en bas et en dehors, de façon à constituer une espèce de
disque ou de suçoir. Ainsi, chez ces Diptères, tous les appendices principaux, qui d'ordinaire sont pairs et bilatéraux, sont
représentés par des organes impairs et médians (1). Chez
d'autres Insectes du même ordre, l'appareil buccal se simplifie
davantage, et chez certaines larves les mandibules paraissent
être devenues des organes de fixation plutôt que des instruments
destinés à effectuer la préhension des aliments (2).

(1) M. Blanchard a donné une très
belle figure de cette partie de l'appareil buccal chez la Mouche de la viande
(*Musca vomitoria*), et il a déterminé les
différents appendices comme je viens
de l'indiquer, non-seulement par leurs
rapports de position, mais par la considération des nerfs qui s'y rendent (a).

(2) Ainsi les larves d'Œstre qui vivent à la manière des Vers intestinaux
dans l'estomac ou dans d'autres cavités intérieures de divers Mammifères,
ont la bouche armée d'une paire de
crochets qui ne paraissent être autre
chose que les mandibules. On y trouve
aussi deux petites pièces, cornées et
denticulées sur les bords, qui semblent
devoir représenter les mâchoires (b).
Il est aussi à noter que ces larves sont
pourvues de crochets épidermiques qui
entourent leur extrémité céphalique, et
qui servent également à les fixer à la
membrane muqueuse sur laquelle elles
doivent rester cramponnées. On trouve
un mode d'organisation assez analogue chez la larve du *Sarcophaga
hæmorrhoidalis* (c), du *Piophila Petasionis* (d), du *Sapromyza blepharipteroides* (e). Enfin, chez d'autres
larves, ces appendices ne consistent
d'abord qu'en une paire de papilles
molles qui se transforment en mandibules cornées vers l'époque où ces
Insectes doivent se frayer un chemin

(a) Blanchard, *Atlas du Règne animal* de Cuvier, INSECTES, pl. 178, fig. 1 a, 1 b.
(b) Joly, *Recherches zoologiques, anatomiques, physiologiques et médicales sur les Œstrides*,
1846, p. 34, pl. 5, fig. 1 à 5, etc.
(c) Léon Dufour, *Études anatomiques et physiologiques sur une Mouche*, p. 5, pl. 1, fig. 1
(extr. de l'*Académie des sciences, Sav. étrang.*, t. IX).
(d) Idem, *Histoire des métamorphoses et de l'anatomie du* Piophila Petasionis (*Ann. des sciences
nat.*, 3ᵉ série, 1844, t. 1, p. 372, pl. 16, fig. 8 et 10).
(e) Idem, *Mém. sur les métamorphoses de plusieurs larves fongivores appartenant à des
Diptères* (Annales des sciences nat., 2ᵉ série, 1839, t. XII, p. 5, pl. 5, fig. 75, etc., et t. XIII,
p. 148, pl. 3).

Enfin, d'autres modifications se rencontrent dans la bouche de quelques insectes suceurs, tels que les Hippobosques, les Puces et les Poux ; mais elles ne paraissent pas porter sur le plan fondamental suivant lequel cet appareil est généralement organisé dans cette classe d'Animaux, et elles ne sont pas assez bien connues pour que je m'y arrête ici (1). J'ajouterai seulement

dans la peau des Animaux qu'ils habitent : cela se voit chez les Strepsiptères (a) et chez les jeunes larves de *Microgaster* (b).

(1) L'appareil buccal des Diptères de la famille des Pupipares ou Hippobosciens est très remarquable ; mais, quoiqu'il ait été étudié successivement par Lyonnet, Latreille, Newport, M. Léon Dufour et M. Westwood, on ne le connaît encore que très imparfaitement, et la détermination de ses différentes pièces constitutives est fort incertaine (c). On y distingue deux appendices valvulaires qui, dans l'état de repos, sont rapprochés et dirigés en avant, de façon à avoir l'apparence d'un rostre cylindrique, et qui logent entre eux une sorte de trompe protractile composée d'un stylet filiforme impair (ou peut-être bifide), emboîté dans un tube résultant du rapprochement de deux appendices sétacés. La portion basilaire de cette trompe est articulée sur des branches cornées courbes, qui sont logées dans l'intérieur de la tête, et qui paraissent jouer le rôle de ressorts pour déterminer la protraction de l'appareil. Dans les genres *Hippobosca* et *Oxypterum* (d), la trompe est courte ; mais chez le *Melophagus*, elle est extrêmement longue (e).

La bouche des Puces, dont la structure a été entrevue par Leeuwenhoek et par plusieurs autres anciens micrographes (f), mais bien étudiée pour la première fois par Savigny, et décrite avec plus de détail par Dugès (g), est armée de stylets à peu près comme celle de quelques Diptères ; mais les zoologistes ne sont pas d'accord sur la détermination de ces pièces. On y remarque d'abord latéralement une paire d'appendices lamelleux qui portent à leur base un palpe articulé (h) et qui correspondent aux mâchoires ; un peu en avant nais-

(a) Siebold, *Ueber Strepsiptera (Archiv für Naturgeschichte*, 1843. t. I, p. 159, pl. 7, fig. 3).
(b) Ratzeburg, *Die Forst-Insekten*, t. III, pl. 9, fig. 26 et 32.
(c) Westwood, *Introd. to the modern Classific. of Insects*, t. II, p. 581.
(d) Lyonnet, *Recherches sur l'anatomie et les métamorphoses de différentes espèces d'Insectes*, pl. 1, fig. 5 à 13.
— Léon Dufour, *Études anatomiques et physiologiques sur les Insectes Diptères de la famille des Pupipares (Ann. des sciences nat.*, 3e série, 1845, t. III, p. 52, pl. 2, fig. 1).
(e) Newport, art. INSECTA (Todd's *Cyclop.*, t. II, p. 906, fig. 381).
(f) Leeuwenhoek, *Arcana Naturæ detecta*, 1722, p. 332, fig. 8, 9 et 10.
— Hooke, *Micrographia*, pl. 34 (1667).
(g) Savigny, *Théorie des pièces de la bouche*, p. 28.
— Dugès, *Recherches sur les caractères zoologiques du genre* Pulex (*Ann. des sciences nat.*, 1re série, 1832, t. XXVII, p. 149).
(h) Ces palpes maxillaires ont été pris pour des antennes par Fabricius et plusieurs autres entomologistes.

que, dans quelques cas, la constitution d'un instrument de succion à l'aide des matériaux organiques propres à former un appareil masticateur, s'obtient sans aucun des changements considérables que nous venons de passer en revue. Ainsi, chez la larve du Fourmilion, ce résultat est réalisé par le creusement d'une gouttière le long de la face inférieure des crochets mandibulaires que l'Animal enfonce dans la proie dont il veut pomper les humeurs (1).

sent deux lames étroites allongées et denticulées sur les bords, qui paraissent être les analogues des mandibules, et sur la ligne médiane un stylet impair qui est probablement le labre, mais que Savigny regarde comme étant la langue ou hypopharynx (a). Enfin, plus en arrière ou en dessous, on voit une sorte de gaîne bivalve et composée de plusieurs articles, qui paraît être constituée par les palpes labiaux, et qui est courte chez le *Pulex penetrans* (b) et le *Pulex Canis* (c), mais aussi longue que les autres appendices buccaux chez la Puce commune ou *Pulex irritans*, et les recouvrant pendant le repos (d).

L'appareil buccal des Poux est beaucoup plus simple (e); il se compose d'une sorte de trompe molle et garnie de crochets, qui est rétractile et qui loge dans son intérieur des petits stylets aigus.

(1) Réaumur a fait connaître cette

disposition curieuse. Les larves du Fourmilion se bornent à sucer le corps des Insectes dont elles s'emparent à l'aide de leurs puissantes mandibules disposées en forme de pince au-devant de leur tête, et il existe à la face inférieure de chacun de ces crochets une gouttière qui loge les mâchoires. Ces derniers appendices ont la forme d'un stylet courbe et sont susceptibles de se mouvoir d'avant en arrière avec une grande rapidité. Réaumur les a vus fonctionner de la sorte avec beaucoup d'activité pendant la succion, et il les considère comme agissant à la manière du piston dans une pompe (f).

Il en est à peu près de même chez la larve de l'Hémérobe (g) et chez celle des Dytisques, où les mandibules, comme nous l'avons déjà vu, sont très allongées et canaliculées, mais ne logent pas les mâchoires (h).

J'ajouterai que chez une larve indé-

(a) D'après Savigny, le labre manquerait (*Théorie des pièces de la bouche*, p. 28).
(b) Dugès, *Note sur les caractères zoologiques des Pulex pénétrants* (Ann. des sciences nat., 2e série, t. VI, p. 133, pl. 7, fig. 1).
(c) Curtis, *British Entomology*, t. VII, pl. 114, fig. A, B, C.
(d) Westwood, *Introd. to the modern Classific. of Insects*, t. II, p. 489, fig. 123, 3 à 7.
— Dujardin, *Nouveau Manuel de l'observateur au microscope*, atlas, pl. 15.
— Swammerdam, *Biblia Naturæ*, pl. 2, fig. 3 et 4.
(e) Blanchard, *Atlas du Règne animal de Cuvier*, INSECTES, pl. 14, fig. 1 a, 1 b.
(f) Réaumur, *Mém. pour servir à l'histoire des Insectes*, t. VI, p. 361, pl. 33, fig. 4 à 8.
— Gerstfeldt, *Ueber die Mundtheile der saugenden Insecten*, pl. 2, fig. 41 à 43.
(g) Ratzeburg, *Die Forst-Insekten*, t. III, pl. 16, fig. 6 *.
(h) Idem, ibid., pl. 2, fig. 40.

§ 15. — Les Arachnides sont aussi des Animaux qui, pour la plupart, sont destinés à vivre de liquides seulement (1), et leur bouche est par conséquent toujours conformée pour la succion ; mais ils sont en général chasseurs, et, pour s'emparer des Insectes dont ils font leur proie et dont ils hument les fluides nourriciers, il leur faut de puissants organes de préhension (2). Aussi leur bouche est-elle entourée d'instruments de ce genre, et, en l'étudiant attentivement, on a pu reconnaître que son armature est constituée à l'aide de maté-

terminée, mais paraissant appartenir à quelque Névroptère voisin des Hémérobes, M. Grube a trouvé deux tubes suceurs très longs et fort grêles qui s'avancent entre les antennes, et qui semblent être formés chacun par la réunion de la mandibule et de la mâchoire du même côté. Ces appendices conduisent dans la cavité buccale (a).

(1) Quelques-uns de ces Animaux écrasent leur proie et en avalent des fragments. Cela a été constaté d'abord pour les Galéodes ou Solpuges, qui rongent non-seulement le corps des Insectes dont elles font leur proie ordinaire, mais parfois aussi dévorent les parties molles d'un Lézard ou de quelque autre Animal d'un volume très considérable (b). L'examen des matières contenues dans l'estomac des Faucheurs (Phalangium opilio) a fait voir aussi que ces Arachnides avalent les parties dures aussi bien que les humeurs des Insectes dont ils se nourrissent (c).

(2) Les Araignées, les Scorpions et la plupart des autres Arachnides se nourrissent principalement d'Insectes vivants, et quelques-uns de ces Animaux déploient un instinct remarquable dans la construction des toiles ou autres piéges qu'ils tendent pour s'emparer de leur proie. On en connaît qui capturent ainsi, non-seulement des Mouches et d'autres Insectes d'un volume plus considérable, mais même de petits Oiseaux (d). Du reste, ils sont généralement fort sobres et peuvent supporter l'abstinence pendant très longtemps. Ainsi différents entomologistes ont conservé des Scorpions vivants pendant six et même neuf mois dans des boîtes où ces Animaux ne pouvaient trouver aucune nourriture (e).

(a) E. Grube, Beschreibung einer auffallenden, in Süsswasserschwämmen lebenden Larve (Archiv für Naturgeschichte, 1843, t. I, p. 332, pl. 10, fig. 1 et 2).
(b) Hutton, Observ. on the Habits of a large Species of Galeodes (Ann. of Nat. Hist., 1843, t. XII, p. 81).
(c) Tulk, On the Anatomy of Phalangium opilio (Ann. of Nat. Hist., 1843, t. XII, p. 246).
(d) Walckenaer, Histoire des Insectes aptères, t. I, p. 169.
— Mac Leay, On Doubts respecting the Existence of Bird-catching Spiders (Ann. of Nat. Hist., 1843, t. VIII, p. 524).
— Shuckard, On Bird-catching Spiders (Ann. of Nat. Hist., t. VIII, p. 435).
(e) L. Dufour, Histoire anatomique et physiologique des Scorpions, p. 624 (extr. des Mém. de l'Acad. des sciences, Savants étrangers, t. XIV).

riaux analogues à ceux dont se compose l'appareil masticateur d'un Insecte; mais, en général, les appendices qui, chez ces derniers, jouent le principal rôle, manquent pour la plupart ou ne se trouvent qu'à l'état rudimentaire, et les parties les plus importantes sont fournies par d'autres membres du même système.

Scorpion.

Comme premier exemple, prenons un Scorpion. Sous le bord antérieur de la tête se trouve articulée une paire de petites pinces didactyles appelées *chélicères*, qui se portent directement en avant et qui servent à saisir les aliments (1). Une autre paire de membres situés sur les côtés de la bouche remplit des fonctions analogues, mais avec beaucoup plus de puissance. Ce sont des pattes-mâchoires qui ont la forme de grands bras; elles se dirigent en avant et se terminent par une grosse main à deux doigts conformés en manière de pince (2). Entre leur base,

(1) Ces organes, appelés par les uns *mandibules*, par les autres *forcipules*, ou bien encore *antennes-pinces* et *chélicères*, sont composés chacun d'un article basilaire dont l'angle antéro-inférieur se prolonge en manière de doigt, et d'un article terminal qui s'insère au-dessus de la base de cet apophyse et forme avec elle une pince à deux branches (*a*).

(2) L'article basilaire ou hanche de ces pattes-mâchoires est dirigé en avant, et présente en dedans une large surface qui est souvent garnie d'une bordure de poils roides (*b*), et qui, en s'appliquant contre son congénère, constitue une sorte de pince à deux branches ou de pressoir dont l'action sur les aliments en facilite la succion. Les articles suivants (le trochite, le méroïte et le sclérite) sont à peu près

cylindriques et n'offrent rien de remarquable; enfin, le tarsite est très renflé, en forme de main, et porte à sa partie antérieure un prolongement dactyliforme contre lequel s'applique le dactylite, ou article terminal, de façon à constituer une pince semblable à celle des Crabes et des Écrevisses. Les Scorpions font la chasse le soir, et saisissent avec ces pinces leur proie, qui consiste généralement en Insectes, puis la portent près de leur bouche, où elle est promptement écrasée par l'action des coxognathites. Lorsqu'ils se sont emparés ainsi d'un Insecte vigoureux, ils ont quelquefois recours à leur dard caudal pour le tuer avant que de le sucer; mais, en général, cet instrument, dont le venin est très puissant, est seulement employé comme arme défensive.

(*a*) Voyez l'*Atlas du Règne animal* de Cuvier, ARACHNIDES, pl. 17, fig. 1, 1 *e*, et pl. 18, fig. 1, 1 *a*.

(*b*) Savigny, *Égypte*, ARACHNIDES, pl. 8, fig. 1*.

qui est disposée de façon à pouvoir saisir les aliments, on trouve un tubercule comprimé en forme de carène, qui est garni d'une petite pièce solide impaire et médiane au-dessous de laquelle est l'orifice buccal (1). Enfin, la partie postérieure de cet appareil péristomien est constituée par une sorte de lèvre sternale formée d'une pièce médiane semi-ovalaire et de deux pièces latérales qui ressemblent à des mâchoires et qui embrassent la précédente. Ces lames maxilliformes ne sont que des prolongements de la hanche ou article basilaire des pattes de la première paire, qui ressemblent beaucoup à celles des Crustacés du genre Limule, où ces organes servent à la mastication aussi bien qu'à la locomotion. Enfin, la pièce médiane est constituée de la même manière par des prolongements de l'article coxal des pattes de la seconde paire, qui, au lieu d'être mobiles, se joignent entre eux sur la ligne médiane (2). Au premier abord, on pourrait croire que tous ces organes buccaux sont les analogues de ceux qui remplissent les mêmes fonctions chez les Crustacés ou les Insectes, et, en effet, la plupart des naturalistes ont été de cet avis ; mais, en réalité, cette unité de composition n'existe pas, et nous avons ici un nouvel exemple de ces emprunts physiologiques variés

(1) Cette pièce médiane (*a*) me paraît être l'analogue des mandibules confondues entre elles, comme nous l'avons déjà vu chez beaucoup d'Insectes Diptères.

(2) Les prolongements coxaux des deux pattes de la seconde paire se réunissent sur la ligne médiane par une suture longitudinale, de façon à constituer une sorte de mentonnière qui s'avance horizontalement entre la base des pattes précédentes, et qui est embrassée latéralement par les prolongements coxaux de ces derniers membres. Ceux-ci ont à peu près la même forme, mais chevauchent sur les précédents, de façon à être en partie cachés par eux et à ne se montrer au dehors que sous la forme de grosses dents courbées en dedans, entre le bord externe de la mentonnière médiane et la base des pattes-mâchoires (*b*).

(*a*) Blanchard, *Organisation du Règne animal*, ARACHNIDES, pl. 1, fig. 14 *b*.
(*b*) Savigny, *Égypte*. ARACHNIDES, pl. 8, fig. 1, ³.
— Milne Edwards, *Atlas du Règne animal de Cuvier*, ARACHNIDES, pl. 18, fig. 1, 1*a*, 1*b*, 1*c*.

à l'aide desquels la Nature constitue souvent des instruments similaires avec des matériaux différents. Ainsi, les chélicères ou pinces buccales antérieures des Scorpions et des autres Arachnides ne sont pas les représentants des mandibules ou des mâchoires d'un Insecte ou d'un Crustacé, mais des organes constitués avec la paire d'appendices frontaux qui chez tous les autres Animaux articulés deviennent des antennes; nous en aurons la preuve quand nous étudierons le système nerveux (1).

Galéodes.

Pour arriver à la détermination anatomique des autres parties de l'appareil buccal des Scorpions, il est nécessaire de connaître la structure des mêmes parties chez un second Animal de la même classe, le Galéode, où quelques-unes d'entre elles sont mieux développées. Chez ce dernier Arachnide on trouve, comme chez

(1) Savigny pensait que, chez le Scorpion et les autres Arachnides, les analogues des antennes manquaient complétement; que les chélicères représentaient les mandibules des Insectes; que les bras, ou palpes, correspondaient aux mâchoires de ces derniers, et que les membres employés à former la lèvre inférieure de ceux-ci devenaient les pattes ambulatoires de la première paire chez les Arachnides: de façon que chez ces Animaux, de même que chez les Insectes, la série complète des organes masticateurs et ambulatoires se composerait de six paires de membres céphalo-thoraciques (a). Mais cette théorie si simple, et, par cela même, si séduisante au premier abord, n'est plus en accord avec les faits connus aujourd'hui, et doit être abandonnée.

Ainsi, les chélicères ou forcipules des Arachnides ne sont pas constituées à l'aide des protognathes, comme le sont les mandibules des Insectes ou des Crustacés, mais bien par une paire d'appendices appartenant à un autre groupe de membres dépendant de la région frontale et correspondant aux antennes. Latreille avait deviné cette analogie (b), et c'est pour l'exprimer qu'il a donné à ces appendices buccaux le nom de *chélicères* ou antennes-pinces (c). On pouvait cependant croire que leur position au devant de la bouche était seulement le résultat d'un chevauchement organique des mandibules, semblable à celui que nous avons déjà rencontré chez quelques Crustacés, les Dichélestions, par exemple, où les pattes-mâchoires antérieures sont devenues sous-frontales; mais l'étude

(a) Savigny, *Théorie des pinces de la bouche*, p. 85.
(b) Latreille, *Familles naturelles du Règne animal*, p. 307.
(c) De χηλὴ, pied fourchu ou pince, et κέρας, corne ou antenne.

le Scorpion, une paire de chélicères ou pinces frontales (1), une paire d'appendices en forme de palpes, qui correspondent évidemment aux bras des Scorpions, quoiqu'ils ne soient pas terminés par une pince, et plus en arrière des pattes ambulatoires qui sont au nombre ordinaire dans cette classe d'Animaux. Mais l'ouverture buccale située entre la base des palpes dont je viens de parler n'est pas garnie seulement d'une pièce cornée médiane : au-dessous d'un rudiment de labre, on observe, de chaque côté, deux petits appendices, le premier formé d'un seul article lamelleux, le second composé d'une pièce basilaire et d'un palpe. D'après les rapports anatomiques de ces pièces, il faut nécessairement les considérer comme les représentants des mandibules et des mâchoires antérieures des autres Animaux articulés. Enfin, une petite saillie tégumentaire, située plus en arrière, semble correspondre aux mâchoires de la seconde paire des Crustacés ou lèvre inférieure des Insectes (2).

des rapports de ces appendices avec le système nerveux a tranché la question. Nous verrons dans une autre partie de ce cours que, chez les Insectes et les Crustacés, les nerfs des antennes et des autres appendices frontaux sont fournis par les ganglions cérébroïdes, tandis que ceux des mandibules et des mâchoires proviennent des ganglions sous-œsophagiens. Or, Newport a constaté que, chez le Scorpion, les nerfs des forcipules ou chélicères naissent des ganglions cérébroïdes, comme ceux des antennes, et non des ganglions sous-œsophagiens, comme ceux des

membres gnathiques (a). M. Blanchard a fait la même observation chez les Galéodes, et il en a conclu avec beaucoup de raison que ces organes correspondent non à des mandibules, mais à des antennes (b).

(1) Les chélicères des Galéodes sont très gros, et leur article basilaire porte à la base de leur doigt immobile un petit appendice articulé et palpiforme (c).

(2) La bouche, ainsi entourée, fait saillie entre la base des chélicères et celle des pattes-mâchoires. Les appendices dont elle est garnie ont été

(a) Newport, *On the Structure, Relations and Development of the nervous and circulatory Systems*, etc., in *Myriapoda and Macrourous Arachnida* (*Philos. Trans.*, 1843, p. 261, pl. 12, fig. 15), et *Atlas du Règne animal* de Cuvier, ARACHNIDES, pl. 19 A.

(b) Blanchard, *Observ. sur l'organisation d'un type de la classe des Arachnides, le genre Galéode* (*Ann. des sciences nat.*, 3ᵉ série, 1847, t. VIII, p. 234 et suiv.).

(c) Voyez l'*Atlas du Règne animal* de Cuvier, ARACHNIDES, pl. 20, fig. 1, 1b et 1c.

Les membres pédiformes ou palpes qui viennent ensuite, et qui sont les analogues des bras du Scorpion, ne peuvent donc être que les représentants des pieds-mâchoires ou mâchoires auxiliaires des Crustacés, et, de même que chez ces Animaux, le nombre total des appendices céphalothoraciques doit être plus grand que chez les Insectes. Un mode d'organisation analogue se voit chez les Chélifères, les Thélyphones et les Faucheurs (1).

très bien représentés par Savigny et par M. Blanchard (a). Les mandibules, attachées à l'extrémité d'une espèce de support saillant, ont la forme d'une serpette et sont appliquées l'une contre l'autre comme deux valvules. Les mâchoires sont situées au-dessous, et consistent chacune en un lobe basilaire portant un appendice sétiforme qui représente le palpe maxillaire des Insectes.

(1) Chez les Chélifères ou Pinces, la disposition des appendices buccaux est essentiellement la même que chez les Scorpions ; seulement les chélicères deviennent souvent très petits, les pattes-mâchoires s'allongent davantage (b), et se rencontrent à leur base devant la bouche ; enfin, les pattes ambulatoires ne donnent pas naissance aux prolongements maxilliformes qui constituent la mentonnière des Arachnides décrits ci-dessus.

Chez les Thélyphones (c), l'armature buccale ressemble beaucoup aussi à ce que nous avons vu chez les Scorpions ; il y a une paire de chélicères didactyles, un tubercule oral garni d'un article mandibulaire médian, et une paire de grosses pattes-mâchoires qui s'avancent en manière de bras. Mais la forme de ces derniers appendices est un peu différente : ainsi les deux premiers articles présentent, du côté interne, de gros prolongements dentiformes très remarquables, qui, en se rencontrant sur la ligne médiane au devant de la bouche, peuvent fonctionner à la manière de tenailles. Il est également à noter que la pince terminale ou main de ces mâchoires est au contraire moins bien conformée.

Chez les Faucheurs (genre *Phalangium*), les chélicères se développent davantage, et se composent d'un grand article basilaire portant une sorte de main didactyle qui est susceptible de se reployer en dessous contre la bouche, et qui présente chez le mâle une forme très bizarre (d). M. Tulk a donné une description fort détaillée, mais un peu obscure, des différentes parties qui entourent directement l'orifice buccal, et qu'il nomme *labre* ou *épistome, lèvre inférieure, mâchoires de*

(a) Savigny, *Égypte*, ARACHNIDES, pl. 8, fig. 4², 4 E, 4, h, etc.
— Blanchard, *Organisation du Règne animal*, ARACHNIDES, pl. 25, fig. 5.
(b) Voyez l'*Atlas du Règne animal* de Cuvier, ARACHNIDES, pl. 20 bis, fig. 3, 4 a, 4 c, 5 a, 5 b, 5 c.
(c) Blanchard, *Op. cit.*, ARACHNIDES, p. 144, pl. 8, fig. 1 et 2.
(d) Voyez l'*Atlas du Règne animal* de Cuvier, ARACHNIDES, pl. 23, fig. 1b, 1 c

Chez les Araignées, la bouche est constituée à peu près de la même manière; les parties qui entourent immédiatement cet orifice, et qui forment ailleurs les mandibules et les mâchoires, sont rudimentaires (1); enfin l'appareil préhenseur des aliments se compose essentiellement d'une paire de chélicères et d'une paire de pieds-mâchoires, en arrière desquels se développe une lèvre sternale formée, non par les hanches des pattes antérieures, comme chez les Scorpions, mais par une pièce sternale impaire et médiane qui dépend de l'anneau dont ces membres naissent, et qui est comparable à la mentonnière des Scolopendres. Ajoutons que dans la grande famille des Aranéides, les chélicères ne sont pas conformés en manière de pince didactyle, et leur article terminal, qui se replie comme une griffe contre le bord de l'article précédent, donne issue à un liquide venimeux fourni par une glande adjacente (2). Il est aussi à noter que les pattes-mâchoires n'affectent pas la forme de mains,

la *première paire* et *mâchoires de la seconde paire* (*a*). Ces dernières me paraissent être analogues aux lobes maxilliformes de l'article coxal des pattes antérieures chez le Scorpion, et les précédents me semblent être à la fois une portion de l'article basilaire des pieds-mâchoires et des appendices correspondants aux mandibules et aux mâchoires des Galéodes (*b*).

(1) L'orifice buccal des Araignées est extrêmement petit et situé à peu près comme chez les Scorpions, vers la partie inférieure d'un tubercule comprimé, appelé *museau* par quelques naturalistes, et placé au fond de l'espèce de fosse préstomienne comprise entre les chélicères, la base des pattes-mâchoires et la mentonnière (*c*). La portion supérieure de cette crête verticale tient lieu de lèvre supérieure, et présente une pièce solide qui semble représenter les appendices mandibulaires; au-dessous de la bouche est un petit prolongement qui paraît correspondre à la lèvre inférieure des Insectes (*d*).

(2) La griffe des chélicères se re-

(*a*) Tulk, *Upon the Anatomy of* Phalangium opilio (*Ann. of Nat. Hist.*, 1843, t. XII, p. 160, pl. 3, fig. 3 à 14).
(*b*) Idem, *ibid.*, pl. 3, fig. 12.
(*c*) Straus, *Considérations sur les Animaux articulés*, p. 244.
— Dugès, *Observations sur les Aranéides* (*Ann. des sciences nat.*, 2ᵉ série, 1836, t. VI, p. 178), et *Atlas du Règne animal* de Cuvier, ARACHNIDES, pl. 3, fig. 1 et 2.
— Wasmann, *Beiträge zur Anatomie der Spinnen* (*Abhandl. aus dem Gebiete der Naturwissenschaften. Herausgegeben von dem naturwiss. Verein in Hamburg*, 1846, t. 1, pl. 13, fig. 10).
(*d*) Blanchard, *Organisation du Règne animal*, ARACHNIDES, pl. 12, fig. 8.

mais celle de palpes grêles et cylindriques terminés par un petit crochet. Chez le mâle, ces appendices sont détournés de leurs usages ordinaires pour être employés d'une manière

plie contre le bord inférieur de l'article basilaire de ces appendices chez les Mygales (a), et contre son bord antérieur chez les Araignées dipneumones (b). Près de son extrémité se trouve un petit orifice destiné à livrer passage au venin sécrété par une glande logée dans l'article basilaire de cet organe, ou dans le voisinage de la tête (c).

La plupart des entomologistes désignent, sous le nom de lèvre, la plaque médiane que j'ai appelée ici la mentonnière, afin de faire bien ressortir que ce n'est pas l'analogue de la lèvre inférieure des Insectes. Sa forme varie dans les différents genres, et fournit de bons caractères pour la classification (d).

Les pattes-mâchoires qui s'insèrent de chaque côté de cette pièce impaire ressemblent beaucoup à de petites pattes, mais leur article basilaire se prolonge antérieurement en forme de lobe, et constitue ainsi une paire de lames qui embrassent latéralement la mentonnière, et sont d'ordinaire désignées sous le nom de mâchoires, tandis qu'on appelle palpe maxillaire le reste du membre. Chez la femelle, ces appendices sont grêles et cylindriques dans toute leur longueur; mais, chez le mâle, ils sont renflés vers le bout, et y logent un appareil copulateur particulier dont je ferai connaître la disposition quand je traiterai des organes de la génération chez ces Arachnides (e).

Dans le genre Phryné, qui prend place à côté de la famille des Aranéides, le lobe maxilliforme des pieds-mâchoires est très réduit, mais le propodite acquiert des dimensions considérables, et constitue de chaque côté, au-devant de la tête, une espèce de bras monodactyle qui est très fort et hérissé d'épines sur le bord interne (f).

(a) Voyez l'Atlas du Règne animal de Cuvier, ARACHNIDES, pl. 2, fig. 1 et 4.
(b) Op. cit., pl. 8, fig. 3 b, etc.
(c) Treviranus, Ueber den innern Bau der Arachniden, pl. 2, fig. 21.
— Brandt et Ratzeburg, Medicinische Zoologie, t. II, pl. 15, fig. 6.
— Dugès, Atlas du Règne animal de Cuvier, ARACHNIDES, pl. 2, fig. 6.
— Blanchard, Organisation du Règne animal, ARACHNIDES, pl. 17, fig. 1.
(d) Les variations de forme de cette lèvre sternale et des pattes-mâchoires adjacentes ont été étudiées, au point de vue zoologique, par Walckenaer, et sont représentées dans tous les ouvrages descriptifs qui traitent de l'histoire naturelle des Arachnides. Je me bornerai donc à citer ici le principal travail de cet entomologiste, intitulé Tableau des Aranéides (1805), et à renvoyer, pour plus de détails, à l'Atlas du Règne animal de Cuvier, où toutes les planches relatives à la famille des Aranéides ont été faites par Dugès.
(e) Voyez Lyonnet, Rech. sur l'anatomie et les métamorphoses de différentes espèces d'Insectes, pl. 9, fig. 1 à 7.
— Savigny, Égypte, ARACHNIDES, pl. 1, fig. 3 E, 3 f, etc.
— Brandt et Ratzeburg, Op. cit., pl. 15, fig. 1 et 2.
— Dugès, loc. cit., pl. 8, fig. 1 c, 3 d, etc.
— Menge, Ueber die Lebensweise der Arachniden, pl. 2, fig. 13 à 27 (Neueste Schriften der Naturforschenden Gesellschaft in Danzig, 1843, t. IV).
— Blanchard, Organisation du Règne animal, ARACHNIDES, pl. 17, fig. 9 et 10.
(f) Voyez le Règne animal, ARACHNIDES, pl. 16, fig. 1, 1 b.

fort singulière dans l'acte de la copulation; enfin, il existe à leur base un prolongement lamelleux qui s'avance sous la bouche, à peu près comme le font les lobes coxaux des pattes antérieures du Scorpion, et qui font office de mâchoires. La mentonnière, ou lèvre sternale, qui s'avance entre ces deux lames maxilliformes, est tantôt mobile, ainsi que cela se voit chez les Araignées proprement dites, d'autres fois soudée au plastron sternal, comme chez les Mygales.

§ 16. — En général, les Acariens ne sont pas, comme les Araignées et les Scorpions, des Animaux chasseurs, mais des parasites qui mènent une vie sédentaire et s'accrochent à leur proie; aussi leur armature buccale est-elle autrement disposée (1). Les appendices dont cet appareil se compose sont réduits à de très petites dimensions, et ils tendent à rentrer de plus en plus complétement dans l'intérieur de la tête, ou plutôt dans une gaîne tégumentaire qui est formée par la partie circumbuccale de la peau, et qui constitue, avec plusieurs de ces organes devenus styliformes, un siphon ou suçoir. Chez quelques-uns de ces petits Arachnides, les Oribates, par exemple, les analogies qui existent entre ces parties et les appendices buccaux d'un Scorpion ou d'une Araignée sont faciles à constater; mais chez d'autres Acariens, tels que les Ixodes et les Sarcoptes, la dégradation est poussée plus loin, et il est difficile d'établir cette concordance d'une manière satisfaisante.

Chez les Oribates, l'appareil buccal est logé dans une petite cavité pratiquée sous la partie frontale du céphalothorax, et se

Appareil
buccal
des
Acariens.

(1) M. Dujardin pense que les Acariens dont Dugès a formé le genre *Hypopus* sont dépourvus de bouche, et il considère ces Animaux comme étant des larves de Gamases (*a*); mais ce mode d'organisation ne me paraît nullement démontré, et il est probable que l'orifice buccal existe, quoiqu'il ait échappé aux recherches de ce naturaliste.

(*a*) Dujardin, *Mémoire sur les Acariens sans bouche dont on a formé le genre* Hypopus (*Ann. des sciences nat.*, 3ᵉ série, t. XII, p. 343, et p. 259, pl. 11).

compose d'un faisceau de petits appendices, dont les uns sont
des chélicères à pince didactyle, d'autres des pieds-mâchoires
formant chacun un palpe et une branche interne ou endo-
gnathe, bifurqué au bout (1).

Chez les Sarcoptes, l'invagination de cet appareil est plus
complète, mais sa composition paraît être à peu près la
même (2), tandis que chez d'autres Acariens on y observe des

(1) M. Nicolet a étudié et figuré
avec beaucoup de soin l'armature buccale d'un grand nombre d'Acariens
de la famille des Oribatides (a). Cet
appareil est logé dans une cavité appelée *camérostome*, qui résulte du
prolongement du bord frontal du
céphalothorax en une sorte de rostre
voûté (b). A sa partie inférieure et
postérieure on aperçoit une lame médiane qui offre en général à peu près
la forme d'un triangle dont le sommet
serait dirigé en avant. M. Nicolet désigne cette pièce sous le nom de *lèvre*,
et, en effet, elle correspond évidemment à la mentonnière ou lèvre inférieure des Araignées. De chaque côté
et un peu plus en avant se trouve un
palpe grêle et cylindrique composé de
quatre ou cinq articles placés bout à
bout, et en connexion par sa base avec
une pièce maxilliforme qui s'avance
au-dessus de la mentonnière et se termine par deux lobules lamelleux ou
deux articles placés côte à côte, de
façon à ressembler extrêmement à une
mâchoire d'Insecte (c). M. Nicolet

désigne cet organe sous le nom de
mâchoire, et ne s'explique pas nettement au sujet de ses rapports avec le
palpe ; mais il me semble évident que
ce sont des portions d'un seul et même
membre, lequel correspond à une
patte-mâchoire d'Araignée : seulement
ici le coxite, au lieu de se prolonger
en un lobe maxillaire, donne naissance à une branche accessoire interne, comme le font les deutognathes
chez les Insectes. Enfin, plus en avant
et au-dessus de ces organes, se trouve
une autre paire d'appendices conformés en manière de pince didactyle,
comme chez les Scorpions (d). M. Nicolet les appelle *mandibules ;* et, en
effet, ils correspondent évidemment
aux organes que la plupart des entomologistes désignent de la même manière chez les Araignées, c'est-à-dire
les chélicères. Un mode d'organisation fort analogue se retrouve chez
les Trombidions, les Gamases, les
Ixodes, et beaucoup d'autres Acariens (e).

(2) La bouche du Sarcopte de la

(a) Treviranus, *Ueber den innern Bau der ungeflügelten Insekten. Die milbenartigen Insekten*
(*Vermischte Schriften*, t. 1, p. 47, pl. 5, fig. 28 à 30).
— Dujardin, *Mém. sur les Acariens* (*Ann. des sciences nat.*, 3e série, 1855, t. III, p. 10).
(b) Nicolet, *Histoire naturelle des Acariens qui se trouvent dans les environs de Paris* (*Archiv.
du Muséum*, 1855, t. VII, p. 403, pl. 24, fig. 16, 18, etc.).
(c) *Atlas du Règne animal* de Cuvier, ARACHNIDES, pl. 25, fig. 2 a.
(d) Nicolet, *Op. cit.*, pl. 33, fig. 1 c, 4 c, etc.
(e) Idem, *Op. cit.*, pl. 33, fig. 1 c, etc.

particularités de structure qui paraissent avoir de l'analogie avec certaines dispositions dont les Insectes suceurs de l'ordre des Diptères nous ont déjà offert des exemples. Ainsi, chez les Ixodes, indépendamment des palpes et d'une paire d'appendices allongés et barbelés au bout, qui paraissent correspondre aux chélicères des Araignées, on trouve une lame médiane étroite et impaire qui est également denticulée, et qui paraît résulter de la soudure des branches internes des deux pattes-mâchoires (1). Il est aussi à noter que chez plusieurs Arachnides

gale est très difficile à bien observer, à cause de cette invagination et de la petitesse des parties. Cependant, quand on compare les figures qui en ont été données par MM. Vandenhecke et Leroy, ou par M. Bourguignon (a), avec celles de l'appareil buccal d'un Oribatien, on y reconnaît une grande analogie ; et j'ajouterai qu'au moment de mettre cette Leçon sous presse, je vois que les observations de ces auteurs s'accordent très bien avec les résultats fournis par de nouvelles recherches dues à M. Ch. Robin (b). En effet, M. Vandenhecke a représenté sur la ligne médio-inférieure (sous le n° 7) une pièce impaire qui correspond évidemment à la mentonnière ou lèvre inférieure; puis, sur les côtés, une paire d'appendices coniques qu'il nomme mâchoires, et que M. Bourguignon appelle mandibules, mais que je considère comme

les analogues des palpes ou branches principales des pattes-mâchoires. Entre ces deux organes on voit, de chaque côté, une pièce allongée et denticulée à son extrémité antérieure (5 et 8), qui me semble correspondre à la branche interne ou maxilliforme de ces mêmes pattes-mâchoires. Enfin, au-dessus de ces derniers appendices, se trouve une paire de pièces fusiformes et terminées en pince, qui me paraissent être des chélicères réduits à un état presque rudimentaire : M. Bourguignon les a décrits sous le nom de *mandibules secondaires*. M. Dujardin les a représentés dans l'état de protraction chez l'Acarus du fromage (c); enfin, j'ai publié dans l'*Atlas du Règne animal* de Cuvier une figure de l'ensemble de l'appareil buccal chez ce dernier Acarien (d).

(1) Lyonnet a figuré ces trois lames

(a) Leroy et Vandenhecke, *Recherches microscopiques sur l'Acarus scabiei*, p. 14, pl. 4 (extr. des *Mémoires de la Société des sciences naturelles de Seine-et-Oise*, 1835).
— Bourguignon, *Traité entomologique et pathologique de la gale de l'Homme*, pl. 5, fig. 24 à 32 (extr. des *Mémoires de l'Académie des sciences*, Sav. étrang., 1852, t. XII).
(b) Robin, *Mém. sur la composition anatomique de la bouche ou rostre des Arachnides de la famille des Sarcoptes* (Comptes rendus de l'Acad. des sciences, 22 août 1859).
(c) Dujardin, *Nouveau Manuel de l'observateur au microscope*, 1842, atlas, pl. 17, fig. 11.
(d) *Atlas du Règne animal* de Cuvier, ARACHNIDES, pl. 26, fig. 2 c.

de cet ordre, la portion basilaire de la gaîne tégumentaire qui
entoure ces organes pour constituer le siphon s'allonge beaucoup, et que les appendices logés dans son intérieur deviennent
grêles comme des aiguilles (1).

denticulées chez la Tique (*Ixodes rici-
nus*) ; Treviranus et Audouin les ont
représentées chez d'autres espèces du
même genre ; enfin Dugès a fait mieux
connaître leur disposition chez l'Ixode
plombé (*a*). Les palpes situés de
chaque côté sont également lamelleux, et, dans l'état de repos, engaî-
nent les pièces précédentes, comme
le ferait un étui bivalve. Les lames
mandibuliformes (ou chélicères) sont
étroites, allongées et terminées par
un onglet mobile et denticulé, ainsi
que par une sorte de griffe immobile.
La lame impaire, qui a été considérée comme une lèvre inférieure par
Audouin et par Dugès, est également
très allongée et concave en dessus,
mais garnie en dessous de crochets
dont la pointe est dirigée en arrière, de
façon à simuler sur les bords des dents
de scie.

    (1) Ainsi, chez la Smaridie papil-
leuse, l'appareil buccal se compose
d'une sorte de trompe cylindrique,
qui est à peine visible dans le repos,
mais qui est très protractile, et qui

porte vers sa partie antérieure une
paire de palpes. Dans son intérieur
se trouvent deux stylets aigus qui
représentent les chélicères ou bien les
branches internes des pattes-mâchoires (*b*), et qui glissent dans une
pince médio-inférieure en forme de
gouttière, qui est probablement l'analogue de la mentonnière (*c*).

Il est aussi à noter que les palpes ou
branches principales des pattes-mâchoires présentent beaucoup de variations dans la disposition de leur portion terminale. Tantôt ils sont anten-
niformes ou filiformes : par exemple,
chez les Scires ou Bdelles (*d*) ; d'autres
fois valvulaires, ainsi que nous l'avons
déjà vu chez les Ixodes; d'autres fois
encore ancreux, c'est-à-dire armés
de pointes vers le bout, disposition
qui est propre aux Hydrachnes ou
Acariens aquatiques (*e*); enfin, ils
sont appelés ravisseurs quand leur
premier article est armé d'un ou de
plusieurs crochets, et leur article terminal mousse et pyriforme, de façon à
rappeler un peu les pattes ravisseuses

(*a*) Lyonnet, *Recherches sur l'anatomie et les métamorphoses de différentes espèces d'Insectes*,
p. 57, pl. 6, fig. 4.
— Treviranus, *Ueber den Bau der Nigua* (*Zeitschrift für Physiologie*, t. IV, p. 187, pl. 16,
fig. 4 et 5).
— Audouin, *Lettre contenant des recherches sur quelques Arachnides parasites* (*Ann. des
sciences nat.*, 1re série, t. XXV, pl. 14, fig. 2, 3 et 4).
— Dugès, *Recherches sur l'ordre des Acariens*, 3e mém., p. 18, pl. 7, fig. 14 (extr. des *Ann.
des sciences nat.*, 2e série, 1834, t. II).
(*b*) Dugès, *Op. cit.*, 1er mém., p. 34, pl. 1, fig. 14, 16 (*Ann. des sciences nat.*, 2e série,
t. I).
(*c*) Idem, *ibid.*, pl. 1, fig. 15.
(*d*) Exemple : *Scirus laticornis* (*Règne animal* de Cuvier, ARACHNIDES, pl. 25, fig. 4, 4 c).
(*e*) *Op. cit.*, pl. 28, fig. 2 a, etc.

Enfin, chez les Tardigrades, qui paraissent devoir être rattachés à l'ordre des Acariens, l'appareil buccal est réduit à une trompe charnue et conique qui renferme un canal corné médian, dans lequel glissent deux stylets (1).

§ 17. — En résumé, nous voyons que chez tous les Arthropodaires, ou Animaux articulés proprement dits, l'armature buccale, malgré la variété de ses formes, est composée de matériaux similaires, et que ces éléments anatomiques sont des membres disposés par paires sur les deux côtés de la ligne médiane, à la face inférieure du corps, et analogues aux appendices que la Nature emploie pour constituer des pattes ambulatoires ou des antennes. Mais ce que l'on pourrait appeler l'origine commune de tous ces membres destinés à des fonctions variées devient encore plus évident lorsque, au lieu de s'en tenir à l'examen de ces parties quand leur développement est achevé, on les étudie aussi pendant les premières périodes de la vie de l'embryon. En effet, on voit alors que leur structure est d'abord

des Mantes : par exemple, chez les Trombidions (a). Pour plus de détails à ce sujet, je renverrai aux mémoires de Dugès et de M. Dujardin (b).

(1) M. Doyère a étudié avec beaucoup de soin l'organisation de la région buccale de ces Animalcules. Ce qu'il décrit sous le nom d'*anneau buccal* et d'*anneau pharyngien* me paraît correspondre à la gaîne du suçoir des Smaridies, et les deux petits tubercules qui en garnissent les côtes pourraient bien être des vestiges de palpes maxillaires. Le tube intérieur dans lequel les stylets se logent me semble être l'analogue de la pièce labiale ou mentonnière de ces mêmes Acariens. Enfin, les deux stylets ont une très grande ressemblance avec les deux lames dentées que nous avons vues dans la trompe des Ixodes, etc. (c). Mais chez les Tardigrades on n'aperçoit rien qui paraisse ressembler à la lame médiane, qui, chez ces derniers, tient probablement lieu de la paire de branches internes dépendantes des pieds-mâchoires chez la plupart des Arachnides.

(a) *Atlas du Règne animal* de Cuvier, ARACHNIDES, pl. 24, fig. 1 *b*.
(b) Dugès, *Recherches sur l'ordre des Acariens* (Ann. des sciences nat., 2ᵉ série, 1834, t. I, p. 11 et suiv.).
— Dujardin, *Mém. sur les Acariens* (Ann. des sciences nat., 3ᵉ série, 1845, t. III, p. 9 et suiv.).
(c) Doyère, *Mémoire sur les Tardigrades*, p. 33 et 57, pl. 13, fig. 2 ; pl. 14, fig. 2 et 3 (extr. des Ann. des sciences nat., 2ᵉ série, 1840, t. XIV).

uniforme, que dans le principe ils ont tous la même forme, et que c'est à mesure qu'ils se développent davantage qu'ils acquièrent les particularités d'organisation à raison desquelles les uns deviennent des mandibules ou des mâchoires, les autres des pattes, des antennes ou même d'autres instruments physiologiques dont nous aurons à nous occuper par la suite (1). Lorsque je traiterai de l'organogénie, je reviendrai sur ce sujet pour l'étudier d'une manière plus complète ; mais, dès aujourd'hui, j'ai dû indiquer le fait que je viens de signaler, car il prouve la vérité des rapprochements auxquels la comparaison seule avait d'abord conduit.

(1) Cette identité apparente dans les parties de l'embryon qui constituent les premiers rudiments de tout le système appendiculaire d'un Animal articulé a été très bien établie par les belles recherches de M. Rathke sur le développement de l'Écrevisse, par celles de Newport sur l'embryologie des Myriapodes (a), et par l'ensemble des faits connus relativement aux métamorphoses des Insectes.

(a) Rathke, *Untersuchungen über die Bildung und Entwickelung des Flusskrebses,* 1829, et *Ann. des sciences nat.*, 1re série, 1830, t. XX, p. 442.
— Newport, *On the Organs of Reproduction and the Development of Myriapoda* (*Philos. Trans.*, 1841, p. 99).

CINQUANTE ET UNIÈME LEÇON.

Suite de l'histoire des organes digestifs des Animaux articulés. — Du tube alimentaire et de ses annexes chez les Crustacés, les Arachnides, les Insectes et les Myriapodes.

§ 1. — D'après le mode d'organisation complexe et puissant de l'appareil buccal chez les Crustacés, nous aurions pu supposer que les aliments, avant d'arriver dans l'estomac de ces Animaux, se seraient trouvés dans un état de division suffisante pour rendre efficace l'action des sucs digestifs, et n'auraient pas à subir dans l'intérieur du corps une nouvelle trituration. Mais il en est autrement, et chez les Crabes, les Écrevisses et tous les autres Crustacés supérieurs, l'estomac est le siége d'un travail de mastication complémentaire qui est opéré par un appareil particulier dont la structure est très remarquable.

En effet, chez tous les Décapodes, l'estomac est une grande poche arrondie qui surmonte immédiatement la bouche, et qui n'en est séparée que par un œsophage court et vertical (1). Cette chambre digestive se trouve par conséquent dans la tête, et la

Appareil digestif des Crustacés.

Estomac.

(1) L'œsophage des Crustacés Décapodes est large, plissé longitudinalement, et pourvu de fibres musculaires transversales très puissantes, qui constituent un sphincter. Son orifice supérieur, que l'on appelle quelquefois le *cardia* (nom emprunté à l'anatomie humaine), débouche vers le milieu de la face inférieure de l'estomac, et se trouve entouré de plusieurs tubercules mous, ou replis tégumentaires, qui font office de valvules, pour empêcher la sortie des aliments (a).

Chez les Crustacés inférieurs, l'œsophage ne présente en général rien de particulier ; mais il est à noter que chez les Cirrhipèdes, qui appartiennent au même groupe zoologique, cette portion vestibulaire du canal digestif se termine par une expansion en forme de cloche qui maintient la partie cardiaque de l'estomac dilatée (b).

(a) Milne Edwards, *Atlas du Règne animal* de Cuvier, CRUSTACÉS, pl. 5, fig. 1 a et 1 b.
(b) Martin-Saint-Ange, *Mém. sur l'organisation des Cirrhipèdes*, p. 16, pl. 2, fig. 1 D.
— Darwin, *A Monograph of Cirripedia* : BALANIDÆ, p. 85 (*Ray Society*, 1854).

région qu'elle occupe est d'ordinaire reconnaissable extérieurement, à raison d'un sillon de la carapace qui la sépare des parties adjacentes (1). L'estomac se compose de deux portions dont la structure est très différente : dans sa moitié antérieure ses parois sont même membraneuses et flasques (2); mais dans sa moitié postérieure, au fond de laquelle se trouve le

(1) La région stomacale de la carapace est un compartiment de ce grand bouclier céphalo-thoracique qui se trouve sur la ligne médiane, immédiatement derrière le front. Chez les Écrevisses, les Homards, etc., elle se confond latéralement avec les régions hépatiques, et n'est bien délimitée que postérieurement, où se trouve un grand sillon transversal et oblique, appelé *sillon cervical*; mais chez les Cancériens et beaucoup d'autres Brachyures, elle est séparée de toutes les parties voisines de la surface supérieure du test par une dépression linéaire plus ou moins profonde (*a*).

La cavité dans laquelle l'estomac est logé renferme aussi tous les autres viscères, et se continue dans toute la longueur du corps, mais elle n'est élargie que dans la région céphalique. Dans la région thoracique, elle est resserrée entre les cellules épimériennes qui logent les muscles de la base des pattes, et se trouve adossée à la voûte des flancs. Enfin, dans la région abdominale, elle est rendue étroite par la forme de cette partie du corps, chez les Brachyures, et par la présence des muscles de la queue chez les Macroures. En dessus elle est limitée par la carapace.

(2) L'estomac est revêtu extérieurement par une portion de la tunique péritonéale, membrane séreuse qui tapisse la totalité de la chambre viscérale et qui se replie autour de tous les organes contenus dans cette grande cavité.

La tunique interne de l'estomac est revêtue d'une lame épithélique composée principalement de chitine, qui, dans certains points, acquiert une très grande épaisseur, et s'ossifie pour ainsi dire par le dépôt de matières calcaires dans son intérieur. On y remarque aussi par places des poils ou soies roides dont la structure est souvent fort remarquable : ainsi beaucoup de ces appendices, au lieu d'être styliformes, comme d'ordinaire, sont élargis et digités en manière de peigne (*b*).

(*a*) Desmarest, *Considérations générales sur la classe des Crustacés*, 1825, p. 20.
— Milne Edwards, *Histoire naturelle des Crustacés*, 1834, t. I, p. 248, pl. 14 bis, fig. 2, etc.
— *Observations sur le squelette tégumentaire des Crustacés Décapodes* (*Ann. des sciences nat.*, 3ᵉ série, t. XVI, pl. 8, fig. 5, 6, etc.).
(*b*) Valentin, *Ueber das Vorkommen von verschiedenartigen und eigenthümlichen Haarformationen auf der innern Oberfläche der Schleimhaut des Nahrunskanales* (*Repertorium für Anat. und Physiol.*, 1837, t. I, p. 115, pl. 1, fig. 15-20).
— Œsterlen, *Ueber den Magen des Flusskrebses* (*Müller's Archiv für Anat. und Physiol.*, 1840, p. 411, pl. 12, fig. 11 et 12).

pylore ou orifice conduisant à l'intestin, ces mêmes parois sont soutenues par une charpente solide, composée d'un grand nombre de pièces cornéo-calcaires articulées entre elles, et appartenant au système épithélique, comme le squelette extérieur (1). Plusieurs de ces pièces font saillie dans l'intérieur de l'estomac, et y constituent des tubercules dentiformes et des espèces de cardes qui entourent l'orifice pylorique, et qui sont disposées de façon à se rencontrer. Enfin des muscles qui s'étendent entre ces pièces dans l'épaisseur des parois de l'estomac, ou qui se portent des principales d'entre elles aux parties voisines de la carapace, mettent cet appareil en mouvement, et déterminent l'écrasement complet des matières alimentaires à mesure que celles-ci s'engagent dans le pylore pour se rendre à l'intestin. Les principales dents stomacales, ainsi constituées, ont la forme de gros tubercules jaunâtres, d'une grande dureté, et sont toujours au nombre de trois : l'une est supérieure et occupe la ligne médiane ; les deux autres sont

(1) L'armature stomacale des Crustacés est sujette à des mues périodiques, comme les autres parties du squelette tégumentaire de ces Animaux. Ce phénomène a été connu de Van Helmont et observé par plusieurs naturalistes plus modernes (a).

Chez les Cirrhipèdes, la tunique épithélique de l'estomac se détache souvent tout d'une pièce, de façon à former un sac membraneux dans lequel le résidu des aliments est évacué au dehors par l'anus. M. Darwin a constaté ce singulier phénomène chez les Anatifes aussi bien que chez les Balanes (b). C'est probablement une dépouille épithélique de ce genre que M. Martin-Saint-Ange a prise pour un second tube intestinal inclus dans le premier (c).

(a) Van Helmont, *Tractatus de lithiasi (Opuscula medica*, 1648, cap. VII, p. 67).
— Geoffroy, *Observations sur les Écrevisses de rivière (Mém. de l'Acad. des sciences*, 1709, p. 309).
— Réaumur, *Sur les diverses reproductions qui se font dans les Écrevisses, etc. (Mém. de l'Acad. des sciences*, 1712, p. 239).
— K. E. von Baer, *Ueber die sogenannte Erneuerung des Magens der Krebse* (Müller's Archiv für Anat., 1834, p. 540).
— OEsterlen, *Op. cit.* (Müller's Archiv für Anat. und Physiol., 1840, p. 419).
(b) Darwin, *A Monograph of Cirripedia* : LEPADIDÆ, p. 46 ; BALANIDÆ, p. 86 (Ray Society, 1851, 1854).
(c) Martin-Saint-Ange, *Mém. sur l'organisation des Cirrhipèdes*, p. 17, pl. 2, fig. 2 et 3.

paires, hérissées de pointes ou de poils roides, et placées sur les côtés, de façon à se rencontrer et à s'opposer également à la précédente. Il en résulte une espèce de pince à trois branches, que les aliments sont obligés de traverser pour arriver au pylore; et en général d'autres pièces accessoires latérales ou inférieures sont disposées de manière à exercer aussi une action triturante et à compléter cet appareil de mastication stomacale (1).

(1) L'appareil triturant de l'estomac des Crustacés Décapodes a été étudié chez l'Écrevisse et quelques autres espèces par plusieurs naturalistes (a). Dans mon ouvrage général sur les Crustacés, j'ai donné une description détaillée des différentes pièces dont il se compose (b). Ici je me bornerai à en indiquer les dispositions principales.

On remarque d'abord, vers le milieu de la face supérieure de l'estomac, une bande cartilagineuse transversale qui est composée de trois pièces dites *cardiaques* (savoir, une *mésocardiaque* et deux *ptérocardiaques*); en arrière, elle s'articule avec une pièce impaire et médiane qui se prolonge postérieurement vers le pylore, et qui peut être appelée *dentaire supérieure* ou *urocardiaque;* puis, de l'extrémité de chacune des branches de l'espèce de T ainsi formé, part une pièce latérale courbe, qui se rend vers le bout pylorique de la pièce dentaire supérieure, et s'y articule par l'intermédiaire d'une autre pièce médiane nommée *pylorique antérieure*. Vues en dessus, ces pièces latérales semblent être seulement des bandes cornéo-calcaires étroites, qui simulent la corde tendue d'une arbalète dont la tige et l'arc seraient représentés par les pièces réunies en forme de T; mais postérieurement elles s'élargissent beaucoup en dessous, et elles méritent le nom de pièces *dentaires latérales (c)*. En effet, à leur extrémité postérieure, ces deux pièces, de même que la pièce dentaire supérieure, se renflent en dedans de façon à faire saillie dans l'intérieur de la cavité de l'estomac, et à y constituer un gros tubercule dentiforme dont la disposition varie un peu suivant les genres. Au-dessous de chacune des

(a) Rösel, *Insecten-Belustigung*, t. III, pl. 58, fig. 12 et 13.
— Suckow, *Anatomisch-physiologische Untersuchungen der Insekten und Krustenthiere*, 1818, p. 52, pl. 10, fig. 11 et 12).
— Brandt et Ratzeburg, *Medizinische Zoologie*, t. II, p. 62, pl. 11 et 12.
— F. Œsterlen, *Ueber den Magen des Flusskrebses* (Müller's *Archiv für Anat. und Physiol.*, 1840, p. 390, pl. 12).
(b) Milne Edwards, *Histoire naturelle des Crustacés*, 1834, t. I, p. 67 et suiv., pl. 4, fig. 1, 6, 7, 8, 9 et 10.
(c) Dans mon enseignement au Muséum d'histoire naturelle, j'ai substitué ce nom à celui de *pièces cardiaques latéro-inférieures*, que j'avais adopté dans mon ouvrage sur l'histoire naturelle des Crustacés, mais que j'ai trouvé d'un emploi incommode.

L'estomac de ces Crustacés est donc un véritable gésier, comparable à l'estomac triturant que nous avons déjà rencontré chez divers Mollusques, les Aplysies, par exemple ; mais il n'est pas seulement un instrument mécanique, il est aussi le siége des principaux phénomènes chimiques de la digestion. En effet, la bile et probablement d'autres sucs dissolvants y

pièces dentaires latérales, on remarque sur les côtés de l'estomac une large plaque cartilagineuse qu'on peut appeler *dentaire accessoire* (ou *cardiaque latérale*), dont l'angle postéro-supérieur donne également naissance à un tubercule dentiforme, et dont le bord interne est hérissé de poils. Enfin la paroi postérieure et inférieure de l'estomac est garnie aussi d'une plaque médiane nommée *cardiaque postérieure*, qui se porte obliquement vers le pylore, et se termine au-dessous du tubercule médian dépendant de la pièce dentaire supérieure, en constituant parfois une dent médio-inférieure très remarquable (*a*). D'autres petites pièces solides, d'une moindre importance, servent à réunir les précédentes entre elles. Enfin, derrière la pièce à trois branches formée par le rapprochement des tubercules dentiformes dépendants des trois grandes pièces déjà décrites, on trouve une autre charpente composée de pièces cartilagineuses dites *pyloriques*, qui soutiennent les parois du fond de l'espèce d'entonnoir conduisant de l'estomac à l'intestin, et y donnent naissance à divers tubercules ou replis membraneux dont quelques-uns fonctionnent à la manière de valvules pour

empêcher le retour des matières alimentaires dans l'estomac (*b*).

Les principaux muscles moteurs de cet appareil de trituration consistent en deux paires de gros faisceaux charnus qui naissent de sa partie supérieure, et vont prendre leur point d'appui sur les parties adjacentes de la carapace. Une paire de ces muscles, appelés *gastriques antérieurs*, se fixe d'une part au front, et d'autre part à la traverse formée par les pièces ptérocardiaques ; l'autre naît de la région pylorique de l'estomac, et remonte obliquement en arrière pour s'insérer à la partie terminale de la région stomacale de la carapace. Une troisième paire de muscles extrinsèques de l'estomac, beaucoup plus grêles que les précédents, descend de la portion pylorique de ce viscère au bord postérieur de la bouche. Enfin, on trouve aussi divers faisceaux musculaires étendus d'une pièce à une autre dans l'épaisseur des parois de l'estomac.

Il est aussi à noter qu'à l'époque de la mue, une sorte d'ampoule discoïde se développe de chaque côté de l'estomac, dans l'épaisseur des parois de sa partie cardiaque, et qu'une concrétion calcaire se forme dans la loge

---

(*a*) Par exemple, chez le *Pagurus granulatus*, où cette pièce constitue sous l'entrée du pylore une dent en forme de fer à cheval finement striée en râpe.

(*b*) Milne Edwards, CRUSTACÉS de l'*Atlas du Règne animal*, pl. 5, fig. 1 *a* et 1 *b*.

affluent (1), et les aliments n'en sortent, pour se rendre dans l'intestin, qu'après avoir été transformés en une pâte chymeuse.

Chez les Squilles et les Édriophthalmes, la charpente solide de l'estomac se simplifie et se dégrade beaucoup; enfin, chez les Crustacés inférieurs, on n'en découvre plus de trace (2);

ainsi constituée. Cette pièce se détache ensuite et devient libre dans la cavité de l'estomac, mais ne tarde pas à disparaître, soit parce qu'elle est expulsée au dehors, soit parce qu'elle est résorbée. Ce sont ces concrétions que les pharmacologistes désignaient jadis sous le nom d'*yeux d'Écrevisse*.

(1) Chez la plupart des Crustacés il n'y a, dans le voisinage de l'estomac, aucun organe qui puisse être considéré comme une glande salivaire; quelques auteurs (a) ont pensé que l'on pourrait attribuer des fonctions de ce genre à un organe verdâtre qui se voit de chaque côté de l'œsophage chez l'Écrevisse (b), et qui est beaucoup plus développé chez le Homard; mais j'ai constaté que ces glandes débouchent à l'extérieur du corps par un orifice pratiqué dans le tubercule dit *auditif*, qui se remarque à la base des antennes externes de tous les Décapodes; par conséquent, il n'y a aucune raison pour regarder ces organes comme étant des annexes de l'appareil digestif (c). Un peu en arrière de l'œsophage, on trouve, chez le Homard, une seconde paire de corps verdâtres qui paraissent être aussi des organes sécréteurs, mais je n'ai pu leur découvrir aucune connexion avec la cavité alimentaire. Chez les Cirrhipèdes, au contraire, on voit autour de l'extrémité postérieure de l'œsophage un groupe d'ampoules disposées en grappes, qui paraissent être des organes sécréteurs de ce genre (d).

MM. Pickering et Dana attribuent des fonctions analogues à un petit organe glanduliforme qu'ils ont trouvé près de la bouche, chez les Caliges (e).

Enfin, M. Leydig pense qu'une paire de tubes disposés en anse, et attachés à la partie postérieure de l'œsophage, chez l'Argule foliacé, est aussi une glande salivaire ou un appareil vénénifique (f).

(2) Ainsi, chez les Palémons, presque toute la partie supérieure de la char-

(a) Carus, *Traité élémentaire d'anatomie comparée*, t. II, p. 240.
(b) Rösel, *Insekten-Belustigung*, t. III, p. 322, pl. 48, fig. 1.
(c) Milne Edwards, *Histoire naturelle des Crustacés*, t. I, p. 124, pl. 12, fig. 10.
(d) Ces grappes ont été représentées chez les Anatifes par Cuvier (*Mém. sur les Animaux des Anatifes et des Balanes*, p. 10, pl. 1, fig. 9 et 11. *Mém. pour servir à l'histoire des Mollusques*). — Chez les Balanes, elles ont été observées par Karsten (*Disquisitio microscopica et chemica hepatis et bilis Crustaceorum et Molluscorum*, in *Nova Acta Acad. Nat. curios.*, t. XXI, pl. 20, fig. 4).
(e) Pickering and Dana, *Descript. of a Species of Caligus*, p. 32, pl. 4, fig. 9 et 9 a (*American Journ. of Science*, t. XXXIV).
(f) Leydig, *Ueber Argulus* (*Zeitschrift für wissensch. Zoologie*, 1850, t. II, p. 333, pl. 19, fig. 2).

mais chez presque tous ces Animaux la portion postœsopha-
gienne du tube alimentaire est dilatée en manière de poche

pente solide de l'estomac disparaît.
Par exemple, chez le *P. jamaicensis*,
où cet organe se prolonge postérieurement en un grand cul-de-sac membraneux au-dessus de l'œsophage,
on y voit un disque cartilagineux
qui paraît correspondre à la pièce
cardiaque médiane, et son plancher
est revêtu d'une pièce disposée en
forme de gouttière et analogue à celle
que j'ai appelée *cardiaque inférieure*; enfin l'entrée du pylore est
garnie de quelques autres pièces dont
une inférieure est renflée en forme de
boîte. Mais, chez d'autres Salicoques,
cet appareil est très développé et présente des particularités remarquables.
Ainsi, chez le *Caridina Desmarestii*,
M. Joly a trouvé à la partie inférieure
de l'estomac un appareil triturant
bivalve qui est très complexe, et qui
me paraît correspondre aux pièces
dentaires accessoires de l'Écrevisse;
puis, dans la portion pylorique de ce
viscère, il a rencontré d'autres pièces
dont le mode d'action n'a pu être bien
déterminé (a). Chez les Mysis, au
contraire, l'armature stomacale est
réduite à un très petit nombre de
pièces peu développées (b).

Chez les Squilles, ainsi que je l'ai
déjà dit, l'armature stomacale est en
partie remplacée par un prolongement des mandibules qui s'élève verti-

calement dans l'intérieur de l'estomac, au-devant du pylore (c). Il y a,
en outre, des plaques cornées qui
garnissent le pourtour de cet orifice.
Il est aussi à noter que la portion
cardiaque de l'estomac s'avance dans
la tête, très loin au-devant de l'ouverture œsophagienne.

Dans la grande division des Édriophthalmes, l'armature stomacale est
moins puissante que chez la plupart des
Décapodes, mais sa structure est cependant en général fort compliquée :
ainsi, chez les Cloportides, où l'estomac, logé tout entier dans la tête, est
petit et globuleux, cet organe est
pourvu aussi d'un appareil triturant
fort complexe et assez semblable à
celui des Décapodes. M. Lereboullet en
a donné une description très détaillée,
et y a reconnu des pièces épithéliques
analogues à celles dont il vient d'être
question, sous les noms de *pièces dentaires supérieures* et *latérales*. Mais
les pièces cardiaques manquent. La
portion pylorique de l'appareil est très
développée et fort compliquée (d).

M. Rathke a constaté l'existence
d'une armature stomacale bien développée chez l'*Idothea entomon;* mais
la description qu'il en a donnée n'est
pas assez détaillée pour que l'on puisse
établir utilement une comparaison
entre les pièces dont cet appareil se

(a) Frey et Leuckart, *Beiträge zur Kenntniss wirbelloser Thiere*, p. 118.

(b) Joly, *Études sur les mœurs, le développement et les métamorphoses d'une petite Salicoque d'eau douce* (Ann. des sciences nat., 2e série. 1843, t. XIX, p. 74, pl. 3, fig. 27 à 31).

(c) Delle Chiaje, *Descrizione e notomia degli Animali invertebroti della Sicilia citeriore*, pl. 86, fig. 4.

(d) Lereboullet, *Mém. sur les Crustacés de la famille des Cloportides*, p. 85 et suiv., pl. 124 à 130, et pl. 6, fig. 131 (extr. des Mém. de la Société d'histoire naturelle de Strasbourg, t. IV, 1853).

arrondie, et l'appareil biliaire débouche dans sa partie pylorique (1).

§ 2. — L'intestin, qui naît à la partie postérieure de l'estomac, se porte généralement en ligne droite jusque dans le dernier anneau du corps, où il débouche au dehors par un anus médian situé à la face inférieure de ce segment. Il passe sous le cœur et repose d'abord sur le foie, puis sur les muscles fléchisseurs de l'abdomen. Chez les Crustacés supérieurs, tels que les Crabes et les Écrevisses, il est étroit et cylindrique dans

compose et celles de la charpente solide de l'estomac des Crustacés supérieurs (a).

Chez les Cyames, qui vivent en parasites sur la peau de la Baleine, l'estomac présente encore des vestiges de l'appareil de trituration. Roussel de Vauzème y a trouvé une paire de colonnes charnues portant chacune trois arêtes cartilagineuses, dont l'extrémité, bifide et libre dans la cavité de cet organe, est opposée à une pièce triangulaire médiane (b).

L'appareil triturant paraît manquer complétement chez quelques autres Édriophthalmes, tels que l'*Hyperia Latreillii* (c) et le *Nelocira bivittata* (d).

(1) Chez les Limules, la conformation du tube alimentaire est un peu différente. L'œsophage se dirige horizontalement en avant, et débouche dans une espèce de gésier qui se recourbe en haut, puis en arrière, et

qui a des parois charnues très épaisses garnies intérieurement de quinze rangées longitudinales de tubercules cornés. L'extrémité postérieure de ce gésier se prolonge en un cône étroit qui pénètre dans la portion suivante du canal digestif. Celle-ci, qui peut être considérée comme un duodénum cylindrique assez large, s'étend en ligne droite vers l'anus, à quelque distance duquel elle se rétrécit brusquement pour constituer un intestin rectum. Enfin, de chaque côté de la partie moyenne du céphalothorax, on y remarque deux pores qui sont les orifices de l'appareil hépatique. L'anus se trouve à la partie postérieure de l'abdomen, au-devant du stylet caudal (e).

Chez les Isopodes du genre *Gyge*, qui vivent en parasites dans la cavité branchiale des Gébies, l'estomac est ovoïde, et sa surface interne est garnie

(a) Rathke, *Anatomie der Idothea entomon* (*Beiträge zur Geschichte der Thierwelt. Schriften der Naturforschenden Gesellschaft zu Danzig*, 1820, t. I, p. 120, pl. 4, fig. 19 et 20).

(b) Roussel de Vauzème, *Mém. sur le Cyamus Ceti* (*Ann. des sciences nat.*, 2ᵉ série, 1834, t. I, p. 251, pl. 8, fig. 13 et 14).

(c) Straus, *Mém. sur les Hiella, nouveau genre de Crustacés* (*Mém. du Muséum*, t. XVIII, p. 59).

(d) Lereboullet, *Op. cit.*, p. 90.

(e) Van der Hoeven, *Recherches sur l'histoire naturelle et l'anatomie des Limules*, p. 17, pl. 2, fig. 1 à 6.

toute sa longueur, mais divisé plus ou moins distinctement en deux portions par un étranglement qui correspond à un cercle de petits replis valvulaires de la tunique interne. La première portion, que l'on désigne ordinairement sous le nom de *duodénum*, par assimilation à ce qui existe chez les Mammifères, varie beaucoup en longueur : ainsi, chez les Crabes, elle est courte et ne constitue pas le tiers ou même le quart de la totalité du tube intestinal, tandis que chez le Homard elle en forme près de sept huitièmes (1). En général, ses parois sont assez épaisses, et souvent leur surface interne est garnie de petites villosités; enfin on y voit déboucher quelques appendices tubulaires qui paraissent être des organes sécréteurs. Ainsi, chez

d'une multitude d'appendices filiformes, semblables à de grosses villosités qui flottent librement dans sa cavité (*a*). Une structure analogue paraît exister chez les Bopyres (*b*).

Il est aussi à noter que chez quelques espèces de Balanides, telles que le *Coronula balænaris* et le *Xenobalanus*, il existe à la partie supérieure et élargie de l'estomac des replis longitudinaux serrés les uns contre les autres (*c*).

(1) La ligne de démarcation entre ces deux portions du tube intestinal est en général très nettement tracée, soit par la présence de replis valvulaires, ainsi que cela se voit chez le *Maia* (*d*), soit par un changement dans la structure de la tunique muqueuse. Ainsi, chez le Homard, cette

membrane est lisse dans le duodénum et plissée longitudinalement dans le rectum, et chez l'Écrevisse elle est villeuse dans la première de ces deux portions de l'intestin et lisse dans la seconde.

Chez les Cloportides, le duodénum est très dilatable, et se trouve séparé du rectum par un sphincter fort large. A sa surface interne, on remarque un sillon médio-dorsal qui loge une sorte de bourrelet longitudinal élargi en arrière, et qui offre de chaque côté une série de cellules. On ne sait rien quant aux usages de ces parties (*e*).

Il est aussi à noter que chez les Cypris, l'intestin est pyriforme et séparé de l'estomac par un étranglement très marqué (*f*).

(*a*) Cornalia e Panceri, *Osservazioni zoologico-anatomiche sopra un nuovo genere di Crostacei isopodi sedentarii*, p. 15, pl. 2, fig. 9 (extr. des *Mém. de l'Acad. de Turin*, 2ᵉ série, 1858, t. XIX).

(*b*) Rathke, *De Bopyro et Nereide*, p. 8.

(*c*) Darwin, *A Monograph of the Cirripedia* : BALANIDÆ, p. 85.

(*d*) Milne Edwards, *Atlas du Règne animal de Cuvier*, CRUSTACÉS, p. 5, fig. 1 c.

(*e*) Lereboullet, *Op. cit.*, p. 91, pl. 5, fig. 123; pl. 6, fig. 136 à 139.

(*f*) Straus, *Mém. sur les Cypris*, p. 18, fig. 10 (extr. des *Mém. du Muséum*, t. VII).

les Crabes, on trouve, à peu de distance du pylore, une paire de cæcums longs et filiformes qui s'enroulent sur eux-mêmes en manière de pelote, et qui s'ouvrent dans la partie antérieure de cet intestin. Un troisième organe de même forme est fixé à son extrémité postérieure. Chez les Macroures, ce dernier tube membraneux manque complétement, et les deux autres ne sont représentés que par une paire de petits sacs membraneux qui sont larges, très courts et simplement recourbés (1).

La portion terminale de l'intestin, que l'on appelle quelquefois le *rectum*, n'offre dans sa structure rien de particulier.

Chez quelques Crustacés inférieurs, le canal digestif est d'une structure plus simple; on n'y distingue ni renflement stomacal, ni rectum, et il présente dans toute sa longueur le même aspect (2). Mais, chez d'autres espèces appartenant aux

Modifications de l'appareil digestif chez les Crustacés inférieurs.

(1) Chez le *Carcinus Mœnas*, par exemple, ces appendices pyloriques sont très développés. Ils consistent chacun en un tube membraneux et fort grêle, qui est beaucoup plus long que l'intestin et se rétrécit graduellement vers son extrémité postérieure. Dans l'état naturel, ils sont contournés et pelotonnés de façon à former de chaque côté du pylore une petite masse arrondie qui est accolée à la face latérale de l'estomac. Le troisième appendice, que j'appelle le *cæcum duodénal*, est de même structure, et débouche, au milieu de la face supérieure de l'intestin, immédiatement au-devant des valvules qui séparent

le rectum de cette portion du tube digestif (*a*).

Chez l'Écrevisse, les appendices pyloriques sont remplacés par une paire de vésicules ovoïdes qui se remarquent à la partie latérale et inférieure du pylore (*b*). Il en est à peu près de même chez le Homard et les autres Macroures dont j'ai eu l'occasion d'examiner l'estomac.

Chez le Bernard l'ermite, ou Pagure, il existe un cæcum duodénal filiforme et très long (*c*).

(2) Ce mode d'organisation a été constaté chez le *Dichelestium Sturionis* (*d*), le *Lamproglena pulchella* (*e*), et quelques autres Lernéens.

(*a*) Milne Edwards, *Atlas du Règne animal* de Cuvier, CRUSTACÉS, pl. 5, fig. 2 et 1 c.
(*b*) Rösel, *Insecten-Belustigung*, t. III, pl. 58, fig. 22 q.
— Suckow, *Anat. physiol. Untersuchungen der Insekten und Krustenthiere*, pl. 10, fig. 11, i.
(*c*) Swammerdam, *Biblia Naturæ*, pl. XI, fig. 3.
(*d*) Rathke, *Bemerkungen über den Bau des* Dichelestium Sturionis (*Nova Acta Acad. Nat. curios.*, t. XIX, pl. 17, fig. 2).
(*e*) Nordmann, *Mikrogr. Beiträge*, t. II, pl. 1, fig. 1, 2, 4.

mêmes groupes, on y remarque une disposition analogue à celle que nous avons déjà rencontrée chez beaucoup de Vers suceurs, ainsi que chez quelques-uns des Mollusques gastéropodes dits *phlébentérés*. En effet, le tube alimentaire, au lieu d'être cylindrique dans toute sa longueur, s'élargit dans certains points, de façon à constituer de grandes poches latérales, ou même il donne naissance à des prolongements tubuliformes qui se terminent en cæcums et s'avancent jusque dans l'intérieur des pattes. Le premier de ces modes de conformation se voit chez un petit Crustacé parasite qui vit sur les branchies du Homard et en suce le sang (1); le second, chez les Pychnogonides, Animaux qui, par leur aspect général, ressemblent beaucoup à des Arachnides (2). Enfin, on connaît aussi des

(1) Ce singulier parasite, que nous avons fait connaître, V. Audouin et moi, il y a environ trente ans, présente de chaque côté du thorax un énorme sac dans l'intérieur duquel se logent divers viscères, et notamment l'un des deux cæcums gastriques dont il est ici question. Ces appendices de l'estomac sont très grands, et l'on y remarque des mouvements péristaltiques assez énergiques (a). Nos observations à ce sujet ont été confirmées par les recherches plus récentes de M. Van Beneden (b).

(2) Cette particularité, que j'ai fait connaître chez les Nymphons (c), a été l'objet de nouvelles recherches faites par M. de Quatrefages chez les Pychnogonides du genre Phoxichile (d). Un œsophage très étroit conduit dans un estomac longitudinal d'où naissent cinq paires de tubes membraneux très longs et très grêles, ainsi qu'un petit intestin terminal. Ces appendices pénètrent les uns dans la tête, les autres dans les pattes, et arrivent jusqu'auprès de l'extrémité de ces organes. Enfin ils sont le siège de contractions péristaltiques, et les liquides contenus dans leur intérieur sont chassés par ondées tantôt dans un sens, tantôt dans un autre.

Chez les Daphnies, on voit naître de la partie antérieure de l'estomac deux cæcums intestiniformes (e), qui ressemblent un peu aux prolongements

(a) Audouin et Milne Edwards, *Mémoire sur la Nicothoé, animal singulier qui suce le sang des Homards* (Ann. des sciences nat., 1re série, 1826, t. IX, p. 350, pl. 49, fig. 2 et 3).
(b) Van Beneden, *Mém. sur le développement et l'organisation des Nicothoés* (Mém. de l'Acad. de Bruxelles, t. XXIV, et Ann. des sciences nat., 3e série, 1850, t. XIII, p. 363).
(c) Voyez Cuvier, *Règne animal*, 2e édit., t. III, p. 277.
(d) Quatrefages, *Mém. sur l'organisation des Pychnogonides* (Voyage en Sicile, t. II, p. 5, pl. 1, fig. 1; pl. 2, fig. 1, 2, 3, et Ann. des sciences nat., 3e série, 1845, t. IV).
(e) Jurine, *Histoire des Monocles*, p. 102, pl. 8, fig. 2; pl. 10, fig. 7, etc.

Crustacés chez lesquels ces tubes stomacaux se ramifient dans les parties latérales du corps, de façon à rappeler tout à fait le système gastro-vasculaire d'une Douve ou d'une Éolide. L'Argule foliacé, Animal parasite qui vit sur le Brochet et sur quelques autres Poissons d'eau douce, présente ce singulier mode d'organisation (1). Les matières alimentaires pénètrent dans ces appendices gastriques et y sont même ballottées par des mouvements de va-et-vient; mais cependant ici, de même que les

latéraux de l'estomac de la Nicothoé, bien qu'ils soient beaucoup moins grands; et M. Straus pense que les matières alimentaires y pénètrent (*a*), mais Jurine assure le contraire, et, d'après la couleur verdâtre ou jaunâtre du liquide qui s'y trouve, il y a quelque raison de croire que ce sont des appendices biliaires seulement.

(1) L'existence de ces appendices rameux de l'estomac des Argules a été constatée par L. Jurine, et ce naturaliste a très bien reconnu non-seulement que les aliments pénètrent dans ces tubes, mais que ces substances y sont continuellement agitées par l'effet des contractions péristaltiques dont les parois de ces organes sont le siége (*b*). MM. Vogt et Leydig ont été également témoins de ces mouvements. Le premier de ces observateurs a cru reconnaître un tissu glandulaire autour de ces tubes rameux (*c*); mais le second assure

que leurs parois n'en contiennent pas et ressemblent tout à fait à celles de l'estomac. Ce dernier organe est globuleux et séparé de l'intestin par un étranglement; de chaque côté il se prolonge sous la forme d'un canal cylindrique qui bientôt se divise en deux troncs dirigés l'un en avant, l'autre en arrière, lesquels donnent naissance du côté externe à une série de branches ramifiées dont toutes les divisions se terminent en cæcums (*d*).

Chez quelques Cirrhipèdes, tels que les Anatifes, les Conchodermes et le *Balanus perforatus*, l'estomac donne aussi naissance à des cæcums qui sont un peu rameux et tapissés par une tunique chitineuse comme cet organe lui-même (*e*). Chez quelques espèces de Balanes, ces appendices sont simples et au nombre de six à huit; enfin, dans les genres Coronule, Tubicinelle, *Xenobalanus* et quelques autres, ils manquent complétement (*f*).

(*a*) Straus, *Mém. sur les Daphnies* (*Mém. du Muséum*, t. V, pl. 29, fig. 6). — *Atlas du Règne animal* de Cuvier, CRUSTACÉS, pl. 73, fig. 2 c.
(*b*) Jurine fils, *Mém. sur l'Argule foliacé* (*Ann. du Muséum d'histoire naturelle*, 1806, t. VII, p. 440, pl. 26, fig. 1, etc.).
(*c*) Vogt, *Beiträge zur Naturgeschichte der schweizerischen Crustaceen*, p. 8 (extr. des *Nouv. Mém. de la Société d'histoire naturelle de Neufchâtel*, 1843, t. VII).
(*d*) F. Leydig, *Ueber Argulus foliaceus* (*Zeitschr. für wissensch. Zool.* von Siebold und Kölliker, 1850, t. II, p. 332, pl. 19, fig. 2).
(*e*) Darwin, *A Monogr. of Cirripedia* : BALANIDÆ, p. 85.
(*f*) Martin-Saint-Ange, *Mém. sur l'organisation des Cirrhipèdes*, p. 6, pl. 2, fig. 1, d'.

Mollusques dont je viens de parler, ces tubes membraneux qui se terminent tous en cul-de-sac me paraissent correspondre aux parties qui, chez les Crustacés supérieurs, constituent les canaux efférents de l'appareil hépatique, et chez les Apus, tout en ayant assez de largeur pour admettre dans leur intérieur les aliments en voie de digestion, ils s'entourent d'une multitude de petits cæcums glandulaires et constituent avec ces organites sécréteurs un foie ramifié (1).

Chez quelques Crustacés inférieurs, tels que les Lernées, la bile paraît se former dans des cellules qui sont logées dans l'épaisseur des parois du tube stomacal, ou appliquées en couche mince tout autour de ce canal (2); mais chez les Crus-

Appareil hépatique.

---

(1) L'estomac de l'*Apus cancriformis* est une dilatation du tube intestinal qui se trouve dans la tête, et qui de chaque côté se prolonge en une sorte de corne à deux branches : l'une de celles-ci s'avance dans le front, l'autre se porte obliquement en arrière et en dehors ; enfin le bord concave de l'espèce de croissant ainsi formé donne naissance à une série de gros canaux coniques qui, à leur tour, fournissent un grand nombre de ramuscules latéraux, autour desquels se groupent de petits cæcums sécréteurs renflés en manière d'ampoules (*a*).

(2) Chez l'*Artemia salina*, le foie paraît être représenté par une foule de petits cæcums sécréteurs insérés sur la face externe du tube digestif (*b*).

Chez beaucoup de Lernéens, un tissu utriculaire, contenant un liquide coloré, est disposé par traînées sur la surface externe du tube digestif, de façon à y former une sorte de réseau (*c*). Mais, chez le Dichélestion, M. Rathke n'a pu découvrir aucune trace d'un tissu hépatique quelconque (*d*).

Chez les Daphnies, le tube digestif est entouré d'une masse d'utricules d'un volume considérable et contenant un liquide coloré. M. Jones, qui a étudié avec soin ce tissu, le considère comme constituant un appareil hépatique, mais il n'a pu découvrir aucune communication entre ces glandules et la cavité digestive (*e*),

---

(*a*) Zaddach, *De Apodis cancriformis anatome et historia evolutionis* (dissert. inaug.). Bonn, 1841, p. 8, pl. 1, fig. 10 et 11.

(*b*) Joly, *Histoire d'un petit Crustacé auquel on a faussement attribué la coloration en rouge des marais salants* (*Ann. des sciences nat.*, 2ᵉ série, 1840, t. XIII, p. 239).

(*c*) Par exemple, chez le *Lerneopoda elongata* (Grant, *On the Structure of* Lernæa elongata, in Brewster's *Edinburgh Journ. of Science*, 1827, t. VII, p. 154).
— Le *Lerneocera fluviatilis* (Nordmann, *Microgr. Beiträge*, t. II, p. 125, pl. 6, fig. 2 et 4).
— Le *Lamproglena pulchella* (Nordmann, *Op. cit.*, pl. 1, fig. 4).

(*d*) Rathke, *Bemerkungen über den Bau des Dichelestium* (*Nova Acta Acad. nat. curios.*, t. XIX, p. 143).

(*e*) C. B. Jones, *On the Structure of the Liver* (*Philos. Trans.*, 1849, p. 115).

tacés supérieurs, l'appareil hépatique acquiert une existence indépendante et se développe beaucoup. Ainsi, chez les Crabes et les Écrevisses, il forme de chaque côté de l'estomac une grande masse glandulaire de couleur jaunâtre, qui est divisée en plusieurs lobes, composés eux-mêmes de lobules, lesquels se résolvent à leur tour en lobulins constitués chacun par une multitude de petits cæcums remplis d'utricules sécréteurs et groupés autour d'un canal excréteur rameux dans lequel ils débouchent(1). Une tunique membraneuse et translucide, dépendante du péritoine, revêt extérieurement le foie, et se replie en dedans entre les principales divisions de ce viscère ; enfin, les conduits excréteurs qui naissent des lobules ou paquets de petits cæcums sécréteurs se réunissent entre eux de façon à

et M. de Siebold pense que les utricules en question sont seulement des cellules adipeuses (a).

Une structure analogue a été observée dans la couche pulpeuse qui recouvre l'estomac des Cirrhipèdes, et qui est généralement considérée comme étant le foie de ces Animaux (b). Chez les Anatifes, ces glandules paraissent être un peu renflées et sont en général disposées en séries longitudinales (c).

(1) Chez les Décapodes Brachyures, le foie s'étend beaucoup de chaque côté de l'estomac, où il est recouvert en partie par les ovaires ou les testicules. Il recouvre à son tour la partie antérieure des chambres branchiales, et il occupe la majeure partie de la cavité viscérale qui se trouve comprise entre les loges épimériennes ; là il passe sous le cœur, puis il se prolonge sur les côtés de l'intestin, mais il ne s'avance que très peu dans la portion abdominale du corps (d). Chez les Écrevisses, les Homards et la plupart des autres Macroures, cet organe s'élargit beaucoup moins antérieurement , mais s'étend plus loin dans l'abdomen (e). Enfin, chez le Bernard-l'ermite, ou Pagure, il est très étroit en avant, mais se loge presque entièrement dans la région abdominale du corps, et s'y prolonge jusque sur les côtés de l'anus (f). Swammerdam a connu cet organe, mais il le considérait comme une sorte de pancréas (g).

a) Siebold et Stannius, *Nouveau Manuel d'anatomie comparée*, t. II, p. 446.
— Martin-Saint-Ange, *Mém. sur les Cirrhipèdes*, p..16.
(b) Darwin, *A Monograph of the sub-class Cirripedia* : BALANIDÆ, p. 86.
(c) Idem, *Op. cit.* : LEPADIDÆ, p. 44.
(d) Exemple : le *Tourteau*, ou *Platycarcinus pagurus* (*Atlas du Règne animal* de Cuvier, CRUSTACÉS, pl. 1).
(e) Müller, *De glandularum secernentium structura penitiori*, pl. 8, fig. 13.
(f) Milne Edwards, CRUSTACÉS de l'*Atlas du Règne animal* de Cuvier, pl. 5, fig. 3.
(g) Swammerdam, *Biblia Naturæ*, t. I, p. 262, pl. 21, fig. 5.

constituer des canaux de plus en plus gros, lesquels se dirigent vers le pylore et y débouchent de chaque côté par un tronc unique (1). En général, les deux foies ainsi constitués sont

(1) Chez le Maia et la plupart des autres Brachyures, les cæcums terminaux de l'appareil hépatique sont très courts, et renflés de façon à avoir la forme de vésicules groupées autour d'un canal excréteur rameux (a). Chez le Homard, ils sont cylindriques et plus allongés; chez l'Écrevisse, ils s'allongent encore davantage (b); enfin, chez le Pagure ou Bernard-l'ermite, ils ont la forme de tubes grêles disposés en manière de frange sur le canal excréteur et très contournés sur eux-mêmes (c).

La structure intime des cæcums hépatiques a été étudiée avec soin par MM. Goodsir, Schlemm, H. Karsten, H. Meckel et Laidy (d). On y trouve une tunique propre qui est garnie de fibres disposées en réseau à mailles carrées et tapissées intérieurement d'une couche d'utricules sécréteurs arrondis et à divers degrés de développement; enfin leur axe est occupé par une cavité en continuité avec le canal excréteur, et contenant des utricules libres ainsi que le liquide sécrété. D'après M. H. Meckel, cette cavité serait tapissée par une cuticule ou tunique interne; mais cette disposition ne me semble pas exister, et la couche utriculaire me paraît y être à nu.

Duvernoy a décrit le foie des Palémons comme étant un grand sac membraneux, à cavité anfractueuse, divisé en plusieurs petites poches et contenant une matière jaune (e); mais la structure de cette glande est en réalité semblable à celle du foie chez les autres Décapodes, et la disposition observée par l'anatomiste que je viens de citer ne pouvait être que le résultat de la putréfaction de toute la portion essentielle de l'appareil hépatique, dont la tunique péritonéale, vidée de son contenu, constituait probablement le sac en question.

(a) Milne Edwards, CRUSTACÉS de l'Atlas du Règne animal de Cuvier, pl. 5, fig. 1.
(b) Idem, art. CRUSTACEA (Todd's Cyclopædia of Anatomy and Physiology, t. 1, p. 774, fig. 417).
— Suckow, Anatom. phys. Unters. der Insekten und Krustenthiere, pl. 10, fig. 14.
— Brandt et Ratzeburg, Medizinische Zoologie, t. II, pl. 11, fig. 9.
— Milne Edwards, Histoire des Crustacés, pl. 4, fig. 2.
(c) Voyez l'Atlas du Règne animal de Cuvier, CRUSTACÉS, pl. 5, fig. 3a.
— Delle Chiaje, Descrizione e notomia degli Animali invertebr., pl. 86, fig. 6.
(d) Goodsir, Secreting Structures (Anatomical and Physiological Observations, p. 30).
— Schlemm, De hepate ac bili Crustaccorum et Molluscorum quorumdam (dissert. inaug.). Berlin, 1844, p. 2, pl. 2, fig. 1.
— H. Karsten, Disquisitio microscopica et chimica hepatis et bilis Crustaccorum et Molluscorum (Nova Acta Acad. nat. curios., t. XXI, p. 398, pl. 19, fig. 2 à 9).
— H. Meckel, Mikrographie einiger Drüsenapparate der niederen Thiere (Müller's Archiv für Anat. und Physiol., 1846, p. 35, pl. 1, fig. 13 à 15).
— Laidy, Researches on the comparative Structure of the Liver, p. 4, pl. 2, fig. 8-13 (extr. de l'American Journ. of med. science, 1848).
(e) Duvernoy, Du foie des Animaux sans vertèbres, en général, et particulièrement sur celui des Crustacés (Ann. des sciences nat., 2e série, 1836, t. VI, p. 250).

complétement séparés entre eux ; mais, chez les Maia et la plupart des autres Brachyures, ces deux glandes, quoique restant en réalité distinctes, se joignent sur la ligne médiane au-dessous de l'intestin, et y donnent naissance à un lobe médian impair (1).

Foie des Squilles, des Édriophthalmes, etc.

Chez d'autres Crustacés, l'appareil hépatique présente un mode de conformation intermédiaire entre ces deux états opposés. Ainsi, chez les Squilles, il entoure l'intestin dans toute la longueur de cet organe, mais en outre il se prolonge latéralement en un certain nombre de lobes rameux qui en sont parfaitement distincts (2). Chez les Bopyres, il est con-

(1) Les deux moitiés de l'appareil hépatique sont toujours symétriques, et en général parfaitement indépendantes l'une de l'autre, ainsi que cela se voit chez le Homard (a). Quelquefois elles sont plus ou moins confondues sur la ligne médiane, en arrière de l'estomac ; mais elles sont toujours complétement distinctes physiologiquement, car il n'y a jamais anastomose des canaux biliaires de droite et de gauche, et tous les cæcums d'un côté se rendent au conduit excréteur qui débouche dans le pylore du même côté.

En général, on distingue dans chacune de ces deux masses glandulaires quatre divisions principales ou lobes, qui sont tantôt simples comme chez l'Écrevisse, d'autres fois profondément subdivisées en lobules. Une paire de lobes, qu'on peut appeler *céphaliques*, s'avance sur les côtés de l'estomac ; les deux paires suivantes, que je nomme

thoraciques, se placent entre les deux flancs où ils embrassent l'intestin ; enfin une paire de lobes postérieurs se prolonge jusque dans l'abdomen au-dessous de l'intestin.

Chez le Maia, on remarque aussi derrière l'estomac un lobe médian qui est formé par la réunion d'une partie des lobes thoraciques antérieurs, et qui recouvre la portion duodénale de l'intestin ; les lobes postérieurs sont également confondus en une masse impaire ; enfin les lobes céphaliques sont divisés en plusieurs lobules de formes très variées (b).

(2) Chez les Squilles, l'intestin est très étroit, excepté dans le voisinage de l'anus, où il se renfle un peu, et il est pour ainsi dire enfoui dans le tissu hépatique, qui à son tour est revêtu, comme d'ordinaire, par une tunique péritonéale. Ce tissu, qui est très mou, se détruit facilement chez les individus qui ont été mal conservés dans de

(a) Audouin et Milne Edwards, *Recherches sur la circulation chez les Crustacés* (Ann. des sciences nat., 1re série, t. II, pl. 28, fig. 2).
(b) Milne Edwards, *Histoire des Crustacés*, pl. 4, fig. 5, et *Atlas du Règne animal* de Cuvier, CRUSTACÉS, pl. 5, fig. 1.

stitué par une double série de petits paquets d'ampoules sécrétoires, appendus de chaque côté de l'intestin par autant de canaux excréteurs (1). Enfin, chez la plupart des autres Édriophthalmes du même ordre, il affecte la forme de sacs grêles et très allongés, qui semblent être des appendices tubuleux de l'estomac, et qui ont beaucoup d'analogie avec les vaisseaux malpighiens des Insectes, dont l'étude nous occupera bientôt (2).

l'alcool faible, et alors l'intestin semble flotter au milieu d'une grande poche membraneuse, disposition qui en a imposé à Duvernoy, lorsque cet anatomiste a cru reconnaître dans la tunique du foie un sinus ou réservoir veineux (a).

Ce viscère s'étend depuis la partie postérieure de l'estomac jusqu'à l'extrémité de l'abdomen ; il est placé sous l'ovaire ou le testicule, organes qui, à leur tour, sont recouverts par le cœur, et par sa face inférieure il limite en dessus le sinus veineux abdominal (b) ; latéralement il forme dans chaque anneau, tant du thorax que de l'abdomen, un prolongement plus ou moins branchu, et dans le dernier segment du corps il constitue une série de digitations disposées en éventail (c). Les conduits excréteurs des vésicules dont il se compose ne se réunissent pas en deux gros troncs, comme chez les Décapodes, mais se rendent presque directement à l'intestin, en formant une multitude de petits canaux rameux dirigés transversalement.

(1) M. Rathke a trouvé que chez le Bopyre femelle il existe dans chaque anneau du thorax une paire de grappes hépatiques attachées au tube digestif, chacune par un pédoncule ou conduit excréteur particulier ; ces glandes sont situées à la face inférieure du corps, sous les ovaires, et quelques lobules de même structure se montrent à la face dorsale de cet organe, derrière l'estomac (d).

MM. Dana et Pickering ont trouvé une disposition analogue chez les Caliges ; de chaque côté de l'intestin il existe plusieurs petites masses glandulaires arrondies, qui paraissent sécréter le liquide jaune dont ce tube est rempli (e).

(2) Chez les Cloportides, l'appareil

(a) Duvernoy, Mém. sur quelques points d'organisation concernant les appareils d'alimentation et de circulation et l'ovaire des Squilles (Ann. des sciences nat., 2e série, 1837, t. VIII, p. 44, pl. 2, fig. 3 et 4).
(b) Voyez l'Atlas du Règne animal de Cuvier, CRUSTACÉS, pl. 56, fig. 1 b.
(c) J. Müller, De glandularum secernentium structura penitiori, 1830, pl. 9, fig. 1, etc.
— Delle Chiaje, Descrizione e notomia degli Animali invertebrati della Sicilia citeriore, pl. 86, fig. 4.
— Duvernoy, Op. cit., et Mém. sur le foie des Animaux sans vertèbres (Ann. des sciences nat., 2e série, t. VI, p. 247, pl. 15, fig. 1).
(d) Rathke, De Bopyro et Nereide commentationes anatomico-physiologicæ duæ. Dorpat, 1837, p. 9, pl. 1, fig. 7 et 8.
(e) Pickering and Dana, Descript. of a Species of Caligus, p. 32, pl. 2, fig. 9 (Americ. Journ. of science, t. XXXIV).

Appareil digestif des Arachnides.

§ 3. — Le mode d'organisation du tube digestif que nous venons de rencontrer chez quelques Crustacés inférieurs est dominant dans la classe des ARACHNIDES ; mais chez ces derniers Animaux, d'une part, l'estomac n'est jamais pourvu d'un appareil triturant comme chez les Crabes et les Écrevisses, et, d'autre part, le système glandulaire annexé au canal alimentaire se perfectionne et se complique beaucoup plus que chez aucun de ces derniers Articulés.

Scorpion.

Ainsi, chez le Scorpion, que je prendrai comme premier exemple, l'orifice buccal, très petit, logé, ainsi que je l'ai déjà dit, au fond d'une sorte de fosse sous-frontale (1), et occupant, comme d'ordinaire, la ligne médiane du corps (2), donne accès

hépatique se compose de deux paires d'appendices qui ont la forme de sacs grêles et très allongés, ou plutôt de tubes membraneux et fermés au bout, situés sur les côtés de l'intestin et s'étendant jusqu'à l'extrémité postérieure du corps (a). Les parois de ces tubes présentent de petites boursouflures arrondies, disposées en spirale, et ils débouchent dans la partie pylorique de l'estomac, de chaque côté, par un canal commun ; enfin, ils renferment un tissu utriculaire sécrétoire. M. Karsten a représenté ces cellules comme des ampoules pédiculées (b) ; mais M. Lereboullet, a constaté que cette apparence est accidentelle, et que dans l'état normal ce, sont de grosses vésicules closes renfermant dans leur intérieur d'autres vésicules plus petites,

ainsi que des globules graisseux (c).

Chez les Lygies, j'ai trouvé trois paires de ces appendices hépatiques cylindriques (d), et M. Rathke les a rencontrés en même nombre chez l'Æga bicarinata (e).

Ce mode d'organisation de l'appareil biliaire existe aussi parfois chez les Crustacés Décapodes. Ainsi MM. Frey et Leuckart ont trouvé que chez les Mysis le foie n'est pas massif comme chez la plupart des Animaux de cet ordre, mais se compose de quatre paires d'appendices étroits et très allongés, qui naissent de la portion pylorique de l'estomac (f).

(1) Voy. ci-dessus, page 539.

(2) Savigny, dont les descriptions sont en général d'une exactitude remarquable, s'est trompé au sujet de

(a) Lereboullet, *Mémoire sur les Cloportides*, p. 96, pl. 5, fig. 123 (*Mém. de la Société d'histoire naturelle de Strasbourg*, t. IV).

(b) Brandt et Ratzeburg, *Medizinische Zoologie*, t. II, pl. 15, fig. 39.

(c) H. Karsten, *Disquisitio microscopica et chemica hepatis et bilis Crustaceorum et Molluscorum* (*Nova Acta Acad. nat. curios.*, t. XXI, p. 296, pl. 18, fig. 1, 3).

(d) Milne Edwards, *Histoire naturelle des Crustacés*, pl. 4, fig. 3.

(e) Rathke, *Beiträge zur Fauna Norwegens*, p. 30 (extr. des *Nova Acta Acad. nat. curios.*, 1843, t. XX, p. 30).

(f) Frey et Leuckart, *Beiträge zur Kenntniss wirbelloser Thiere*, p. 119, pl. 2, fig. 13.

dans un tube œsophagien étroit dont la partie postérieure se renfle de façon à former un petit jabot, et dont les parois sont garnies de muscles extenseurs aussi bien que de fibres charnues annulaires (1). L'estomac, placé à la partie postérieure du thorax, est petit et ovalaire (2), mais se continue de chaque côté avec deux gros appendices tubuleux qui se portent en dehors et se cachent bientôt dans une masse de tissu glandulaire située dans la région frontale. L'appareil sécréteur, ainsi constitué, verse dans l'estomac un liquide digestif très acide ; enfin, il se compose d'une multitude d'utricules disposés en lobules irréguliers plutôt qu'en grappes, et d'une paire de capsules ovoïdes renfermant chacune un long tube membraneux terminé en cæcum et pelotonné sur lui-même (3).

l'entrée des voies digestives des Arachnides ; il n'a pas vu l'orifice buccal, et il attribue à ces Animaux un double pharynx communiquant au dehors par deux trous « imperceptibles » situés sur les côtés de la langue (a).

(1) Vers le milieu de l'œsophage, on voit de chaque côté de ce tube une bandelette musculaire qui se porte en arrière, et un peu plus loin une seconde paire de faisceaux semblables dirigés en avant. Ces brides contractiles se fixent aux parties voisines du squelette tégumentaire et doivent déterminer la dilatation de cette partie du canal digestif. Il est donc à présumer qu'ils interviennent dans le mécanisme de la succion (b).

(2) La distinction entre l'estomac et l'intestin n'est bien apparente que chez les individus très frais, et disparaît chez ceux qui ont été conservés dans l'alcool. Cette circonstance explique comment le premier de ces organes, après avoir été décrit par Meckel (c), a échappé aux recherches de Treviranus (d). Ses parois sont minces et lisses (e).

(3) Ces glandes gastriques ont été considérées par J. Müller, Newport et la plupart des autres anatomistes, comme étant des organes salivaires (f) ; mais, ainsi que M. Blanchard l'a fait remarquer, elles versent les produits de leur sécrétion non dans la bouche, mais dans l'estomac, et le

(a) Savigny, *Théorie des pièces de la bouche des Insectes*, p. 57.
(b) Blanchard, *Organisation du Règne animal*, ARACHNIDES, p. 60, pl. 4, fig. 4.
(c) Meckel, *Traité d'anatomie comparée*, t. VII, p. 241.
(d) Treviranus, *Ueber den innern Bau der Arachniden*, p. 6.
(e) Blanchard, *Op. cit.*, p. 64, pl. 4, fig. 4 et 6.
(f) J. Müller, *Beiträge zur Anatomie des Scorpions* (Meckel's *Archiv für Physiologie und Anatomie*, 1828, p. 52).
— Newport, *On the Structure, Relations and Development of the Nervous and Circulatory Systems in Myriopoda and Macrourous Arachnida*, pl. 15, fig. 39 (*Philos. Trans.*, 1843).
— L. Dufour, *Histoire anatomique et physiologique des Scorpions*, p. 622 (*Mém. de l'Acad. des sciences, Savants étrangers*, t. XIV).

L'intestin, qui fait suite à l'estomac, est un long tube divisé
en deux portions, l'une antérieure et très étroite, l'autre postérieure et plus ou moins renflée (1).

L'intestin grêle occupe toute la longueur de la portion élargie
de l'abdomen, et ses parois, bien que très minces, se composent
de deux tuniques et logent dans leur épaisseur beaucoup de
granulations. Latéralement, cette partie du canal digestif communique avec l'appareil hépatique dont le développement est
très considérable. En effet, on voit y déboucher de chaque côté
cinq canaux grêles qui se divisent en une multitude de ramuscules autour desquels sont groupés des multitudes d'utricules
sécréteurs, et dans l'intérieur de ceux-ci on aperçoit un liquide
contenant des granules d'un brun verdâtre (2).

---

liquide qu'elles élaborent est acide,
comme l'est tout suc gastrique bien
caractérisé (a).

Les deux capsules ovoïdes (b) renfermant les tubes contournés sont
réniformes, et reposent sur la lame
aponévrotique qui constitue une sorte
de diaphragme entre la cavité céphalo-
thoracique et l'abdomen. Elles sont
constituées par une membrane mince
et transparente. Le tube qu'elles renferment est long, grêle et très difficile
à dérouler; ainsi que je l'ai déjà dit,
il se termine en cul-de-sac, mais on
ne connaît pas bien ses connexions
avec l'estomac ou avec le tissu utriculaire adjacent (c). Celui-ci constitue
trois masses assez distinctes : l'une
médiane, qui repose sur l'estomac

aussi bien que sur l'œsophage, et deux
latérales. Il se compose d'ampoules
arrondies, serrées les unes contre les
autres, et communiquant avec l'estomac par deux paires de canaux larges
et courts.

Les usages du suc gastrique fourni
par cet appareil ne sont pas douteux;
car, en y plongeant des matières alimentaires, M. Blanchard a pu opérer
des digestions artificielles (d).

(1) M. Léon Dufour réserve le nom
d'*intestin* à cette dernière partie, et
appelle la portion antérieure le *ventricule chylifique* (e).

(2) Le foie du Scorpion, après avoir
été sommairement décrit par Meckel (f), a été considéré par Trevirante
et quelques autres naturalistes comme

(a) Blanchard, *Organisation du Règne animal*, ARACHNIDES, p. 61.
(b) Ces corps sont les seules parties de l'appareil glandulaire gastrique qui aient été décrites dans
la monographie anatomique de M. Léon Dufour.
(c) Blanchard, *Op. cit.*, p. 61, pl. 4 et 6.
(d) Idem, *ibid.*, p. 66.
(e) L. Dufour, *Op. cit.*, p. 626.
(f) Meckel, *Traité d'anatomie comparée*, t. VII, p. 239.

Deux paires d'autres canaux s'ouvrent aussi dans la partie postérieure de l'intestin grêle, et se ramifient entre les grappes formées par les utricules sécréteurs dont je viens de parler, mais ne proviennent pas de ces organites, et, comme nous le verrons dans une autre Leçon, ils paraissent constituer un appareil urinaire (1).

étant seulement un corps graisseux entourant une série de prolongements tubuleux du canal digestif (a); mais les recherches plus récentes de Newport, de M. Léon Dufour et de M. Blanchard, ne laissent aucune incertitude sur la nature glandulaire de cet organe et sur le déversement de ses produits dans le tube alimentaire (b). C'est une glande volumineuse très molle et de couleur jaunâtre, qui occupe la presque totalité de la portion renflée de la cavité abdominale, et qui se compose de deux moitiés parfaitement distinctes, logées sur les côtés du tube digestif. Elle est revêtue d'une tunique péritonéale très mince, qui envoie des prolongements latéraux sur les parois de la cavité viscérale, et elle est maintenue aussi en place par des muscles qui sur divers points traversent sa masse. Son tissu se compose de petits sacs ovoïdes longs d'environ un quart de millimètre et disposés en manière de grappes autour de petits canaux excréteurs très

déliés. Ces tubes se réunissent entre eux, et, en se dirigeant vers l'intestin, deviennent ainsi de plus en plus gros ; enfin ils s'y terminent sous la forme de cinq paires de gros canaux à parois membraneuses. Les conduits biliaires des quatre premières paires sont dirigés transversalement ; mais ceux de la dernière paire, beaucoup plus gros que les autres et à ramifications plus fortes, marchent obliquement d'arrière en avant (c).

Suivant M. Léon Dufour, le nombre des canaux hépatiques ainsi constitués varierait de 4 à 6 paires. Le calibre de la portion terminale de ces tubes est assez considérable pour que les matières alimentaires puissent y pénétrer facilement, et cette introduction paraît en effet avoir lieu (d) ; par conséquent, ces *diverticulum* intestinaux doivent être considérés comme ayant des fonctions analogues à celles des appendices gastro-hépatiques des Crustacés inférieurs.

(1) Treviranus, Audouin et les au-

(a) G. R. Treviranus, *Ueber den innern Bau der Arachniden*, 1812, p. 6.
— J. Müller, *Beiträge zur Anatomie des Scorpions* (Meckel's *Archiv für Anat. und Physiol.*, 1828, p. 35).
— Audouin, art. ARACHNIDA (Todd's *Cyclop. of Anat. and Physiol.*, t. I, p. 204).
(b) L. Dufour, *Recherches anatomiques et observations sur le Scorpion roussâtre* (*Journal de physique*, 1817, t. LXXXIV, p. 447). — *Histoire anatomique et physiologique des Scorpions*, p. 627 (*Mém. des Savants étrangers*, t. XIV).
— Blanchard, *Organisation du Règne animal*, classe des ARACHNIDES, p. 63.
— Newport, *Op. cit.* (*Philos. Trans.*, 1843, pl. 14, fig. 32).
(c) Blanchard, *Op. cit.*, pl. 4, fig. 4.
(d) Idem, *ibid.*, p. 67.

Enfin le gros intestin commence par une dilatation assez brusque, et ses parois, plus ou moins renflées d'anneau en anneau, laissent apercevoir des bandes musculaires disposées les unes en long, les autres en travers. L'anus consiste en une fente transversale située à la face inférieure de l'abdomen, entre le dernier anneau du corps et l'article en forme de crochet qui constitue le dard caudal du Scorpion.

Thélyphones.

Chez les Thélyphones, la structure générale de l'appareil digestif est à peu près la même que chez les Scorpions, si ce n'est que l'estomac se développe davantage et donne naissance à quatre paires de gros prolongements qui ont la forme de poches plutôt que de tubes; disposition qui établit le passage vers le mode d'organisation propre aux Aranéides et à la plupart des autres Animaux de la même classe, où les espèces de *diverticulum* ainsi constitués acquièrent des dimensions énormes (1).

Galéodes.

L'appareil digestif des Galéodes ou Solpuges présente quelques

tres naturalistes qui considéraient le foie comme un corps adipeux, ont décrit ces vaisseaux sous le nom de *canaux biliaires* (a). M. Léon Dufour pense que ce sont des filets « *infonctionnels* », représentants inactifs des vaisseaux biliaires des Insectes (b). M. Blanchard les appelle des *vaisseaux urinaires*, et il a constaté l'existence d'une anastomose fort singulière entre ceux de la dernière paire et les canaux biliaires postérieurs (c).

(1) On voit par les belles figures anatomiques de la Thélyphone, publiées récemment par M. Blanchard (d), que chez ces Arachnides l'œsophage est grêle et fort allongé; les glandes salivaires sont très développées et recouvrent l'estomac dans toute la longueur de la région thoracique du corps; les cæcums gastriques, au nombre de quatre paires, sont de gros tubes terminés en cul-de-sac; la portion antérieure de l'intestin est renflée vers ses deux bouts, et reçoit latéralement cinq paires de canaux hépatiques dont les ramifications prennent naissance dans une masse glandulaire qui occupe la plus grande partie de l'abdomen et qui constitue un foie lobulé; enfin, la portion terminale du tube digestif est étroite et s'engage dans la base de la portion

(a) Treviranus, *Ueber den innern Bau der Arachniden*, p. 6, pl. 1, fig. 6, *i, i.*
(b) Léon Dufour, *Histoire anatomique et physiologique des Scorpions (Mém. des Savants étrang.,* t. XIV, p. 633, pl. 3, fig. 25).
(c) Blanchard, *Op. cit.*, p. 65, pl. 4, fig. 4.
(d) Blanchard, *Organisation du Règne animal*, ARACHNIDES, pl. 9, fig. 1, 2 et 3.

particularités remarquables ; les appendices cæcaux de l'estomac s'allongent plus que chez les divers Arachnides dont je viens de parler, et ceux des deux dernières paires, au lieu d'être simples comme d'ordinaire, se bifurquent. Les glandes salivaires sont formées chacune par un long tube tortueux assez gros et terminé en cæcum, qui est pelotonné sur lui-même, et qui se rend dans une masse utriculaire située autour de la portion postérieure de l'œsophage et la partie voisine de l'estomac. Enfin, le foie se compose d'une multitude de petits sacs presque tubuliformes, réunis en groupes, et ressemblant beaucoup à ceux que nous avons vus constituer l'appareil biliaire chez les Crabes et les autres Crustacés supérieurs (1).

L'appareil digestif des Aranéides est constitué aussi d'après le même plan général que celui des Thélyphones, mais offre d'autres particularités de structure importantes à noter. La cavité pharyngienne qui surmonte la bouche est garnie en dessus d'une pièce cornée longitudinale et convexe qui est reçue dans une sorte de gouttière cornéo-membraneuse formée par la paroi opposée du canal (2). Cette première portion du tube

Aranéides.

caudiforme de l'abdomen, pour gagner l'anus, qui est situé à la face inférieure de cette partie du corps (a).

(1) M. Blanchard a fait connaître la conformation du tube digestif des Galéodes en 1847 ; l'année suivante, des recherches sur le même sujet furent publiées par M. Kittary ; enfin le premier de ces naturalistes a donné plus récemment de très belles figures anatomiques de ces Animaux, et a

complété ses premières observations par une étude plus attentive du foie et des glandes qu'il considère comme des organes salivaires, tandis que M. Kittary les regarde comme étant les analogues du pancréas. M. Léon Dufour a présenté à l'Académie des sciences une monographie anatomique des Galéodes, mais ce travail est encore inédit.

(2) Latreille a confondu cette pièce

(a) Blanchard, *Observations sur l'organisation d'un type de la classe des Arachnides, le genre* GALÉODE (*Ann. des sciences nat.*, 3ᵉ série, 1847, t. VIII, p. 228 et suiv., pl. 6, fig. 1).
— Kittary, *Anatomische Untersuchung der gemeinen* (Galéodes aranoïdes) *und der furchtlosen* (G. intrepida), Solpuga, p. 55 et suiv., pl. 8, fig. 12 (extr. du *Bulletin de la Société des naturalistes de Moscou*, 1848, t. XXI).
— Blanchard, *Organisation du Règne animal*, ARACHNIDES, pl. 28, fig. 1, 4 et 5.
— L. Dufour, *Anatomie, physiologie et histoire naturelle des Galéodes* (*Comptes rendus de l'Académie des sciences*, 1858, t. XLVI, p. 1247).

alimentaire s'élève à peu près verticalement, et l'œsophage s'en détache sous un angle presque droit pour traverser le collier nerveux et se rendre à l'estomac. En y arrivant, elle débouche dans une cavité à parois cartilagineuses qui est disposée de façon à agir à la manière d'une pompe aspirante, et qui est pourvue à cet effet de muscles dilatateurs, dont l'un monte obliquement vers la voûte de la cavité céphalothoracique et s'y insère au squelette tégumentaire (1). Ce jabot aspirateur se con-

palatine avec le labre, sous le nom de *camérostome*; mais Dugès en a fait mieux connaître la disposition. Ce dernier le compare à l'épipharynx des Insectes et le désigne sous le nom de *palais*. De même que les autres parties épithéliques, cette lame chitineuse se renouvelle à chaque mue, et elle s'emboîte dans la pièce pharyngienne inférieure, que Dugès appelle la *langue*. Sur la ligne médiane de l'une et de l'autre, il y a un sillon longitudinal qui sert pour le passage des liquides vers l'estomac (*a*).

(1.) L'œsophage est très grêle et ses parois sont membraneuses en dessous, mais de consistance cartilagineuse en dessus. Il se recourbe en arrière, et, après avoir traversé l'anneau nerveux, débouche dans une sorte de boîte cartilagineuse élargie en arrière, et, garnie de quatre crêtes longitudinales qui en occupent les angles. Dans l'état de repos, les parties comprises entre ces crêtes se rapprochent au point de se toucher presque; mais, par l'action des muscles circonvoisins, elles s'écartent entre elles et dilatent la cavité de l'espèce de pompe ainsi constituée. Une paire de ces muscles aspirateurs s'insère sur les côtés de la boîte cartilagineuse dont je viens de parler, et s'étend transversalement jusqu'aux parties latérales de l'endosquelette; un autre faisceau charnu naît de la face supérieure de cet organe, et va prendre son point d'appui sur la partie dorsale du système tégumentaire, vers le milieu du thorax, en traversant l'anneau formé, comme nous le verrons bientôt, par l'estomac de ces Animaux. Cet appareil, qui semble devoir servir à opérer la succion, a été vu en partie par Lyonnet et par Dugès (*b*); M. Brandt l'a fait mieux connaître (*c*); mais c'est Wasmann qui l'a décrit et figuré de la manière la plus complète (*d*).

(*a*) Dugès, *Observations sur les Aranéides* (Ann. des sciences nat., 2ᵉ série, t. VI, p. 178, et *Atlas du Règne animal* de Cuvier, ARACHNIDES, pl. 3, fig. 1 et 3).

(*b*) Lyonnet, *Recherches sur l'anatomie et les métamorphoses de différentes espèces d'Insectes*, p. 97, pl. 10, fig. 4.

— Dugès, *Op. cit.*

(*c*) Brandt, *Recherches sur l'anatomie des Araignées* (Ann. des sciences nat., 2ᵉ série, 1840, t. XIII, p. 181 et suiv.).

— Brandt et Ratzeburg, *Medizinische Zoologie*, t. II, pl. 15, fig. 6.

(*d*) A. Wasmann, *Beiträge zur Anatomie der Spinnen* (Abhandlungen aus dem Gebiete der Naturwissenschaften in Hamburg, 1846, t. I, p. 142, pl. 13, fig. 13, *m*, et 17, *b*; pl. 12, fig. 4, *c*).

tinue avec la partie postérieure de l'estomac, et celui-ci donne naissance antérieurement à deux prolongements qui embrassent la colonne charnue dont il vient d'être question, et se réunissent entre eux au-devant de ce muscle, de façon à constituer un anneau du pourtour duquel on voit partir une série de grands tubes gastriques assez semblables à ceux de l'estomac simple des autres Arachnides (1). En arrière, ce singulier estomac,

(1) M. Brandt a fait bien connaître cette singulière disposition de l'estomac antérieur, ou *proventricule* des Aranéides, qui, au lieu d'être une poche arrondie ou fusiforme comme d'ordinaire, est annulaire, et se trouve traversé par un gros muscle étendu obliquement de la paroi dorsale du céphalothorax à la pièce cornée du jabot aspirateur à laquelle cet anatomiste applique le nom d'*hyoïde* (a).

M. Grube a trouvé que chez les Argyronètes et quelques Épéires cette disposition annulaire est plutôt apparente que réelle, car les deux branches semi-circulaires de l'estomac sont simplement accolées l'une à l'autre au-devant du muscle central, et ne s'anastomosent pas entre elles (b). Mais M. Wasmann s'est assuré que chez les Mygales il n'existe en ce point aucune cloison, et que par conséquent la cavité stomacale est annulaire, comme la forme extérieure de cet organe l'indique (c).

Le second estomac, ou ventricule chylifique, pour employer ici la nomenclature adoptée par M. Léon Dufour et la plupart des autres entomologistes, naît du milieu du bord postérieur de cette couronne, et une autre poche membraneuse s'en détache inférieurement pour se porter en avant, au-dessous du proventricule, et constituer un estomac accessoire inférieur. Enfin, de chaque côté de l'anneau gastrique susmentionné, on voit partir quatre poches tubulaires (d) qui, après avoir gagné les côtés du corps, se recourbent en bas et en dedans, passent entre les muscles de la base des pattes (e), et reviennent ensuite en dedans, vers l'estomac accessoire ou poche stomacale inférieure. D'autres appendices plus courts, et dont le degré de développement paraît varier beaucoup suivant les espèces, naissent de la partie antérieure de cet estomac annulaire et s'avancent plus ou moins vers le front. Chez la Mygale aviculaire, ces derniers cæcums sont très allongés et se rendent

(a) Brandt, *Recherches sur l'anatomie des Araignées* (*Ann. des sciences nat.*, 2e série, 1840, t. VI, p. 182, pl. 4, fig. 2).
(b) Grube, *Einige Resultate aus Untersuchungen über die Anatomie der Araneiden* (Müller's *Archiv für Anat. und Physiol.*, 1842, p. 298).
(c) Wasmann, *Op. cit.*, p. 144.
(d) Treviranus n'a représenté que deux paires de ces poches chez la Tégénaire domestique (*Ueber den innern Bau der Arachniden*, p. 2, fig. 24), et la figure qu'il en a donnée se trouve reproduite dans plusieurs ouvrages modernes, mais ne me paraît pas être exacte.
(e) Wasmann, *Op. cit.*, pl. 13, fig. 17.

en forme de couronne, donne naissance à une poche gastrique
inférieure qui se porte en avant, au-dessous de sa portion cardiaque ; puis il devient cylindrique et pénètre dans l'abdomen,
ou se renfle un peu de nouveau, et reçoit les canaux biliaires
provenant d'un foie très volumineux et assez semblable à celui
des Scorpions (1). Un intestin grêle, un peu fluxueux, fait

à la base des pieds-mâchoires (a).
Il en est de même chez l'*Epeira dia-
dema* (b); mais chez la Mygale de
Leblond (c), et chez une autre espèce
du même genre, étudiée par M. Wasmann, cette cinquième paire d'appendices gastriques est rudimentaire. Suivant ce dernier anatomiste, les grands
tubes gastriques se ramifieraient et
s'anastomoseraient entre eux à leur
extrémité qui se recourbe sous le proventricule (d); mais M. Blanchard a
trouvé qu'ils s'unissent aux parois de
la poche stomacale inférieure ou estomac accessoire, et il pense qu'au lieu
de se terminer en cul-de-sac, ainsi
que le font les appendices gastriques
analogues chez les autres Arachnides,
ils s'ouvrent directement dans la cavité de ce viscère, de façon à constituer des tubes en forme d'anse, et non
des cæcums.

Sous le premier estomac on trouve
une masse glandulaire qui est formée
par des tubes sécréteurs pelotonnés,
mais on ne connaît pas bien ses connexions avec la cavité digestive (e).
Elle est désignée, par M. Blanchard,

sous le nom de *glande gastrique*, et
elle paraît être l'analogue de l'organe
que les anatomistes appellent tantôt
glandes salivaires, tantôt *pancréas*,
chez les Scorpions et les Galéodes.

(1) Cette portion du canal alimentaire, c'est-à-dire l'estomac abdominal ou ventricule chylifique (f), est
étroite en avant, mais renflée dans sa
partie postérieure qui se trouve vers
le milieu de l'abdomen, et elle se
continue postérieurement avec une
paire de conduits biliaires très larges.

Le foie, composé d'une multitude
de petites ampoules réunies en grappes, est très volumineux, et se divise
en un grand nombre de lobules
d'un aspect granuleux, dont les canaux
excréteurs se réunissent successivement entre eux pour constituer de
chaque côté une série de troncs principaux qui se dirigent en dedans et
vont s'ouvrir dans le tube digestif (g).
Ceux des deux premières paires sont
très grêles; mais ceux de la troisième
paire sont assez forts, et ceux de la
paire postérieure sont si larges, que les
matières alimentaires doivent facile-

(a) Dugès, ARACHNIDES de l'*Atlas du Règne animal* de Cuvier, pl. 3, fig. 6.
(b) Brandt et Ratzeburg, *Medizinische Zoologie*, t. II, p. 89, pl. 15, fig. 6.
— *Recherches sur l'anatomie des Araignées* (*Annales des sciences naturelles*, 2e série, . VI, pl. 4, fig. 2).
(c) Blanchard, *Organisation du Règne animal*, ARACHNIDES, pl. 14, fig. 1 et k.
(d) Wasmann, *Op. cit.*, pl. 13, fig. 18.
(e) Blanchard, *Op. cit.*, pl. 14, fig. 2, c, et fig. 6.
(f) Dugès, *Atlas du Règne animal* de Cuvier, ARACHNIDES, pl. 3, fig. 6 et 7.
(g) Blanchard, *Op. cit.*, pl. 14, fig. 1 et 6.

suite au second estomac ainsi constitué, et débouche dans un réservoir fécal en forme de poche arrondie, où vient également s'ouvrir une paire de canaux rameux très grêles, qui sont des organes sécréteurs et qui paraissent constituer un appareil urinaire (1). Enfin, l'espèce de cloaque ainsi formé s'ouvre au dehors par l'anus, qui se trouve à la partie inférieure et postérieure de l'abdomen.

Il est aussi à noter que chez les Aranéides il existe de chaque côté de l'extrémité antérieure du tube digestif un organe sécréteur qui paraît être l'analogue d'une glande salivaire, mais qui est destiné à produire non un liquide digestif, comme d'ordinaire, mais une humeur vénéneuse à l'aide de laquelle ces Animaux engourdissent ou tuent leur proie. En effet, le canal excréteur de ces glandes va s'ouvrir au dehors sous la pointe de la griffe mobile des chélicères, et quand elle est versée au fond de la petite piqûre faite par un de ces instruments, elle détermine promptement des effets toxiques très puissants (2). C'est à l'aide de cet appareil venimeux que les Araignées par-

Glandes vénénifiques des Aranéides.

ment y pénétrer, comme cela a lieu dans les canaux hépatiques de certains Mollusques.

Plusieurs anatomistes ont considéré le foie des Araignées comme étant seulement un amas d'utricules adipeuses, et l'ont désigné sous le nom de *corps graisseux* (a); mais aujourd'hui que la structure de cet organe est mieux connue, il ne peut y avoir aucune incertitude quant à sa détermination. Il est aussi à noter que lorsque les Araignées sont repues, les liquides

dont elles se gorgent paraissent pénétrer non-seulement dans l'estomac, mais aussi dans les grands canaux biliaires qui communiquent avec cet organe (b).

(1) Ces tubes (c), qui sont extrêmement grêles et difficiles à bien séparer de la substance du foie, ont été décrits sous le nom de *vaisseaux biliaires* par les anatomistes qui ont méconnu la nature du foie, et ont appelé cet organe un *corps adipeux* (d).

(2) On trouve dans l'ouvrage pos-

(a) Treviranus, *Ueber den innern Bau der Arachniden*, p. 27.
— Audouin, art. ARACHNIDA dans Todd's *Cyclopædia of Anat. and Physiol.*, t. 1, p. 203.
(b) Dugès, *Observations sur les Aranéides* (*Ann. des sciences nat.*, 2ᵉ série, t. VI, p. 180).
(c) Voyez Blanchard, *Organisation du Règne animal*, ARACHNIDES, pl. 14, fig. 4 et 7.
(d) Treviranus, *Op. cit.*, p. 34, pl. 2, fig. 24, B.
—. Audouin, *Op. cit.* (Todd's *Cyclopæd.*, t. 1, p. 203).

viennent facilement à s'emparer de grosses Mouches et d'autres
Animaux dont la taille est très considérable relativement au
volume de leur propre corps; mais, ainsi que nous le verrons
plus tard, quand nous étudierons les instincts, ces Arachnides
savent aussi dresser des piéges pour arrêter leur proie au pas-

thume de Lyonnet, publié en 1832 (a),
une description de l'appareil venimeux des Araignées dont Treviranus
avait fait connaître la disposition en
1812 (b). De chaque côté, dans la région frontale de la tête, ou bien dans
l'article basilaire des chélicères, il
existe une poche presque cylindrique,
formée par une tunique membrano-
musculaire, tapissée intérieurement
d'une couche de petites cellules, et
débouchant au dehors par un canal
membraneux qui est logé dans la
griffe et se termine à l'orifice pratiqué
près de la pointe de ce crochet (c).
Chez les Mygales, on remarque à
l'extrémité postérieure de ces glandes
un petit appendice tubuleux (d), ou
des ligaments suspenseurs (e).

La petite quantité de venin qui
peut être déposée au fond de la plaie
faite par le chélicère d'une Araignée
est en général à peine suffisante pour

déterminer, chez l'Homme, un peu de
douleur et de rougeur de la peau (f);
mais on connaît des espèces dont la
piqûre n'est pas sans danger. Ainsi la
morsure faite par le Théridion marmignatte ou malmignatte (Latrodectus
malmignattus, Walck.), qui habite
quelques parties de l'Italie, de la
Corse, etc., est parfois suivie de symptômes nerveux graves; elle peut
même déterminer la mort chez les
Oiseaux et les Mammifères de petite
taille (g), et il est à remarquer que
l'appareil vénénifique de cette Araignée est très développé (h).

Quelques médecins ont attribué à
la morsure d'une Araignée appelée
vulgairement la Tarentule, mais dont
l'espèce n'est pas bien déterminée
par les entomologistes, des accidents
nerveux fort singuliers (i); cependant
cette opinion ne paraît reposer sur
aucun fait bien constaté.

(a) Lyonnet, Recherches sur l'anatomie et les métamorphoses de différentes espèces d'Insectes,
p. 92, pl. 9, fig. 16.
(b) Treviranus, Ueber den innern Bau der Arachniden, p. 31, pl. 2, fig. 21.
(c) Brandt et Ratzeburg, Medicinische Zoologie, t. II, pl. 15, fig. 6.
(d) Dugès, ARACHNIDES de l'Atlas du Règne animal de Cuvier, pl. 2, fig. 6.
(e) Blanchard, Organisation du Règne animal, ARACHNIDES, pl. 17, fig. 1.
(f) Dugès, Observations sur les Aranéides (Ann. des sciences nat., 2ᵉ série, t. VI, p. 211).
(g) Toti, Mem. sopra il Palangio o Ragno venefico dell' Agro volterrano (Atti dell'Acad. delle
Scienze di Siena, 1794, t. VII, p. 245).
— Cauro, Exposition des moyens curatifs de la morsure du Théridion malmignatte (thèse).
Paris, 1833.
— Raikem, Recherches, observations et expériences sur le Théridion marmignatte de Volterre
et sur les effets de la morsure (Ann. des sciences nat., 2ᵉ série, 1839, t. XI, p. 5).
(h) Lambotte, Notice sur le Théridion marmignatte (Bulletin de l'Académie de Bruxelles,
1838, t. IV, p. 488).
(i) Voyez Walckenaer, Hist. nat. des Insectes aptères, t. I, p. 178.

sage, et c'est là un des principaux usages des toiles légères qu'elles tendent avec un art admirable.

Les poches appendiculaires de l'estomac, qui sont tubulaires chez les Araignées, se dilatent beaucoup plus chez les Faucheurs, et présentent chez ces Animaux une structure plus complexe. On compte jusqu'à trente de ces organes; mais l'appareil hépatique est rudimentaire (1).

Estomac
des
Faucheurs.

(1) Dans le genre *Phalangium*, de même que chez les Aranéides, la partie antérieure du tube digestif est constituée par un pharynx cornéo-membraneux logé dans une cavité formée par un prolongement du squelette tégumentaire que M. Tulk a décrit sous le nom d'*épipharynx* (a). Sa paroi supérieure est garnie d'une crête cornée longitudinale qui, par son bord inférieur, rencontre deux autres lames analogues appartenant aux parois latérales de ce conduit, de façon à circonscrire un canal triangulaire; et c'est probablement cette circonstance qui a induit Savigny en erreur, lorsque cet habile observateur a cru qu'il existait chez ces Animaux trois orifices œsophagiens. Des prolongements cornés qui naissent des pièces pharyngiennes dont je viens de parler donnent attache à divers muscles; enfin l'œsophage qui fait suite à cet appareil complexe est membraneux, et, après avoir traversé le collier nerveux, présente un petit renflement avant que de s'ouvrir dans l'estomac. Cette dernière poche, qui est très large et ovalaire, donne naissance à un grand nombre de prolongements cæcaux (b), parmi lesquels on remarque : 1° une paire de grandes poches postéro-dorsales qui occupent toute la longueur de l'abdomen, qui laissent entre elles, sur la ligne médiane, un sillon où se loge le cœur, et qui adhèrent à l'intestin; 2° quatre paires de poches antéro-dorsales, qui sont de petites dimensions et se trouvent au-devant des précédentes, dans la région céphalo-thoracique du corps; 3° une paire de grandes poches latéro-inférieures, qui sont très allongées et se placent sur les côtés du rectum; 4° quatre paires de petites poches latéro-postérieures, qui se dirigent de côté entre les poches postéro-dorsales et les grandes poches latéro-inférieures, mais qui ne naissent pas de celles-ci, comme Ramdohr et Treviranus le supposaient; 5° enfin trois paires de petites poches latéro-antérieures, qui se portent en dehors, au-dessous du cæcum dorsal antérieur dont il a été déjà question. L'estomac descend et s'élargit beaucoup entre les cæcums latéro-postérieurs; en

(a) Tulk, *Upon the Anatomy of* Phalangium opilio (*Ann. of Nat. Hist.*, 1843, t. XII, pl. 4, fig. 15).
(b) Ramdohr, *Abhandlung über die Verdauungswerkzeuge der Insecten*, p. 205, pl. 29, fig. 1 à 5.
— Treviranus, *Ueber den innern Bau der ungeflügelten Insekten* (*Vermischte Schriften*, t. I, p. 30, pl. 3, fig. 16 et 17).
— Tulk, *Op. cit.*, p. 246, pl. 12, fig. 17 et 18.

Enfin, les Acariens, qui se nourrissent, les uns de sucs végétaux, et les autres des liquides qu'ils prennent dans le corps des Animaux sur lesquels ils vivent en parasites, sont pourvus de cæcums gastriques dont le développement est non moins remarquable. En effet, ces appendices forment de chaque côté de l'intestin une ou plusieurs grandes poches lobulées, ou même rameuses, et souvent c'est aux matières alimentaires accumulées dans leur intérieur que sont dues les taches verdâtres ou d'un brun rouge qui se voient sur l'abdomen de ces petits êtres (1) ; mais chez quelques Arachnides de cet ordre, le canal digestif se simplifie, et l'estomac est tubulaire, ou dilaté seulement, de façon à offrir une multitude de petites boursouflures (2).

arrière, il se continue avec un intestin ou rectum qui se dilate beaucoup, puis se termine à l'anus.

Le foie paraît être représenté par un tissu granuleux disposé en bandes longitudinales, de façon à offrir l'apparence d'une série de canaux variqueux à la surface inférieure de l'estomac (a). Enfin, il existe au-dessus de ce viscère deux paires de tubes sécréteurs fort grêles qui ont été considérés comme des vaisseaux biliaires par Treviranus (b); mais on ne connaît pas leurs connexions avec l'intestin, et M. Tulk est porté à croire que ce sont des glandes salivaires, parce qu'ils lui ont paru se rendre à la partie antérieure du tube digestif (c).

Il est aussi à noter que chez ces Arachnides qui ne se bornent pas à sucer leur proie, mais l'écrasent et en avalent des fragments, les parties non digestibles des aliments se trouvent réunies dans l'estomac en une masse ovalaire revêtue d'une sorte de capsule membraniforme, résultant probablement d'une mue de la tunique épithélique de ce viscère (d).

(1) Cette circonstance a été souvent notée par Dugès : par exemple, chez le *Tetranichus telarius*, qui vit sur le tilleul, le rosier, etc., et l'*Erythræus ignipes*, qui est carnassier (e).

(2) Nous ne savons encore que fort peu de chose relativement à la structure des parties intérieures de tous ces petits Arachnides; mais rien ne me paraît justifier l'opinion émise par

(a) Treviranus, *Op. cit. (Vermischte Schriften*, t. 1, pl. 3, fig. 17).
— Tulk, *Op. cit. (Ann. of Nat. Hist.*, t. XII, pl. 4, fig. 18, f).
(b) Treviranus, *Op. cit.*, pl. 3, fig. 16.
(c) Tulk, *Op. cit.*, pl. 4, fig. 17, *sv*.
(d) Idem, *Op. cit.*, p. 248.
(e) Dugès, *Recherches sur l'ordre des Acariens (Ann. des sciences nat.*, 2e série, t. 1, p. 25, 44, pl. 1, fig. 27).

§ 4. — Le canal alimentaire des INSECTES est constitué comme chez les autres Animaux articulés, par une membrane muqueuse revêtue d'une couche musculaire et garnie extérieurement d'une

M. Dujardin, relativement à la disposition de la cavité digestive des Trombidions, des Lemnocharis, des Hydrachnés, etc., chez lesquels ce zoologiste a bien distingué un œsophage et un orifice anal, mais n'a pu apercevoir de parois propres à l'estomac; d'où il conclut que cet organe est remplacé par des lacunes qui existeraient dans le foie, et se prolongeraient entre les muscles, etc.; enfin, que les aliments se répandent ainsi directement entre les différents organes intérieurs (*a*). M. Bourguignon a décrit à peu près de la même manière l'appareil digestif du Sarcopte de la gale (*b*), mais il y a tout lieu de croire que c'est la ténuité des tuniques membraneuses de l'estomac qui a empêché ces observateurs de les distinguer, et que cet organe ne manque pas de parois propres.

En effet, Treviranus a trouvé chez l'*Ixodes americanus* une poche stomacale allongée, qui donne naissance antérieurement à une paire de cæcums tubiformes et bifurqués vers le bout, et postérieurement à une seconde paire d'appendices analogues, qui bientôt se divisent en deux branches dont l'une se trifurque vers le bout, et l'autre, après s'être portée en

arrière, se recourbe en bas et en avant. L'intestin est très court et situé vers le tiers postérieur de la face inférieure de l'abdomen. De chaque côté de cette dernière portion du canal alimentaire se trouve un tube sécréteur que Treviranus considère comme un vaisseau biliaire. Enfin cet anatomiste a vu dans la région thoracique une autre paire de cæcums longs et très grêles qui se rendaient vers la bouche, et qui lui ont paru être des vaisseaux salivaires (*c*).

M. de Siebold est arrivé à des résultats analogues par l'examen de divers Ixodes; et chez les Oribates, où cet anatomiste avait reconnu également l'existence des parois propres du tube intestinal (*d*), M. Nicolet a vu que ce canal se contourne beaucoup sur lui-même et offre des boursouflures considérables, mais ne donne pas toujours naissance à des appendices gastriques: par exemple, chez l'*Hoplophora magna* (*e*). Chez le *Damæus geniculatus*, cet entomologiste a trouvé de chaque côté de l'estomac un appendice en forme de poche ovoïde; enfin il a distingué aussi chez cet Acarien, à la suite de l'œsophage, un jabot, un estomac ou ventricule chylifique, séparé du réceptacle précédent par un sphincter,

---

(*a*) Dujardin, *Mémoire sur les Acariens* (*Ann. des sciences nat.*, 3ᵉ série, 1845, t. III, p. 15).
(*b*) Treviranus, *Ueber den Bau der* Nigua (*Zeitschrift für Physiologie*, 1832, t. IV, p. 189, pl. 16, fig. 7 et 8).
(*c*) Bourguignon, *Traité entomologique et pathologique de la gale de l'Homme*, p. 99.
(*d*) Siebold et Stannius, *Nouveau Manuel d'anatomie comparée*, t. I, p. 514.
(*e*) Nicolet, *Histoire naturelle des Acariens qui se trouvent aux environs de Paris* (*Archives du Muséum*, 1855, t. VII, p. 411, pl. 24, fig. 18).

tunique séreuse (1); mais il présente de nombreuses modifications de forme et de structure : on n'y rencontre que des vestiges du système d'appendices gastriques qui acquièrent, comme nous venons de le voir, un si grand développement chez la plupart des Arachnides, et ses annexes glandulaires sont généralement moins nombreuses que chez ces Animaux. L'étude de cet appareil a été poursuivie chez un très grand nombre d'espèces par un des entomologistes les plus distingués de l'époque

un intestin grêle, et un rectum qui est aussi long que l'estomac et séparé de l'anus par un léger rétrécissement (a).

L'estomac du Sarcopte de la gale a été décrit par M. Lanquetin, comme étant placé transversalement à la suite de l'œsophage, et offrant à peu près la forme d'un rein (b).

Chez les Tardigrades, qui se rattachent au groupe des Acariens, et qui ont été très bien étudiés par M. Doyère, l'armature pharyngienne dont j'ai déjà parlé (c) est suivie d'un bulbe musculaire très puissant et d'une structure très complexe, qui paraît être un organe de succion. Puis vient un œsophage garni d'un sphincter cardiaque et débouchant dans une grande poche stomacale dont les parois offrent une multitude de boursouflures irrégulières et ont un aspect tomenteux; on y aperçoit des utricules sécréteurs qui se colorent sous l'influence de certains aliments et qui constituent probablement un appareil hépatique. Postérieurement l'estomac s'ouvre dans une espèce de cloaque qui conduit à l'anus.

Enfin, de chaque côté du pharynx on aperçoit une glande salivaire d'un volume considérable (d).

(1) La tunique interne ou muqueuse du tube intestinal des Insectes est pourvue d'une couche épithélique qui présente les caractères d'un tissu sécréteur dans la portion moyenne de cet appareil, mais qui est chitineuse vers les parties terminales, et acquiert parfois sur certains points, une consistance cornée. Lors de la mue, il arrive souvent que la portion postérieure de ce tube intestinal se dépouille de cette tunique sans que celle-ci cesse de tenir aux téguments extérieurs : ce phénomène s'observe chez le Ver à soie, par exemple (e).

La tunique musculaire se compose de deux couches de fibres : les unes transversales et circulaires, les autres longitudinales; sa puissance varie beaucoup dans les différentes parties de cet appareil.

La tunique externe ou péritonéale est extrêmement délicate.

Enfin, on trouve dans l'épaisseur

(a) Nicolet, *Op. cit.*, pl. 24, fig. 17.
(b) Lanquetin, *Notice sur la gale et sur l'Animalcule qui la produit*, 1859, p. 44.
(c) Voyez ci-dessus, page 549.
(d) Doyère, *Mémoire sur les Tardigrades*, p. 62, pl. 14, fig. 1 et 2 ; pl. 15, fig. 1 à 4 ; pl. 16, fig. 3 (extr. des *Annales des sciences nat.*, 2ᵉ série, t. XIII et XIV).
(e) Cornalia, *Monografia del Bombice del gelso*, p. 106.

actuelle, M. Léon Dufour (1) ; et pour en faire connaître ici la structure, je crois utile de décrire d'abord d'une manière brève sa constitution chez un Insecte où il offre un haut degré de complication ; puis de passer en revue les principales variations qui se rencontrent dans chacune de ses parties constitutives.

Chez une Sauterelle du genre Épippigère, par exemple, le tube digestif est étendu presque en ligne droite d'un bout du corps à l'autre (2), et il est retenu en place, au milieu de la

Disposition générale de cet appareil chez les Sauterelles.

des parois ainsi constituées un grand nombre d'utricules sécrétoires et de ramifications du système trachéen.

(1) Malpighi et Swammerdam (a) furent les premiers à faire bien connaître la disposition générale de l'appareil digestif d'un certain nombre d'Insectes, et, de nos jours, l'anatomie en a été faite avec soin chez plusieurs espèces par Ramdohr, Treviranus, Suckow et quelques autres naturalistes (b) ; mais c'est à M. Léon

Dufour que l'on doit les recherches les plus variées et les plus comparatives sur ce sujet ; ses principaux travaux ont été publiés dans une série de monographies sur l'organisation des différents ordres de la classe des Insectes (c) ; mais il a consigné aussi beaucoup d'observations importantes dans une foule de mémoires spéciaux insérés dans les *Annales des sciences naturelles*.

(2) Il ne présente qu'une seule cir-

(a) Malpighi, *Dissertatio epistolica de Bombyce* (*Opera omnia*, 1686, t. II).
— Swammerdam, *Biblia Naturæ*, 2 vol. in-fol. avec 53 planches, dont 32 sont relatives à l'organisation des Insectes, publié en 1767.
(b) Ramdohr, *Abhandlung über die Verdauungswerkzeuge der Insecten*, 1 vol. in-4 avec 30 planches. Halle, 1811.
— Possell, *Beiträge zur Anatomie der Insekten*. Tubingen, 1804.
— Marcel de Serres, *Observations sur les Insectes considérés comme ruminants, et sur les fonctions des diverses parties du tube intestinal dans cet ordre d'Animaux*, in-4, 1813 (extr. des *Annales du Muséum*, t. XX).
— Gaede, *Beiträge zur Anatomie der Insekten*, 1815, in-4 avec 2 planches. — Wiedemann's *Zoologisches Magazin*, 1817, t. I, p. 87.
— Treviranus, *Ueber die Saugwerkzeuge und den Sitz des Geruchssinns bei den Insekten* (*Vermischte Schriften*, 1817, t. II, p. 95 et suiv.).
— Suckow, *Verdauungsorgane der Insekten* (Heusinger's *Zeitschrift für organische Physik*, 1828, t. III, p. 1, pl. 1 à 9).
(c) L. Dufour, *Recherches anatomiques sur les Carabiques et plusieurs autres Insectes coléoptères*, in-8 avec 28 planches (extr. en majeure partie des *Annales des sciences naturelles* pour les années 1824, 1825 et 1826).
— *Recherches anatomiques et considérations entomologiques sur quelques Insectes coléoptères compris dans les familles des Dermestins, des Byrrhiens, des Acanthopodes et des Leptodactyles* (*Ann. des sciences nat.*, 2e série, 1834, t. I).
— *Recherches anatomiques et physiologiques sur les Hémiptères*, in-4, 1833, avec 19 planches (extr. des *Mém. de l'Acad. des sciences, Savants étrangers*, t. IV).
— *Recherches anatomiques et physiologiques sur les Orthoptères, les Hyménoptères et les Névroptères*, in-4, 1841, avec 13 planches (extr. des *Mém. de l'Acad. des sciences, Sav. étrang.*, t. VII).
— *Études anatomiques sur une Mouche*, in-4, 1848, avec 3 planches (extr. des *Mém. de l'Acad. des sciences, Sav. étrang.*, t. IX).
— *Recherches anatomiques et physiologiques sur les Diptères*, 1851, in-4, avec 11 planches (extr. des *Mém. de l'Acad. des sciences, Sav. étrang.*, t. XI).

grande cavité viscérale, par des brides membraneuses, et une multitude de petites trachées qui naissent des conduits aériens voisins et qui vont se ramifier dans l'épaisseur de ses parois. On y distingue : 1° un *œsophage*, qui se dilate graduellement, de façon à constituer dans sa portion postérieure un premier réservoir alimentaire que l'on désigne sous le nom de *jabot;* 2° un *gésier*, ou estomac triturant, qui est garni intérieurement de plusieurs arêtes longitudinales en forme de râpes composées de séries de pièces épithéliques triangulaires et de consistance cornée ; 3° un estomac proprement dit, ou *ventricule chylifique* (1), dont la partie antérieure se prolonge latéralement de façon à donner naissance à une paire de sacs ou appendices cæcaux, appelés *bourses ventriculaires;* 4° un *intestin grêle*, qui est cylindrique ; et 5° un *gros intestin*, dont la portion antérieure se dilate de façon à constituer un *réservoir stercoral* qui est garni de six bandes musculaires écartées entre elles et croisées par des faisceaux charnus transversaux, de manière à circonscrire des boursouflures, et dont la portion postérieure, d'une structure plus simple, est communément désignée sous le nom de *rectum*. Sur les côtés de l'œsophage, on remarque un appareil salivaire très volumineux et d'une structure fort complexe. Enfin, un nombre considérable de tubes sécréteurs très longs, simples, fort grêles et terminés

convolution dans sa portion intestinale, et sa longueur ne dépasse que de peu celle du corps. Pour ce qui est relatif à sa forme générale et à ses différentes parties constitutives, je renverrai à la figure qui en a été donnée par M. Léon Dufour (a).

(1) Ce nom, introduit dans la science par M. Léon Dufour, est fondé sur des considérations physiologiques que je ne puis admettre sans beaucoup de réserves, mais il est assez généralement adopté par les entomologistes, et je ne vois aucun inconvénient à en faire usage comme synonyme du mot estomac proprement dit.

(a) L. Dufour, *Recherches anatomiques et physiologiques sur les Orthoptères*, etc., pl. 3, fig. 35.

en cæcum par un de leurs bouts qui est libre, s'insèrent à l'extrémité postérieure du ventricule chylifique et débouchent dans la cavité de cet estomac. La plupart des entomologistes les désignent sous le nom de *vaisseaux biliaires*, mais d'autres les considèrent comme des glandes urinaires ; et afin de ne rien préjuger quant à leurs fonctions, beaucoup de physiologistes préfèrent les appeler *tubes de Malpighi*, d'après le naturaliste illustre à qui on en doit la découverte. Je dois ajouter que chez cet Orthoptère on ne trouve pas de glandes anales groupées autour de l'intestin, mais que, chez beaucoup d'autres Insectes, des organes de ce genre existent, et que parfois ils prennent un développement considérable (1).

(1) On trouve une figure de l'appareil digestif de la grande Sauterelle verte (*Locusta viridissima*) dans l'ouvrage de Ramdohr, et celui de l'*Ephippigera diurna* a été très bien représenté par M. L. Dufour (a). Le jabot est plissé longitudinalement ; le gésier est petit et globuleux ; les plaques cornées qui en constituent l'armature intérieure ont la forme de chevrons placés à la file, avec leur angle médian dirigé en dedans et en avant (b); enfin, dans les sillons qui séparent les arêtes triturantes ainsi constituées, se trouvent des tubercules cornés. Les deux cæcums gastriques, ou bourses ventriculaires, sont arrondis et formés par la dilatation des angles latéro-antérieurs du ventricule chylifique, qui, dans tout le reste de sa longueur, est cylindrique et intestiniforme. Chez les Éphippigères, les Phanéroptères et les Conocéphales, il est assez long pour faire une circonvolution sur lui-même ; mais chez les Locustes ou Sauterelles proprement dites, il est court et droit. Les tubes malpighiens, qui s'insèrent à son extrémité postérieure, sont très nombreux, fort grêles et souvent colorés en violet ou en brun. Ils sont réunis en cinq faisceaux qui débouchent chacun dans l'estomac par un petit trou commun ; enfin plusieurs d'entre eux adhèrent au sommet des bourses ventriculaires par leur portion supérieure, de façon que leurs bouts flottants constituent une sorte de pinceau ou de couronne fixée à ces organes. Mais c'est à tort que quelques auteurs ont cru qu'ils s'ouvraient dans cette partie du canal digestif (c). L'intestin grêle est beaucoup plus long chez la Sauterelle verte que chez l'Éphippigère, mais il ne présente rien de remarquable dans sa structure.

(a) Ramdohr, *Abhandl. über die Verdauungswerkzeuge der Insecten*, pl. 1, fig. 3.
— L. Dufour, *Recherches anatomiques sur les Orthoptères, etc.*, pl. 3, fig. 33.
(b) Ramdohr, *Op. cit.*, pl. 1, fig. 7 et 8.
(c) Marcel de Serres, *Observ. sur les Insectes considérés comme ruminants*, p. 69 et 73.

De l'œsophage
et du jabot
des Insectes.
§ 5. — La série des réservoirs alimentaires que je viens de décrire n'existe pas toujours d'une manière complète. Le ventricule chylifique ne manque jamais ; mais chez un grand nombre d'Insectes l'œsophage est très réduit (1), et l'on ne trouve ni jabot, ni gésier : par exemple, chez les Crioceres, les Leptures et les Donacies, parmi les Coléoptères (2); ainsi que chez beaucoup de larves de Diptères (3). Le jabot

(1) Quelques auteurs ont pensé que, chez les Lépidoptères, l'œsophage était bifurqué à son extrémité antérieure pour correspondre aux deux tubes que l'on avait cru reconnaître dans la trompe de ces Insectes (a); mais ni l'une ni l'autre de ces dispositions n'existent en réalité, et cette portion vestibulaire de l'appareil digestif est toujours un canal simple et médian.

(2) Chez les Criocères, l'œsophage, court et cylindrique, s'ouvre directement dans un estomac ou ventricule chylifique très simple, dont la partie postérieure est rétrécie et donne insertion à trois paires de tubes malpighiens ; l'intestin grêle est assez long et flexueux ; enfin le gros intestin est renflé, et donne attache à l'extrémité postérieure et cæcale des tubes malpighiens, de façon que ceux-ci sont disposés en forme d'anse (b).

Chez les Leptures, l'œsophage est encore plus court et le ventricule chylifique presque cylindrique, mais le gros intestin est plus allongé (c). Il en est à peu près de même chez les Anthrènes (d), les Dryops (e), les Colaspis (f), etc., ainsi que chez beaucoup de larves : par exemple, celles des Priones et des Ténébrions (g).

Chez les Donacies, l'œsophage s'allonge davantage et devient presque filiforme ; les tubes malpighiens présentent aussi des particularités de structure sur lesquelles je reviendrai bientôt (h).

Il en est à peu près de même chez les Urocérates (i), parmi les Hyménoptères.

(3) L'œsophage est très court et débouche directement dans l'estomac, ou ventricule chylifique, non-seulement chez la larve de divers Diptères, tels que

(a) Treviranus, Ueber die Saugwerkzeuge der Insekten (Vermichten Schrifte, t. II, p. 101).
— Burmeister, Handbuch der Entomologie, t. I, p. 132.
(b) L. Dufour, Recherches anatomiques sur les Carabiques, etc. (Ann. des sciences nat., t. IV, pl. 7, fig. 3).
(c) Idem, ibid., pl. 7, fig. 2.
(d) Idem, Recherches anatomiques sur quelques Insectes coléoptères compris dans les familles des Dermestins, des Byrrhiens, etc. (Ann. des sciences nat., 2e série, 1834, t. I, pl. 2, fig. 8).
(e) Idem, ibid., pl. 2, fig. 10.
(f) Joly, Recherches sur les mœurs, l'anatomie et l'embryologie d'un petit Insecte coléoptère (Colapsis atra) qui ravage les luzernes, etc. (Ann. des sciences nat., 3e série, 1844, t. II, pl. 4, fig. 1).
(g) Posselt, Beiträge zur Anatomie der Insekten, pl. 3, fig. 11 et 22.
(h) L. Dufour, Rech. sur les Carabiques, etc. (Ann. des sciences nat., 1re série, t. IV, pl. 7).
(i) Suckow, Verdauungsorgane der Insekten (Heusinger's Zeitschrift für die organische Physik, 1833, t. III, pl. 8, fig. 148).
— L. Dufour, Recherches anatomiques sur les Hyménoptères de la famille des Urocérates (Ann. des sciences nat., 4e série, 1854, t. I, pl. 4, fig. 9).

est, en général, comme chez les Sauterelles, une simple dilatation de la portion postérieure de l'œsophage ; mais, chez divers Insectes, cette poche tend à se séparer du canal parcouru par les aliments, pour arriver dans l'estomac, et elle constitue quelquefois un organe appendiculaire tout à fait distinct de ce tube. Son mode de formation a été très bien observé chez le Papillon du chou par Hérold. Quand cet Insecte est à l'état de larve ou de chenille, la portion œsophagienne du canal digestif est d'abord courte et cylindrique ; mais, par les progrès du développement, elle s'allonge plus que ne le fait le ventricule chylifique, et se renfle un peu vers son extrémité postérieure. Ce changement se prononce davantage quand l'Animal est arrivé à l'état de nymphe ou chrysalide, et alors, à l'extrémité de l'œsophage, qui est devenu long et grêle, on distingue un petit jabot fusiforme ; mais cette dilatation ne continue pas à se faire d'une manière régulière, et s'avance du côté dorsal seulement, de façon à donner naissance à une petite poche latérale dont le fond s'agrandit plus que l'entrée. A mesure que les métamorphoses du Papillon s'avancent, l'appendice œsophagien, ainsi constitué, grandit rapidement et son col s'allonge beaucoup, de sorte qu'au terme de son développement, il constitue un sac pyriforme suspendu à la partie postérieure de l'œsophage et communiquant avec l'intérieur de ce tube alimentaire par un canal étroit (1).

le *Cecidomyia populi* (a), mais aussi chez quelques Insectes du même ordre qui sont arrivés à l'état adulte : par exemple, les OEstres (b).

(1) On trouve dans l'ouvrage de Hérold, sur le développement des Papillons, une série très intéressante de figures représentant les diverses formes de l'appareil digestif du *Pontia* ou *Pieris brassicæ* à l'état de chenille,

(a) L. Dufour, *Histoire des métamorphoses des Cécidomyies du pin maritime et du peuplier* (Ann. des sciences nat., 1840, t. XVI, pl. 14, fig. 9).
(b) Joly, *Recherches zoologiques, anatomiques et médicales sur les Œstrides*, p. 50, pl. 6, fig. 3.

Lorsque le jabot est simplement une portion dilatée de l'œsophage, il ne sert que comme réservoir pour les matières alimentaires, qui s'y accumulent avant de passer dans l'estomac proprement dit, et qui sont parfois destinées à être régurgitées en partie. Ainsi les Abeilles, après avoir recueilli sur les fleurs des liquides sucrés, retiennent ces matières dans leur jabot pour les transporter à leur demeure, puis en regorgent la majeure partie, soit pour nourrir leur reine et leurs compagnes retenues au logis par d'autres travaux, soit pour constituer le miel dont elles emmagasinent des quantités considérables dans les alvéoles de leurs gâteaux, afin de s'en nourrir en temps de disette (1). Quelquefois il en est de même chez les Insectes

de nymphe et d'Insecte parfait (a). Des observations analogues, mais moins complètes, ont été faites par Newport sur le *Sphinx ligustri*, dont cet entomologiste a représenté comparativement l'appareil digestif chez la larve, la nymphe et l'Insecte parfait (b). Enfin, les transformations subies par le tube digestif du *Bombyx mori* ont été décrites par M. Cornalia (c). Dutrochet s'était occupé précédemment du même sujet, mais ses observations sont très incomplètes et souvent inexactes (d).

Les métamorphoses du tube digestif ont été étudiées aussi avec beaucoup de soin chez le *Gastrophaga pini* par Suckow (e) ; mais chez ce Lépidoptère il ne se forme pas de jabot, comme chez la plupart des Insectes du même ordre.

(1) Comme exemples d'Insectes dont le jabot est bien développé, mais ne consiste qu'en une dilatation régulière de l'œsophage, je citerai les Fourmis (f), les Andrènes (g), les Cynips (h), les Scolies (i) et les Sphex (j), parmi les Hyménoptères ; les Blattes (k)

(a) Herold, *Entwickelungsgeschichte der Schmetterlinge*, 1815, pl. 3, fig. 1 à 12.
(b) Newport, *On the Nervous System of the* Sphinx ligustri (*Philos. Trans.*, 1834, pl. 14, fig. 11, 12 et 13).
(c) Cornalia, *Monografia del Bombice del gelso*, 1856, pl. 4, fig. 51; pl. 10, fig. 141 et 153; pl. 12, fig. 189 et 202.
(d) Dutrochet, *Recherches sur les métamorphoses du canal intestinal chez les Insectes* (*Journ. de physique*, 1818, t. LXXXVI, p. 131, fig. 1 à 8).
(e) Suckow, *Anatomische physiologische Untersuchungen der Insekten und Krustenthiere*, 1818, t. 1, pl. 2.
(f) Ramdohr, *Abhandlung über die Verdauungswerkzeuge der Insecten*, pl. 14, fig. 3.
— L. Dufour, *Recherches sur les Orthoptères, etc.*, pl. 7, fig. 86.
(g) Idem, *ibid.*, pl. 6, fig. 72.
(h) Idem, *ibid.*, pl. 9, fig. 122.
(i) Idem, *ibid.*, pl. 8, fig. 89.
(j) Ramdohr, *Op. cit.*, pl. 14, fig. 1.
(k) L. Dufour, *Recherches sur les Orthoptères, etc.*, pl. 5, fig. 44.

où le jabot se développe latéralement en forme de panse : par exemple, chez la Courtilière (1) ; mais quand cet organe se sépare davantage du canal œsophagien pour constituer un sac

parmi les Orthoptères ; les Phryganes (a) et les Perles (b), parmi les Névroptères ; les Lépismes (c), parmi les Thysanoures ; enfin les Carabes (d), les Harpales (e), les Cicindèles (f), dans l'ordre des Coléoptères.

Chez l'Abeille, la partie postérieure de l'œsophage se dilate moins régulièrement, et constitue un jabot un peu excentrique dont la capacité est considérable (g) ; chez le Bourdon terrestre (h), les Guêpes (i), l'*Athalia centifoliæ* (j), les Xylocopes (k) et quelques autres espèces d'Hyménoptères, l'élargissement de cette portion du canal digestif se fait principalement en dessous, de façon à donner naissance à un sac qui a presque la forme d'une panse.

(1) La panse de la Courtilière (*Gryllotalpa vulgaris*) est une poche ovoïde qui communique latéralement avec la partie postérieure de l'œsophage, par un orifice dépourvu de valvules (l), et non par deux ouvertures, comme M. Marcel de Serres l'avait supposé (m). Ses parois sont principalement musculaires, et M. L. Dufour a reconnu que les matières brunâtres accumulées dans son intérieur consistent en petits fragments des substances végétales dont ces Insectes se nourrissent. Dans le Grillon domestique, qui appartient à la même famille, le jabot est quelquefois déjeté de côté (n), mais ce réservoir alimentaire ne constitue pas une panse latérale bien caractérisée, comme chez la Courtilière.

(a) L. Dufour, *Recherches sur les Orthoptères, etc.*, pl. 13, fig. 208.
(b) Idem, *ibid.*, pl. 13, fig. 198.
(c) Ramdohr, *Op. cit.*, pl. 16, fig. 3.
(d) Gaede, *Beiträge zur Anatomie der Insekten*, 1815, pl. 2, fig. 1.
— Ramdohr, *Op. cit.*, pl. 25, fig. 2.
(e) L. Dufour, *Anatomie des Carabiques* (Ann. des sciences nat., t. II, pl. 21, fig. 3).
(f) Idem, *Op. cit.* (Ann. des sciences nat., t. III, pl. 10, fig. 2).
(g) Swammerdam, *Biblia Naturæ*, pl. 18, fig. 1.
— Treviranus, *Op. cit.* (Verm. Schrift., t. II, pl. 14, fig. 3).
— Suckow, *Op. cit.* (Heusinger's Zeitschr. für organ. Physik, t. III, pl. 6, fig. 121).
— L. Dufour, *Recherches anatomiques et physiologiques sur les Orthoptères, les Hyménoptères et les Névroptères*, pl. 5, fig. 48.
(h) Ramdohr, *Op. cit.*, pl. 13, fig. 1.
(i) Idem, *ibid.*, pl. 12, fig. 6.
— Suckow, *Op. cit.* (Heusinger's Zeitschr., t. III, pl. 5, fig. 128).
— Burmeister, *Op. cit.*, pl. 9, fig. 10.
(j) Newport, *Observations on the Anatomy, Habits and Economy of the Athalia centifoliæ*, 1838, p. 7, fig. 6 et 7.
(k) L. Dufour, *Op. cit.*, pl. 6, fig. 122.
(l) Suckow, *Op. cit.* (Heusinger's Zeitschrift, 1833, t. III, pl. 7, fig. 134).
— L. Dufour, *Recherches anatomiques et physiologiques sur les Orthoptères*, 1841, p. 65, pl. 2, fig. 10.
— Burmeister, *Handbuch der Entomologie*, t. 1, pl. 11, fig. 7.
(m) Marcel de Serres, *Observations sur les Insectes considérés comme ruminants*, p. 68.
(n) Ramdohr, *Op. cit.*, pl. 1, fig. 1.
— Marcel de Serres, *Op. cit.*, pl. 1, fig. 1.

appendiculaire, ainsi que cela se voit chez les Lépidoptères, il paraît être quelquefois destiné à intervenir principalement dans le mécanisme de la succion, et faire fonction de pompe aspiratoire ; du reste, son jeu n'est pas encore connu d'une manière satisfaisante (1). Il est aussi à noter que dans l'ordre des Diptères, où le jabot présente presque toujours ce mode d'organisation, cet appendice œsophagien est pourvu d'un col étroit et fort long qui naît dans le voisinage de la bouche, au lieu de se détacher du tube alimentaire près de l'estomac, comme chez les Papillons (2).

(1) Chez les Lépidoptères, cette poche, que les entomologistes allemands appellent l'*estomac succeur*, ou *vessie aspiratoire* (*a*), consiste ordinairement en un sac arrondi qui naît à angle droit de l'œsophage par un col étroit, et se prolonge en arrière au-dessus de l'estomac proprement dit (*b*). Quelquefois il est profondément bilobé, par exemple chez les Zygènes (*c*), et son développement paraît être généralement en rapport avec celui de la trompe. Ainsi, chez le *Vanessa urticæ*, cet appendice œsophagien est très grand (*d*), tandis que chez l'*Attacus pavonia minor*

il est fort réduit (*e*) ; enfin, chez le *Chelonia caja* (*f*), ainsi que chez le *Cossus ligniperda* et le *Gastrophaga pini*, où la trompe est rudimentaire, cette espèce de panse paraît manquer complétement (*g*).

Il est aussi à noter que, chez les Lépidoptères, cet organe ne contient ordinairement que de l'air, et ce serait en cédant à la dilatation de la partie voisine de la cavité viscérale, qu'il pourrait déterminer dans l'œsophage un mouvement d'aspiration.

(2) Chez les Diptères, ce jabot appendiculaire contient souvent des matières alimentaires (*h*), et ses fonctions

(*a*) *Saugblase* (voy. Treviranus, *Op. cit.*, in *Verm. Schrift.*, t. II, p. 104).
— *Saugmagen* (voy. Burmeister, *Op. cit.*, t. I, p. 134).
(*b*) Exemples : *Pontia brassicæ* (voy. Newport, art. INSECTA in Todd's *Cyclopædia of Anat. and Physiol.*, t. II, p. 973, fig. 431).
— *Sphinx ligustri* (voy. Newport, art. INSECTA, *loc. cit.*, p. 973, fig. 430).
— *Yponomeuta evonymella* (voy. Suckow, *Verdauungsorg. der Insekten*, in Heusinger's *Zeitschr. für org. Physik*, t. III, pl. 9, fig. 161).
(*c*) Ramdohr, *Verdauungswerkzeuge der Insecten*, pl. 18, fig. 1.
— Suckow, *Anat. Physiol. Untersuchungen der Insekten und Krustenthiere*, pl. 2, fig. 10.
(*d*) Treviranus, *Ueber das Saugen und das Geruchsorgan der Insekten (Annalen der Wetterauischen Gesellschaft für die gesammte Naturkunde*, 1812, t. III, p. 158, pl. 16, fig. 7).
(*e*) Idem, *ibid.*, pl. 17, fig. 8.
(*f*) Idem, *ibid.*, pl. 17, fig. 9.
(*g*) Treviranus, *Ueber die Saugwerkzeuge und den Sitz des Geruchssins bey der Insekten (Verm. Schriften*, t. II, p. 109).
(*h*) Ramdohr, *Op. cit.*, p. 173, etc.
— Newport, art. INSECTA (*loc. cit.*, t. II, p. 972).
— L. Dufour, *Anatomie des Diptères*, p. 253, etc.

Les parois de ce premier réservoir alimentaire sont revê- Armature
interne
du jabot.
tues, comme l'œsophage, d'une couche chitineuse qui est
souvent lisse et homogène, mais qui, d'autres fois, s'épaissit
sur certains points plus que sur d'autres, et donne ainsi naissance à des plaques squamiformes dont le sommet se dirige

comme organe de succion me paraissent encore moins probables que chez les Lépidoptères. Quoi qu'il en soit, ce réservoir ne manque presque jamais dans cet ordre, et se compose généra- lement d'un canal cylindrique très long et étroit qui se termine par une dilatation en forme de poche simple ou bilobée. Chez la larve de la grande Mouche commune (*Sarcophaga hæ- morrhoidalis*), cet appendice œsopha- gien consiste seulement en un cæcum membraneux qui prend naissance près de la bouche, et qui est susceptible de se distendre beaucoup (*a*); mais chez l'Insecte parfait son col s'allonge con- sidérablement, et il se termine par un grand sac bilobé (*b*). Comme exem- ples de Diptères à panse bilobée, je citerai aussi la Mouche de la Viande, ou *Sarcophaga carnaria* (*c*), l'*Ephip-*

pium thoracicum (*d*) et le *Tabanus tropicus* (*e*).

La poche terminale de cet appen- dice œsophagien est même multi- lobée chez quelques Diptères, tels que la Mouche domestique (*f*), le *Bombylius major* (*g*), le *Leptis tringaria* (*h*) et le *Dolichopus niti- dus* (*i*).

Cet organe est au contraire simple chez les Cousins (*j*), la plupart des Tipulaires (*k*), les Dasypogons (*l*), le *Scenopinus fenestralis* (*m*), etc.

Chez le *Phora pallipes*, son pédi- cule, au lieu de naître près de la bouche comme d'ordinaire, provient de la partie postérieure de l'œso- phage, comme chez les Lépidop- tères (*n*).

Enfin, la panse manque chez les Pupipares, et peut-être aussi chez les

(*a*) L. Dufour, *Études anatomiques et physiologiques sur une Mouche*, p. 38, pl. 3, fig. 20 (extr. des *Mém. de l'Acad. des sciences, Sav. étrang.*, t. IX).

(*b*) L. Dufour, *loc. cit.*, pl. 3, fig. 27.

(*c*) Suckow, *Verdauungsorgane der Insekten* (Heusinger's *Zeitschr. für organ. Physik*, t. III, pl. 9, fig. 153).

(*d*) L. Dufour, *Recherches anatomiques et physiologiques sur les Diptères*, pl. 4, fig. 43.

(*e*) Ramdohr, *Op. cit.*, pl. 21, fig. 1.

— L. Dufour, *Recherches anatomiques et physiologiques sur les Diptères*, pl. 4, fig. 37.

(*f*) Ramdohr, *Op. cit.*, pl. 19, fig. 2.

(*g*) Idem, *ibid.*, pl. 20, fig. 2.

(*h*) L. Dufour, *Op. cit.*, pl. 6, fig. 70.

(*i*) Idem, *ibid.*, pl. 6, fig. 73.

(*j*) Exemples : *Tipula lunata* (voy. Ramdohr, *Op. cit.*, pl. 20, fig. 1).

— *Tipula oleracea* (voy. L. Dufour, *Recherches anatomiques et physiologiques sur les Diptères*, pl. 3, fig. 23).

(*k*) Exemple : *Culex annulatus* (voy. Dufour, *Op. cit.*, pl. 2, fig. 18).

(*l*) L. Dufour, *Op. cit.*, pl. 5, fig. 52.

(*m*) Idem, *ibid.*, pl. 7, fig. 84.

(*n*) Idem, *ibid.*, pl. 11, fig. 134.

en arrière, ou à des filaments qui ressemblent à des poils (1).
Entre la tunique muqueuse qui porte ce revêtement épithé-

Asiles (a). En général, les larves en sont également privées (b).

Plusieurs Névroptères sont, à l'état adulte, pourvus d'une panse à col étroit, qui naît à la partie postérieure du jabot : les Fourmilions (c), les Corydales (d), les Sialis (e), les Hémérobes (f) et les Osmyles (g), par exemple ; mais cet organe n'est pas encore développé chez leurs larves (h).

Il n'en existe aucune trace chez d'autres Insectes parfaits du même ordre, tels que les Éphémères (i), les Perles (j), les Panorpes (k), les Phryganes (l), les Termites (m), et les Libelluliens (n).

Chez quelques Hyménoptères, il existe une panse à col très court à peu près comme chez les Lépidoptères : par exemple, chez les Crabronites du genre *Lyrops* (o), le *Palarus* et le *Trypoxylon*. Mais, en général, dans cet ordre, l'œsophage ne se dilate que circulairement, de manière à constituer un jabot simple. Quelquefois il est bilobé de façon à simuler une double panse, disposition qui se voit chez plusieurs Chrysidiens (p).

(1) Ainsi, chez l'*Oryctes nasicornis*, la couche épithélique du jabot est lisse (q), tandis que chez les Hannetons elle est hérissée de pointes (r);

(a) L. Dufour, *Recherches anatomiques et physiologiques sur les Diptères*, 242.
(b) Exemples : *Cecidomyia pini maritimæ* (voy. L. Dufour, *Histoire des métamorphoses des Cecidomyies*, dans *Ann. des sciences nat.*, 3e série, t. VII, pl. 14, fig. 9).
— *Sapromyza blepharipteroides* (voy. L. Dufour, *Mém. sur les métamorphoses de plusieurs larves fongivores*, dans *Ann. des sciences nat.*, 2e série, t. XII, pl. 1, fig. 4).
(c) Ramdohr, *Verdauungswerzeuge der Insecten*, pl. 17, fig. 2.
— L. Dufour, *Recherches sur les Orthoptères, les Hyménoptères et les Névroptères*, pl. 12, fig. 179.
(d) Laidy, *On the internal Anatomy of* Corydalus cornutus (*Journal of the American Academy of Arts and Sciences*, 1848, pl. 2, fig. 2).
(e) L. Dufour, *Op. cit.*, pl. 12, fig. 184.
(f) Ramdohr, *Op. cit.*, pl. 17, fig. 6.
— L. Dufour, *Op. cit.*, pl. 13, fig. 191.
(g) L. Dufour, *Recherches sur l'anatomie et l'histoire naturelle de l'Osmylus maculatus* (*Ann. des sciences nat.*, 3e série, 1848, t. IX, pl. 16, fig. 17).
(h) Exemple : la *larve du Fourmilion* (voy. Ramdohr, *Op. cit.*, pl. 17, fig. 1).
(i) L. Dufour, *Op. cit.*, pl. 11, fig. 167.
(j) Idem, *ibid.*, pl. 13, fig. 198.
(k) Idem, *ibid.*, pl. 11, fig. 169.
(l) Ramdohr, *Op. cit.*, pl. 16, fig. 1.
— L. Dufour, *Op. cit.*, pl. 13, fig. 208.
(m) Idem, *ibid.*, pl. 13, fig. 196.
(n) Ramdohr, *Op. cit.* pl. 15, fig. 3 et 4.
— L. Dufour, *Op. cit.*, pl. 11, fig. 158.
(o) Idem, *ibid.*, pl. 8, fig. 96, 97, 98 et 100.
(p) Exemples : *Chrysis fulgida* (voy. L. Dufour, *Op. cit.*, pl. 9, fig. 113).
— *Hedychrum lucidulum* (voy. L. Dufour, *Op. cit.*, pl. 9, fig. 116).
(q) H. Meckel, *Mikrographie einiger Drüsenapparate der niederen Thiere* (Müller's *Archiv für Anat. und Physiol.*, 1846, p. 19.
— Basch, *Untersuchung über das chylopoetische und uropoetische System der* Blatta orientalis (*Sitzungsber. der Wiener Akad.*, 1858, t. XXXIII, p. 244, pl. 2, fig. 2 et 3).
— Sirodot, *Recherches sur les sécrétions chez les Insectes* (*Ann. des sciences nat.*, 4e série, 1858, t. X, p. 153).
(r) Straus, *Considérations sur l'anatomie comparée des Animaux articulés*, pl. 5, fig. 8.

lique et la couche musculaire qui l'enveloppe, on trouve parfois un nombre considérable de petites cellules ovoïdes : le développement de ce tissu utriculaire paraît être en raison inverse de celui des glandes salivaires, dont j'aurai bientôt à parler, et, chez les Insectes où ces divers organes sont plus ou moins rudimentaires, les ampoules en question ici présentent tous les caractères de follicules et communiquent avec la cavité du jabot par des conduits excréteurs d'une grande ténuité (1).

Le gésier, que nous avons vu faire suite au jabot chez la Sauterelle, et y constituer un appareil de trituration, est également très développé et armé d'une manière puissante chez la plupart des Insectes broyeurs qui se nourrissent d'herbes, d'animaux à téguments coriaces, ou d'autres substances dont la consistance est assez considérable pour être difficilement attaquées par les sucs digestifs ; mais cet organe manque ou se trouve réduit à un état rudimentaire chez les espèces dont les aliments sont liquides

Structure
du
gésier.

mais, dans ce cas, cette portion du tube digestif me semble, en général, mériter le nom de *gésier* plutôt que celui de *jabot*.

(1) M. Sirodot n'a pu découvrir aucune communication entre les grandes utricules sous-muqueuses du jabot et la cavité de cet organe chez les Grilloniens, qui ont un appareil salivaire très développé ; mais chez les larves de l'*Oryctes nasicornis*, qui sont privées de glandes de ce genre, il a trouvé sous la tunique muqueuse de cette portion du tube digestif une couche épaisse composée de grandes utricules ovoïdes dont il a vu naître des cylindres très grêles, et, en étudiant ceux-ci, il a reconnu que ce sont des tubes d'une ténuité extrême qui vont déboucher à la surface interne du jabot (*a*). Il en conclut que ce sont autant de glandes simples, et des considérations dont j'aurai à parler ailleurs l'ont conduit à les regarder comme des organes sécréteurs de la salive. Quelquefois les glandules du jabot se prolongent même à la surface externe de cet organe sous la forme de petits cæcums villeux : par exemple, chez les Cicindèles (*b*).

(a) Sirodot, *Op. cit.* (*Ann. des sciences nat.*, 4e série, t. X, p. 174 et suiv., pl. 11, fig. 1 à 4).
(b) L. Dufour, *Recherches sur les Carabiques*, etc. (*Ann. des sciences nat.*, 1824, t. III, pl. 10, fig. 2).

ou très mous. Ainsi, chez tous les Orthoptères (1), il existe un gésier très bien constitué ; chez les Grilloniens, surtout les dents cornées qui garnissent l'intérieur de cet organe, et qui constituent six râpes disposées de façon à agir les unes contre les autres, sont extrêmement nombreuses et fortes (2). Il existe aussi un estomac triturant chez un grand nombre de Coléoptères qui se nourrissent, soit de matières végétales plus ou moins dures,

(1) M. Léon Dufour considère les Criquets ou Acridiens comme faisant exception à cette règle ; mais la portion de leur tube digestif, que cet anatomiste appelle *jabot*, me semble être en réalité un gésier. En effet, la tunique interne de cet organe est garnie d'un grand nombre d'arêtes linéaires de consistance subcartilagineuse et armées d'une série de petites pièces dentiformes, de façon à agir à la manière de râpes très fines. Ces plaques épidermiques manquent à la partie antérieure de la paroi inférieure de ce premier estomac, où l'on remarque un espace inerme qui est limité par un filet calleux (a).

(2) Chez la Courtilière, par exemple, le gésier, qui est d'une forme ellipsoïdale (b) et qui se trouve à la partie antérieure de l'abdomen, a une consistance cartilagineuse, et présente à sa surface interne six côtes longitudinales saillantes et armées d'un nombre très considérable de dents chitiniques, brunâtres, disposées sur cinq rangées longitudinales et offrant des formes variées (c). Les sillons, situés entre les espèces de râpes ainsi constituées présentent chacun deux filets cornés qui donnent insertion aux fibres musculaires destinées à mettre en mouvement cet appareil triturant.

Chez les Blattes, les pièces dentaires du gésier sont moins nombreuses, mais plus robustes que chez la plupart des autres Orthoptères ; elles ont une dureté presque osseuse, et leur forme varie, les unes étant simplement conoïdes, les autres garnies d'arêtes denticulées ; par leur réunion elles constituent une râpe tubulaire, et quand on les renverse en dehors, en retournant la portion du canal digestif dont elles dépendent, elles simulent une rosace à six branches (d). La disposition de cet appareil triturant est à peu près la même chez les Mantes (c).

(a) Exemple : l'*Œdipoda cærulescens* (voy. L. Dufour, *Recherches sur les Orthoptères, etc.*, pl. 1, fig. 8 et 10).
(b) Kidd, *On the Anatomy of the Mole-Cricket* (*Philos. Trans.*, 1825, pl. 15, fig. 5, 6, 7, 8).
— L. Dufour, *Op. cit.*, pl. 2, fig. 19).
— Suckow, *Op. cit.* (Heusinger's *Zeitschr. für organ. Physik*, t. III, pl. 7, fig. 136).
(c) Idem, *ibid.*, pl. 3, fig. 24.
(d) Ramdohr, *Abhandl. über die Verdauungswerkzeuge der Insecten*, pl. 1, fig. 10 et 12.
— Marcel de Serres, *Observ. sur les Insectes considérés comme ruminants, etc.*, pl. 2, fig. 2 et 3.
— L. Dufour, *Op. cit.*, pl. 4, fig. 46.
(c) Marcel de Serres, *Op. cit.*, pl. 2, fig. 5.

soit de substances animales coriaces qui, pour être facilement digérées, ont besoin d'être très divisées. Chez les Cicindélètes, les Carabes, les Dytisques et les Bostriches, par exemple, le gésier est bien constitué et pourvu d'une armature puissante (1); mais chez les Insectes de cet ordre qui se repaissent de débris de corps organisés, du pollen des fleurs ou de feuilles tendres, ainsi que le font les Coprophages, les Hannetons et les Coccinelles, on n'en trouve aucune trace. Cet organe manque aussi chez beaucoup de Névroptères, mais est assez puissamment organisé chez les Termites, qui, par leur régime, ressemblent à certains Orthoptères, et qui dévorent des substances très dures (2). Enfin, le gésier manque ou se

(1) Le gésier des Coléopères de la grande famille des carnassiers est globuleux ou ovoïde et de consistance cartilagineuse. A l'intérieur, il est garni de quatre plaques cornées principales, qui sont échancrées en avant et suivies en arrière de denticules acérées ; elles laissent entre elles autant de sillons longitudinaux au fond de chacun desquels se trouve une arête cornée; enfin, sur les côtés de celle-ci sont rangés des poils roides et pointus qui sont disposés en manière de brosse (a).

Chez les Dytisques, ces huit séries de pièces, alternativement simples et doubles, sont toutes portées sur des tubercules charnus (b).

Chez les Staphylins, il existe aussi un gésier oblong dont les parois ont une consistance rénitente et sont garnies intérieurement de quatre arêtes brunes; mais l'armature de celles-ci est beaucoup moins puissante, et ne consiste qu'en denticules sétiformes disposées en manière de brosse, avec leurs pointes dirigées vers l'axe de l'organe (c).

(2) L'existence d'un estomac triturant chez les Termites a été signalée par M. Burmeister (d), et une description détaillée de cet organe a été donnée par M. Lespés. Sa surface interne est garnie de douze lames cornées et poilues, qui sont reployées sur elles-mêmes et disposées par paires sur six tubercules charnus (e). Il existe aussi un estomac triturant, très fortement

(a) Exemples : *Carabus auratus* (voy. L. Dufour, *Rech. sur les Carabiques*, dans *Ann. des sciences nat.*, 1ʳᵉ série, t. II, pl. 20, fig. 2).
— *Cicindela campestris* (voy. Ramdohr, *Op. cit.*, pl. 3, fig. 1 et 4).
(b) Ramdohr, *Op. cit.*, pl. 2, fig. 4.
(c) Idem, *ibid.*, pl. 3, fig. 7 et 8.
— Léon Dufour, *Op. cit.*, p. 25.
(d) Burmeister, *Handbuch der Entomologie*, p. 137, pl. 11, fig. 8, 9 et 10.
(e) Lespés, *Recherches sur l'organisation et les mœurs du Termite lucifuge* (*Ann. des sciences nat.*, 4ᵉ série, 1856, t. V, p. 236, pl. 6, fig. 38).

trouve réduit à un état rudimentaire chez les Hyménoptères (1), les Hémiptères, les Lépidoptères et les Diptères, dont les aliments, comme je l'ai déjà dit, sont toujours liquides (2).

L'orifice qui conduit soit du gésier, soit du jabot, ou même

armé, chez la larve du *Corydalus cornutus*. Mais, chez le même Insecte à l'état adulte, les plaques dentaires dont cet organe était garni n'existent plus, et cette portion du tube digestif ne mérite plus le nom de *gésier* (*a*).

Chez la plupart des autres Névroptères, le gésier est rudimentaire. Cependant, chez les Fourmilions, cet organe, quoique très petit, est armé intérieurement de huit écailles ou pièces cornées, lancéolées postérieurement et disposées en entonnoir (*b*). Chez la Panorpe, le gésier, qui fait suite à l'œsophage, est plus volumineux (*c*), et sa tunique épithélique est garnie de poils ou appendicules cornés disposés en brosse (*d*). Enfin, chez les Hémérobes, cet estomac triturant est globuleux et garni seulement de huit petites pièces cornées subtriangulaires et linéaires (*e*). Chez les Libelluliens, les Perles, les Sialis, les Éphémères et les Phryganes, il n'y a pas de gésier.

(1) Chez les Hyménoptères, il existe généralement un gésier rudimentaire qui ressemble à un sphincter cardiaque

plutôt qu'à un véritable estomac triturant, et qui est souvent engaîné dans la partie postérieure du jabot, de façon à ne pas être visible extérieurement. Cette dernière disposition se remarque chez l'Abeille, le Bourdon, la Guêpe, etc., où le gésier est garni intérieurement de quatre petites colonnes charnues à surface calleuse, et s'élève en forme de tubercule au fond de la cavité du jabot (*f*).

(2) Chez les Lépidoptères qui sont encore à l'état de larves et qui se nourrissent d'aliments solides, on trouve parfois, à la suite d'un jabot assez développé, un gésier charnu, mais dont la tunique interne n'offre pas d'armature comparable à ce qui se voit chez les Orthoptères et beaucoup de Coléoptères. Cette disposition organique est très bien caractérisée chez la chenille du *Cossus ligniperda*, où le jabot constitue la partie du tube alimentaire que Lyonnet a appelée la *portion moyenne de l'œsophage*, et le gésier est représenté par celle que cet anatomiste a figurée sous le nom de *portion postérieure de l'œsophage* (*g*).

(*a*) Leidy, *Internal Anatomy of* Corydalus cornutus (*Journal of the American Academy of Arts and Sciences*, 1848, pl. 2, fig. 6).
(*b*) L. Dufour, *Recherches sur les Orthoptères, les Hyménoptères et les Névroptères*, p. 333.
(*c*) Ramdohr, *Verdauungswerkzeuge der Insecten*, pl. 26, fig. 1.
(*d*) L. Dufour, *Op. cit.*, p. 320, pl. 11, fig. 169 et 170.
(*e*) Idem, *ibid.*, p. 338.
(*f*) Exemples : Abeille (voy. Treviranus, *Op. cit.*, *Vermischte Schriften*, t. II, pl. 14, fig. 3 ; — L. Dufour, *Op. cit.*, pl. 5, fig. 48).
— *Bombus terrestris* (voy. L. Dufour, *Op. cit.*, pl. 5, fig. 50, 51, 52).
— *Vespa crabro* (voy. Suckow, *Op. cit.*, pl. 6, fig. 128 et 129 ; — L. Dufour, *Op. cit.*, pl. 7, fig. 77, 79 et 80).
(*g*) Lyonnet, *Anatomie de la Chenille qui ronge le bois de saule*, p. 463, pl. 13, fig. 1 et 2.

directement de l'œsophage dans le ventricule chylifique, ou estomac proprement dit, et qui peut être appelé le *cardia* (1), est généralement pourvu d'un sphincter, ou même d'un appareil valvulaire disposé de façon à empêcher le passage trop facile des aliments de l'une de ces portions du tube digestif dans l'autre. Chez les Orthoptères, cet appareil cloisonnaire est très développé, et, chez la plupart des Hyménoptères, le gésier, fort réduit et enchatonné dans le jabot, remplit les mêmes fonctions (2).

§ 6. — Le ventricule chylifique constitue toujours la partie la plus importante du tube digestif des Insectes, et chez quelques espèces il en occupe presque toute la longueur, son développement étant très considérable, tandis que les portions œsophagienne et intestinale sont d'une brièveté extrême. Ce mode d'organisation se remarque chez les Chenilles et beaucoup d'autres larves, mais ne persiste que rarement chez

Estomac proprement dit, ou ventricule chylifique.

(1) Quelques auteurs désignent cet orifice sous le nom de *pylore*, parce qu'ils considèrent l'estomac des Insectes comme étant l'analogue de l'intestin duodénum des Animaux vertébrés ; mais cette opinion ne me paraît pas fondée, et puisque le ventricule chylifique est le siége principal de la digestion, je réserve le nom de pylore à l'ouverture qui conduit de ce réservoir dans l'intestin.

(2) Ainsi, chez les Criquets, l'orifice d'entrée du ventricule chylifique, est garni d'une valvule conoïde formée par six callosités en forme d'Y renversé, leurs branches étant dirigées en arrière et leurs sommets rappro-chés en manière de nasse (*a*). Chez les Grilloniens, cette valvule est disposée autrement, et consiste en quatre tiges calleuses qui, rapprochées en un faisceau conique, s'avancent dans l'intérieur du ventricule chylifique et y laissent filtrer les aliments, mais s'opposent à leur régurgitation. Enfin, chez les Blattaires, la valvule cardiaque est composée de six mamelons convergents en forme d'étoile (*b*).

Chez les Hyménoptères, où le gésier est réduit à un petit cylindre charnu inclus dans la cavité du jabot, son extrémité antérieure est renflée et offre une ouverture cruciale qui fait office de valvule cardiaque (*c*).

(*a*) L. Dufour, *Recherches sur les Orthoptères, etc.*, p. 48, pl. 2, fig. 10.
(*b*) Idem, *ibid.*, p. 67 et 104.
(*c*) Exemple : le *Bourdon* (voy. L. Dufour, *Op. cit.*, pl. 5, fig. 50 et 52).

l'Animal dont les métamorphoses sont achevées. Ainsi, chez la chenille du Papillon du chou, dont la structure et le développement ont été étudiés avec beaucoup de soin par Hérold, on trouve un œsophage simple et très court, suivi d'un grand estomac cylindrique qui s'étend en ligne droite jusque dans le voisinage de l'anus, dont il n'est séparé que par un intestin fort court et également droit; mais, chez le même Insecte à l'état de nymphe, la portion stomacale se concentre vers le milieu du corps, tandis que l'œsophage s'allonge ainsi que l'intestin (1).

Chez quelques Insectes parfaits, où l'estomac conserve la prédominance qui est ordinaire chez les larves, cet organe, au lieu d'être étendu en ligne à peu près droite, se contourne beaucoup et acquiert même une longueur très considérable. Cette disposition est portée très loin chez les Copris ou Bousiers, qui se nourrissent de la fiente des Animaux herbivores,

(1) Herold a représenté, dans une série de figures très intéressantes, ces changements successifs du tube digestif chez le *Pontia brassicæ* (a), et l'on doit à Suckow des observations analogues sur le développement de cet appareil chez le *Bombyx pini* (b). Enfin, je citerai aussi à ce sujet trois figures comparatives de l'organisation intérieure du *Sphinx ligustri* à l'état de chenille, de chrysalide et d'Insecte parfait, publiées par Newport (c), et des observations analogues faites récemment sur le *Bombyx mori* par M. Cornalia (d).

Du reste, il est à noter que cette prédominance de l'estomac comparé à l'intestin, chez la larve, et le développement ultérieur de cette dernière portion du tube digestif à une période plus avancée de la vie, quoique se remarquant aussi chez beaucoup d'autres Insectes, n'existent pas chez tous les Animaux de cette classe, et quelquefois les métamorphoses amènent des changements en sens inverse. Ainsi, chez la larve du Copris, la portion intestinale du canal digestif est aussi développée que la portion stomacale, tandis que chez l'Insecte adulte l'intestin est de longueur médiocre et l'estomac extrêmement allongé (e).

(a) Herold, *Entwickelungsgeschichte der Schmetterlinge*, 1815, pl. 3, fig. 1 à 12.
(b) Suckow, *Anatomisch-physiologische Untersuchungen der Insekten und Krustenthiere*, 1818, p. 24 et suiv., pl. 2, fig. 1 à 10.
(c) Newport, *On the Nervous System of the Sphinx ligustri (Philos. Trans.*, 1834, pl. 11, fig. 11, 12 et 13).
(d) Cornalia, *Monografia del Bombice del gelso*, pl. 4, fig. 51; pl. 10, fig. 137, et pl. 12, fig. 189 et 202.
(e) Possell, *Beiträge zur Anatomie der Insekten*, pl. 2, fig. 13, 15 et 37.

aliments dont un volume considérable est nécessaire, car ils ne contiennent que très peu de principes alibiles (1). Le ventricule chylifique, quoique moins long, est aussi très développé chez plusieurs autres Coléoptères qui vivent de matières végétales (2); mais cette particularité de structure est loin d'être constante chez les Insectes phytophages (3), et parfois on la rencontre chez des espèces dont le régime est différent : par exemple, chez les Silphes, qui vivent de charognes (4). Par conséquent, dans l'état actuel de nos connaissances, on ne

(1) L'œsophage des Bousiers ou *Copris*, très court et à peine dilaté postérieurement, est suivi par un estomac cylindrique qui a huit ou dix fois la longueur du corps, et qui se replie plusieurs fois sur lui-même de façon à former un paquet d'un volume considérable. Antérieurement il est grêle, mais il se dilate un peu vers son extrémité postérieure, et sa surface externe est recouverte d'une multitude de petits appendices cæcaux et filiformes qui ressemblent à des villosités (*a*).

(2) Chez le Hanneton, le ventricule chylifique, que M. Straus appelle *ventricule succenturié*, est loin d'être aussi développé proportionnellement, mais il est néanmoins fort long, et il décrit plusieurs circonvolutions dans l'intérieur de l'abdomen (*b*).

Comme exemple de Coléoptères phytophages dont le ventricule chylifique est très long comparativement au reste du tube alimentaire, je citerai aussi les *Lamia* (*c*).

Les Hydrophiles, qui, tout en dévorant parfois d'autres Insectes, se nourrissent principalement de matières végétales, ont aussi l'estomac très long et enroulé sur lui-même dans la cavité abdominale (*d*), tandis qu'à l'état de larves, quand ces Coléoptères sont essentiellement carnassiers, cet organe est de grandeur ordinaire et ne décrit que peu de courbures (*e*).

(3) Ainsi chez le *Cerambyx*, qui vit à peu près de même que le *Lamia* et qui appartient à la même famille, le ventricule chylifique est remarquablement court (*f*).

(4) Chez le *Silpha obscura*, le ventricule chylifique est très long et forme dans l'abdomen plusieurs circonvolutions fort remarquables (*g*). Cet estomac est aussi très développé chez les Blaps.

(*a*) L. Dufour, *Recherches sur les Carabiques* (*Ann. des sciences nat.*, 1re série, t. III, pl. 14, fig. 3).
(*b*) Straus-Durkheim, *Considérations sur l'anatomie comparée des Animaux articulés*, p. 261, pl. 5, fig. 6.
(*c*) L. Dufour, *Recherches sur les Carabiques, etc.* (*Ann. des sciences nat.*, 1re série, t. IV, pl. 6).
(*d*) Suckow, *Respiration der Insekten* (Heusinger's *Zeitschrift für die organische Physik*, 1828, t. II, pl. 3, fig. 25, et pl. 4, fig. 27).
(*e*) Idem, *ibid.*, pl. 4, fig. 26.
(*f*) Léon Dufour, *Op. cit.* (*Ann. des sciences nat.*, 1re série, t. IV, pl. 6, fig. 4).
(*g*) Ramdohr, *Verdauungswerkzeuge der Insecten*, pl. 27, fig. 1.

peut saisir aucune relation physiologique constante entre la
capacité du tube gastrique des Insectes et la nature de leurs
aliments ; on remarque seulement que l'estomac ne présente
jamais une grande longueur chez les espèces qui se nourrissent
de proie vivante, et qu'il est généralement court ou très étroit
chez les Insectes suceurs (1).

En parlant de l'estomac de ces Animaux, je dois signaler
une disposition fort remarquable de cette portion du tube
digestif qui se voit chez les Cigales ainsi que chez beaucoup
d'autres Hémiptères de la même famille, et qui a pu facilement

(1) Chez beaucoup d'Hémiptères, la portion du tube digestif qui est comprise entre l'œsophage et le point d'insertion des vaisseaux de Malpighi est fort longue, et quelques anatomistes la considèrent comme appartenant tout entière à l'estomac ; mais elle est d'ordinaire divisée en deux portions bien distinctes par un étranglement très marqué, et le premier réservoir alimentaire ainsi constitué me paraît devoir être considéré comme un jabot (a). Le second réservoir, ou estomac postérieur, me semble être en réalité l'analogue du ventricule chylifique des autres Insectes. Enfin, le canal étroit, et souvent fort long, qui réunit ces deux poches, est comparable à la portion postérieure du gésier de divers Hyménoptères, où cet organe est inclus dans le jabot et se termine par un tube cylindrique : par exemple, chez le Bourdon terrestre (b) ; seulement chez les Hémiptères ce détroit s'allonge beaucoup plus. Ainsi, chez les Ligies, on voit, à la suite de l'œsophage, qui se renfle un peu postérieurement, une grande poche subcylindrique ou bossuée constituant un jabot, et se continuant avec un tube intestiniforme et contourné, à l'extrémité duquel est un second réservoir ou estomac proprement dit, et ce ventricule chylifique communique à son tour, par un canal court et étroit, avec un élargissement où débouchent les vaisseaux malpighiens (c). La disposition de ces parties est à peu près la même chez les Scutellaires (d), les Corises (e), etc. Chez la Punaise (f) et les Réduves (g), la portion postérieure du ventricule chylifique est grêle et intestiniforme, comme sa partie antérieure.

(a) C'est la partie désignée sous le nom d'*estomac antérieur* par M. L. Dufour (voy. ses *Recherches sur les Hémiptères*, pl. 2, fig. 13 et 19 ; pl. 3, fig. 22, 23, etc.).
(b) L. Dufour, *Recherches sur les Orthoptères*, etc., pl. 5, fig. 50.
(c) Idem, *Recherches sur les Hémiptères*, pl. 3, fig. 22 et 25.
(d) Idem, *ibid.*, pl. 1, fig. 1.
(e) Idem, *ibid.*, pl. 2, fig. 13.
(f) Idem, *ibid.*, pl. 4, fig. 44.
(g) Idem, *ibid.*, pl. 4, fig. 48.

induire les anatomistes en erreur, touchant la route parcourue par les aliments. L'estomac de ces Insectes paraît se continuer, d'une part avec l'Intestin, et d'autre part avec un prolongement intestiniforme qui, recourbé en manière d'anse, revient sur lui-même et semble se terminer dans l'organe qui lui a donné naissance. On a cru d'abord que cette anse communiquait avec la cavité du ventricule chylifique par ses deux extrémités, et que les aliments, après s'y être engagés, devaient par conséquent revenir dans cet estomac pour passer ensuite dans l'intestin; mais les recherches anatomiques de M. Doyère ont fait voir que cette anomalie n'existe pas en réalité, et que la portion récurrente du ventricule chylifique ne débouche pas dans la portion antérieure du même organe; qu'elle s'y accole seulement, et qu'elle est en continuité avec l'intestin. Enfin, ce naturaliste a constaté que cet intestin ne communique pas avec la portion antérieure de l'estomac dont il semble naître, lorsqu'il se détache seulement de ses parois, et qu'il ne peut recevoir les matières alimentaires que de la branche récurrente de cet organe (1). La seule anomalie qui se remarque chez ces Insectes consiste donc dans l'adhérence intime des deux portions du tube digestif dans leur point de rencontre, particularité qui n'a point d'importance physiologique.

(1) M. Léon Dufour a cru que l'estomac revenait s'ouvrir dans sa propre cavité, non-seulement chez les Cigales, mais aussi chez beaucoup d'autres Homoptères (a); cependant les recherches de M. Doyère (b) l'ont conduit à reconnaître la non-existence de cette anomalie (c). C'est entre les tuniques de l'estomac que la branche récurrente de ce tube serpente et se cache complétement, dans une certaine longueur.

Il est aussi à noter que la portion adjacente du ventricule chylifique est comme suspendue par une bride mésentérique très remarquable.

(a) L. Dufour, Recherches sur les Hémiptères, p. 92, 100, 102, etc., pl. 8, fig. 55, 98; pl. 9, fig. 108.
(b) Doyère, Note sur le tube digestif des Cigales (Ann. des sciences nat., 2e série, 1839, t. XI, p. 84, pl. 1, fig. 3).
(c) L. Dufour, Quelques observations sur la note de M. Doyère relative au tube digestif des Cigales (Ann. des sciences nat., 2e série, t. XII, p. 287).

Les parois de l'estomac proprement dit, ou ventricule chylifique, pour me servir du nom assez généralement employé par
les entomologistes, ne sont pas conformées de la même manière
que celles des portions vestibulaires du tube digestif qui constituent l'œsophage, le jabot et le gésier. Celles-ci sont revêtues,
comme je l'ai déjà dit, d'une couche chitineuse plus ou moins
épaisse ; mais au delà de la valvule cardiaque cette tunique épithéliale est remplacée par une couche de tissu utriculaire de consistance molle, qui offre tous les caractères d'un épithélium
muqueux. Les cellules qui le composent sont à peu près sphériques et n'adhèrent entre elles que très faiblement ; enfin elles
sont pourvues d'un noyau granulé, et elles paraissent devoir se
renouveler avec une grande rapidité (1). Au-dessous de ce tissu
utriculaire se trouve une membrane transparente, et en apparence homogène, qui présente de nombreuses dépressions dont
la grandeur et la forme varient. Enfin les faisceaux musculaires
logés entre cette tunique muqueuse et la tunique externe ou
séreuse sont disposés, comme dans l'œsophage, sur deux plans
et dirigés les uns en travers, les autres longitudinalement ;
mais, en général, ils sont plus ou moins espacés entre eux, de
façon à déterminer des séries de rides et de renflements alter-

(1) M. Sirodot, qui a étudié avec
beaucoup de soin la constitution de
l'épithélium stomacal chez divers Insectes, fait remarquer que la disposition singulière observée par Rengger
dans l'estomac du Hanneton, où cet
auteur a cru voir la membrane muqueuse flottante librement dans un
espace annulaire, n'est en réalité que
le résultat de la séparation et de la
consolidation de cette couche muqueuse autour de la masse alimentaire (a), phénomène dont nous avons
déjà vu plus d'un exemple chez les
Crustacés et chez certains Arachnides (b). La sortie d'une partie des tuniques de l'estomac que Rengger a
observée chez des Chenilles (c) me paraît devoir être un phénomène du
même ordre.

(a) Sirodot, *Recherches sur les sécrétions chez les Insectes* (Ann. des sciences naturelles,
4e série, 1858, t. X, p. 156).
(b) Voyez ci-dessus, pages 553 et 580.
(c) Rengger, *Physiologische Untersuchungen über die thierische Haushaltung der Insekten*,
p. 13.

natifs (1). Il est aussi à noter qu'entre les deux couches musculaires ainsi disposées, on découvre, à l'aide du microscope, des glandules dont la conformation varie, comme nous le verrons bientôt.

Le ventricule chylifique est dépourvu d'appendices chez   Appendices de l'estomac.

(1) Chez beaucoup d'Insectes, les fibres musculaires de l'estomac se développent davantage d'espace en espace, de façon à déterminer la formation d'une série régulière de renflements et d'étranglements alternatifs. Cette disposition s'observe chez le Hanneton (a), les Oryctes (b), les Mylabres (c), les Méloés (d), etc., parmi les Coléoptères ; chez les Libellules (e) et les Phryganes (f), dans l'ordre des Névroptères ; enfin, chez beaucoup d'Hyménoptères, tels que les Abeilles (g), les Bourdons (h), les Andrènes (i), les Scolies (j), etc. Chez d'autres Insectes, le développement prédominant de certaines bandes musculaires longitudinales détermine dans cet organe une forme différente. Ainsi chez le Ver à soie et la plupart des autres Chenilles, où l'estomac est à peu près cylindrique et très gros, on y remarque sur la ligne médiane, tant en dessus qu'en dessous, un sillon longitudinal, et de chaque côté une série de boursouflures irrégulières ; disposition qui est due à la résistance plus grande des parois de cette poche sur les points qui sont garnis de fibres musculaires, et à la dilatation de leurs tuniques membraneuses dans les espaces intermédiaires. Une paire de rubans charnus longe la ligne médiane à la face dorsale de l'estomac ; une seconde paire de muscles analogues se trouve à la face inférieure de cet organe, et d'autres faisceaux plus grêles et disposés moins régulièrement s'entrecroisent sur ses parties latérales. Il est aussi à noter que vers les deux extrémités de cette portion du tube intestinal, des faisceaux musculaires se détachent de ses parois latérales pour aller s'insérer sur les parties adjacentes de la cavité abdominale (k). Chez la larve du *Cossus ligniperda*, la paire postérieure de ces brides charnues naît plus loin en arrière et se détache du gros intestin (l).

(a) L. Dufour, *Recherches sur les Carabiques*, etc. (*Ann. des sciences nat.*, 1re série, 1824, t. III, pl. 14, fig. 4).
(b) Sirodot, *Op. cit.* (*Ann. des sciences nat.*, 4e série, t. X, pl. 14, fig. 1).
(c) L. Dufour, *Op. cit.*, pl. 31, fig. 7.
(d) Idem, *ibid.*, pl. 31, fig. 4.
(e) Idem, *Recherches sur les Orthoptères*, etc., pl. 11, fig. 158.
(f) Ramdohr, *Verdauungswerkzeuge der Insecten*, pl. 16, fig. 2.
  — L. Dufour, *Recherches sur les Orthoptères*, etc., pl. 13, fig. 208.
(g) Idem, *ibid.*, pl. 5, fig. 48.
(h) Ramdohr, *Op. cit.*, pl. 13, fig. 1.
(i) L. Dufour, *Op. cit.*, pl. 6, fig. 72.
(j) Idem, *ibid.*, pl. 8, fig. 89.
(k) Cornalia, *Monografia del Bombice del gelso*, p. 105, pl. 4, fig. 51 et 52.
(l) Lyonnet, *Traité anatomique de la Chenille qui ronge le bois de saule*, pl. 13, fig. 1 et 2.

quelques Insectes ; mais, chez beaucoup de ces Animaux, il donne naissance à des prolongements cæcaux qui peuvent affecter deux formes principales. Tantôt ce sont des poches allongées et d'une capacité assez grande pour que l'introduction des matières alimentaires dans leur intérieur soit possible ; d'autres fois ce sont des tubes courts et d'une grande ténuité, qui sont serrés les uns contre les autres comme les poils d'une brosse molle. Les premières sont appelées communément des *cæcums gastriques*, ou *bourses ventriculaires ;* les seconds sont désignés sous le nom de *villosités.*

Bourses ventriculaires.

Les cæcums gastriques sont très développés chez la plupart des Orthoptères, Insectes qui se nourrissent, comme je l'ai déjà dit, de substances végétales, et qui sont d'une grande voracité. Ainsi, chez les Criquets, l'extrémité antérieure du ventricule chylifique donne naissance à douze de ces appendices, qui sont de forme lancéolée et disposés de façon à constituer une double couronne, les uns étant dirigés en avant, les autres en arrière (1). Chez les Mantes, on ne compte que huit de ces

(1) M. Léon Dufour donne le nom de *bourses ventriculaires principales* aux appendices cæcaux antérieurs, et il considère les autres comme étant seulement des dépendances des premières, parce que leur volume est plus variable suivant les espèces, et qu'elles ne communiquent avec la cavité de l'estomac que par un orifice linéaire situé vis-à-vis du point de jonction de chacune d'elles avec le cæcum antérieur correspondant. On en compte six dans chaque rangée. Celles de la couronne antérieure sont dirigées en avant et suspendues aux parois du thorax par des brides qui naissent de leur extrémité effilée ; celles de la série postérieure sont accolées aux parois de l'estomac. Chez l'*Œdipoda cærulescens*, elles sont presque aussi grandes que celles de la première série (*a*) ; mais dans d'autres espèces de la même famille elles sont très réduites, et chez l'*Œdipoda biguttata*, par exemple, elles sont presque rudimentaires.

Chez le *Tetrix subulata*, cet appareil appendiculaire de l'estomac tend à disparaître, et n'est représenté que par six lobules triangulaires. Enfin, chez le *Tridactylus variegatus*, on ne trouve plus que trois prolongements

(*a*) L. Dufour, *Recherches sur les Orthoptères*, etc., p. 49, pl. 2, fig. 8.

cæcums gastriques, mais ils sont beaucoup plus allongés, et ressemblent à autant de petits boyaux cylindriques qui seraient terminés en cul-de-sac à leur extrémité libre (1).

Un mode d'organisation analogue se voit chez quelques Névroptères, tels que les Perles (2), et chez les larves de plusieurs Coléoptères phytophages ce système d'appendices gastriques est encore plus développé, mais ne persiste pas chez l'Insecte

gastriques qui naissent de la partie supérieure et antérieure du ventricule chylifique, et qui se confondent avec cet organe postérieurement (*a*).

(1) M. Marcel de Serres a décrit ces appendices gastriques sous le nom de *vaisseaux biliaires supérieurs*, sans doute parce qu'on trouve souvent dans leur intérieur un liquide jaunâtre (*b*).

Chez les Blattes, il existe aussi à l'extrémité antérieure du ventricule chylifiques une couronne appendiculaire composée de huit petits cæcums (*c*).

Chez la Courtilière (*Gryllotalpa vulgaris*), cet appareil est représenté par deux grandes poches ovalaires qui se réunissent à leur base, et communiquent avec l'extrémité antérieure du ventricule chylifique par un orifice commun (*d*). Il en est à

peu près de même chez les Grillons (*e*).

Enfin, chez les Sauterelles, l'extrémité antérieure de l'estomac se dilate latéralement, de façon à constituer aussi deux grandes poches arrondies en avant, mais ces prolongements ne sont pas étranglés à leur base et ressemblent à de simples élargissements de cet organe (*f*).

(2) Chez les Perles, l'extrémité antérieure de l'estomac est garnie de huit prolongements digitiformes, dont deux latéraux plus grands que les autres (*g*). Chez le *Corydalus cornutus*, on trouve quatre appendices de ce genre, qui ne se développent que lorsque l'Animal arrive à l'état de nymphe (*h*). Les larves du *Semblis bicaudata* sont pourvues de six appendices de même nature (*i*).

(*a*) L. Dufour, *Recherches sur les Orthoptères*, etc., p. 52, pl. 1, fig. 11.
(*b*) Marcel de Serres, *Observations sur les Insectes considérés comme ruminants, et sur les usages des diverses parties du tube intestinal dans cet ordre d'Animaux*, pl. 2, fig. 4.
— Suckow, *Op. cit.* (Heusinger's Zeitschr. für die organ. Physik, t. III, pl. 7, fig. 134).
— L. Dufour, *Op. cit.*, pl. 4, fig. 38.
(*c*) Ramdohr, *Verdauungswerkzeuge der Insecten*, pl. 1, fig. 9.
— Marcel de Serres, *Op. cit.*, pl. 2, fig. 1.
— L. Dufour, *Op. cit.*, pl. 5, fig. 44.
— Gaede, *Beiträge zur Anatomie der Insekten*, pl. 1, fig. 7.
(*d*) L. Dufour, *Op. cit.*, p. 67, pl. 2, fig. 19.
(*e*) Marcel de Serres, *Op. cit.*, pl. 1, fig. 1.
(*f*) L. Dufour, *Op. cit.*, p. 85, pl. 3, fig. 33.
(*g*) L. Dufour, *Recherches sur les Orthoptères*, etc., p. 347, pl. 13, fig. 198.
— Pictet, *Histoire naturelle des Névroptères*, PERLIDES, pl. 2, fig. 1-5.
(*h*) Laidy, *Op. cit.* (American Academy of Arts and Sciences, 1848, pl. 2, fig. 1, 2, 4 et 5).
(*i*) Suckow, *Ueber Semblis bicaudata* (Heusinger's *Zeitschrift für die organische Physik*, 1828, t. II, p. 267, pl. 7, fig. 7).

adulte. Ainsi, chez la larve des Hannetons, des Cétoines, de l'*Oryctes nasicornis* et de beaucoup d'autres Lamellicornes, l'estomac présente trois groupes de ces prolongements digitiformes, situés, l'un à son extrémité antérieure, le second un peu plus en arrière, et le dernier près de son extrémité postérieure (1); mais, chez ces mêmes Insectes à l'état adulte, on n'aperçoit plus aucune trace de ces appendices (2). On re-

(1) La disposition générale des appendices gastriques de la larve de l'*Oryctes nasicornis* a été assez bien représentée par Swammerdam et par Rösel (*a*), mais se voit mieux dans les figures données par de Haan (*b*), et surtout dans celles publiées récemment par M. Sirodot. Ce dernier auteur a reconnu que le groupe antérieur de ces appendices se compose d'une double couronne de tubes borgnes très nombreux, reployés en avant, et variant un peu dans leur forme, les uns étant simples, les autres plus ou moins digités, soit à leur extrémité seulement, soit latéralement (*c*). Les cæcums de la seconde couronne sont dirigés en arrière, et, de même que les précédents, disposés symétriquement de chaque côté de la ligne médio-dorsale. Enfin, ceux du troisième groupe sont dirigés en avant, et sur les côtés de l'estomac ils sont beaucoup plus longs que près de la ligne médiane.

La disposition générale de ces appendices est à peu près la même chez les larves des Cétoines (*d*), du Hanneton commun (*e*), des Scarabées (*f*) et de plusieurs autres Lamellicornes. Chez la larve du Hanneton foulon, les cæcums du groupe moyen sont très courts et peu nombreux (*g*), et chez les Trichies (*h*), ainsi que chez les Hoplies (*i*), il n'y a d'appendices gastriques bien caractérisés qu'aux deux extrémités du ventricule chylifique. Enfin, chez la larve de l'*Aphodius nigripes*, ces appendices paraissent manquer complétement (*j*).

(2) Chez l'*Oryctes nasicornis* à l'état parfait, le ventricule chylifique est beaucoup plus grêle que chez la larve, et ne donne naissance à aucun prolongement appendiculaire (*k*). Il en

(*a*) Swammerdam, *Biblia Naturæ*, pl. 27, fig. 11.
— Rösel, *Die Insecten-Belustigung*, t. II, pl. 8, fig. 1 et 2.
(*b*) W. de Haan, *Mém. sur les métamorphoses des Coléoptères* (*Nouvelles Annales du Muséum*, 1835, t. IV, pl. 16, fig. A, B, C).
(*c*) Sirodot, *Recherches sur les sécrétions chez les Insectes* (*Ann. des sciences nat.*, 4ᵉ série, 1858, t. X, pl. 9, fig. 1, 2, 3 et 4).
(*d*) Ramdohr, *Verdauungswerkzeuge der Insecten*, pl. 7, fig. 2.
— De Haan, *Op. cit.*, pl. 17, fig. 3.
(*e*) Newport, INSECTA (Todd's *Cyclopædia of Anatomy and Physiology*, t. II, p. 968, fig. 425).
(*f*) De Haan, *Op. cit.*, pl. 17, fig. 1.
(*g*) Idem, *ibid.*, pl. 18, fig. 1.
(*h*) Idem, *ibid.*, pl. 18, fig. 2.
(*i*) Idem, *ibid.*, pl. 18, fig. 3.
(*j*) Idem, *ibid.*, p. 161, pl. 18, fig. 4.
(*k*) Sirodot, *Op. cit.* (*Ann. des sciences nat.*, 4ᵉ série, t. X, pl. 14, fig. 1).

marque aussi des changements analogues dans la constitution de l'appareil digestif de quelques Diptères : par exemple, des Céroplates (1) ; cependant, chez la plupart des Insectes de cet ordre, les bourses ventriculaires existent encore chez l'adulte (2). Il

est à peu près de même chez le Hanneton (a) et chez les Cétoines, si ce n'est que l'estomac de ce dernier Insecte se couvre de petites villosités (b).

(1) Les Céroplates, qui appartiennent au groupe des Tipulaires fongicoles, sont pourvus, quand ils sont à l'état de larvés, d'un jabot fusiforme, d'un petit gésier ovoïde, et d'un ventricule chylifique variqueux dont l'extrémité antérieure donne naissance à une paire de tubes cylindriques et aveugles qui égalent presque cet organe en longueur (c). Chez l'Insecte adulte, ces appendices sont représentés par deux petites bourses conico-triangulaires. Chez la larve du *Tipula lunata*, il existe à la partie antérieure de l'estomac quatre bourses ventriculaires (d).

Comme exemple de Diptères ayant des appendices gastriques très bien développés dans le jeune âge, mais

ne conservant pas ces organes à l'état adulte, je citerai aussi la Mouche carnassière (*Sarcophaga hæmorrhoidalis*). Chez la larve, on trouve deux paires de longs tubes cæcaux insérés à l'extrémité antérieure du ventricule chylifique, tandis que chez l'Insecte parfait ces appendices n'existent plus (e).

(2) En général, ces bourses ventriculaires naissent très près de la tête, et consistent en une paire de cæcums vésiculaires ou tubuliformes. Chez les Cousins (f), le *Vappo pallipennis* (g), etc., elles sont très petites ; mais elles s'allongent davantage chez les Taons (h), l'*Ephippium thoracicum* (i), les Dasypogons (j), les Leptis (k), les Dolicopes (l), etc.

Chez quelques autres Diptères, ces appendices ont un aspect framboisé, par exemple chez les Bombyles (m) ; et parfois aussi ils se développent de façon à constituer deux paires de cæ-

(a) L. Dufour, *Recherches anatomiques sur les Carabiques*, etc. (*Ann. des sciences nat.*, 1ᵉ série, 1824, t. III, pl. 14, fig. 4).
— Straus, *Considérations sur l'anatomie des Animaux articulés*, pl. 5, fig. 6.
(b) L. Dufour, *Op. cit.* (*Ann. des sciences nat.*, 1ʳᵉ série, t. III, pl. 15, fig. 1).
(c) Idem, *Révision et monographie du genre Céroplate* (*Ann. des sciences nat.*, 2ᵉ série, 1839, t. XI, p. 50, pl. 5, fig. 23).
(d) Idem, *Recherches anatomiques et physiologiques sur les Diptères*, pl. 4, fig. 36.
(e) Idem, *Études anatomiques et physiologiques sur une Mouche* (*Mém. de l'Acad. des sciences, Sav. étrang.*, t. IX, pl. 3, fig. 26 et 27).
(f) Idem, *Recherches anatomiques et physiologiques sur les Diptères*, pl. 2, fig. 18 et 19.
(g) Idem, *ibid.*, pl. 4, fig. 45.
(h) Idem, *ibid.*, pl. 4, fig. 37 et 39.
(i) Idem, *ibid.*, pl. 4, fig. 43.
(j) Idem, *ibid.*, pl. 5, fig. 52.
(k) Idem, *ibid.*, pl. 6, fig. 70.
(l) Idem, *ibid.*, pl. 6, fig. 73.
(m) Idem, *ibid.*, pl, 6, fig. 62.

en est de même chez les Anopleures (1). Enfin, on connaît aussi des Coléoptères qui, à l'état parfait, sont pourvus d'appendices de ce genre, mais ces exemples sont rares (2).

La structure de ces dépendances de l'estomac ne présente d'ailleurs rien de particulier ; on doit les considérer comme de

cums , par exemple chez le *Rhingia rostrata* (a). Chez le *Volvucella zonaria*, cette bifurcation coïncide avec un développement beaucoup plus considérable et une disposition lobulée (b).

Chez d'autres Diptères, au contraire, le ventricule chylifique ne donne naissance à aucun appendice, et ces variations se rencontrent chez des espèces appartenant à un même genre ou du moins à une même famille naturelle. Comme exemple de ce mode de conformation , je citerai le *Tipula oleracea* (c) , le *Trichoptera trifasciata* (d), l'*Echinomyia grossa* (e) et le *Lucilia Cæsar* (f).

(1) L'estomac du Pou commun (*Pediculus capitis*) est très élargi dans sa moitié antérieure, et présente de chaque côté du cardia un prolongement digitiforme (g).

(2) On a constaté l'existence de prolongements de ce genre à la partie antérieure du ventricule chylifique d'un petit nombre d'Insectes de cet ordre. Ainsi, chez quelques Taupins, tels que l'*Elater murinus*, cet estomac se dilate antérieurement de façon à former de chaque côté du cardia un sac arrondi dont la surface est hérissée de villosités comme l'est celle des autres parties du ventricule (h), et chez les Buprestes on voit naître dans le même point une paire d'appendices borgnes et intestiniformes, dont la longueur est très considérable (i). Chez les Dermestes il existe six bourses ventriculaires pyriformes et assez bien développées (j). Enfin, on rencontre un mode d'organisation analogue chez le *Macronychus quadrituberculatus* (k) , et chez les Vrillettes l'extrémité antérieure de l'estomac est même entourée d'une double série de petits cæcums bilobés (l).

(a) L. Dufour, *Recherches anatomiques et physiologiques sur les Diptères*, pl. 7, fig. 79.
(b) Idem, *ibid.*, pl. 7, fig. 77 et 78.
(c) Idem, *ibid.*, pl. 3, fig. 23.
(d) Idem, *ibid.*, pl. 3, fig. 32.
(e) Idem, *ibid.*, pl. 8, fig. 96.
(f) Idem, *ibid.*, pl. 9, fig. 112.
(g) Swammerdam, *Biblia Naturæ*, pl. 2, fig. 3.
(h) L. Dufour, *Description de l'appareil digestif de l'*Anobium striatum (*Ann. des sciences nat.*, 1re série, 1828, t. XIV, p. 219, pl. 12 A).
(i) L. Dufour, *Recherches sur les Carabiques, etc.* (*Ann. des sciences nat.*, 1re série, t. III, pl. 12, fig. 3).
(j) Idem, *ibid.*, pl. 12, fig. 1.
(k) Idem, *Recherches anatomiques sur les Coléoptères des genres Macronique et Elmis* (*Ann. des sciences nat.*, 2e série, 1835, t. III, pl. 6, fig. 17).
(l) Idem, *Recherches anatomiques sur quelques Insectes coléoptères compris dans les familles des Dermestins, des Byrrhiens, etc.* (*Ann. des sciences nat.*, 2e série, 1834, t. I, p. 67, pl. 2, fig. 1 et 2).

simples diverticules de cet organe, et elles ne paraissent pas être chargées spécialement de la sécrétion de suc gastrique ou de tout autre liquide digestif.

Chez les Insectes dont l'estomac est lisse extérieurement, c'est-à-dire dépourvu de villosités, l'élaboration du fluide pepsique paraît être dévolue à des glandules dont j'ai déjà parlé comme se trouvant dans l'épaisseur des parois de ce viscère. Ce sont des follicules microscopiques logés entre les faisceaux de la tunique musculaire ; leur forme est arrondie, et l'on aperçoit dans leur intérieur des utricules contenant des granulations (1).

Glandules pepsiques.

Les villosités qui font saillie à la surface externe de l'estomac d'un grand nombre d'Insectes paraissent être produites par le grand développement de petites fossettes analogues aux glandes gastriques dont je viens de parler (2), et tout porte à croire

(1) Pour bien observer ces glandules, il est bon de laver avec de l'eau aiguisée par de l'acide acétique un fragment de l'estomac de l'Insecte dont on a fait choix, puis de l'étendre sur une lame de verre qu'on place sous un microscope dont le pouvoir amplifiant est au moins de 150. M. Sirodot a constaté de la sorte que chez l'*Oryctes nasicornis* ces follicules sont disposés en séries annulaires assez régulières, et leurs parois sont formées par une dépression de la membrane homogène qui constitue la base de la tunique muqueuse de l'estomac. Les utricules qui en occupent l'intérieur sont petites et arrondies ; enfin on remarque au milieu d'elles une goutte d'un liquide opalin (a). Chez le Gril-

lon des champs, les follicules gastriques occupent les mailles d'un réseau formé par des fibres sinueuses de tissu conjonctif, et, d'après les recherches de M. Sirodot, les cellules incluses dans toutes ces glandules ont beaucoup d'analogie avec les utricules sécrétoires de la pepsine chez les Animaux vertébrés (b).

(2) On trouve une foule de formes intermédiaires entre les deux états extrêmes dont il est ici question. Ainsi, chez les Cétoines, les Lucanes, les Taupins et quelques autres Coléoptères phytophages, les glandules gastriques ne sont pas enfouies dans l'épaisseur des parois de l'estomac, comme chez les Oryctes, mais sont un peu saillantes à la surface externe de

(a) Sirodot, *Recherches sur les sécrétions chez les Insectes* (*Ann. des sciences nat.*, 4e série, 1858, t. X, p. 183, pl. 13, fig. 1 et 2).
(b) Idem, *ibid.*, pl. 13, fig. 3.

V.

39

que ce sont aussi les organes chargés plus spécialement de sécréter le suc pepsique ou quelque liquide analogue (1). On les trouve chez la plupart des Coléoptères, mais principalement chez les espèces de ce groupe qui se nourrissent de matières animales (2). Ce sont de petits appendices creux qui ressemblent à des doigts de gant, et qui sont en général serrés

cet organe, et y constituent une multitude de petites papilles arrondies (a). Chez les Copris, qui vivent de matières fécales, ces appendices gastriques s'allongent davantage (b) ; mais c'est chez les Coléoptères carnassiers, tels que les Carabes et les Dytisques, qu'ils acquièrent les dimensions les plus considérables (c).

(1) Je fais cette réserve, parce que les recherches récentes de M. Basch tendent à établir que, chez le *Blatta orientalis*, le liquide sécrété par les glandules de l'estomac n'est pas acide comme le suc gastrique ordinaire, mais alcalin, et susceptible d'agir sur les aliments à la manière de la diastase (d). Rengger est arrivé à un résultat analogue, en étudiant les liquides contenus dans l'estomac de diverses Chenilles (e).

(2) Ainsi les villosités gastriques sont bien développées chez les Cicin-

délètes, les Carabiques, les Dytisques, les Staphyliniens, les Escarbots, les Silphes, les Diapères, etc.

Le ventricule chylifique est, au contraire, dépourvu de villosités chez les Coléoptères des genres *Buprestes*, *Lampyrus*, *Telephorus*, *Malachius*, *Drilus*, *Anobium*, *Clerus*, *Geotrupes*, *Melolontha*, *Hoplia*, *OEdemera*, *Mordella*, *Lytta*, *Mylabris*, *Meloe*, *Bostrichus*, *Prionus*, *Clytus*, *Cassida*, *Timarcha*, *Galleruca*, etc. Or tous ces Insectes sont phytophages ; mais il existe aussi un certain nombre de Coléoptères dont le régime est analogue et dont l'estomac est plus ou moins villeux : par exemple, les Scolytes, les Ténébrions, les Charançons, etc. Pour plus de détails à ce sujet, je renverrai aux ouvrages déjà cités de Ramdohr, de M. Léon Dufour, etc., ainsi qu'à divers mémoires particuliers (f).

(a) Exemples: *Cetonia aurata* (voy. L. Dufour, *Recherches sur les Carabiques* (*Ann. des sciences nat.*, 1re série, 1824, t. III, pl. 15, fig. 1).
— *Lucanus cervus* (voy. L. Dufour, *loc. cit.*, pl. 15, fig. 2 et 3).
(b) L. Dufour, *loc. cit.*, pl. 14, fig. 3.
(c) Exemple : *Carabus auratus* (voy. L. Dufour, *Op. cit.*, dans *Ann. des sciences nat.*, 1re série, t. II, pl. 20, fig. 1 et 3).
(d) *Untersuchungen über des chylopoetische und uropoetische System der* Blatta orientalis (*Sitzungsberichte der Wiener Akad.*, 1858, t. XXXIII, p. 256).
(e) Rengger, *Physiol. Unters. über die thierische Haushaltung der Insekten*, 1817, p. 24 et suiv.
(f) Ramdohr, *Abhandlung über die Verdauungswerkzeuge der Insecten*, pl. 2 et suiv.
— Idem, *Anatomie des Darmkanals und der Geschlechtstheile vom* Carabus monilis (*Mag. der Gesellschaft naturforschender Freunde zu Berlin*, 1807, t. I, p. 207, pl. 4).
— L. Dufour, *Recherches sur les Carabiques*, etc. (*Ann. des sciences nat.*, 1re série, 1824 et 1825, t. III et IV).
— Idem, *Recherches anatomiques sur les Coléoptères compris dans les familles des Dermestins,*

les uns contre les autres comme les poils d'une brosse molle :
leur cavité, terminée en cul-de-sac du côté externe, communique avec l'intérieur de l'estomac par son extrémité opposée,
et loge des utricules sécrétoires à divers degrés de développement. Ils sont en général plus nombreux à la partie antérieure
de l'estomac que vers sa partie postérieure, et ils cessent toujours d'exister à quelque distance du point d'insertion des vaisseaux malpighiens.

Chez les Insectes des autres ordres on ne trouve que rarement des traces de villosités gastriques. Comme exemple de
cette disposition, je citerai cependant le Fourmilion, parmi les
Névroptères (1). Elle ne se rencontre ni chez les Orthoptères,
ni chez les Hyménoptères, les Lépidoptères et les Diptères.

§ 7. — La portion intestinale du tube digestif qui fait suite
à l'estomac, et qui se compose, ainsi que je l'ai déjà dit, de deux
parties principales, savoir, un intestin antérieur ou intestin
grêle, et un intestin postérieur ou réservoir stercoral, varie
beaucoup dans son degré de développement, soit chez les

Intestin.

---

(1) Chez la larve du Fourmilion, il existe un jabot globuleux qui est séparé du ventricule chylifique par un étranglement, et ce dernier organe est
couvert de petits cæcums verruci-
formes. Ces appendicules se voient aussi chez l'Insecte parfait, qui est également carnassier (a).

des *Byrrhiens, des Acanthopodes et des Leptodactyles* (Ann. des sciences nat., 2e série, 1834, t. I, p. 56, pl. 2 et 3).

— Idem, *Mém. sur les métamorphoses et l'anatomie du Pyrochroa coccinea* (Ann. des sciences nat., 2e série, 1840, t. XIII, p. 321, pl. 5, fig. 5).

— Idem, *Histoire des métamorphoses et de l'anatomie des Mordelles* (Ann. des sciences nat., 1840, p. 225, pl. 11, fig. 9 et 10).

— Idem, *Histoire comparée des métamorphoses et de l'anatomie des Cetonia aurata et Dorcus parallelipipedus* (Ann. des sciences nat., 2e série, 1842, t. XVIII, p. 162, pl. 2, fig. 3, et pl. 3, fig. 18).

— Audouin, *Recherches anatomiques sur le Drile flavescent* (Ann. des sciences nat., 1re série, 1824, t. II, p. 447, pl. 15, fig. 15 et 16).

— Idem, *Recherches pour servir à l'histoire naturelle des Cantharides* (Ann. des sciences nat., 1re série, 1826, t. IX, p. 44, pl. 42, fig. 42).

— Burmeister, *Zur Naturgeschichte der Gattung Calandra*, in-4, Berlin, 1837 (appareil digestif de la larve du *Calandra Sommeri*, fig. 3).

— Idem, *Anat. Observ. upon the Larva of Calosoma sycophanta* (Trans. of the Entomol. Soc. of London, 1836, t. I, p. 235, pl. 24, fig. 10).

(a) L. Dufour, *Recherches sur les Orthoptères, etc.*, pl. 12, fig. 175 et 179.

divers Insectes, soit chez le même individu à différents âges. Chez les Chenilles et chez beaucoup d'autres larves, elle est extrêmement courte, et chez les Hémiptères elle ne s'allonge que fort peu (1); mais, chez la plupart des autres Insectes adultes, elle se développe beaucoup plus et elle acquiert une structure assez complexe. La ligne de démarcation qui la sépare de l'estomac n'est pas toujours nettement indiquée, mais correspond à peu près au point d'insertion des tubes malpighiens. Seulement il est à noter que la partie du canal alimentaire où ces vaisseaux débouchent, et que j'appellerai *pylorique*, se confond quelquefois avec l'estomac, et se trouve ainsi placée au-devant de l'intestin, tandis que d'autres fois elle est séparée

(1) Ainsi, chez le Papillon du chou (*a*), le Bombyx du pin (*b*), le Ver à soie (*c*), le Sphinx du troëne (*d*), la Pyrale de la vigne (*e*) et la plupart des autres Lépidoptères à l'état de larves, l'intestin consiste en un tube droit et presque cylindrique, qui n'a guère plus d'un quart ou même un cinquième de la longueur du corps, et qui se divise en trois portions principales auxquelles on peut donner les noms d'*intestin antérieur*, d'*intestin moyen* et d'*intestin postérieur*. L'intestin antérieur a des parois très charnues, et donne insertion aux tubes malpighiens; l'intestin moyen est plus renflé, et constitue le réservoir stercoral; enfin l'intestin postérieur, ou rectum, est très dilatable, mais dans l'état de vacuité il ne constitue qu'un petit canal membrano-musculaire qui aboutit à l'anus.

En observant les changements successifs qui s'opèrent dans la conformation de cette portion post-stomacale de l'appareil digestif, pendant que les Lépidoptères avancent en âge, on remarque d'abord qu'elle s'allonge beaucoup plus que les parties voisines, et l'on voit aussi que cet accroissement porte principalement sur la partie de l'intestin antérieur qui est comprise entre le lieu d'insertion des vaisseaux malpighiens et le réservoir stercoral; un long tube étroit et cylindrique se développe ainsi, et constitue ce que l'on appelle communément l'*intestin grêle* de ces Insectes, tandis que la partie antérieure de l'intestin, qui était primitivement bien distincte

(*a*) Herold, *Entwickelungsgeschichte der Schmetterlinge*, pl. 3, fig. 1 à 12.
(*b*) Suckow, *Anat.-physiol. Untersuchungen der Insekten und Krustenthiere*, pl. 2, fig. 1 à 10.
(*c*) Cornalia, *Monografia del Bombice del gelso*, pl. 4, fig. 53; pl. 10, fig. 133, 135, 137; pl. 12, fig. 189 et 202.
(*d*) Newport, *On the Nervous System of the* Sphinx ligustri (*Philos. Trans.*, 1834, pl. 14, fig. 1, 12 et 13).
(*e*) Audouin, *Histoire des Insectes nuisibles à la vigne*, pl. 7, fig. 10.

du ventricule chylifique par un étranglement et ne se distingue pas de l'intestin grêle. Ce dernier mode d'organisation se voit chez les Chenilles où la portion pylorique du tube digestif est cylindrique, courte et plus étroite que le ventricule qui la précède (1). Une disposition analogue se voit chez quelques Hémiptères, tels que les Lygées, où l'intestin grêle est représenté par une poche arrondie, et, chez quelques autres Insectes du même ordre, toute cette partie du canal digestif reste à l'état rudimentaire, de façon que le point d'insertion des vaisseaux malpighiens marque la limite entre l'estomac et le gros intestin ou réservoir stercoral : par exemple, chez les Capses (2). Mais, en général, c'est la disposition contraire qui s'observe :

de l'estomac, se confond de plus en plus avec cet organe, de façon que chez l'Animal adulte l'embouchure des vaisseaux malpighiens ne se trouve plus dans l'intestin proprement dit, mais à l'extrémité du ventricule chylifique (a).

Chez les larves des Coléoptères de la famille des Lamellicornes, la portion intestinale du tube digestif est, au contraire très développée, et se recourbe sous l'estomac pour se porter d'abord en avant, puis en arrière ; enfin, sa partie moyenne est renflée de manière à constituer une grande poche stercorale ovoïde et à parois boursoufflées (b).

L'intestin offre aussi une longueur assez considérable chez la larve de quelques autres Coléoptères, par

exemple le *Calosoma sycophanta*, mais il ne s'élargit que dans le voisinage de l'anus (c).

(1) Chez la Chenille du *Cossus ligniperda*, cette portion de l'intestin se compose de deux zones assez distinctes par la structure de leur tunique muqueuse, et c'est dans la seconde que s'ouvrent les tubes malpighiens (d).

(2) L'avortement de toute la portion du tube alimentaire correspondante à l'intestin grêle de la plupart des Insectes se remarque aussi chez les Miris. En effet, chez ces Hémiptères, l'estomac, ou ventricule chylifique, que M. Léon Dufour désigne ici sous le nom de *second estomac*, n'est séparé du réservoir stercoral que par un étranglement où viennent débou-

(a) Voyez Herold, *Op. cit.*, pl. 3, fig. 12.
— Newport, INSECTA (Todd's *Cyclop. of Anat. and Physiol.*, t. II, p. 972, fig. 430).
(b) Exemples : la larve de l'*Oryctes nasicornis* (voy. Swammerdam, *Biblia Naturæ*, pl. 27, fig. 11 ; — De Haan, *Op. cit.* (*Nouvelles Annales du Muséum*, 1835, t. IV, pl. 16, fig. A, B, C).
— La larve du *Hanneton* (voy. Newport, INSECTA, in Todd's *Cyclop.*, t. II, p. 968, fig. 425).
(c) Burmeister, *Anatomical Observations upon the Larva of Calosoma sycophanta* (*Transactions of the Entomol. Soc. of London*, 1836, t. I, p. 237, pl. 24, fig. 10 et 11).
(d) Lyonnet, *Traité anatomique de la Chenille qui ronge le bois de saule*, p. 473, pl. 13, fig. 1.

la portion pylorique portant les embouchures des tubes de Malpighi se confond avec l'extrémité postérieure de l'estomac, et la partie suivante de l'intestin se développe en un canal grêle et cylindrique, d'une longueur assez grande, qui conduit de ce dernier viscère dans le réservoir stercoral. Ce mode d'organisation est général chez les Coléoptères et les Orthoptères ; il ne manque que rarement chez les Hyménoptères, les Névroptères, les Lépidoptères et les Diptères ; enfin il se rencontre aussi chez plusieurs Hémiptères. En général, l'intestin grêle, ainsi constitué, ne présente dans sa structure rien qui soit important à noter, mais quelquefois il devient très long : par exemple, chez l'*Oryctes* adulte (1), où il se renfle

cher les tubes malpighiens (a). Il en est de même chez la Punaise des lits (b), les Réduves (c), etc.

La portion pylorique de l'intestin reste au contraire distincte, soit de l'estomac, soit du réservoir stercoral, chez la plupart des autres Hémiptères et chez plusieurs de ces Insectes, tels que les Lygées (d) et les Gerris (e) ; elle se renfle de façon à former une grosse poche arrondie, sur les côtés de laquelle viennent s'ouvrir les tubes malpighiens. Chez d'autres Hémiptères de la même famille, cette poche devient excentrique, par exemple chez les Scutellaires (f), et chez les *Pyrrhocoris*, où elle est profondément bilobée (g).

Enfin, chez divers Hémiptères qui appartiennent aussi à la grande famille des Punaises, l'intestin antérieur devient cylindrique, grêle et allongé, et le point d'insertion des tubes malpighiens se trouve à la ligne de jonction de cet organe avec l'estomac. Cette disposition se voit chez les Nèpes (h), les Naucores (i), etc.

(1) La tunique interne de l'intestin grêle forme souvent des plis longitudinaux, et ce sont les extrémités de ces duplicatures qui ont été décrites par M. Léon Dufour comme constituant une espèce de valvule, d'une part à l'orifice postérieur de l'estomac, et d'autre part à l'entrée du réservoir stercoral. Chez quelques

(a) L. Dufour, *Recherches sur les Hémiptères*, pl. 3, fig. 27.
(b) Idem, *ibid.*, pl. 4, fig. 44.
(c) Idem, *ibid.*, pl. 4, fig. 48.
(d) Idem, *ibid.*, pl. 3, fig. 22 et 25.
(e) Idem, *ibid.*, pl. 5, fig. 64.
(f) Idem, *ibid.*, pl. 1, fig. 1.
(g) Idem, *ibid.*, pl. 2, fig. 19.
(h) Idem, *ibid.*, pl. 6, fig. 82.
(i) Idem, *ibid.*, pl. 6, fig. 72.

beaucoup vers son extrémité postérieure et y devient très musculaire (1).

Le réservoir stercoral, que les anatomistes désignent aussi sous les noms de *gros intestin*, de *côlon*, etc., est d'ordinaire une simple dilatation du canal alimentaire, dont les fibres musculaires sont disposées par bandes distinctes et dont les parois renferment des organes glandulaires particuliers (2); mais,

Gros intestin
ou
réservoir
stercoral.

Coléoptères, les Cétoines et les Lucanes, par exemple (*a*), cet intestin est fort court; tandis que chez d'autres espèces du même ordre, telles que le Ténébrion (*b*), et surtout l'*Oryctes nasicornis*, il acquiert une longueur fort considérable (*c*). En général, il est lisse extérieurement, mais quelquefois il est couvert de petites papilles dans une grande partie de son étendue : par exemple, chez les Silphes (*d*) et les Nécrophores (*e*).

(1) Cette disposition est très remarquable chez le Hanneton, et la portion de l'intestin grêle qui est ainsi élargie constitue ce que M. Straus a appelé, à tort, le *gésier* de ces Insectes (*f*). Sa surface interne est armée de six séries longitudinales de mamelons triangulaires qui garnissent les colonnes formées d'ordinaire par un simple repli de la membrane muqueuse (*g*).

(2) Le réservoir stercoral simple, c'est-à-dire faisant complétement suite à l'intestin grêle et ne se prolongeant pas antérieurement en cul-de-sac, est presque toujours de forme ovoïde et strié par six bandes musculaires, entre lesquelles on remarque souvent un égal nombre de tubercules arrondis ou ovalaires, qui sont parfois transparents au centre et garnis d'une sorte de cadre corné : par exemple, chez les Zabrus (*h*), parmi les Coléoptères, et chez la plupart des Hyménoptères. Chez tous les Mellifères, à l'exception des Bourdons, ces tubercules existent aussi, mais ils ne sont pas toujours encadrés de la sorte, et souvent ils sont disposés sur deux rangées transversales. Chez les Crabronites, les Sphégides et beaucoup d'autres Hyménoptères, ils s'allongent considérablement; enfin, les Ichneumonides et les Gallicoles paraissent en

(*a*) L. Dufour, *Recherches sur les Carabiques*, etc. (*Ann. des sciences nat.*, 1re série, 1824, t. III, pl. 15, fig. 1 et 2).

(*b*) Idem, *ibid.*, pl. 29, fig. 6.

(*c*) Sirodot, *Recherches sur les sécrétions des Insectes* (*Ann. des sciences nat.*, 4e série, t. X, pl. 14, fig. 1).

(*d*) L. Dufour, *Op. cit.* (*Ann. des sciences nat.*, 1re série, t. III, pl. 13, fig. 5 à 7).

(*e*) Matzek, *Necrophororum monographiæ particula prima* (dissert. inaug.). Breslau, 1839, pl. 3, fig. 57).

(*f*) Straus, *Considérations sur l'anatomie comparée des Animaux articulés*, p. 263, pl. 5, fig. 6, *h*, *i*.

(*g*) Idem, *ibid.*, pl. 5, fig. 8.

— Suckow, *Verdauungsorgane der Insekten* (Heusinger's *Zeitschrift für die organische Physik*, 1833, t. III, pl. 3, fig. 93 et 94).

(*h*) Burmeister, *Handbuch der Entomologie*, t. I, p. 149.

chez quelques Insectes il se développe latéralement, de façon à former une poche dont le fond se prolonge beaucoup en avant du point où l'intestin grêle vient s'y ouvrir (1).

être privés (a). On remarque aussi des boutons en nombre variable dans les parois du réservoir stercoral de divers Névroptères, et chez les Phryganes on en compte environ vingt (b). Chez la Mouche domestique, on n'en aperçoit que quatre; ils sont coniques, creux et hérissés de petites épines cornées (c). Plusieurs entomologistes pensent que ces boutons sont de nature glandulaire, mais ils paraissent être seulement des organites analogues aux papilles que nous verrons à la surface de la muqueuse digestive chez beaucoup d'Animaux supérieurs.

Quelquefois, chez le Ver à soie, par exemple, cette portion du canal intestinal est divisée en deux loges par un étranglement circulaire, et dans chacun de ces compartiments arrondis on voit quatre paires de tubercules ou plaques cornées ovalaires, disposées transversalement en forme d'anneau (d).

(1) Cette disposition paraît être générale chez les Lépidoptères adultes, mais elle n'existe jamais chez ces Insectes à l'état de larves. L'appendice cæcal, ainsi constitué, ne s'avance que peu au-devant de la terminaison de l'intestin grêle chez quelques espèces, telles que le *Pontia brassicæ* (e). Mais chez d'autres, le réservoir stercoral prend la forme d'un sac ovoïde à col plus ou moins étroit : par exemple, chez le *Sphinx ligustri* (f), et l'*Acherontia Atropos* (g).

Ce mode d'organisation est au contraire très rare chez les Coléoptères ; il s'observe cependant chez les Dytisques à l'état de larves (h) aussi bien qu'à l'âge adulte (i), chez les Ténébrions (j), le Nécrophore (k), etc. Il existe aussi chez quelques Hémiptères, tels que les *Pelogonus* (l), les Ranatres (m), les Nèpes (n), les Nautonectes (o), et les Dorthésies (p). Enfin, on l'observe également chez la larve du *Tipula lunata* (q) parmi

(a) L. Dufour, *Recherches sur les Orthoptères, etc.*, p. 132.
(b) Idem, *ibid.*, p. 355, pl. 13, fig. 208.
(c) Leydig, *Lehrbuch der Histologie*, p. 339, fig. 182.
(d) Cornalia, *Monografia del Bombice del gelso*, pl. 4, fig. 54, 55 et 56.
(e) Newport, INSECTA (Todd's *Cyclop.*, t. II, p. 973, fig. 431).
(f) Treviranus, *Op. cit.* (*Vermischte Schriften*, t. II, pl. 11, fig. 1 k).
— Newport, *Op. cit.*, t. II, p. 973, fig. 430.
(g) Suckow, *Anat.-phys. Unters. der Insekten und Krustenthiere*, pl. 2, fig. 9 et 10.
(h) Ramdohr, *Op. cit.*, pl. 2, fig. 2.
(i) Idem, *ibid.*, pl. 2, fig. 1.
— L. Dufour, *Rech. sur les Carabiques, etc.* (*Ann. des sc. nat.*, 1re série, t. III, pl. 10, fig. 3).
(j) Ramdohr, *Verdauungswerkzeuge der Insecten*, pl. 4, fig. 2.
(k) Idem, *ibid.*, pl. 5, fig. 1.
(l) L. Dufour, *Recherches sur les Hémiptères*, pl. 5, fig. 58 bis.
(m) Idem, *ibid.*, pl. 6, fig. 81.
(n) Idem, *ibid.*, pl. 6, fig. 82.
(o) Idem, *ibid.*, pl. 7, fig. 89.
(p) Idem, *ibid.*, pl. 9, fig. 108.
(q) Idem, *Recherches sur les Diptères*, pl. 4, fig. 36.

Le rectum n'offre rien d'important à noter.

Chez un petit nombre d'Insectes à l'état de larves, on n'aperçoit aucun indice d'évacuations alvines, et l'ouverture anale a échappé aux investigations des anatomistes (1). Mais, dans

Anus.

les Diptères. Je n'en connais pas d'exemple chez les Orthoptères, les Névroptères et les Hyménoptères.

(1) La plupart des entomologistes admettent que chez plusieurs larves d'Hyménoptères et même chez quelques autres Insectes, il n'y a pas d'anus. Ainsi Réaumur attribuait ce mode d'organisation anormal à la larve du Fourmilion (a), et l'opinion de ce naturaliste illustre a été partagée par beaucoup d'entomologistes de l'époque actuelle (b) ; mais elle n'est pas fondée, car M. Léon Dufour a constaté que chez cet Animal, à l'état de larve aussi bien qu'à l'état adulte, le tube intestinal est conformé de la manière ordinaire et débouche au dehors par un anus terminal (c).

Ramdohr et Suckow ont représenté l'appareil digestif de la larve des Guêpes comme étant formé d'une grande poche stomacale terminée en cul-de-sac et n'étant pas pourvue d'un intestin (d). M. Burmeister le décrit de la même manière (e), mais Newport y a constaté l'existence d'un intestin très court, où viennent déboucher les canaux malpighiens (f).

M. Grube a donné une bonne figure de cette portion terminale de l'appareil digestif, et il a nettement distingué son ouverture anale. Cependant il reste encore quelque incertitude au sujet de la perméabilité de la portion pylorique de ce tube, et, d'après l'ensemble de ses observations, ce naturaliste pense qu'à cette période de la vie de la Guêpe, l'estomac ne communique pas avec l'intestin et se termine en cul-de-sac ; enfin, que l'intestin, ouvert en arrière, est aussi un tube cæcal en continuité avec le premier par sa tunique musculaire et sa membrane externe seulement (g). Il y aurait donc, comme d'ordinaire, une bouche et un anus, mais le tube étendu entre ces deux ouvertures serait interrompu par un cylindre imperforé dans la région pylorique ; disposition qui me paraît peu probable, et je suis porté à croire que l'oblitération observée par ce naturaliste tient surtout à un état de contraction plus ou moins permanente du sphincter pylorique.

La larve de l'Abeille a été décrite comme ayant aussi l'estomac terminé

(a) Réaumur, *Mém. pour servir à l'histoire des Insectes*, t. VI, p. 366.
(b) Latreille, *Histoire naturelle des Crustacés et des Insectes*, t. XIII, p. 26.
— Dutrochet, *Op. cit. (Journal de physique*, 1818, t. LXXXVI, p. 134).
— Burmeister, *Handbuch der Entomologie*, t. I, p. 149.
— Lacordaire, *Introduction à l'entomologie*, 1838, t. II, p. 5.
(c) L. Dufour, *Recherches sur les Orthoptères, etc.*, p. 326, pl. 12, fig. 175.
(d) Ramdohr, *Op. cit.*, pl. 12, fig. 1.
— Suckow, *Op. cit.* (Heusinger's *Zeitschrift für die organische Physik*, t. III, pl. 6, fig. 130).
(e) Burmeister, *Handbuch der Entomologie*, t. I, pl. 9, fig. 9.
(f) Newport, art. INSECTA (Todd's *Cyclop. of Anat. and Physiol.*, t. II, p. 967).
(g) Ed. Grube, *Fehlt den Wespen-und Hornissenlarven ein After oder nicht* (Müller's *Archiv für Anat. und Physiol.*, 1849, p. 47, pl. 1, fig. 6).

l'immense majorité des cas, cette ouverture terminale de l'intestin est facile à reconnaître, même à cette période peu avancée de la vie, et chez l'animal adulte elle se voit toujours, soit à l'extrémité postérieure du corps, soit dans une espèce de cloaque formé par l'invagination des derniers zoonites de l'abdomen dans l'un des anneaux précédents du squelette tégumentaire, (1).

Annexes glandulaires. §. 8. — Ainsi que je l'ai déjà dit, les annexes glandulaires du canal digestif sont de différentes sortes. Indépendamment des follicules gastriques que nous avons rencontrés dans l'épaisseur des parois de l'estomac, ou faisant saillie à la surface externe de ce viscère sous forme de cæcums, on trouve appendus à ce tube jusqu'à trois systèmes d'organes sécréteurs, savoir : un appareil salivaire, les vaisseaux malpighiens, et des glandes anales.

en cul-de-sac (a); mais depuis longtemps Swammerdam a constaté l'existence de l'intestin de cet Insecte en voie de développement, ainsi que les connexions de cette portion terminale du tube digestif avec les téguments extérieurs (b).

Newport, en étudiant avec beaucoup de soin l'appareil digestif de certaines larves d'Hyménoptères qui vivent en parasites sur d'autres Animaux, par exemple du *Monodontomerus nitidens*, dans la famille des Chalcidites, et de l'*Ichneumon Atropos*, n'a pu découvrir chez ces Insectes aucune trace d'un intestin, et il décrit leur estomac comme étant une grande poche arrondie postérieu-

rement et dépourvue d'orifice pylorique (c). Des recherches plus approfondies me paraissent cependant nécessaires pour établir que chez ces larves il y ait réellement absence de toute ouverture anale.

(1) Cette disposition est générale chez les Coléoptères, et c'est la fente comprise entre les deux valves de la chambre cloacale ainsi constituée qui est communément désignée sous le nom d'*anus* par les entomologistes. Les organes de la génération débouchent aussi dans cette cavité, sur le mode de formation de laquelle je reviendrai lorsque je traiterai spécialement du système tégumentaire de ces Animaux.

(a) Burmeister, *Handbuch der Entomologie*, t. I, p. 149.
— Lacordaire, *Introduction à l'Entomologie*, t. I, p. 126.
(b) Swammerdam, *Biblia Naturæ*, pl. 24, fig. 6.
(c) Newport, *The Anatomy and Development of certain Chalcidæ and Ichneumonidæ* (*Trans. of the Linnæan Society*, t. XXI, p. 68, pl. 8, fig. 9). — Art. INSECTA (*Todd's Cyclopædia of Anatomy and Physiology*, t. II, p. 996).

Les glandes salivaires paraissent manquer complétement chez un assez grand nombre d'Insectes (1), et chez ceux où elles existent, on remarque de grandes différences dans leur mode de conformation. Dans leur état de plus grande simplicité, elles consistent en une paire de tubes grêles qui, d'une part se terminent par une extrémité aveugle et libre, et d'autre part s'insèrent sur les parois du pharynx ou de la bouche, et s'ouvrent dans la cavité de cet organe. Cela se voit chez les Papillons (2), chez divers Coléoptères (3), chez

(1) La plupart des Coléoptères pentamères paraissent être dépourvus de glandes appendiculaires pour la sécrétion de la salive (a), et il est probable que ce liquide est formé seulement par les follicules qui, chez ces Insectes, sont logés dans les parois même du tube digestif (b). Les cæcums que Duvernoy a décrits sous ce nom chez les Dermestes, les Vrillettes et les Macroniques (c), ne sont autre chose que les bourses gastriques dont il a déjà été question ci-dessus (page 608). M. Léon Dufour a découvert un appareil salivaire spécial chez les Blaps (d), les OEdémères (e), les Diapères (f), les Mordelles (g), les Lixus (h), les Coccinelles (i) et quelques autres Coléoptères.

L'appareil salivaire spécial paraît manquer complétement chez les Névroptères appartenant aux familles des Libellulines et des Éphémérines (j).

(2) Chez les Lépidoptères à l'état parfait, il n'existe qu'une paire de vaisseaux salivaires simples et capillaires (k); mais chez les Chenilles une seconde paire d'organes analogues à ces glandes constitue un appareil producteur de la soie, et débouche au dehors par une filière pratiquée dans la lèvre inférieure (l). Nous reviendrons sur l'étude de ces derniers organes dans une autre partie de ce cours.

(3) Chez les Coléoptères, en très petit nombre, qui possèdent des or-

(a) L. Dufour, *Recherches anatomiques sur les Carabiques, etc.* (Ann. des sciences nat., 1re série, 1824, t. III).
(b) Sirodot, *Recherches sur les sécrétions chez les Insectes* (Ann. des sciences nat., 4e série, 1858, t. X, p. 174 et suiv.).
(c) Cuvier, *Leçons d'anatomie comparée*, 2e édit., t. V, p. 197.
(d) L. Dufour, *Op. cit.* (Ann. des sciences nat., 1re série, t. III, pl. 29, fig. 4 et 5).
(e) Idem, *ibid.*, pl. 30, fig. 7 et 8.
(f) Idem, *ibid.*, pl. 30, fig. 3.
(g) Idem, *ibid.*, pl. 31, fig. 1.
(h) Idem, *ibid.* (Ann. des sciences nat., 1re série, t. IV, pl. 5, fig. 2).
(i) Idem, *ibid.*, pl. 8, fig. 7.
(j) Idem, *Recherches sur les Orthoptères, etc.*, p. 299.
(k) Treviranus, *Op. cit.* (Vermischte Schriften, t. II, pl. 11).
(l) Herold, *Entwickelungsgeschichte der Schmetterlinge*, pl. 3, fig. 1 à 5.
— Cornalia, *Monografia del Bombice del gelso*, pl. 4, fig. 52, et pl. 10, fig. 152.

certains Diptères (1) et chez un petit nombre de Névroptères (2).

Un premier degré de perfectionnement dans la structure de ces organes est caractérisé par une certaine division du travail physiologique dont ils sont chargés ; la partie profonde s'approprie d'une manière plus spéciale à la production du liquide salivaire, et la portion terminale du tube à l'évacuation de cette humeur. Celle-ci devient alors un conduit excréteur seulement, et chez quelques Insectes elle se modifie de façon à assurer le bon emploi du liquide qu'elle est chargée de verser dans le tube digestif. En effet, elle se dilate dans une portion de son étendue, et constitue de la sorte un réservoir salivaire dans lequel les produits sécrétés peuvent s'accumuler quand l'appareil digestif est au repos, et se trouver en quantité considérable au moment où l'Animal a besoin d'en imbiber ses aliments. Comme exemple de cette disposition, je citerai les *Sialis* (3) ; mais, en

ganes salivaires spéciaux, ceux-ci consistent presque toujours en une seule paire de tubes sécréteurs, cylindriques, capillaires, plus ou moins longs et entortillés sur eux-mêmes, ou seulement flexueux. Chez quelques Charançonites, tels que les Lixus et les Pachygastres, ces vaisseaux salivaires se prolongent jusque dans l'abdomen (*a*). Chez les Blaps et les Coccinelles, ces organes ont une structure plus compliquée. D'après Ramdohr, il n'y aurait qu'un seul vaisseau salivaire impair chez le *Curculio lapathi* (*b*), espèce du genre *Cryptorhynchus*, mais il est probable que cet anatomiste a commis quelque erreur dans ses observations.

(1) Il y a aussi une seule paire de tubes salivaires chez presque tous les Diptères ; mais, chez la plupart de ces Insectes, ces organes ne sont pas capillaires dans toute leur étendue, et se renflent vers l'une ou l'autre de leurs extrémités, pour former tantôt une ampoule initiale, d'autres fois un réservoir terminal.

(2) Ainsi on ne trouve qu'une seule paire de tubes salivaires simples et indivis chez le Fourmilion (*c*).

(3) Chez les *Sialis*, on trouve de chaque côté de l'œsophage un tube salivaire très court, qui est grêle dans sa partie terminale, et se dilate vers son extrémité antérieure pour former un réservoir ovoïde dont le col pé-

(*a*) L. Dufour. *Recherches sur les Carabiques* (*Ann. des sciences nat.*, 1re série, t. IV, pl. 5, fig. 2).

(*b*) Ramdohr, *Op. cit.*, p. 55, pl. 10, fig. 1.

(*c*) L. Dufour, *Recherches sur les Orthoptères, les Hyménoptères et les Névroptères, etc.*, pl. 12, fig. 179.

général, quand ce liquide digestif doit être emmagasiné de la
sorte, la Nature crée un organe spécial pour le tenir en réserve,
et une poche particulière appendue au canal excréteur se constitue pour le recevoir. Ainsi, chez la plupart des Orthoptères,
où cet appareil arrive à un haut degré de développement, on
trouve une vésicule salivaire indépendante du conduit excréteur
de la glande (1).

La portion sécrétante de ce même appareil présente une
série plus nombreuse de modifications qui tendent à en augmenter la puissance. Ainsi, chez beaucoup d'Insectes, les tubes
grêles et cylindriques dont je viens de parler, au lieu d'être
uniques de chaque côté du corps, se multiplient; souvent on en
compte deux, trois ou même davantage (2). D'autres fois, au
lieu de se répéter de la sorte, les vaisseaux salivaires se dédoublent seulement dans leur partie profonde, et deviennent plus
ou moins branchus (3). Enfin, le cul-de-sac qui termine chacun

nètre dans la tête et débouche dans le
pharynx (a).

Ce type organique est encore mieux
caractérisé chez certains Diptères,
tels que le *Sarcophaga hæmorrhoidalis* (b) et le *Lucilia Cæsar* (c).

(1) M. Léon Dufour a donné de
très bonnes figures de ces réservoirs
salivaires chez la Courtilière (*Gryllotalpa vulgaris*), une Sauterelle (*Ephippigera diurna*), la Mante commune
(*Mantis religiosa*) et la Blatte (d).

(2) Ainsi chez le *Coccinella septem-
punctata*, il existe trois paires de
tubes salivaires d'une longueur con-

sidérable (e) ; mais, dans d'autres
espèces du même genre, M. L. Dufour
n'a pu découvrir aucune trace de ces
organes sécréteurs.

Chez les Panorpes (f), dans l'ordre
des Névroptères, il y a aussi trois
paires de tubes salivaires simples,
mais beaucoup plus longs et plus gros
que chez les Coléoptères dont je viens
de parler.

(3) Cette disposition est très rare
chez les Coléoptères ; elle existe cependant chez les Blaps, où les tubes
salivaires se ramifient beaucoup (g);
mais elle est dominante chez les Or-

(a) L. Dufour, *Recherches sur les Orthoptères*, etc., p. 341, pl. 12, fig. 184.
(b) Idem, *Études anatomiques et physiologiques sur une Mouche*, pl. 3, fig. 27.
(c) Idem, *Recherches sur les Diptères*, pl. 9, fig. 112.
(d) Idem, *Recherches sur les Orthoptères*, etc., pl. 2, fig. 19 ; pl. 3, fig. 35 ; pl. 4, fig. 38.
(e) L. Dufour, *Recherches sur les Carabiques*, etc. (*Ann. des sciences nat.*, 1ʳᵉ série, t. IV,
p. 121, pl. 8, fig. 7).
(f) Idem, *Recherches sur les Orthoptères*, etc., pl. 11, fig. 169.
(g) Idem, *Recherches sur les Carabiques*, etc. (*Ann. des sciences nat.*, 1ʳᵉ série, t. III, pl. 29,
fig. 4 et 5).

de ces tubes simples ou ramifiés se renfle lorsque l'action
sécrétoire de ceux-ci doit acquérir un nouveau degré de puissance, et, lorsque cette modification organique coïncide avec
la forme arborescente du canal excréteur, la glande offre l'aspect
d'une grappe de raisin, dont les grains, très petits et réunis
en groupes, seraient suspendus à un pédicelle tubulaire (1).

Ces divers genres de perfectionnement organique se trouvent tous réunis chez la plupart des Orthoptères, où l'appareil
salivaire acquiert un développement très considérable. Chez les
Sauterelles, par exemple, on trouve de chaque côté de l'œsophage une masse glandulaire très volumineuse, qui se compose
d'une multitude de petites ampoules ovoïdes dont partent autant
de tubes capillaires; ces canaux excréteurs se réunissent successivement entre eux, de façon à constituer des troncs de plus

thoptères et les Hyménoptères, ainsi
que chez divers Névroptères, où elle
coïncide avec d'autres modifications
organiques (a).

(1) Comme exemple d'Insectes ayant
une seule paire d'appendices salivaires
simples et renflés en ampoule à leur
extrémité libre, je citerai d'abord le
Tipula oleracea (b) et le *T. lunata* (c).
Cette disposition est dominante parmi
les Diptères; mais, chez beaucoup de
ces Insectes, le renflement initial du
tube salivaire est peu marqué, et il y a
des nuances insensibles entre la forme
d'ampoule et celle d'un tube cylindrique borgne qui se confond avec le
canal excréteur, comme chez la plupart des Coléoptères.

Il est, du reste, à noter que chez
certains Diptères où l'on n'avait découvert, jusque dans ces derniers temps,
qu'une seule paire de glandes salivaires, il existe d'autres organes sécréteurs de même nature, qui sont logés
dans l'intérieur de la tête. Ainsi
M. Henry Meckel et M. Leydig ont
trouvé une petite glande salivaire impaire située à la base de la trompe chez
le *Musca vomitoria* et chez le *Tabanus
bovinus* (d).

Chez la Puce, il y a de chaque côté
du corps deux petites glandes salivaires arrondies, dont les conduits
sécréteurs se réunissent bientôt en une
seule paire de tubes fort grêles et très
longs (e).

(a) L. Dufour, *Rech. sur les Orthoptères, les Hyménoptères et les Névroptères*, pl. 1 et suiv.
(b) Idem, *Recherches sur les Diptères*, pl. 3, fig. 23.
(c) Idem, ibid., pl. 4, fig. 36.
(d) H. Meckel, *Mikrographie einiger Drüsenapparate der niederen Thiere* (Müller's *Archiv für
Anat. und Physiol.*, 1846, p. 27).
— Leydig, *Zur Anatomie der Insekten* (*Archiv für Anat. und Physiol.*, 1859, p. 69).
(e) Ramdohr, *Verdauungswerkzeuge der Insecten*, pl. 23, fig. 2.

en plus gros, à mesure qu'ils se portent en avant pour gagner la région pharyngienne ; enfin, on voit suspendue à la partie antérieure de ce système de tubes une poche longue, à col étroit, qui fait fonction de réservoir salivaire, et emmagasine le liquide élaboré dans les ampoules sécrétoires et destiné à être versé dans le canal digestif (1).

(1) La conformation générale de l'appareil salivaire chez l'*Ephippigera diurna* a été très bien représentée par M. Léon Dufour (a).

La disposition de ces organes est à peu près la même chez les Grilloniens (b), les Blattes (c) et les Mantes ; seulement, chez ces dernières, la glande est moins lobulée, et le réservoir naît du canal, excréteur à une distance beaucoup plus grande de l'embouchure de celui-ci (d). Chez les Tridactyles, ils offrent le même mode d'organisation, mais ils sont beaucoup moins développés (e), et chez les OEdipodes, où ces glandes sont également disposées en forme de grappe, le réservoir salivaire manque (f).

Dans l'ordre des Hyménoptères, on trouve aussi à la partie antérieure du thorax, sur les côtés de l'œsophage, des glandes salivaires très développées, dont la disposition générale a été fort bien représentée par M. Léon Dufour, et plus récemment, ainsi

que je l'ai déjà dit, des organes sécréteurs de même nature ont été découverts dans l'intérieur de la tête de plusieurs de ces Insectes par M. Henry Meckel et par M. Leydig (g). Il est, du reste, à noter que dans cet ordre on ne rencontre jamais de réservoir salivaire, comme nous en avons vu chez la plupart des Orthoptères.

Chez les Abeilles, les glandes salivaires postérieures ou thoraciques sont constituées par des cæcums rameux et un peu claviformes vers le bout (h). Les glandes salivaires céphaliques sont au nombre de deux paires et disposées en forme de grappe (i). Chez la Fourmi il y a aussi trois paires de glandes salivaires, et chez les Bourdons M. Leydig a trouvé une quatrième paire de ces glandes logée sous la racine de la langue (j). Chez le *Vespa crabro*, on n'a signalé jusqu'ici que deux paires de ces organes, savoir : une paire de glandes salivaires thora-

(a) L. Dufour, *Recherches sur les Orthoptères, etc.*, pl. 3, fig. 33.
(b) Exemple : la *Courtilière* (voy. L. Dufour, *Op. cit.*, pl. 2, fig. 19).
(c) L. Dufour, *Op. cit.*, pl. 4, fig. 38 et 39.
(d) Idem, *ibid.*, pl. 3, fig. 44.
(e) Idem, *ibid.*, pl. 4, fig. 11.
(f) Idem, *ibid.*, pl. 2, fig. 8 et 9.
(g) H. Meckel, *Mikrographie einiger Drüsenapparate der niederen Thiere* (Müller's *Archiv für Anat. und Physiol.*, 1846, p. 25 et suiv.).
— Fr. Leydig, *Op. cit.* (*Archiv für Anat. und Physiol.*, 1859, p. 60 et suiv.).
(h) L. Dufour, *Recherches sur les Orthoptères, etc.*, pl. 7, fig. 48.
(i) Leydig, *loc. cit.*, p. 61, pl. 3, fig. 21.
(j) Idem, *ibid.*, p. 64.

Enfin, chez d'autres Insectes, et notamment chez la plupart des Hémiptères, l'appareil salivaire se complique davantage, et se compose de deux ou de plusieurs paires d'organes sécréteurs qui n'ont pas la même structure, et qui remplissent probablement des fonctions différentes. Ainsi, chez les Réduves, on voit de chaque côté du corps trois glandes salivaires qui sont pourvues chacune d'un canal excréteur particulier : deux de ces organes sécréteurs sont soudés ensemble de façon à former une seule masse fusiforme dont partent deux conduits excréteurs; le troisième est isolé. Chez d'autres espèces appartenant également à la grande famille des Punaises, cette dernière glande est représentée de chaque côté par un tube sécréteur seulement, ou par deux appendices de ce genre, et les glandes géminées se développent au contraire beaucoup plus, en se digitant et en affectant des formes très variées (1).

ciques et une paire de glandes céphaliques. Chez quelques Hyménoptères, tels que les Andrènes (a), les glandes salivaires thoraciques sont plus volumineuses que chez les Abeilles, et elles ont aussi un développement considérable chez beaucoup d'autres Hyménoptères nidifiants, tandis qu'au contraire elles sont fort réduites chez certains Térébrants, tels que les Chrysidiens, qui ne bâtissent pas des nids pour leur progéniture (b).

On trouve aussi une paire de glandes salivaires rameuses sur les côtés de l'œsophage chez quelques Névroptères, tels que les Perles (c), les Phryganes (d) et les Termites (e). Chez ces derniers, il existe, comme chez la plupart des Orthoptères, un réservoir particulier appendu à chacun de ces organes.

(1) Chez la Punaise, des lits l'appareil salivaire ne présente pas une structure si compliquée, et il se compose seulement de deux paires de petites glandes arrondies et libres qui ont chacune un canal excréteur propre; seulement il est à noter que la forme de ces organes n'est pas la même (f). Chez le Réduve, l'une de

(a) L. Dufour, *Recherches sur les Orthoptères, etc.*, pl. 6, fig. 72.
(b) Exemples : *Parnopes carnea* (voy. L. Dufour, *Op. cit.*, pl. 9, fig. 115).
— *Hedychrum lucidulum* (voy. L. Dufour, *Op. cit.*, pl. 9, fig. 116).
(c) L. Dufour, *Op. cit.*, pl. 13, fig. 198.
(d) Idem, *ibid.*, pl. 13, fig. 208.
(e) Idem, *ibid.*, pl. 13, fig. 196.
— Lespès, *Recherches sur l'organisation et les mœurs du Termite lucifuge* (*Ann. des sciences nat.*, 4ᵉ série, 1856, t. VI, pl. 6, fig. 15).
(f) L. Dufour, *Recherches sur les Hémiptères*, pl. 4, fig. 44.

Quant à la structure intime des organes salivaires dont nous venons de passer en revue les formes extérieures, je me bornerai à dire ici que, dans les parties où la sécrétion s'opère, on trouve un tissu utriculaire très développé, et quelquefois même on y distingue une multitude de cellules qui ont chacune non-seulement une vésicule centrale, mais aussi un canal excréteur dont l'extrémité débouche dans le tronc commun (1).

ces paires de glandes est représentée par une masse fusiforme et étranglée au milieu, que M. L. Dufour appelle la *glande salivaire principale*, mais qui me paraît être plutôt un organe double, ou glande géminée, car chacune des portions ainsi séparées débouche dans le tube alimentaire par un conduit particulier (a).

Chez les *Gerris*, les glandes principales ont à peu près la même forme que chez les Réduves ; mais les glandes accessoires, au lieu d'être lisses à l'extérieur et cellulaires en dedans, sont composées d'une réunion d'ampoules (b). Chez les *Pyrrhocoris*, la glande accessoire se simplifie et devient tubulaire, tandis que les glandes principales, ou géminées, se développent davantage et prennent une forme plus compliquée (c). Enfin, dans un groupe voisin, le genre *Alydus*, ces dernières glandes se digitent, et la glande accessoire, au lieu d'être formée par un seul cæcum tubulaire, est représentée par deux appendices de cette nature de chaque côté du

corps (d). Il en est de même chez les Corées (e). Chez les Scutellaires, les deux lobes de la glande géminée diffèrent davantage entre eux, et de même que chez les espèces dont je viens de parler en dernier lieu, le canal excréteur de l'un est court et presque droit, tandis que celui de l'autre est devenu extrêmement long et flexueux (f).

Enfin, chez les Nèpes, les glandes géminées se séparent entre elles, et l'on remarque sur le trajet du conduit excréteur de chacun de ces organes, ainsi que sur les deux lobes correspondants aux glandes accessoires, un renflement vésiculaire faisant fonction de réservoir salivaire. Il est aussi à noter que la structure de ces glandes est utriculaire (g). On rencontre beaucoup d'autres variations de forme dans l'appareil salivaire des Hémiptères, et pour plus de détails à ce sujet, je renverrai à la monographie anatomique de ces Animaux, publiée par M. Léon Dufour.

(1) Je reviendrai sur ce sujet lors-

(a) L. Dufour, *Recherches sur les Hémiptères*, pl. 4, fig. 48.
(b) Idem, *ibid.*, pl. 8, fig. 64.
(c) Idem, *ibid.*, pl. 2, fig. 19.
(d) Idem, *ibid.*, pl. 2, fig. 17.
(e) Idem, *ibid.*, pl. 2, fig. 13.
(f) Idem, *ibid.*, pl. 1, fig. 1 et 3.
(g) Ramdohr, *Op. cit.*, pl. 23, fig. 6.
— L. Dufour, *Op. cit.*, pl. 6, fig. 82.

§ 9. — Les tubes malpighiens, que la plupart des anatomistes désignent sous le nom de *vaisseaux biliaires*, varient
beaucoup quant à leur nombre et à leur disposition. Ils sont
toujours très grêles, fort longs, contournés sur eux-mêmes, et
fixés, au moins par une de leurs extrémités, au canal digestif,
dans le voisinage du pylore, soit au fond de l'estomac, soit à la
partie voisine de l'intestin grêle. Souvent leur extrémité opposée
est libre, et ils se terminent bien évidemment en cul-de-sac ;
mais d'autres fois ils sont disposés en forme d'anse et fixés au
tube alimentaire par leurs deux bouts. Il y a aussi des différences
considérables dans le point où se fait cette seconde insertion.
Tantôt les deux extrémités de chaque tube malpighien sont rapprochées et fixées à la portion pylorique de l'estomac ; d'autres
fois l'un des bouts seulement est attaché de la sorte, et l'autre
se réunit à la portion terminale de l'intestin. Jusque dans ces
derniers temps, on pensait que ces vaisseaux débouchaient
alors dans le canal alimentaire par leurs deux extrémités et
envoyaient une portion seulement de leur contenu dans l'estomac, tandis qu'une autre portion de produits de leur sécrétion était versée dans le gros intestin : cette opinion a même
conduit quelques physiologistes à attribuer des fonctions différentes aux deux moitiés de chacun de ces vaisseaux, et à
donner à leur portion postérieure le nom de *vaisseaux urinaires*, tout en conservant à leur moitié antérieure le nom de
canaux biliaires ; mais une investigation plus attentive de

que je traiterai spécialement de la
structure des organes sécréteurs, et
pour plus de détails relatifs aux organes salivaires des insectes, je me
bornerai actuellement à renvoyer à

un travail intéressant, publié il y a
quelques années, sur ce sujet , par
M. H. Meckel, et à quelques observations plus récentes dues à M. Leydig
et à M. Cornalia (*a*).

(*a*) H. Meckel, *Monographie einiger Drüsenapparate der niederen Thiere* (Müller's *Archiv für*
Anat. und Physiol., 1846, p. 25 et suiv., pl. 2, fig. 19 à 22).
— Leydig, *Lehrbuch der Histologie*, p. 350.
— Cornalia, *Monografia del Bombice del gelso*, p. 108, pl. 5, fig. 60 et 61.

leurs connexions avec le canal alimentaire a rectifié les idées
à cet égard. Dans plusieurs cas, il a été facile de reconnaître
que l'extrémité postérieure des tubes malpighiens, tout en s'at-
tachant au gros intestin, ne s'y ouvre pas, mais se termine,
comme d'ordinaire, en cul-de-sac, et, dans aucun cas, il n'a été
possible d'y constater l'existence d'une communication entre
leur cavité et celle de cette portion terminale du canal digestif (1). Il y a donc tout lieu de croire que jamais cet appareil

(1) L'adhérence intime de l'extrémité inférieure des vaisseaux malpighiens au gros intestin ne se rencontre guère que parmi les Coléoptères, chez lesquels ces tubes sont
au nombre de trois paires ou davantage (a) ; je n'en connais aucun exemple chez les Orthoptères, les Hyménoptères, les Lépidoptères, les Hémiptères et les Diptères ; mais, suivant
Ramdohr et M. L. Dufour, on la rencontre d'une manière exceptionnelle
dans l'ordre des Névroptères, car ces
anatomistes pensent l'avoir constatée
chez la larve du Fourmilion (b). Je
dois ajouter cependant que, d'après
les nouvelles recherches de M. Sirodot,
cette anomalie n'existerait pas, et la
soudure apparente de l'extrémité postérieure de ces tubes à l'intestin serait
due seulement à la présence de quelques brides du tissu conjonctif ou de
ramuscules trachéens (c).

La continuité entre la portion gastrique et la portion postérieure de ces
tubes a été méconnue par plusieurs
anatomistes (d), et quelquefois la première a été décrite comme un organe
hépatique, et la seconde comme un
vaisseau urinaire (e). Cependant Ramdohr avait déjà constaté cette continuité, ainsi que la non-existence d'une
communication entre l'extrémité de
ces vaisseaux qui est adhérente au
gros intestin et ce dernier organe (f),
fait anatomique qui vient d'être confirmé par M. Sirodot (g). Dans ses premières recherches sur l'anatomie des
Coléoptères, M. L. Dufour, tout en
confirmant les observations de Ramdohr touchant la continuité des portions antérieures et postérieures des

(a) Ainsi, les vaisseaux malpighiens sont fixés au gros intestin chez la plupart des Coléoptères
appartenant aux divisions des Hétéromères, des Tétramères, des Trimères : par exemple, chez les
Blaps (voy. L. Dufour, *Recherches sur les Carabiques*, etc., dans *Ann. des sciences nat.*, t. III,
pl. 29. fig. 4) ; — les *Ténébrions* (L. Dufour, *Op. cit.*, pl. 29, fig. 6) ; — les *Diapères* (L. Dufour,
loc. cit., pl. 30, fig. 3) ; — les *Priones* (L. Dufour, *Op. cit.*, dans *Ann. des sciences nat.*, t. IV,
pl. 6, fig. 1) ; — les *Cassides* (L. Dufour, *loc. cit.*, pl. 8, fig. 1) ; — les *Coccinelles* (L. Dufour,
loc. cit., pl. 8, fig. 7).
(b) Ramdohr, *Op. cit.*, pl. 17, fig. 1.
— L. Dufour, *Recherches sur les Orthoptères*, etc., pl. 12, fig. 174.
(c) Sirodot, *Recherches sur les sécrétions chez les Insectes* (*Ann. des sciences nat.*, 4ᵉ série,
1858, t. X, p. 254).
(d) Marcel de Serres, *Sur les Insectes considérés comme ruminants*, etc., p. 46.
(e) Straus, *Considérations sur l'anatomie comparée des Animaux articulés*, p. 268 et suiv.
(f) Ramdohr, *Verdauungswerkzeuge der Insecten*, p. 46.
(g) Sirodot, *Op. cit.* (*Ann. des sciences nat.*, 3ᵉ série, t. X, p. 256, pl. 15, fig. 1 et 2).

ne débouche ailleurs que dans le voisinage immédiat du pylore; et il est même très probable que dans les cas où les tubes malpighiens simulent des anses qui s'ouvrent par leurs deux bouts en arrière de l'estomac, ils ont en réalité la structure cæcale ordinaire, mais sont réunis deux à deux par leur extrémité postérieure, de façon que chaque moitié de l'anse se trouve constituée par un tube borgne (1).

Le nombre de ces vaisseaux sécréteurs varie beaucoup dans les différents ordres de la classe des Insectes, et, lorsque ce nombre est peu élevé, ils sont presque toujours pairs. Souvent on n'en trouve que deux de chaque côté du corps; d'autres fois il y en a plus de vingt, et dans certaines espèces on en compte plus de cent. Il y a aussi quelques variations dans leur mode de groupement et dans leur forme.

C'est chez les Orthoptères que l'appareil, ainsi constitué, présente le plus haut degré de développement et de centralisation dans sa portion terminale.

Ainsi, chez les Grilloniens, il existe une multitude de tubes

tubes malpighiens, avait cru reconnaître une embouchure à leurs deux extrémités (a). Mais, dans des publications plus récentes, il est revenu de cette opinion, et a fait voir que la portion adhérente de ces vaisseaux passe entre les tuniques de l'intestin sans s'ouvrir dans la cavité de cet organe (b). Souvent ces tubes s'accolent entre eux dans leur portion terminale avant de s'enfoncer ainsi dans les parois du gros intestin, de façon à former en apparence un tronc unique;

mais M. L. Dufour a reconnu qu'ils se séparent ensuite entre eux, et se terminent chacun par une extrémité cæcale distincte (c).

(1) M. Sirodot a vu que chez quelques Carabiques les deux anses ainsi constituées étaient soudées ensemble à leur extrémité postérieure, et il pense que leur anastomose n'est qu'apparente; cependant il n'a puc onstater l'existence d'une cloison intermédiaire qui, dans cette hypothèse, séparerait chaque anse en deux portions (d).

(a) L. Dufour, *Recherches sur les Carabiques, etc.* (Ann. des sciences nat., 1re série, 1825, t. V, p. 275).
(b) Voyez cette disposition chez l'*Hammatichærus heros* (voy. L. Dufour, *Op. cit.*, dans Ann. des sciences nat., 2e série, 1843, t. XIX, pl. 6, fig. 8 et 9).
(c) L. Dufour, *Métamorphoses et anatomie des Mordelles* (Ann. des sciences nat., 2e série, t. XIV, p. 235, pl. 11, fig. 11). — *Mém. sur les vaisseaux biliaires ou le foie des Insectes* (Ann. des sciences nat., 2e série, t. XIX, pl. 6, fig. 8 et 9).
(d) Sirodot, *Op. cit.* (Ann. des sciences nat., 4e série, t. X, p. 258).

malpighiens fort courts et extrêmement grêles, qui sont disposés en houppe, libres à leur extrémité cæcale, et fixés, par leur extrémité opposée, à l'origine d'un conduit excréteur unique, lequel débouche à son tour dans la portion pylorique du canal digestif (1). Chez les autres Orthoptères, où ces vaisseaux sont également très nombreux, ils se rendent isolément à l'estomac ; mais quelquefois, au lieu d'y avoir chacun une embouchure particulière, ils se réunissent en faisceaux au moment de se terminer, et chacun des groupes ainsi formés débouche par un canal commun (2).

(1) Cette disposition, qui est tout à fait exceptionnelle dans la classe des Insectes, a été constatée par Cuvier et par M. Léon Dufour chez la Courtilière (a), et par Ramdohr chez le Grillon champêtre (b). Les tubes malpighiens sont au nombre d'environ cent, et ils deviennent excessivement grêles vers leur extrémité libre.

(2) M. L. Dufour a constaté que chez quelques Sauterelles, et notamment les Éphippigères, les tubes malpighiens se groupent en cinq faisceaux qui se terminent chacun par une seule ouverture ventriculaire (c).

Chez les Criquets, où ils sont également très nombreux, ils paraissent se terminer isolément dans le canal digestif, et quelques-uns d'entre eux s'attachent, à une certaine distance de leur extrémité libre, sur le sommet des bourses ventriculaires (d), de façon qu'au premier abord on a pu croire que celles-ci recevaient une portion de ces vaisseaux sécréteurs (e).

Chez les Mantes, cet appareil ne présente rien de particulier (f).

Chez les Blattes, on compte une soixantaine de tubes malpighiens, et, comme d'ordinaire, l'extrémité libre de ces vaisseaux plonge dans le tissu adipeux circonvoisin (g).

Chez les Forficules, qui, à certains égards, diffèrent beaucoup des Orthoptères ordinaires, et ont été considérés par quelques auteurs comme devant constituer un ordre particulier, les tubes malpighiens sont moins nombreux, mais on en compte toujours au moins trente à quarante (h).

(a) Cuvier, *Mém. sur la manière dont se fait la nutrition dans les Insectes* (*Mém. de la Société d'histoire naturelle de Paris*, 1799, t. I, pl. 14, fig. 8).
— L. Dufour, *Recherches anatomiques et physiologiques sur les Orthoptères, les Hyménoptères et les Névroptères*, p. 70, pl. 2, fig. 19.
(b) Ramdohr, *Verdauungswerkzeuge der Insecten*, pl. 1, fig. 1.
(c) L. Dufour, *Recherches sur les Orthoptères*, p. 86, et *Mém. sur les vaisseaux biliaires ou le foie des Insectes* (*Ann. des sciences nat.*, 2ᵉ série, t. XIX, pl. 6, fig. 1).
(d) Idem, *Recherches sur les Orthoptères*, pl. 5, fig. 44.
(e) Idem, *ibid.*, pl. 2, fig. 8.
(f) M. Marcel de Serres a appelé la portion terminale des tubes ainsi adhérents aux bourses gastriques, les *vaisseaux biliaires supérieurs* (*Op. cit.*, p. 69, pl. 1, fig. 1).
(g) L. Dufour, *Op. cit.*, pl. 4, fig. 38.
(h) Idem, *Recherches anatomiques sur les Labidoures* (*Ann. des sciences nat.*, 1828, t. XIII, pl. 20, fig. 1).

Dans l'ordre des Hyménoptères, les vaisseaux malpighiens sont aussi très nombreux et libres à leur extrémité cæcale, ou du moins attachés seulement aux parties adjacentes du tissu adipeux par des brides membraniformes; mais la multiplicité de ces tubes ne s'observe que chez les individus qui sont arrivés à l'état adulte, et chez les larves ils n'existent qu'au nombre de deux ou trois paires (1).

Chez plusieurs Névroptères, les tubes malpighiens sont également en nombre considérable : par exemple, chez les Libellules, les Éphémères et les Perles; mais dans d'autres groupes du même ordre on n'en trouve que trois ou quatre paires, et toujours ils ne se fixent au canal digestif que par une de leurs extrémités (2).

(1) Cette différence remarquable entre le même Animal à deux périodes de son existence a été constatée par Swammerdam chez l'Abeille (*a*); Ramdohr l'a observée chez la Guêpe ordinaire et chez un Cimbex (*b*); enfin M. L. Dufour l'a signalée chez le *Vespa crabro* et le *Cerceris bupresticida*. D'après une observation de ce dernier anatomiste, faite sur la Guêpe frelon, il paraîtrait que, lorsque l'Insecte est à l'état de nymphe, les deux paires de tubes malpighiens de la larve s'atrophient, et sont remplacées par un faisceau d'appendices analogues, mais beaucoup plus grêles (*c*).

Chez les Hyménoptères adultes, ces vaisseaux sont toujours très grêles, fort nombreux, et insérés autour de la portion pylorique du canal digestif par une de leurs extrémités, tandis que l'autre bout est libre ou engagé dans le tissu adipeux de la cavité splanchnique. Chez quelques espèces d'Ichneumonides, M. L. Dufour n'en a trouvé qu'une quinzaine, mais presque toujours il y en a plus de vingt. Pour d'autres détails à ce sujet, je renverrai aux ouvrages de M. L. Dufour et des autres anatomistes qui ont décrit l'appareil digestif de ces Insectes.

(2) Chez les Termites (*d*), les Phryganes (*e*), les Sialis (*f*) et les Panorpes (*g*), il n'existe que trois paires de tubes malpighiens.

Chez les Hémérobes (*h*) et les Four-

(*a*) Swammerdam, *Biblia Naturæ*, t. 1, p. 408 et 454.
(*b*) Ramdohr, *Verdauungswerkzeuge der Insecten*, pl. 12, fig. 1, 4 et 6.
(*c*) L. Dufour, *Recherches sur les vaisseaux biliaires* (*Ann. des sciences nat.*, 2e série, t. XIX, p. 160, pl. 7, fig. 12 et 13).
(*d*) L. Dufour, *Recherches sur les Orthoptères, etc.*, pl. 13, fig. 196.
(*e*) Idem, *ibid.*, pl. 13, fig. 208.
(*f*) Idem, *ibid.*, pl. 12, fig. 184.
(*g*) Idem, *ibid.*, pl. 11, fig. 169.
(*h*) Idem, *ibid.*, pl. 13, fig. 191.

Chez les Lépidoptères, soit à l'état de chenilles, soit à l'âge adulte, il y a toujours trois paires de tubes malpighiens à extrémité flottante (1), mais ces vaisseaux ne débouchent dans le canal digestif que par une paire d'orifices (2).

Chez les Coléoptères, les Hémiptères et les Diptères, ces appendices sécréteurs sont également en nombre très limité ; on n'en trouve jamais plus de quatre paires, mais leur disposition est plus variée : car souvent, au lieu d'avoir un bout flottant, tandis que l'autre s'insère au ventricule pour y déboucher, ils affectent la forme d'anses dont les deux extrémités sont insérées comme d'ordinaire au voisinage du pylore et s'y ouvrent. Ainsi, chez les Carabiques, les Cicindélètes, les Dytisques, les Staphylins et quelques autres Coléoptères, on voit deux grandes anses de ce genre ; et par conséquent, si l'on admet que chaque anse n'est formée que par un même tube, on ne doit compter

milions (a), il y en a quatre paires, nombre qui est fort rare chez les Insectes.

Chez les Libelluliens, leur nombre paraît être d'environ quarante, mais ils sont remarquablement courts (b). Enfin, chez les Éphémères (c) et les Perles (d), ils sont si nombreux et si grêles, qu'il est difficile de les compter.

(1) Suckow n'a représenté que deux paires de tubes malpighiens chez l'Yponomeuta evonymella (e) et le Pterophorus pentadactylus (f) ; mais, à raison de la petitesse de ces Lépidoptères, on peut conserver quelques doutes sur l'exactitude de ses observations à ce sujet.

(2) Cette confluence des trois tubes malpighiens du même côté en un tronc unique paraît être constante. M. Léon Dufour considère le Ver à soie comme faisant exception à la règle (g) ; mais M. Cornalia vient de constater qu'il n'en est pas ainsi. Il a vu les trois tubes se réunir de chaque côté en un tronc unique (h). La même confluence a été constatée par Audouin chez la chenille de la Pyrale (i), que M. L. Dufour a citée à tort comme ne l'offrant pas.

(a) L. Dufour, Recherches sur les Orthoptères, etc., pl. 12, fig. 179.
(b) Idem, ibid., pl. 11, fig. 158.
(c) Idem, ibid., pl. 11, fig. 167.
(d) Idem, ibid., pl. 13, fig. 198.
(e) Suckow, Op. cit. (Heusinger's Zeitschrift für die organische Physik, t. III, pl. 9, fig. 161).
(f) Idem, ibid., pl. 9, fig. 159.
(g) L. Dufour, Mém. sur les vaisseaux biliaires ou le foie des Insectes (Ann. des sciences nat., 2e série, t. XIX, p. 163).
(h) Cornalia, Monografia del Bombice del gelso, p. 142, pl. 4, fig. 52 et 56.
(i) Audouin, Histoire des Insectes nuisibles à la vigne, p. 95, pl. 7, fig. 10 et 10 b, h.

chez ces Insectes qu'une seule paire de ces vaisseaux ; mais si l'on admet, ainsi que cela me paraît très probable, que les anses en question sont constituées chacune par la soudure de l'extrémité terminale de deux tubes aveugles, on doit considérer tous ces Coléoptères comme ayant en réalité quatre vaisseaux malpighiens. Chez beaucoup d'autres Coléoptères, ce nombre ne peut être révoqué en doute, car tous ces tubes sont indépendants entre eux. Enfin il est aussi un grand nombre de Coléoptères qui possèdent trois paires de ces appendices sécréteurs (1).

(1) Chez presque tous les Coléoptères pentamères, il y a seulement deux paires de vaisseaux malpighiens, soit libres (a), soit simplement accolés aux parois de l'intestin par leur extrémité postérieure (b), ou bien une paire d'anses qui peuvent être considérées comme correspondant à ce nombre (c).

Chez les Dermestins (d), les *Clerus* (e), les Nécrobies (f), les Byrrhes (g), et quelques autres Insectes qui appartiennent à cette division artificielle de l'ordre des Coléoptères, il y a trois paires de ces vaisseaux, nombre qui est dominant chez les Coléoptères hétéromères (h), tétramères (i) et trimères (j).

(a) Exemples : *Telephorus* (L. Dufour, *Recherches sur les Carabiques*, etc., dans *Ann. des sciences nat.*, 1re série, t. III, pl. 13, fig. 1).
— *Silpha* (L. Dufour, *loc. cit.*, pl. 3, fig. 5).
(b) Exemple : *Timarcha* (L. Dufour, *Op. cit.*, dans *Ann. des sc. nat.*, 1re série, t. IV, pl. 8, fig. 1).
(c) Exemples : *Carabus auratus* (L. Dufour, *Recherches sur les Carabiques*, dans *Ann. des sciences nat.*, 1re série, t. II, pl. 20, fig. 1).
— *Brachinus* (Ramdohr, *Verdauungswerkzeuge der Insecten*, pl. 25, fig. 2).
— *Cicindela* (L. Dufour, *loc. cit.*, t. III, pl. 10, fig. 2).
— *Dytiscus* (L. Dufour, *loc. cit.*, t. III, pl. 10, fig. 3).
— *Hydrophilus piceus* (L. Dufour, *Sur les vaisseaux biliaires*, Ann., 2e sér., t. XIX, pl. 6, fig. 3).
— *Staphylinus* (L. Dufour, *Recherches sur les Carabiques*, etc., dans *Ann. des sciences nat.*, 1re série, t. III, pl. 10, fig. 8).
— *Buprestis* (L. Dufour, *loc. cit.*, pl. 12, fig. 2).
— *Elater* (L. Dufour, *loc. cit.*, pl. 12, fig. 3 et 4).
— *Lampyrus* (L. Dufour, *loc. cit.*, pl. 12, fig. 6).
— *Cetonia* (L. Dufour, *loc. cit.*, pl. 13, fig. 1).
— *Lucanus* (L. Dufour, *loc. cit.*, pl. 13, fig. 2 et 3).
(d) L. Dufour, *Op. cit.* (*Ann. des sciences nat.*, t. III, pl. 13, fig. 3).
(e) Idem, *Mém. sur les vaisseaux biliaires* (*Ann. des sciences nat.*, 2e série, t. XIX, p. 150).
(f) Exemple : le *Dermestes lardarius* (L. Dufour, *Recherches anatomiques sur quelques Insectes coléoptères*, dans *Ann. des sciences nat.*, 2e série, 1834, t. I, pl. 2, fig. 1).
(g) L. Dufour, *Op. cit.* (*Ann. des sciences nat.*, 2e série, t. I, pl. 3, fig. 13).
(h) Exemples : les *Blaps* (L. Dufour, *Recherches sur les Carabiques*, etc., dans *Ann. des sciences nat.*, 1re série, t. III, pl. 29, fig. 4).
— Les *Diapères* (L. Dufour, *loc. cit.*, pl. 30, fig. 3).
(i) Exemples : les *Priones* (L. Dufour, *Recherches sur les Carabiques*, dans *Ann. des sciences nat.*, 1re série, t. IV, pl. 6, fig. 1).
— Les *Leptures* (L. Dufour, *loc. cit.*, pl. 7, fig. 2).
— Les *Cassides* (L. Dufour, *loc. cit.*, pl. 8, fig. 1).
(j) Exemple : les *Coccinelles* (L. Dufour, *Op. cit.*, dans *Ann. sc. nat.*, 1re série, t. IV, pl. 8, fig. 7).

En général, les tubes malpighiens des différentes paires sont fort semblables entre eux ; mais, dans quelques cas, deux de ces vaisseaux sont moins gros que les autres et ont un aspect

M. L. Dufour a trouvé que chez les Anthrènes (a), les Histers et les Hétérocères, il existe trois anses à insertions ventriculaires, et, ainsi que le fait remarquer M. Sirodot, cette disposition rentre dans la règle commune, si l'on considère chaque anse comme étant composée d'une paire de tubes malpighiens (b).

Chez l'Anobium, il existe quatre anses analogues (c), ce qui supposerait huit tubes malpighiens ; mais il est possible que l'une des extrémités de chacune de ces anses soit simplement soudée aux parois de l'estomac et terminée en cæcum, ce qui réduirait leur nombre à deux paires : en effet, l'existence de huit orifices sécréteurs n'a pas été constatée.

Chez les Hémiptères, il y a généralement deux paires de tubes malpighiens à extrémité libre, ou bien une seule paire d'anses à double insertion ventriculaire. Cette dernière disposition est la plus fréquente (d). La seconde se voit chez le Ploia-

ria (e), le Syromastes et le Verlusia, parmi les Géocorises. M. Léon Dufour a pensé qu'il en était de même chez les Cigales (f) ; mais M. Doyère a fait voir que le point d'adhérence de ces tubes au jabot n'est pas leur point de débouchement, qu'ils y constituent des anses dans l'épaisseur des parois de cet estomac, puis se dirigent en arrière pour aller, suivant toute apparence, s'ouvrir comme d'ordinaire dans la portion post-stomacale du canal digestif (g).

Il est aussi à noter que chez quelques Hémiptères, les vaisseaux malpighiens paraissent manquer : ainsi Ramdohr n'en a pas trouvé chez le Coccus alni (h), et M. Léon Dufour s'est convaincu de leur non-existence chez les Pucerons (i).

J'ajouterai que M. Siebold n'a pu en découvrir aucune trace chez les Insectes de l'ordre des Strepsiptères (j).

Chez les Diptères, les tubes malpighiens sont en même nombre que

(a) L. Dufour, Recherches anatomiques sur quelques Insectes coléoptères (Ann. des sciences nat., 2e série, t. 1, pl. 2, fig. 8).
(b) Sirodot, Recherches sur les sécrétions chez les Insectes (Ann. des sciences nat., 4e série, t. X, p. 260).
(c) L. Dufour, Recherches sur les Carabiques, etc. (Ann. des sciences nat., 1re série, t. XIV, pl. 12, fig. 1).
(d) Exemples : les Lygées (L. Dufour, Recherches sur les Hémiptères, pl. 33, fig. 22).
— Les Réduves (L. Dufour, Op. cit., pl. 4, fig. 48).
— Les Nèpes (L. Dufour, Op. cit., pl. 6, fig. 82).
(e) L. Dufour, Mém. sur les vaisseaux biliaires (Ann. des sciences nat., 2e série, t. XIX, pl. 7, fig. 17).
(f) L. Dufour, Recherches sur les Hémiptères, p. 93, pl. 8, fig. 95.
(g) Doyère, Op. cit. (Ann. des sciences nat., 2e série, t. XI, p. 84, pl. 1, fig. 3).
(h) Ramdohr, Verdauungswerkzeuge der Insecten, p. 198, pl. 26.
(i) L. Dufour, Recherches sur les Hémiptères, p. 116.
(j) Siebold et Stannius, Nouveau Manuel d'anatomie comparée, t. I, p. 605.

particulier, de façon qu'on peut supposer qu'ils sont chargés de quelques fonctions spéciales (1).

J'ajouterai que chez un grand nombre d'Insectes, ces tubes se réunissent entre eux à quelque distance de leur embouchure, de façon à former de chaque côté de l'estomac un seul tronc excréteur (2).

Quant aux autres variations de forme qui se rencontrent dans les tubes malpighiens, il est à remarquer qu'en général ces

chez les Hémiptères; mais en général ils sont tous les quatre libres à leur extrémité (a). Comme exemple de leur réunion en une paire d'anses, je citerai ceux du *Tipula oleracea* (b).

(1) Chez l'*Oryctes nasicornis*, par exemple, cette inégalité entre les deux tubes malpighiens du même côté est très prononcée, et les circonvolutions du petit vaisseau occupent toute la portion post-ventriculaire de l'abdomen, tandis que le gros vaisseau se recourbe en avant, et décrit beaucoup de flexuosités sur les côtés de l'estomac avant de se porter vers la partie postérieure de la cavité viscérale, où il se pelotonne de même sur le côté de l'intestin (c). Cette inégalité

est encore plus marquée chez certains Charançonites, tels que les *Lixus* (d), et chez les Galéruques (e).

(2) Chez beaucoup de Diptères, les deux tubes malpighiens du même côté débouchent dans l'estomac par un canal excréteur commun d'une longueur assez considérable : par exemple, chez la Mouche appelée *Lucilia Cæsar* (f), l'*Echinomyia grossa* (g) et le *Nemopoda cylindrica* (h). Chez quelques-uns de ces Insectes, les tubes des deux côtés se réunissent en un seul tronc près de leur extrémité, à peu près comme nous l'avons déjà vu chez la Courtilière (i) : par exemple, chez l'*Ephippium thoracicum* (j) et le *Vappo pallipennis* (k).

(a) Exemples : *Tipula lunata* (L. Dufour, *Rech. anat. sur les Diptères*, pl. 4, fig. 36).
— *Tabanus tropicus* (L. Dufour, *Op. cit.*, pl. 4, fig. 17).
— *Dasypogon teutonus* (L. Dufour, *Op. cit.*, pl. 5, fig. 52).
— *Bombylius minor* (L. Dufour, *Op. cit.*, pl. 6, fig. 62).
— *Leptis tringaria* (L. Dufour, *Op. cit.*, pl. 6, fig. 70).
— *Volucella zonaria* (L. Dufour, *Op. cit.*, pl. 7, fig. 77).
— *Hypoderma bovis* (L. Dufour, *Op. cit.*, pl. 8, fig. 95).
(b) L. Dufour, *Op. cit.*, pl. 3, fig. 23.
(c) Sirodot, *Op. cit.* (*Ann. des sciences nat.*, 4e série, t. X, pl. 14, fig. 1).
(d) L. Dufour, *Recherches sur les Carabiques, etc.* (*Ann. des sciences nat.*, 1re série, t. IV, pl. 5, fig. 2).
(e) Idem, *ibid.*, pl. 8, fig. 4.
(f) Idem, *Recherches sur les Diptères*, pl. 9, fig. 112.
(g) Idem, *ibid.*, pl. 8, fig. 96.
(h) Idem, *ibid.*, pl. 10, fig. 129.
(i) Voyez ci-dessus, page 629.
(j) L. Dufour, *Op. cit.*, pl. 4, fig. 43.
(k) Idem, *ibid.*, pl. 4, fig. 45.

vaisseaux sont cylindriques et atténués vers le bout, mais que
chez quelques Insectes, surtout parmi les Diptères, ils sont
renflés en forme d'ampoule à leur extrémité (1), et que chez
d'autres espèces ils sont comme verruqueux à leur surface, ou
même quelquefois garnis latéralement d'une multitude de petits
prolongements cæcaux. Chez le Hanneton, cette disposition est
très prononcée, de façon que chacun de ces vaisseaux, au lieu
d'être simple, ressemble à un ruban fort grêle qui serait garni
de franges sur ses deux côtés (2).

Il est aussi à noter que chez quelques Insectes les tubes
malpighiens se dilatent près de leur embouchure, de manière
à constituer pour les produits de chacun de ces organes
sécréteurs un petit réservoir, comparable à celui que nous
avons déjà vu se développer parfois sur le trajet des vaisseaux
salivaires (3).

(1) Ainsi, chez les Diptères du genre *Phora*, chacun des quatre tubes malpighiens présente à son extrémité libre une grosse ampoule ovalaire (*a*). Une disposition analogue, mais beaucoup moins prononcée, se voit chez les Cousins (*b*) et quelques autres Diptères. Ramdohr a représenté de la même manière ces organes sécréteurs chez la Puce commune (*c*).

(2) Cette disposition ne règne pas dans toute la longueur de ces tubes; elle s'étend seulement sur environ le tiers antérieur de ces organes, qui sont d'abord simples et cylindriques (*d*).

Il existe aussi une multitude de petits cæcums latéraux sur la surface des tubes malpighiens, chez le *Sphinx ligustri* à l'état de larve et chez beaucoup d'autres Chenilles; mais chez les mêmes Insectes à l'état de nymphes, ces prolongements sont réduits à la forme de tubercules arrondis, et chez l'Animal à l'état parfait ils disparaissent complétement, ou ne sont représentés que par des bosselures peu prononcées (*e*).

(3) Cette disposition est très bien caractérisée chez quelques Diptères, tels que les Trichoptères, où il existe

(*a*) L. Dufour, *Recherches sur les Diptères*, pl. 14, fig. 134.
(*b*) Idem, *ibid.*, pl. 2, fig. 18.
(*c*) Ramdohr, *Verdauungswerkzeuge der Insecten*, pl. 23, fig. 2.
(*d*) Ramdohr, *Op. cit.*, pl. 8, fig. 1 et 2.
— L. Dufour, *Recherches sur les Carabiques, etc.* (*Ann. des sciences nat.*, 1re série, t. III, pl. 14, fig. 4 et 5).
(*e*) Newport, art. INSECTA (Todd's *Cyclopædia of Anatomy and Physiology*, t. II, p. 975, fig. 132).

La cavité qui règne dans toute la longueur des tubes malpighiens est tapissée d'une couche épithéliale dont les utricules constitutives se détachent et se détruisent très facilement, en laissant échapper leur nucléus, ainsi que les divers produits élaborés dans leur intérieur (1). Le liquide fourni par ces organes est en général d'une couleur jaune et d'une saveur

quatre tubes malpighiens qui offrent chacun, près de leur insertion ventriculaire, un renflement fusiforme d'une capacité assez considérable (a). Une vésicule biliaire, qui paraît être constituée de la même manière par l'élargissement d'un tronc commun appartenant aux deux branches de chacune des anses malpighiennes, se remarque de chaque côté du canal digestif chez plusieurs Hémiptères, et affecte quelquefois la forme d'une vésicule arrondie, par exemple chez l'*Alydus apterus* (b) ; ou bien ce réservoir, se confondant avec son congénère, donne naissance à une poche impaire qui est appendue au canal digestif et qui reçoit les tubes sécréteurs, ainsi que cela se voit chez le *Pentatoma baccarum* (c) et les Corises (d).

(1) La tunique propre des vaisseaux malpighiens consiste en une membrane d'une grande ténuité et d'une structure en apparence presque homogène, qui est revêtue intérieurement d'une couche de grosses utricules de forme arrondie ou ovalaires. Ces cellules contiennent un nucléus granuleux à nucléole transparent, des globules graisseux et une matière granulaire tantôt blanchâtre, tantôt jaune ou brunâtre (e). Quand, pour observer au microscope leur structure intime, on place un de ces tubes dans l'eau, les effets d'endosmose qui se produisent déterminent si rapidement la rupture de ces cellules membraneuses, qu'il est très difficile de les voir en place et de distinguer le canal central qu'elles circonscrivent ; mais si l'on emploie, au lieu d'eau, un peu de sérum, la couche épithéliale ne se désorganise pas si vite (f). C'est probablement à cause de l'action de l'eau employée pour mouiller les préparations, que M. H. Meckel n'a pu apercevoir dans l'intérieur de ces tubes qu'une agglomération de cellules, sans canal central (g).

(a) L. Dufour, *Recherches sur les Diptères*, pl. 3, fig. 32.
(b) Idem, *Recherches sur les Hémiptères*, pl. 2, fig. 19.
(c) Ramdohr, *Op. cit.*, pl. 22, fig. 3.
(d) L. Dufour, *Op. cit.*, pl. 2, fig. 13.
(e) T. Williams, *On the Physiology of Cells, with the View to elucidate the Laws regulating the Structure and Functions of Glands* (*Guy's Hospital Reports*, 1846, 2ᵉ série, t. IV, p. 303 et suiv.).
— Leidy, *Researches on the comparative Structure of the Liver*, pl. 1, fig. 1 à 7 (*American Journal of the Medical Sciences*, 1848).
— Karsten, *Harnorgane des Bruchinus complanatus* (Müller's Archiv, 1848, pl. 10, fig. 6).
(f) Sirodot, *Op. cit.* (*Ann. des sciences nat.*, 4ᵉ série, 1858, t. X, p. 269).
(g) H. Müller, *Mikrographie einiger Drüsenapparate der niederen Thiere* (Müller's Archiv für Anat. und Physiol., 1846, p. 42 et suiv., pl. 2, fig. 28 à 33).

amère; il ressemble donc beaucoup à de la bile, et jusque dans ces derniers temps la plupart des naturalistes n'hésitaient pas à lui donner ce nom. Mais on sait aujourd'hui qu'il renferme les principaux produits caractéristiques de la sécrétion urinaire : c'est donc une humeur excrémentitielle mixte, qui représente à la fois l'urine et la bile des autres Animaux, ou bien de l'urine seulement; et les physiologistes qui adoptent cette dernière manière de voir pensent que la sécrétion hépatique est effectuée par les glandules situées dans les parois mêmes de l'estomac (1). Mais, dans l'état actuel de la science, les faits probants manquent pour décider cette question,

(1) Malpighi, Swammerdam, Lyonnet et les autres anatomistes des XVIIᵉ et XVIIIᵉ siècles ne se prononcèrent pas sur les fonctions de ces tubes; mais Cuvier n'hésita pas à les considérer comme des organes hépatiques (a), et son opinion fut d'abord généralement adoptée. Gaede y fit quelques objections, et chercha à établir que ces tubes sont des organes absorbants (b). Enfin Herold et Rengger furent les premiers à penser que les vaisseaux malpighiens pourraient bien être des glandes urinaires (c); mais ils ne s'appuyèrent sur aucun fait probant. L'existence de l'acide urique ayant été constatée dans les excréments du Ver à soie par Brugnatelli (d), dans les produits fournis par les vaisseaux malpighiens de ce Bombyx par Wurzer (e), et dans ceux du Hanneton par M. Chevreul (f), cette hypothèse acquit plus de valeur; mais ce fut surtout la découverte d'un calcul urinaire dans l'intérieur même d'un de ces tubes, faite en 1836 par Audouin, qui détermina la plupart des physiologistes à considérer ces organes comme tenant lieu d'un appareil rénal (g). Aujourd'hui quelques auteurs persistent encore à ne voir dans les tubes malpighiens que des vaisseaux sécréteurs de la bile (h); mais la plupart des

(a) Cuvier, Leçons d'anatomie comparée, 1805, t. IV, p. 153.
(b) Gaede, Observ. physiol. sur les vaisseaux biliaires des Insectes (Ann. gén. des sciences physiques, 1819, t. II, p. 186).
(c) Herold, Entwicklungsgeschichte der Schmetterlinge, 1815, p. 23.
— Rengger, Physiologische Untersuchungen über die thierische Haushaltung der Insecten, 1817, p. 21.
(d) Brugnatelli, Osservazioni sopra l'ossiurato d'ammoniaca (Giornale di fisica, 1815, t. VIII, p. 42).
(e) Wurzer, Chemische Unters. des Stoffes, welcher sich in den sogenannten Gallengefässen des Schmetterlings der Seidenraupe befindet (Meckel's Deutsches Archiv für die Physiologie, 1818, t. IV, p. 213).
(f) Voyez Straus, Considérations sur l'anatomie comparée des Animaux articulés, p. 251.
(g) Audouin, Lettre concernant des calculs trouvés dans les canaux biliaires d'un Cerf-volant (Ann. des sciences nat., 2ᵉ série, 1836, t. V, p. 129).
(h) L. Dufour, Mém. sur les vaisseaux biliaires ou le foie des Insectes (Ann. des sciences nat., 2ᵉ série, 1843, t. XIX, p. 145 et suiv.).

et je ne m'y arrêterai pas davantage en ce moment, me proposant d'y revenir lorsque je traiterai spécialement des sécrétions.

Glandes anales. § 10. — C'est également en m'occupant de l'histoire de ces dernières fonctions que je ferai connaître avec plus de détails la structure et les usages de l'appareil glandulaire qui est annexé à l'extrémité anale du canal intestinal de la plupart des Insectes. En effet, les organes sécréteurs qui le constituent, tout en pouvant être considérés comme des dépendances du système

physiologistes les regardent comme étant chargés d'une double fonction et comme représentant à la fois l'appareil urinaire et l'appareil hépatique (*a*). Enfin d'autres naturalistes leur refusent toute participation à la sécrétion des matières caractéristiques de la bile, et pensent que ce sont des organes exclusivement urinaires (*b*). M. Sirodot, qui partage cette dernière opinion, n'a pu trouver de la cholestérine dans le liquide fourni par ces tubes, mais il a découvert dans les sucs sécrétés par les follicules de l'estomac des traces de cette matière grasse qui est un des principes caractéristiques de la bile (*c*). Cependant les faits sur lesquels on s'appuie pour établir que les vaisseaux malpighiens, tout en étant des organes urinaires, ne jouent pas aussi le rôle d'un appareil hépatique, ne me semblent pas décisifs, et, jusqu'à plus ample informé, je persiste à penser que ce sont des organes à fonctions mixtes. En effet, la transition entre le foie d'un Crabe et d'une Écrevisse, les tubes hépatiques des Isopodes et les vaisseaux malpighiens des Insectes, est si graduelle et si manifeste, qu'il est difficile de penser que ces derniers organes ne puissent fonctionner d'une manière analogue aux premiers ; et il est aussi à noter que les caractères chimiques des produits de la sécrétion biliaire de ces Animaux ne sont pas encore assez bien connus pour que l'on puisse affirmer que certains de ces produits n'existent pas dans les liquides fournis par les tubes malpighiens. Du reste, cette question sera discutée plus complétement lorsque nous étudierons d'une manière spéciale les sécrétions.

(*a*) J. F. Meckel, *Ueber die Gallen und Harnorgane der Insecten* (*Archiv für Anatomie und Physiologie*, 1826, p. 21).
— Audouin, *Op. cit.* (*Ann. des sciences nat.*, 2e série, t. V, p. 134).
— Burmeister, *Handbuch der Entomologie*, 1832, t. I, p. 406.
— Lacordaire, *Introduction à l'Entomologie*, 1838, t. II, p. 53.
— J. Müller, *Manuel de physiologie*, trad. par Jourdan, 1845, t. I, p. 421.
— Owen, *Lectures on the comparative Anatomy and Physiology of Invertebrate Animals*, 1855, p. 381.
(*b*) Siebold et Stannius, *Nouveau Manuel d'anatomie comparée*, t. I, p. 588 et 604.
(*c*) Sirodot, *Recherches sur les sécrétions des Insectes* (*Ann. des sciences nat.*, 4e série, 1858, t. X, p. 186 et p. 301 et suiv.).

digestif, quand on se place au point de vue anatomique seulement, ne concourent pas en réalité à la constitution de ce système, et leurs produits n'interviennent pas dans le travail à
l'aide duquel les aliments sont rendus aptes à nourrir l'Animal ;
ces glandes sont destinées à d'autres usages, et par conséquent
ce serait interrompre l'enchaînement logique de nos études que
de nous en occuper ici (1).

§ 11. — Les détails dans lesquels je suis entré relativement
à la constitution de l'appareil digestif des Insectes me permettront d'être bref en traitant des parties correspondantes dans la
petite CLASSE DES MYRIAPODES, dont il me reste encore à parler
dans cette Leçon. En effet, le canal alimentaire et ses dépendances sont conformés sur le même plan général dans ces deux
classes d'Animaux articulés, et chez les Myriapodes ces organes
ne diffèrent que peu de ce que nous avons vu chez les larves
des Insectes de l'ordre des Lépidoptères. Le canal digestif
s'étend presque toujours en ligne droite de la bouche à l'anus (2);
l'œsophage ne se dilate que rarement en forme de jabot cylin-

Appareil digestif des Myriapodes.

(1) Les glandes qui sont annexées à
la partie terminale de l'intestin des
Insectes sont en général destinées à
sécréter du venin ou d'autres liquides
excrémentitiels que l'Animal utilise
pour sa défense ; mais, quelquefois,
ces organes sont détournés de leurs
usages ordinaires, afin de constituer,
ainsi que nous l'avons déjà vu pour
les vaisseaux salivaires, un appareil
producteur de la soie, à l'aide de
laquelle l'Insecte construit un ber-
ceau pour sa progéniture (a). C'est
à tort que quelques physiologistes
les ont considérés comme constituant

un appareil urinaire (b). Du reste, la
structure de ces appendices sécréteurs varie beaucoup ; et, pour s'en
former une idée, il suffit de jeter les
yeux sur les figures relatives aux organes de la digestion, publiées par
M. L. Dufour, car dans la plupart de
ces figures ils ont été représentés
comme des dépendances du gros intestin. Au sujet de la structure intérieure de ces organes, je renverrai
aux recherches de MM. H. Meckel et
Karsten (c).

(2) Les *Glomeris* font exception à
cet égard : M. Brandt a trouvé leur

(a) Exemple : l'*Hydrophile* (voy. Lyonnet, *Recherches sur l'anatomie et les métamorphoses de différentes espèces d'Insectes*, pl. 13).
(b) Lacordaire, *Introduction à l'Entomologie*, t. II, p. 54.
(c) H. Meckel, *Op. cit.* (Müller's *Archiv*, 1846, p. 45 et suiv.).
— Karsten, *Op. cit.* (Müller's *Archiv*, 1848, p. 367, pl. 10, fig. 1-5).

droïde ; l'estomac est cylindrique et suivi d'un intestin grêle
fort court ; puis on rencontre un gros intestin dont la première
portion, à parois très musculaires, correspond à celle que
nous connaissons sous le nom de *réservoir stercoral* chez les
Insectes ; un rectum fait suite à cette partie, et se termine à
l'anus (1). Des tubes sécréteurs, analogues aux vaisseaux malpighiens des Insectes, serpentent sur toute la longueur du canal
ainsi constitué, et vont déboucher dans la portion postérieure
de l'estomac (2). Enfin, il existe également des glandes salivaires qui versent leurs produits dans la bouche, ou des organes
analogues qui sécrètent du venin dont l'Animal fait usage pour
tuer sa proie (3).

tube digestif reployé deux fois sur
lui-même, et par conséquent beaucoup plus long que le corps (*a*).

(1) Chez les Iules, l'œsophage se dilate postérieurement en forme de
jabot proprement dit (*b*) ; mais, chez
les Lithobies et les Scutigères, on
n'aperçoit rien de semblable : l'estomac commence presque immédiatement derrière la tête, et il ne paraît y
avoir ni jabot, ni valvule cardiaque.
Chez les Lithobies, la surface externe
de cet organe est lisse (*c*) ; mais, chez
les Scutigères (*d*), elle est couverte de
petites granulations dues à l'existence
de follicules gastriques analogues à

ceux que nous avons rencontrés chez
les Carabiques et beaucoup d'autres
Insectes.

La portion intestinale du canal digestif est remarquablement courte
chez les Lithobies ; elle est, au contraire, beaucoup plus développée chez
les Scutigères et chez les Iules (*e*).

(2) Les vaisseaux malpighiens sont
au nombre de trois paires chez les
Iules (*f*), de deux paires chez les
Scutigères (*g*), et d'une paire seule-
ment chez les Scolopendres (*h*) et les
Lithobies (*i*).

(3) Les glandes salivaires sont très
développées et en forme de grappes

(*a*) Brandt, *Beiträge zur Kenntniss des innern Baues von* Glomeris marginata (Müller's *Archiv
für Anat. und Physiol.*, 1837, p. 322, pl. 12, fig. 2).
(*b*) Ramdohr, *Verdauungswerkzeuge der Insecten*, pl. 15, fig. 1.
— Treviranus, *Op. cit.* (*Vermischte Schriften*, t. II, pl. 8, fig. 6).
(*c*) Treviranus, *loc. cit.*, pl. 5, fig. 4.
— L. Dufour, *Recherches anatomiques sur le* Lithobius forticatus *et le* Scutigera lineata (*Ann.
des sciences nat.*, 1824, 1ʳᵉ série, t. II, pl. 5, fig. 1).
(*d*) Idem, *ibid.*, pl. 5, fig. 4.
(*e*) Voyez les figures déjà citées.
(*f*) Treviranus, *loc. cit.*, pl. 8, fig. 6.
(*g*) L. Dufour, *loc. cit.*, pl. 5, fig. 4.
(*h*) J. Müller, *Zur Anatomie der* Scolopendra morsitans (*Isis*, 1829, p. 550, pl. 2, fig. 5).
(*i*) Treviranus, *loc. cit.*, pl. 5, fig. 4.
— L. Dufour, *loc. cit.*, pl. 5, fig. 1.

§ 12. — En résumé, nous voyons donc que la disposition dominante de l'appareil digestif diffère dans les trois grandes divisions zoologiques constituées par les Animaux invertébrés : chez les Zoophytes, la cavité alimentaire est généralement un sac ; chez les Mollusques, elle consiste d'ordinaire en un tube reployé en forme d'anse, et chez les Annelés elle affecte le plus souvent la forme d'un tube ouvert aux deux extrémités du corps. Chez les premiers, cet appareil ne se perfectionne que peu, soit comme instrument mécanique destiné à diviser les aliments, soit comme agent producteur des sucs digestifs. Chez les seconds, les organes glandulaires propres à élaborer ces sucs acquièrent une puissance très grande, mais le travail mécanique qui doit favoriser l'action chimique de ces liquides est presque toujours faible et incomplet. Enfin, chez les derniers, les organes sécateurs destinés à cet usage se multiplient considérablement, et deviennent souvent très parfaits, mais la production des liquides, dont le rôle est fondamental pour

chez les Lithobies (a), où Treviranus les a prises pour des amas de cellules graisseuses. Chez les Scolopendres, il y en a deux paires (b). Chez les Scutigères, leur volume est moins considérable (c). Chez les Géophiles, ces organes consistent en deux tubes très grêles et flexueux, qui sont élargis vers leur extrémité postérieure et forment de chaque côté de l'estomac une pelote à laquelle adhère la partie adjacente des tubes de Malpighi (d). Treviranus a figuré trois de ces vaisseaux salivaires (e), mais Ramdohr n'en a représenté que deux, et l'exactitude de ses observations a été constatée par M. Burmeister (f). On trouve un mode d'organisation analogue chez les Glomeris (g) ; enfin, chez les Iules, il existe également deux de ces tubes qui se réunissent par leur extrémité postérieure, de façon à constituer une anse (h).

(a) L. Dufour, loc. cit., pl. 5, fig. 4.
(b) Gaede, Beiträge zur Anatomie der Insekten (Wiedemann's Zoologisches Magazin, 1817, t. I, p. 195, pl. 4, fig. 7).
— J. Müller, Zur Anatomie der Scolopendra morsitans (Isis, 1829, t. XXII, pl. 2, fig. 5).
(c) L. Dufour, loc. cit., pl. 5, fig. 4.
(d) Ramdohr, Op. cit., pl. 15, fig. 4.
(e) Treviranus, Op. cit., pl. 7, fig. 3.
(f) Burmeister, Ueber die Respirationsorgane von Iulus und Lepisma (Isis, 1834, p. 136).
(g) Siebold et Stannius, Nouveau Manuel d'anatomie comparée, t. I, p. 444.
(h) Brandt, Op. cit. (Müller's Archiv, 1837, p. 323, pl. 12, fig. 3).

V. 41

l'accomplissement de la digestion, reste très faible, à cause du peu de développement du système de glandes annexées au tube alimentaire.

Dans l'embranchement des Vertébrés, dont l'étude doit maintenant nous occuper, nous verrons l'appareil digestif participer à la fois aux caractères que je viens de signaler chez les Mollusques et les Arthropodaires, mais se perfectionner beaucoup plus comme puissance chimique, aussi bien que sous le rapport de son jeu mécanique.

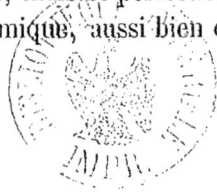

FIN DU TOME CINQUIÈME.

TABLE SOMMAIRE DES MATIÈRES

DU TOME CINQUIÈME.

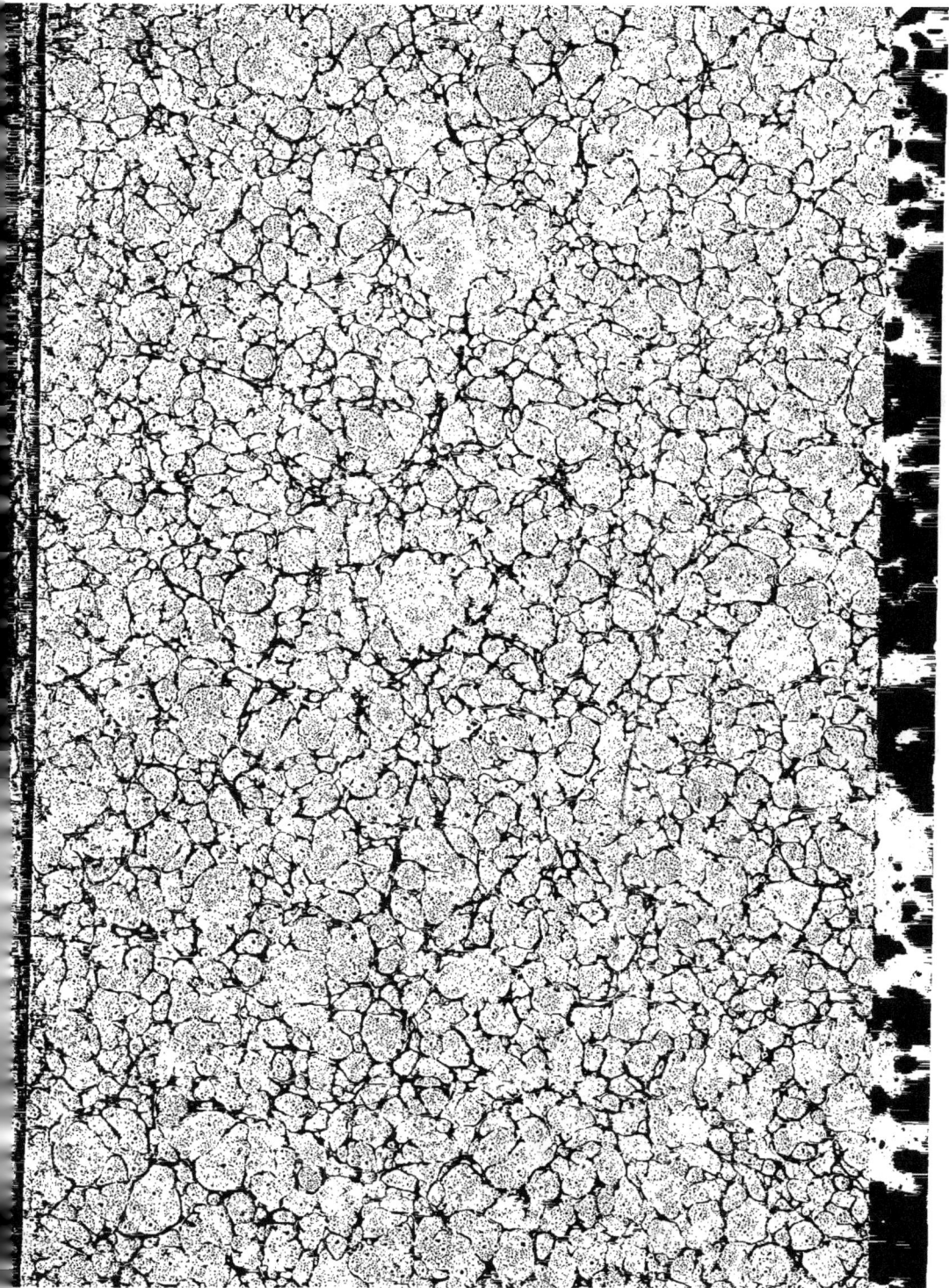

www.ingramcontent.com/pod-product-compliance
Lightning Source LLC
Chambersburg PA
CBHW031449210326
41599CB00016B/2159